中華

現代外科學全書

總主編　林　天　祐
第　九　冊

骨　科　學

鄧　述　微　主　編

臺灣商務印書館發行

中　華
現代外科學全書

總主編　林天祐

編　輯　委　員

林　天　祐	鄧　述　微	盧　光　舜
許　書　劍	施　純　仁	謝　有　福
洪　啓　仁	李　俊　仁	趙　繼　慶
耿　殿　棟		

中　華
現代外科學全書

總　目

序　言

這部外科學全書，是王雲五先生的科技大學叢書之一部。在國立臺灣大學醫學院病理科前主任葉曙教授的策動之下，組成編輯委員會，承各編輯委員的努力及各領域的權威著者羣共同執筆，乃告完成。

西洋醫學的中文醫學書籍，過去並非沒有；但是幾乎皆爲外語書的翻譯本。第二次世界大戰以後，近代外科學突飛猛進。順此潮流，我國的外科學，也在各領域的專家們努力之下，已達國際水準，且在某些方面，甚至有領先之處。因此，我們感覺到編輯本書的時機已經成熟，而且亦有其必要性。承蒙一百一十七位權威者的協助，終於完成了這部中華現代外科學全書。

本書的最大特色，乃是各領域的作者們，以親身的經驗與資料，作爲執筆基礎，並網羅了最新的知識，誠可作爲醫學生或各專家的參考。因爲這部外科學全書，是我國醫學人士首次寫成的中文醫書，爲了避免醫學用語的混亂，編輯委員會曾克服了種種困難，致力於統一。雖然如此，未達理想之處仍多，希望今後隨時修改之。

這部外科學全書，共有十二册，第一册爲基本外科學（林天祐主編），第二册麻醉學（趙繼慶主編），第三册腦、神經外科學（施純仁主編），第四册胸部外科學（乾光宇主編），第五册心臟、血管外科學（洪啟仁主編），第六册一般外科學（上）（林天祐主編），第七册一般外科學（中）（許書劍主編），第八册一般外科學（下）（林天祐主編），第九册骨科學（鄧述微主編），第十册整形外科學（金毓鴻主編），第十一册泌尿科學（謝有福主編），第十二册臟器移

植學（李俊仁主編）。

由於今天一般科學、基礎醫學日新月異，進步神速；以此爲基礎的外科醫學，在未來，亦必有更驚人之發展。我們將隨時適應時代的改進與需要而予修訂。務使這本外科學全書，臻於充實而完美。

最後，謹向此次執筆、提供本身珍貴資料，使這部中華外科學全書得以順利誕生的各位作者們，敬致最深的謝意。

總主編　林　天　祐

70年 7 月15日

骨科學執筆者簡歷

姓	名	簡	歷
鄧	述 微	前國防醫學院骨科學臨床教授、三軍總醫院骨科主任、院長,現任振興復健醫學中心院長	
趙	尚 良	前三軍總醫院骨科主治醫師,現任振興復健醫學中心醫療部主任	
許	萬 宜	前國防醫學院外科臨床副教授,現任亞東醫院外科部主任	
敖	曼 冠	三軍總醫院骨科主治醫師、國防醫學院骨科學講師	
劉	華 昌	國立臺灣大學醫學院外科學副教授	
郭	蓉 安	空軍總醫院骨科部主任、國防醫學院骨科學講師	
楊	大 中	國立陽明醫學院骨科學教授、榮民總醫院骨科部主任	
苑	玉 璽	國防醫學院外科學副教授、中國醫藥學院教授	
陳	博 約	國立臺灣大學附屬醫學外科學臨床教授	
羅	惠 熙	榮民總醫院骨科部骨折科主任、陽明醫學院外科學臨床教授	
廖	潤 生	高雄醫學院骨科學教授	
林	森 源	高雄醫學院骨科教授	

林　榮　一　中山醫學院院長

韓　毅　雄　國立臺灣大學醫學院及附設醫院骨科學教授

馬　　擢　前三軍總醫院骨科主任，現任榮民總醫院臺中分院
　　　　　副院長

邵　克　勇　國防醫學院及三軍總醫院骨科主任

何　亨　基　前空軍總部軍醫處長

周　裕　璘　前空軍總醫院骨科主任

施　天　岳　市立陽明醫院骨科主任

侯　勝　茂　國立臺灣大學附設醫院骨科主治醫師

尤　耿　雄　臺北市立仁愛醫院骨科主任兼私立臺北醫學院骨科
　　　　　教授

劉　堂　桂　國立臺灣大學附設醫院教授

周　正　義　臺北市立陽明醫院骨科主治醫師

施　俊　雄　長庚紀念醫院骨科部主任

許　文　蔚　長庚紀念醫院骨科部運動外傷及膝關節疾病科專科
　　　　　醫師

陳　漢　廷　前臺灣大學醫學院骨科學教授及附屬醫院骨科部主
　　　　　任

陳　博　光　國立臺灣大學醫學院及附屬醫院外科副教授

骨 科 學 內 容 提 要

　　本書乃中華現代外科全書第九冊。

　　內容包括骨骼、肌肉及關節之疾病，外傷畸形及感染等的醫療處理。尤因過去十年科技急速發展，骨科學內之關節鏡檢查、全關節移置及手外科重建等，所述亦甚詳。

　　骨科學在治療作業上，大多沿一般外科作業之原則。談到外科或骨科，就首先會注意到損傷，但我們處理損傷，就必須了解損傷之原因及治療之原則與過程，使其能防止感染等等，但是骨科學卻有它作業的特性，譬如，骨骼在感染與損傷而言，就遠較其他各種外科來得嚴重，而難於處理，尤其骨科學在治療的原則及作業上，有很多獨特的技巧，與其他各種外科不同，因此必須經過特別的訓練，方能執業。

　　我們知道在骨科學方面，國外有很多好的教科書及參考書，但是在我們國內還沒有適合的骨科學書籍，來供我們的醫學生參考。因之，我們很難得的邀集了國內有實際經驗的骨科醫師們寫了這一冊骨科學，藉以介紹一般基本原則，讓大家有一個研究的範圍，同時也提供一般醫師作為處理急救骨科病人時有一個準則，使能達到安全有效。

　　除了在此感謝參加寫著的醫師們之外，其內容如有不妥之處，尚祈醫界先進不吝指教是幸。

主編者　鄧　述　微

中華現代外科學全書（第九冊）

骨　科　學　目　錄

第一章　骨科學序論

鄧　述　微

在我國古代醫學中，療效卓著的傳聞，不勝枚舉，尤以跌打損傷方面的傳說更是眾多。但都缺乏有系統性的文字記載，將實際醫治經過加以記錄，以供後人參考，實令吾人頗感遺憾。推究其所以缺乏記載的原因，不外有下列數點：

一、唯我觀念太深，所謂「祖傳秘方」與「絕技」，都是傳家之寶，不可授之他人，更不能公開著述。

二、缺乏專人從事蒐集各方有關之新興科技，並鼓勵與獎掖學者提供科技論著。鑑於上述之故，前人的眾多成就，慘遭淹沒，終致失傳。無怪乎我國雖然有幾千年的文化，但是在科技方面，還趕不上歐美後起的新興國家，每念及此，不勝慨歎！

有鑑於上述的理由，有志於骨科醫學的同仁，乃發起骨科叢書之編纂，使今日從事於骨科醫學之同仁及先進，有此良機，各自獻出其自我之寶貴知識與經驗，誠感慶幸！　處於今日的開放社會，學術與科技，均應相互交流砥礪；今日的學人都願意將各自研究的心得與經驗，開誠佈公的著述出來，再經各專家同仁作有系統性的編纂，這部叢書的問世，實在是難能可貴。其內容與資料雖未能達到盡善盡美，而各同仁之努力，可說已發揮到最大的程度，以最大的毅力來克盡辛苦，實有其重大的意義。

近幾十年來，骨科學方面的發展日新月異，如無詳細的記載，則年久月深，亦將失傳，使後輩學人，勢必從頭摸索今日之成就，豈不

可惜。本叢書將著述骨科學之緣起，從基本原則開始，依序論及骨科
疾病，局部骨科，骨折及脫臼；在別論中並分別探討與介紹一些特殊
病例，希望本叢書之問世，藉以砥礪我國骨科學之發展與進步。

第一節　骨科學之緣起

鄧述微　趙尚良

I. 古代的骨科學

　　古代醫學，並沒有骨科學的命名，要從歷史來查考骨科學之淵
源，並非一件容易的事，唯有「傷科」一項，不但與今日骨科學之關

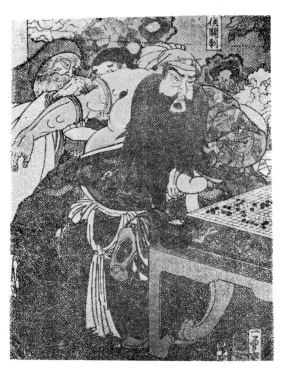

圖 1-1　華陀刮骨療毒古圖

係密切，且其在治療原則上，也頗與西方醫學有相關之處，所以要敍述骨科醫學史，還得從我國古代的「傷科」著手。

傷科並非就是骨科，以現在的骨科範圍來說，實乃部分之骨科學而已。古代傷科係用以處理外傷及骨折的一門醫學，起源於周朝，當時不但有傷科之命名，且有專職人員掌理傷科事務，在周禮天官篇記載中，謂「瘍醫下士八人」；掌理腫瘍，潰瘍、金瘍、折瘍，其中之金瘍及折瘍，即屬傷科範圍。當時之朝廷有瘍醫者，乃當時朝廷設置之官職，專爲設置掌理有關傷科事務。可見從周朝開始已有專職人員處理傷科，實乃我今日骨科學的開始，秦漢以後，迭有創傷藥方，且有運動導引肢體的圖說出現。

東漢順帝時，可說是我國古代醫學中集傷科之大成。有華陀其人（西元一四一～二一二年），別號元化，安徽亳縣人，其貢獻不但在骨科學上有驚人的成就，在其他醫學方面，也可說有空前的建樹。因此在我國醫術上之發展，可說是史無前例的。他曾爲蜀將關雲長「刮骨療毒」，如圖 1-1，此乃今日處理慢性骨髓炎之「喋形手術」是也，創骨科醫學中以手術引毒之先例。

隋唐之際，傷科因實際需要及應用之廣泛，而繼續推廣，不過處理傷科者，以按摩博士代之。新唐書白官志云：「按摩師敎導引之法以除疾，損傷，折跌者正之。」故實際上隋唐之際，按摩師之職掌與周朝之瘍醫當無多大區別。

宋朝時， 醫療事務之區分， 較前代更爲明顯， 作業劃分也較精細，朝廷設太醫局以主持醫事。分九科執掌全面醫務，其中之「瘡腫兼折傷」之「折瘍」及「金鏃兼書科」之「金鏃」，即爲處理今日之骨折及關節扭傷等疾病。

元朝分十三科執掌醫事，其中有「正骨兼金瘍腫科」；明代有「

接骨」「金鏃」；清代有「創傷」及「正骨」。

　　以上均爲各代傷科醫學之代表，用來治療四肢之外傷，骨折及扭傷，雖然在當時名之曰「傷科」，而實際上乃今日骨科學之一部分，兩者之關係，可說相當密切。因此要記敍古代骨科學之演變史，無疑的應從古代的「傷科學」開始著手。

II. 受外來醫學影響的骨科學

　　晚清之際，以鴉片戰爭爲我國與列強訂立不平等條約之開始，我國一貫的閉關自守的政策也因此打破，一變而成爲門戶洞開，於是英、法、德、日等國，以列強姿態相互侵略我國。使我國不但喪失了領土主權的完整，也受盡了西洋的文化侵略。在西洋科技的宣揚中，當然醫學也不例外。富有傳統性的我國古代傷科，因受西洋醫學感染，難免也受影響。滿清末期，宣揚西洋文化較烈之朝廷官吏爲曾國藩、李鴻章等，眼見清廷朝政腐敗，喪權辱國，頗有意勵精圖強，於是除改革腐敗之政風外，並模倣西洋學術先進之道，作爲我科技改革之本；骨科學之發展，也隨其他醫療學科一樣的在進步中，逐步改進我國之傳統性療法，並參照英、美、德、日等國之醫學制度，作爲我國醫學改進的依據。

　　十九世紀初期，開始有國外學成返國的醫師，執教或執業於早已開發的城市如廣州、福州、廈門等地，並相繼在民間創辦簡陋之醫學教育。西曆一九〇一年，天津有軍醫學校之成立，西曆一九〇九年相繼成立軍醫學校廣州分校。國父孫中山先生，卽就讀醫學於香港大學，爲英國醫師 SR. James Cantle 之學生，雖有志於醫學，但鑒於清廷之腐敗，乃畢生從事革命，獻身救國。

III. 民前初期的骨科醫學

民國初期的政治，重於治民，推廣施政策略的宣傳，對科技之發展，實在難以照顧。骨科學之進步，可以說是隨外科學之發展而緩慢推進，骨科病人之處理，均有外科醫師負責處理。嗣因受歐美醫學風氣的影響，西洋醫學也逐漸在我國民間推廣，但僅限於幾個大城市而已。當時醫學院之創辦如廣州、廈門、上海、平津等地，均紛紛先後設立。據民國五年左右之統計，全國醫科大學，包括教會醫科大學在內，達十三所之多；民國二十四年之統計，全國大小醫院已增至五百所以上，但並無骨科醫師之出現。幸而有牛惠生醫師，早年在英、美研習西洋醫學多年，其對骨科學之興趣特別濃厚，當其學成返國後，卽在上海楓林橋區域，創小型醫院，推廣骨科醫學，創我國開設骨科醫院之先鋒，西洋骨科醫學因此得以在全國推廣，其盛況有如雨後春筍。惜乎好景不長，民國二十六年，全國抗日戰爭開始，戰火漫延大江南北，因國家需要醫護人員參與，醫療工作也遍及整個大陸，其時之戰傷病患，大都屬於肢體創傷及骨折，由於醫療技術上的需要，骨科醫師擔任了相當重要的角色。中國紅十字會對戰地工作積極推廣，其時之領導先輩，卽爲留德醫師屠開元等，領導羣醫，加惠我戰地骨科傷患，功不可沒，因而也奠定今後骨科學從外科中脫穎而出之基礎。

IV. 臺灣光復後的骨科學

八年抗日勝利以後，政府力圖戰後重建，收拾版圖，並以仁慈之懷，安遷日軍返國，無奈於接收各重大城市之際，共匪從中阻撓，以至國軍無法順利收復國土；又鑒於長期抗戰，民眾生活多半刻苦疲

懦，一旦戰爭結束，想從短期中從事醫學革新，談何容易。復因共匪
禍國，整個大陸陷於黑暗，民國三十七年不得已遷渡臺灣，力行三民
主義之基本國策，重新革新政治、經濟，復國建國，作爲今後反攻大
陸之準備。

　　日據時代的臺灣，國民均接受日制教育，光復以後的臺灣，因受
日本醫學教育的影響，也談不上有什麼專科醫師，骨科學仍包括在外
科醫學內相併發展，其時之骨科醫師，卽由一般外科醫師輪流兼任之，
而其缺點仍在無法專心發展骨科醫學，以致骨科學之發展進度甚慢。

　　由於臺灣經濟及工業之發展神速，科技發展也受影響，骨科學之
進步也不例外，尤以近幾年來爲甚；因二次世界大戰以後，政府與盟
邦英、美兩國關係密切，尤以後者爲甚，有關新興骨科學之發展，大
部依賴美國，醫學「專科醫師」之風行美國，已達數十年之久，民國
六十年以後，我國醫學發展因受美國之影響，也逐步萌芽，但仍只限
於幾所大學教學醫院，及較大規模之綜合醫院而已，骨科住院醫師訓
練制度其時尙未產生。而眞正骨科住院醫師訓練制度，只不過是從近
幾年來才開始推廣。

　　民國六十九年，中華民國骨科醫學會乃初步著手從事甄審骨科專
科醫師辦法訂立、及骨科住院醫師訓練制度之初步確立，此案已蒙中
華民國骨科醫學大會會員全體通過，並將報請醫學最高行政單位及立
法單位之審核通過，作爲我骨科學專科醫師法規之立法認可，骨科專
科醫師制度之建立，至此始告一段落。

　　雖然骨科專科醫師制度，將於近數年來確立，然在一般鄉村及小
市鎮，還是以外科醫師處理爲較眾。年長一輩醫師，因受日本醫學教
學之影響，喜用日本醫術，年輕一輩，也多留學英、美，考察歐美醫
學之長處，故喜愛引用英美骨科醫學，濟施國人；所以近代之骨科學

到目前爲止，可說是德、日及英美醫學兩者相互並用的狀況。

第二節　骨科學之內容及涵義

鄧述微　趙尚良

醫學的進步日新月異，今日的骨科學，已絕非往昔般僅注意骨折或有關外傷處理之可比，觀察世界各國在骨科學方面發展的趨勢，其範圍除深入外傷骨折外，已進步到追踪疾病之研究，並將其較特殊的部分分門別類，列爲專題，廣泛探討，可見骨科學的內容已日見繁複，爲了敍述方便起見，茲將其內容簡介如下：

I. 外傷骨折

從骨科學的緣起看來，早期的骨科學即爲處理外傷及骨折之醫學，至今傳統處理骨折，仍爲今日骨科最熱門的一部分。在工業社會裏，人類的生活高度機械化，因外傷而造成的骨折，常常是比較嚴重而且面積也較廣泛，處理骨折，原則仍爲復位固定，及傷口之處理。固定骨折分內外兩種；內固定種類繁多，以金屬或合金製成不同形之鋼釘，銅板行之，始於二次世界大戰末期。外固定之種類也不少，但仍以石膏固定爲最普通的方法，其應用操作也較方便。防水石膏價極昂貴；又有樹脂石膏等代替品，雖質料輕，容易通風，穿著比較舒服，但不及石膏之柔軟及容易操作，到目前爲止，可說尚未發展到理想的程度。

近幾年來有金屬外固定法來處理骨折，對這種方法之應用，可以說日漸普遍，尤以對開放性骨折之應用較多，其優點因該法易於觀察或處理傷口。因嚴重或廣泛性的外傷骨折，破壞關節，至使關節功能無法恢復者，可以考慮應用人工關節來代替。人工關節之材料及型式，不勝枚舉，到目前爲止，可說以人工髖關節之應用，最爲成功。

截肢術適用於肢體遭受嚴重外傷而無法保留或因合併症而影響生命者行之。至於截肢之外科技術，二次世界大戰以後，已有長足的進步，相繼而來的問題是如何處理截肢後人工肢體的重建。當然人工肢體之製作及應用，一般的定論都是依賴復健醫學部門負責，可見外科截肢與復健醫學部分密切合作的重要。除此以外，復健醫學當處理外傷或骨折後，肢體功能之恢復。

所以說骨折的處理，已從簡單的整復進步到內外固定，人工關節；甚至到以電子、電腦控制之人工肢體，將於不久問世。可見骨科醫師的重任，除處理骨骼外傷外，應注意到功能之恢復。

II.　重建骨科學

重建骨科簡單的說，著重肢體功能的恢復，以骨移植，肌腱及神經移植或轉移，以期改進或挽回其已喪失之功能。

有志於重建骨科的學者，對重建骨科的看法是如此的：手術前對神經，肌肉，關節之正常生理的認識極其重要，手術之技術精細而困難，手術後之復健問題同等重要，而期望之成就則反而不如理想，因此該類工作，不易為一般醫師感到興趣。

骨骼可因先天性因素缺損而導致肢體的畸形或功能不全；但也可因疾病或外傷，而產生骨骼之部分缺損，癒合不全而導致肢體畸形或功能不全。要矯治這種骨骼缺損，畸形或功能的重建，惟能從事以骨補骨，以肉補肉之方法，俾使肢體功能有還生之道。臨床上以同種骨移植較為普遍，用之於不生長之骨折或彌補廣大之缺損部分等，其療效甚為卓著，惜乎求過於供，常覺得量少而不敷應用，因此有同性骨移植之產生，而同時又設法創辦了骨庫，以收藏他人之骨質。所謂骨庫，乃取用於他人之骨，經處理後妥為保存，當然其效果不如同種骨移植，但仍有其施用價值之存在。

上述兩種骨片移植，係臨床上廣泛應用之術，化學合成品之製作，適用於整體或較大部分缺損之應用，其式樣及大小，可任意欲求，使用方便，但並不適用於人體生理之需求，此法仍在實驗性使用期，目前尚未普遍應用。

肌肉及神經的轉移，替麻痺了的肢體挽回部分的功能，但需有精細的技術，始能有良好的縫合，及良好的效果，尤以神經之縫合為甚！自從顯微外科問世以來，骨科學在肢體的重建縫合上，創下了一個突破性的進步。按早期的經驗，處理嚴重外傷，除截肢外尚無良策來保全生命的安全，由於顯微外科學的進步，今日的骨科治療，已能將斷裂的肢體，在盡早期內縫合使之再生，此乃近幾年來重建骨科上的更大進步。

重建骨科已從骨骼、肌肉神經之移植，改善肢體功能著手，而進一步達到以顯微外科之縫合，保全殘缺之肢體，達到外形及功能兩者俱全的效果，尤為今日骨科難得之重建術。

III. 骨腫瘤

骨腫瘤的研究也與體內其他部分的腫瘤相似，治療新知頗多，但是還談不上有一個確實的定論，原則上仍以早期診斷，效果比較良好，如能在未轉移前施行適當的治療，則其成功率更高。治療類別不外乎外科切除，藥物治療，放射性治療，冷凍及鐳射等治療。為了治療上的需要，也常有前兩者或挑選數種方法合併應用。在外科方面，良性者多以局部切除清理，缺損部分以骨片遞補；惡性者則施予廣泛性之切除或截肢。截肢術多主張施行於四肢，一般所探討者，在於截肢斷層廣泛性之熱烈爭論，看目前的趨勢，似乎已不主張施行如以往那樣的廣泛徹底手術，因為已有藥物，放射性元素或其他方法之補助，各學者均以其己有之經驗統計資料，供大家參考。

　　上肢截肢可廣及肱骨及肩胛骨截除，而下肢截肢則可廣及半側骨盆腔。因病灶廣及會陰，在美國有施行更廣泛之腰部截除術，如圖1-2，但這種手術只有少數的病例報告而已，手術的技巧複雜，牽連到其他器官的功能頗多，如大小便改造術等；手術後的復健及日常生活的訓練均極困難，如無專家鼎力協助，則後果堪慮。

　　藥物治療及放射性治療等，均只限用於少數之惡性骨腫瘤，大部分之惡性骨腫瘤對上述治療具有抗性，效果並不理想，而冷凍外科及新興之鐳射治療，因限於設備，國人在此方面用之不多，尤以鐳射之設備更爲昂貴，目前所使用之國家，僅有歐美數國及以色列而已。有志於骨腫瘤之研究者，應富有各種療法之基本知識，雖然各部都有專人執掌，但畢竟還是限於骨腫瘤的治療範圍以內，骨腫瘤的研究與其他部分關係密切，由此可想見骨腫瘤研究範圍之深遠莫測。

IV.　運動醫學

　　臺灣處於工業發達，社會安定，以運動鍛鍊身體之風氣已日漸流行，因運動意外所產生的外傷也越來越多，當然這種外傷也與其他外傷一樣，可遍及身體各部。由於運動之種類繁多，每種運動都有其運用肢體獨到之處，而傷害之產生也有其較常見的地方：如膝，踝及上肢各關節，此種傷害出於用力過度之意外扭傷，關節旋轉超過正常之忍受度所致，以關節周圍之軟組織：如靱帶，肌肉，關節囊，甚至於神經及血管等部分，受害較重，有關於骨骼部分的損傷，反而不甚明顯，當然也不易爲放射線攝影檢查可以測出，以致常爲一般骨科醫師所疏忽而延誤其治療。因爲運動傷害有其獨特的地方，致引起部分骨科醫師產生強烈的研究興趣，經過十幾年的演變迄今，運動醫學在骨科學中已變成爲一部分較專門的學問，由專人主持研究及發展，除致力於治療外，並著重於醫用機械學上的研究，希望對這種因獨特外傷

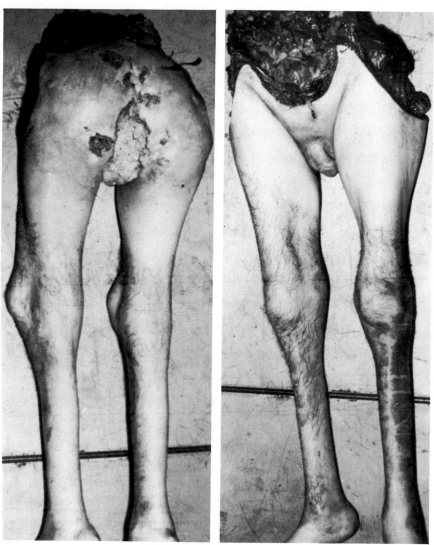

圖 1–2　會陰部惡瘤
　　　施腰部截除術後之下肢
　　　（攝紐約癌症紀念醫院）

所引起的病症，有所求證及分析，俾減少其不必要之發生率，以達到預防的目的。

　　要發展完美的運動醫學，應網羅其他科學人士，共同研究這門較新穎的骨科學。自今臺灣運動風氣十分盛行，如棒球、籃球、排球、田徑等，運動傷害並不少見，但尚無專人普遍主治爲其憾事！ 由於實際需要，未來發展，亦當無可限量。

V.　　兒童骨科學

　　兒童時期的骨骼系統正值發育初期， 新陳代謝迅速， 在矯治外傷，骨疾及畸形時，原則上有很多與成人不同的地方。兒童骨疾偏多於先天性畸形，由遺傳因素及發育異常所致等，處理此類疾病當然頗多獨特之處，尤其是在遺傳學上之研究，近幾年來突飛猛進，使吾人對先天性疾病之認識有莫大的幫助，但仍然有很多奧妙的地方無法了解，急待有志於兒童骨科學的學者，努力從事研究。

　　歐美各國頗多此類學者專家獻身於兒童骨科學上。根據西洋史上的記載，骨科學原文 Orthopaedy ，來自希臘，其中 Orthos 意謂身體正直，無畸形，Paidos 指兒童是也。可見早期的西洋骨科學，還與矯治兒童之骨骼畸形有關。兒童骨科學在西洋醫學史上的開端實在很早，後來延綿不斷的發展；始有今日所看到的兒童骨科學，對於研究兒童骨科學的專門書籍，僅少數於近年來始相繼出版。

　　兒童骨科學在我國的情形，起步發展均很緩慢，以目前來講，似乎有言之過早之感。但事實放在面前，我們在兒童骨科學上要做的工作，實在比人家要多得多！ 我相信在不久的將來，定會引起部分學者的興趣而後慢慢的使它成爲專門化。

　　至於兒童骨科學的年限，一般說來比較廣泛，從新生兒開始至青少年這一段時間均可謂之。 討論題綱一如成人， 但更有其特別的地

方，絕非一般骨科學所討論的範圍，至於其內容，可依據一九七七年五月重訂之兒童骨科學，國際分類法命名作爲參考，約分四大類如下：

甲、骨骼本身的疾病，如骨及軟骨之結構不良症及骨之生長不良症。

乙、新陳代謝不正常所引起的骨疾，如磷、鈣、葡萄糖及脂肪等代謝不正常所引起之疾病。

丙、次發性骨疾，如生長發育不全，染色體差異，血液性疾病及神經性疾病等。

丁、後天性骨疾，如外傷傳染及腫瘤等。

VI. 醫用生物機械學

醫用生物機械學係一部與醫學有關之機械學，希望借重機械的原理和力量，實地應用於人體，適用於人體生理上的需要，爲人類肢體負擔起部分的功能。有志於斯者，應具有醫學及機械學兩者之基本學識來研究發展較爲理想。

醫用生物機械學常爲一般骨科醫師所疏忽，而實際上與骨科醫學的關係，兩者可說相當密切，骨科學要借重醫用生物機械學的地方，不勝枚舉，例如義肢，支架的助人行動，即係利用機械原理，使缺損殘餘的肢體再具功能；麻痺無力的肢體，能穩定地支撐身體，再度站立。

經過幾年來的悉心研究，目前機械性的義肢，已進步到使用電動及電子操作，甚至在不久將來可發展到由電腦系統控制自如，其功能一如吾人正常之肢體，其他如輪椅之電動控制化。輪椅之電腦系統控制暗語化；金屬物質內固定之處理骨折，以及各型人工關節的問世，都表明了生物機械學在骨科學上的貢獻。

醫用生物機械學在我國，只不過是絕少數的學者對它引起興趣而已，所以根本談不上有什麼研究發展，然而醫用生物機械學與人體的關係是何等密切，人體的每一部分，不管是從靜態或動態來看，都可以用醫用生物機械學的原理來解釋，歐美各國不惜化費很多代價，來研究因不正常的動作所產生的骨骼疾病，或以此來減少某種意外的發生。故醫用生物機械學並不像其他部門，需由骨科醫師直接參與其工作，但這門科學畢竟是一部機械學重於醫學的科學，骨科醫師豈能精通於兩者，不過至少需要了解或熟識此類機械原理及臨床上之基本應用方法，俾使對治療有莫大的幫助。此卽所以列醫用生物機械學爲骨科學部分之內容之理由。

我們把骨科學的內容，只用以上六個題目來分類敍述，當然不是包容殆盡，其中尙有更多新知需要學者多加補充，以彌補過去遺漏的地方。何況醫學在日益進步，不進則退，眞希望有志學者能多多爭取時機，多看多學，奠定良好基礎，以備將來發揚光大。骨科住院醫師訓練制度正在積極推進，任何制度在推行之初，難免多少有些困難，一個公認的觀念是如此的，如果我們要實施一個良好的住院醫師訓練制度，　應尋求或執行現今訂定的 骨科學內容或 將來增訂的骨科學內容，教育他們成爲今後的良醫，可見骨科學內容之重要性，正如人類的體態需賴骨骼系統的支持，始能正立成行，此卽所以要編寫骨科學內容之主要原因。

第二章 骨科疾病

第一節 骨骼之先天性畸形

許 萬 宜

I. 先天性肩胛上舉症 (Congenital eleualion of the scapula)

公元1891年 Sprengel 首次報告此病，因此又稱爲 Sprengel 畸形。臨床上罕見，其原因不明，但在胚胎三個月時，上肢胚芽，正常時應下降至胸腔部，但是在下降過程時受阻所致。

病理變化：肩胛骨較小，其上緣高出胸腔並呈順時鐘方向轉動，上緣轉向外側而下角向脊椎方轉動。上舉肩胛角之上緣往往與頸脊之橫突甚至枕骨之基底部相連接，所連接處成一束纖維節或骨樣組織。附著於肩胛骨之肌肉，如棘上肌或棘下肌等仍屬正常。（圖2-1）

臨床症候：一側肩胛骨上舉症，除肩胛骨上昇外，連同肩關節及上臂同時抬高起來，如是兩側肩胛骨同時上舉時，所見到是頭頸有下沉現象，上臂運動在上舉到九十度以上時則受到限制，頸部運動包括旋轉及側彎則受到限制，頸椎及胸椎有側彎 (scoliosis)，患者沒有疼痛或神經受損症狀。

治療：在保守治療可作單槓運動以增加肩關節運動功能，在嚴重患者，可作手術治療，將肩胛上角與頸椎或枕骨連結處之纖維組織或骨骼組織 (omovertebral bone) 切除，或將肩胛骨與肋角連合纖維組織切開，手術可採用 Green 或 Woadward 法 (Campell's op. pp.

〔 15 〕

1915)。

II.　先天性橈尺關節連合（Congenital radioulna synostosis）

少見的先天性畸形，發生於近心端橈尺關節。前臂無法作旋前旋後運動，患者在正常生活作手臂運動時，利用肩關節運動代替之。（圖2-2）。患者亦有同時發生於兩側手臂。

治療：唯一需要手術矯治。除將橈尺關節處骨組織分開後，同時應將橈尺骨間膜從近端直至遠端切開，可收良好效果。

III.　先天性橈骨缺損症（Congenital absent of the radius）

先天性橈骨缺損症（congenital absent of the radius）在英文有幾個同義字如 radial meromelia, radial hemimelia, congenital club hand 這種畸形是發生在手臂的橈側一邊。非但骨骼部分（橈骨）部分或全部缺損外，肌肉部分，也有缺損，因此很多著者多採用 radial meromelia 這個名字。

畸形包括手掌及手指由腕關節處向橈側方向移位，而尺骨下端莖突特別明顯突出，整個前手臂，除橈側部分縮小外，手臂也較短小，因此有稱之爲 club hand。橈骨可以全部缺損或部分遺留存在。橈側方面的肌肉組織如旋前圓肌，伸拇指肌，外展拇肌，及肱二頭肌等也缺損，在血管方面，橈動脈多仍存在，但很細小，而尺側一邊，骨骼，肌肉及血管皆屬正常。（圖2-3）

此類患者，除外觀有畸形外，手臂功能也有嚴重障碍。在肘關節能保有伸屈正常運動。手臂之旋前及旋後運動，因受肌肉之缺損而受限制。而腕關節因嚴重向橈側方面彎曲，其功能也嚴重障碍。手指的功能也因腕關節之畸形而有喪失。

治療途徑是外科手術矯治，除矯正腕關節之內翻畸形外，最重要的是如何增進手指的功能。Riordan 手術是將尺骨下端及腕關節打

開，腕關節橈尺部分組織切開，鬆弛手腕關節矯正並置於功能位置，並將月狀骨舟狀骨與尺骨末端固定。如尺骨過長時，可將切斷縮短一部分，此手術可以矯正畸形，亦能增進手部功能。

IV.　多指（趾）症（Polydectylism）

多指症是一遺傳性畸形，可發生手指或腳趾。（圖2-4）有三種情形：一種是具有手指外形附著在大姆指或小指外側，其中既無指骨又無完整肌肉組織，第二是由掌骨處分出同等大小手指或腳趾，其中亦具有完整的手指內各種組織，第三是除多出之手指外具有掌骨。

多趾症發生在腳趾，足前部有明顯增寬。患者除在鞋子穿著需要特製外，並無手術治療上必要。但在手指多指症，患者往往在外觀上及心理上求醫割除多指。在手術上，如在第一類患者，可直接將多指切除，保有足够的皮膚縫合。如遇第二三類患者，應先檢查多指之骨及肌腱的狀況，將多指之肌腱保留，重新移殖在他指上，以保存手指之功能。

V.　短指症（Brachydectylism）

先天性手指短小，或手指骨掌骨一節缺少，是一種遺傳，常同其他手指畸形同時存在，如多指症或併指症。如有手指功能障碍者，可作手術矯治。

VI.　指環溝症及先天性手指截肢症
（Annular Groove's And Congenital Amputation）

一種纖維組織環形緊縮，由皮膚作環形收縮，可深入骨組織，因此形成環狀溝，（annular groove）這種環狀節，可發生在任何手指的任何部位。甚至會發生在上肢或下肢的任何部位。如果此纖維性節收縮狀況並不嚴重，也就是不深及骨處，亦不影響血管的循環，那僅是環狀溝，如影響血管循環被阻塞，那就造成環狀溝遠心部肢體壞死

而截肢。

治療手指環溝症， 是將環狀纖維節切開， 由皮膚直至深層處切開，在皮膚部分作 z 形切開縫合，以避免疤痕收縮，再度造成緊縮現象。

VII.　併指症（Syndactylism）

是先天性常見手指畸形，常發生在手指第三四兩指連接在一起（圖2-5）。也有時同時發現在數指或足趾上，這是遺傳性畸形，家族中好幾代人口中都有，此症大多數患者僅皮膚相連，但也有指骨或肌腱亦同時併合。

併指症患者除在手部外觀上畸形外，手指功能多屬完好，因此治療此類患者， 也就是兩指分離手術前， 應先週詳檢查手指併合之皮膚，肌腱及骨骼方面是否完整，手術以後，是否能保有原有手指功能很重要。手術可採用 Bauer, 或 Skoog. 氏手術技採術施行。

VIII.　先天性髖關節脫臼症（Congenital Dislocation of the lip）

先天性髖關節脫臼症是指股骨頭部分或全部脫出髖臼，在嬰兒出生時卽已發生。全世界各地區各種族皆有其發生率，但在地中海歐洲國家居高，尤以義大利，法國等國家最高。我國及亞洲區國家亦不罕見，性別中以女性佔多數，其與男性比例約爲 8 : 1，單側髖關節脫臼約爲兩側同時脫臼兩倍。

原因: 眞正原因不明，家屬遺傳率很高。也有很多科學家有其解說，如髖臼淺而異常，股骨頭前傾（ anteversion ），及腰腸肌收縮力重機轉異常等皆可能導致髖關節脫臼。

病理變化，在初生兒髖關節其關節囊鬆弛，圓韌帶較長，股骨頭前傾角度增加，髖臼頂部較淺，髖臼軟骨仍屬正常。如未治療，其病理變化隨著患童增長及走路而變更加劇。髖臼更形淺薄，股骨頭向髖

臼後上方脫出移向腸骨外翼處。股骨頭發育不全而呈扁平。前傾角度更加多，關節囊被股骨頭頂向上方，因此呈增厚增長逐漸纖維化，腸腰肌肌腱緊壓住關節囊的下緣，股骨頭抵擋在髖臼外使股骨頭不易退回關節原處。而內收肌也隨之短而緊縮。患者如繼續行走而不治療時，股骨頭在腸骨外翼處運動而產生繼發性的關節髖臼出來。股骨頭將腸骨推向前方，使腰椎前凸 (Lordosis) 增加。尤以兩側同時脫臼患童至為明顯。（圖2-6）。

臨床症候：臨床上有很多特徵可以檢查。

初生嬰兒髖關節檢查有明顯的滴答聲 (click sign) 又稱 Ortolani ign，用手掌抓住嬰兒兩腿，以大姆指置於大腿內側，食指與中指置於大轉子處。膝關節盡量彎曲，用大姆指將大腿處使髖關節作外展運動，在正常的關節，其外展運動則毫無阻力地將大腿外展放平，如遇有阻力時，表示股骨頭擠在髖關節邊緣處(limbus)，此時如用食指及中指在大轉子處推動，可使脫臼的股骨頭推回髖關節腔內，同時覺到有滴答覆位的聲音。

待嬰兒到半歲左右，這時媽媽會發現小孩的一腿有不正常現象，一側腿較短一點，同時臀部比較凸出一些。如仔細檢查，兩腿放在同一位置，則大腿內側皮膚溝紋不對稱其數目也不等多。患側腿皮膚溝紋會增多一兩條（圖 2-7）。如腿膝彎曲起來，兩足放在相同位置，患側膝部會低一些，（稱為 allis sign）。（圖 2-8）髖關節檢查，此時滴答聲更為明顯。此外檢查，用一手將骨盆固定好，一手抓住大腿抬高或推下，而發現股骨頭隨之上下移動，稱之 telescoping sign 股骨大轉子，在脫臼關節要比正常關節脫出。

患童在學習走路也較遲些，如會行走，是跛足前進，身體向患側傾斜。如兩側同時脫臼兒童,除可見到兩側臀部特別向外凸隆。而且腰

椎前凸(Lordosis)更形增加。走路兩側搖擺如同鴨子形態行走(duck-waddle)。 讓患童用一腿站立，另一腿離地抬起，觀察對側骨盆，如果一腿站立是正常的髖關節時，對側的骨盆會被抬高，如站立在脫臼的一腿，則對側的骨盆反而下沉，此檢查稱之爲 trendelenburg sign（圖 2-9）。

X光檢查：包括骨盆及兩側髖關節的前後位X光片，由於不同曲線及角度，用來作X光診斷髖關節之正常與脫臼的依據。（如圖2-10）

(1)髖臼角度值(Acetabular index)由髖臼的上緣斜面畫一線其與水平線所成的角度，在正常嬰兒平均值爲27.5度，最高不超越30度。

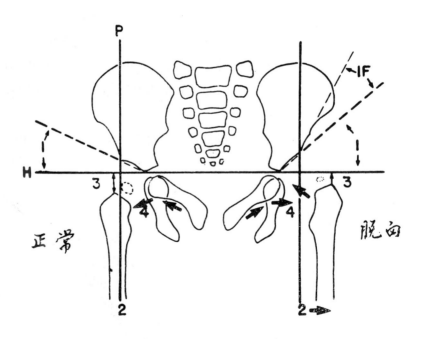

圖 2-10　Perkins 線

如超過30度以上，即認爲不正常。

(2)勃肯氏線 (Perkin's line)：由骨盆腸恥間軟骨畫一橫線（又名 Hilgenreiner 線）。再由髖臼的外緣邊畫一縱線（ 又稱爲 Perkin's line），此兩橫縱兩線交叉後，將分爲上下左右四方塊。然後視股骨頭骨骺中心的位置，以判斷髖關節正常與否。正常的髖關節，其股骨頭骨骺中心應落於內下方方格內。如骨骺中心落於其他三個方塊內卽屬不正常，先天性髖關節脫臼其骨骺中心多位於外上方方格內。

(3)夏登氏線 (Shenton's line) 由股骨上端內緣，順著畫一曲線，再由閉骨大孔上緣亦畫一曲線，兩者曲線很平穩地結合成一大曲線，如兩曲線相交不能妥合而破裂，亦爲髖關節脫臼，此曲線稱之爲 Sheuton's Line。

治療： 先天性髖關節脫臼，應愈早期治療，其預後愈好，待小孩長大後治療，非但不易，且易發生後遺症。因此，在治療上隨著年齡之不同，所採取的治療方法也不同。一般而言，可分爲四個不同年齡來作不同的治療。

①一歲以下： 在這一類嬰兒，其脫臼的股骨頭易於整復，尤以兩個月以內的嬰兒， 將髖膝兩關節彎曲到 90 度， 然後髖關節外展，同時用手指抵住大轉子處向上推，此時卽能將股骨頭復位。再用特別支架， 固定整復位置四個月左右卽可 。 但在稍大的嬰兒如六個月以上時，股骨頭就不容易推回，因爲內收肌的收縮致股骨頭難於復位，因此須要腿部皮膚牽引一二週，再施行整復，如支架固定整復位置不穩定時，可用石膏固定比較安全，在固定六個月期間，可以石膏更換一二次。 （圖 2-11）

②一至三歲年齡，很多小孩，多在這類年齡內治療，因爲當小孩學走路時發現異樣而就醫。其治療是藉助牽引整復治療，或藉手術整

復治療。

小孩住院後，兩腿以皮膚牽引，逐漸外展，至兩週左右，全身麻醉施行整復。整復時，將患童平臥，先將骨盆固定，將髖關節及膝關節彎曲至90度，慢慢地加重力量牽引患腿，同時外展，再以手指抵住大轉子處向上推，卽可感到股骨頭進入髖臼內，如整復後，股骨頭穩定而不易脫出。卽將兩側腿彎曲，外展及外旋轉的位置以石膏固定之，如整復後，股骨頭有強烈的緊縮，而髖臼內，此時，可將內收肌腱或腸腰肌腱切斷，以減輕股骨頭所受的壓迫力量。如整復後，腿放在外展及旋轉的位置而不穩定，易於脫出，而更換在外展內旋轉的位置較穩定時，石膏亦固定穩定的位置，通常石膏的固定要六個月時間，然後將腿置於正常位置再固定三個月，石膏拆除後，腿部各關節以物理治療以恢復其功能。（圖 2-12）

當整復後，股骨頭無法穩定整復時，那麼應藉手術整復，一般不穩定原因為髖臼上頂部通過淺，無法把股骨頭包在關節腔內。或股骨頭過分前傾而易於脫出，因此手術方法是將股骨上端切斷，矯正股骨頭前傾，再行整復石膏固定。如髖臼上緣淺平時，可將無名骨切斷 Innominate bone osteotomy (Salter's operation) 撐開，或將髖臼上部腸骨切開（Pemberton osteotomy）而下拉開俾使髖臼關節腔加深，整復後股骨頭能穩定在關節腔內，手術後石膏固定約三個月，再行物理治療恢復關節功能。

　　③三歲至六歲年齡，在這年齡，小孩已經跛行很久，股骨頭非但脫出很久，且向上移位很多，此時有顯著的下肢短縮，此外，髖臼更行變淺，並且關節腔內有一些軟組織填塞。股骨頭發育比正常一側要小，同時前傾也更增加。治療這類年齡的患童，先行將股骨頭牽引下來，再予以手術整復，在牽引步驟，通常用骨牽引，

(skelatal traetion) 如在牽引過程中，並不易將股骨頭拉下來，而由於腸腰肌或內收肌強力的收縮所致，可先行將此肌腱切斷，將股骨頭拉下來。在手術整復時，因為髖臼過淺，而必須同時施行，無名骨切骨手術 (Salter osteotomy) 或骨盆切斷手術 (Chiari osteotomy of pelvis) 以加深髖臼，使股骨頭整復後能穩定。在股骨頭前傾嚴重時，應施行股骨切斷矯正前傾角度再行固定。手術完成後，髖關節再予以石膏固定，時間約為三個月。

④六歲以上兒童，這類年齡兒童，往往因為髖關節，股骨頭移昇等變化更形厲害，因此卽使手術治療及整復，亦較困難而更難成功，股骨頭在腸骨外翼處已慢慢地活動構成一座類似髖臼的假關節。患者除跛行及腿短外，並無關節運動障碍或關節處有任何徵狀。雖然有幾種手術 (Shelf operation 或 schanz subtrochantcri csteotomy)，可增強關節的穩定及矯正一部分畸形外，但效療並不滿意。

預後：先天性髖關節脫臼， 愈早治療， 其預後愈好。 如延遲治療，治療非但困難，而且效果亦不好。因此，這類患童，首重預防治療，卽在出生時，卽應作例行檢查，以使早期診斷。在地中海歐洲國家，尤以意大利，法國等國家，他們出生的嬰兒，都例行的用 Ortolani 方法檢查，如在檢查時， 將嬰兒髖膝兩關節彎曲時， 然後髖關節外展，如遇外展有滑動聲音或外展遇有困難時，卽表明嬰兒髖關節有脫臼的可能，同時亦應開始治療，因此他們國家很少有患童要等到五六歲以上才接受治療。

IX. 股骨頭骺板脫離症 (Slipped femoral capital epiphysis)

股骨頭骺板脫離症，發生于正發育長高期間青年人。其股骨頭自骺板處向下向後方脫離。患者有跛行，髖關節酸痛及髖關節運動限制等症狀。症灶進行，可造成股骨頭壞死、或股骨頭軟骨炎。在晚期可

致髖關節退化性關節炎。

　　病因：原因不明，但與下列因素有關：

　　⑴外傷：好運動而體重過重的靑少年，在跑跳時其股骨頭所受到的壓力增大，而致股骨頭骺板處脫離。

　　⑵荷爾蒙，在性荷爾蒙濃度減低或生長荷爾蒙增多時，在骺板處之軟骨細胞可見膨脹而易導致外力使其脫離。

　　⑶骨膜薄弱，在小孩時期，骺板處骨膜厚而有張力，可牽住骺板力量，但在小孩生長劇速長高時，而骨膜不能隨骨骼生長一致，而致變單薄，原有維護骺板力量減弱，因之股骨頭骺板受外力而脫離。

　　X光檢查現象：早期股骨頭骨骺板線增寬呈現不規則，關節囊影像亦是膨脹。如繼續移位時，股骨頭自骨骺板處向下及向後方脫出。晚期骨骺板逐漸消失，股骨頭加寬，股骨頭短縮呈不等程度之畸形。

　　臨床症候：患者大都是男孩快速成長靑年。主訴髖關節大腿或膝關節處酸痛，行走時有跛行。不一定有外傷病史。其症候可逐漸發生，但也會急性發作，如同骨折現象。髖關節處劇烈疼痛，不能行動，關節運動嚴重限制。臨床檢查時，患者肥胖，性器官短小。或者是瘦高型(圖2-13)。男性居多，髖關節運動，作內外旋轉有限制並伴有疼痛。如在晚期，患者側下肢肌肉有萎縮，腿略短，行走有跛行。

　　臨床上通常將病種分爲若干期(stage)。在早期，患者具有典型臨床症候，但在X光檢查，並無明顯股骨頭移位現象，稱之謂移位前期(preslipping stage)。如X光檢查已有脫離現象，而臨床也有一段時間的症狀，稱之謂慢性移位期(chronic slipping stage)，在晚期，患者除跛行外並無甚臨床症狀，已成定型之畸形，如髖關節運動障礙及腿短等，稱之謂定型期(fixed slipping stage)。但也有突然發生股骨頭骨骺板脫離，產生厲害的臨床症狀因此又稱之謂急性移位期

(acut slipping stage)。以上所以要在臨床區別不同的期別，主要的在治療上所採取不同的方法。

治療：股骨頭骺板脫離症一旦診斷，應立卽予以治療。其方法包括保守療法及手術療法。在早期發現時，股骨頭骺板開始脫位時，患者平躺臥床，患肢牽引並置於伸直外展及內旋位置，一兩週後再將髖關節石膏固定。如遇急性脫位時，應施行股骨頭骺板復位（close reduclion)，再行牽引及石膏固定之。但保守療法，股骨骺板仍然會有脫開可能，因此手術鋼釘內固定會得到更好的療效。

手術治療目的可防止繼續股骨頭骺板脫位，同時能促使脫位骨骺板早期癒合，因此在早期輕度脫位期，急性或慢性期，可直接手術用鋼釘內固定。如遇骺板已脫位或嚴重脫位時，先行整復再行鋼釘固定，多枝鋼釘 (multiple knowles pins) 內固定爲被採用之外科技術。如在慢性嚴重脫位時，視移位畸形，可作股骨頭或轉子下部位，施行截骨矯正畸形，再以鋼釘或鋼板固定之。（圖2-14）（圖2-15）

預後：如在早期診斷而及時治療，其預後甚佳，如延遲治療而發生股骨頭畸形，其預後不良，且易產生合併症，一爲股骨頭壞死症，一爲股骨頭軟骨壞死症。

X.　先天性臏骨脫臼症 (Congenital dislocation of the patella)

臏骨是股四頭肌內種子骨 (Sesamoid bone)。主要功能是保護膝關節及增強股四頭肌彈力。在吾人膝關節伸屈運動時，臏骨在股下端髁部中間部上下運動，在脫臼時臏骨由股骨髁間中央處脫向外側，甚至脫出外髁。

臏骨脫臼原因，是在股四頭肌收縮時，或在膝關節彎曲時，臏骨被向外髁部拉出而脫臼，由於膝關節結構異常所致。諸如膝關節外翻 (genu valgus)，脛骨外旋或是股骨外髁扁平，同時臏骨發育亦較小。

　　臏骨脫臼之機轉，股四頭肌由起點腸骨前下棘至停止處脛骨上端粗隆其中心或臏骨所處是在股骨下端內外髁之中間，如在中心線向外側偏向時，則臏骨也隨之向外側移出。因此，膝關節外翻，脛骨外旋或是股四頭肌停止處脛骨粗隆偏於外側時，這類患者，膝關節彎曲時，股四頭肌收縮，臏骨卽會向股骨外髁移位，甚至脫出外髁的外側。但在正常人之股內側及膝關節囊，此類組織亦有阻擋臏骨脫出保持正常位置功能，但在股骨外髁發育不全而扁平，或股內側肌及關節囊鬆弛患者，卽會增多臏骨脫臼之因素。

　　臨床症候，小孩通常在進小學時年齡，首先由父母發覺小孩的臏關節一側與另一側不正常而求醫。而在小孩而言，毫無症候，有時會稱在跑跳時，臏骨有怪異的活動。小孩漸漸長大時，開始會有酸痛甚至厲害疼痛，常在運動或跑跳時，膝關節會劇烈突然抽痛，患者停止下來，兩手抱住膝關節，表情痛苦。在檢查時，臏骨較小，而且特別臏骨鬆弛而活動大，將膝關節彎曲至九十度時，膝關節之外緣由圓形凸起而變成滑平，臏骨卽明顯地脫臼。在有症狀的孩子檢查，患者具有一種特有的恐懼表情（apprehension），兩手抱住膝關節，很怕在檢查時，膝關節彎曲時臏骨脫臼而造成劇痛。

　　治療：外科手術治療，其原則是在使臏骨恢復在股四頭肌中心線股骨內外髁之中間，因此手術可將股四頭肌之停止點脛骨粗隆，其肌腱及骨整塊移向內側，使臏骨在位於股四頭肌中心線上，（Hauser手術）或利用股四頭肌腱或臏骨肌腱將臏骨拉向內側。（Campbell, Galdthwait 手術）。（圖 2–16）

XI. 先天性膝關節脫臼症（Congenital dislocation of knee）

　　出生嬰兒一側或兩側膝關節呈過度後屈，脛骨近端由股骨處向前移開甚而脫臼。同時，股四頭肌及腸脛束有短縮現象。膝關節囊前部

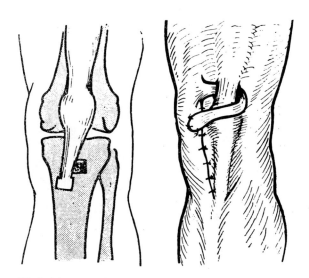

圖 2-16 左: Hauser 手術 右: Campbell 手術

收縮，後部關節囊鬆弛，前十字韌帶亦然。當嬰兒時期，股脛骨兩側髁部，無明顯病變，但小孩長大後，因膝關節之畸形而導致病變。（圖2-17）

治療：逐步的石膏矯正，可收良好效果。但在用石膏時，先行輕微的膝關節彎曲，一二週後再行矯正一次，適度的將膝關節彎曲。如此作若干次更換石膏，可矯正到正常。但遇關節囊或股四頭肌呈纖維或性收縮，不易用石膏矯正時，則需牽引或外科手術，切開前部關節囊將股四頭肌腱作延長手術。

XII. 多臏骨症（Multipartite patella）

臏骨在X光出現是在三歲以後，具有一個骨化中心（ossification center），但偶而也有兩個骨化中心。極少數會出現兩個以上。長成後，在兩個骨化中心臏骨，則各自骨化，並不結合在一起，各自分開。但

其中一個比較小，在臨床上，這種先天性異常並無症候，唯一的在膝部外傷時，X光檢查誤認爲是臏骨骨折。

較小的臏骨多位于外上角，X光呈現邊緣平滑而略帶弧形，與另一大的臏骨臼間隙明顯，由內上方斜向外下方。

XIII.　畸形足（Clubfoot）

在醫學史上，畸形足（Clubfoot）是最早被記載。醫學始祖 Hippocrate 就有記載用不同方法來治療。

這種畸形足，包括足下垂,足前部內旋及內翻三種情形同時存在。

病因: 原因可以說不明，但很多學者有他們不同的假說。Bechtal 及 Mossoman 認爲是足部肌肉發育不健全， 造成足短縮而畸形。Brockman 稱足肌腱不正常， 及 Moore 認爲神經異常所致，而 Sherman 又說是由于距骨位置異常產生。

臨床徵候: 嬰兒出生後卽發現足畸形,可發生在一足,亦有兩足同時存生。在檢查時，Achilles 肌腱緊縮，致足部下垂，將足背側彎曲時不易。第二在足前部內旋,造成腳內緣凹進,而腳外緣呈弧形凸出,且很明顯的查出距骨頭突出。第三足內翻,足掌面向內側翻轉,如小孩漸漸長大學走路時， 往往用足外側部或甚至足背著地行走。(圖2-18)

X光檢查: 正常足部X光像其距骨舟狀骨第一蹠骨及掌骨通常排列成一線。但畸形足其舟狀骨移向距骨的內下方，第一蹠骨及第一掌骨亦隨之移位。雖然嬰兒X光照片，其舟狀骨要在三四歲後才出現，但是由第一蹠骨及掌骨的移位可推斷舟狀骨之移位。其次跟距兩骨正常是重疊在一起，距骨的長軸與第四第五掌骨成一線，但在畸形足嬰兒，其跟骨移向內側，與距骨長軸幾成平行。因此矯正先天性畸形足經由X光的這幾個骨骼的移位與復位的轉變而達成有否矯治的依據。(圖2-19)

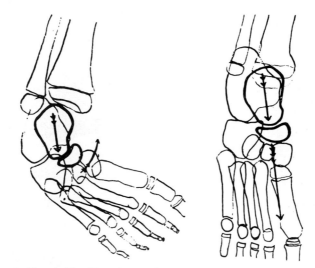

圖 2-19　右側　跟距兩骨**重疊**，其長軸與第四五掌骨成一線。

治療：此類患者，嬰兒出生後就應開始治療，用保守方法就可獲得治癒，凱特（Kite）連續用石膏矯治，可得百分之九十的治愈率。戴里斯勃郎氏支架（Denis Browne Splint）在治療此類病患，亦具良好效果。但遇到未曾治療過的大一點孩子或固定性畸形足，必需藉助手術療法。（圖 2-20）

凱特（Kite）石膏矯正法，有三步驟，首先先抓住足前第一二趾，逐漸向前及向外推出，此時將足部全打好，這第一步驟是要先矯正足前部內旋（abduction）畸形。第二步驟是將石膏繼續打至踝關節處，此時將足前部作外旋並用另一手大姆指在跟骨內側部向外側推，以達到踝關節內翻的矯正。第三步是將腳掌處向上抬起，再將石膏敷到大腿中部，並將膝關節彎曲到九十度，如此石膏，同樣施行，每隔二三週更換一次，通常在半年內卽可矯正，以後視情況，可繼續用鞋或支架

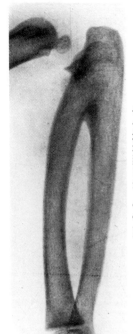

圖 2-2 橈尺關節連合症

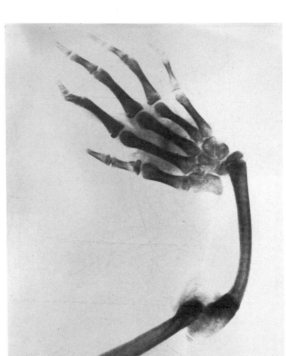

圖 2-3 先天性橈骨缺損

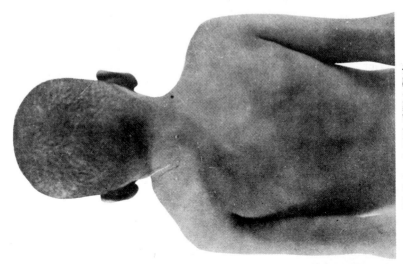

圖 2-1 先天性肩胛上舉症

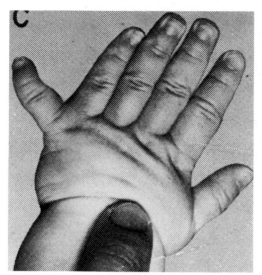

圖 2-4　多指症

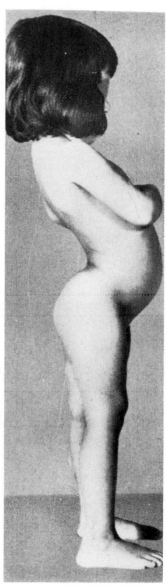

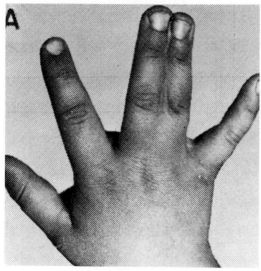

圖 2-5　三四兩指併指症

圖 2-6　兩側髖關節脫臼
　　　腰椎前凸

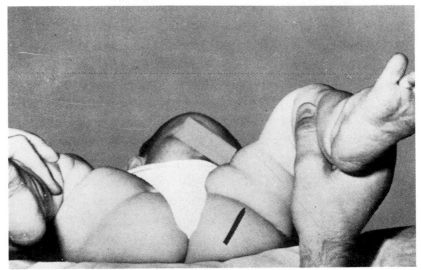

圖 2-7　兩側大腿皮膚溝紋不對稱

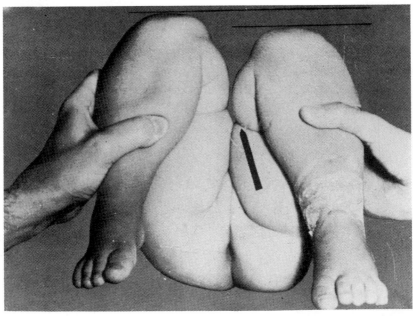

圖 2-8　Allis Sign

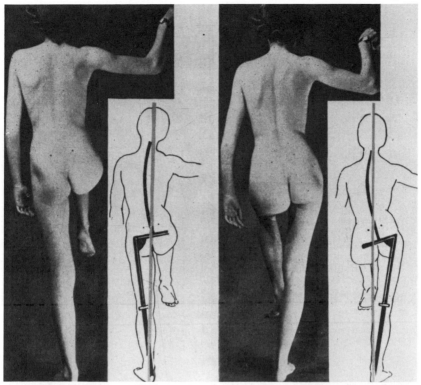

圖 2-9 Trendeleburg Sign

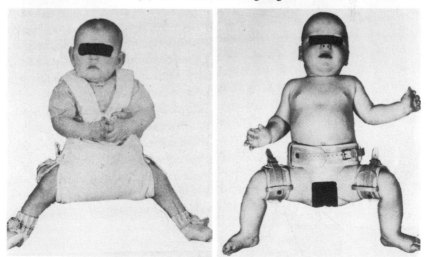

圖 2-11 先天性髖關節脫臼治療支架

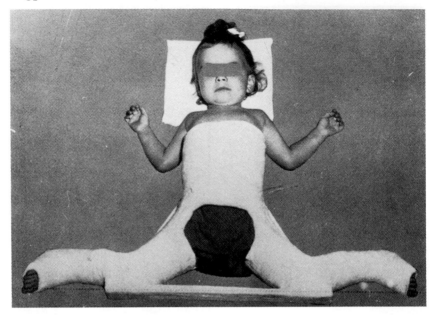

圖
2
|
12
先天性髖關節脫臼，石膏固定治療，兩腿外旋轉固定。

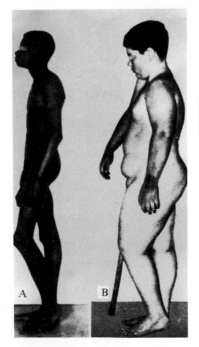

圖
2
|
13
股骨頭骺板脫離症兩種瘦高及肥胖體型

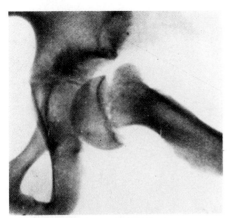

圖 2-14　股骨髂板脫
　　　　離手術前

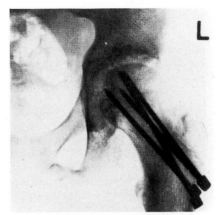

圖 2-15　股骨髂板脫
　　　　離症手術後

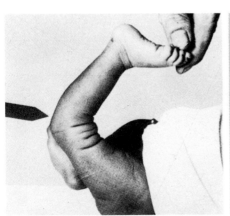

圖 2-17　先天性膝關節脫臼症

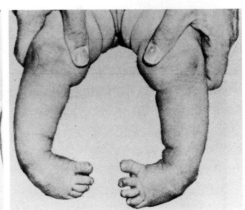

圖 2-18　畸形足

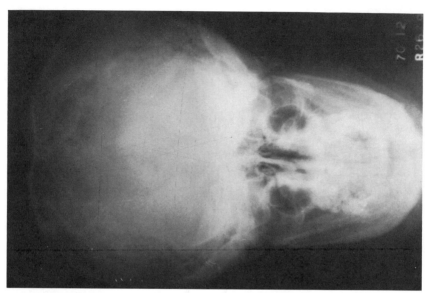

圖 2-22 頭顱骨寬大

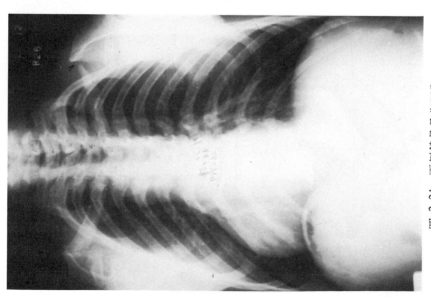

圖 2-21 兩側鎖骨骨化不全

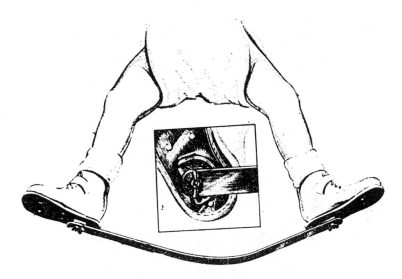

圖 2-20 戴里斯勃郎氏支架

治療。

　　手術治療適用在從未治療過的年齡較大的小孩，或一些保守療法失敗的強直型畸形足。在七八歲以下的小孩，應施行軟組織手術，包括跟肌腱加長術，足內後側肌腱鬆弛術，及脛前肌移植術等。而在八歲以上的小孩，可考慮骨關節方面手術，如足三面關節固定術 (triple arthrodesis)或距骨楔形切骨術等，但手術的治療，視每一患童而異，何種手術適宜皆不一致，因之，畸形足之治療，要得到好的療效，醫師必須要有經驗、智慧、耐心和敬業的精神。

XIV. 顱鎖骨化不全 (Cleidocranial dysostosis)

　　這是先天性膜性骨 (membranous bone) 骨化不全所致，其原因不明。主要出現在頭顱及鎖骨不能正常骨化，而由纖維組織所代替。除骨化異常外，兩側肩部亦屬不正常。

臨床徵候: 患者外型可見到很多特徵, 頭顱特別寬大 (圖2-21)
面頰狹小, 頭部修長, 兩肩下垂, 胸廓小, 額頭圓大而凸出, 後枕部
亦寬大, 頭顱正中溝分開, 前囪比正常大而不吻合。因此有呈現輕度
水腦現象, 上顎小, 下顎較寬大而凸出, 有像中國老夫子樣, 牙齒生
長也不正常。

　　兩側鎖骨骨化部分或全部不全(圖2-22), 造成兩肩內收及下垂,
無法向外展開, 胸廓狹小。其他畸形有肩胛骨細小, 骨盆骨化亦有不
正常, 恥骨連合異常分裂。

　　此種畸形無法作手術矯治。

第二節　骨骼及關節感染
（Bone and Joint Infection）

施　俊　雄

I. 成人的骨髓炎 （Osteomyelitis in adult）

　　前　　言

　　「骨髓炎」(osteomyelitis) 顧名思義, 是指骨骼和其骨髓發炎而
言。可以是化膿性細菌、 結核菌、 梅毒、 某些病毒、 或者異物引起
的。然而, 通常「骨髓炎」一詞, 乃專指化膿性細菌感染所引起的發
炎, 而不是結核或梅毒等所致的肉芽性發炎 (granulomatous Inflam-
mation) [2]。

　　感染首先侵犯骨髓腔、哈佛氏管和骨膜下腔, 然後才侵犯骨骼。
感染進行時, 骨骼由於較不活動和局部充血而產生脫鈣作用, 破骨細
胞和造骨細胞同時活躍地進行著骨質的吸收和重建。[2]

　　臨床表現 (clinical course)

　　急性骨髓炎發生時, 病人首先感染到患部輕微壓痛, 然後發生高

燒、畏寒、患肢疼痛、行動困難等全身症狀，繼之患部紅腫熱痛等局部症狀愈加劇烈。如果沒有適當治療，會產生漫延至骨骼外面的軟組織膿腫。在四十多年前，急性血衍性骨髓炎的死亡率高達20%，併發症高達50%。自從青黴素等抗生素開始使用以來，其死亡率已降至接近零。[17]

慢性骨髓炎進行時，常常僅是一個不癒合的傷口或瘻管，持續地有分泌物或流膿，有時會自動封閉，但是不久開始流膿，如此反覆發作。在不發作時，也許並無任何症狀，只是局部皮膚較幽黑和薄弱，或者有若干疤痕而已。附近的肌肉因爲瘢痕而造成鄰近關節攣縮。有時在身體抵抗力低時，會突然復發急性骨髓炎的症狀，發高燒、畏寒、局部紅腫熱痛，形成腫脹等。經年無法痊癒。[2]

長期的慢性骨髓炎會產生：骨骼生長速率減低，病理性骨折，骨骼增長，肌肉攣縮，澱粉樣變性[2]，類上皮癌[3]等併發症。

血液學 (hematology)

急性期的血液學檢查，最常見的變化是多形核白血球增多，紅血球沈降速率增加，或者輕度貧血。慢性期可能僅有紅血球沈降速率增加。這些都是非特異性的變化，僅供臨床參考。在治療中，上述的檢驗值回復正常值，是好的徵兆。[2,7,17]

放射學 (radiology)

急性血衍性骨髓炎，初期X光片，可以發現在患肢靠近骨骼的軟組織陰影 (soft tissue shadow) 增大，藉此可與蜂窩組織炎區別。[2,17,18]大約發病十天左右，可見骨膜新骨生成，接下去依病情惡化的程度，可能會有骨質破壞(bone destruction)，骨質疏鬆 (osteoporosis)，死骨 (sequestra)，甚至病理性骨折 (pathologic fracture) 發生。

　　對於比較複雜，或爲時已久的骨髓炎，例如手術後或者受傷引起的骨髓炎，長久不癒的血衍骨髓炎等，過去到現在連續的X光片，應作詳細的觀察和比較。有時需要斷層攝影（tomogram）和電腦斷層掃描（CT Scan）的幫忙，找出死骨（sequestra）和骨瘻孔（cloacae）的確實位置、大小和形狀，軟組織感染的範圍等，作爲清創手術的參考。[25]

　　核子醫學（nuclear medicine）

　　核子醫學應用在骨髓炎的檢查，不外乎（^{99m}TC）、鎵（^{67}Ga）和銦（^{111}In）三種物質。鎝（^{99m}TC-MDP）早自1971年就被廣爲應用於骨髓炎的檢查。 鎵的使用也達十年矣[28]。 銦是近來逐漸被採用的物質。鎝依注射後時間的先後，可以檢示出患部血液流量（blood flow）和造骨細胞能力（osteoblastic actirity）的高低，間接判斷是否發炎。鎵可以吸附在白血球，細菌和蛋白質豐富的組織上。銦在25分鐘內，75％至95％可吸附在白血球上，（鎵僅少於6％吸附在白血球），理論上它是偵測感染組織較理想的物質。臨床上，可將鎝和後二者合併使用，以增加診斷率。

　　鎝仍是目前使用最多的物質，它在急性血衍性骨髓炎的檢查上，算是相當靈敏，其缺點是缺乏專一性（specificity）。鎵和銦對於比較複離的骨骼發炎，例如手術後或受傷後的骨髓炎，可能比較有用。

　　活體組織檢查法（biopsy）和細菌培養（culture）

　　急性血衍性骨髓炎大約半數左右的病例，經由血液培養可找出致病細菌， 大多數病例經由膿液細菌培養可找致病細菌[16,19]。 慢性骨髓炎的患者，由表淺傷口或瘻管（sinus tract)作出的細菌培養，很不可靠[21]。直接由死骨（sequestra）緊鄰的肉芽組織，採取活體組織檢查法（biopsy），才能找出正確的致病細菌[25]。尤其是厭氧菌，根本

無法生存在表淺的傷口和瘻管中。

一旦找出致病細菌，應該繼續作抗生素的敏感實驗（sensitirity test），並且定量出其最低抑菌濃度（minimual inhibilitory concentration）和最低殺菌濃度（minimal bacteriocidal concentration）。

分類（classification）

雖然傳統上，將骨髓炎分類為「急性骨髓炎」和「慢性骨髓炎」，但是臨床上，有時卻很難界分，何者是慢性，何者是急性[7]。病理組織學分類為急性，而臨床表現卻為慢性骨髓炎爆發急性化，也是常見的情形。因此，應該有更方便的分類。

為便利臨床應用，可將骨髓炎區分為三類 [6,7]：㈠血衍性骨髓炎（Hematogenous osteomyelitis），㈡鄰接感染病竈引起的骨髓炎（Osteomyelitis secondary to a contiguous focus of infection），㈢血流不全疾病合併的骨髓炎（osteomyelitis associated with vascular insufficiency）。這是基於三者的致病原因、侵犯骨骼、致病細菌和有效治療方法，都有所不同。

也有的學者將其分類為[3]：㈠血衍性骨髓炎，㈡骨折已癒合的骨髓炎，㈢骨折未癒合的骨髓炎（osteomyelitis in a nonunion），㈣手術後合併骨髓炎（postoperative osteomyelitis without fracture）。或者[4]㈠血衍性骨髓炎，㈡次發性骨髓炎（secondary form of osteomyelitis）：包括，鄰接感染病竈引起的，骨骼受傷引起的（traumatized osseous structures），手術後引起的骨髓炎。

血衍性骨髓炎：

急性血衍性骨髓炎 常見於小兒，其好發部位 是長骨的幹骺端（metaphysis of long bone），尤其股骨和脛骨最常被侵犯。近年來，成人的發生率也逐漸增加[5]。成人較少發生於長骨，最常被侵犯的是

脊椎體。

　　金黃葡萄球菌是血衍性骨髓炎最常見的病菌。可能是不明來源的一過性葡萄球菌敗血症，或者已知的皮下膿腫、顱竇發炎、肺炎、扁桃腺炎、咽後膿腫、心臟瓣膜感染、或感染的血管內器械，所引發的葡萄球菌血症所引發[7]。鏈球菌也會產生血衍性骨髓炎，其族A和族B最常見。雖然革蘭陰性細菌感染，在近二十年來有顯著的增加，但是它們引起的血衍性骨髓炎還是較少見[8]。大腸桿菌、克雷白氏菌屬肺炎桿菌、變形桿菌、沙門氏菌、綠膿桿菌，偶而也會產生血衍性骨髓炎。這些細菌常由尿路或胃腸道的病竈散佈出來。革蘭陰性細菌是老年人骨髓炎常見的病菌，尤其是倂發自尿路感染的骨髓炎[9]。綠膿桿菌是毒癮病患骨髓炎的常見病菌，其好發部位是脊椎和骨盆[10]。少見的微生物，例如念珠菌（candida）或麴（aspergillus），偶而也會使自身抵抗力降低、長期靜脈注射治療、或長期中央靜脈營養的病人，產生骨髓炎，這種病人的骨髓炎是多發性的[9]。早期文獻記載[11,12]，鐮形細胞貧血症病人較易得骨髓炎，其最常見的致病菌爲沙門氏菌，但是較新的文獻顯示[13,14]，葡萄球菌仍是最常見的致病細菌。

治療：

　　大多數的急性血衍性骨髓炎，僅需抗生素治療，不需要外科手術治療。治療時，應該採用殺菌性（bactercidal）抗生素長期靜脈注射。四到六週以上，殺菌性抗生素靜脈注射治療，才能得到最大的成功率[7,9]。近年來有若干學者主張[15,16,17]，短期的抗生素靜脈注射，直到急性症狀消失，然後改用口服抗生素繼續至六週，也會有同樣的治療效果。如果採用這種辦法，一定要確定有足够的抗生素血液濃度，因此要定期驗血。

臨床顯示病人極可能是急性血衍性骨髓炎時，在作完血液細菌培養的抽血，應立卽給予抗生素靜脈注射治療。多數的學者主張先給予 Cloxacillin 和 Penicillin 靜脈注射[16,19]。理由是它們可以涵蓋最常見的金黃葡萄球菌和羣A和羣B—溶血性鏈球菌。若已知道金黃葡萄球菌是致病細菌，則應給於 Penicillinase-resistant Penicilllin 或者 cephalosporin 抗生素[7]，（表2-1）因爲大約有85％的金黃葡萄球菌對 Penicillin G 有抗性，由於它們會產生 Penicillinase [20]。抗生素最好持續四至六週以上。大約有 80 ％的血衍性骨髓炎，經由抗生素、患肢保護和一般性支持療法，可以得到痊癒[16,17]。當上述的保守療法無效，例如超過48 或 72 小時，症狀無顯著改善；或者確實有膿腫（abscess）存在時，就需外科外手術治療，排除軟組織內和骨膜下積膿，切除已壞死的組織[2,17]。由於上述之理由，骨髓炎必須由骨科醫師負治療之責，以免延誤外科治療的時機[16,17]。

血衍性骨髓炎可能產生的合併症[7]：(1)慢性骨髓炎，(2)影響幼兒骨骼發育，(3)侵犯鄰近關節，(4)漫延至附近的軟組織，(5)病理性骨折。

鄰接感染病竈引起的骨髓炎

這種骨髓炎不論在致病原因、侵犯骨骼、致病細菌、和治療方法都和血衍性骨髓炎不同。它是由於局部感染病竈延伸所致，可能是外傷、手術後、軟組織感染、燙傷、竇炎、牙齒感染、或腫瘤電療後引起的。由於它們發生的病因與血衍性骨髓炎不同，因此侵犯骨骼也大相逕庭。雖然葡萄球菌仍然是此感染最常見的病菌，但是其他革蘭陰性桿菌也會發現。至於同時在這種病人同時找到嗜氧性革蘭陽性細菌和嗜氧性革蘭陰性細菌，偶而也會發生[7]。

治療

表 2-1　Antimicrobial Agents for Treatment of Osteomyelitis Caused by Susceptible Pathogens

Organism	Drugs of Choice	Alternatives (In Order of Preference)
Aerobic gram-positive cocci		
Staphylococcus aureus	Renicillin G	Cephalosporin, vancomycin
Staphylococcus aureus (penicillin-resistant)	Nafcillin or oxacillin	Cephalosporin, vancomycin
Staphylococcus aureus (methicillin-resistant)	Vancomycin	Gentamicin plus cephalosporin
Streptococcus pyogenes (Group A)	Penicillin G	Cephalosporin, erythromycin, clindamycin
Streptococcus, Groups B, C, G	Penicillin G	Cephalosporin, erythromycin, clindamycin, vancomycin
Streptococcus pneumoniae (pneumococcus)	Penicillin G	Erythromycin, cephalosporin, clindamycin
Aerobic gram-negative bacilli		
Escherichia coli	Ampicillin,* cephalosporin, gentamicin, tobramycin	Carbenicillin or ticarcillin, chloramphenicol
Klebsiella pneumoniae	Cephalosporin* plus or minus gentamicin or tobramycin	Chloramphenicol, tetracycline
Enterobacter species	Cefamandole+	Carbenicillin or ticarcillin, chloramphenicol, gentamicin, tobramycin, amikacin

Proteus mirabillis	Ampicillin	Cephalosporin, chloramphenicol
Proteus species (indolepositive) (*P. morganii, P. vulgaris, P. rettgeri*)	Cefoxitin[+] or cefamandole[+]	Chloramphenicol, carbenicillin or ticarcillin, tobramyciu, gentamicin, amikacin
Pseudomonas aeruginosa	Tobramycin plus carbenicillin or ticarcillin	Amikacin, gentamicin
Serratia marcescens or Serratia liquefaciens	Gentamicin	Chloramphenicol, carbenicillin or ticarcillin, cefoxitin,[+] tobramycin
Anaerobic bacteria *Bacteroides fragilis*	Chloramphenicol	Clindamycin, cefoxitin, metronidazole (investigational), carbenicillin,[+] doxycycline
Bacteroides species other than *B. fragilis*	Penicillin G	Clindamycin, chloramphenicol, cefoxitin, tetracycline
Peptostreptococcus species (Anaerobic streptococci)	Penicillin G	Cephalosporin, vancomycin, erythromycin, clindamycin, chloramphenicol
Clostridium perfringens	Penicillin G	Chloramphenicol, cephalosporin, tetracycline

*Hospital-acquired strains may be resistant.
[+]Susceptibility testing results required.

(From Weinstein classification of Adult Osteomyelitis and Antibiotic Therapy. Surgery of the Musculoskeletal System 10:5 churchill Livingstone Inc., 1983)

　　雖然這種骨髓炎若仍局限於表淺性的感染時，四至六週的抗生素治療，再加上簡單的傷口照顧和保護，也可以得到痊癒。但是大多數的病例，除了抗生素以外，都需要加上清創術（debridement）外科治療，才能得到最大的成功率。這是和血衍性骨髓炎不同之處[7,25]。

　　抗生素的使用，主要乃根據細菌培養的結果（見表 2-1）。如果是金黃葡萄球菌，那就和前述在 血衍性骨髓炎 所討論的原則相似。對於 Methicilline 抗性的葡萄球菌，應該給予 Vancomycin [22,23]。革蘭陰性細菌較難預測那種抗生素有效，就得根據抗生素敏感試驗，最常用的是 Aminoglycoside 類的抗生素[7,23]，例如 Gentamicin、Tobramycin 和 Amikacin 等，使用此類抗生素，需要注意它們對於聽神經和腎臟的副作用。

　　除了抗生素以外，最重要的就是「清創術」。必須澈底有效地切除壞死和感染的組織，這種骨髓炎才有最大的機會得到根除。清創術後造成的骨骼或軟組織的缺損如果太大，就要靠其他的外科手術來彌補。包括海綿骨骨移植（Cancellous bone graft），各種蒂狀移植片（pedicle graft），局部的肌肉皮瓣（musculocutaneous flap）、肌肉瓣（muscle flap），或顯微手術的自由瓣（microvascular free flap）[7,24—27]。

　　軟組織缺損時，通常是優先採用局部瓣（local flap）直接轉移（rotation）來遮蓋缺損部位，若無局部瓣可採用，或者缺損面積太大時，才考慮用蒂狀移植片或者自由瓣。上述手術的目的是填滿缺損的死腔（dead space），並且經由這些帶有血管的轉移組織，帶給原本骨髓炎患部較好的血液循環，增加局部的抵抗力[26]。骨骼缺損時，可採用海綿骨移植，或顯微血管自由骨移植來彌補。大多數權威學者都主張，若骨骼缺損大於六公分時，應該採用顯微血管自由骨移植

(microvascular free bone graft)。最常被採用的於腸骨(iliac bone)和腓骨 (fibular bone)。 前者通常只能探得十公分左右的骨骼， 但是能同時包括極大面積的肌肉皮瓣；後者可採取長達三十五公分的骨骼，但只能包括極少的肌肉皮瓣[27]。兩者可依病患需要而斟酌採用。實施海綿骨移植時， 可以等軟組織傷口癒合後， 再作骨移植， 這時應盡量遠離清創術的傷口， 例如作脛腓骨骨性接聯 [3] (tibiofibular synostosis) 時；或者在清創術後，作開放性海綿骨移植 [24,25] (open cancellous bone graft)。

　　不論是清創術造成的骨折， 或者原本就是骨折不癒合的骨髓炎（infected nonunion）， 如何使骨折得到適當的固定， 在手術前，應先有良好的計畫[3,25,29]。 原有的固定器材， 例如鋼板或鋼釘等， 若已鬆弛， 或者會妨礙清創術的逐行， 應予以拔除， 然後選擇適合的固定術， 讓骨折得到良好的穩定性。 固定骨折的方法， 不外乎「骨外固定」(external skeletal fixation)， 「內固定」(internal fixation)，「石膏固定」(cast)和暫時性「骨骼牽引」(skeletal traction)四類，必須根據病例的實際情形斟酌選用。例如對於脛骨骨折，「骨外固定」就是很理想的選擇。

　　密閉式灌洗吸引系統 (closed irrigation-suction system) 用於骨科感染的治療，已有二十餘年的歷史。實施時宜短期使用， 例如三至五天；不要長期使用， 例如三到四週，以免造成革蘭陰性細菌的重複感染[29]。

　　其他治療骨髓炎的方法,例如高壓氧[24,25](hyperbaric oxygen)、局部抗生素療法 (local antibiotic therapy) 和電療法 [30] (eletric treatment)， 其眞正效果如何， 是否能在臨床上廣泛使用，仍待學者的評估。

血流不全疾病合併的骨髓炎

這類骨髓炎最常見於糖尿病或嚴重的周邊血管疾病患者[7]。它和前兩類骨髓炎，在致病原因、侵犯骨骼、致病細菌和治療方法，都有所不同。大多數患者一開始是足部或腳趾的皮膚潰瘍和蜂窩組織炎，然後造成骨髓炎。這些病人的傷口，絕大多數可以找到兩種，或更多的細菌，往往同時包括革蘭陽性、革蘭陰性嗜氧細菌和厭氧細菌。因此比前兩類骨髓炎，需要涵蓋更廣的抗生素來治療（表 2-1）。

治　療

由於患部的血液循環不良，傷口癒合幾乎不可能，抗生素治療經常失敗。局限性的清創術，加上長期靜脈抗生素，這種比較保守的治療法，往往治癒率非常低。最有效的辦法，還是截肢手術[7]。

結　語

自從青黴素的出現，四十多年以來，急性血衍性骨髓炎的死亡率，已經降低至幾乎等於零[17]。但是，慢性骨髓炎在現代內科及外科醫學的治療下，兩年內的復發率，仍高達 20％至 30％左右[26]。其原因也許是：患部殘留死骨、血流不良、殘留死腔，或者特別頑劣的細菌所致。唯有採取更有效的抗生素治療，和更積極的外科治療，才能使根除骨髓炎的成功率達到最高。

參考資料

1. Cierny Management of adult osteomyelitis. Surgery of the musculoskeletal system, 10:15 Churchill Livingstone Inc. 1983.

2. Turek S.L. Orthopedics, principles and their application. 258, 1983.

3. Kelly D. T. Infected non-union of the femur and tibia.

Ortho. Clin. Nor. AM. 15:481, 1984.

4. Braude A. I. Medical Microbiology and infectious disease, 1981.

5. Waldvogel F. A.: Osteomyelitis: Areview of clinical features, therapeutic considerations and unusual aspects. N. Engl. J. Med. 282:198, 260, 316, 1970.

6. Wiley A. M.: The vascular anatomy of the spine and its relationship to pyogenic vertebral osteomyelitis osteomyelitis, J. Bone joint surgery. 41B:796, 1959.

7. Weinstein A. J.: Classification of Adult osteomyelitis and antibiotic therapy. 10:6 Churchill Livingstone Inc, 1983.

8. Hodgin, gram-negative rod bacteremia, AM. J. Med. 39:952, 1965.

9. Waldvogel F. A. Osteomyelitis: The past decade N. Engl. J. Med 303:360, 1980.

10. Kido. D. Hematogenous osteomyelitis in drug addicts Am. J. Roentgenol Rodium. Ther. Nucl. Med. 118:356, 1973.

11. Ortiz Bone and joint infection due to Salmonella J. infect Dis. 138:820, 1978.

12. Diggs L. M. Bone and joint lesions in sickle-cell disease. Clin. Orthop. 52:119, 1967.

13. Vichinsky E. D. Sickle-cell anemia and related Hemoglobin-opathies pediat. Clin. North Amer. 27:429.

14. Sadat Recent observation on osteomyelitis in sickle-cell disease. International orthio. 9:97, 1985.

15. Kolyvas oral antibiotic therapy of skeletal infection in children pediatrics, 65:867, 1980.

16. Cole: W. G. Treatment of Acute Osteomyelitis in childhood. J. B. J. S. 64B:218, 1982.

17. Nade, S. Acute osteomyelitis in infancy and childhood. J. B. J. S. 65B:109, 1983.

18. Blockey N. J. Abute osteomyelitis in children. J. B. J. S. 52B: 77, 1970.

19. Cole. W. G. Acute osteomyelitis overview, orthopedics 7: 1553, 1984.

20. Hughes, G. B. Stophylococci in community-acquired infections: increased resistance to penicillin. AM. Surg. 183:355, 1976.

21. Mackowiak, P. A. Diagonstic value of sinus tract culture in chronic osteomyelitis. JAMA 239:2772, 1978.

22. Sheftel, T. G.: Methicillin-resistant Stophylococcus aureus osteomyelitls. Clin. orthop. 198:231, 1985.

23. Thompson, R. C. Anrimicrobial therapy in musculoskeletal surgery, orthop. Clin. Nor. AM. 15:547, 1984.

24. Cabanela, M. E. Open cancellous bone grafting of infected bone defects. Ortho clin. Nor, Am 15:427, 1984.

25. Morvey B. F. Hyperbaric oxygen and chronic osteomylitis. Clin. Orthop 144:121, 1979.

26. Ruttle. P. E. Chronic osteomyelitis treated with a muscle flap. Ortho. clin. Nor. Am. 15:451, 1984.

27. Wood M. B.: Vascularized bone segment transfers for management of chronic osteomyelitis. Ortho. Nor. AM. 15:461, 1984.

28. Merkel K. D. Scintigraphic evaluation in musculoskeletal

sepsis Ortho. Clin. Nor. Am. 15:401, 1985.

29. Gustilo. R. B. Management of infected non-union, surgery of the musculoskeletal system, 10:135, Churchill Livingstone Inc, 1983.

30. Backer R. O. Electrical treatment of osteomyelitis Surgery of the Musculoskeletal system. 10:197, Churchill Livingstone Inc, 1983.

31. Kutty squamous Cell Carcinoma in chronic osteomyelitis clin. orthop 198:264, 1985.

II. 小孩急性血衍性骨髓炎

(Acute hematogenous osteomyelitis in children)

前　言

早在本世紀初期，抗生素還未發明以前，急性血衍性骨髓炎常常無情地奪去了許多可愛小孩子的生命。尤其，在六個月以下的嬰兒，其致命率高達百分之四十五[1]。直到本世紀中期，由於抗生素廣泛使用，這種可怕的現象得以緩和下來。但是由於沒有適當及時的外科手術引流治療及細菌對抗生素的抗藥力日益增加，使得人們又面臨了另一個難題──慢性骨髓炎。雖然今天有了許多強效的抗生素及進步的外科技術，但是小兒急性血衍性骨髓炎仍猖獗於世，往往讓醫師們，尤其是小兒科醫師們誤診爲蜂窠織炎（cellulitis），而延誤了治療效果。

病因學

急性血衍性骨髓炎發展過程，必需先有一段時間的敗血症（septi-cemia），其原因諸如拔牙齒、扁桃腺割除、刷牙、腎盂炎、中耳炎、

皮膚感染及其他身體部位的感染等。

由於解剖構造的特異，細菌經由血管進入幹骺端(metaphysis) 而停滯於此（圖2-23），開始繁殖，破壞骨組織；膿液經骨皮質（cotex）而外溢至骨膜下（圖2-24），漫延至全骨幹，此時骨皮質內外浸於膿液中，因缺乏血流而致壞死，形成死骨(sequestrum)，另外骨膜因增生新骨而包圍死骨(involucrum)，遂變成慢性骨髓炎。在急性期，深部軟組織同時也受波及；形成腫脹發炎，此時常被誤診為蜂窩織炎。

臨床徵候

急性骨髓炎最初發生在長骨的幹骺端，好發部位在股骨、脛骨、肱骨、腓骨等，較少發生在扁骨如鎖骨、跟骨等等。

幾乎百分之百的小孩在發病初期，都有發燒、不安、哭吵的現象。繼而患肢因疼痛而不敢動。患肢可發現腫脹、壓痛感，只有三分之一的病人局部有紅腫現象（表 2-2）[2]，常常誤診為蜂窩織炎。

表 2-2　臨床症狀及徵候

發　　燒	100％
腫　　脹	100％
局 部 壓 痛 感	100％
局 部 發 熱	100％
患 肢 活 動 受 限	100％
局 部 紅 腫	33.3％

診　斷

一、症狀及身體檢查所見——如上述臨床徵候。

二、血液檢查——白血球及紅血球沈澱速度（ESR）都明顯的增

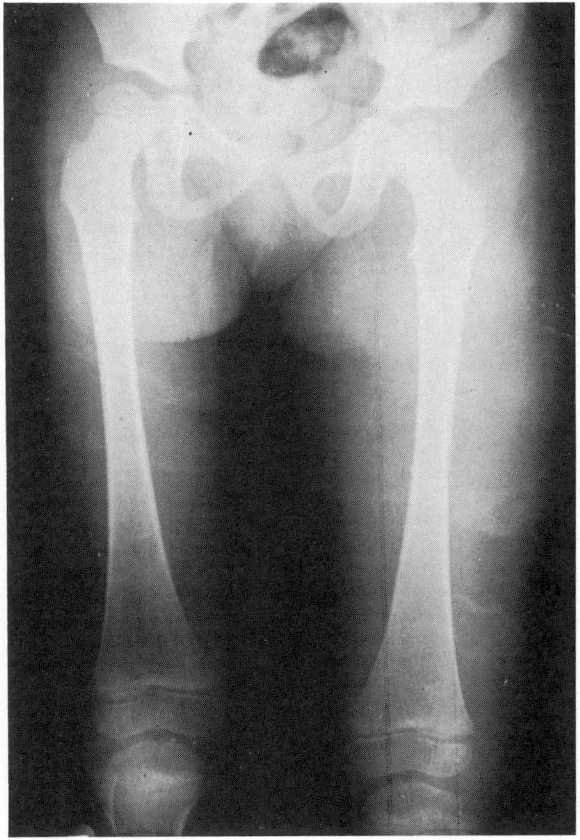

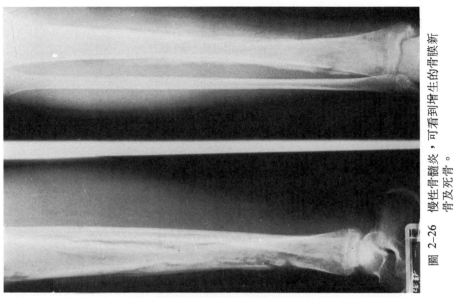

圖 2-26 慢性骨髓炎，可看到增生的骨膜新骨及死骨。

圖 2-25 疾病初期，左股骨尚未看到病變，只看到深部軟組織腫脹。

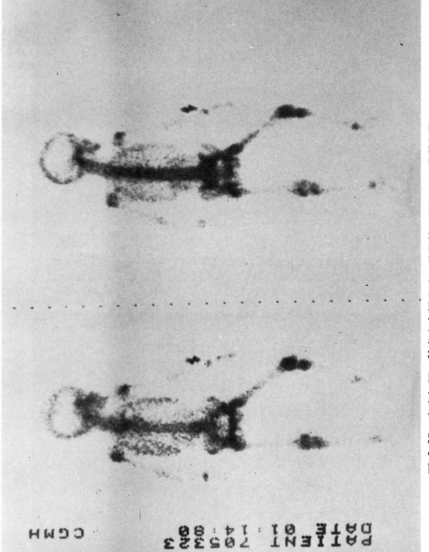

圖 2-27　疾病初期，X光未有變化時，骨骼核子掃描即可發現左股骨呈「熱區」反應。

加．CRP (C-reactire protein) 也增加。通常 CRP 在急性期過後就降低而 ESR 降低的速度較慢，往往延至八星期至十二星期才恢復正常。

三、X光檢查──在疾病初期，骨骼並無異狀，只是深部軟組織可發現腫脹現象（圖2-25），有時詳細觀察，可看到在幹骺端有白雲模糊狀，表示有膿液存在。一直到十天至十四天，X光片上才可發現骨膜肥厚及鈣化現象。如果在初期治療不當，則慢慢可看到增生的骨膜新骨及死骨（圖 2-26）。超過三個月而不癒者，卽進入慢性骨髓炎。

四、骨骼核子掃描 (bone scan)──目前骨骼核子掃描使用之製劑爲鎝一99m 標記之磷酸鹽化合物（PYP, MDP）。在X光檢查未顯示出病變之前，核子掃描卽可出現異狀（圖2-27）。在疾病發作之最初期，病灶處可能會出現「冷區」(cold area)，表示局部血流因受病菌栓塞而受阻，致使患部呈不反應狀態。不過大部分患部都呈「熱區」 (hot area) 反應一種完整的骨骼掃描應該做到三相的檢查，卽血流相 (blood flow phase)，血管相 (blood pool phase) 和骨骼相 (bone or delayed phase)。如此精密檢查，才可以藉之診斷鑑別骨髓炎、關節炎或蜂窩織炎。一般骨髓炎，骨骼掃描可發現局部增加或減少反應；化膿性關節炎則無論在血管相或骨骼相關節地方均呈現均勻分佈的增加反應；蜂窩織炎則只在血流和血管相呈現增加反應[3]。

有下列幾種情形骨骼掃描不準確會呈僞陰性反應：(1)小於 6 週的新生兒，(2)發生在腳部或踝關節附近的骨髓炎，(3)發生於骨盆的骨髓炎。

另外利用鎵─67 掃描及銦─111掃描可以輔助鎝─99 掃描鑑別診斷之不足。

五、穿刺檢查法（aspiration）──一旦懷疑有急性骨髓炎時，應該卽刻在患肢部位做穿刺檢查，一方面馬上可以得到診斷，一方面將所得到的膿液送細菌檢查及培養抗藥性試驗。

六、血液細菌培養──約一半的病人在他們血液中都可以培養出細菌來。如果在急性高燒時期及未用抗生素以前，其陽性率更高。

治　療

對於小兒急性骨髓炎的治療，是一件刻不容緩的事，一旦診斷正確，就得馬上採取對策。

一、藥物治療

對於抗生素的選擇，應以細菌培養的結果及其抗藥性試驗爲根據。但是如果端賴培養及抗藥的結果，往往必須等三、四天，甚至一個星期後。因此爲了及時用抗生素治療，必須從患肢部穿刺所得的膿液做塗片檢查（革蘭氏染色），卽可以馬上得知那一類細菌，先投予有效之藥，等培養結果，再予於調換更有效之抗生素。

根據我們的統計（表 2-3），絕大多數的細菌是金黃葡萄球菌（staphylo-coccusaureus），約佔80%，其次是鏈球菌（streptococcus）及陰性革蘭氏桿菌。用於抗葡萄球菌的藥有 Oxacillin（200–300 mg/kg/day q 4h IM or IV），Dicloxacillin（100 mg/kg/day q 6h orally），Clindamycin（50 mg/kg/day q 12h IV），Clindamycin（30 mg/kg/day orally）等。一般原則是抗生素必須在前三星期用靜脈注射或肌肉注射，以後改用口服至六星期[4]。

二、手術療法：

在下列情況下應考慮將患肢骨骼切開引流：(1)做骨骼穿刺而得膿液時。(2)X光檢查可以看到死骨（sequestrum）形成。(3)在用大量抗生素24至48小時後，全身症狀沒有改善時。(4)在72小時後局部症狀未

表 2-3　Causal Microorganism in bone and joint
infection in Children

Micro Organism	AHO	ASA
Staphylococcus aureus	12(80%)	12(71%)
α-streptococcus	1	0
β-streptococcus	1	1
Pseudomonus Aeruginosa	1	0
Enterobactor	0	1
Proteus Mirubilis	0	1
Klebsiella pneumoniae	0	1
Salmonella	0	1
Total	15	17

AHO: Acute Hematogenous Osteomyelitis
ASA: Acute Septic Arthritis

獲改善時。

　　手術時除了打開骨膜，將骨膜下的膿液清洗乾淨外，必需把幹骺端骨皮層開窗，將骨髓內之膿液也清洗乾淨[5,6]。

　　三、患肢固定

　　在急性發作期，應將患肢用夾板固定或皮膚牽引，這樣可以減輕患肢的疼痛。急性發作期過後，應限制患肢的活動，以防止因骨質鬆弛引起的病態骨折併發症。

　　併發症

　　急性骨髓炎如果沒有好好的治療，可能會引起下列的併發症：慢性骨髓炎、澱粉樣變性（amyloidosis)，變成惡性腫瘤、關節僵硬、病態骨折、生長障礙等。

III. 小孩化膿性關節炎 (Septic arthritis in children)

化膿性關節炎，在成年人常發生在膝關節，但在小孩則最常發生在髖關節，其次是膝關和肘關節。好發的年齡是在一至二歲之間。引起關節炎的細菌還是以葡萄球菌占大多數 (70~80%)，其次是鏈球菌、肺球菌、腦膜球菌、嗜血桿菌及大腸桿菌等。比較特殊是在六個月至二歲之間的小孩，因缺乏從母體中得來的抗體，常常受到嗜血桿菌的感染。

引起關節炎的路徑，大約有四種：(1)血衍性 (hematogenous)，(2)從鄰近的骨髓炎侵犯，(3)從鄰近的發炎軟組織侵犯，(4)直接細菌感染，例如外傷。其中以血衍性感染爲最多，大約60%可以找到病窖。

關節一旦受到細菌感染，化膿滲出液中所含的蛋白溶解酶、溶血素(lysozyme)，以及從細菌本身和血球分泌出的膠原酶(collagenase)，這些酶素都會破壞關節面上的軟骨。一旦破壞關節面軟骨曝露在體循環內，則會引起所謂的自抗體反應 (auto-immune reaction)，引起關節面軟骨進一步的破壞[7]。

一般臨床症狀有全身疲勞、不安、食慾不振、發燒以及關節疼痛，患肢不敢動，卽所謂的假性麻痺 (Pseudoparalysis)。局部會有紅、腫、熱表徵。發生在髖部時，則患者常保持髖部在彎曲、外旋及外展的特殊姿勢。

診斷除了X光可看到關節間隙擴大及關節囊腫脹外，最可靠的方法是直接從關節抽取關節液化驗，檢查白血球分類，革蘭氏染色及細菌培養。

比較特殊而且較嚴重的關節炎是發生在初生兒（六星期前）。往往是多處關節受到侵犯，並併發骨髓炎。不但使骨端關節面壞死，也破壞生長板 (growth plate)，造成嚴重的生長障礙。

　　化膿性關節炎的 治療原則有二： 第一是儘速 將關節膿液抽出（膝、肘關節）或切開引流。第二是用強而有效的抗生素，約用二至三星期的肌肉或血管注射，接著二至三星期的口服。一般在六個月以下的小孩，受革蘭氏陽性球菌及革蘭氏陰性桿菌感染的機會最大，在培養未有結果前必須使用合成 penicillin 和 aminoglycoside 。 在六個月至二歲的小孩，則必須用合成 penicillin 對抗 Gm(＋) 球菌及氯黴素（chloramphenicol）對抗 H. Influenzae，大於二歲的小孩，則 staplyococcus 和 streptococcus 是主要細菌，可用 penicillin 或合成 panicillin 對抗之。

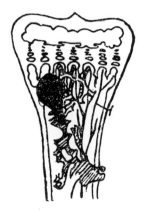

圖2-23: 因骨骺端特殊的解剖構造，細菌隨著血流滯留於此，形成增生，製造膿液。

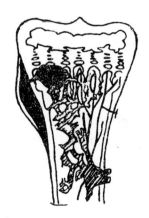

圖2-24: 膿液穿破骨皮質而外溢至骨膜下。

參考資料

1. Green WT, Shannon JG: Osteomyelitis in Infants: A Disease Different from Osteomyelitis in Older Children. Arch Surg 32: 462-493, 1936.

2. Chen WJ, Shih CH: Acute Hematogenous Osteomyelitis and Septic Arthritis in Children. Chang Gung Med J 5: 95-99, 1982.

3. Herndon WA, Alexieva BT, Schwindt M L Scott K N: and Shaffer WO: Nuclear Imaging for Musculoskelectal Infections in Children. J Pediat Orthop 5: 343-347, 1985.

4. O'Brien T, McManus F, MacAuley PH, and Ennis JT: Acute Hematogenous Osteomyelitis. J. Bone Joint Surg 64B: 450-453, 1982.

5. Trueta J., Morgan JD: Late Results in the Treatment of One Hundred Cases of Acute Hematogenous Osteomyelitis. Br J Burg 41: 449-57, 1954.

6. Harris N.H., The Place of Surgery in Acute Osteomyelitis. J. Bone Joint Surg 44B: 219, 1962.

7. Bobechko WP, Madel L: Immunology of Cartilage in Septic Arthritis. Clin Orthop 108: 84-89, 1975.

第三節　關節疾病

劉華昌

　　人體之關節分成兩大類，一是可以活動的，一是不可以活動的。後者主要位於頭部，例如頭蓋骨之間的關節。前者主要位於四肢及脊柱，剛好屬於骨科學範圍之內。 這種可以活動的關節， 由滑膜（synorial membrane）、關節囊（joint capsule）、軟骨及緊接著軟骨的海綿狀硬骨所構成。這些構造的炎症，稱爲關節炎。狹義的關節炎則指軟骨的病變，可以由滑膜炎引起，也可以由外傷、感染等等引起。

　　關節附近的肌肉、肌腱、靱帶，及其他結締組織也會得病。這些關節週遭的構造（periarticular structures）的病變及關節炎合稱爲風濕性疾病（rheumatic diseases），或稱爲關節疾患（joint disorders）。關節疾患在臨床上的表徵是關節及關節週遭構造的紅、腫、熱、痛、僵直、及變形。這些表徵統稱爲「風濕」或「傻瘑質」（rheumatism）。所以，國人常說的「風濕」只是關節疾患的症狀及徵候，並非疾病的名稱。以上將順序介紹關節疾患的種類、診斷的方法、及常見的關節的疾患。

　　關節疾患的原因有很多， 包括外傷性的、 感染性的、 新陳代謝的、免疫學的、及腫瘍性的等等，關節疾患的病因常常無法得知，病理的發生機轉， 到目前爲止， 也只是一知半解。 所以， 關節疾患的分類不是一件簡單的事。下列的分類法在分辨關節疾患上有很大的幫助。

　　一、關節周圍的疾患

　　　　A．肌腱炎

　　　　B．粘液囊炎

C． 纖維組織炎

D． 骨疾患

E． 軟部組織發炎

二、關節的疾患

A． 軟骨和靭帶

1.退化性關節病

2.外傷性疾患

3.神經疾患引起的關節病

4.新陳代謝性的疾患

a．肢端肥大症

b．褐黃病（ochronosis）等等

B． 滑膜

1.滑膜瘤

2.帶色絨毛結節性滑膜炎

3.出血性疾患

a．血友病

4.感染性疾患

a．細菌性

b．眞菌性

5.結晶引起的疾患

a．痛風

b．偽痛風

6.原因不明的炎症

a．與免疫反應有關的

(1)免疫複合體病及血管炎

(2)全身性狼瘡性紅斑

(3)類風濕性關節炎

　b.其他

(1)萊特氏症候羣(Reiter's syndrome)。

(2)牛皮癬

(3)強直性脊椎炎

(4)硬皮症

(5)腸道疾病引起的關節炎。

關節疾患的診斷方法

　　關節疾患的診斷要從病人的病史和身體檢查開始。若還不能確定診斷，則進一步做實驗室的檢查關節液的分析，及X光檢查。必要時，做肌電圖、關節鏡及滑膜的活體切片等等的檢查。

一、病史:

　　詢問病史時，要注意被侵犯的關節的數目和位置，發病的形式，及發病有多久的時間。例如類風濕性關節炎大多從遠心的手足小關節對稱地發病，退化性關節炎則侵犯荷重的股、膝等大關節，而強直性脊椎炎則從薦椎腸骨關節開始的爲多。性別及家族病歷可以做診斷的參考。表2-4爲各種關節炎、男女病人數的比例及遺傳性之有無。

　　年齡與發病的關係可概紋如下。類風濕性關節炎的發病年齡的高峯是55歲。退化性關節炎在11～20歲之間就能發生，趨於中年，症狀更爲明顯。強直性脊椎炎則以20年代發病的佔絕大多數。

　　職業對診斷極爲重要: 如女傭膝部、警察腳跟的粘液囊腫 (bursitis)。

　　家族病歷也不能忽略，如痛風的家族發病率可達10～18%。

　　過去病史，如風濕熱、紅斑性狼瘡、乾癬等，與關節疾患有關。

表 2-4　重要關節炎與性別、遺傳的關係

	女：男	遺傳性
類風濕性關節炎 ⎰ <40歲	4：1	（－）
⎱ >40歲	1：1	
強直性脊椎炎	1：9	（卅）
痛　　風	1：9	（＋）
全身性紅斑性狼瘡	8：1	（－）
Heberden's nodes（卽退化性關節病）	10：1	（卅）

　　現在病史，如身體的一般狀況，痛的發作是急性或慢性，一個關節或幾個關節，何時最痛，什麼東西或姿勢可以加重或減輕痛苦。以前是否有類似的發作，以及有無併發其他症狀，或早晨僵硬、發燒、倦怠等等。

　　疼痛的特性在診斷上很重要。如急性痛風關節炎的疼痛是連續不斷的，不受時間或姿勢的影響。退化性關節炎的疼痛則往往是暫時性，而且較輕微。開始運動時出現，短時間後又消失。RA 的早晨僵硬要在一個多小時之後才會慢慢消失，而疼痛則隨著白天時間的進展而加劇。

　　最先發病的關節對診斷很有幫助，如 RA 在 PIP 關節，DJD 在 DIP 關節，痛風在大踇趾等。

二、物理檢查：

　　對於所有關節，都必須檢查有沒有紅、腫、發熱、壓痛、變形色素沈著、運動受限制，爆裂聲、附近肌肉的萎縮，及關節的穩定性。

特殊物理檢查請參閱有關書籍。

對關節以外的器官，也需檢查。特別要注意皮膚的異常，如蕁麻疹、蝴蝶狀發疹、邊緣性紅斑、或任何結節。

三、實驗室檢查:

1.貧血: RA、風濕熱及類肉瘤 (sarcoid) 可合併輕或中度貧血。collagen disease 則可有重度貧血。

2.白血球過低: 見於 TB 關節炎、SLE、類肉瘤。

3.紅血球沈降速率 (ESR, Mal 15～20mm/hr, Female 20～30 mm/hr): 在感染性關節炎、風濕熱的急性期、RA、急性痛風關節炎，及膠原病，均升高，而在DJD、外傷性關節炎、神經性關節炎、精神性關節炎，則 ESR 正常。

4.血清試驗: 標準血清梅毒試驗 (STS)，陽性時要想到梅毒、淋球性關節炎，或膠原病。

5.類風濕性因子 (rheumatoid factor): 活動性末稍 RA病人75％呈陽性反應。有皮下結節者則90％陽性。

乳液固定實驗 (latex fixation test) 較無特定性。

6. SLE 實驗: 在診斷未能確定時必須做。因爲 SLE病人1/3會有關節症狀。

7.血清補體 (serum complement): 在全身性活動性狼瘡時其值會減少，而其他病變則正常或升高。

8.尿酸 (Male 2.5～8 mg/100ml, Female 1.5～6 mg/100ml) 於痛風、白血病、腎病，均可能增加。

9.抗核抗體 (如 DNA抗體) 對 SLE 特定性有用。

10.尿液檢查及腎機能檢查。

11. HLA-Dw$_4$，於正常人16％陽性，RA病人59％陽性。

表 2-5　各種關節炎的關節液所見

診斷		外觀	纖維蛋白凝塊	粘液素凝塊	白血球/mm³	多形性白血球(%)	糖/血糖(%)
第一類	正常	淡黃色	無	良	<200	<25	~100
	DJD	稍微混濁	小	良	<2,000	<25	~100
	外傷性關節炎	淡黃色,含血或黃脂色	小	良	~2,000	<25	~100
第二類	RA	混濁	大	可至差	5,000~50,000	>65	~75
	其他型態的發炎性關節炎(註一)	混濁	大	可至差	5,000~50,000	>50	~75
	急性痛風及假性痛風	混濁	大	可至差	5,000~50,000	>75	~90
第三類	細菌性關節炎	非常混濁或有膿	大	差	50,000~200,000	>80	<50
	結核性關節炎	混濁	大	差	~25,000	Variable	<50

註㈠: 包括乾癬性關節炎 A. S. Reiter 氏症候羣, 及合併消化系疾病的關節炎。

㈡良 (good): 凝塊緊而黏稠。

　可 (Fair): 凝塊較軟, 有碎片。

差 (poor): 極軟的碎片。

　劣 (very poor): 在極度混濁的液體中, 只有一些碎片。

12. HLA-B$_{27}$，於正常人 7 ％陽性，AS 病人88～96％陽性。在中國 AS 病人，一等親家屬，及正常人，陽性比率分別爲95.5％，56.1％，及 4.7％。

四、X光所見:

對判斷有助益，但不同關節炎可能有類似的X光病變，而明顯發炎的關節，X光可能完全正常。

五、關節鏡檢查:

對正確生檢標本的取得及內部障害（internal derangement），等疾病的鑑別診斷極有價值。（臨床診斷的正確率爲72％；關節照相78％，關節鏡診斷的正確率爲94％）。

六、滑膜生檢:

可將痛風和假性痛風、及 RA 結核性關節炎、類肉瘤及硬皮病等作鑑別診斷。

七、滑液檢查:

必須包括其他體液分析的各種步驟，如體積、外觀、比重、pH，細胞數及分類、蛋白質和糖的濃度（和血中的值相比較）。若懷疑結核性關節炎時，除一般細菌染色及培養之外，另外需作結核菌的染色及培養。

參考資料

1. Gilliland BC, Mannik M: Appoach to Disorders of the Joints. In Harrison's Principles of Internal Medicine, 9th edition, edited by Issel bacher KJ., etal, P1870-1872. Mc GraW-Hill Co., New York, 1980.

2. DeHaven KE: and Collins HR: Diagnosis of internal derangements of the knee. The role of arthroscopy, J. Bone Joint Surg, 57A: 802-810, 1975.

3. Watanabe M, Takeda S. and I Keuchi H: Atlas of Arthroscopy, ed. 3. Tokyo, Igaku Shoin, 1969.

4. Cohen AS: Apractical Guide to Special Tests and Diagnostic procedures in Arthritis, in The Arthritis Handbook 1st ed. edited by Hollander, JL, p. 45-52, Division of Merck & Co. Inco. 1974.

I. 類風溼性關節炎 (Rheumatoid Arthritis)

類風溼性關節炎 （簡稱 RA） 是一種慢性的全身性病，病因未明。主要的臨床所見是周圍關節的慢性炎症，侵犯手、肘、足、膝等關節，絕大多數是對稱性的分佈。呈現在全身的病徵包括血液、肺、神經，和心血管系統的異常。

流行病學: RA 可以在一生的任何時候發作。大約 70 % 的 RA 是在二十年代到六十年代之間發作的。在臺灣地區，它的流行率到底有多少? 尚未見諸報告。在北美，它的流行率在男性是千分之 1. 5 到 13; 在女性是千分之 5 到 38。 由此可知， 女人比男人多 3 倍。 但是年齡漸長， 這種差異就消失， 在 55 歲以後， 男女得病率大致相同。由組織符合抗原 (histo compatibility antigen) 之分析，RA 的病人 HLA-Dw$_4$ 抗原較多。一般認爲，某些不明的環境因素，或病毒感染，使某些家族易患此病。氣候可以改變病情，但無法阻止病變的進行。

病理學: RA 在關節的病變分爲四個階段 ——⑴ 滑膜的發炎肥

大，形成血管翳（pannus）。(2)血管翳侵犯軟骨及硬骨而有骨糜爛。(3)因爲骨糜爛而產生纖維性黏連。(4)最後，關節完成破壞而生骨性強直。

RA 會使手背伸指肌 肌腱斷裂 。 乃因滑膜上的 吞噬細胞放出酵素，軟化關節囊及靱帶，使關節不穩定、脫臼甚至肌腱斷裂。

類風濕性結節也是此病特徵。結節中心乃是數層單核細胞圍著纖維樣壞死及細胞殘骸而成，周圍部分則有淋巴球及單核細胞浸潤。最常發生於受壓部分（如肘部）的皮下組織，手指背部而與伸肌腱相連，或長在肺實質內、肋膜、心臟瓣膜、心肌，甚至聲帶等地方。

中小血管常會發生血管炎。有的導致甲溝血栓、指頭壞死，及腿部潰瘍。小腸壁、冠狀動脈及腦動脈的壞死性血管炎也有人報告過。

病理發生機轉: 大部分病人的血清及關節液都含有專對IgG的Fc片段的抗體——類風濕性因子。這些因子包含 IgM，IgG 及 IgA，分別稱爲 IgM, IgG 及 IgA 類風濕因子 （RA factor）。動物若注入改變過的自源性 IgG，則會產生 IgG 的抗體。亞急性心內膜炎及其他慢性發炎均可產生類風濕性因子，治癒後因子也隨之消失。這些都顯示 IgG 在與抗體結合後，能刺激另一抗體 （針對 IgG）的產生。雖然光有類風濕性因子，並不會發生類風濕病理變化。但是越來越多報告顯示在 RA 病人的滑膜炎爲免疫機轉所造成。除了體液免疫（humoral immunology）之外，細胞免疫（cell immunology），也被證實在 RA 中扮演另一角色。

至於這些免疫機轉爲何被引發出來，則尚無定論。細菌或病毒的感染，都可以引起類風濕性的變化。

臨床所見: 少數的病人，呈高燒、急劇的關節炎而很快地引起變形。大部分病人的症狀都是逐漸發生的。在發病前數週即可能有疲倦

無力、關節僵硬、及肌肉關節隱約作痛等前驅症狀。剛開始發病時最常侵犯手腳關節，引起漸進性的關節局部發熱、壓痛及腫脹。且具有多關節性、遷移性及對稱性。手指之尺骨偏差是 RA 的特色，其他變形包括手指鵝頭變形和各種關節的脫臼。手指的皮膚緊而光亮，小魚際常有紅斑「肝掌」或紫斑。

四肢遠側皮膚常呈蒼白、濕冷。手掌和足掌會過度流汗。10～30％的病人有皮下結節：硬而無壓痛。直徑 2 毫米到 2 厘米，好發在肘以下的手臂伸側。有小結的病人，此病一般都有活動性且較嚴重。小結通常持續幾月或幾年。

延長的早晨僵硬是主要所見之一；且為此病活動性的指標。白天不動時也會復發，劇烈活動後更嚴重。

其他病變有乾性角膜結膜炎、淋巴腫大、肋膜炎、肺炎、脾腫、末稍神經病變、慢性腿潰瘍、Baker 氏囊腫、和腿水腫。

實驗室所見：活動性的 RA 常發生中度的正常血球性低血色素性貧血，通常對於鐵劑、葉酸、或維他命 B_{12} 的治療沒有反應，而且脾臟切除術也無效，很少需要輸血。

病人可能有輕度的白血球增多，但也有少部分病人有白血球及血小板輕度減少。在活動期時，紅血球沈降率會升高，也是此病活動性的指標之一。

蛋白質電泳分析常有白蛋白降低而 α_2 與 γ 球蛋白升高。RA 因子在大部分病人呈陽性，但其他結締組織疾病（sjogren's 病、紅斑性狼瘡、硬皮症、多發性肌炎等）或感染（如結核病、痲瘋、梅毒、亞急性心內膜炎、細菌性氣管炎、寄生蟲感染、病毒性肝炎、感染性單核球症）也會呈陽性反應。

滑液是混濁的，每立方厘米含有 1 萬到 5 萬白血球，且可以自

動凝結。

　　X光所見：早期變化不明顯，包括軟組織腫大、骨質疏鬆、骨膜升高、糜爛、及關節隙狹窄。骨質疏鬆首先在近關節處（骺旁），以後變爲瀰漫性。關節緣的糜爛是慢性 RAX 光所見的特徵。

　　診斷：典型的前驅症狀，感覺異常、體重減輕、和反復急性遷移性多發性關節炎，而且有半脫臼對稱性的變形關節炎、尺骨偏差和皮下組織結節，使其診斷非常容易，但在初期，尤其只是急性多發性關節炎，或是單一關節病變時診斷就較困難。

　　類風溼性關節炎診斷標準（diagonostic criteria）:

一、典型的 RA (classical)：至少符合 7 項。1 至 5 項必須大於 6 星期：

　1.早晨的僵硬（由病人口述）

　2.壓痛或活動時疼痛。（由醫師檢查）

　3.至少一個關節的腫脹。（由醫師檢查）

　4.三個月內至少有另一關節腫脹。（由醫師檢查）

　5.關節炎有對稱性，（PIP 不算）。（由醫師檢查）

　6.皮下結節。（由醫師檢查）

　7.X光有典型的關節緣去鈣現象。

　8.凝聚試驗陽性，即 RF(+)。

　9.關節滑液的粘液素（mucin）沈澱不良。

　10.典型的組織學變化中至少符合 3 項。

　　a．明顯的絨毛增生。

　　b．表淺的滑膜細胞柵狀增生。

　　c．明顯的慢性炎症細胞（淋巴球與漿細胞爲主）浸潤，且有形成淋巴結節的趨向。

　　d．纖維蛋白 (fibrin) 的沈積。

　　e．局部的壞死。

11.典型的 RA 結節組織學變化：柵狀排列的巨噬細胞及周圍纖維
　　化圍著中央壞死區。以及血管周圍的慢性炎症細胞浸潤。

二、確定的 RA (definite RA)：上列11項中符合 5 項且 1 至 5 項都
　　大於 6 星期。

三、可能的 RA (probable RA)：上列11項中符合 3 項，且 1 至 5 項
　　中，至少有一項持續 6 星期以上。

四、可疑的 RA (possible RA)：下列 6 項中至少符合 2 項，關節症
　　狀至少持續 3 星期。

　1.早晨僵硬。

　2.壓痛或活動時疼痛。（由醫師檢查），有復發病史或持續 3 週
　　以上。

　3.曾有關節腫脹。

　4.皮下結節。（醫師檢查）

　5. ESR 或 C- 反應蛋白質（CR protein）上升。

　6.虹膜炎：在幼年 RA 較有診斷價值。

治療

　1.有些藥物對控制炎症的進行有幫助；包括 Aspirin, Gold salts,
　　Non-Steroid antiinfammatory drugs, Phenylbutazone 及
　　Corticosteroids。

　2.使受影響的部分休息或施以熱敷，可解除肌肉疼痛及僵硬。

　3.用牽引、夾板、圓柱石膏或支架將關節保持在功能位置。

　4.擬定計畫以保持關節功能。經常運動，以預防廢用性萎縮。如
　　果肌肉緊張度很差，可暫時使用支架來保護關節，已屈曲攣縮

的關節則以牽引、圓柱石膏、或手術矯正。

5. 外科治療在預防畸形、疼痛以及改善功能非常有效，不再只是用於晚期治療。

6. 滑膜切除術（Synorectomy）在 RA 的復健上已確立其地位。為了產生最佳功能，應在X光未出現關節破壞前就做。

7. 關節置換術能使已破壞的膝、髖關節恢復無痛性的功能、效果相當令人鼓舞。

II 幼年性類風濕性關節炎

此為 RA 的異型，通常稱為 Still 氏病。開始於青春期前的小孩子，佔有 RA 病例的 4 ％，大部分在早期童年發病，以女孩子為多。

全身發病的佔25％，平均年齡 5 歲，男孩較多。關節炎出現前可以有數月的高燒（攝氏40度以上），60％有淋巴腫大，30％會有脾腫大。1/4病例有暫時而反復性的皮膚疹（橙紅色斑疹或斑丘疹）。心包炎、胸膜炎和肺炎非常普遍。此病為自限性，1/4 病例有嚴重破壞性的多發性關節炎。實驗室所見為貧血、白血球增加、RA 因子陰性、抗核抗體試驗 antinuclear test 亦為陰性。

少發性關節炎（pauciarticular arthritis）的佔30％，女性為主，發病年齡 2 至 4 歲。只發於一至二個關節，尤其是膝與踝關節。關節炎較輕微預後較好，RA 因子陰性反應。抗核抗體試驗 50～60％陽性。

多發性關節炎佔 25％，女性為主，平均年齡 2 歲，預後亦佳，RA 因子陰性，抗核抗體試驗25％陽性。

此外，還有 5 ～10％ 為多發性關節炎，RA 因子陽性，女性為主，平均年齡12歲，病程與成年型的 RA 類似。

治療：

1.一般內科及復健治療後約有一半病可以復原而沒有殘疾。

2.滑膜切除術地位未定。

參考資料

1. Gilliland BC, Manni KM: Rheumatoid Arthritis in Harrision's Principle of Internal Medicine, 9th edition, edited by Isselbacher K J, etal, P1879-1880, Mc Graw-Hill Co, New York, 1980.

2. Bujak JS et al: Jurenile rheumatoid arthritis presenting in the adult as fever of unknown origin Medicine 52: 431, 1973.

3. Mc Master, M: Synovectomy of the knee in juvenile rheumatoid arthritis, J. Bone Joint Surg. 54-B: 263, 1972.

4. Kampner, S. L. and Ferguson, A. B. Jr: Efficacy of synovectomy in juvenile rheumatoid arthritis, Clin Orthop. 88: 94, 1972.

III Sjögren 氏症候羣、Reiter's 症候羣、乾癬性關節炎及其他合併消化道症狀的關節炎

1933 年一位瑞典的眼科醫師 Sjögren 報告了口乾、眼乾、及慢性關節炎的症候羣。任何二項存在時即可診斷此病，缺乏分泌的現象尚可發生於呼吸道及皮膚。好發於中年女性，男性不到10％。組織病理學上可見到唾液腺及淚腺均有淋巴球的浸潤。一半病人有確定的 RA（類風濕性關節炎），有些是暫時的多發性關節炎，偶而也有 Felty 氏症候羣（一時性多發關節炎、脾腫大、白血球減少）。反之，RA 病人則有10至15％發生 Sjögren 氏症候羣。

Reiter's 症候羣包括關節炎、尿道炎、結膜炎，及粘膜皮膚症狀。好發於20至40歲之男性。完全典型的四徵表現不常見，但不完全型卻很常見。HLA-B$_{27}$在大部分病人均存在。通常的病期是 3 到 4 星期，尿道炎最先出現，其次結膜炎，再其次是關節炎。

大部分病例以關節炎最爲嚴重，而且在尿道炎及結膜炎消失之後，關節炎可能持續幾個月或幾年。第一次的典型發作是急性移動性多發性關節炎，有熱、腫及壓痛。好發部位依次是膝、踝、蹠趾、和腕關節。第二次以後的關節就比較緩和。

生殖泌尿的病變是明顯的小便困難及尿道分泌物。眼球病變是結膜炎，通常只有一眼，然後傳染至另一側。

Reiter's 症候羣和淋病性關節炎的鑑別診斷極爲重要。因爲沒有適當的治療，淋病性關節炎很快就會發生關節的破壞。

牛皮癬性關節炎的關節病變和 RA 相似，但大部分都較不對稱，缺少皮下結節、犯及薦骨腸骨 RA 及因子陰性，而與 RA 容易區別。X光極具診斷價值：手指呈香腸狀，有鉛筆插在杯子裏的變形。

潰瘍結腸炎（ulcerative colitis）有20％會發生關節炎。其中75％爲週邊關節型（結腸關節炎），其他25％則爲脊柱型。與 RA 的鑑別診斷爲： 1.發作年齡較輕 2.沒有後遺之變形 3.沒有皮下結節或肌腱鞘病變 4.缺少放射線變化 5. RA 陰性反應 6.結腸切除後會明顯的治療。RA 的病人甚少發生潰瘍性結腸炎。

區域性腸炎（regional enteritis）的病人有 5 至10％可發生週邊關節炎及脊椎炎，其分布和潰瘍性關節炎相似，嚴重程度與腸疾病的活動性相平行。

Whipple's disease: 好發於中年男性，2/3病人會有關節炎。在其他症狀出現前數月或數年之前卽可發生，故診斷困難。好發於週邊關

節，尤其是膝、踝。其次是指、髖、肩、肘及腕關節。典型發作為急性、暫時性，只維持幾天，而且不會產生關節變形。有時在薦腸關節有類似強硬性脊椎炎的X光變化，末期可能出現強直性脊椎炎。

治療：

1. Reiter's 症候羣：使用 phenylbutazone 600～800mg 內服，然後每日 200～300mg，或使用 salicylates 及其他 non-steroid anti-inflammatory drugs, corticosteroids 極少需要使用。

2. 乾癬性關節炎：與 RA 相同，只是抗瘧藥因為會引起脫皮性皮膚炎而不能用。gold salts 地位未明。免疫抑制劑或許有用。methotrexate 被廣泛應用，但毒性大。

3. Sjögren's 症候羣：與RA相同。乾眼用 0.5% methylcellulose drops。口乾使用 1～2% methylcellulose 漱口。

4. 潰瘍性關節炎：使用 salicylate, phenylbutazone, 或 new non-steroid anti-inflammatory drugs。作物理治療。

5. Whipple's disease 每天用 penicillin 1～2 million units 及 streptomycin 1gm，共用兩週。然後每天用 tetracycline 1Gm，共用 1 年。corticosteroids 有時須使用。salicylates 或 phenylbutazone 有助益。

參考資料

1. Gilliland B. C, Mannik M: Reiter's Syndrom. Psoriatic Arthritis, Arthritis Associated with Gastrointestinal Diseases, and Behcet's Syndrome in Principles of Internal Medicine, 9th edition, edited by Isselbacher K J, etal, P. 1883-1887. Mc Graw-Hill Co. New York, 1980.

2. Mc Ewen C. etal. Ankylosing Spondylits and Spondylitis Accompanying ulcerative colitis, regional Enteritis, Psoriasis and Reiter's disease, Arthritis Rheum 14:291, 1971.

3. Mc Ewen C: A Logical Approach to the D. D. of Arthritis: The Arthritis Handbook. 1st ed. edited by Hollander J L, P. 45-52, Division of Merck & Co. Inc. 1974.

IV. 退化性關節炎

退化性關節炎（簡稱 DJD），又名骨關節炎（簡稱 OA）、肥大性關節炎。其病理特徵是關節軟骨的磨損及骨骼的肥大。在美國的一項研究顯示，超過70歲的人，85％在 X 光片上可看到 DJD 變化，50歲以上的人幾乎都有變化，但許多 X 光片上有變化的人卻沒有臨床症狀。年輕人因外傷、感染、或先天異常而引起軟骨破壞之後，也會產生同樣的變化。

病理發生機轉：由於 collagen fiber 與 proteoglycans 的共同存在，關節軟骨具有高度的彈性與可壓性（compressibility），以便負荷體重及關節運動的力量。

關節軟骨含有一種特殊的 collagen，（由三個 α_1（II）polypeptide chains 構成），叫做 type II collagen，使關節軟骨有完整性。proteoglycan 則含有蛋白質構成的主架（back bone）及許多帶負電的 glycosaminoglycan 翼架（side chains）。這些帶負電的翼架能與大量的水分子結合，受壓時分離，不受壓時又重新結合。DJD 的主要現象便是 proteoglycan 的這種作用失調。

正常的成年人，軟骨細胞不再合成 DNA，也不再分裂。實驗室中，創傷卻能使它再合成 DNA，及再分裂，以致造成成堆的軟骨細胞，與 DJD 的病灶所見相同。此外，在 DJD 的病灶中，負責拆除陳

舊成分以便生成新成分的酶也都增加。proteoglycan 分子量減低（可能是退化，也可能是合成的改變）。 glycosaminoglycan 的構造也不同了。這些改變都顯示出 DJD 病灶中，破壞與生成同時在進行著。顯然地，修補的速度比不上破壞速度，於是軟骨在量上開始減少。此外，在修補的過程中，堅強的 type II collagen 會被 type I collagen（通常存在於皮膚與肌腱）取代。同時軟骨下的骨硬化，及過度生長（骨贅）也開始產生。

流行病學顯示磨損在 DJD 佔了主要地位。麻痺了的四肢，DJD 變化都較輕。而使用氣錘 (air hammer) 的工人，DJD 變化都從肘及肩關節開始。一般認為這些不斷的磨損造成軟骨下骨骼的疲勞骨折 (fatigue fracture)，而修補後的骨折，失去原有的可變形性 (deformability)，於是軟骨本身承受的力量又增加，造成更多的損害。

病理所見： 軟骨變為沒有彈性、黃色；而且不透明，軟骨面有淺的線狀溝而不平滑，這些溝變深成裂痕或縫，最後由於磨損、潰瘍而破壞。

在軟骨耗損的地方，下方的骨變成緻密、平滑，且光亮稱作象牙變性 (eburnation)。關節囊及滑膜都有發炎現象。最後在關節囊因纖維化而變厚、收縮。

臨床所見： DJD 的主訴為局限性的關節疼痛， 在運動或負重時出現，休息時消失。長期靜止時會有僵硬，但運動後幾分鐘內便可消失（RA 則可能持續數小時）。

最常發病的關節是支持體重的關節（膝、髖及腰椎）頸椎、和遠側指間關節 (Heberden 氏結節)。近端指間關節所發生的類似病變，則稱為 Bouchard 氏結節。關節有時外觀完全正常，腫大時可能有壓痛，但極少有重度的發熱及發紅。在末期時關節會有磨擦的感覺或內

部有劈劈拍拍的響聲，臀關節病變可引起最重的殘廢，頸椎病變多產生神經徵候，如果前方的骨贅明顯時，也可發生吞嚥困難。

X光所見：嚴重程度依序爲：關節間隙不平及狹窄、關節緣變尖銳、關節面變寬而不規則、骨硬化或象牙變性、骨贅或骨緣唇狀突出及骨囊腫。但也有些有症狀的人X光卻完全正常。

診斷：與RA最大的不同在於只限於關節構造，不會有全身症狀，也沒有實驗室異常。關節沒有紅、熱現象，也不會有皮下結節。

X光片上證明了骨贅，常造成診斷的錯誤。共同存在的疾病如痛風、髓核疝脫等都因此被忽略。所以一般治療沒有效果的DJD病患，必須考慮病人是否有其他疾病，如轉移性瘤、多發性骨髓瘤及骨髓炎。

治療：

1.一般治療著重於物理治療(濕熱、運動、夾板、及支架)，內科療法（主要用水楊酸及抗炎藥物）及對仔細挑選的病人作外科治療。

2.手部只在第一腕掌關節作間歇性固定、腎上腺皮質類固醇關節內注射或關節融合。

3.腰椎治療必須減輕體重，經常運動，避免支架及緊身內衣、電療、紅內線、超音波與按摩也有效。

4.全身性使用腎上腺皮質類固醇無效，應避免常規使用。

5.坐骨神經痛可用神經根減壓手術。

6.頸部牽引對神經根減壓有效。

7.膝關節：休息、濕熱、抽出積水再注射腎上腺皮質類固醇，加上水楊酸或其他抗炎藥物。

8.外科在膝關節：High Tibial Osteotomy 改變負重方式。另有關節固定術及全膝關節置換術。髖關節可用內側轉位截骨術、全髖關

節置換術，或固定術。

参考資料

1. Mannik M; Gilliland B C: Degenerative Joint Disease in Harrison's Principles of Internal Medicine, 9th edition, edited by Issel bacher K J, etal, P1894-1896. Mc Graw-Hill Co., New York, 1980.

2. Coventry M B; Osteotomy about the knee for degenerative and Rheumatoid arthritis: indication, operative, operative technique and result: J. Bone Joint Surg, 55-A: 23, 1973.

3. Insall J. Scott W N, and Rana Wat C S, The Total Condylar Knee Prosthesis. J. Bone Joint Surg. 61A: 173-180, 1979.

4. Chanley J and Cupic Z: The nine and ten year results of the low friction arthroplasty of the hip, Clin. Orthop. 95: 9, 1973.

5. Mankin H J: The reaction of articular, cartilage to injury and osteoarthritis. N. Engl J. Med. 291: 1285, 1974.

V. 强直性脊椎炎

定義與流行病學：強直性脊椎炎（簡稱AS）又稱 Marie-Stumpell 病或類風濕性脊椎炎。是一種漸行性的侵犯脊椎、薦骨腸骨關節的慢性發炎。好發於年輕男性（15～40歲），常在二十歲以後開始發病，流行率在白人男性爲 0.5～4/1,000，女性爲 0.05～0.5/1,000。

病理學：本病最早多由薦腸關節開始，然後依序往上延伸，但有時也可跳過幾節脊椎。在脊椎的動關節 diarthrodial joints （骨凸關節與肋骨脊椎關節）、薦腸關節、髖、肩及其他週邊關節，其滑膜炎

與 RA 極為類似。均有淋巴球與漿細胞浸潤。骨與軟骨破壞後發生纖維化及僵直。在軟骨關節（椎間盤、胸骨柄、恥骨聯合等），肉芽組織侵犯纖維軟骨附近的骨髓後被纖維化及骨化而僵直。

脊體前角（Ant. corner）的侵蝕，使它失去正常的前凹，而側面相成為正方形。椎間板纖維環（annulus fibrosus）的外層側緣，發生骨化更造成X光上的「竹形脊椎」。

臨床所見：此病常在不知不覺中開始發生。起初症狀是下背痛及僵硬，尤其在早上厲害。髖、臀及肩部的疼痛也常存。夜間的背痛常使病人起牀走路，試圖減輕痛苦。有10％病人的早期症狀類似坐骨神經痛（痛在臀部及大腿後面）。這痛可以從左邊換到右邊，但很少放射到腰以下。 大約 1/4 的病人有週邊關節炎， 但通常沒有後遺的損壞。約半數的病人有髖關節的損害，這是殘廢的主要原因。有的病人有類似心絞痛的前胸痛，也可痛在胸骨柄關節（manubriosternal）及胸骨鎖骨關節。 有些發生兩側性肺纖維化， 主要是上葉。 腰神經根痛放射到腹部， 類似內臟痛。 3％病人發生主動脈瓣不全， 需要外科治療。20 至 30％發生急性易復發的葡萄膜炎(uveitis)， 有些因為amyloidosis而造成尿血症。

疾病活動力通常維持幾個月或數年。當脊椎粘合時疼痛消失。但常是發病10年以後才發生。與 RA 不同的是，90％以上的病人都能繼續過正常生活，若有主動脈回流，則壽命減短。

X光所見： 除了前述的竹狀脊椎及兩側薦腸關節炎外， 前縱韌帶、及椎間盤的前緣均可產生鈣化， 形成骨橋（bone bridge）及韌帶贅（syndesmophyte）。也可發生在肌腱附近等處：如大轉子、脊椎棘突、足跟。

實驗室所見： R. Factor （一）， ESR 在 80％pt 上升。但並不

完全反映疾病活動性。嚴重活動性病人有的會有輕度增生不足性貧血或CSF。88~96％的病人其中蛋白質升高。週邊關節滑液中常有中度嗜中性白血球升高。 HLA–B_{27} 抗原是陽性， 而正常白人 7 ％有此抗原，中國人中則爲 4 ～ 9 ％。在AS病人的第一度親屬中，有50％爲 HLA–B_{27} 陽性，且有20％有脊椎炎。

診斷：從晚期病人由駝背、脊椎僵直及鴨步式（wadding gait)可以輕易的診斷出來。 早期則需與 RA 作鑑別診斷： HLA–B_{27}（＋）， RA 因子（－)， RA結節（－)， X光有兩側性薦腸關節炎及靱帶贅。與其他合併有脊椎炎的疾病如： 潰瘍性結腸炎、局部性腸炎需小心鑑別。

治療：

1. 迄今尚無有效治療能制止關節變化的進行。

2. 治療目標爲止痛及防止頸部及背部嚴重的屈曲攣縮。

3. 鼓勵病人作脊椎過度伸直的運動。俯著睡最好，否則仰著睡也要睡木板牀、小枕頭。

4. 鼓勵呼吸運動。

5. phenylbutazone 或 indomethacin 等抗炎藥。

6. salicylate 或 napoxen, may be effective。

7. 外科治療包括楔狀截骨術及全髖關節置換術。

參考資料

1. Gilliand B C, Mannik M: Ankylosing Spondylitis in Harrison's Principles of internal Medicine 9th, edition, edited by Issel bacher KJ, etal, P1880-1883. Mc Graw-Hill Co., New

York, 1980.

2. Liu H C: Histocompatibility profile in Chinese with Anky-losing Spondylitis. Chinese Journal of Microbiology and Immunology, 14: 41-45, 1981.

3. Liu H C: Ankylosing spondylitis-Diagnostic and orthopaedic problems. Journal of Formosan Medical Association. ROC, 80: 239-252, 1981.

4. Cruickshank B: Pathology of ankylosing spondylitis. Clin. Orthop 74: 43, 1971.

5. Cohen L M: etal. Increased risk for spondylitis stigmata in apparently healthy HLA-B$_{27}$ men. Ann Intern Med 84: 1, 1976.

VI. 痛風性關節炎

定義及流行病學: 痛風是一種以高尿酸血症, 反復發作的急性關節炎, 及由尿酸鈉形成痛風石沈積爲特徵的遺傳性的代謝障碍。好發於成年男性, 只有 3 至 7 ％發生在婦女, 而且多在停經後發生。

病理機轉: 雖然痛風除了高尿血酸症外, 還有其他原因, 但所有的痛風病人, 都因有尿酸生產過多, 或尿酸排泄障碍, 或兩種原因合併存在而引起的高尿酸血症。

病理學: 急性痛風性關節炎是由於尿酸鈉結晶沈積於關節腔中引起, 慢性痛風則由於尿酸鈉結晶沈積於皮下組織、軟骨、骨及腎臟爲其特徵。如果沒有早期治療, 尿酸鹽會沈澱而且聚集在一起, 稱爲痛風石, 位於關節內及關節周圍骨頭上。痛風石好發於指骨間關節、手腕、腳趾、及橈骨與肱骨鷹嘴, 三角肌下、臏骨前及坐骨等處的粘液囊。

臨床所見: 急性痛風性關節炎是驟然發作, 影響到一個或一個以上關節, 好發於周圍關節如手指、腳趾、手腕或足踝, 關節腫脹成紡錘形疼痛發熱, 且有劇烈的壓痛。典型症狀常拿大腳趾作例子, 但腳的其他部位, 像第五腳趾、跗骨及足踝也常受影響。

實驗室所見: 急性發作前後, 血中尿酸鹽、白血球、ESR、及C-反應蛋白質均會增加。病人若有尿酸鹽生產過度則尿中尿酸增加, 若是腎小管病變則尿中尿酸減低。滑液膜若利用極化顯微鏡(polarizing microscope) 找到尿酸鈉結晶, 則可確定痛風的診斷。

X光徵候: 如果形成痛風石, 則可以在軟組織中或滑膜中發現, 在關節邊緣的骨頭也可能發現囊腫區。

治療:

1. 急性期: colchicine 及 indomethacin, phenylbutazone naproxen 及 fenoprofen。

2. 預防: 當急性過去即開始預防工作

　(1)每天給 colchicine or indomethacin。

　(2)太重者減肥。

　(3)避免喝酒及 purine 含量高的食物。

　(4)開始其他抗炎藥物治療。

3. 使用 probenecid, sulfinpyrazone, 以降低血清尿酸。

4. 抗生素直接注入或沖入關節內已證明不須要, 一律1 V 或1M。

5. 大的痛風石在以下情形可考慮外科切除:

　(1)因疼痛或機械原理而使功能障害

　(2)防止即將發生的潰瘍

　(3)戴手套或穿鞋子方便

　(4)改進外觀

(5)治療倂發感染。

參考資料

1. Kelley W N: Gout aud other Disorders of purine metabolism in Harrision's Principles of internal Medicine, 9th edition, edited by Issel bacher K J: etal, P. 1883-1887. Mc Graw-Hill Co. New York, 1980.

2. Gartland JJ, Disorders of Joint in Fundamentals of orthopaedic 3rd edition, p. 159-161. W B Saunders Co. philadelphia. 1979.

3. Gutman, A. B: Views on the pathogenesis and management of primary gout-1971, J. Bone Joint Surg. 54-A: 357, 1972.

4. Linton, R R, and Talbott J H: Surgical Treatment of tophaceous gout, Ann Surg. 117: 161, 1943.

VII. 假性痛風 (Pseudogout)

此外若沈澱物是焦磷酸鹽 (calcium pyrophosphate) 則稱爲假性痛風 (pseudogout)。它所引起的退化性變化叫作軟骨鈣化症 (chondrocalcinosis)。其特徵爲: 男女發生率相同，第一次發作在50歲以後，典型發作在大關節 (如膝關節)。X光呈現關節軟骨鈣化及其他退化性關節炎的變化，血清尿酸濃度正常。極光顯微鏡檢查可見到細胞內外的焦磷酸鹽結晶。秋水仙素 (colchicine) 治療效果不定。

治療:

1. phenylbutazone: 開始劑量 600mg，然後每天 200～300mg，對急性發作通常有效。

2. indomethacin 每天 75～150mg 也可使用。

3. colchicine 效果不定。

4.滑液抽吸 (aspiration of the synovial fluid) 有時可解除症狀。

5.慢性患者可使用 salicylates。

參考資料

1. Gilliland B C, Mannik M: Pesudogout in Harrision's Principles of Internal Medicine, 9th edition, edited by Issel bacher K J, etal, P. 1888-1889, Mc Graw-Hill Co. New York, 1980.

2. Utsingen P D et al: Calcium pyrophosphate dehydrate deposition disease without chondrocalcinosis, J. Rheum 2: 258, 1975.

VIII. 化膿性關節炎

化膿性關節炎又稱為感染性關節炎 (infections arthritis) 或敗血性關節炎 (septic arthritis)，發生於嬰兒或兒童的機會比在成人多，且好發於髖關節與膝關節。

病理機轉: 40 至 60%是由金黃色葡萄球菌所引起，其次為鏈球菌。它常因其他的原發性感染，如肺炎、淋病、腦膜炎、上呼吸道感染、中耳炎、癤、感染的擦傷、或臍靜脈感染轉移發生。局限於某一骨頭的骨髓炎會浸延到附近關節，或因關節創傷、穿透傷、關節抽吸而發生感染。

病理特徵: 一旦細菌進入關節，它的病理變化，在初期與感染所造成的一般變化相同，炎症反應最先發生在滑膜，造成紅腫充血，關節內充滿了混濁的液體，幾天後就變成膿。膿若留在關節內，便會造

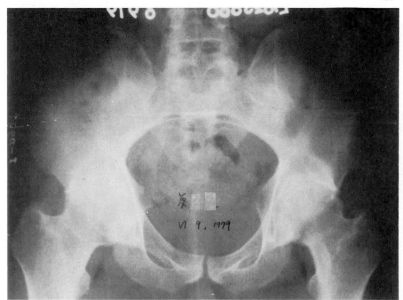

圖 2-28

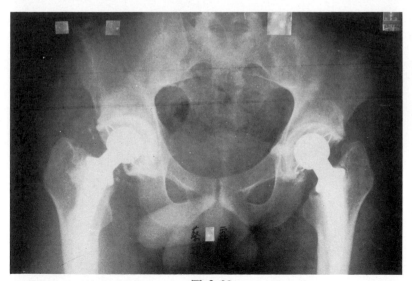

圖 2-29

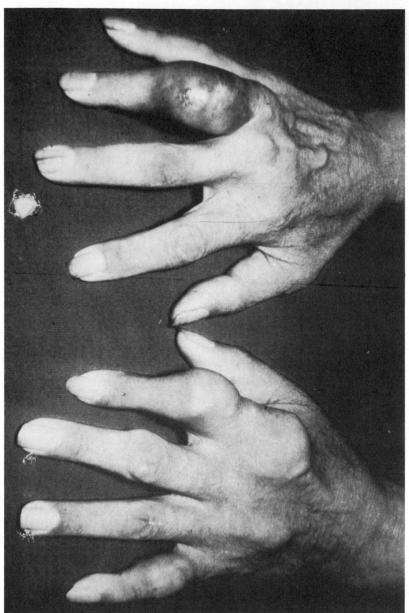

圖 2-30

成軟骨溶解及破壞。這種毀損以關節接觸之點最早發生也最厲害。剩下的粗糙的骨表面浸於膿液中，可能引起纖維或骨性關節粘連，如果感染浸入骨基質中，則併發骨髓炎。

臨床表現：病人有發燒、不安，且將關節置於彎曲的位置不願移動或負重。局部有發熱及劇烈壓痛。侵犯嬰兒的髖關節時，因位置較深，局部的徵候較慢發生，容易被忽略。病人的髖部除置於彎曲位置，對主動或被動活動產生抵抗力，髖部及轉子會發生腫脹，而且有40％併有病理性脫臼。侵犯膝關節時，因位置淺，關節及臏上陷凹會充滿液體。觸診有發熱及劇烈壓痛。

實驗室檢查：白血球及 ESR 增高。抽吸術及顯微鏡檢查可以確定診斷。膿液培養不一定能找到病菌，但可以從血液、腦脊液、及喉嚨抹片得到正確的細菌學診斷。

X光檢查：關節囊腫脹及間隙變寬，如果在X光片上看到骨頭損壞，則表示已經合併骨髓炎。

診斷：在全身有感染的徵象，而且又有關節腫脹及急性疼痛壓痛，尤其在創傷後，或正在治療其他原發性感染時，要馬上想到本病的可能性。並立即以抽吸及培養作正確診斷。

治療：

1.抗生素：需以培養及敏感實驗作基礎，但在得到結果前應使用足量對會產生盤尼西林酶金黃色葡萄球菌有效的半合成盤尼西林。結果得知後再修正。

2.關節引流，可使用生理食鹽水作吸吮灌洗法（irrigation-suction)，4～6天。

3.牽引或夾板保護。

4.退燒及關節積水消失後，仍須用藥23星期。

參考資料

1. Hirschmann J V, Gilliland B C: Osteomyelitis and Infections Arthitis in Harrison's Principles of Internal Medicine, 9th, edition, edited by Issel bacher K J, etal, P. 1889-1894. Mc Graw-Hill Co. New York, 1980.

2. Gartland J J: Disorders of Joints in Fundamentals of orthopaedics 3rd edition, p. 133-167. W. B. Sauders Co. philadelphia. 1979.

3. Ward J R, Atcheson S G: Infectious arthritis Med Chin North Am 61:313, 1977.

4. GoldenBerg DL, Cohen AS: Acute infectious arthritis: A review of patients with nongonococeal joint infections Am J Med 60: 369, 1976.

IX. 其　他

髖關節結核病: 好發於兒童。結核性肉芽組織像血管翳一樣，覆蓋於關節軟骨之上，最終會損壞軟骨及軟骨下的骨頭。由於負重，關節逐漸萎縮，關節內發生膿腫，而且會破裂至皮下，形成瘻管。臨床表現爲下肢疼痛，放射到膝蓋。肌肉萎縮，關節運動受限。X光早期表現爲關節囊腫脹及關節鄰近的骨質疏鬆，關節變窄，最後可見到骨頭損壞與關節萎陷。

治療:

1.臥牀休息

2.牽引以對抗肌肉收縮及克服疼痛

3.化學藥物治療

4.若發生無法恢復的損壞，作手術融合、植骨及石膏固定

5.若已有瘻管，可用腸骨植骨使股骨轉子與坐骨融合。(extra anticular fusion)

膝關節結核：滑膜感染後發生絨毛樣肥厚，且有積水，造成關節囊腫脹，滑膜表面發生許多小結節。臨床表現爲關節腫脹疼痛、彎曲收縮、股四頭肌萎縮。

治療：早期：固定及化學療法

晚期：關節熔合。有人贊成滑膜切除，有人則否。

神經性關節疾病 (charcot joint)：是一種一個或多個週邊關節或脊椎關節的慢性、進行性、變性的關節疾病。是許多神經性疾病的合併症，最常見的症狀是關節感覺消失。charcot joint 好發於 40 歲以上的男人。因梅毒脊髓癆、糖尿病性神經病變、脊髓空洞症、脊髓脊髓膜突出、脊椎壓迫、週邊神經切斷、痲瘋及先天性無痛覺，均可引起疼痛感覺減低或消失。關節因爲缺少保護性的反應，經常有扭傷、血腫、骨折，造成進行性的關節破壞及碎片生成。靱帶鬆弛或過度伸長造成關節不穩定。臨床上關節除了不穩定外，在腫脹時很不舒服，但與腫脹不成比例。X光所見與極嚴重的骨關節炎類似。

治療：可用保護性或支持性夾板使關節穩定。手術常發生不連結，有些病人可作截肢術。

溶血性關節炎：血友病病人，重覆的關節出血，會造成骨與軟骨的變性及纖維組織收縮。變性與殘廢程度與出血的程度與次數成正比，最常侵犯膝與肘，滑膜上有鐵質沈積、關結囊纖維化與收縮。關節軟骨變性、變薄、最後消失。X光與續發性骨關節炎類似。

第四節　骨骼之新陳代謝及內分泌疾病
(Skeletal Metabolism and Endocrine)

周　裕　璘

I.　骨骼之胚胎發育 (Embryonic development of bone)

早在有生命胚胎期之第二至三週，胚胎經過囊胚期 (blastulous stage) 及原腸胚期 (gastkulous stage) 逐漸開始形成頭部、軀幹及向外突展之肢芽胎形。在外胚層 (ectoderm) 及內胚層 (endoderm) 中間，存在一種散亂地、疏鬆的細胞組織及間質 (mesenchyme)，這些將分化進入到不同之結締組織構造中，其包括了骨、軟骨、肌膜及肌肉等。在胚胎之早期，骨骼肌肉單位非常活躍，對外來毒素之感應性也較強烈，如果此時之胚胎受到侵犯，例如感染到德國麻疹(German Measles)，就會造成未來的胎兒畸形。

胚胎第五週時，間質細胞變大，緊密連成層細胞，即所謂先軟骨 (precatilage)，其中含有獨特形態及功能之軟骨，是由原纖維(fibrils) 所構成，而生長變厚進入長骨演變之過程。到第七週以後，骨首先出現，此種骨分為兩種，膜性骨及軟骨性骨 (membraneous bone and cartilageous bone)，前者所謂日後之顱骨 (skull) 及顏面骨 (facial bone)，後者為日後之成骨。

II.　骨骼之型類 (Types of bone)

人體骨骼共有二〇六塊，各個骨之功能不同，大小形態亦異。骨之功能是構成骨架支持人體，形成人體各部特有之型態，構成體腔，並保護體腔內之臟器，與肌肉共同作用，維持體態、姿勢，及一切動作。

人體之骨骼分爲頭骨（skull）、軀幹骨（trunk）及四肢骨（extremities），頭骨又分爲顱骨及顏面骨，前者內含腦髓，後者構成面部特有形態。軀幹骨有脊椎（spine）、胸骨（sternum）及肋骨（ribs），脊椎骨構成脊柱，主要爲人體之支架，內含脊髓直通生命中樞，胸骨及肋骨共同構成胸廓，保護其中之心臟、肺臟。四肢骨又分爲上肢骨（upper limbs）及下肢骨（lower limbs），包括了掌、指、蹠、趾骨等。骨盆（pelvis）呈圓形、漏斗狀，承受體重及內含腹腔臟器及生殖器官。

III.　骨之生化成分及其新陳代謝

骨之生化成分，包括三部分：

㈠有機性蛋白質（organic protein）

㈡無機性物質（inorganic mineral）

㈢內分泌腺（endocrine）

以上三部分詳述如下：

一、骨之有機蛋白質新陳代謝(organic protein metabolism of bone)

骨質並非單是接受無機質類的一個構造，它是有生機之物，對有生命組織不可缺少者。有機蛋白質佔全骨質的百分之三十五，對新陳代謝甚爲重要。植物之生命與動物之生命均含有蛋白質，基本上植物與動物蛋白之不同，前者蛋白合成來自氮（nitrogen），泥中之硫（sulfar of the soil），以及大氣中之氫、氧、碳等。後者則必需消化外界之蛋白質，使蛋白質分解，再合成爲體內所需之物質。蛋白質之需要量，成人每公斤體重平均爲 1 公克。孕婦、發育期、哺乳期需要量較多。另外其需要量又賴消化程度而定，如牛奶、蛋類能被完全消化，肉類及麥類 90～100%，豆類、馬鈴薯 80%。蛋白質由氨基酸組成，其中有十一種之氨基酸與生命及生長有關，爲最基本者：

1. 精氨酸 (anginine)
2. 組氨酸 (histidine)
3. 異白氨酸 (isolenine)
4. 亮氨酸 (leucine)
5. 離氨酸 (lysine)
6. 蛋氨酸 (methionine)
7. 正白氨酸 (nonleucine)
8. 苯丙氨酸 (phenylalanine)
9. 羥丁氨酸 (threonine)
10. 包氨酸 (tryptophane)
11. 纈氨酸 (valium)

　　骨之有機部分佔體重二分之一以上，容積佔三分之二，當身體蛋白質受到破壞，則骨基質蛋白 (protein matnix)，也同樣遭到侵犯，諸如骨蛋白主要物質，骨粘蛋白 (osseomucoid)，骨硬蛋白 (osseo-albumindid) 及骨膠原 (ossein) 等代謝也受到影響。

二、骨之無機性礦物質之新陳代謝

　　(inongenic mineral metabolism of bone)

　　礦物質在骨內成分中佔45%，佔體重4～5%，主要存在於骨質、牙齒及軟骨中，少量存於體液及組織中。礦物質可影響骨骼系統之生理及病理變化，由於骨質經常有「形成」或增植 (regeneration or recalcification)、「破壞」或「脫解」(degeneration or decalcifica-tion)，所以需要不斷供應礦物質，以維持新陳代謝。

　　茲以 148 磅人體重量其含有之化學成分經分析計算各成分之佔有量如下，以了解其相關比例：

成　　　分	磅	成　　　分	磅
氧（Oxygen）	92.4	碳（Carbon）	31.6
氫（Hydrogen）	14.6	氮（Nitrogen）	9.6
鈣（Calcium）	2.8	磷（Phosphonus）	1.4
鉀（Potassium）	0.34	硫（Sulfur）	0.24
氯（Chlonide）	0.14	鈉（Sodium）	0.12
鎂（Magnesium）	0.04	氟（Fluonine）	0.02
鐵（Iron）	0.02		

　　由於骨質絕大部分為鈣、磷，及鎂之一定組合，其密度比率為 1：0.6，並以磷酸鈣〔$Ca_3(PO_4)_2$〕，及氫氧化鎂（$MgOH_2$）為主要主幹，茲分別各論如下：

　　㈠鈣（Calium Ca^{++}）

　　鈣與磷有密不可分之關係，約99％之鈣及80％之磷相互以 $Ca(PO_4)_2$ 成分存在骨骼裏，其餘少量鈣則從事其它之功能。

　　鈣在空腸部吸收，進入血液，近酸性質較易吸收，在鹼性時易形成不溶性化合物，難以吸收，維生素D為促使鈣吸收之必須物，當維生素D增加時，鈣的吸收亦多。

　　健康成人約含有1100公克之鈣（佔體重之1.5％），血液內之鈣存於血清中，正常值為：孩童 9.5～11.0mg/100cc，成年 9.0～10.7 mg/100cc，老年 8.5～10.5mg/100cc。

　　血鈣存在之型態分為：

　　1.非擴散性,蛋白結合型：（non-diffusible protein-bound form）佔血鈣總量 40～50％。

2.擴散性型: (diffusible frection) 又分爲二:

(1)複合鈣 (complexed calcium) 與檸檬酸鹽 (citrate) 及磷酸鹽 (phosphate) 結合, 其量約 0.2～0.5mg%。

(2)游離鈣 (ionized calcium), 此游離鈣是眞正與生理活動有關者, 是血液凝結所必需之第四因子, 也是有關於肌肉收縮、神經傳導、酵素活力, 及細胞內一般之生理活動等。其缺失會導致手足抽搐 (tetany), 但與血鈣總值無關。如果血鈣總值不變, 比較會影響游離鈣的因素爲血液之酸鹼度, 越近鹼性, 游離鈣值越低。測游離鈣最標準宜從腦脊髓液 (CSF) 中得知。

正常值爲 4.2～5.8mg%。

血鈣之功能:

(1)促進骨之生成 (osteogenesis)。

(2)維持細胞及毛細血管壁正常之滲透性。

(3)血凝性 (blood clotting)。

(4)神經之興奮性 (nerve excitability)。

(5)肌肉激應性 (muscle irritability)。

(6)心肌之活動 (heart muscle action)。

鈣離子調節主賴三種荷爾蒙:

(1)副甲狀腺素 (parathromone), (2) calcitonin, (3)活性維生素D (active vit-D)。

(1)副甲狀腺素, 由副甲狀腺之主要細胞 (chief cell) 分泌。其作用如下:

①將鈣由骨骼中移出至血淸中。

②增加活性維生素D之形成。

③可使腎小管對磷之再吸收減低, 促使磷由小便中排出。

④當游離鈣增多時， 副甲狀腺素會受抑制， 而使鈣沈積於骨骼，相反的游離鈣減少時，其分泌會增加。

⑤患慢性腎病併有佝僂症之人，會反饋刺激副甲狀腺之功能，造成代償性的副甲狀腺肥厚， 及續發性副甲狀腺功能亢進症。

(2) calcitonin: 它是一種降低鈣質的荷爾蒙， 由甲狀腺的副濾胞 (parafollicular cell) 所分泌， 也有據報告稱之可存在於胸腺中。在骨骼方面的作用是降低破骨的 (osteoclastic) 骨移動性，作用於腎臟，則是增加鈣離子之排泄， 抑制腎臟致活維生素 D。還可以減低腸內鈣離子之運輸。

(3)維生素 D，其作用極似類脂醇，存在於人體的二種活性維生素 D 爲維生素 D_2 與維生素 D_3，可以促使小腸吸收鈣與磷， 從骨骼中移出鈣離子及助腎小管再吸收磷。嬰兒奶粉加適量之維生素 D， 卽幫助奶中鈣質多被嬰兒身體吸收及利用。在動物的皮下脂肪層內有維生素 D 之先質存在，當經紫外光照射後，可以將此先質轉變成維生素 D，以達到自然性之攝取， 因此嬰兒、 幼兒沒成人經常有適當的陽光暴露是合乎健康原則的。 此外維生素 D_2 及 D_3 也可以從體內麥角固醇 (ergosteral) 及膽固醇 (cholesterol) 提取出來， 另名稱爲 ergocalciferol 及 cholecalciferol。

另外尚有一些可影響鈣離子之因素:

(1)血漿磷酸鹽 (plasma phosphate)， 血清中鈣與磷的量有成反比例之關係，如尿毒症病人，當腎臟功能衰竭時，磷之存積增加，鈣相對減少，其所以減少因酸中毒， 血液酸鹼值減低，使與蛋白結合的鈣游離從腎臟排出，以維持血漿中游離鈣之均值。

(2)血清蛋白質 (serum protein)， 約有 50% 的鈣與蛋白質結合，

當血清蛋白質減少時則鈣總量也會減少，主要是影響非擴散性蛋白結合型鈣，如蛋白質增多時，總鈣量也增多，但對擴散性鈣無多大影響。

　　⑶醛糖固醇類（glucocorticoids）：有降低血中鈣離子之傾向。

　　⑷前列腺素 E（prostaglandin E）：可增加血中之鈣離子。曾有報告，其受醛糖固醇類之抑制。

　　⑸生長激素（growth hormone）：增加尿鈣之排泄，但它是也會增加腸對鈣的吸收。

　　引起血鈣增加之病症：

　　1.副甲狀腺機能亢進症（hyperparahyroidism）

　　2.維他命過多症（hypervitaminosis）

　　3.多發性骨髓瘤（multiple myeloma）

　　4.骨骼腫瘤（bony tumon）

　　引起血鈣降低之病症：

　　1.副甲狀腺機能減退症（hypoparahyroidism）

　　2.脂肪下痢（steatorrhea）

　　3.腎病（nephrosis）

　　4.腎炎（nephritis）

　　5.胰臟炎（panereatitis）

　　6.佝僂症（rickets）

　　茲就有趣之佝僂症略加介紹：

　　佝僂症之定義即生長中的動物，乏於骨組織的礦質化。（a failure to mineralize osteoid fissue in growing animal）

　　也就是說骨基質依正常進度製造，但卻與鈣化量不成比例。一旦骨骺已密合，這種缺失則稱之爲軟骨病。

佝僂症分類有二:

甲型: 因維生素D代謝之不正常而引起活性維生素D之缺失。

乙型: 由於腎小管病變而致磷之再吸收異常。

服用抗痙攣藥物,特別是合用苯基巴比特魯 (phenobarbital) 與內醯脲酸二苯鈉 (sodium diphenyl hydantoin) 所引起的佝僂症,是因增進肝臟代謝所導致,故將其歸納於甲型。

甲、乙型的佝僂症其鑑別如下:

一、臨床上:

 1.甲型:

　(1)骨骼變大而歪扭。

　(2)肌肉軟弱。

　(3)胸廓變形。

　(4)脊椎後側凸。

　(5)抽搐。

　(6)四方頭,前額寬厚且突起。

　(7)腦囟門和骨縫延遲閉合。

　(8)頭骨壓觸有如乒乓狀。

 2.乙型:

　(1)症狀如上,但頭部變形不似那麼明顯。

　(2)生長遲緩較嚴重,且發生在骨骼變化之前。

二、生化檢驗:

 1.甲型:

　(1)副甲狀腺素↑↑。

　(2)鹼性燐酸鹽素↑↑。

　(3)氨基酸尿↑↑。

(4)血鈣正常或稍降。

(5)血磷降低。

2.乙型：

(1)副甲狀腺素正常或稍增。

(2)鹼性燐酸鹽素↑。

(3)氨基酸尿正常或稍增。

(4)血鈣正常。

(5)血磷↑↑。

三、X光：

1.甲型：

(1)軟骨與骨幹交接處變寬成杯狀，有破損，有刻點。

(2)可見多處骨折。

(3)骨盆變形。

2.乙型：

(1)如上，脊椎和骨盆不受侵犯。

(2)腎石灰沈著。

㈥佝僂症之預防：

1.嬰兒每天需喝一夸特加有四百至八百單位維生素D的牛奶。

2.餵母乳的嬰兒需額外補充等量的維他命。

3.有腎臟、肝臟等疾病，或腸吸收有障碍的病人，則每天需二千至五千單位的維生素D。

4.服用抗痙攣劑的病人，每天超過二千單位的維生素D是需要的。

㈥佝僂病之治療：

1.口服量每天五千至一萬單位維生素D，時間爲六～八個星期。

若併有肝、腎或腸吸收障礙不良之病人，則每天需一萬至二萬五千單位的維生素D。注射量為每天分多次或一次六十萬單位的維生素D。

2.Dihydrotachysterol（DHT），其作用快，半衰期短，一毫克的DHT相當於三毫克的維生素D，（一毫克的維生素D＝四萬單位。）

3.乙型佝僂症病人，每天分多次服用 1.5～2 公克的磷，使血磷維持超過 4 mg/dl。

4.二萬五千至十萬單位的維生素D之補充可抵消磷之抑制鈣的吸收。

假如骨骼對維他命D的治療沒有反應，或在生長板的地方沒有很快地鈣質沈積發生，　那麼就必須從維生素 D 抗性佝僂病之原因來檢查。

維生素 D 抗性佝僂病通常是腎因性的，　多是因腎小管酸血症所致，它可以分成二種：

㈠近側腎小管酸血症，是因為腎臟對重碳酸的排泄增加，尿液酸鹼值隨血漿重碳酸的濃度而改變。

(1)原發性近側腎小管酸血症：生長遲滯，高氯血性酸血症，但無腎臟疾病，若給予重碳酸鹽治療，預後良好。

(2)次發性近側腎小管酸血症：

①de toni-debne-Fanconi 症候羣：

腎小管酸血症伴有其它腎衰竭的徵候，由於重吸收異常，致腎臟排泄磷質增加，由近側小管的其它缺陷，導致胺基酸尿、糖尿、腎臟濃縮力減低，佝僂病與骨質軟化。

②胱胺酸尿症（cystinosis）又稱 Abderhalden-Fanconi 症候羣：顯著的生長遲緩及骨骼方面多種疾病。

③Lightwood-albright 症候羣：又稱腎石灰沈著症（nephrocalcinosis): 嚴重的佝僂症、骨質疏鬆。

④Lowes 症候羣: 由於先天性腎小管功能缺陷，嬰兒期卽開始生長遲緩。（又稱腎性侏儒症）。

⑤髓質海綿腎或發紺性先天性心臟病，也可以發生次發性近側腎小管酸血症。

㈡磷（phosphorus）

正常成人身體中大約有七百公克的磷酸鹽，其中80～85％之磷與鈣結合成磷酸鈣 $Ca_3(PO_4)_2$ 存在於骨骼與牙齒中，其餘的磷化與它種化學物質結合成爲磷脂類(phospho lipids)、核酸類(nucleic acide)、核苷酸（nucleotides）及 ATP 等重要生理物質，尚有少部分與醣代謝。磷在小腸粘膜被吸收，並受pH值及維生素D所影響，在細胞內只有少數無機鹽出現在血清中。一般正常値爲未成年 4.5～6.5mg％、成年 3.0～4.5mg％、老年人3.0～4.5mg％。十歲以下兒童每人每天需 700mg、成人需 500mg、孕婦要 1200mg。人類食物中大半均含有磷，牛奶中磷與鈣含量尤多。游離的無機磷酸鹽根離子，則任由腎臟排出體外。正常人排泄無機磷酸鹽從上午八時至下午逐漸增高，和血漿中之可體松（cortisone）之間的關係爲反比，到傍晚時量最高。血中鈣和磷酸有相反之關係，有人用溶解度積 $Ca \times PO_4 = K$ 來表示之。其正常値在生長的孩童爲 40～55，成人爲 30～40，而佝僂病者小於40。

引起血磷量增高之病症: 維生素D過多症、心臟衰竭副甲狀腺機能不足症。

引起血磷量減低之病症: 佝僂症、范可尼氏症狀羣（Fanconis syndrome）。

表 2-6　鈣之新陳代謝在體內分佈之關係

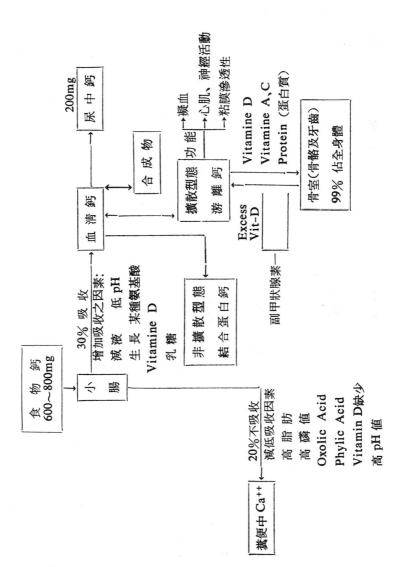

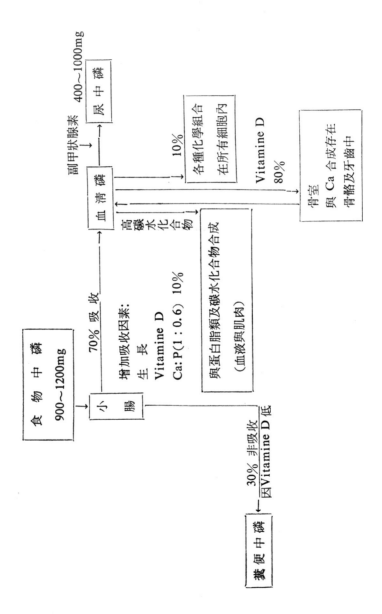

表 2-7　**磷之新陳代謝在體內分佈之關係**

㈢鎂（magnesium）

鎂離子的代謝與鈣相似。它對許多酶的反應與鈣之代謝，都有很重要的影響力。成人體內約含25公克，其中70％存在骨內。血漿濃度爲 1.4～2.5mg％，百分之卅存在及分佈於各軟組織及體液內。 鈣及鎂在腎臟互相競爭於腎小管與腸壁之上再吸收，所以一旦吸收其中的一種離子後勢必犧牲另一種離子。

動物缺乏鎂會引起多鈣血、尿鈣過少及鈣沈積。在臨床上當腸胃有病，有長期下瀉嘔吐時，小腸吸收不良、鎂之吸收發生障碍。因此當補充液體時也應給予適當量之鎂，否則肌肉神經有興奮感、發抖、抽筋等。慢性酒精中毒者，其血清鎂較低。食物中以果實類、可可、海鮮類、乾豆類含鎂較多。

影響鎂血清濃度之因素：

(1)注射副甲狀腺素。

(2)增加維生素D。

(3)注射鈣鹽在二小時內，可使血漿鎂升高。

(4)注射磷酸鹽可使血漿鎂降低。

血漿鎂如升高 5 mg％ 時，則有鎮靜、催眠作用。如升高至 18～21mg％，將發生昏迷甚至死亡。鎂以氫氧化鎂〔$Mg(OH)_2$〕狀態附屬在結晶體鈣化膠質纖維上，該膠質纖維是骨間質主要支幹。鎂能影響鈣及磷之沈著。 對局部鈣化作用是一種抑制劑（local calcificetion inhibition）。鎂用以治療 paget's disease，將有很大的突破。

㈣鐵（iron）

人體中總含量約 4 ～ 5 公克，其中70～75％是維持人體生理之機能，25～30％則以貯藏型態（ferritin）儲藏在肝臟、脾臟及骨髓中。當貯藏量飽和時便不再有鐵質之吸收。血鐵濃度決定小腸吸收能力及

肝、脾、骨髓之貯藏功能。如果紅血球破壞流失或造血失調時，則貯藏鐵及增加釋出，則血鐵濃度會增加。

血鐵值降低，常見於風濕性關節炎、慢性腎病或癌症等。

㈤銅（copper）

成人體內含銅為100～150毫克，主要分佈於肌肉、骨骼、肝臟、腎臟及中樞神經系統。在血漿濃度為 130～230mg％，其中 5 ％的銅與白蛋白的結合，95％與球蛋白結合。銅之代謝除與鐵代謝相似外，它更深入到骨生成及腦組織生成之新陳代謝。

㈥氟（fluorine）

其對人類之功能是有健康於牙齒，防止蛀牙有效。如果過多，則易發生骨硬化症（osteosc*lereosis），嚴重者謂殘廢氟中毒症（crippling fluorosis）。

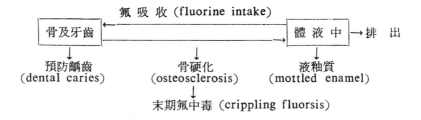

㈦鍶（strontism）

鍶存在於鹼性泥土中，常聯合鈣與鎂一起，由於對骨骼、肌肉及心臟有若干作用，所以被列入＂鈣＂組生化研究範圍。其安全量很大，於1921年 Alwens 及 Grassheim 曾以乳酸鍶 360gm 之劑量投入，而無毒性副作用產生。

鍶對骨之影響：

1.能增加鈣之貯藏。

2.能增加成骨性組織 (osteogenitic tissue)。

3.促進成骨硬化 (sclerosis of osteogenitic tissue)。

4.增加骨樣產生 (osteoid production)。

5.增加礦物質充分之作用，使骨樣增生。

因此在臨床上，鍶可以矯正停經期後之骨質疏鬆症及有效控制活動性之佝僂症 (active richets)。尤其戲劇性地配合適量之鈣、磷及維生素D能將飢餓性骨病 (homger osteopathy) 治癒。

三　內分泌腺失調導致骨骼系統之變化

(skeletal changes in endocrine disorelers)

內分泌是指細胞內合成的荷爾蒙 (hormone)，送至血液內，由血循環送至鄰近及遠方各部位來刺激及調節體內各種之生理活動。使生物體的新陳代謝、發育及行為的變化適合外界或內在環境的需要。內分泌種類很多，茲將能影響到骨骼系統之內分泌及少數幾種維生素分述如下：

㈠生長荷爾蒙 (growth hormone)

人類之生長受生長荷爾蒙所控制及調節。生長荷爾蒙係來自腦劑葉七種促腺體分泌之一種，含有 188 個氨基酸之多胜肽。其生理作用主宰蛋白的代謝 (protein metabolism)、脂肪代謝(fat metabolism)、碳水化合物代謝 (carbohydrate metabolism)、胰島素及生長荷爾蒙之交互維持恆定之作用，以及骨骼有關之礦物質代謝等。例如它可使磷酸鹽滯留體內，尿中鈣增加及腸內鈣吸收增加等。如果腦垂體前葉發生泛腦垂體低能現象 (pan hypopituiarism)，則其骨骼發育比常人小、骨質疏鬆、肌肉發育不良。如果發生在青春期前，卽會產生腦垂體性侏儒症幼稚型 (pituitary dwarfism infantilism)。如果腦垂發生腫瘤 (pituitary tumor)，引起生長激素過度分泌產生肢端肥大症

(acromegaly) 骨增厚、軟骨骨化、椎體變長變寬，嚴重時胸椎脊柱後彎。

㈡甲狀腺 (thyroid gland)

甲狀腺是分泌具有生物活性之甲狀腺素，甲狀腺素分有左旋（T_4）、和右旋（T_3）。T_3、T_4存在於甲狀腺囊泡腔內(follicular lumen)呈膠質體 (colloids)。甲狀腺素對骨骼之影響是在維生素代謝方面，影響是維生素D及鈣質。例如甲狀腺毒性患者，鈣轉變、互換速率、尿中鈣及磷、糞中鈣均會上升。在X光片中可以發現骨質疏鬆。

㈢副甲狀腺 (parethyroid gland)

人體有四個扁平的副甲狀腺，位於甲狀腺之上端及下端。主要分泌細胞爲主細胞 (chief cell)，其分泌之副甲狀腺素是由血鈣直接控制及調節，所謂副甲狀腺荷爾蒙之上升和鈣之下降成正比。其主要功能是協調骨室鈣及擴散型游離鈣彼此之濃度，以保存鈣量。過多之副甲狀腺素會破壞骨基質從骨游離出鈣及磷酸鹽，增加腎小管之再吸收，減低磷酸鹽再吸收。血中鈣上升則血清無機磷酸鹽下降，減少鈣、鎂及氫離子之排泄，最後將造成多鈣尿 (hyper calciuria)、腎硬化 (nephrosclerosis)、腎結石 (renal stone) 及骨質疏鬆症。

1.原發性副甲狀腺機能亢進 (primary hyperparathyroidism)

現今不再認爲此是一種少見之內分泌症，發生率約有 0.1%。57～82%之副甲狀腺機能亢進者有泌尿系統症狀，只有20%有骨骼之症狀，易發生在指、趾骨之皮質有脫鈣現象，骨膜下呈缺損齒狀，重者皮質完全被吸收，其他在脛骨上三分之一處，尺骨及肋骨約第三、四肋骨也易發生。脫礦物質現象如果進一步演進，就會出現帶狀形樣 (trabeculous patterr)，最後消失成如毛玻璃、蛀蟲樣的皮面，此種現象較易發生在頭顱。

　　原發性副甲狀腺機能亢進常造成骨疾患者有重度骨質疏鬆合併骨折（severe osteoporosis with fracture），多發生骨囊腫（multiple bone cysts）、成骨細胞瘤（osteoclastoma）、及瀰漫性纖維囊性骨炎（diffuse osteitis fibrosa cystica）。在關節周圍，關節的軟骨、胰臟及攝護腺內均有鈣沈積。原發性副甲狀腺機能亢進固然可以造成高血鈣，但也要注意其需與多種病症作鑑別診斷，如腎上腺癌，及氣管癌、維生素D中毒、結節病、腎結石、多發性骨髓瘤、甲狀腺機能亢進症，Addison 氏多發性纖維異常增生。

　　2.續發性副甲狀腺機能亢進：（secondary hyperparathyroidism）

　　卽由於慢性低鈣血逐漸刺激副甲狀腺增生及使副甲狀腺素分泌過多所致，在臨床上最易見症爲腎臟性骨營養不良（renal osteodystrophy）、佝僂病及骨質軟化症等。

　　3.副甲狀腺機能不足症：（hypoparathyroidism）

　　引起本症之原因多因施甲狀腺手術誤將副甲狀腺一併切除或傷害到營養副甲狀腺之血管的血循環，一般分爲兩類：

　　(1)特發性副甲狀腺機能不足：（idiopathic hypoparathyroidism）

症　狀　　鑑　別	特發性副甲狀腺機能亢進	僞副甲狀腺機能亢進
遺傳性	少	多
性別（男、女）	男＝女	女＞男
發作年齡	17	<20
念珠狀菌感染	有	無
皮下鈣化	少見	常見
短指、趾畸形	無	常見
丹形臉	少見	常見
身粗短胖	少見	常見

㈣腎上腺皮質（adrenal cortex）

腎上腺皮質分泌三種固醇化合物: cortico-steroids, mineral cor-ticoid, sex steroids。能够影響骨及鈣代謝的是 cortico-steroids，如果該荷爾蒙過多，將阻碍骨及骨骺（cartilaginous epiphyses）的合成及增殖，並且抑制骨線之生長。蛋白質基質及骨之礦物質含量也減少，造成骨質疏鬆。此外尚能減少腸管之吸收鈣、血鈣量也會低，還能增加尿中磷酸鹽的排泄使血漿的無機磷酸鹽類也減低。另外亦會抑制甲狀腺之功能及生長荷爾蒙之生長作用。

㈤維生素類（vitamines）

在人體內維持生命及其機構不可缺少之物質爲維生素類。就來源而言，有些維生素可以自身合成，有些就需外來食物中供給。以分類而言，有脂溶性及水溶性二種，前者如維生素A、D及K，後者如維生素B及C。對骨骼有直接及間接關係及影響者，只有維生素A、D及C。維生素D在前面已申述，茲將其它二種分述如下:

1.維生素A: 對人類上皮細胞層、軟組織生長、牙齒之發育及內泌功能均有關聯，其影響之機轉，尚不清楚。據了解維生素A缺少時，有關蛋白合成、細胞分裂、細胞膜之穩定均受到阻碍，對牙釉質產生畸形發育，骨骼之發育遲緩，尤其是頭顱及脊椎，但神經組織不受影響，因此最後腦脹滿，腦在顱內受到壓迫性之損傷，而漸產生退化性麻痺。但過多的維生素A，也有不良的症狀如關節疼痛、長骨變厚、脫髮，有時發生黃疸。

維生素A正常每日需要量依 NRC(National Research Ccouncil) 如表所示:

年　　　　　　　　歲	日　需　量　I.U.
男　　　成　　　年	5,000
女　　　成　　　年	5,000
孕　　婦	+1,000
授　　乳	+3,000
嬰　　兒	1,500
小　　孩　1〜3	2,000
3〜6	2,500
6〜9	3,500
男　　童　9〜12	4,500
12〜18	5,000
女　　童　9〜12	4,500
12〜18	5,000

　　2.維生素Ｃ被認爲是細胞與細胞間連繫質 (cement substance)。也是建立骨基質、軟骨、結締組織、膠質不可缺少者。對鐵及銅等金屬游離子也有影響。當缺少維生素Ｃ時不僅周邊血管容易出血，骨及關節也易出血，並易骨折、傷處癒合緩慢。其正常每日需要量依NRC，如下表所示：

年　　　　　　　歲	日　需　量　mg
男　　成　　年	60
女　　成　　年	55
孕　婦	60
授　乳	60
嬰　兒　0～1	35
小　孩　1～10	40
男　童　10～12 　　　　12～14 　　　　14～18	40 45 55
女　童　10～12 　　　　12～14 　　　　14～18	40 45 50

第五節　骨腫瘤及其有關疾病

楊　大　中

總　　論

I.　發生學（Histogenesis）

　　有關腫瘤發生之學說甚多，骨之腫瘤亦然。在了解骨腫瘤發生之前，對於骨骼之正常生長最好先作一簡要之明瞭。在胚胎發生的時候，原發胚性中胚層分化爲結締組織，後者可以發展爲纖維組織，軟骨或骨組織。起初，中胚層細胞在胚胎日後形成骨骼之處，逐漸集結發展成軟骨，再於相當時日後，形成軟骨性骨，如四肢長骨是。另一方面亦可發展成纖維性膜，再於相當時日後，直接轉變成膜性骨，如面部及頭顱骨等是。

　　膜性骨之形成，係由梭形纖維細胞直接演變而來，其步驟相當於

骨瘤之直接由纖維組織骨化而形成骨質者然。

在軟骨性骨形成之區域，先形成小而圓的胚性軟骨細胞羣，再形成間質，其後經鈣化及毛細血管侵入後，毀骨細胞將鈣化之軟骨侵蝕，同時新骨沈着。新骨組織來自骨外膜及骨內膜。其過程爲可逆性者。爲了供應身體所需之礦物質或製造新骨，血管組織及毀骨細胞逐終身不斷地吸收骨質。倘此種過程發生異常現象或失去相當之節制，即爲形成腫瘤之淵源。如骨囊腫或巨大細胞瘤等是。在骨骼組織內，亦可一直有軟骨細胞之成羣存在。在某種環境下，他們將再行生長而轉變成內生性軟骨瘤。

胚性軟骨前身之結締組織，在身體內並不完全消失，在某些地方如滑液囊、骨膜下方、關節囊摺疊之處，以及靱帶肌腱的附著處，都一直有其存在。因此前述部位也爲骨瘤較易發生的地方。因此之故，吾人即不難解釋何以關節內出現軟骨瘤及關節周圍出現骨疣的現象。在關節以外的地方，或肌腱附着之處，其軟骨前身之結締組織，亦可形成骨之突起，而使肌腱縱的生長方面作長度上之增加，此種組織不斷地分化爲胚性軟骨，轉變爲成熟之軟骨，鈣化吸收，最後骨化。此種正常過程的過分表現，可形成良性骨軟骨瘤（osteochondroma）。若分化中途停頓時，可能祇發展到軟骨階段，或祇見少量之骨，因而形成軟骨瘤。這種情況在生長發育期間的青少年尤多見之。如果這種情形發生進一步的異常時，則可形成軟骨粘液肉瘤，在手、足及脊椎、肋骨等部分形成關節時，此等組織在局部會有過度之生長活動，因而形成軟骨瘤。在此種快速生長發育之時期過去後，此等組織即較爲進化。如果再行發生過分之生長則形成骨質或骨質較軟骨組織爲多之腫瘤，如硬化性骨肉瘤（sclerosing osteogenic sarcoma）是。此乃因不正常之增生分化所致，經此僞設後，吾人可以解釋下列現象。

1.軟骨性腫瘤可分爲軟骨瘤、軟骨粘液瘤及軟骨肉瘤。

2.鈣化之軟骨及骨之先軀，經血管及巨大毀骨細胞長入後，卽形成巨大細胞瘤及溶化性骨肉瘤（osteolytic osteosarcoma）。

3.纖維組織的骨化，形成骨瘤、骨化性纖維瘤、類骨性骨瘤、纖維性結構不良（fibrous dysplasia）、骨化性肌炎及硬化性骨肉瘤等。

4.複合腫瘤 如骨軟骨瘤，乃爲軟骨性瘤及骨化性纖維組織所構成，而軟骨母細胞瘤則爲軟骨性瘤加上血管性之吸收（vascular resorption）及巨大毀骨細胞所構成。

5.骨囊腫（bone cyst）乃係血管性吸收，巨大毀骨細胞，癒合反應及骨化性纖維組織所構成。

II.　發病率（Incidence）

青年人骨腫瘤的發病率很高，每十萬人中約有三人。儘管在此年齡之發病率高，但年齡在十五歲以下之全部腫瘤患者中，骨腫瘤僅佔兒童時期惡性腫瘤的 3.2%。在三十至五十歲其發病率降低到每十萬人中只有0.2人。此後慢慢上升，到六十歲時，其發病率與青春期幾乎相等。

特殊惡性腫瘤的發病率：

A、多發性骨髓瘤（multiple myeloma），是發生在骨髓內非骨性的惡性腫瘤，被認爲是一種骨癌。此種癌症被納入骨腫瘤後，便成爲最多見的惡性骨腫瘤。佔將近35～43%。

B、骨肉瘤（osteosarcoma），是所有原發性惡性骨癌中最多見者，Dahlin 曾報告此腫瘤在他一系列報告中佔28%。

C、軟骨肉瘤（chondrosarcoma）是次常見的型態，佔惡性骨癌的13%。

D、骨的原發性纖維肉瘤（fibrosarcoma）是極少見的，其比率尚

不到原發性惡性骨腫瘤的 4％。

E、其他惡性骨瘤通常是較少見， 雖然尤文氏肉瘤（Ewings sarcona）在 Mayo Clinic 的報告佔 7％，但在黃種人並不多見。

F、骨骼大部分的惡性病灶， 約 60～65％ 是從身體其他部位轉移而來， 很多時候， 其原發性癌症並不能以臨床方法測知， 其存在卻首先表現於患者骨骼方面的病灶，唯在治療前作活體組織切片檢查（blopsy）以確定其性質是必需的措施。

轉移性癌經常最多見於脊椎和骨盆，其解剖位置離軀幹愈遠愈少見。一般而言，轉移性的骨病灶超越肘及膝者是非常少見，偶而發生時，則腳比手被侵犯之機會較多。

關於一般骨腫瘤之發病率，榮民總醫院有下列之統計報告（見表 2-8）， 在385位患者中除轉移性癌而外，仍以骨性肉瘤為最多見。而轉移性骨瘤中除來源不明者外，則以肺癌轉移至骨骼者為最多見。詳情見附表 2-9。 至於皮膚癌多因長期潰瘍以致惡性化，轉變為上皮癌而直接侵入骨質。

III. 病因學（Etiology）

1.幼年時代的發病率增加，表示骨骼腫瘤之發生在生長迅速的時期較多。

2.長期生長，過分刺激或新陳代謝之轉變，可能會慢慢的演變為腫瘤。在成年人有些腫瘤是因為長期派金氏病（Paget's disease）、副甲狀腺功能亢進、慢性骨髓炎、長久骨壞死（infarct）及骨折新生骨等所產生對局部新陳代謝的影響引起的。

3.某些發育異常的徵候羣，如多發性外生骨瘤（multiple exostosis），或內生性軟骨瘤（enchondromatosis）是可以轉變為骨癌或軟骨肉瘤（chondrosarcoma）的。

表 2-8　骨瘤及相關疾病之發病率

榮民總醫院 1965～1978

	病例數	%		病例數	%
轉移性癌	135	35.07	橫絞肌肉瘤	11	2.86
骨性肉瘤	35	9.09	惡性淋巴瘤	7	1.82
外生骨疣	35	9.09	血管瘤	7	1.82
纖維性發育不良	26	6.75	神經鞘瘤	5	1.30
巨細胞瘤	23	5.97	Ewing 氏瘤	5	1.30
纖維瘤	23	5.97	脊索瘤	4	1.04
纖維肉瘤	19	4.94	骨樣骨瘤	3	0.78
骨囊腫	17	4.42	骨母細胞瘤	2	0.52
多發性骨髓	15	3.90	軟骨肉瘤	1	0.26
軟骨瘤	11	2.86	脂肉瘤	1	0.25

合計病例: 385

表 2-9　轉移性骨瘤之原發病灶

榮民總醫院 1965～1978

原發病害	病列數	%	原發病害	病列數	%
不明	70	51.8	前列腺	4	2.98
肺	17	12.59	胃	2	1.48
皮膚	7	5.19	乳房	2	1.48
下腸胃系統	7	5.19	鼻咽	2	1.48
肝	5	5.19	卵巢	1	0.74
子宮頸	4	3.70	食道	1	0.74
甲狀腺	4	2.96	脊髓	1	0.74
腎臟	4	2.96	前列腺＋肺＋鼻咽	1	0.74

合計病例: 135

4.在職業上和醫學上經常使用放射線及放射性同位素時，已公認為和骨性肉瘤 (osteogenic sarcoma)，軟骨肉瘤 (chondrosarcoma)，纖維肉瘤 (fibrosarcoma) 等之形成具有密切的關聯。

5.感染體 (infectious agent) 之存在於骨癌，特別是骨性肉瘤 (osteogenic sarcoma) 的患者體中，是在近來實驗觀察中被發現的，例如病毒（virus）在鼠和小鷄中誘發骨肉瘤。田鼠（hamster）的骨肉瘤則可因使用人類骨肉瘤的浸出物 (extracts) 而誘發其形成。

探查和診斷 (detection and diagnosis)：

臨床探查 (clinical detection)

1.典型的症狀是經常的疼痛，其疼痛在夜間比白天爲劇。

2.病史是非常重要，例如一年多前已知有軟骨瘤的患者，在中年時突發局部疼痛，則往往表示有惡性變化之可能。雖經活體組織切片檢查爲 "良性"，亦不能確證其絕無惡化之嫌。蓋在此活體組織切片中，所看到的可能祇是其原發病灶的組織，而惡性組織常遭遺漏也。

3.早期發現是非常困難的，在用於各種疾病診斷的 X 光片上，骨腫瘤很少被偶然發現。因大多數骨腫瘤的患者在就診時已有疼痛症狀，亦卽表示其惡性變化業已快速進行。

診斷的步驟 (diagnostic procedures)

1. X光攝影在骨腫瘤的診斷上佔了重要的地位，它顯示出病灶的解剖位置，及其周圍正常組織對生長中腫瘤之反應，也爲日後作活體組織切片檢查時提供了正確之位置。

依照 Lowick 的說法，原發性骨腫瘤有三種基本的破壞性型態。這三種現象和病理變化上的進行與靜止是有密切關係，並可互相對照的。

a、區域性型態 (geographic parttern)，顯示著慢速生長，其破

壞的邊緣就是腫瘤的眞正邊緣。

b、蛀蝕性型態 (moth-eaten parttern)，是中等速率生長，其腫瘤的擴展經常是超出 X 光片上所顯示的病灶範圍。

c、浸潤型態 (permeated parttern)，是快速生長，其腫瘤侵及皮質並在骨髓腔內作縱向的擴展。

典型的惡性徵候是骨膜下膜樣顯影，Codman 氏三角，病灶中心基質鈣化，骨質之破壞及邊界不清。

2.活體組織切片檢查 (biopsy)

活體組織切片檢查對於正確的診斷是必需的。其標本需小心的探取，以期能代表其病灶最典型的部分，同時也要標明其解剖上的位置，這種標記在骨化性肌炎 (myositis ossificans) 的檢查上更爲重要，因後者爲自外向內生長，若在標本上誤註以反向的標記，則在活體組織切片檢查時，常易於被誤診爲骨肉瘤 (osteosarcoma)。當時或事後再以 X 光攝影以校對活體檢查解剖位置，即可避免發生嚴重之錯誤，注意病史和臨床現象，亦可以發現病灶在修補或發炎進行的過程中，所形成之病理變化，而不致再被誤診爲腫瘤。是故在骨科醫師，X 光學家及病理學家之間的合作下，對診斷不但極有助益，而且其準確性亦必大爲提高。

3.實驗室檢查 (laboratory studies)

許多化驗的結果僅對少數骨腫瘤之診斷有助益。當某種化驗爲陽性時，常具有診斷價值。鹼性和酸性磷酸酶(alkaline and acid phosphatase) 的測定很容易將骨骼的前列腺轉移癌，（高酸性磷酸酶）和 Paget 氏疾病或 Paget 氏骨肉瘤（高鹼性磷酸酶）作鑑別診斷。血清蛋白電游子分析 (serum electrophdresis)，可顯示出異常蛋白的存在，亦可以計算出白蛋白及球蛋白的比率，多發性骨髓瘤之患者常顯

示球蛋白的增高，其他的骨腫瘤則無此現象。骨母細胞腫瘤（osteo-blastic tumor），常顯示較高的鹼性磷酸酶。骨腫瘤病灶之具有大規模破壞性者，則常有血清鈣的升高以及尿中鈣量的增加。除前述者外，其他血液化學的改變與X光檢查或活體組織切片檢查比較，則前者之價值常是低於後二者的。

4.特種放射線檢查

a、動脈攝影術（arteriography）可以清楚的顯示出腫瘤的邊界，以及正確的描出其血液的供應，其缺點則在於由於某些腫瘤生長較慢，而其血液循環亦較差，故如以此法攝影，常無特殊發現，此時，並不能表示其無惡性的可能。其次，此法亦不能決定其組織學上的型態。其三，不能依此法檢查的結果，作為其對放射線治療反應的依據。

b、全錄放射線攝影術（xeroradiography）和全錄動脈攝影術（xeroarteriography）是很好的方法，使用時可將各種所有的發現作更清楚的解釋，特別是解剖結構上的細微部分，蓋此法能顯示出其顯微循環之形態（microcirculation）而使其邊緣更加明顯也。

c、放射線同位素掃描（radioisotopic scans）常可發現骨受侵犯程度，大於常規X光片上所示者。因掃描而發現其他骨骼同時有病灶存在，對治療計畫也是非常重要的。

5.吸取式活體組織切片檢查（aspiration biopsy）由於簡單經濟，組織損害較少，使許多人樂於倡導。當其為陽性時，其準確性在有經驗的人可高達99％。但其假陰性的結果，亦可高達25％，故此法未被普遍採用。而手術活體組織切片檢查，仍不失其為最良好的方法。

IV. 分類（Classification）

定義（definitions）：名詞的解釋

　　l.骨癌或新生物：　是從解剖學上的骨組織中發生的一種新生長物，並具有產生轉移的能力。

　　2.骨性腫瘤（osteogenic sarcoma）是從骨骼的組織中發生，或來自骨組織中具有潛在生長能力的組織，例如：骨、軟骨、纖維組織、血管、骨髓、脂肪、和構成這些組織的細胞、骨源性（osteogenic）這專有名詞，涵蓋甚廣，不應被普遍使用、應用作全體而籠統的命名，不宜用於任何特定的個別腫瘤。

　　骨腫瘤的命名方法始源於對惡性腫瘤的體驗，並逐漸擴張到有關之良性部分。此種命名法常不能表示出腫瘤彼此間的直接關係。所謂良性部分常可能是骨發育時所發生的障礙（dysplasia），而不是一眞的腫瘤，（例如內生軟骨瘤）。發育障礙乃指異常組織隨其宿主之停止生長而有停止生長趨勢之謂。而一個眞正的腫瘤其生長和宿主的生長動態並無關聯。從前很多發育上的障礙，由於其病灶皆佔有相當的空間而被分類爲腫瘤。近來則逐漸被從腫瘤的範圍中除去，因爲它們和腫瘤有完全不同的表現和生物生理學方面的意義也。因此如臨床上的纖維性發育障礙（fibrous dysplasia）骨囊腫（bone cyst）等病灶皆不能被包括在骨腫瘤的分類之中。

V.　解剖學的分期（Anatomic staging）

　　腫瘤的位置，經常是它被診斷的所在。每一腫瘤之部位，亦皆顯示了該部位卽爲其生理上發生腫瘤的地方，如骨端（epiphysis）、生長板（growth plate）、骨骺（metaphysis）、骨幹（diaphysis）、骨髓腔（marrow space），或骨膜（periosteum）等。因此祇發生在骨端的溶化性病灶（lytic lesion），與發生在骨骺或骨幹上的同樣病灶，常常有完全不同的義意。例如軟骨母細胞瘤（chondroblastoma）之發生於骨端，囊腫（bone cyst）之發生於骨骺，及纖維性發育障碍之發生於骨

幹是。

　　骨的腫瘤，淋巴腺及轉移 TNM 分期尚未廣爲發展，其腹案約如下述。

　　T 分類：

　　T_1——原發性腫瘤 局限於其 所發生之處， 骨之外層皮質仍屬完整。

　　　　T_{1a}——最長之直徑小於五公分

　　　　T_{1b}——最長之直徑大於五公分

　　T_2——原發性腫瘤已經破壞了骨之外層皮質，但肉眼觀察尚未侵犯隣近之軟組織。

　　T_3——原發性腫瘤在肉眼觀察已侵犯到軟組織，可看到或摸到硬塊。

　　T_4——原發性腫瘤已變得很大，侵犯到關節腔、肌肉皮膚等。

　　N 分類：

　　N_0——沒有可摸到的局部淋巴腺 (regional nodes)。

　　N_1——有可摸到的局部淋巴腺。

　　M 分類：

　　M_0——無轉移現象

　　M_1——有轉移現象

VI.　組織病理學的形態 (Histopathologic type)。

　　一般的骨腫瘤命名法，是依其組織學上的分類。爲避免命名的多重組合，故採用病灶中之高度分化組織，作爲其命名的根據。基於各種有系統的研究，例如胚胎學 (embryology)、種系發生史 (phyogeny)、和古生物學 (paleontology) 可將高度分化的組織分類如下：

　　1. 骨 (bone)-osteo

2.軟骨（cartilage)-chondro

3.纖維（fiber)-fibro

4.未分化（no differentiation)──梭形細胞（spindle cell)

　　　　　　　　　　　　　　　　圓形細胞（round cell)。

5.非骨性組織（non-osseous tissues)──

　　脂肪（fat)-lipo　　　　　血管（blood vessel)-angio

　　神經（nerve)-neuro

所有其他的任何組成成分，在腫瘤命名時皆不需考慮，此種命名學是很有用的，因經臨床過程，X光的分析，組織學上的特徵，相互間的關係研究，此種診斷，可顯示病人的預後。

VII. 分期的診斷檢查（Staging work-up)

雖經目前沒有現成的特定分期制度可資利用，腫瘤範圍的定義對不同類型的腫瘤是很重要的，如果事先未注意這方面的情況，則可補行下列步驟。

常用檢查步驟（recommended procedures)。

1.追加X光攝影檢查。由於某些局部影像重疊，引致檢視不良，如脊椎骨的X光攝影，用斷層切片法（tomography）是很有用的。

2.動脈攝影（arteriography）對四肢腫瘤是很有用的。

3.骨骼掃描（scans)。當懷疑有尤文氏腫瘤（Ewing's sarcoma)或屬轉移性骨癌時，常使用放射性元素作骨骼掃描以期發現其他病灶。

4.其他部位的 X光攝影檢查。 包括胸部 X光片和骨骼系統的檢查，在有症狀顯示他處轉移的徵候時，可施行之。

5.實驗室檢查。 包括完全的血液計數（complete blcod count cbc)，SMA-12（特別是鹼性磷酸酶）和爲了檢查異常蛋白的血清電游子分析法。（electrophoresis)。選擇性和研究性的檢查步驟。

1.皮溫紀錄（thermography）在某些情況下是很有用的。

2.全錄X光攝影（xeroradiography）。或全錄動脈攝影（xeroarteriography）。作選擇性的使用，由其血管分佈狀況而察知骨的詳情及腫瘤的範圍。

VIII.　治療之趨勢

經由專長不同的醫師們會同診治，確實使腫瘤患者之五年生存率改進甚多。此種事實證明了醫師們的此種態度，對腫瘤患者帶來了無比的利益。骨瘤或所謂原發惡性骨腫瘤（primary malignant tumor of bone），很少與普通惡性腫瘤相比較。它們一般被稱爲肉瘤（sarcoma）。是骨科醫師、放射科醫師及病理科醫師共同面對的病症。因爲這種特殊腫瘤的適當診斷和治療，常常會同時涉及這三者專長不同的醫師。

不但診斷是賴於多方面會診的方式，治療也決定於多方面的意見。化學治療（chemotherapy）事實上已給予某種骨腫瘤在治療及轉移的控制方面，有了良好的結果。故這方面的知識，已被列入治療此種骨腫瘤的許多方法之一。雖然目前外科和放射線治療仍爲原發性骨腫瘤治療的主要手段，免役治療仍在實驗階段，但顯示着有希望的前途。

IX.　治療之原則

非惡性腫瘤（non-malignant tumors）。

儘可能以最直接的外科手術切除，其切除後之空際以骨移植法充填。放射線治療對骨的良性病灶或可根除，但亦能使骨和軟骨病灶周圍的正常組織，產生潛在續發性的惡性變化。因此，除非該良性腫瘤已危及病患而又不能以外科手術摘除時，一般不考慮使用放射線治療。

惡性腫瘤（malignant tumors）。

最佳的處理方法是外科手術、放射線治療及化學治療三者聯合運用。

外科（surgery）：

外科手術治療惡性骨腫瘤的基本觀念，是被侵犯的骨必需被全部切除。在此原則下，截肢術必需包括骨腫瘤以上的關節。在某些不能到達或有困難的部位（如脊椎、骨盆、髖骨）在其解剖位置可允許範圍內，作儘可能的根本切除術（radical resection）。有時候，一已知低惡性的腫瘤（骨外骨性肉瘤 parosteal osteosarcoma），可做局部切除術，而不做截肢術。尤其是早期患者，此種療法亦能成功的達到目的，爲了保存其肢體，手術就比較保守了。

Jaffe 有計畫地使用化學治療法，以增進在局部切除整個腫瘤病灶後之成功率，隨卽再於體內裝置人工膺製品，而使肢體具有相當之功能。此種方法在臨床上亦有其地位。

放射線治療（radiotherapy）。

1.放射線治療無效的腫瘤（radioresistant tumros）如骨肉瘤（osteosarcoma），軟骨肉瘤（chondrosarcoma）、和纖維肉瘤（fibrosarcoma）、對放射治療的效果是相對的，其反應視腫瘤之組織情況及細胞之分化程度而異。一般的用法是在手術前給予適當的放射線治療，以減除其轉移率，或使其生長暫時靜止。然後再依腫瘤之種類及位置，以手術切除或截肢術來除去病灶。此種方法使用於骨性肉瘤（osteosarcoma）時，在組織學方面已證實，手術前給予總劑量爲6,000-6,500 雷得（Rad）的放射線照射後，其病灶中仍有癌細胞存在。卽使劑量增加到或超出10,000雷得（Rad），仍不能成功的消滅癌細胞。

2.對放射線敏感的腫瘤 (radiosensitive tumors)，像尤文氏肉瘤 (Ewing's sarcoma)、網狀細胞肉瘤 (reticulum cell sarcoma)、淋巴肉瘤 (lymphosarcoma) 和多發性骨髓瘤 (multiple myeloma)，對放射線治療有不同程度的反應。過去骨骼的尤文氏肉瘤和原發性網狀細胞肉瘤預後甚壞。此類骨骼的圓細胞肉瘤 (round cell sarcoma) 目前之治療是採用化學藥物與放射線聯合應用。

3.放射線治療之劑量，是依細胞分化之程度及解剖位置而調整，治療之範圍必需遍及腫瘤所在骨之整體。

a.　低劑量 (low doses) 1,000-4,000 雷得

淋巴瘤 (lymphoma)、白血病 (leukemia)、轉移性的癌 (metastatic carcinoma) 和多發性骨髓瘤。

b.　中等劑量 (medium doses) 4,000-6,000雷得

尤文氏肉瘤 (Ewing's sarcoma)、網狀細胞肉瘤 (reticulum cell sarcoma)，和孤立骨髓瘤 (solitary myeloma)。

c.　高劑量 (high doses) 6,000-8,000 以上雷得

骨肉瘤 (osteosarcoma)、軟骨肉瘤 (chondrosarcoma)。

4.依據歐洲癌症研究及治療機構 (european organization for research and treatment of cancer) 的研究，十二歲以下的兒童，使用 2,000 Rad 作肺部照射，可減除或遲延轉移作用。但對超過十二歲之兒童或成年人則無效。

化學治療法 (chemotherapy)

在過去五年中對骨腫瘤的治療已發現很大的進步。

1.尤文氏肉瘤 (Ewing's sarcoma)，在從前是不能治癒的，現在發現經使用以多種藥物複合治療後，可產生很高治癒率，Pomeroy 和 Johnson 最近倡導一種以 adriamycin, cyclophosphamide, vincristin

再加上預防性的放射線照射，以增進生存率 (survival rate)。另外給
人印象深刻的是 Roseix 氏的報告，由於紐約紀念醫院用的四種藥物
（V. A. C. A.）卽上述的三種藥物加上 actinomycin-D的聯合應用，
對轉移作用的控制有明顯的進步。

2.骨性肉瘤 (osteosarcoma)。

因爲骨性肉瘤和軟骨肉瘤，其五年生存率皆低於 30％，死亡原
因幾乎皆由於腫瘤的轉移。早期使用上述治療計畫以消除微細轉移（
micrometastasis),曾有許多成功的跡象。在以往的研究中，其肺部轉
移的平均時間，約十個月左右。 Jaffe 和其同僚曾報告過十二個骨肉
瘤患者中有十一人從六到二十三個多月無症候，其平均時約十三個多
月。有上列成績，是因爲在外科手術後，在加以 vincristin 、高劑量
的 methotrexate（從 1,500遞增至 7,500/M²）和 citravarum factor
的治療之故。

在已有明顯轉移徵候的末期肉瘤患者中施以 adriamycin 30mg/
M² 每四週以靜脈注射三天，約40％的患者產生客觀的隱消現象 (ob-
jective remission)。其他藥物聯合併用產生相似的結果。在選擇的病
例中，在用外科手術作病灶切除，對肺部轉移者形成明顯的延長其生
存時間。Martini 和其同僚曾敍述在二十個病患中，有九個因作開胸
術 (thoracotomy) 切除十個結節後，生存二年以上。

免疫治療 (immunotherapy)。

免疫治療在治療骨腫瘤上的地位值得一提，但它的眞正價值仍在
爭論中。

interferon 被 Strander 及其同僚，使用骨肉瘤經保守外科治療及
放射線治療後的患者，在和其同時期的對照組比較時，發現有生存
(survival) 的增加。

　　Neff 和 Enneking 利用骨肉瘤患者之淋巴球移植於另一患者的身體中，　以作爲選擇性的免疫治療，　在他們的資料中，　顯示此技術使 22-33% 的患者，其二年的生存率獲得改善。

　　Fridenburg　利用截肢後骨肉瘤患者淋巴球所產生的轉移因子 (transfer factor) 移植於另一患者，以減少其肺部的轉移，在短期的追踪中，顯示有其效果，但在肯定其價值之前，對對照組作確定性的研究是必要的。

骨腫瘤及其有關疾病
各　　　論

I.　骨瘤（Osteoma）

　　骨瘤是一種良性而生長緩慢的腫瘤，多見於構成面部及顱腔之膜性骨。

　　臨床現象：發病多在兒童時期，其好發之部位爲頂骨及面骨，多半向體外生長，但也可向顱腔內、鼻腔內、眼眶內或骨竇內生長。

　　檢查所見：爲一質硬，不能移動，像坟坵或無柄的隆起，壓之不痛。而覆蓋於其上的軟組織則可自由移動。

　　症狀：　向外生長之骨瘤俱無症狀，　其他的則視其發生的部位而定。

　　病程：慢而持久，待相當時日後，腫瘤之體積靜止不動。但其生長速度也有相當快速者。

　　病理：其組織爲緊密之骨質，包以纖維組織囊，後者與鄰近之骨膜相連。骨質結構則與四周骨質之外或內板相接，生長緩慢之骨瘤皆屬如此。至於生長較快者，則由增生的血管性纖維間質所構成，其中

並有類骨性或骨性骨片，如此形成了鬆骨結構。此外亦可常見多核細胞之明顯增加，亦可見骨質之再吸收，後者則被稱爲成骨性或骨化性纖維瘤。

預後及治療：此腫瘤不會有惡性變化。其手術切除多因有症狀出現之故，而少數則爲了達到美容之目的。

II. 骨軟骨瘤 (Osteo chondroma)

這是良性骨瘤中最多的一種，由軟骨覆蓋著鬆骨而構成。

臨床現象：

年齡：在兒童發育期間發生並成長，很少在發育期以後發生。

好發部位：多好發於管狀骨的骨骺部 (metaphyses)，特別是膝關節附近。其他部位，主要發生於踝、股、肩及肘關節附近。

位置：發生於強勁肌腱附著處，例如股內收肌附著處卽是，但也有發生於非肌腱附著處者。

症狀：一般皆沒有什麼症狀，但也可以由於覆於其上的滑液囊發炎而引起輕微之症狀。

檢查時可以發現它爲附著在骨骼上的一種較硬而無壓痛的隆起，覆蓋於其上的組織及皮膚則可以移動。其可摸到的大小較X光所顯現者爲大，此乃因爲軟骨覆蓋部分並不能顯影之故。覆在上面的滑液囊常因發炎而腫脹，且具波動性及壓痛。當此腫瘤增大或侵犯到臨近組織時，將會發生局部的運動障碍。

X光之所見：在骨骺部可見骨小樑之突出，其基底可能是廣大或呈蒂型。組成此骨瘤之皮質及髓質與原有骨骼之皮質及髓質是相連的。當瘤與四周之明顯界限消失，骨骼之結構被吸收，有點狀或粒狀出現時，就是演變成惡性瘤的可疑跡象。

病理變化：

　　肉眼下觀察: 當纖維囊除去後, 呈一堅硬, 小葉狀, 外面覆以光亮平滑的軟骨, 在軟骨蓋之下, 瘤之內部是由鬆質骨及脂肪髓所組成。

　　顯微鏡下之所見: 正在生長時可見胚樣細胞, 其後成熟分化與母組織相同。

　　治療: 無症狀或體積小時, 可以不必治療。

　　手術切除之適應症約有下列四點: (1)影響關節之功能。(2)屢次復發滑液囊炎症狀。(3)腫瘤部發生骨折且有症狀者。(4)發現有演變成惡性腫瘤之情況時（其發生率約爲 5 ％）。

III. 軟骨瘤（Chondroma）又名內生軟骨瘤（Endochondroma）及軟骨粘液瘤（Chondomyxoma）

　　臨床現象:

　　年齡: 病患多在10到50歲之間。多半發生於年輕的成年人。

　　發生部位: 以手指及腳趾骨部分最常見, 其次爲無名骨及大的長骨, 一般都是單獨發生, 多發性的很少。

　　症狀方面: 通常無症狀或是稍有酸痛, 急劇的疼痛常發生於病理性骨折之時。若病灶惡性化時其過程中亦有漸進性的疼痛加劇。

　　檢查時可發現因指骨皮質膨脹而變粗, 如在長骨發生則未必能發現有任何畸形之現象, 乃因腫瘤位於骨髓之內, 其部位較深之故。

　　病程: 在孩童時期, 發展極爲緩慢, 特別以發生在長骨及骨盆部位者爲然。除非有惡性之演變, 一般皆呈靜止狀態。

　　作X光檢查時, 可發現腫瘤是小而半透明呈分葉狀或非分葉狀之形態, 其範圍與周圍骨骼界限極爲清楚。在指(趾)骨發生時, 其骨骼之皮質變薄且膨脹, 但在較大的長骨則皮質並未被侵犯。中心部位常現有鈣化的斑點, 或纖維性分隔紋, 無反應性新生骨之形成。例如在

大的管狀骨，其皮質發生糜爛狀且向外侵犯時，就要高度的懷疑是
有惡性演變之跡象；特別是當此軟骨瘤之周邊有斑狀陰影或模糊不清
時，更是惡性化之徵兆。

　　病理：此類腫瘤外圍有纖維囊包著，在切面上看，此纖維組織向
內侵入而將腫瘤分成數葉。腫瘤組織是由藍白色的透明軟骨所組成，
其中包括了白色的鈣化區及含有膠質的粘液囊，此類腫瘤並沒有太多
的血管。

　　診斷：手指或腳趾部骨骼發生一周邊界限清楚，稀疏而膨脹的病
灶時，多半是軟骨瘤。如在Ｘ光片上有鈣化之斑點，更可做肯定的診
斷。

　　預後及治療：除了發生在小的骨骼上者之外，惡化之可能性約
25%，特別是骨盆受侵犯時，惡化之可能性尤大。此種腫瘤必須切除
或刮除，且其病灶之壁垣要加以燒灼，包膜（囊）必須刮除以減少復
發之機會。如果是大的骨骼缺損，必須以骨移植補充之。在可能的情
況下，儘量不要做活體切片，因為此腫瘤易於在局部散植。一旦突然
的增大，有持續疼痛以及皮質自然破裂時，則為不詳之兆。此種軟骨
瘤如長自較大的骨骼或骨盆處，應懷疑有演變成惡性瘤之可能，必須
作澈底根本性的切除。

IV.　軟骨肉瘤（Chondrosarcoma）:

　　軟骨肉瘤可能為原發性，也可能為繼發性的。繼發性的軟骨肉瘤
是從原已存在之軟骨瘤惡化衍生而成。

　　㈠原發性軟骨肉瘤（Primary chondrosarcoma）

　　　軟骨粘液肉瘤（Chondromyxosarcoma）

　　這是極端惡性的腫瘤，它是由軟骨及粘液性之組織所組成，發生
在骨膜下部位，最初並不侵犯骨骼皮質部分。

臨床現象: 年紀發生於14—21歲，好發於膝、肩及骨盆部位。

位置: 皆發生於骨骼之肌肉附著點，特別在關節附近，或繼續不斷的形成軟骨之處。

症狀: 漸進性的疼痛，愈來愈厲害，膝關節漸漸形成屈曲性攣縮，疼痛在夜間尤甚。

檢查之所見: 已屈曲之膝關節附近有一硬度似橡皮的彈性腫塊。

病程: 迅速惡化，結果悲觀，終致死亡。

X光之所見: 骨皮質與髓質旁可見圓頂形半透明的影像，但不侵犯皮質及髓質，很少有膜性新生骨形成，但正如其他的骨膜下腫瘤一樣，也可以在角落產生「Codman 氏三角」整個腫瘤皆散佈著鈣化之斑點。

病理:

肉眼觀察: 當移去緊粘著的骨膜，腫瘤是由分葉狀，發亮，乳白或半透明的物質所組成。軟骨則含有鈣化點，出血性囊腔，及粘液組織，腫瘤侵入鄰近的靜脈腔而發生轉移。軟骨之小葉與骨骼之表面相連，除了末期，骨皮質並未被穿破。

顯微鏡下之所見: 一些胚胎期之原始細胞深入腫瘤內部，這與良性之腫瘤，其原始細胞僅現於表面者截然不同。

診斷: 此種腫瘤發生於軟骨性外生骨疣易於發生之處，其臨床現象是以快速的成長，持續而厲害的疼痛以及顯微鏡下之所見等特點顯示其惡性。

病程: 非放射線敏感性之腫瘤，易於局部再發及轉移，經常在一年之內死亡，必須以最澈底的肢體切除術，去嘗試著治療此類之病人。

㈡繼發性軟骨肉瘤 (Secondary chondrosarcoma)。

這是一種生長極爲緩慢的惡性腫瘤，是由軟骨瘤或軟骨性外生骨疣等良性腫瘤惡化而成。

臨床現象：發生於30歲或30歲以後之病人。好發於長骨，特別是肱骨上端，肋骨及無名骨。至於手及腳上之小骨幾可倖免。中心部之軟骨瘤較易演變成此肉瘤。突然的症狀改變，疼痛及愈來愈屬害之腫脹，尤其是夜間的劇痛，或是由於淋巴及靜脈之阻塞引起之水腫，皆爲惡性化的現象。

病程：進展甚慢，往往祇限於局部的侵犯蔓延，可以延至相當長的時間，有長達 2 —25年者。

X光之所見：在原有的良性病灶中，其周邊淸晰的界限喪失而變成廣泛性的模糊不淸時，卽爲惡化的跡象。主要的腫瘤成點狀，形成似骨質碎片似的影像及局部之鈣化。在中心部軟骨瘤中，則顯示輪廓不淸，向外膨出且有斑點存在等。

病理：腫瘤之大小與外觀並不顯示其惡性程度，卽使是外表正常的骨軟骨瘤或軟骨瘤，也要懷疑有惡化之可能。

顯微鏡下之所見：細胞之數目增多，細胞變胖，奇形怪狀，或是細胞核變胖，後者經常是數個或色質較深，且整個腫瘤回復到胚胎性的軟骨構造。至於良性的腫瘤中，其胚胎性之軟骨細胞只見於其周圍，而依次的漸變成成熟的軟骨。

治療：在所有的骨肉瘤中，繼發性的軟骨肉瘤預後最好。但由內生軟骨瘤惡化而產生的軟骨肉瘤其惡性較大。

截肢治療，往往可以得到相當高的治癒率，放射線照射治療是無效的。復發時，局部的再切除亦可得到相當滿意的結果。

V. 軟骨母細胞瘤 (Chondroblastoma)

此腫瘤發生於年輕的成年人，是細胞眾多，血管豐富的軟骨性腫瘤，發生於骨端線（eplphyseal line）附近，破壞鬆質骨，其特點為含有很多的鈣沉著。

臨床現象：開始發生於骨端線仍未閉合之前，約 10—20 歲之間的年紀，以男性為多。其好發之部位為位於膝關節附近之長骨端以及肱骨上端。腫瘤的位置都在骨端線附近之一側，主要是骨骺部分（metaphysis)，也可能延伸至骨端（epiphysis)。

症狀及檢查之所見：大部分病人有外傷、疼痛、腫脹，偶而有跛行及關節積水等現象。

病程：相當快，從一月至二年不等。

X光之所見：X光之特點是一輪廓十分清楚的骨質疏鬆區，很早即向骨端線延伸，甚至超過骨端線，其位置往往是離心或偏向一方的，骨皮質可能變得很薄，但很少有被穿破的現象。此腫瘤周邊不太規則，且介限模糊不清，這點與巨大細胞瘤不同，後者周邊十分清楚，皮質變薄而膨脹。其次，在軟骨母細胞瘤內到處可見有鈣沉著之白色斑點。

病理：軟骨樣之物質，沒有新骨形成，往往與骨端線固着在一起致診斷並不困難。構成腫瘤組織主要成分的細胞為密集圓形或多面形的。

治療：大部分的人都認為此種腫瘤是良性的，但 Geschickter 及 Copeland 認為約有百分之五十的情況可演化成惡性瘤。

在治療上仍採取較為保守的外科治療，即將腫瘤內容物完全割除，再以骨移植之方法填塞其空腔。至於放射線照射可能導致不良之結果，應予避免。

VI.　良性巨細胞腫瘤（Benign giant cell tumor）
又稱爲毀骨細胞瘤（Osteoclastoma）

這種溶骨性的骨瘤，大都發生於年靑的成年人，主要侵犯骨端部位（epiphysis）。 其主要特點就是具有許多巨大的細胞。 以良性稱之並不合適，蓋其可爲惡性也。

臨床現象：

年齡： 好發年齡在於生長板已骨化，且長骨的生長已趨完成時期的年靑人。 絕大多數發生於15—35歲之間。 好發的部位則在長骨之骨端，且多偏向於一側。 較常見的是股骨下端， 橈骨下端及脛骨上端。

症狀： 腫瘤之生長往往是緩慢的， 數月至數年不等。 發病之次序大致是先發生外傷，導致疼痛，腫瘤出現， 最後病理性骨折。

此種腫瘤的臨床表現往往是關節部的慢性，持續性的疼痛，愈來愈厲害， 特別在夜間較痛， 增加關節之運動則疼痛尤劇。 其後逐漸腫脹， 患肢骨骼末端向一側膨大，覆於其上的血管則並不顯示擴張。 當骨骼皮質斷裂後， 在腫脹部壓之，可摸到或聽到破裂聲或骨擦音。 有時有中度的壓痛，有時則無。 除非到了末期， 關節之運動並不受到限制，因關節本身並不受腫瘤之侵犯。 在末期，往往發生病理性骨折，而導致有關之症狀。

X光之所見： 此腫瘤在X光片上所顯示者，爲骨端有一不對稱，或偏向一邊， 大而周邊十分清楚的低濃度區域。開始時局限於皮質下方，並向骨骺部延伸。 其後， 該處一邊骨皮質向外膨脹， 變薄，但沒有骨膜性新生骨形成的現象。

腫瘤因軟組織縱橫其間， 被分成許多小室， 而產生一種特殊的"肥皂泡"外觀，當腫瘤漸漸增大，這些軟組織中隔就逐漸消失。

病理：

　　肉眼下觀察：此種腫瘤是由一些破碎、脆爛，易出血的組織所組成，同時含有大小不同的小腔洞及小囊。這些腔洞內可能充滿著一些新舊不同的血塊，或退化性組織之碎屑，或是一些粘液樣的物質。腫瘤之內壁是一纖維囊，一些中隔組織由此延伸到腫瘤之內部而將其分隔。

　　顯微鏡下之所見：這些巨大細胞，約有 10—100 微米（microns）大小，皆含大小一致，位於細胞中心的很多細胞核（多核細胞），細胞核之數目往往超過 15 個，有時可高達 150 個之多。此細胞與結核病之 langhans 巨大細胞比較，後者僅含少數的細胞核，且位於細胞周邊而非細胞中心。至於，異物巨大細胞則較小，細胞核雖屬位於中心位置，但數目少（通常少於 15 個），且大小並不一致。

　　巨細胞瘤，其細胞愈奇特，轉移之趨向亦愈大。

　　治療及預後，在可能的情況下，儘量保存肢體，腫瘤組織必需儘量的刮除乾淨，並將其壁垣加以燒灼，其空腔則以骨移植填充之。當腫瘤擴大蔓延，骨骼之皮質產生缺損，則需切除一段骨骼，然後將存在的骨幹與關節端之另一骨骼固定，或使用工人代替品，以改善其功能。

　　此種腫瘤之復發率高爲其特點，特別是在腫瘤之壁垣未經燒灼的情況下尤然。

VII.　單腔骨囊腫（Unicameraz bone cyst）

　　此病經常發生於二十歲以前之年輕人，尤其是九至十四歲之間爲多；幾乎都是侵犯長骨，最常見的是肱骨及股骨之上端，但跟骨也是常見的地方。

　　臨床症狀：在病灶區通常只有輕微的疼痛。

　　典型之 X 光特徵是：　(1) 骨之髓質破壞。　(2) 骨骼皮質內面破壞。

⑶骨膜下新骨形成，乍看似病灶之擴張。⑷在骨骺有擴張性之缺損。⑸囊壁有小樑狀線，看起來像很多小房似的。⑹病灶久經存在後，可看到明顯薄而密的囊壁。⑺隨後的Ｘ光顯示，病灶有漸遠離骨骺之趨勢，卽隨骨骼繼續成長，囊腫亦漸移向骨幹中部。

病理變化：

肉眼下觀察：骨骼顯出梭形的擴張，骨膜很容易被剝離。骨膜下之骨骼很薄呈藍色，薄的骨皮質很容易被穿破，囊腔內含有黃色的液體，外傷往往導致出血性的滲出液，在囊腔內面現有排列成一層薄薄的結締組織膜，後者有許多漩渦似的隆起，骨囊壁很薄。

顯微鏡下並沒有特殊的發現。

治療：最令人滿意的治療就是刮除囊腔之內容物，並移取骨質填於其內。此法治療後，復發率極低。但當此囊腫發生於10歲以下之病人，且其病灶發生於骨端附近時，卽屬於"活動型"，復發率稍高。

約有百分之五十之病人發生病理性之骨折，囊內出血，但可自然癒合並再骨化。

VIII.　骨肉瘤 (Osteogenic sarcoma)

為一種惡性腫瘤，是由一些形成骨骼的各種細胞及組織所構成，其特點就是病灶中可見到在骨骼形成的正常過程中，所形成的各階段組織，如骨細胞、骨樣細胞或類骨細胞、骨及軟骨等，常同時存在於此腫瘤中。

臨床上可分為硬化型及溶化型兩種：

㈠硬化型 (Sclerosing form)。

臨床現象：症狀之發生往往在偶而之外傷後開始。

症狀：疼痛是所有症狀中出現最早的，特別在夜晚較為厲害。

檢查所見：在長骨接近骨端處發生硬度似骨的隆起，位於腫瘤外

方之軟組織逐漸不能移動，覆於其上之皮膚變薄，表面光亮，但不形成潰瘍，沒有炎症的現象。至於全身性之反應，如發燒及白血球增高等現象卻很少見，卽使有也是輕微的。

病程：是一種進行性的變化，其病程很少超過10個月者。

好發部位：好發於股骨下端，脛骨上端，其他如肱骨上端，手、腳之小骨以及脊椎亦可發生。

年齡：大約侵犯15—25歲的年輕人。

病理：

肉眼下觀察：腫瘤發生於骨骺處，骨端最初並不會被侵犯，骨端板將腫瘤隔絕，而致後者局限於骨幹部。骨膜在骨端線附着，也限制了腫瘤於骨膜下區域生長。此腫瘤是白或灰色的組織，其密度介於纖維組織及骨骼之間。

此種腫瘤發生及衍化可以主要在骨膜下區域，再向骨髓內侵蝕。亦可佔據了骨端板與皮質間所形成之角落，在穿過皮質向骨膜下發展。在腫瘤內可看到如條紋般的新骨形成。此種新骨形成經常皆與骨幹之走向垂直。觸摸骨質則有砂礫感。最後成長中的腫瘤，向外貫穿骨膜，向周圍軟部組織侵犯。但關節本身事實上從未受侵犯，轉移大都經血流到肺。

顯微鏡觀：基本上，此腫瘤是由結締組織、梭形細胞、骨母細胞、類骨質及新骨等增殖所組成，少數的情況僅由軟骨及間葉型組織所組成。

X光之所見：最基本變化就是由於增加骨組織所形成的一種骨骼密度的增加。在早期，皮質及髓質皆不受影響。一些密度增加的細線從骨幹面垂直向外側放射，產生了X光上典型的陽光「sun-ray」外觀；或是在骨的皮質下及骨端板之間，可見一楔形的高密度骨質。到

了後期，骨膜變密，骨皮質及骨髓腔被侵犯而漸硬化，正常骨的構造已模糊。特別是在骨端板與骨皮質間的三角區，一些繼發性的破壞，導致斑點狀的缺損。當骨膜被推離骨幹時，則形成骨化的三角形區域，卽爲有名的「Codman 氏三角」但在其他任何情況，如感染炎症等，祇要能使骨膜分離，卽可產生此種反應骨。

預後：一般而言，大約活不了10個月。

如果行根治性截肢術，則五年之生存率可達百分之二十，假如手術18個月後仍無復發之跡象，很可能得長久性的治癒。

治療：只有根治性的截肢術，才能有唯一治癒的希望。

㈡溶化型 (Osteolytic form)，惡性骨動脈瘤 (Malignant bone aneurysm)，毛細血管擴張性肉瘤(Telangiectatic sarcoma)。

這是源於長骨骨髓腔的一種破壞性腫瘤。其發生雖然常見於年輕的成年人，但年齡分佈較之硬化型者爲廣，且具有病理性骨折之特殊**趨勢**，而此種骨折不能癒合。

臨床現象：所有年紀皆可發生，但在10—20歲者最多。

好發部位：好發於長骨，尤以股骨下端，脛骨上端爲然，經常在骨髓腔的骨骺處開始發生。約有百分之五十的病例發生病理性骨折而不能癒合。

症狀之發展順序多爲疼痛、腫瘤、跛行、外傷、骨折。

檢查之所見：當軟組織被侵犯時，有一種特別的泥濘似的鼓起，並有波動之感覺，覆於其上的皮膚緊張，沒有炎症的現象，但表面靜脈擴張，可能摸到搏動，讓人想到是一種動脈瘤。

病程：逐漸慢慢的進行，需時二年餘，甚至有少部分的病人病程長達數年之久。

病理變化：

肉眼下觀察：此種多血管的腫瘤像血塊或最近之出血，是一些軟、脆的血性組織散佈於纖維組織上，這些組織圍繞著繼發性的出血囊腫。

顯微鏡下之所見：可見血管間隙之影像，但並沒有內皮細胞被覆。主要是由成堆的梭形細胞及不成熟的圓形骨母細胞所組成，表現出極為原始的形態。染色體特別深，且有很多的有絲分裂現象。類骨質的量不一，到處作零星的分佈，但並沒有眞正的骨骼組織形成。

X光之所見：典型的X光發現，就是骨中心的地方呈不規則的破壞，向未膨脹的骨皮質伸展，造成骨膜之反應。

此種溶骨區最初在骨皮質下及骨骺部，骨皮質漸漸的變薄，當骨膜漸漸昇離後，反應骨便呈線紋狀之形態，並與骨呈垂直交叉，但腫瘤周圍並沒有反應骨的形成。其後，骨骼形成似蟲蛀後的空洞，在骨骺處並可見有明顯而未癒合的橫行骨折線。

治療：此種腫瘤是慢慢生長的，因此治癒的希望也較大，特別是在先前已有的良性病灶因惡化而成此種腫瘤的情況下爲然。

根治性的切除，可得到五年的治癒率達百分之二十。

此種腫瘤對放射性之照射亦較敏感，常用作輔助治療。

IX. 骨樣骨瘤 (Osteoid osteoma)。

這是一種發生自軟骨性骨的，小塊稀疏性病灶。其組成包括一些富於血管的纖維組織，增生的纖維母細胞，再加上少數新形成的類骨組織中的新骨小樑。

臨床現象：多見於年輕之男性，以 10—25 歲者爲多；文獻報告 5—35 歲皆可發生。

好發於長骨，特別是脛骨及股骨。大都爲單獨的病灶。疼痛隨著瘤的發展而加劇，尤以夜間爲甚，局部漸漸的腫脹，骨骼成紡縋狀的

增大，且有壓痛。服用阿司匹靈常使疼痛消減。

　　X光之所見：爲一單獨，小型空洞的病灶，經常直徑不超過二公分，可見於骨之皮質，皮質下或骨膜下區域。四週圍繞著一些厚而硬化的反應性骨質；這些反應骨之形成，使腫瘤呈紡綞形之膨脹，有時往往將病灶蓋覆。在病灶的中心常可發現一小而密度高的骨化區域。

　　顯微鏡下之所見：其病灶是由一種富於血管的間叶型結締組織基質所構成，其中含有增生的纖維母細胞，其周圍由很多可被染成橙紅色的類骨質所圍繞。

　　治療：　盡速的將病灶完全切除，　但並不需要切除周圍的硬化性骨，　蓋中心（nidus）被切除後，　其周圍之反應性硬骨形成卽會停止也。

X.　骨膜外骨瘤（Parosteal osteoma）。

　　此種腫瘤似骨化性肌炎，乃是在纖維基質中的一種異位性骨化所形成之腫瘤。但是它與骨骼的關係更親近，且預後很差，有良性及惡性型，但後者較多。原發病灶由一些骨化的結締組織之良性增生所構成。使長骨幹的骨骺或近骨骺部分形成向外突出的圓形骨塊，但與外生骨疣（exostosis）則毫無關係。它與正常骨骼間沒有莖相連，也沒有軟骨覆蓋著。此種骨瘤逐漸成長，而最後有演化成惡性的趨勢。其組織學上的形象，很像硬化型骨肉瘤或梭形細胞肉瘤。此瘤好發於沒有肌肉附著的長骨表面，較常見的是膝窩底部。患者之年齡以在20—40歲之間者較多。

　　X光片上可顯示有一密度增高，圓形或不規則新骨，與其下的正常骨骼結構不相關連；但下面的骨皮質可能有腐蝕或扁平的現象，有時也可能硬化。

　　治療：手術切除後，局部再作放射線照射。任何有惡性化之懷疑

時，都應以截肢術治療。

XI. 尤文氏肉瘤 (Ewing's sarcoma)，未分化圓形細胞肉瘤 (Undifferentiated round cell sarcoma)，內皮細胞骨髓瘤 (Endothelial myeloma)。

理論上，有二類的腫瘤從骨髓發生。一種是骨髓細胞瘤，從骨髓細胞而來。而來自骨髓網狀內皮組織等支撐結構者，則有尤汶氏肉瘤、網狀內皮細胞瘤以及血管內皮細胞瘤。

尤汶氏肉瘤是一種惡性的腫瘤，專犯兒童及青春期的少年爲其特徵。臨床上可有發燒及白血球增高，在X光上可見到典型的 "洋葱皮" 樣的骨膜下新骨形成之影像。對於放射線治療極爲敏感，但最後的結果仍是非常嚴重。

臨床現象：年齡大都發生於 4 —25歲之間，白種人特別多。

好發於長骨，當然其他的骨骼也可以發生，主要侵犯骨幹。

症狀：疼痛、腫瘤以及其他全身性的反應。

病程：時好時壞，往往轉移到其他的骨骼，特別是顱骨、脊椎及肋骨，也可轉移至肺，轉移之方式不外乎血液及淋巴二途。

X光之所見：在長骨骨幹之中間可見到骨膜下生出的新反應骨，作層層的平行排列，卽所謂 "洋葱皮" 外觀。

病理：肉眼下觀察：是一種灰白色的腫瘤，堅硬而覆以纖維組織之胞膜，由此向腫瘤內分出中隔，將腫瘤分隔成數葉似的。

治療：澈底的外科手術治療再加上放射線照射是目前認爲最好的治療方法。預後嚴重，任何永久性的治癒報告皆值得懷疑。

XII. 纖維肉瘤 (Fibrosarcoma)。

這是一種惡性之腫瘤，其基本的細胞是纖維母細胞 (fibrobzast)，唯有程度不同的生長不良，不够成熟。在組織學上，骨骼的纖維肉瘤

與軟部組織，如肌膜等，所形成的纖維肉瘤並無兩樣。

臨床現象：年齡大都發生於 30 歲以後。好發於長骨，尤其是股骨。此外肋骨、顱骨、脊椎及下頜骨均可發生。主要發生於骨幹或骨骺的骨膜下方，或發生自骨髓腔內再穿過骨膜下區域。一般皆是一個單獨存在的病灶。

症狀及檢查之所見：臨床上的症狀最初爲漸漸而持續的疼痛。其後於患部發現一腫塊。亦卽是一緊密地附著於其下方的骨骼上，平滑、硬而有彈性的隆起。有時腫瘤浸潤且緊附於附近軟組織上，因而關節之運動受限。偶而可以見到病理性的骨折。其轉移多到肺臟。

X光之所見：可見一軟部組織之影像，稍濃於肌肉，在腫瘤影像之下方，有深度不同的碟形骨皮質之缺損，有時可見「Codman 氏三角」，尤以成長較慢之腫瘤爲然。有時亦可看到鈣化之影像。

假如腫瘤極端惡性且具浸潤性，則影像外緣之明顯界線消失。當腫瘤穿過骨皮質時，則骨皮質被侵蝕成很多小的溶骨區域而形成一個窟窿，於是骨髓被侵犯，同時顯示出稀疏的模糊區。有少數病例，此種腫瘤發生於骨髓腔內，此時骨之中心部分卽可出現不規則似蟲蛀的模糊區域。

病理：

肉眼下觀察：爲一具有完整的包囊，堅硬，白色纖維性而有亮光的腫瘤。多位於長骨之一邊升起的骨膜下方。

顯微鏡下之所見：是纖維肉瘤中最惡性的一種。主要是由多細胞的組織所構成，其細胞由似間葉上皮細胞一樣的小燕麥形細胞所組成。

XIII.　脂肪肉瘤（Liposarcoma）

這是少見的骨骼腫瘤，外表與纖維肉瘤相似，但組織學上是長自

脂肪細胞。其臨床上之特點爲溶骨性的破壞現象。此腫瘤好發於肢體的長骨，破壞骨的皮質並向鄰近軟組織生長蔓延。病程雖緩慢，但是，終久會擴到其他骨骼上，最後則轉移至內臟器官等處。此腫瘤對放射線治療有敏感之反應。

第六節　骨科有關之神經疾病

苑　玉　璽

骨科學卽所謂之矯形外科學，其與神經學間之關係，至爲密切。從脊髓以至周邊神經，都脫離不開骨科學的範疇，而骨科學的基礎知識，又離不開與脊髓或周邊神經的關係。諸如腦麻痺、小兒麻痺等神經系疾患，佔骨科學中極重要部分。

神經學診斷 (Neurological Diagnosis)

骨科有關疾患之診斷，常藉神經學之基礎憶斷：

運動功能 (motor function)：

肌肉緊張度 (muscle tone)：測定肌肉張力之變化，對神經方面診斷極具重要之價值。雖然臨床上，並無定量方式確實測度，然以基本經驗衡量，確有診斷之助益。一般臨床上測度肌肉緊張度。包括對患者自發動作之觀察，以及對肢體肌肉之被動操縱以測度其肌肉拉力之感覺。

肌力 (muscle power)：測定肌力對神經檢查及診斷極具價值。一般肌力機能障碍可區分爲：輕癱 (paresis)、癱瘓(paralysis)、痙攣 (hyperkinesia)、單癱 (monoplegia)、偏癱 (hemiplegia)、雙癱 (diplegia)、臂癱(brachial paraplegia)、下身麻痺 (paraplegia)等。

病灶 (lesion)

上運動神經軸突病灶(upper motor neuron lesion)：引發攣縮性麻痺，其特徵爲肌張力增加、深部反射增加、淺部反射減弱或消失，以及病理反射的顯露，如巴斑司基氏反射 (Babinski's reflex)；奧本海姆氏反射(Oppenheim's reflex)、戈登氏反射 (Gordon's reflex)、卻鐸克氏反射 (Chaddock's reflex)，這些現象是由於大腦中樞的抑制興奮缺陷。

下運動神經軸突病灶 (lower motor lesion)：其特徵爲弛緩性麻痺、肌肉張力消失、深部反射消失、肌肉萎縮及變質反應。這類癱瘓可因前角細胞、前根、周邊神經、神經叢或馬尾部疾病或創傷所引發。

運動過強 (hyperkeninesia)：是一種過分、不隨意、無目的的動作。

震顫 (tremor)：是有節律的振擺動作，可發生於全部或部分肌肉羣。

意向性震顫 (intention tremor)：是多發性硬化的特徵。

強直性痙攣 (tonic spasm)：是快而反復發作的肌肉攣縮。

痛性痙攣 (cramp)：是強直性痙攣局限於某一肌肉，可延續痙攣而及於攣縮。若通過關節部分之肌肉組痙攣可導致關節之攣縮。

舞蹈狀運動 (choreiforms movement)：快速、非共濟、不整而不規律成舞蹈狀，多續發於風濕熱。

指痙病 (athelosis)：由於基底神經節受損。常伴同半身不遂而發，成習慣性緩慢，蠕蟲狀或滾球狀手的運動。

肌強直 (myotonia)：由於情緒及有企圖的運動，致肌肉張力增強。

更替運動不能 (adiodokokinesis)：患者雙手不能同時行快速而變

換的內外旋轉動作。

張力過弱 (hypotonia)：肌肉張力減弱，肌肉萎縮，亦可發生於深部感覺傳導阻斷病灶如脊髓癆 (tabes dorsalis)。

步態 (gait)：極多疾病導致步態不正常。其發生於非神經性原因者如骨骼的畸形，骨及關節病理變化，肌肉或血管病變。但通常因神經系統疾患導致行走失常者亦多。所以某些特殊的神經疾患可由步態徵候獲得診斷。如輕癱時是既慢而謹慎及小步或拖曳式步態。腿前肌麻痺時尤其是由於脊髓前角或周邊神經病灶所引起之下垂足 (drop foot)，呈現跨閾步態 (steppage gait)，避免敏捷之足部蹠屈，而患肢之肢膝部於行進時保持過度彎屈。如係強直性，則行進時慢而小步或足趾呈刮地狀。內收肌呈緊張狀態，則現剪狀步態 (scissors gait)，下腿呈相互交叉狀。另如共濟不能性步態 (ataxic gait)，或脊髓癆性步態 (tabetic gait)，係由於沒有深部位置感覺，患者會隨時注意其腳的動態，股部呈強屈及外轉狀，前腳部於踏步時呈過分背屈狀，以腳跟先著地。若閉目時則不能站立。相反的若為小腦共濟失調，則視覺亦無助，其步態呈蹣跚醉酒搖擺狀，呈現倒向病灶側之步態。下肢肌肉共濟，可由囑患者閉目，置一腳之跟部於另一下腿不同部位以測定之。而上肢則囑患者用食指尖端觸指鼻尖測定之。

電反應 (electric reaction)：電反應對檢視某些肌肉因周邊神經軸索病灶導致軟弱或變質極有價值。如係變質反應，則係下運動神經單位病灶之特徵。正常肌肉對交流電 (faradic) 及直流電 (galvanic current) 均有反應。交流電可引起所有對電流通過肌肉的強直收縮，而直流電僅引發對陰極的單一收縮。變質反應係肌肉不能因電刺激而發生正常反應。

反射 (reflexes)：反射在神經檢查方面，極為重要。

深部反射 (deep reflex): 反射需刺激肌腱如髕腱、跟腱、肱二頭肌腱等。淺反射 (superficial reflex) 需皮層刺激，如腹部及提睪肌反射。肢體反射弧破壞或脊髓被破壞，將影響反射。若病灶延伸越過整個脊髓節，自大腦中樞減低抑制興奮，引起病灶下端深部反射增強，淺反射侵及大腦皮質，藉以解釋上運動神經病灶的不存在。深部反射應兩側相同。病理反射 (pathological reflex) 和上運動神經細胞或錐體徑的破壞，則呈現病理反射。如巴斑司基氏現象(Babinski's phenomenon)、阿吉爾羅勃雷氏瞳孔 (Argyll Robertson pupil)。

感覺 (sensation): 感覺喪失，可顯示病灶的位置，但必須與正常部分相比較。而感覺的改變，尤能正確的作為對病情改變或惡化的參考。

肌電圖(electromyography): 當肌纖維收縮時，可從肌電圖機器中看到並聽到電流的產生。以針形電極刺入欲檢查的肌肉中，微小的電壓擴大，由陰極線轉變經電波描繪器之描繪，顯現出可見的波狀曲線，同時並將轉變的音能，經擴音器放出特別音響。其在螢光屏上所現出的波線，亦可由攝影裝置，攝出永久的紀錄。肌電圖對中央神經系統或肌肉疾患具有極實用之價值。此外經由肌電圖之附屬裝置，亦可測定神經傳導速度，更有助於傷病之診斷。

骨科有關之神經疾病

I.　不明原因的脊髓性肌萎縮
(Spinal muscular atrophy of unknown etiology)

這一疾患因必須與脊髓灰質炎鑑別，故對骨科醫師極重要。有些這類疾患為腓總神經萎縮及弗利特萊什氏共濟失調 (Friedrich's ataxia)，外科手術治療有助。

II.　進行性脊髓肌萎縮（Progressive spinal muscular atrophy）

這一疾患之特徵，　是進行性的增加肌肉軟弱及萎縮。　其進行的程度，　常自小的手肌開始向臂部及下肢漫延。　其最常見者爲 Aran-duchenne 脊髓型。沒有種族的偏好，男性較女性爲多，多發生於30-40 歲之間，原因尙不明。

病理：　侵犯頸部脊髓者較嚴重，但最後可侵犯所有部分。其前角細胞變性或消失，而代之爲神經膠質組織，偶而亦侵犯髓腔。

臨床現象：　其症狀多於不知不覺中發生於中年患者。當用手時感到軟弱及笨拙是最先症狀，　沒有痛的感覺。　手部小的肌肉萎縮，　尤其是骨間肌（interosseous）、魚際肌（thenar）、內收食指肌（adductor indicis）及小魚際肌（hypothenar），形成爪形手（claw hand）。其軟弱及萎縮程度逐漸增加，進而延及臂及肩部，經久則侵及下腿。亦可先侵犯一手，　最後成對稱侵犯。　很少先自下肢開始者，　但必延及上肢，檢查時可發現肌肉萎縮，肌肉顫動，無深部反射，有變性反應，感覺仍保留。

預後：　進程緩慢，乃長期病患，通常可延續 25 年，極少數患者可因延髓症狀致死。

III.　家族的進行脊髓性肌萎縮：

（Familial progressive muscular atrophy）

亦稱 Werding-hoffmann 病，是前角細胞進行性變性的極少見形式。其特徵爲家族性的發病，是幼兒的疾病，亦有遺傳發病的報告。肌肉萎縮通常於兩三歲後開始，自骨盆帶開始向大腿及小腿部延伸。肩帶亦可被侵犯向下至上臂，　但極少侵及手部。　其萎縮與軟弱成正比。沒有顫動攣縮現象。亦無脂肪浸潤或增生發生，但皮下脂肪仍保留，故掩飾了萎縮的注意。有完全變性反應。無深部反射或因病情減

弱。可因弛緩性麻痺經數年而逐漸死亡。活動時期前角細胞變質存在。沒有特效治療，但近年來有用維生素 E 治療改進的報告。故治療僅限於症狀療法以及一般營養供給治療。須預防感染是重要的。適當的運動及按摩可有助於肌肉功能的改進。矯形手術有時可適用於治療畸形。

IV. 先天性肌弛緩（congenital amyotonia）：

亦稱爲 Oppenheim's 疾病。是脊髓下半部前角細胞停止發育無變質徵象。新生兒最後呈現下肢弛緩性軟弱或麻痺。沒有深部反射，有時可輕度改進。

V. 肌萎縮性側索硬化（Amyotrophic lateral sclerosis）：

特徵是侵犯脊髓及腦幹之前角細胞及錐體徑路快速的變性進行。常發生於中年男性。症狀是上肢軟弱萎縮及弛緩性麻痺，下肢係攣縮性麻痺及延髓麻痺。最先顯現的是吞嚥及說話困難。萎縮可發生於所有肌肉。姿態呈典型的攣縮狀。沒有感覺異常。多於 2-5 年後死亡。

VI. 腓肌萎縮（Peroneal muscular atrophy）

卽 Charco-Marie-Tooth 肌肉萎縮，係遺傳性的肌萎縮。多發生於青春期（puberty）或年輕的成人。其特徵是緩慢進行對稱性肌萎縮及下腿足部軟弱，最後侵犯前臂及手部。侵犯腓肌是最典型的。

病因：其原因尙不明。男性較女性爲多。其遺傳呈顯性、隱性或與性染色體有相關的特徵。

病理：其變性進程沒有炎症反應。涉及前角細胞、周邊神經及延伸至後柱。

臨床症狀：症狀發生有家族性侵犯及患者同年會發生之傾向。最初姿態呈笨拙狀，腓肌軟弱，踝部現內翻扭轉狀。下腿疼痛或麻木感。進行極緩慢，經多年後發生典型的下腿肌肉及足部骨間肌萎縮。

開始時呈足下垂及踝內翻。現固定式之馬蹄空凹內翻狀畸形（equino cavovarus），並合併爪形趾（claw toes）。姿態呈跨閾步式。腓肌極度軟弱。最後侵及上肢，前臂薄弱呈爪形手。深部反射消失。而觸覺、溫覺及自感的感覺呈不同程度的喪失。面部、軀幹、骨盆及肩帶均極少侵及。

預後：進程緩慢，乃長期疾患。可於任何時期呈靜止狀。患者有度過正常年歲生活之希望。

治療：給與溴化普羅斯蒂格明 15 毫克，每日三次，對減輕軟弱及共濟失調有助。足下垂可用彈簧支架輔助。而手部可用動力夾板預防收縮。畸形嚴重時可行手術矯治。足部畸形可行全距骨關節固定術（pantalar arthrodesis）及蹠骨楔形切除術（tarsal wedge osteotomy）矯正。因畸形是逐漸形成，故僅行跟腱延長術（lengthening of Achillus tendon）治療無什助益。外科手術對尅制骨間肌麻痺及收縮亦有功效。

VII.　弗利特萊什氏運動失調（Friedreich's atasia）:

亦稱遺傳性脊髓共濟失調，是極普通的遺傳性共濟失調。乃家族性疾患，很少直接遺傳，但數兄弟可同樣被侵及。其特徵是腦皮質與脊髓的，脊髓與小腦的及脊髓後柱的進步性變性。

病因：尚不明。其遺傳各個發生於已侵犯及未侵犯者。

病理：髓鞘脫失過程發生於錐體經路或脊髓小腦經路，尤其是脊髓後柱。當破壞嚴重及範圍較大時，其前角細胞亦可侵及。

臨床症狀——多發生於十歲左右。最初僅呈現如空凹足及鼓錘趾（pes cavus and hammer toe）之畸形生理習慣及生理畸形。主訴姿態笨拙、蹣跚、易摔跤、踝部扭曲、足部疲勞以及不易穿著舒適之鞋。有時鞋穿著變形成與足部相同畸形狀。正確的共濟失調常發現於

七至十五歲急性感染之後。典型的患者呈對稱的爪形足及長的蹠弓明顯的增高，蹠骨頭隆起，前足變寬，小的足趾過度伸展呈爪狀。而馬蹄狀是由於前足中蹠骨部下垂時明顯。肌肉軟弱以腓肌及脛前肌較明顯。一般進程極慢，可持續數年，姿態現共濟失調狀。朗堡氏徵兆（Romberg's sign）呈陽性。小腦徵兆為不能作手指口鼻之試驗及更替運動不能（adiadochokinesis）或更替運動困難（dysdiadokokinesis），動幅障碍（dysmetsia），共濟不能（asynergia）。其障碍逐漸侵及上肢及頭部，而引起頭部震顫及手的顫抖動作，而軀幹部分嚴重時則不能坐起。通常有深部刺痛（lancinating pain），輕度知覺減退（hypesthesia）及震動感覺遲鈍（hypopallesthesia），此為後柱病灶。深部肌腱反射早期喪失，最後錐體經路侵及則反射可能轉為增強。言語變猶豫及現爆發音。肌肉軟弱萎縮主要侵犯足及下腿骨間肌，尤其是腓肌及脛前肌。嚴重時眼球震顫（nystagmus）顯明。視神經萎縮（optic atrophy）及重視（diplogia）均可發生。特殊的畸形和脊柱後側彎（kyphoscoliosis）及明顯的馬蹄內翻足（pes varoequinous）以及大趾基部過度伸張與趾遠端屈曲。有人命名為 Friedreick's 氏趾。全身肌肉軟弱常合併遠端萎縮似 Charco-Mar'e-Tooth 病樣，但智能極少障碍。雖然是共濟失調，但成殘。最後通常於三十歲左右臥床不起。

治療：對鈍拙而嚴重的患者，外科手術治療是適應的，尤其對嚴重者可獲致暫時性的穩定，矯治足將有助於行走。最基本的治療方法是三面關節固定術（triple arthrodesis），再合併以適當的楔形骨切除術（wedge osteotomy）以矯正畸形。因馬蹄足將限制於前腳，跟腱長度不能適應。必要時亦可代之以中蹠骨切除（mid-tarsal resection）及皮下肌腱切斷術（tenotomy）。如脛前肌腱功能不適，將伸跨長肌腱移植至第一蹠骨頸及大趾間關節固定之。施行骨骼手術須待骨骼發育

正常後行之。

VIII.　周邊神經損傷:

腋神經損傷: 多因直接挫傷或外科反射導致間裂。若其主要枝或於肱骨外科頸部侵損，則三角肌完全麻痺，肩部外展不能，三角肌下端皮層有麻感。通常上臂外展之最初 20 至 30 度賴肌與腱袖之作用完成，主要爲棘上肌組成部分之作用，故其運動幅度可因旋轉袖肌情況而不同。有時雖然三角肌反應完全變性或萎縮，但棘上肌可能代償性肥大而使外展仍保持。若腋神經前枝間斷，則其前部肌肉麻痺，如僅部分肌肉麻痺，通常可因棘上肌變肥大及大胸肌之作用所代償。

對腋神經損傷，應注意預防性治療，避免該部手術切口之不必要延伸及對三角肌之粗笨損傷。若一旦被挫傷時，其自然再生可能需四至六個月，應使患肢保持於外展架上使三角肌弛緩，並常作輕度按摩及電刺激。尤須作主力之運動促進袖肌之健壯。手術修補此一神經極困難。故手術時切忌行肩部肌肉分裂切口，若未能避免時，則其切口應在三角肌前三分之一部位，避免越過喙鎖關節遠端一吋半部分。三角肌完全麻痺後 而不能以其肌肉 代償作用時，須行肩關節固定術 (arthrodesis)。 斜方肌及前踞肌可有效的拉起臂部。 當三角肌之前部麻痺時，其整個肌肉顯示軟弱，尤其上臂向前屈曲極度影響，肱骨頭亦可能向前完全或部分脫臼。類此則仍保留功能肌肉部分之後端肌將起始端移位至前端，此卽所謂之 Harmon 氏手術。另亦可將斜方肌之止端，用濶肌膜條縫合延伸移位至三角肌結節，使肩胛肌強度增加，但當肩關節有部分脫臼時，則爲禁忌。此外亦可將肱二頭肌之短頭腱及肱三頭肌之長頭腱移位固定於喙突之前及後邊緣。

正中神經損傷: 若自肘上部間斷，則大拇指、食指及中指彎曲不能，腕部屈曲軟弱，且因無尺側屈腕之對抗，腕部向尺側傾斜，旋前

動作軟弱或不能，抓物無力，大指向內對抗及外展運動無力，食指亦呈彎曲而無力。前臂之上端及魚際肌萎縮。大指、食指、中指掌側及無名指撓側之感覺完全缺失。但有時由於尺神經異常解剖供應，對掌作用可能仍保留。大指不能旋轉，故指甲面與手掌平行，故名 simian hand 狀似猿猴。營養障礙主要發生於食指之遠端，變爲薄之錐形。肘上部正中神經之損傷可因槍傷或銳利器械傷所間斷，亦可因肱骨髁上骨折碎片所傷。正中神經亦常發生於腕部意外刀切傷或玻璃片傷或切腕自殺。亦可因強縮的腕橫靱帶或半月狀骨脫位時所壓迫，或當緊抓硬物壓迫所致。亦有少數患者因腕橫靱帶特別增生變肥厚，縮小了其下層之管道而壓迫神經。若此則其下端供應之大指、食指、中指之長屈肌，撓側屈腕肌及旋前肌痲痺。如延及短外展肌則不能使大指過多向前對抗食指。有時亦可延及對抗肌、短屈指肌之淺層部分及食中指之蚓狀肌。感覺喪失較嚴重，手之側掌部，食中指及無名指之一半掌側，大指、食中指及無名指一半之遠端指節之背側感覺均消失。若部分正中神經損傷或因刺激，則引起灼痛(causalgia)，肢體呈嚴重的燒傷痛感，尤其是手部，可因物理的或情緒的刺激加劇。最初腫脹、紅、熱、出汗、感覺過敏。逐漸皮膚變薄，光澤、冷、發紺及變乾。而手保持於指伸展及大指外展狀，指關節可能強直。以後疼痛亦轉更痛苦。保持局部潮濕，似可暫時減輕症狀。至於治療究該保守抑或外科手術，應早決定。縫合神經應早期行之。晚期縫合，通常僅能保留部分。故應早期詳細探查並縫合兩斷端於正確之對合位置。縫合神經時，如斷端間有空隙，則以向掌側屈曲掌指關節克制之。若斷端位在腕上時，則屈曲腕部，如肘亦屈曲時，將神經之近端小心拉向遠端，則可克制三吋半之空隙。手術後以石膏固定維持關節於彎曲狀。一月後逐漸使伸展之。如需移植，可應用腓腸神經移植，此多應用於比較

嚴重將導致喪失工作或重要分佈觸覺消失之患者。若神經間斷經縫合對位不良影響運動障礙時，可於尺側屈腕肌之腱止端行滑車手術，以保留其功能。對灼樣神經痛患者，應行探查手術。必要時行交感神經阻斷治療。

撓神經損傷：因損傷之位置及程度，其臨床表現症狀不同。當間斷於腋窩部位時，則肘部伸肌，前臂之伸肌及旋後肌，腕部之伸肌，手指之掌指關節伸肌以及拇指之伸肌及長外展肌均麻痺。臂之後及後外側，前臂之後三分之一以及手背之第一骨間腔之自主區麻感。最典型的徵象是肘部微呈彎曲，前臂旋前，手指腕部下垂，手指之掌指部亦下垂，大拇指前轉向掌側彎曲，不能握拳。撓神經之損傷多由於直接壓迫所致。有的是因肱骨迴旋溝部骨折碎片直接損傷，或於骨痂形成時嵌閉神經導致延遲麻痺，有時仍保留肱三頭肌及肘肌之功能，而上臂及前臂背側之感覺亦仍保持。其由淺撓神經供應之手背部之自主區有麻感。若撓神經損傷於肱撓肌及肱肌間，則侵犯肱撓肌及撓側伸腕長肌。肱肌係由雙重神經供應，故功能仍保持，但手部自主感覺區則受影響。槍彈傷及刀刺傷爲此部分損傷之最多原因。此部位尚有後骨間神經約在撓骨頭下一指寬外圍架支持使保持於鬆弛狀態，至肌肉張力可用直流電刺激及輕度磨擦維持至神經再生。應用支架抵制腕下垂，必須越過掌指關節以支持近端指骨伸展。並同時支持大拇指於完全伸展及背向外展。若發現爲急性完全麻痺，應立卽手術檢查並縫合之。良好的結果，有賴於適當的早期修復治療。撓神經早期修補，通常預後極佳。但若再生失敗，則須行肌腱移位手術。肱三頭肌麻痺，通常靠重力卽可伸展肘部，不需補償，但當持用拐杖時，則需肘部伸展肌力，可將肱撓肌之起點向肱骨後側移位，以代替肘部伸展肌力。前臂之旋後可以切開撓骨術（radial osteotomy）及旋轉遠端重建繞撓

骨，　故外科手術損傷爲最多原因。　越過此處，　則旋後短肌功能仍保持。腕下垂，指於掌指關節部下垂，大拇指向掌側前捲畸形。大指伸肌及長外展肌係由總伸指肌及伸腕肌稍遠端之分枝供應，故亦可能僅大拇指被侵犯。如僅損傷淺層之撓神經，其損傷限於自主區之感覺。當因淺層撓神經不完全病灶引起灼樣神經痛 (causalgia state)，此自主區卽主要疼痛部位。　單一或數肌肉部分痲痺及感覺遲鈍 (hyposthesia)或感覺過敏 (hyperestheisa)更有勝於痲木時，則顯示其神經病灶是不完全的及神經的連續仍保持。治療撓神經損傷，不論損傷部位或原因，其所侵及之肌肉，均應以支持旋轉功能。Tubby 氏手術將旋前圓肌之肌止端，自橈骨之掌側移位至背側。伸展大拇指尤其是外展可穩定手指於腕掌關節。另將撓側屈腕肌移位至長外展肌及伸肌處。而尺側屈腕肌移位伸指肌處。若無適當肌腱移位時，則以固定腕關節或切斷總伸指肌腱後固定遠側段之近端於骨背側。主動屈曲掌指關節，藉拉緊固定之肌腱而自然背屈腕部。而大拇指之腕掌關節亦可以關節固定穩定之。

　　尺神經損傷：當尺側屈腕肌痲痺，顯示尺神經於肘上部間斷。若病灶在肘部遠端，則可保持尺側屈腕肌之功能。尺神經痲痺之典型症狀爲無名指及小指掌指關節伸展，近端指間關節屈曲，乃因蚓狀肌功能喪失所致。如病灶低於前臂，則深屈指肌之功能無損，但因內部沒有對抗肌，　若強屈遠端指骨，　則無名指及小指呈爪狀。　當病灶在較高位時，則尺側屈腕肌及深屈指肌之尺側痲痺，最後前臂尺側肌肉萎縮。無名指及小指遠端指節不能彎曲。小魚際肌之隆凸亦變薄。骨間肌痲痺故骨間腔亦變中空狀。大拇指內收肌，屈拇短肌內頭，小魚際及尺側二蚓狀肌均萎縮。手指之外展內收均喪失。但食中指係由正中神經供應其蚓狀肌，故仍可完全外展。尺神經痲痺，則手掌側之尺側

部分及全部小指及無名指之尺側面感覺喪失。而背側小指全部，無名指及中指之尺側面以及手之尺側三分之一部分亦感覺喪失。但有時因相關神經之重合，感覺喪失可能不同。然小指遠端三分之二部分是獨特不變的。無名指及小指營養變化反射於感覺神經分佈的喪失部分。治療尺神經損傷，修補是必須而極應注意的。按尺神經含有運動及感覺纖維，故接合時應注意徑路錯交。尺神經接合時可於肘部向前移位放鬆之，或分離分枝使其鬆動。通常功能恢復約需一年。於此恢復之長時期中，應將手支持於支架使掌指關節屈曲及指間關節伸展以保持麻痺之肌肉於弛緩狀，同時並預防關節攣縮。如尺神經麻痺時間過久，可行肌腱移位，但必須關節能靈活動作而被移位的肌肉功能良好。下面是常用的方法：

1.布尼爾方式(Bunnell technic)：係經蚓狀肌管移植多數之淺層肌腱條至腱膜擴張。這一方式對較久之爪狀手無效。

2.佛萊爾方式 (Fowler technic)：是分裂固有食指伸肌及伸小指肌各二股，然後將每一股經骨間腔向前至腕橫靱帶而固定於腱膜。

3.雷爾道方式(Riordau technic)：是一種肌腱固定術，係分別將撓側伸腕長肌及尺側伸腕肌之半，自母腱分離而固定於第二及第五掌骨之基底部，每一半行縱的分裂爲二條，然後將每一條接合如佛萊爾氏方式。其肌腱須使呈緊張狀。

手術後將手固定於壓力敷料中，保持腕部背屈，掌指關節於屈曲狀及遠端二關節於伸展狀。如發現有皮膚及關節攣縮畸形時，則不適用肌腱移位，應行關節固定術。

尺神經麻痺則魚際肌及小魚際肌萎縮，如合併正中神經麻痺，則捏握動作不能，下列方式可有效治療：

1.腱圈手術 (teudon loop operation)：適用純尺神經麻痺，即將

至食指之總伸指肌腱於固着點之前端切開，以植腱延長方式固定移植於手之尺骨部，卽將該分離之肌腱轉掌側小魚際肌及屈指肌之下固定於大拇指近端指骨基部之尺側，而遠端之肌腱剩餘端縫合於食指伸肌，避免食指發生內收及旋轉畸形之發生。

2.「Ｔ」形肌腱手術（teudon T operation）：目的在強化大拇指及食指之內收作用，並使再形成腕掌之弓形狀。卽將掌側屈肌腱下行橫的植腱，並固定於第五掌骨頸及大拇指近端指骨基部之尺側，於其中心部分固定一運動肌腱，通常用淺屈肌腱。當運動肌腱收縮牽拉橫過之腱膜可對抗大拇指及食指。此用於合併正中尺神經麻痺後矯正大拇指對抗所必需。

IX. 外傷性尺神經炎 (Traumatic ulnar neuritis)：

尺神經由於解剖位置較表淺，尤其位在尺骨鷹嘴突及肱骨內髁間之溝處，極易導致慢性反覆外傷及外在的壓迫。且因接近於附近堅硬之骨以及較強力之肌膜。特別於骨性關節炎或曾骨折致局部形成粗糙面，經常磨擦滑動之神經。尤其有肘外彎畸形時，肘內側突出，更使尺神經長期牽拉，引發臨床症狀。輕者尺神經分佈區域感覺異常，手部有笨拙感及偶而多汗現象。重者如骨間肌軟弱，小魚際肌及前臂肌肉軟弱，感覺遲鈍或麻痺。治療方式，爲將尺神經自其溝向肘前移位。

X. 坐骨神經痛 (Sciatica)：

坐骨神經損傷後之臨床症狀，所謂坐骨神經痛，意卽疼痛發生於坐骨神經分佈範圍，卽臀部、大腿後部、下腿後部及後側部、腳背或足蹠部。下列爲引起坐骨神經痛之主要原因：

一、原發神經疾患：因酒精、維他命缺乏或感染所引起之炎症，或因重金屬中毒所導致之神經變性疾患，以及糖尿病新陳代謝疾患併發之神經炎。

二、續發性之神經侵犯：

1.脊髓內：爲椎間盤突出壓迫神經根，因骨贅壓迫或神經孔腫脹之增生性關節炎，外傷或骨折後蜘蛛網膜炎，椎骨腫瘤或感染以及脊椎異位之先天性畸形。

2.脊髓外：如骨盆內腫瘤或感染，以及骨盆外之外傷腫瘤或感染等。

三、反射性神經痛：如薦上脂肪瘤及類骨性骨瘤以及腰部疲勞外傷均可引發坐骨神經反射性痛。

坐骨神經不僅含有運動及感覺纖維，且含有交感神經纖維，每一運動單位均供應一明確的肌肉或一組肌肉羣，而感覺纖維亦供應一明確之範圍，但因附近周邊神經交叉常導致圍擾，惟可由感覺喪失之自主區域範圍，明確鑑別某一神經之侵犯。坐骨神經是僅次於正中神經可引起灼樣神經痛（causalgia）。

病灶如靠近腰神經叢，位在神經根部分，則可引起相關皮節部位不完全性感覺喪失。一組肌肉纖維呈現軟弱或麻痺，並不需明確鑑別肌肉解剖，而相關於肌肉強直，沒有血管運動或催汗功能的喪失，由此可與周邊神經病灶俱有明顯的差別。故椎間盤突出壓迫神經根於腰薦椎間，其臨床所表現的是下腿外側部感覺遲鈍，踝部背屈輕度軟弱，但無皮膚色澤溫度或濕度的改變。

如坐骨神經發炎，當壓診時則疼痛加劇。坐骨神經較易檢查影響之部位爲：(1)股骨大轉子及坐骨結節之間溝。(2)膝膕窩。(3)股二頭肌腱之後緣。(4)腓骨頸部。

坐骨神經痛之鑑別診斷，應自近端起至遠端，注意背部畸形及不正常之姿態，並量度下肢長度有無差異，有無股關節脫臼或不穩徵象。其次應注意腰部軟組織異常，尤其是腸骨後上棘部，檢視其有無

壓痛性脂肪腫瘤。如係腫瘤，局部感覺可能缺失，並可能有反射性坐骨神經痛。而脊椎X光攝影可顯示骨病灶及椎間腔變化，並可顯示椎弓間小關節面變化是導因於椎間盤破裂或變性時久所致。腰椎側位X光攝影亦可鑑定關節間之分裂乃椎骨離解及椎骨脫位症之特徵，椎間神經孔被贅骨侵犯亦可顯現。脊髓攝影可鑑別髓腔侵犯病灶之特徵。而脊髓液檢查更可獲得較多徵兆，如腫瘤則蛋白含量增高，壓力測度可鑑別有無脊髓腔阻塞，脊髓液亦可行梅毒測驗。

　　男性攝護腺腫瘤向後浸延，女性生殖系罕見之腫瘤，如子宮膜組織異位均可導致坐骨神經痛之症狀。骨盆內骨病灶於自大坐骨孔穿出前後亦可連累坐骨神經。此外股關節外傷性後位脫臼以及此部位之骨性軟骨腫瘤等亦可引起坐骨神經痛。越過此部，如股骨幹骨折可損傷坐骨神經。

　　如坐骨神經在大腿部斷裂，通常屈膝功能仍存在，係因股二頭肌及半腱肌供應之神經位置較高，但弛緩性搖擺足是由於感覺缺失的結果。其感覺缺失通常延及小腿後側及外側。當腓總神經被侵損，則足及足趾背屈及足外翻功能喪失，足及足趾之背面除小趾外側之感覺喪失。淺腓神經損傷則足外翻不能，大趾內側，二三趾並列面及四五趾感覺減退。若深腓神經損傷，應在小腿較高處供應足及足趾伸肌纖維中斷。如未完全斷裂，則僅大二趾間之感覺喪失。

　　腓神經是坐骨神經極暴露部分。通常脛神經極少損傷。若損傷，則腿肚部及蹠部肌肉麻痺，且有極明顯的萎縮。感覺喪失包括足掌及足趾蹠部。若腸腓神經亦被侵及，則腿後側部及足以及小趾之外緣亦呈感覺缺失。

　　坐骨神經病灶之外科修補：因坐骨神經極長，再生需時亦久，故修補應於早期行之。

XI.　脊髓灰質炎 (Poliomyelitis)：

亦稱小兒麻痺症(infantile paralysis)，是由於過濾性病毒所引起的急性感染於中樞神經系統暫時或永久破壞而導致麻痺畸形。通常經過一段不明的潛伏期後繼之爲一般全身性的症狀：發熱、興奮增強、出汗、呼吸或胃腸發炎。延續數日，而後病毒侵入中樞神經系而顯示腦膜刺激症狀如頸部僵硬，背部僵硬，頭痛，嘔吐，肌痛及嚴重之神經性疼痛。腦脊髓液變化是此時之特徵，恢復性血清治療是必要的。由於侵犯前角細胞，不全麻痺或弛緩性麻痺是此病症之特徵。這一時期又稱「麻痺期 (paralytic stage)」。急性時期延續數日至一週後，體溫則下降，不等量之肌肉開始恢復。此後則爲「恢復期 (convalescent stage)」延續可達兩年之久。此一病症臨床約分爲下列各期：

1.「全身症狀期 (systemic stage)」：此期之特徵爲先兆，如上呼吸道感染、腸胃炎症、發熱、全身無力、憂慮及頸淋巴腺腫。此期無腦脊髓液之變化。患者可能恢復或繼續惡化。

2.腦膜刺激期（ stage of meningeal irritation)：——亦稱麻痺前期(preparalytic stage)，明顯的侵犯中樞神經系統，突然發作、高熱、虛脫、頭痛、頸背疼痛。患者極興奮而對觸覺極敏感。幼兒需人懷抱，某些肌肉發生極疼痛的痙攣，最多侵犯者爲股四頭肌。繼之顫抖、出汗及頸部僵硬。背呈強直而頭向後垂。Kernig 及 Brudzinsk 徵候呈陽性。反射最先消失者爲淺部的反射。繼之深部反射亦消失。腦脊髓液呈毛玻璃現象，而細胞計量每立方毫米約 250，早期爲多形核白血球，稍晚爲淋巴球及單核白血球。其計數爲10至1000。白蛋白及球蛋白中等度增加。糖之含量正常或增加。但脊髓液是無菌的。

3.麻痺期 (paralytic stage)：

(1)脊髓型(spinal type)——其全身及腦膜徵候繼續進行，而至

弛緩性肌軟弱及麻痺，伴同相關深部反射減退，其侵犯是不對稱及分區狀。對向肌可能呈攣縮狀。四肢、背、腹及呼吸肌均可侵及。

(2)延髓型 (bulbar type)：較少見，常合併腦炎變爲較急暴進程。全身及腦膜症狀嚴重。嗜眠、昏迷及嘔吐極普遍。此外如鼻語及自鼻腔反胃，不能吞嚥、喉部粘液滯積。嘔吐反射消失。延髓呼吸中樞可被侵犯。

(3)呼吸麻痺 (respiratory paralysis)：可有脊髓型及大腦延髓型兩型不同之症狀。前者其肋間肌是由胸椎第一至第十二之神經根供應，而橫膈膜由頸椎第三至第五神經根支配均麻痺。呼吸之逸出動作變淺，鼻翼變寬，呼吸端賴運用副肌。當橫膈膜麻痺則呈現逆行性呼吸 (paradoxical respiration)，吸氣時腹部向內沉陷。當肋間肌麻痺，吸氣時胸壁沉陷。後者雖然肋間肌及橫膈膜未被侵及，但呈現不規則之呼吸。呼吸可無規則預兆衰竭。

(4)肌肉縮短 (shortening of muscles)：有些肌肉刺激興奮增強若痙攣持續，則肌肉永久變短而攣縮隨之發生。如某一肌肉是對抗麻痺肌肉，後者則因牽拉變軟弱。最典型被侵犯緊縮而引發疼痛之肌肉是背部，膕旁肌及腿肚肌。

治療：預治治療──免疫疫苗 (vaccine) 之應用可減低發病率，如已感染亦可減輕其麻痺程度。恢復血清 (couvalesent serum) 可獲致暫時性免疫。另外丙型球蛋白 (Gamma globulin) 於發病期前給予有效。此外對病例之隔離，整潔環境，撲滅昆蟲，避免涉足公共場所，保持體力，避免疲勞乃一般應注意事項。

積極治療：隔離患者，使絕對臥床休息，並適當輸入水份。禁用鎮靜藥物，軀體肢體均應保持於功能位置。可運用熱的治療以減輕肌肉之攣縮。急性時期，尤應注意呼吸肌肉之治療，必要時可行氣管切

開術並以人工呼吸輔助器促進呼吸功能。當然急性期，骨科僅於軀肢功能之維護及促進給予注意。而當恢復期，則必須應用物理復健方式保持或促進肌肉功能。尤須預防畸形之形成。最多畸形的發生爲脊椎側彎，膝屈曲，肩內收及內旋，股關節屈曲，掌指關節過度伸展等。預防畸形，須賴支架，適當姿式以及牽張對抗肌組。若麻痺繼續延續，應藉手術治療以維護肌力，矯正畸形及穩定姿態。外科手術可於急性期過後約六個月行之，因此時可獲致最大恢復量。通常十歲以前僅行軟組織手術，因骨之重建其骨化尚未完全。通常一般小兒麻痺症患者其肢體生長速度減緩且呈萎縮現象。如下肢不等長則須於適當時期行暫時的或永久的骨骺遏制術。此類患者骨骼較脆弱易致骨折，但骨痂形成及愈合均正常。有些麻痺肌肉需行肌腱移位，以重建功能。但被移位之肌組必須強力有效，其腱必須固著於骨骼，且盡可能近麻痺肌肉之腱上端。其移位肌腱須保持於各別鞘內或麻痺肌組內或通過皮下脂肪，使能產生正確之滑動功能。其神經及血管供應須維護保持之，所有收縮的組織必須於肌腱移位前鬆解之，而移位之肌腱須保持正常生理張力。另穩定姿式有時須賴關節固定輔助之。

XII.　腦性麻痺 (Cerebral palsy):

腦性麻痺是一種肌肉功能障碍的情況，是由於上運動神經細胞於大腦皮質或通過該徑路於腦內神經纖維外傷或疾病所引起。抑制的控制喪失結果過多的興奮自下運動神經細胞發出。此亦含小腦病灶，導致共濟失調及共濟官能喪失。腦性麻痺之病因，或因機械原因或持久之缺氧於生產時使大腦損傷，或因先天性腦缺陷或產後腦炎搐搦及頭部外傷導致。

典型的腦麻痺患者，多數有難產或懷孕初期罹有疾患病史。患童學坐、站立、行走及學語均甚晚。面部無表情及可能呈現面部歪扭

（Grimacing）以及流口水（drooling）。說話困難，動作笨拙，慢，愚笨，共濟不能，若試行一肢之某一部動作則全部其他肌肉亦痙縮移動之大眾動作（mass movement）發生。強行運動一關節則被強直的肌肉組反阻其可反射性被強力收縮影響。陣攣常見到。深部反射增強，而病理反射影響亦常見及。指攣病可逐漸發現於最初二年內。精神遲鈍於二至三年變明顯。臨床現象因病灶部位及範圍不同而迥異。

1.大腦皮質病灶（cerebral cortex lesion）

⑴運動前區（premotor area）：特徵爲肌肉張力增加，深部肌腱反射增強、陣攣，呈現病理反射及牽張性反射。

⑵運動區（motor area）：特徵爲肌肉張力減低，深部肌反射減弱，肌肉不正常的增長，牽引時不致引起牽張反射。

2.顱底神經節病灶（basal ganglia lesion）：特徵是不規律，無節奏的不隨意的動作，主要在手部，因隨意的努力及情緒而加重，睡眠時則停止。面部無表情，但侵犯面肌，引起持久之面部歪扭。當患者努力控制不隨意的動作，則增加肌肉張力。無牽張反射發生。若以支架或外科方式固定控制某一部分，則指痙再現於肢體之另一部分。

3.小腦病灶（cerebelar lesion）：小腦功能障碍，其特徵包括共濟失調，平衡感喪失，肌肉不能共濟，更替運動不能（Adiadochokinesia），眼球震顫（nystagmus）及頭暈眩。最多原因爲先天缺陷或生產時出血。

4.廣泛的大腦損傷（diffuse brain damage）：通常由於大腦持久缺氧，多發斑點出血或腦炎導致大腦廣泛損傷。臨床呈現全身性肌肉強直，其強直程度因時間而不同，無眞正的牽張反射亦無深部反射過度現象。通常神志不足。

約百分之七十腦麻痺患者精神情況正常，有些因言語困難並不與

精神有關。

　　治療大腦性麻痺患者，首須給予復健計畫。約三分之一患者低能，其餘的則嚴重成殘而無法治療，但需社會照顧。有的可予再教育復健治療，包括平衡及姿式、行動、鬆弛、有節律的運動以及言語等之訓練。

　　腦麻痺最有價值之非手術輔助治療包括:

　　1.支架（bracing）：可使攣縮或類痙指患者行走於平行桿及最後運用柺杖行走。

　　2.共濟運動(co-ordination exercise): 如積木（building blocks)黏土模型(hodling clay)，攀梯（ladder climbing)，騎單車（bicycle riding)。

　　3.旋轉運動(diversion exercise): 運動須規律並伴以音樂。

　　4.重複而獨立的個別努力(repetition unaided individual efforts)

　　藥物治療: 亥俄辛（hyoscine）特別用於腦炎後患者，其對恢復以前所學自主動作有益。但對出生即成殘患者無效。普羅斯蒂格明(prostigmin) 或 neostigmine，可降低肌肉痙縮並能增加運動幅度。使易於以支架或楔形石膏繃帶矯正收縮並有助於以反抗肌減輕牽張反射而獲致反復運動。對言語困難亦有助益乃因減輕舌之攣縮程度，此外 hydatoin 組藥物 dilantin sodium 對緊張痙指症具鬆弛之作用。南美箭毒（curare) 對痙指症亦有暫時鬆弛作用。

　　外科治療原則用於輔助保守治療。適應於持續畸形之矯正，恢復肌肉平衡以及足或手腕關節之穩定。目的在引導恢復行動。外科手術種類之需要，不僅視肌肉攣縮程度，且應對反抗肌仍然存在肌肉之強力及其攣縮度如何 而確定之。 手術前運用支架， 接著施行手術，並密切注意其由手術獲致適切而預期之效果。 指痙及精神缺失的患

者應禁忌手術。外科手術包括神經切除術（neurectomy），腱延長術（tendon lengthening）或腱移位（tendon transfer），肌腱回縮術（teudon recession），關節本切開術(capsulotomy)，切骨術(osteotomy)及關節固定術（arthrodesis）等之適當運用。

第三章　局部骨科

第一節　頸臂部之疾病

陳　博　約

　　從頸部經過肩、臂到手部的放散疼及痲木之原因，在頸臂部有兩種，一種是頸椎神經根在椎間孔內被壓迫，或被刺戟引起的，其症狀被稱為頸椎神經根症候羣。另一種是椎間孔出來後的頸部神經叢及鎖骨下動靜脈在胸郭出口部，由(1)頸肋之壓迫，(2)前斜角肌三角之壓縮，(3)鎖骨與其下面之第一胸肋骨間之狹窄壓縮，(4)被小胸肌之壓迫引起的。其症狀被稱為胸郭出口症候羣。

I.　頸椎神經根症候羣 (Cervical root syndrom)

　　由頸椎椎間板變性引起的椎體後邊緣之隆凸，及骨刺形成，早的於35歲就會發生，稱為頸椎脊椎症。

　　假使骨刺發生於頸椎椎體後緣之外側部 (lushka關節)，而壓到神經根，引起症狀時，稱為頸椎神經根症。假使骨刺發生於頸椎椎體後緣之中部或者傍正中部，而壓到髓體時，稱為頸椎脊髓症(cervical myelopathy)。

　　頸椎被過度伸展，而發生頸椎後方半脫位時，共椎間孔變成狹窄，而神經根就被壓迫，相反地，頸椎被屈曲時，椎間孔變寬，而神經根比較不會被壓到。假使支持關節之靭帶和關節囊過度鬆弛時，後方半脫位則更容易發生。神經根平常在頸部占椎間孔之三分之一。頸

椎之肥厚的骨刺是經過相當長時間慢慢發展而成，而神經根在此長時間裏，有充分之能力適應還境，不會容易被壓迫發生病狀。但若由外傷，半脫位發生時，神經根就受到骨刺之壓迫而病狀發生。骨刺多數形成於有滑液膜之頸椎體後緣之後外側部之椎體關節（lushka' joint）所以神經根症狀例數比脊髓症狀之例數多。骨刺平常發生於最活動，而且最易受到壓力之部位，卽是第四與第五，及第五與第六的頸椎之椎體間。

症狀

頸椎神經根症狀分為急性型及慢性型。

急性發症型，椎間板凸出症例屬於此型。年齡為30至40歲。疼之出現急激，其程度強烈。常發生於下位頸椎，$C_6 \sim C_7$ 間最多，$C_5 \sim C_6$，$C_7 \sim T_1$ 次之。

由外傷引起激烈的頸部運動痛，從頭部經過肩、臂，到指部之放散痛，手指之痲痺。疼痛激烈時，安靜時也疼，不能睡眠，也不敢動上肢。於多數例，為單一神經根被壓迫。

在 $C_4 \sim C_5$ 間，卽第五頸神經根被壓迫時，疼痛呈現在頸、肩上部及臂前外側。痲木及知覺障害呈在三角肌部。三角肌及二頭肌之肌力減弱。二頭肌及大胸肌反射減弱或消失。

在 $C_5 \sim C_6$ 間，卽第六頸神經根被壓迫時，疼痛呈現在頸、肩、肩甲骨內緣，前胸部，上臂外側及前臂之背側。

痲木及知覺障害呈現在母、示指及前臂之外側部。二頭肌之肌力減弱，而二頭肌反射減弱或消失。

在 $C_6 \sim C_7$ 間，卽第七頸神經根被壓迫時，疼痛出現在和第六頸神經根被壓迫時出現的疼痛的部位為一樣的部位。痲木及知覺障害呈現在示指，及中指，而三頭肌之肌力減弱。三頭肌之反射減弱或消

失。

在 $C_7 \sim T_1$ 間，卽第八頸神經根被壓迫時，疼痛呈現在頸、肩胛骨內緣，前胸部，及上臂，前臂部之內側。麻木和知覺障害則呈現在尺骨神經支配區域，卽在前臂及手指之尺骨側。三頭肌，尺側深指屈肌，尺側屈腕肌，尺側伸腕肌，及手骨間肌之肌力減弱。三頭肌反射減弱。

慢性發症型，多發生於 $40 \sim 50$ 歲之間的男子。以 $C_5 \sim C_6$ 間發生者最多，$C_4 \sim C_5$ 及 $C_6 \sim C_7$ 次之。由外傷發生之例少，而多數例無誘因發症。疼多是純性，有時候，爲刺性、電擊性以及放散性。麻木多呈現在上肢之末稍部。臂及手指之知覺障害，巧緻運動障害，肌力低下，握力減弱，更加惡化時，則肌萎縮。

臨床檢查法

1. radiating percussion pain, 頸椎之罹患部被叩，或被壓時，疼從頸部放散到肩、臂及手部。

2.椎間孔壓迫試驗（spurling's neck compression test）

把頸椎屈曲向患側，而且以兩手壓迫頭頂部時，會增加肩，或前臂部之疼痛。

3.肩壓迫試驗，（shoulder depression test（jackson））

把頸椎向健側屈曲，同時把患側之肩被壓下方時，疼會增加，或被誘發。

單純X光檢查法

單純X光要照六張：前後面一張，側面三張（前屈位，中間位，及後屈位），以及左右斜位像兩張。C_1 到 C_7。

由側面像，可以認出椎間板之狹小，及頸椎體前後兩緣之骨刺形成情形。由前後像，可以認出鉤椎結合部之變形。由斜位像，可認出

椎間孔之狹小。椎間板狹小會引起椎間孔之長軸徑之縮短，而鉤椎結合部及後方脊椎關節之骨變形，會引起椎間孔之前後軸徑之狹小。

　　頸椎之前後屈曲的機能X光攝影，可檢出各椎體間之彎曲異常，卽生理的前彎消失，而局在性後彎出現，表示頸椎不安定。椎間板狹小，椎體後緣骨刺形成，脊椎管前後徑狹小，以及椎間孔狹窄對本診斷很有意義。

　　脊髓造影法（myelography）

　　myelography 所見分爲四型；

　　A型: 完全隔斷（block）

　　B型: 不完全隔斷

　　C型: 中心性欠損

　　D型: 偏側性欠損

　　壓迫到脊髓的病例，多屬於A型及B型。壓迫到神經根的病例多屬於D型。 myelography 表示D型， 而單純X光片上欠缺骨刺形成時，可想到是椎間板凸出症。（disc herniation）

　　椎管腔狹窄屬於長軸方向的中心性欠損C型。

　　頸神經根之連續刺激，會造成頸部交感神經系統之反射刺激，而視力發生糢糊，瞳孔散大，平衡失調，頭痛，肌腱炎，關節囊炎，及手指腫脹和僵硬。脊椎動脈被骨刺壓到變爲狹窄，或是發生痙攣時，病人從床上站起來，或把頭部回旋後屈時，感覺視力模糊，頭暈，耳鳴，以及噁心。

　　鑑別診斷

　　以下是要和頸椎神經根症候羣之患者鑑別之疾病。

　　1.頸椎腫瘤，其神經根性疼是很頑固，而且激烈。在中老人發生時，要懷疑到癌之轉移。

2.胸郭出口症候羣

3.末稍神經之障害

a、尺骨神經在肘關節尺骨管神經溝內，被壓迫則引起尺骨神經支配領域內之手指的疼，知覺障害，肌萎縮及肌力減低。

b、正中神經在腕骨內，壓迫之則引起中指，環指之麻木及放散痛。所謂腕骨症候羣。(carpal tunnel syndrom)

c、正中神經在回內肌下通過部，壓迫之則引起末稍正中神經痲痺。前腕之抵抗回內時，則增強前腕掌側部之疼痛。所謂回內肌症候羣(pronulor syndrom)。

治療法

頸椎神經根症候羣之治療分爲保存及手術療法。

保存療法: 以牽引療法爲主體，其效果之出現，大約需要一週至三週。牽引療法分爲持續牽引及間歇牽引兩種。

使用持續斜面牽引之時間長久時，其使用重量約三至五公斤。使用持續垂直牽引之時間20至25分時，其牽引重量爲10～15公斤，而一天施行二次。

間歇牽引法是利用 Judovich 考案之電動式牽引裝置，1 分鐘之間歇牽引是 3 至 4 次，其牽引重量是10至15公斤。

頭部牽引時，使用 Glisson 氏懸帶掛在頸部，維持其頸椎於大約15 至 20 度前屈位之方向牽引。牽引後，加上頸部之熱敷，或透熱(diathevmy)。

以保存療法，不能改善，疼，麻木之神經根刺戟症狀，或常常再發，而且X光及脊髓造影所見，有確實病變部位存在時，需改爲開刀治療。

手術療法，從頸部後方及前方進入之兩個方法。

對單純的椎間板凸出症之開刀，從頸部後方進入，切除部分椎弓，而搞出從椎間板凸出之腫瘤，病人可早期就復職。但假使需要切除壓到髓體，或神經根之椎體後外緣之硬的骨刺，同時因椎間板變質，而且頸椎呈現不安定，需作椎體間固定時，就需從頸部前方進入。

Robinson-Smith（1958）氏取出變質的頸椎椎間板後，擴大其椎間腔，而後挿入從腸骨取來的移植骨，作椎體間固定。

Cloward（1959）氏使用他設計之器械，通過病患的椎間板，而消除向脊髓管凸出的椎體後外緣之骨刺，同時作椎體間之腸骨片移植固定。此手術比較視野小，如不小心時，會損傷脊髓之危險。

手術視野大，而直視下可削除凸出的骨刺是比較安全，亦爲對脊髓無損傷之手術法。椎體亞全摘出術屬之。病患的椎體及其上下隣接之椎體的後外緣骨刺凸出而壓到脊髓及神經根時，該椎體之上下隣接的椎間板被搞出後，以 airdrill 削除該椎體之亞全部分，可擴大其後方深部視野，而可在直視下，削除該椎體及其上下隣接椎體之後外緣之骨刺。

Verbiest（1973）提倡從頸椎之外側及經過椎間板之兩方向進入法（combined lateral, and trans discal approach）臨床上及 X 光上，表明 lushker joint 之骨刺，及 uncinate processus（鉤突）著明的肥厚，致使神經根不但被壓迫，同時椎骨動脈也被壓到而呈 kinking 的時候，從頸部前方進入，通過變質的椎間板，削除椎體後外緣之骨刺後，另外從頸椎椎側方進入，剝離頸長肌（m. longus colli）被牽開到內方，以露出鉤突。以 airdrill 削除骨刺及鉤突，來放鬆被壓的神經根及椎骨動脈，而後從頸椎前方施行椎體間之腸骨片移植固定術。

II. 胸郭出口症候羣（Thoracic outlet syndrome）

頸肋是先天性異常發生，而且額外。常發生於第七頸椎，或第二頸椎。普通兩側性，但單側性也有。臂神經叢之下部神經幹及頜骨下動脈通過頸肋之上面。

頜骨下動脈經過頸肋上面時，可以摸到有脈搏的腫瘤在頜骨中央上面約 2 至 3 公分之部位。臂神經叢之下部神經幹在頸肋上，姿勢轉變時，互相摩擦，而產生神經炎。刺痛及麻痺感多是最初的徵候。手指呈現蒼白，冰冷，和青紫色。橈骨動脈之脈搏數減少。肩被向下後方推時，更會發生。有些人相信此症狀，是由臂神經叢下部感受的交感神經的作用，但有些人則相信，是由頜骨下動脈被直接的機械壓迫之結果。

沒有頸肋存在，而產生頸肋症候羣相似的臨床症狀，可由前斜角肌攣縮因起。Adson（1927）及 Naffziger（1938）說，前中斜角肌和第一胸肋形成的斜角肌三角，於頸部之運動及胸部呼吸時，變成狹窄，而壓迫到通過其中之神經及血管。稱爲前斜角肌症候羣。

頜骨下肌起始於第一胸肋之軟骨部，而付著於頜骨後面，介在於肋頜間隙。Falconer（1943）報告，中前斜角肌正常，而發生前斜角肌症候羣相似的症狀時，神經及血管可能被壓在肋頜間隙內。由介在肋頜間隙內之肌肉，或不正常的第一胸肋及頜骨的骨椎壓迫。上肢提重的東西時，肩被向後方拉時，或上肢被過度外轉時，肋鎖間隙會變成狹窄。Falconer稱爲肋鎖壓迫症候羣（cosfoclavicular syndrome）。

Wright（1945）報告，上肢被過度外轉的姿勢時，在肩胛喙突下面，神經及血管被壓迫在小胸肌和胸壁之間，會發生上述類似之症狀，則稱爲過外轉症候羣（hyperabducticn syndrome）。

Peer（1956）認爲上述之頸肋症候羣，前斜角症候羣，肋鎖壓迫症候羣，過外轉症候羣等之臨床症狀相似，而且鑑別困難，故綜合爲

胸郭出口症候羣(thoracic out-let syndrome)。

診斷試法

1.Morley test, 把手壓在鎖骨上窩部, 檢出有無前斜角肌付著部附近之壓痛及放散痛。

2.Adson test, 頸肋及斜角肌症候羣之診斷試法。 把病人頸部過度伸展, 以及回旋, 命令深吸氣而後停止呼吸, 檢查有無橈骨動脈之脈拍變小, 或完全消失。

3.Wright test, 過外轉試法(hyperabduction test), 令病人坐, 或仰臥, 而後使其兩上肢外轉, 或過度外轉時, 檢查有無橈骨動脈拍動之減弱, 或消失。

4.肋鎖壓迫試法 (costo elavicular compression test) 令病人坐, 把兩肩向後下方被拉時, 檢查有無橈骨動脈脈拍之減少或消失。在此姿勢時, 肋鎖間隙變成顯著的狹小。

X光檢查所見

X光檢查有無頸肋, 胸郭出口部之畸形及左右非對稱 。

血管攝影所見

使用 Seldinger 氏法, 施行鎖骨下動脈之造影, 檢查有無鎖骨下動脈經過胸郭出口地方被壓迫而發現狹窄。

治療

胸郭出口症候羣之發生是神經及血管由機械的壓迫而引起, 而其根本原因與病人本身之體格及姿勢甚有關係。認需改正生活上及工作上之姿勢及肢位, 使神經及血管免受壓迫。上肢之肩帶下垂是發症之原因時, 應加強舉上肩帶的肌之運動體操是必需的。

手術治療

開刀前必需施行血管攝影, 而確認其被壓迫之部位。

1.頸肋切除術

通常從頜骨上窩部進入而切除頸肋。

2.前斜角肌切斷術

Morley test, Adson test 陽性，而 Wright test 及肋鎖壓迫 test 陰性時有適應。

在頜骨上窩部，從胸鎖乳突肌之內側到外方，加上約 5 至 7 公分長之橫形皮膚切開進入，須小心不要損傷橫隔神經，而後切斷前斜角肌於第一胸肋付著部，以及切開絞扼神經及血管之索狀組織。

3.第一胸肋切除術

全身麻醉之下，使病人躺在側臥位，患側放在上面，而上肢固定於過外轉位，手術者站在病人之背側。於第三胸肋之上面，加上橫形皮膚切開長約 5 至 7 公分，從應背肌至大胸肌之間。須小心不要損傷胸脊神經 (thoraco-dorsal nerve)，上肢被拉到上方，而肋頜間隙被擴寬，就可看到前斜角肌付著於第一胸肋之前方內緣，及中斜角肌付著於第一及第二胸肋骨。確認通過斜角肌三角之神經及血管後，切除第一胸肋。其切除範圍是前方到肋軟骨部位，而後方到留下 1.5 公分長以下之部位。確認肋膜無被損傷之後，縫合傷口。

1962年Falconer報告11症例之第 1 胸肋骨切除術，而同年Clagett 強調第 1 胸肋骨切除術可代替前斜肌切除術。1966 年 Ross 報告，從腋窩進入之第 1 胸肋骨之切除法，不要切斷肌肉，展開簡單，而且術後切口線不明顯，所以對年輕之女性甚被歡迎。

III.　斜頸 (Wry neck)

頭部向側方傾斜的姿勢，不管其程度如何，都稱爲斜頸。有先天性及後天性兩種，普通人家所說的斜頸是先天性肌性斜頸。後天性斜頸，由其引起之病因，再被分別爲骨性、瘢痕性、炎性、習慣性，及

神經性斜頸。

先天性肌性斜頸

發生原因：外傷說、炎症說，及胎內壓迫說等，但尚未有決定性的說法。

1.外傷說， 分娩時， 胸鎖乳突肌被過度伸展， 或扭轉引起的裂傷。當時肌纖維內出血，而形成血腫瘤，以致該肌呈纖維瘤性攣縮，而後造成斜頸。

2.炎症說， 胸鎖乳突肌受到血行性的感染， 而發生纖維瘤性肌炎。

3.胎內壓迫說，在胎內，胎兒之頭部被壓迫在一側之肩胛部之位置，而使胸鎖乳突肌之起始部及抵止部互相接近，引起榮養性萎縮及縮短。

臨床症狀

先天性肌性斜頸普通以女性較多。有些嬰兒因最初頸部之變形很輕，不易發覺，到能坐，或能站的時候才被發覺。但普通出生後大概十天前後，側頸部之腫瘤就被摸到。從示指頭到姆指頭大之腫瘤存在於胸鎖乳突肌內裏。其硬度甚複雜，有些比較軟，而有些則很硬。腫瘤與胸鎖乳突肌一起會移動，而與此肌周圍的組織不明顯粘著。臉部及頦面朝斜頸之對反側。 頭部向斜頸側傾斜。 患側的耳朵向前方旋轉。頸部的迴轉及側彎之動作被限制，但前後方的屈曲及伸展之動作正常。嬰兒越長大，變形越明顯。到成人時，斜頸變為定型。胸鎖乳突肌變為索狀組織，縮短而且很硬。頸部之自動及被動的運動受到明顯的限制。頭部不能側彎到斜頸之對反側。顏面呈現短，而且扁平。顏面左右的形態呈不平衡。顏面之縱中央線向患側呈現凹彎。左右眼裂之連結線和左右口角之連結線變為不平行，而交叉於患側邊。頭蓋

變成斜頭（plagiocephaly），而後頭部變成扁平。

病理所見

病理所見應分爲兩個時期來觀察。一個是頸部腫瘤之時期，而另一個是經過腫瘤時期而完成典型的肌性斜頸的時期。

以眼睛看腫瘤之割面是白色，以顯微鏡檢查時，肌纖維呈現退行性的變性，而於肌纖維間，有結締織之增加。但認不出有血腫，或炎症狀之特定細胞。腫瘤之本態是肌纖維之退行性變性及肌纖維間之結締織之進行性變化。

另外，經過腫瘤時期，而完成典型肌性斜頸時，以眼睛看，肌變成腱一樣的硬組織，以顯微鏡看時，肌變成瘢痕組織。

治療

胸鎖乳突肌之腫瘤普通六個月內自然消退。最慢一年之內大部分自然治癒而會消失。但其中10至20％的患者的腫瘤不會消退，而變成硬的索狀纖維性組織，就要開刀。

保存療法：以前以手按摩的治療法之效果比沒有做按摩的放置例之效果不好，所以現在沒有被使用。對腫瘤不要施行治療，而任其自然治癒。但爲預防將來的後頭部之扁平變形，躺的時候，勿使乳兒之顏面只向一側，也要向對反側。通常把東西放在脊部，使全身及顏面都被向對反側。有時候把有聲音的、或有光的玩具放在反側，可使乳兒自己會面向對反側。

手術療法：因爲考慮續發性頭部及顏面之變形，對其沒有自然治癒的病人，滿一歲後，就需考慮開刀，矯正斜頸。

胸鎖乳突肌之手術方法可分爲兩種。

1.胸鎖乳突肌之肌腱切斷術。

2.胸鎖乳突肌之全摘出術。

　　肌腱切斷術分爲皮下肌腱切斷術，及開放性肌腱切斷術。皮下肌腱切斷術因有危險而損傷胸鎖乳突肌周圍之重要神經及血管，而且不能十分離斷拘縮部，所以現在已無人再做此歷史的方法。開放性肌腱切斷術有上端、下端，及上下兩端之肌腱切斷術。只一端之肌腱被切斷時，其術後之再發比上下兩端之同時切斷術爲高。所以上下兩端之肌腱同時被切斷方法最被人使用。術後，把頸部過度矯正之位置，敷石膏固定，而使其被切斷兩端之間隔十分離開，勿使其兩切斷端再結合而引起再發。經過 3 至 4 週後，除去石膏，施行按摩，或頭部牽引，並施行頭部之自己運動練習約 2 至 3 個月。

　　三歲以下的病人比三歲以上的病人，敷石膏矯正比較不容易，再發率亦高，所以 Chandler (1944), Brown (1950) 及 Kiese Wetter (1955)提倡對一歲前後之病人的開刀，以胸鎖乳突起肌全摘出術較爲適合。術後不需要敷石膏矯正。但術中不注意時，會損傷副神經，而引起僧帽肌之痳痺，及術後創痕較大而美容上不愉快之關係，尚未被一般的使用。

　　預後

　　斜頸的治療在哺乳兒時期開始時，其預後良好。無顏面的醜形遺留。學童期 12 歲以前被開刀治療尚可以，因爲治療後到成人的殘餘成長期間內，顏面及頭部之不平衡變形尚可以被自然矯正過來。成人後才被開刀治療時，成長已停，變形已固定，所以顏面之繼發性醜形無法顯著地被改善。因此，斜頸之治療應於哺乳兒時期開始，最遲也要在 12 歲以前被開刀治療。

　　後天性斜頸

　　1.骨性斜頸：由頸椎結核引起的較多。由先天性頸椎畸形引起的也有，需以X光檢查。

2.瘢痕性斜頸；由側頸部之瘢痕的收縮引起，需以皮膚移植矯正。

3.炎症性斜頸：由側頸部之炎症性疾病，或頸椎側面的肌發炎引起。X光片顯示，雖然寰椎及樞椎的骨沒有被破壞，但寰椎脫出於樞椎之前上方，除治療炎症以外，以頭部牽引，矯正後，敷石膏固定之。

4.習慣性斜頸：習慣引起的，有些由職業上的影響引起。

5.眼性斜頸：由眼肌之障礙引起，可由眼科醫師治療。

6.神經性斜頸：有麻痺性及痙攣性之兩種，但大部分是痙攣性的斜頸。和其他種類之斜頸不一樣，此斜頸不是固定的。發作時，才頻發頭部之傾斜及旋轉之反覆動作。患者以兩手握住頭部，制止其發作。除了胸鎖乳突肌，斜方肌及深部後頭肌也攣縮，而參與其發作。

對其治療，鎮靜劑之服用及精神治療以外，使用合適的頸架帶，或石膏固定。但是保存療法六個月後，不見效時則需要開刀。Oliver-crona 氏方法，第 I 及 II 頸椎弓及沈骨大孔之後緣被切除後，硬膜被切開，而找出副神經，及第 I 至第 IV 頸髓之前後兩側神經根，都被切斷後，痙攣發作就停止。

第二節　胸腰椎之疾病

陳　博　光

在我國胸腰部、脊椎之疾病甚多。常見者包括下列諸項：

一、脊椎之畸形。

二、脊椎之退化性疾病。

三、脊椎之各種炎症。

四、脊椎關節炎。

五、脊椎之腫瘤。

今分別敍述之。

一、脊椎之畸形

常見之脊椎畸形有脊椎側彎症(scoliosis)，脊椎佝僂症(kyphosis)及腰椎脫位症（spondylolisthesis）三種。

I. 脊椎側彎症 （Scoliosis）

本症早在醫師之父 Hippocrates 時已詳細記載。 人們已經知道， 有些病人，脊椎會漸漸的惡化，引起心肺之壓迫而死亡。在當時也設法治療，主要是用頭腳兩邊牽引，並在畸形之部位加壓，當然效果不良。（如圖3-1）

脊椎之畸形，按最畸形頂端部位不同而有下列諸名稱。

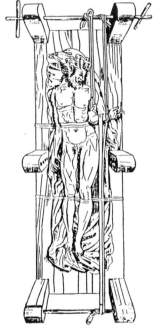

圖 3-1　Hippocrates 機器

1. 頸椎曲線 (cervical curve) C_1至C_6
2. 頸胸曲線 (cervico-thoracic curve) C_7 至 T_1
3. 胸椎曲線 (thoracic curve) T_2至T_{11}
4. 胸腰椎曲線(thoracolumbar curve) T_{12} 至 L_1
5. 腰椎曲線 (lumbar curve) L_2 至 L_4
6. 腰薦椎曲線 (lumbosacral curve) L_5 至 S_1

病因 （etiology）

本症之病因甚多，目前採美國脊椎側彎研究學會之決議而通用於全世界。今詳列如下：

甲、Structural Scoliosis

I. Idiopathic

    A. Infantile (0–3 years)

        1. Resoliving

        2. Progressive

    B. Juvenile (3–10 years)

    C. Adolescent (> 10 years)

II. Neuromuscular

    A. Neuropathic

        1. Upper motor neuron

            a. Cerebral palsy

            b. Spinocerebellar degeneration

                i. Friedreich's disease

                ii. Charcot–Marie–Tooth disease

                iii. Roussy–Lévy disease

            c. Syringomyelia

            d. Spinal cord tumor

            e. Spinal cord trauma

            f. Other

        2. Lower motor neuron

            a. Poliomyelitis

            b. Other viral myelitides

            c. Traumatic

            d. Spinal muscular atrophy

                i. Werdnig–Hoffmann

                ii. Kugelberg–Welander

       e. Myelomeningocoele (paralytic)

   3. Dysautonomia (Riley-Day)

   4. Other

  B. Myopathic

     I. Arthrogryposis

     2. Muscular dystrophy

       a. Duchenne (pseudohyperophic)

       b. Limb-girdle

       c. Facioscapulohumeral

     3. Fiber type disproportion

     4. Congenital hypotonia

     5. Myotonia dystrophica

     6. Other

III. Congenital

  A. Failure of formation

     1. Wedge vertebra

     2. Hemivertebra

  B. Failure of segmentation

     1. Unilateral (unsegmented bar)

     2. Bilateral

  C. Mixed

IV. Neurofibromatosis

V. Mesenchymal disorders

  A. Marfan's

  B. Ehlers-Danlos

C. Others

VI. Rheumatoid disease

VII. Trauma

    A. Fracture

    B. Surgical

        1. Post-laminectomy

        2. Post-thoracoplasty

    C. Irradiation

VIII. Extraspinal contractures

    A. Postempyema

    B. Post-burns

IX. Osteochondrodystrophies

    A. Diastrophic dwarfism

    B. Mucopolysaccharidoses

       (e. g. , Morquio's syndrome)

    C. Spondyloepiphyseal dysplasia

    D. Multiple epiphyseal dysplasia

    E. Other

X. Infection of bone

    A. Acute

    B. Chronic

XI. Metabolic disorders

    A. Rickets

    B. Osteogenesis imperfecta

    C. Homocystinuria

     D. Others

 XII. Related to lumbosacral joint

     A. Spondylolysis and spondylolisthesis

     B. Congenital anomalies of lumbosacral region

 XIII. Tumors

     A. Vertebral column

       1. Osteoid osteoma

       2. Histiocytosis X

       3. Other

     B. Spinal cord (see neuromuscular)

乙、Nonstructural Scoliosis

 I. Postural scoliosis

 II. Hysterical scoliosis

 III. Nerve root irritation

     A. Herniation of nucleus pulposus

     B. Tumors

 IV. Inflammatory (e. g., appendicitis)

 V. Related to leg length discrepancy

 VI. Related to contractures about the hip

丙、Kyphosis

 I. Postural

 II. Scheuermann's disease

 III. Congenital

     A. Defect of formation

     B. Defect of segmentation

C. Mixed

IV. Neuromuscular

V. Myelomeningocele

    A. Developmental (late paralytic)

    B. Congenital (present at birth)

VI. Traumatic

    A. Due to bone and/or ligament damage without cord injury

    B. Due to bone and/or ligament damage with cord injury

VII. Post-surgical

    A. Post-lamine tomy

    B. Following excision of vertebral body

VIII Post-irradiation

IX. Metabolic

    A. Osteoporosis

        1. Senile

        2. Juvenile

    B. Osteomalacia

    C. Osteogenesis imperfecta

    D. Other

X. Skeletal dysplasias

    A. Achondroplasia

    B. Mucopolysaccharidoses

    C. Neurofibromatosis

       D. Other

  XI. Collagen disease

       A. Marie-Strümpell

       B. Other

  XII. Tumor

       A. Benign

       B. Malignant

          1. Primary

          2. Metastatic

  XIII. Inflammatory

在臺灣較爲常見的是 一、原因不明性 (idiopathic)，二、小兒麻痺後遺症， 三、先天性 (congenital)。 其中以原因不明性的最爲重要。

原因不明性脊椎側彎症 (idiopathic scoliosis) 若以脊椎變形時之年齡來分，有下列四種：

一、嬰兒型 infantile scoliosis，發生在三歲以前。

二、少年型 juvenile scoliosis，發生在三至十歲之間。

三、靑少年型 adolescent scoliosis，發生在十歲至二十歲。

四、成年型 adult scoliosis，發生在二十歲以上。

靑少年型側彎症，通常在小學五六年級以上漸漸增加，尤其是女生，約爲男生之五倍以上。此時，學童正進入快速生長期，脊椎之變形亦加速，可以在一個月內增加一二度。本症之發生率(incidence)，依各地區之報告，及採行標準，略有不同，約在 2 ％至 4 ％之間。在臺灣，依尤等報告，在 2 ％左右。

臨床症狀 (symptoms and signs)

因**畸形**係漸進性，且這種年**齡**之女孩子，一般均較害羞，故初期不易**被發**現，通常是母親發現孩子肩部一邊較高，或是一側背部較爲凸出而已。

檢查時，先注意病人之各部及五官是否正常，皮膚有否咖啡瘢（cafe-au-lait)等等，以區別他種側彎症。通常要求病人將上衣脫下，或使整個背部露出。令病人手掌平貼伸直，並將腰部彎曲，此時脊椎彎曲之狀況，部位及程度，較爲明顯，同時可以用側彎器（scolio-meter)測出一側軀幹隆出之角度。並可令病人，向左右側擺動，以確知脊椎之柔軟度。利用鉛錘，懸於長繩，以手將繩固定在第七頸椎之脊突處，下擺之鉛錘位置，可以測出骨盤傾斜之程度，這些均可做將來治療之參考。

如果胸椎彎側畸形超過50度，可能會引起心肺功能之障礙。嚴重之畸形可能引致：①心肺機能之障礙，②軀幹不平衡，③坐姿不當，④背痛，⑤心理不平衡等等。

理學檢查，尙須包括神經檢查，以明瞭脊髓壓迫之程度。尤其是先天性側彎症之病人要特別注意。

X光檢查

脊椎X光片，初步要正側面立姿全脊椎攝影（whole spine AP及lateral)。X光之判讀包括㊀主要曲線（main curve）及次要曲線之部位及角度，通用的角度測量，乃利用 Cobb 氏方法。㊁主要曲線之旋轉程度，㊂有否先天性側彎之情形，㊃腓骨上方成骨之情形，㊄椎體生長線之存在與否，四及五兩點可以預測該病人發育之情況及畸形惡化與否之依據。

如染病人需要手術，則再加兩張左右側彎之正面X光可知道脊椎之柔軟度，以探求手術校正之難易。

層切攝影（tomogram）及電腦斷層（CT scan），則用在特殊之情況，如先天性側彎症，椎骨之變化，及脊髓分裂症（diastematomyelia）之存在與否。當然與脊椎顯影術（myelogram）一起合用，更可以明確顯示脊椎結構之狀況。以利手術之進行，及減少合併症之產生。

治療方法

病人需要治療，不外乎下列諸因素：

一、脊椎漸行彎曲，無法控制。

二、外觀不佳，有心理負擔。

三、背痛，藥物不易控制。

四、心肺功能受損。

目前吾人治療之原則，應依病因、年齡、健康狀況症狀及病人要求而有所不同。以最常見之青少年型原因不明性側彎症爲例。

如 Cobb 氏角度在20度以下，不積極要求治療，但病人應在每六至九個月來診斷複檢一次，直到骨骼發育成熟後，改一年一次或兩年一次。

如 20 度至 40 度之間，要治療，尤其數次複查後，角度逐激增加者。治療方式，有兩種。

一、穿矯正背架，如側彎之尖端（apex）在T_8以上，應穿miewaukee矯正背架，此係頸、胸、腰薦式背架（簡稱 CTUS brace），如尖端在 T_8 下則用胸、腰薦背架(TLS brace)，此類背架甚多，如 Boston 式，Toronto 式，形形色色。

穿戴這類背架之目的爲減少度數或預防角度之惡化。病人之骨骼因尚未成熟，故通常要穿著兩三年以上，迄骨發育完成爲止。每天至少要穿23小時半以上，因此要孩童及家長之充分了解與合作，否則容

易前功盡棄。其效果約在70％左右。

　　二、皮膚電刺激器。(lateral electrical surface stimulatiom) 簡述 LESS，此法較易，原理是將兩片電極板放在側彎脊椎之凸側外方肌肉上。放出 6 伏特之電壓促使肌肉收縮，而達到脊骨矯正之效。通常僅在夜間睡覺時使用約八小時卽可。最近之報告，也認爲有70％之有效率。

　　如 Cobb 角度，在胸椎或胸腰椎側彎度大於40度，或腰椎側度大於50度，則建議手術治療。

II.　脊椎脫位症（Spondylolisthesis）

　　本症係指脊椎之全部或一部分，相對於另一節脊椎，向前滑脫謂之。其名稱來自1854年，Kelian 所定。"Spondylo"在希臘文，係指脊椎，而 olisthesis 則指在滑地上滑倒之意。

　　按 Wiltse 之分類如下四大類型：

　　第一型（typl i.）爲頸型（isthmic type）

　　　其病變在椎弓之後關節間部位（pars interarticularis）。

　　　細分爲五種亞型。

　　　亞型甲（subtype a）。爲蝕解型（lytic type）。此乃因後關節間部位之分離或溶解。常見於50歲以下之病人。Newman稱此型爲 "spondylolytic"。

　　　亞型乙（subtype b）。卽後關節間部分延長而未分離（elongation of pars without separation）

　　　亞型丙（subtype c），卽脊椎融合後之脫位（spondylolisthesis acquisita）。本症發生於脊椎補骨融合後之上端。

　　　亞型丁（subtype d），卽病理型（pathologic type）。乃因局部或全身性骨疾患，引起之病理性脫位。

亞型戊 (subtype e)，即急性骨折 (acute pano fracture)。
常因嚴重之外傷所致。

第二型 (type ii)，爲發育不全型 (dysplastic type)。

乃因發育之骨缺乏支撐之構造，致上方之脊椎，相對於下方之
脊椎，往前滑脫。其椎弓之後關節間，並無缺失或分離。亦爲
延長。通常爲第一薦推之上薦關節面無法穩住上方脊椎。

第三型 (type iii)，爲退化型 (degenerative type)。

乃因椎間板環之乏力及關節突之再造型，而引起之滑脫，常見
於老年人。

第四型 (type iv)，稱爲椎錐型 (peduncular type)。

其特點乃椎錐之斷離，起因於骨折或少數因全身性骨病，造成
椎錐之延長所致。

另一種分類，則爲 Newman 所提議的，亦分五大類。

1.發育不良性脫位 (dysplastic type)。

因第一薦椎上薦關節面或第五腰椎下關節之先天性缺陷，引起第
五腰椎之慢慢脫位。

2.頸性或椎弓斷裂性脫位 (isthmic or spondylolytic tyde)。 此
型再分三亞型，即前述之lytic, elongated 及acute fracture 三亞型。

3.退化性脫位 (degenerative type)

4.外傷性脫位 (traumatic type)

5.病理性脫位 (pathologic type)

病因 (etiology)

在青少年之脫位症或椎弓斷裂，通常均屬 Newman 之第一、二
型，即發育不良型或頸型。 其原因有二， 即小孩在漸漸長大之過程
中， 因外傷姿勢不良引起之疲乏性骨折， 或先天性發育不良所引起

的。

退化性的常見於50歲以上之成人，因椎間板退化，面關節炎及周圍靱帶之無力，所引起之脫位。

臨床所見

脊椎脫位及椎弓斷裂症，出現之年齡，大約在五至七歲爲多，甚少大於二十歲。病人來求醫，大抵是背痛，或是姿勢不良，或走姿怪異。偶而會有神經根壓迫之症狀。大人的症狀，則以背痛及神經根受壓迫之情況多。

大腿後羣拉緊 (hamstring tightness) 之情形，約佔有症狀病人之八成。這類孩童，在膝部伸直時，髖部無法彎曲，而睡覺時，喜歡把膝關節放彎曲狀。　同時走路時，　因髖部無法彎曲，　而致看起來有怪異。

理學檢查時，若較輕微之脫位症、第一或第二級或斷裂症，並無異樣。但到了較厲害之脫位症（如第三、第四級時），則可以查覺到姿勢之不良，如骨盤向後傾，而腹部向前鼓出，並且在肚臍上有一凹圈。臀部變平坦。腰椎觸摸時，有感覺到階梯般之凹凸，此乃椎體前移所致。有時腰椎亦可見到微彎。

X光所見

1.後面脊椎；最好照兩側之斜照，可以看到斷裂之椎弓，有如加戴頸圈之小狗。英文叫 "scottil dog" of lachapele，此乃面關節間部位之缺縫。有些發育不良型之X光片，可以看到狗頸被拉的樣子，俗稱 heusinger 之灰狗。

2.椎體；椎體向前滑脫之程度，最好以側照X光來判定。普通有兩種方法判讀。第一法以Meyerding 氏方法，依脫位之程度爲一到四級。第一級爲上下兩椎體，脫位在25％內，而第四級則脫位在75％以

上。第二法則以測角度的方式。脫位之角度，如 Boxall 氏所建議的，乃畫兩直線，一線平行於第五椎體下緣，而另一線平行於第一薦椎體上緣，兩線之交角，稱爲脫位角，或後凸角。

孩童普通不必作脊椎顯影術，但大人的常有需要，以了解椎間板是否突出，或該處有否狹窄。

治療方法

按病人之年齡，原因及症狀不同，而決定治療之方式，患脫位症之孩童，若無症狀，或症狀很輕微者，可建議他們避免劇烈運動，及做腹背肌加強之訓練。若有輕微疼痛，及大腿後肌羣張緊者，應要求他們臥床，用石膏或背架固定背部，及吃止痛藥來解除痛苦。一般十歲以下之孩童，若發現有椎弓斷裂，應密切觀察，但不一定要限制他們的活動。患有症狀之脫位症孩童，普通約半數以上，無法以保守方式，解除疼痛或姿勢不良。其手術之適應症爲㈠疼痛無法以保守療法解決，㈡椎體繼續滑脫，㈢幼童椎體滑脫，超過50％以上（第三及第四級），㈣物理治療後，仍無法改善大腿肌張緊，所造成之姿勢不良或步行異常。

但所有病人，在手術前，應先行臥床休息，若臥床仍無法止痛，則應考慮其他因素所造成之背痛。

手術之方法分爲兩大類。第一類乃做側後方之補骨融合術，使脫位之兩節脊椎固定不再移位。第二類乃設法使脫位之關節，以器械或前後補骨之方式，加以整復，通常此方，用在嚴重之脫位病人。

在成人，因退化性之脫位症，如有背痛、神經根壓迫之症狀，除應考慮腰椎不穩定外，尚需確定有關節炎或狹窄症與否，固除補骨固定外，也可能要做椎弓切除術，以緩和過窄之神經腔。

手術後，病人仍需臥床及包石膏作外固定。

二、脊椎之退化性疾病

本文主要討論，胸椎間板之突出症，腰椎間板之突出症，及腰椎狹窄症。

I. 胸椎間板之突出症

胸椎係較爲固定之脊椎節，其椎間板之突出，並不多見。發生率亦難以計算。Love 及 Kiefer 之報告在 5500 椎間板突出病人中，只有 17 例發生在胸椎上。Arseni 及 Nash 之報告，則爲 2544 例中，有 12 例。其中出現在第 11 胸椎間者，佔最多。

臨床症狀

因椎間板之位置、大小及發病之時間，而有不同之症狀。病人主訴疼痛，可能單側或雙側都痛。但都在神經分佈之區域。單側神經痛者，爲病史較長。而兩側痛者，則較短，而且常有脊髓壓迫之症狀，此類病人，率背有中央性椎板突出。

皮膚之麻木或異樣感，大都與神經分佈相同。有時病人訴說肌肉僵硬、大小便功能失調，或性機能缺失，大都在晚期或急性突出症時方見。

理學檢查所見

嚴格說，並無特定之理學檢查，可做成正確之診斷。局部壓痛或敲痛可能存在。

一般理學所見均爲脊髓壓迫之徵狀。如攣縮性下肢麻痺，深肌腱反射增強，肛內或膀胱括約肌不調等等。偶而有 Brown-Séquard 症候羣出現。淺層肚皮反射之消失，有時能幫助決定椎間板突出之位置。感覺降底，非常普遍，有人認爲高達 90%。

X 光所見

一般攝影，無法做正確之診斷。有時可見到椎間之狹窄，椎核鈣化、椎體變化或退化性變化等等。

層切攝影（tonnegram），可以使鈣化之椎板，更確切知道。脊髓顯影術（contrast myelography），是最可靠、最重要之診斷工具。若是椎間板突出為中央型，在 A-P view，可能無法與髓內或髓外腫瘤區別，但側面照，則可以清楚顯現膜外之壓迫。若是側面之核突出，正側面照相可能均正常。此時應照斜側面，應可顯示出壓迫所在。

新近發展之電腦斷層攝影，可以明確的找到椎間板突出之所在。而不必再用脊髓顯影術。

血管照相（angiography）

因大部分椎間板突出，均發生在 T_9, T_{10}, 及 T_{11}。而 80% 之 Adamkievich 氏動脈，均自脊髓左側進入髓內，故有時應小心，宜自對側手術，以免傷及該動脈。

鑑別診斷

包括肋骨、軟骨之關節炎，早期僵直性脊椎炎，癌轉移神經纖維瘤，慢性消化性潰瘍、肋間神經炎、椎間板炎症等等。

治療方法

本症唯有手術一途，方可解決症狀。

手術之途徑有二：㈠為由背部進入之肋椎模突切除後（costo-transversectoay）繼椎間板切除，㈡為開胸或胸膜後之前方進入，將椎間板及部分上下椎體切除之減壓術。至於推廣切除術則毫無意義。

II. 腰椎間板突出症（Lumbar disc herniation）

有人說，腰酸背痛是人類進化，可以直立行走，而換得之苦。也有人認為它是文明病之一。但數千年前，聖經及醫師之文，Hippocrates時代，已詳細記載病情。可是真正對背痛及坐骨神經抽痛，有科

學性之描述，則在1934年 Mixter 及 Barr 對腰椎間板突出之研究及治療，所發表之文章了。

發生率

背痛及腿痛，原因很多，眞正發生率不易統計。瑞典因全國保險，故保險局有較佳之統計，其結果爲從事輕工作者有53％患背痛，從事重工作者有 64％患背痛。Nachemson 認爲大人中，80％曾患嚴重之背痛。Kelsey 認爲男女性，及種族間並無差別。

自然史

欲了解或治療一種病痛，必須明瞭疾病之自然進展。尤其是椎間板疾病，不像癌症，或會致死之疾病，過分或不足之治療，應該避免，應以減輕病人痛苦，減少不當之合併症爲首務。

Karolinslca institute 對583個病人，初次有坐骨神經痛者，做 7 年之調查。其中28％接受手術。結果顯示，不論手術或保守治療法，急性之坐骨神經痛，很快消失。但椎間板退化，引起之亞急性或慢性症狀，對病人影響較大。七年後，保守療法中，15％之病人仍有工作份量減少，休閒活動受限及睡眠受擾之情形。而20％之病人有明顯坐骨神經痛。但眞正有適當控制試驗的是挪威之 Weber 醫生之研究。他收集 280個病人，其椎間板突出，均有腰椎顯影術證實。病人 14人全都住院，接受保守療法。之後，若病人症狀減輕，或括約肌機能不能，及神經症狀惡化，非得手術不可，這些均不列入觀察之列。其餘病人，則隨意分爲要手術，及繼續保守療法兩組。一年後，這些病人再受檢，手術組病人，不論就下背痛及神經根疼痛之解除，均較保守組爲佳。再經四年後檢查，手術組病人，仍不錯，但兩者之差異，已相同矣。在 Weber 的研究中，病人在觀察三個月期中，若因不得已而手術，術後之成績，仍然不錯。若超過三個月，則手術之成績會差些。

因此治療這類病人，首先考慮背痛及腿痛，所可能引起之功能障礙。神經壓迫的症狀，是否開刀，結果是否均差不多，倒是肛內或膀胱機能失調之病人，要早些開刀。有這樣的認識，內外科醫師，才可以考慮是否手術，以期早日減輕病人之疼痛。

椎間板（disc）

椎間板係膠狀之物質，上下連接在椎體上，兩者間爲終板（end plate），因椎間板無血管，其營養如氧氣、葡萄糖，65%由此滲入。而 sulfate 等則由前後脊椎縱靱帶滲入。椎間板在構造上分內部之椎核（nucleus pulposus），及周圍之椎環（annulus filrosus）。其化學成分，主要爲膠原（collagen）及糖蛋白（proteoglycan）。膠原彈性佳，牢牢固定在四周之骨質及靱帶上，可以忍受各個方向之運動，而不易斷裂。糖蛋白則易吸收水分，並與膠原密切結合，使腰椎之壓力，均勻散佈，成爲良好之震盪吸收器（shock absorber）。

椎間板所受之壓力，因人體姿勢之改變，而有很大之差異，以 Nachemson 氏之研究，如站姿時之壓力爲100，則直坐時，壓力上昇到180，若病人前傾，則壓力昇至220。而平躺時，則壓力降至40。人類年齡漸增，水分會減少，此種老化現象，徒然使椎間板失去彈性，引起局部壓力之劇增，致使椎間板突出，壓迫神經，引起背痛及坐骨神經痛。如椎間板之突出，進入椎體內，稱爲 Schmarl 氏法（Schmorl's node）。

臨床症狀

病人傾訴背痛及腿痛，如背部僵硬、無力感或背骨不穩定感。外傷以目前之觀點而言，並非腰椎間板突出之原因，而是惡化之因。

扯痛（referred pain）

扯痛通常到腰薦關節，薦腸關節，臀部或腿部。

腿痛（leg pain）

病人會感到劇烈疼痛，自大腿後方而下至小腿。由於 L_{4-5} 及 L_5-S_1 間之椎間板突出較多，因此腿痛大部分波及 L_5 及 S_1 神經之表皮分佈。

所有增加脊髓內壓之因素，均會增加疼痛。如 Valsalva 氏技巧，咳嗽、打噴嚏、大小便時用力等等。

神經性跛行（neurogenic claudication）

病人通常五十歲以上，訴說走路時，會感到兩腿隱隱作痛，皮膚異感，麻痺或甚至無力。主要是馬尾神經叢（cauda equina）受壓缺血所引起。此現象與動脈硬化，引起兩腿缺血之疼痛不一樣，應詳加區分。

馬尾神經叢症候羣（cauda equina syndrome）

偶而中央性椎間板突出，會壓迫很多條馬尾神經叢。其發生率約爲椎間板突出之2.4%。

病人訴說背痛或肛內周圍疼痛。有時會感到腿痛、小便困難，或頻尿，是很早就會出現。有時病人會陽萎。症狀厲害的，會使肛內周圍麻木，肛內反射及陰莖球海綿體反射消失。

這類病人，應馬上開刀，否則上述機能障礙，無法消除。

理學檢查（physical examination）

背痛時，病人之腰部運動，大受限制。如疼痛加劇時，行遠路會感到困難。在急性期間，病人之背部,有時會斜歪一側,此所謂「坐骨神經性側彎症」（sciatic scoliosis）。如椎間板突出於受壓神經之外側，則病人之背部，側彎至對側。如突出於受壓之神經內側，則病人背部，將側彎於突出之同側。

觸壓病人之背部，壓痛處，大部分在腸骨脊部、腸腰靱帶及薦腸

關節部位。如背肌有攣縮時，可以感到此處肌肉相當僵硬。

敲打病人腰椎，如有神經受壓，會產生坐骨神經痛症狀。有人認為觸壓各下肢肌肉之痛點，與椎間板突出之診斷及癒後有幫助。

神經檢查

詳細神經檢查，可以了解神經壓迫之客觀證據。並可以約略推測椎間板突出之地方。由統計知道，L_{4-5} 及 L_5-S_1 是突出最多之處，約佔95%以上。再次則為 L_{3-4} 之處。

L_{3-4} 之突出，受壓之神經，通常是 L_4。L_{4-5} 處受壓之神經，則為 L_5。L_5-S_1 處受壓之神經，通常為 S_1。

神經根受壓之症狀如下：

L_4 神經根

1.疼痛與麻木感——沿 L_4 dermatome 分佈在大腿後外側經過膝蓋到小腿之前內側。

2.肌力減弱及萎縮——膝關節之伸直肌力減弱及肌四方肌萎縮。

3.深部腱反射——膝蓋反射減弱。

L_5 神經根

1.疼痛與麻木感——沿 L_5 dermatome 分布在大腿後方、小腿之前外側到腳內側及大腳趾。

2.肌力減弱及萎縮——腳及腳趾上舉肌力減弱。小腿前方肌羣萎縮。

3.深部腱反射——不變，或後脛肌腱反射消失。

S_1 神經根

1.疼痛與麻木感——沿 S_1 dermatome 分布在大腿後方、小腿後方、腳部後外側及腳趾外側。

2.肌力減弱及萎縮——腳下彎肌力減弱。小腿後方肌肉萎縮。

3.深部腱反射——aclrilles 反射減弱。

但有時，椎間板突出之部位，在相當外側，可能上一條神經也會受壓，或是面關節之炎症，也會使得神經症狀混淆，應該做背椎顯影照像，以確定突出之部位。若無法做顯影術，則手術時，至少要開 L_{4-5} 及 L_5-S_1 兩節，因爲多處突出之可能性也有。

直腿上舉試驗 (straight leg raising test)

本法英文簡稱爲 SLRT。檢查時，要求病人平躺在檢查臺上，並伸直下肢，輕鬆平放。接著將一手輕輕的固定其骨盤部，一手握其腳部並慢慢往上舉，到達某一角度時，病人會訴腿痛或神經壓迫之症狀，則可稱陽性反應，如僅背痛，尚不能稱之爲陽性。

通常 L_5 及 S_1 神經，可以移動 2 至 6mm，如受壓迫或拉開，則產生症狀。L_4 神經，因能移動之距離短，故本試驗以 L_5 及 S_1 神經受壓，較有意義。

又 Fahrni 認爲下腿上舉之角度以 35° 至 70° 最有意義，因超過了 70°，則坐骨神經凹以下之毛病，也可能引起陽性反應。

X光檢查

一、一般X光片

至少包括正面及側面兩張，而且要將第一腰椎及薦椎上部均包括在內。X光片必需清晰。必要時再加兩側斜照之X光片以瞭解面關節 (facet joint) 是否有退化性變化，或椎弓斷裂與否。

背痛劇烈時，常可見腰椎呈側彎，或是側照X光上，其腰椎前彎消失 (loss of lordosis)。椎間板退化者，常見椎間板之高度減小。依 Depalma 及 Rothman 之統計，L_5-S_1 椎間板板退化者，41％有椎間變窄。在 L_{4-5} 退化者，則爲19％。年齡大的病人，腰椎退化性之變化，更明顯可見。椎體高度變短，寬度增加，軟骨下骨質硬化，及周圍長

骨刺等等。有些尚可看到退化性之椎體脫位症。但是這些變化，不一定與病人之疼痛有程度上之關連。有些病人，痛的要命，但Ｘ光片上可能完全正常。但是常態之Ｘ光片，可以告訴我們腰椎退化或排列之情況，並可鑑別外傷、炎症、腫瘤、代謝性毛病之可能性。

脊髓顯影術 myelography

利用碘之化合劑，注入脊髓腔內，經顯影照像，可以探知腔內之病理變化。對椎間板突出之診斷率約在85％左右。

本法之優點爲㈠可將脊髓之腫瘤顯示出來，以與椎間板突出區分。㈡能正確的顯示突出椎體之正確位置及受壓之神經。有時多處椎間板突出之可能性也可查出。㈢對於五十歲以上之病人，更應該檢查，因爲腰椎狹窄症之可能性，大爲提高。

傳統用的顯影劑爲油性、不溶解，因此檢查完畢後，要完全抽出較好，否則有可能引起蜘蛛網膜下炎症(subarachrioiditis)。有時神經出口處，也不易清楚顯影。最近用的水溶性顯影劑，metrizamide 可免除此類缺點。但若要顯現胸頸部之髓內變化時，油溶性造劑仍有其優點。

若椎間板有突出時，視其位置之不同，而有不同之黑影呈現出來。

電腦斷層檢查（CT scaming）及核磁共振影像 MRI

這些新型診斷工具，對背椎病變之了解，也大大的發揮功能，它們可以明確的知道骨骼之排列、大小、病變之範圍，也可顯現軟部組織，因此椎間板之突出，自然可以一目了然，有時僅做這種檢查卽可，而不必再做顯像攝影了。減少藥物或細針穿刺之危險及痛苦。

其缺點在於術後病人，如有金屬在內時，易生散射干擾，不易看清楚。

治療（treatment）

對於下背痛病人，醫師之責任，乃在於使病人能早日**脫離苦海**，回到工作崗位上。 欲達到上述目的， 醫師不僅是要在手術技術上**磨練**，更在於病情之確認，使之能以最小之代價，而致最大之效果。

由背痛症之自然史，可知道絕大部分的病人，在兩三週內，曾好好的休息者，均可使疼痛減輕，因此真正需要開刀的病人並不多見，也就是說保守治療法，非常重要。

保守療法

一、臥床休息（bed rest）

急性椎間板突出，需要盡量臥床休息，此法在經驗上及力學上均有根據。在躺著時，椎間板之受壓較小，及腹背肌力之鬆弛，均能使椎間壓力大大減小，以至於症狀或得減輕。

臥床並不一定要睡在硬板床上，祇要不太軟的彈簧床即可。吾人建議病人，除了上浴廁及吃飯外，最好躺著。有些人躺著時，仍會訴說疼痛。這可能是腰椎前凸過度，使腸腰肌（iliopsoas muscle）被過度拉緊所致。此時，應建議病人在膝關節下方，置小枕頭或毯子，如此腰椎可以平些，肌肉也可因而鬆弛下來。同理，病人不可以俯躺，因為這也會使腰椎過度曲張。

絕對臥床，不管在家裏，或在醫院，至少兩星期為宜，這期間不要勞動。之後再有一週或十天之緩慢活動。

臥床之意義，並非是希望已經突出之椎間板，再溜回原來之椎環中，那是不可能的。大部分的情況，是局部之水腫及充血，因休息而消退，使得疼痛減少。此種疼痛之消失或減少，可以是永久，但也可能再發作。以 Nachemson 氏之研究，得知人若坐著或站立，椎間板之壓力，必再增加。

如果在絕對臥床當中，病人仍感到越來越痛，或是神經根壓迫之症狀無改善，甚至加劇，應考慮開刀。若是大小便失禁，則要緊急開刀。

二、牽引 (traction)

牽引法已行之數百年，其原理乃希冀將肌肉、靱帶拉開，使椎間板壓力減少，而令疼痛減輕。

依 Nachemson 及 Elfstrom 之研究，病人在站立時，如以體重之60％之力拉動，在L_3之椎間板壓力，僅減少25％。若病人平躺，而以30kg 之力牽引，則壓力減少僅 20到30％。因此有人以雙盲試驗，發現牽引與否，對疼痛之減輕，均無實質之差異。Weber 也認爲牽引對脊椎之活動力、神經根之緊張度、深肌腱反射、麻木感或肌力減弱，均無明顯之改善。在臨床上，甚至有些病人，因牽引而致病況加重。

雖說是如此，牽引仍有效用，至少可以強迫病人臥床，同時在心理上使病人安心，而達到治療效果。

三、脊椎搬動 (manipulation)

在經驗上，似乎本法也有效，其根據在於認爲下背疼痛係因脊椎之鬆脫，如果能將脊椎之排列重新矯正，則疼痛或可獲致改善。此法並無科學上之依據可證實或推翻它。但如果病人之腰薦椎部有病理性之毛病，如炎症、癌症等等過分之搬動，反而有害。

四、藥物治療 (drug therapy)

藥物治療，運用得當，可使病狀獲得改善。藥物分三類：①抗炎劑，②止痛劑及③肌肉鬆弛劑。由炎症反應引起之背痛，應該服藥，以減輕症狀。

最常用的是 aspirin 及非腎上腺皮質素抗炎劑(NSAIDS)兩大類。國人對 aspirin 之忍受性，不像外國人強，因此常被略而不用。目前以

NSAIDS 最多，這類藥物包括 indomethacin, brupen, piroxicam, cinopal, meclomen, voltaren, naprosyn 等等， 其功效均有止痛及抗炎性。morphine 類藥， 很少用， 因沒必要， 而且有上癮之危險。有些人喜愛用腎上腺皮質素 (steroids)， 吾人經驗甚少， 因副作用太大. 通常是對一般止痛劑無效之病人方使用。Rothman 建議用 dexamethasone， 第一天用 6mgs 分四次服用。第二天 4mgs 分四次。第三天用 2mgs 分三次服用。第四天 1mg 分三次，第五天 0.75mg 分二次，第六天 0.5mgs 分兩次， 第七天 0.5mgs 一次服食， 則劇疼可以改善。

　　肌肉鬆弛劑種類亦多， 在肌肉攣縮時服用，應爲可行之辦法。

　　有些人以局部止痛劑或腎上腺皮質素做局部痛點之注射， 也可能達到良好之止痛效果。

　　總之藥物之服食或注射， 應依病人之身體狀況、疼痛原因而做適當之調節， 以達到止痛效果。

五、椎間板酵素溶解法 (chemonucleolysis)

　　由木瓜提鍊出來的酵素 chymopapain， 一般稱木瓜酵素。 具有溶解蛋白之功效。 作用在人體之椎間板， 該酵素可使椎核之醣蛋白 (glycosaminoglycan) 被水解，至於要溶解椎環， 則需要二十倍量之酵素方可。膠原則不被分解。在血液中， 木瓜酵素本身很快會被分解掉。

　　適用之病人: 按 McCullouch 之五規則 (rule of 5) 爲:

　　㈠腿痛（包括臀痛）爲病人之主病徵。且僅單側腿痛，並有典型之坐骨神經分佈。

　　㈡小腿或腳部之痲木感，與皮感神經分佈相同。

　　㈢直腿上舉試驗 (SLRT)——如下述一至三項。

　　　1. SLR 比正常小 50%，膝彎曲時可止痛，腳上舉時則疼痛增

加。

2.若好腿上舉，則犯側之腿痛加劇。

3.Bowstring test 會引起小腿痛。

㈣二次以上之神經缺失症狀存在，卽深腱反射、肌萎縮、無力或感覺遲鈍。

㈤下列Ｘ光檢查，均有毛病，卽水溶性腰椎顯影照相、電腦斷層檢查或髓膜上靜脈顯影照相。

上述五項均有之病人，爲典型椎間板突出者，有四項存在者，亦適用木瓜酵素溶解法。

禁忌之病人：絕對禁忌者如下：

㈠病人對木瓜食品，或軟肉劑有過敏者，或有其他嚴重過敏者、

㈡病人神經症狀，急速惡化，特別是大小便失禁者。

㈢可能有脊髓或背抗之腫瘤。

較不適宜之病人有：

㈠嚴重脊椎狹窄。

㈡懷孕病人最好不要。

㈢嚴重之蜘蛛網膜炎。

㈣曾注射過木瓜酵素者，因 anaphylaxis 之機會增大。

㈤靑少年勿注射。

㈥有脊髓部位之椎間板突出。

當然若病人沒有坐骨神經痛，情緒不穩定者或醫師僅因不想作手術而注射，這些情況下，亦不宜應用此法。

六、注射方法：

詳細之方法，請參閱 McCulloch 及 Macnab 所著之 Sciatics and Chymopapain 一書第十章。本文僅大略描述。

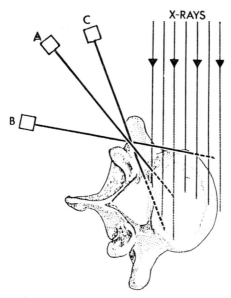

圖 3-2 Diagrammatic representation of posterolateral approach to the disc space. A, correct approach; B, needle is off the edge of the disc space; and C, needle is entering foramen and possibly violating subarachnoid space.

1.全身麻醉或局部麻醉均可。

2.在手術室操作，應有急救設備及無菌操作。

3.病人宜側躺，並需有透射用之 carm X光機。

4.將針頭插入椎間板中間並注入顯影劑做椎間板攝影（discography），以確定針之正確位置。

5.將適量之木瓜酵素慢慢注入椎間板內。其間隔應在十五分鐘以上。 病人注射完畢後， 應卽平躺， 其可能之反應爲血壓微降或刺感（tingling）。 極少數病人會是過敏性反應。 這通常在注射後十五分鐘內出現。

手術治療

如果病人，已經試過各種保守療法，而病情仍然沒有進展，則應考慮手術，下列爲手術之適當症。

一、厲害的或漸漸加深的神經壓迫症狀。

最明顯例子是馬尾叢壓迫症狀，引起大小便失禁，或性無能，這情形需緊急手術。

肌肉無力，如股四方肌或腳上舉肌羣無力，均應考慮手術，因神經壓迫越久或越厲害，肌力恢復之可能性愈小。至於麻木感或深腱反射之減小，並不構成手術之必要條件。

二、坐骨神經疼痛難當。

急性坐骨神經痛，有時經過適當之保守療法，仍無法減輕，這時應考慮手術。手術與否，端視病人之疼痛忍受度、情緒穩定性，及其經濟環境來決定。筆者主張三星期左右之觀察與保守治療。也有人主張應再等待一些時間。又由 Weber 之報告，得知未手術病人，有80％在三個月內達到 good 與 fair 之程度，因此理論上，觀察三個月是合理的說法。但超過了這時間，則又嫌過久，因術後之神經恢復，已不容易了。

三、再發性之坐骨神經痛。

有些人經過急性疼痛發作後，雖然病情有改善，但仍繼續再發作。如果疼痛之次數及程度，相當厲害，也應考慮手術。

手術方式之選擇:

1.急性椎間板突出:

這類病人，大都是將突出之椎間板取走，使之不再壓迫神經，症狀應能減輕。因此大部分醫師主張，作有限度之椎弓切除，切除突出之椎間板及該處之椎核。要緊的是要檢查神經根，需完全鬆弛方可。

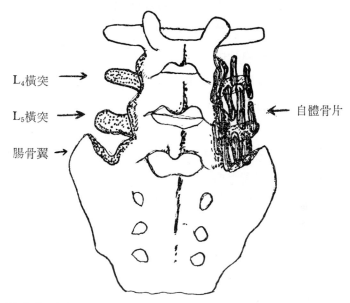

L₄橫突 →
L₅橫突 →
腸骨翼 →
← 自體骨片

圖 3-3　脊椎融骨固定，一般採用後側補骨固定。
　　　　（postero lateral fusion）點狀部分係補骨之區域。

2.慢性椎間板退化

　　病人如僅訴背痛，大部分均可由保守療法而痊癒。但有時，也可將脊板融骨固定，以達止痛之效。如病人同時有背痛及腿痛，則應確定受壓之部位，施行減壓，並同時固定脊椎。

　　如病人有腰椎狹窄之現象，亦應考慮施行椎弓切除術。

　　脊椎固定之適應症：固定脊椎之適當時機，目前仍難以定論。但下列情況，可以做融骨固定之參考。

　　1.急性之椎間板突出病人，有相當程度之背痛者。

　　2.慢性椎間板退化，而有相當之背痛，且其退化限於一兩節者。

　　3.由於手術減壓，切除兩側面關節，以致造成脊椎不穩定時。

4.病人原本有椎弓缺陷，並患椎板突出症者。

5.臨床上或X光呈椎節不穩定者。

上述所云，均爲傳統由後方手術之方法，但也有些專家學者，由前方手術，以摘除椎間板，並用腸骨片加以固定。

腰椎手術之合併症

一、手術中

1.血管或臟器之受傷：腸動脈及靜脈容易受傷，尤其在 L_{4-5} 節，血管很靠近椎間板之前方。若是械器傷及管壁，往往造成腹壁腔後大出血而休克，若是小傷，也可能造成靜脈瘻管，這些都需要緊急之修補。

2.神經內容之受傷：最常見的是神經硬膜之撕裂，若被撕裂，應予縫補，以免形成脊椎囊腫或瘻管。神經根也有可能被器械、電燒等傷害。故手術時應時時小心。

3.空氣栓塞 (air embolism)：因手術時，採半跪狀態，致下腔靜脈呈負壓所致，但在本國未曾見到。

二、手術後

1.尿液排解困難。

2.腸蠕動停止。

3.傷口感染。

4.馬尾叢症候羣。

5.栓塞性靜脈炎。

少部分病人，手術後，仍有症狀存在或出現，其原因大致如下：

1.神經根減壓不足够。

2.神經根或硬膜周圍之纖維化。

3.補骨不良。

4.椎間發炎。

5.椎節不穩。

6.術後之脊椎狹窄症。

7.其他。

III.　腰椎狹窄症（Lumbar spinal stenosis）

此乃指廣泛的腰椎神經腔，變得狹窄，引起背痛、神經性之間隙性下肢血行不良症狀（neurogenic intermittent claudication）。此症早在1954年由 H. Verbiest 所提出。常出現在50歲以上之成人。

本症之種類分㈠先天性如軟骨發育不全症（achondrodysplasia），㈡發育不良性（developmental），致椎弓肥厚等等，引起神經腔過窄；㈢退化性（degenerative type），此類最常見，㈣混合型（combined type）。

依受壓之情況，可分㈠中央型（ceutral type），即所有之馬尾叢受壓迫，引起下肢之偽性血行不良，病人無法走長路，但休息不動，就會恢復，不再麻木或無力感。㈡側廊型（lateral recess type），即外側單一神經根受壓，一般有神經根受壓之症狀。

診斷除上述臨床症狀所顯示外，X光片所看到腰椎退化之跡象，如長骨刺、椎間狹小，而關節炎等情形。顯影照相，可看這一節或數節之狹小顯像。而 CT 檢查，更可看到某一斷面之受壓情形。

治療，則視症狀之輕重而定。輕者，以休息、穿背架或吃止痛藥即可。若行走受限、背痛、腿痛、無力者應考慮手術，做椎弓切除減壓術使神經根不再受壓。若腰椎不穩定，偶而也應考慮，再加上補骨固定。

三、脊椎之各種炎症

I. 結核性脊椎炎 (Tuberculosis of the spine)

本症在歐美日已不多見， 近年來在臺灣地區， 也已逐漸減少，其原因乃在公共衞生發達，國民營養豐富，以及抗結核藥物之進步所致。

病理機轉

本病係由結核桿菌所引起的。其中以人型 (human type) 爲多，牛型 (bovine type) 次之。通常原始病源在肺部。而後再經血行至椎體。依 Wilkinson 及 Hodgson 等人之研究，血行路徑應在 Batson 氏靜脈叢，而非動脈。

臨床統計

依 Hodgson 氏之統計，香港大學之2000名病例中，男性略多。年齡則以五歲至十五歲達高峯。而所侵犯之椎體，則以 T_5 至 L_5 之間最多，且常侵犯多節。由於脊椎板結核係次發性，因此對病人家庭、生活環境及從前結核病歷之調查，亦應清楚。

臨床症狀

1.疼痛: 局部疼痛 (local pain)，引發疼痛 (referred pain)。

2.脊椎僵直，乃因脊椎旁之肌肉攣縮之關係。

3.波特氏下肢癱瘓 (Pott's Paraplegia): 下肢癱瘓，可能是病人最初之徵兆。

4.肌肉無力。背部與腿部無力。

5.走姿 (gait)，一般病人均踩細步，髖及膝關節微彎曲行走。

6.膿瘍形成 (abscess formation): 脊椎結核形成的膿瘍爲冷性，英文叫 cold abscess，因這些病人均無高燒之情況出現。

如膿瘍破裂，則引起瘻管形成（sinus formation）。常見於鼠蹊部、腹側部及胸背部。不易收口。

7.背部畸形。在小孩子尤爲常見，通常因數節脊椎被侵犯，而致駝背，有時亦有側彎之情形出現。

8.一般健康狀況不良，大都有貧血營養不良之瘦弱外表。

診斷研究

最終極之診斷，要靠找到致病之結核桿菌。ESR會升高，bone scan有熱點，但這些終非診斷之利器，僅可當病情進展之參考。PPD試驗，在臺灣地區使用時，診斷價值不高。故要做細菌硏究應在膿瘍處吸取適當之物質或在椎體做活體切片檢查。

X光所見

X光所見常因炎症之 急性或慢性 期而有所不同， 但均在椎體四周。今綜合常見之情況:

1.漸行性椎體破壞，甚至椎間板縮小。

2.反應性之骨變化，如骨變白等，均無慢性期出現。

3.脊椎旁之膿瘍陰影，此在胸椎結核時，最容易看到。

4.腐骨（sequestra）影像。

5.脊椎畸形，尤以佝僂畸形最爲多見。

治療方法

脊椎結核之治療，因急性或慢性而有不同。昔日採長久臨床，主要是躺在石膏床上，增加營養，接觸充足陽光與新鮮空氣爲主。但大部分病人的脊椎仍變爲畸形。也有人嘗試由脊椎後方補骨固定以防止畸形，或作肋骨脊椎橫突切除（costo transversectomy）來挖掉病根，但效果亦不佳。而欲以椎弓切除（laminectomy）來減壓，則更無意義。因爲椎體已被破壞，再用人爲之椎弓切除，更使得脊椎不穩定，

將來神經受壓及變形之機會更大。

抗結核藥物之發現，是結核病治療之一大進展。1956年 Hodgson
以在香港之經驗，倡言由前方手術，直達椎體之病源，將它完全除
盡，並加以補骨，是治療本症之最佳方法。因此保守療法與手術療
法，均爲學者採行。英國醫學研究會（British Medical Council）針
對本症做大規模之臨床實驗，地分三區，卽羅德西亞、香港及韓國馬
山。病人分四種治療法：

1.藥物加上述香港手術式。

2.藥物加前方清除手術。

3.長期服藥，不住院。

4.長期住院，躺石膏床及服藥。

經五年之觀察，第一類治療法效果最好。第三類也有95%之良好
結果。但手術之優點在治療時間可大大縮短，且脊椎變形呈佝僂之可
能減小，甚至可因手術而矯正，而下半身癱瘓之可能亦小，且可改
善。但缺點則是需要有經驗之外科醫師施行手術。第三類方法，原則
上可應用在落後地區，因病人太多，醫生少，且醫療設施不足。

以臺大醫院爲例，早在20年前，就施行 Hodgson 提倡之方法。卽
病人來院時，如疼痛厲害、服藥無法改善症狀，甚至有神經壓迫、下
肢無力之情況，均施行手術，將冷膿瘍吸走，腐骨刮掉，僅留周圍之
活骨，並以切除之肋骨片或腸骨片補骨，支撐上下椎體。至於抗結核
藥物，現今以 rifampicin, ethambutol, 及 INAH爲主。最好手術前
就服用一週以上，術前並設法改善病人之身體狀況，如輸血及點滴輸
液給予。所有病人均能痊癒。若病人之神經狀況惡化，有時需緊急手
術。也有少數病人，因體能太差無法適應手術，或是不太痛且無神經
壓迫現象，則僅給予藥物，直至 ESR 完全下降才停藥，而不予以開

刀。

II.　化膿性脊椎炎（Pyogenic infections of the spine）

脊椎之化膿性炎症，並不多見，且在結核性脊椎炎流行地區，也有被誤診之可能。

常見之病菌爲 staphylococcus aureus, E. coli, klebsiella, pseudomonas, haemophius 等。其根源來自皮膚、肺、泌尿系統或胃腸道。有人認爲曾做過泌尿或生殖系統器械檢查之病人，尤應注意。病菌均經血行到椎體。但不像結核性，本症之膿瘍不多。

病理所見

炎症通常在椎體，但可能很早就波及椎間板，鄰近椎體或硬膜上間隙。

脊髓常因椎體崩潰、椎間板後壓或肉芽組織之形成而受壓，造成疼痛及神經受損。

臨床症狀

近年來，由於抗生素之使用，使臨床徵狀有很大的改變。成人的症狀可分急性、亞急性及慢性三種。其決定因素在於細菌之毒性與病人之抵抗力。

典型的症狀，是病人只感到脊椎隱隱作痛，而無全身之徵狀。疼痛均在波及的那節，可能越來越痛，後來甚至臥床休息都無法止痛。神經壓迫症狀並不出現。詢及病史，則可能最近曾患尿道炎、糖尿病、血液透析、皮膚炎症，或毒癮施打注射等等。倘若到亞急性或慢性時，病人也許瘦弱，但並不發燒。此時若敲打脊椎，患部可能會疼痛。

實驗室檢查

白血球及分類，通常並無明顯變化。血液培養也不易找到細菌。

紅血球下沉速率（ESR），通常會高些，這方法也可以當做治療效果之參考。

骨之同位素檢查，爲當一般X光攝影未出現變化時，卻有局部昇高之趨勢，故有很好之診斷價值。

X光變化

化膿性脊椎炎，初期X光並無變化。其初期變化，可能要在四至六週後才出現。開始可能是局部水腫，可看到脊椎旁之陰影。骨之變化，大都在受波及之椎體端板（end plate）處，該處椎體溶解，並逐漸擴大到椎體中間，繼由於骨質變弱而崩塌，呈佝僂畸形。設若端板被侵蝕，則椎間板因被破壞而變狹。如有脊椎旁膿瘍增加，則陰影會更明顯。

到了末期，因新生骨之出現，並逐漸越過侵蝕骨之兩端，終至骨癒合。當然有很多仍呈假性關節之狀態。

治療方法

治療之原則，當然是以早期正確診斷，並施以適當之抗生素爲主。但是因本症並不常見，常常被醫生誤診或延遲診斷。

在急性期，可能血液細菌培養會呈陽性，或是以針吸活體檢查亦可以檢出細菌，並得到敏感試驗之結果。否則應先給予廣效性抗生素，如 cephalosporine 類，或以 penicillin 及 aminoglycosides 類之混用。如有效，則毒血症及疼痛症狀應會消失。通常靜脈注射約十天，再改以服四至六週，並以 ESR 來判定炎症之消失與否。病人應當臥床，但若是頸椎受波及，則須加戴頸圈之類的支架。

在亞急性或慢性期，椎骨被破壞，椎間板亦被波及，此時之治療，除抗生素外，應考慮手術，由前方進入，將病根清除。如脊椎不穩定，骨缺乏過多或畸形，則還需要補骨以固定或矯正之。

四、脊椎關節炎 (Arthritis of the Spine)

I. 僵直性脊椎炎 (Ankylosing spondylitis)

僵直性脊椎炎係一慢性發炎性疾病，主要侵犯薦腸關節及脊椎關節。部分其他關節尤其髖關節及膝關節、心臟及眼睛也會被侵犯。

本症在中國人極爲常見。原因不明，可能有家族性及種族好發之趨向。病人之 HLA-B_{27} 陽性率高達90％以上。而一般人僅 7-8％陽性。

病理所見

本症病理檢查，並不多見，尤其初期之炎症變化，甚少研究。一般認爲初期之變化爲類骨炎 (osteitis) 之產生，從椎體之外緣處。由骨質缺失及破壞，到末期之硬化與融合。在周圍關節則由關節軟骨減少與變薄，乃至纖維化僵直及骨融合，而呈僵直性硬化 (bony anky-losis)。

臨床症狀

初期病人訴說下背痛、臀痛、髖關節痛、腿痛及背部僵硬。這些疼痛大致來自薦腸關節及腰椎之炎症。疼痛的性質是漸進性的，但有時也會突然轉劇，也會鬆解。因此常被誤診爲椎間板突出症。疼痛緩解之時間，可能數週至數月之久。而一天之中，以起床後數小時較痛，到晚上又再痛。有些學者認爲，病人稍事工作，疼痛也可減輕，此點與椎間板突出或退化性關節炎可區別。

其他關節或肌腱之附著點及其他脊椎也會呈本病疼痛之主訴點。

理學檢查

在初期並不容易，且易與其他病症混淆。通常在薦腸關節有壓痛，腰椎或髖關節之運動受限，椎旁肌肉萎縮肋骨腔，也因疼痛致胸部擴張受限。到了中末期，部分病人，因脊椎軔帶之鈣化或髖膝關節

之僵硬，而行動異常如木偶，甚至是佝僂狀，體形消瘦。頸部運動也大受限制。

雖然有上述症狀，但神經症狀，如運動及感覺神經之缺失，倒沒有。下肢癱瘓，常因脊椎骨折或頸椎第一二節之脫臼而引起。

周圍關節之波及，如髖肩兩關節，在初期約有20％。到後來約佔50％。普通是對稱性，慢慢的厲害起來，而致關節機能消失。再次易犯之關節爲膝、腕關節。肌腱之附著點，如在跟骨、股大粗隆、坐骨突及肋骨處，都常有壓痛點。

其他各器官常患的病狀，有眼睛之彩虹炎、大動脈炎或心肌炎等等。

實驗室之檢查

紅血球沈澱率（ESR），發病初期或病之活動期，會上昇者約佔80％。但很少超過 40mm。因此無法當做本症活動程度之參考。

CPK 及 SGOT 可能會上升，此與肌肉被波及有關。

類風濕因子（rheumatoid factor）均爲隱性反應。此點可與類風濕性關節炎區分。

關節液檢查，呈 class II 型，卽粘度不良，mucin clot 不良及 UBC 增加，此與其他關節炎相同。

HLA tissue typing，不僅對本症之起因及病源之研究有用，且有診斷價值。HLA-B_{27} 抗原呈陽性反應。我國約 90％以上之病人爲陽性。黑人僅50％而已。

X光所見

初期，X光變化不明顯。最初之變化在薦腸骨。可看到關節間隙變寬並呈不規則。同時周圍有硬化之情形。到了末期，該關節已融合，且硬化之情形消失。

　　腰椎之變化，也很明顯。初期椎體之前方，因骨之破壞及反應性硬化，使椎體呈方形。繼而正常之凹隙失去、反呈凸出。接著椎體前之空隙，可看到鈣化，及縫合性骨刺（syndes mophyte）。慢慢的上下骨刺完全融合；且椎體之骨質鬆疏極爲明顯。終至僵硬之竹狀脊椎（bamboo spine）。而在前後之影像（A view），則因兩側面關節及椎突之鈣化，而有三條明顯之縱線，有如滑車之軌跡般。

　　髖關節之變化也很特殊，初時關節間隙慢慢變小，而終至融合，有時因彎曲而變形。

　　本症之進程

　　僵直性脊椎炎，主要先波及薦腸關節及腰椎，而漸漸上犯。直到頸椎，其時間約 5 至30年。本症是漸進的，但病情則時好時壞。如不小心常會引起佝僂畸形。

　　除髖關節外，其他關節之破壞，尚不嚴重。

　　大部分病人均可過正常生活，但工作要輕鬆些。女性病人之病情也輕些。病人之壽命，並不比常人短。

　　鑑別診斷

　　該區別之關節炎甚多，不一一細述，僅列下表以爲參考。

　　治療方式

　　因本症係良性之病程，如果髖膝關節未受波及，病人均可過正常生活。故治療之原則在止痛，增加關節之活動力，減少僵硬，並防止軀體之畸形。

　　1.休息與運動並重：避免過勞及情緒緊張。長期文書工作常使脊椎彎曲，故應時常站立，並多做擴胸挺身運動。游泳是很好的運動。

1. Primary osteoarthritis
2. Rheumatoid arthritis
   a. Rheumatoid factor positive type
   b. Rheumatoid factor negative type
3. Juvenile rheumatoid arthritis
4. Seronegative spondylarthropathies
   a. Ankylosing spondylitis
   b. Colitic arthritis (ulcerative colitis, regional enteritis)
   c. Psoriatic arthritis
   d. Reiter's syndrome
   e. Behçet's syndrome
5. Connective tissue diseases
   a. Systemic lupus erythematosus
   b. Scleroderma
   c. Dermatomyositis, polymyositis
   d. Polyarteritis
6. Crystal-induced arthritis
   a. Gout
   b. Calcium pyrophosphate deposition disease
7. Infectious disease
   a. Gonococcal arthritis (rare by other bacteria)
   b. Viral (hepatitis B, rubella, others)
8. Vasculitis—other than polyarteritis
   a. Leukocytoclastic vasculitis (serum sickness, Henoch-Schönlein, others)
   b. Wegener's granulomatosis
   c. Temporal arteritis (polymyalgia rheumatica)
   d. Takayasu's arteritis
9. Hypertrophic pulmonary osteoarthropathy
10. Shoulder-hand syndrome
11. Systemic and hematopoietic diseases
    a. Sarcoidosis
    b. Rheumatic fever
    c. Whipple's disease
    d. Acute leukemia
    e. Multiple myeloma
    f. Amyloidosis

　　2.治療性運動: 此乃在醫師或物理治療師之指導下從事運動，以增強脊椎之活動，挺直之身軀及最大呼吸量。以加強脊椎直肌之力量為首務。如髖膝關節也受波及，則該處之訓練也要注意。

　　3.藥物治療: aspirin, indomethacin, NSAIDS.

　　4.手術治療: 手術主要以矯正畸形爲主，使脊椎變直，以利病人之生活及行動，最常做的是腰椎及頸椎之切骨術。再次則爲頸椎第一二節之脫臼固定。

五、脊椎之腫瘤 (Tumors of the Spine)

脊椎之原發性腫瘤並不多見，倒是轉移性癌較常見。爲了與其他病變區別，簡述較常見之腫瘤。

I. 良性腫瘤

1. 骨軟骨瘤 (osteochondroms)：在任何骨，均可能發現，通常無症狀，且不必開刀治療。

2. 類骨性骨瘤 (osteoid osteoma)：通常發生在年輕人，尤其 30 歲以下。此乃脊椎側彎或神經根壓迫之症狀。典型之疼痛，乃在夜間特別明顯，可以 aspirin 止痛之。

好發部位在脊椎後面骨骼 (posterior element)。硬骨反應，不像在長骨上的那麼明顯。層切攝影 (tomograms) 對瘤中間之硬點 (nidus) 發現甚有幫助。如臨床上懷疑，而X光片上無法顯現出此瘤時，則 Tc^{99m} 之同位素檢查，常能發現。

手術則以全部淸除爲要。

3. 成骨細胞瘤 (osteoblastoma)：本瘤雖不多見，但卻好發於脊椎，尤其在後面骨骼部分。以兒童及靑少年較爲多見。由於此瘤可能長得相當大，因此有時可以用手摸到，另外它也可能壓迫神經，而引起症狀。

X光片上，本瘤呈蝕骨性、擴大狀。中間有鈣化現象，且圍有薄薄的新生骨出現。

治療以手術將該瘤切除或刮盡爲原則。

4. 血管瘤性骨囊腫 (aneurysmal bone cyst) 本症以小孩及年輕人最常見，在椎體或後面骨骼均有其特點，乃爲此瘤呈擴張狀及周圍有薄薄之反應骨存在。由於囊腫可能長得相當大，而壓迫神經或使骨質

變脆，所以需要治療。如能切除當然最好，但有時在椎體上，不易全部切除，還可能造成大量流血，且放射線之治療效果也非常好，所以可以兩者並用，或僅以放射線治療卽可。

5.巨大細胞骨瘤（giant cell tumor）：主要發生在年輕人。若於脊椎，則以椎體部較常見。有時此瘤會破壞椎體，而引起神經症狀。

治療也以澈底之刮盡或切除，並補骨矯正爲主。

6.嗜紅性肉芽瘤（eosinophilic granuloma）：好發於嬰兒、小孩及年輕人。本瘤可能單發或多發性。X光片上呈現境界鮮明之蝕骨性變化。在骨骼未成熟之孩童，本症是扁平椎體之主因。通常沒神經症狀，治療以少量照射爲主。

II. 惡性瘤腫

1.多發性骨髓癌（multiple myeloma）：此癌係骨骼最常見之惡性瘤。好發於50歲以上之病人，男性較多。病人有異常之免疫蛋白，且常伴貧血、ESR升高，及白蛋白／球蛋白比例顚倒。

X光呈現蝕骨現象，且無新生骨或硬骨化之情形。治療則以抗癌化學療法及對疼痛處之局部照射爲主。有時在脊椎骨，可以切除，並予補骨矯正。

2.其他: Ewing sarcoma, malignant lymphoma, chondrosarcoma, osteosarcoma, chordomas 偶而也會見到，本章不再一一述及。

III. 轉移性惡性腫瘤

脊椎之惡性瘤，以轉移性的最多。通常都是多發性侵犯數節脊椎。若如此，則表示爲末期之病症。

由於椎體被侵犯，常引起病人之疼痛、骨折或腫瘤壓迫神經，造成四肢癱瘓或大小便失禁。

常見的轉移，在臺灣地區以鼻咽癌、肺癌、乳癌、消化道癌及

子宮頸癌最多。外國則以乳癌、腎癌及攝護腺癌居多。

　　X光呈現: 主要是蝕骨現象，且多發性，主要變化在椎體及椎柱上。

　　治療以化學藥物、電療、荷爾蒙治療及手術切除與補骨矯正爲主，此需內科、X光專家之互相配合，又因病情之不同而決定治療方式。手術治療，原則以切除椎體上之腫瘤，並以各式鋼片、鋼釘、骨泥爲補骨固定，以達減壓及脊椎穩定效果。如此雖則無法延長病人之壽命，但通常可以減少疼痛，方便行走及維持神經功能。

第三節　肩部之病變

羅　惠　熙

　　肩部是由盂肱關節 (glenohumeral joint)、肩鎖關節 (acromioclaviculan joint)、胸鎖關節 (sternoclavicular joint) 及胸肩胛關節 (scapulothoracic joint) 所組成，所以肩部的運動是由這四個關節組合而有節律的運動。

　　鎖骨 (clavicle) 在肩部是作爲一個支架以支撐外側之手臂及後方的肩甲骨，其內端與胸骨柄 (sternal manubriam) 及第一肋骨形成胸鎖關節 (sternoclavicular joint)，在關節囊外有一強靱的肋鎖靱帶 (costoclavicular ligament) 以固定此關節。此關節可隨上臂之活動作上下 30° 至 35° 之運動，前後約 35° 之移動，及沿鎖骨之長軸旋轉45° 至 50°。鎖骨之外端與肩峯 (acromion) 形成肩鎖關節 (acromioclavicular joint)，此關節主要是由喙鎖靱帶 (coracoclavicular ligament) 維持其穩定，此關節之運動只在上臂作外展 (abduction) 30°至 45°時作約 20°之運動。

　　肩胛骨 (scapula) 爲一扁薄之三角形骨，位於胸廓背面之上方形

成肩胸關節 (scapulothoracic joint)，此關節與盂肱關節 (glenohumeral joint) 之運動相互關連，當擧臂180度之過程中，肩胸關節之運動佔三分之一，而盂肱關節佔三分之二。所以肩部之四個關節如其中有一關節之功能減退或喪失時，其餘之關節可予代償，使其不致影響日常之生活。

肱骨頭 (humeral head) 與肩胛骨 (scapula) 之關節盂 (glenoid) 形成盂肱關節 (glenohumeral joint)，爲全身關節活動範圍最廣者，同時也是全身最易脫臼之關節，故此關節之穩定有賴其強靱之關節囊及附於其上之靱帶，包括前側之盂肱靱帶 (glenohumeral ligament)，上方之喙肱靱帶 (coracohumeral ligament) 及合稱旋轉環帶 (rotator cuff) 之四條旋轉肌，分別爲棘上肌 (supraspinatus)，棘下肌 (infraspinatus)，小圓肌 (teres minor) 及肩胛下肌 (subscapularis)。當肩部運動時，此等肌肉皆有將肱骨頭固定於盤狀之盂關節面之作用。如上臂作外展 (abduction) 運動時，三角肌 (deltoid muscle) 將手臂提高，同時旋轉環帶 (rotator cuff) 將肱骨頭下壓固定於盂關節面 (glenoid cavity) 內，兩組肌肉有互相制衡作用，當旋轉環帶有病變或破裂時，盂肱關節正常運動之機轉便改變，可引起疼痛等症狀。

I.　肩部之先天性異常

(一)先天性高位肩胛骨 (congenital high scapula)

爲肩部最常見之先天性畸形，又稱 sprengel's deformity 或 undescented scapula。眞正之病因不明，但一般認爲是由於胚胎期肩胛骨與頸椎爲同爲間葉 (mesenchyma) 發育而成，但在胚胎第三個月後，肩胛骨卽慢慢下降至胸壁正常之位置，如在胚胎初期肩胛骨無法與頸椎分離，此種畸形便會發生。此種畸形可能爲兩側性者，且常伴有其他部位之畸形，如脊椎彎曲、頸椎及肋骨之畸形等。

病側之肩胛骨常較正常者爲小，其上下徑變小而寬度增加。約四分之一之患者其不正常之肩胛骨與頸椎相連，而其相連處常爲軟骨或纖維組織。附著於肩胛骨之肌肉常呈萎縮或缺失，尤以斜方肌 (trape-zius) 最爲常見。

臨床症狀可發現兩側之肩胛骨不對稱。頭部向患側斜，肩關節之功能除外展受限制外，其他之運動不受限制。有些病人併有脊椎側彎及頸椎肋骨之畸形。

輕的病人不致影響其功能，只有外觀問題，嚴重之病人因部分肩部之功能受到影響而需外科手術矯正，但手術之後果不佳，只能增進小部分之功能，一般手術的方法是將頸椎與患側肩胛骨相連之部分切除，及將附著於肩胛骨棘上部之肌肉剝掉。如要手術治療最好在五歲前施行。

㈡鎖顱成骨不全症 (cleidocranial dysostosis)

此種先天性畸形甚爲少見，原因不詳，但咸信是在胚胎發育過程中，顱頂(calvarium) 及鎖骨(clavicle) 之膜狀骨(membranous bone) 沒有骨化，故原爲骨骼之部分被纖維組織所取代。

臨床之特徵爲鎖骨部分或全部發育不全，故附著於鎖骨部分之肌肉如斜方肌 (trapezius) 及三角肌 (deltoid muscle) 亦會缺損。在外觀方面，病人之兩肩較正常下垂，並自動可使兩肩靠攏，但肩部之功能不受影響。頭顱之畸形爲頂部大而面部小，成一三角形，其顱前囪 (anterior fontanel) 閉合較遲或不閉合，有些病人甚至有輕微之水腦 (hydrocephalus)。

此種病人只是外觀之異常，無功能上缺陷，故無需特別之治療。

㈢鎖骨之局部發育異常

此種先天畸形只局限於鎖骨部分。在胚胎期，鎖骨之骨化中心

(ossification center) 是在鎖骨之中段，分向內外側骨化與胸骨及肩峯連接，如發育過程有異常時，鎖骨則可全部或內外側部分缺損。此種畸形不會引起功能上之障碍，故無需治療。

㈣肩鎖關節先天性半脫位

(congenital subluxation of acromioclavicular joint)

是因鎖骨之外端或肩峯發育有缺陷而引起，病人多無症狀，故無需治療。

II. 肩部之肌腱炎及滑液囊炎

(Tendinitis and bursitis of the shoulder)

肩部爲全身活動範圍最廣的關節，它的四周除了有許多肌腱使其能作各方向之運動外，同時還有滑液囊 (bursax) 在關節四周分泌滑液使關節運動時可減輕其摩擦力。當這些肌腱或滑液囊因受傷或退化性病變而引起炎症時，肩部便會產生疼痛及運動障碍等症狀。較常見者有下列幾種。

㈠棘上肌腱炎 (supraspinatus tendinitis)

是引起肩部疼痛之主因，常發生於肩部之前上方，因中年以後棘上肌有退化性病變，當作舉臂運動時此肌所受之壓力最大故易引起炎症。故此病常見於四十歲以上的中年人。

其臨床症狀可因其病理過程而分爲急性，亞急性及慢性期。

急性期 (acute stage) 之症狀可能突然發生或經數日小痛後再轉劇。疼痛的範圍是整個肩部，有時甚至侵犯到上臂，肩部的運動因疼痛而受限制。尤其作旋轉及外展運動時，疼痛會加劇。當上臂作被動式外展(passive abduction) 時，高舉至某一度數時肩部會有突然的刺痛，此乃因肌腱的發炎部分在肩峯下受壓而引起，在肩峯之下端有明顯之壓痛點。X光照像可能在肩峯之下方發現有鈣的沈積。急性期可

經治療或沒有治療而自然消失，但大部分沒有治療之病人經數日或數週後而轉變爲亞急性期（subacute stage）。

亞急性期之症狀較急性期大爲減輕，只當肩部作旋轉或舉高運動時才有較劇烈之疼痛，其壓痛點亦不明顯，其症狀可經數週或數月後漸漸消失，或轉變爲症狀甚輕微之慢性期（chronic stage）。

慢性期之病人在肩部有不舒適之感覺，或在靜止時全無症狀，只當肩部作某一動作時才有疼痛之感覺，肩部可能有某程度之運動障碍，此與凝肩（frozen shoulder）難以分辨。

治療急性棘上肌腱炎，可用針頭將乳狀之鈣沈積物抽出，疼痛便可立卽消退，但鈣沈積物多已成半固體不易抽出。疼痛之肩部可給予固定，局部作冰敷及超音波治療，同時可口服抗炎止痛劑 indometh-acin 等，局部注射 hydrocortisone 具有奇效。急性期如不予治療經數日或數週後可變爲亞急性期，部分患者其炎症亦可自然消失。

治療亞急性期除口服止痛劑及局部注射 hydrocortisone 外，主要要靠物理治療，多作肩部運動。慢性期之患者對口服或局部注射藥物皆無作用。只能依靠物理治療。有些學者主張用手術將鈣沈積物切除。

㈡二頭肌腱鞘炎（bicipital tenosynovitis）

這是常引起肩部疼痛及運動障碍之另一原因，它是二頭肌長頭肌腱與腱鞘間之一種炎症，常發生於二頭肌溝（Bicipital groove）處，引起炎症的原因與退化性病變有關，尤其二頭肌溝較淺而工作需經常作肩部運動之人更易引起二頭肌腱鞘炎。

此病常見於中年以後之女性，其症狀可慢慢發生，亦可由於肩部作一突然用力之動作後急性發作。疼痛爲其主要之症狀，常發生於肩之前內側，尤其手臂向後彎時疼痛會加劇。在二頭肌溝處有明顯之壓痛點。如數週後症狀仍未消退時則可引起凝肩（frozen shoulder）同

樣之症狀。

治療二頭肌腱鞘炎之初期可讓肩部作短暫之休息，局部給予熱敷，以 hydrocortisone 加麻藥注射於壓痛處，其效果甚佳。如上述之方法無效時，可考慮用手術治療，將二頭肌長頭肌腱切斷而將它固定於二頭肌溝之下方，以去除因肌腱與肌腱鞘滑動時所產生之疼痛。

㈢肩峯下滑液囊炎（subacromial bursitis）及喙突下滑液囊炎（subcoracoid bursitis）

在三角肌（deltoid muscle）及棘上肌（supraspinatus）之下方皆有滑液囊，常因其附近之肌腱發生炎症而引起滑液囊炎，單獨發生滑液囊炎之機會不多，較常見者爲由細菌感染而引起者。滑液囊與關節不相通，故其臨床症狀較局部而表淺。治療可將滑液囊之滑液抽出，以作檢驗，如爲一般之炎症（inflammation），可局部注射 corticosteroid，如爲細菌性者，肩部須固定使其休息，並給予大量之抗生素。

III. 凝肩（Frozen shoulder）

凝肩又稱粘連性關節囊炎（adhesive capsulitis），俗稱五十肩，因此病多發生於五十歲以上的中老年人，臨床特徵爲肩部疼痛及運動障碍，其病程進行緩慢，經數月後病情可自行減退或完全消失，其病因及發變之機轉不明，但與退化性病變有關，病發前肩部常有輕微之受傷，在診斷凝肩之前必須排除肩部之內在病變（intrinsic pathology），如結核或腫瘤等。

凝肩早期之病理變化在關節囊，是一種輕度的炎症反應，附著病情之進展，炎症侵犯至滑液膜（synovial membrane），使其與關節面粘連而影響肩部之活動，同時關節附近之其他軟組織如肌腱環帶（musculotendinous cuff），二頭肌腱（biceps tendon）及其腱鞘皆因炎症而發生纖維化，其彈性減低，這可使肩關節之活動嚴重受阻，到

病變之末期整個肩部之肌肉皆萎縮。

臨床症狀

大多數之病人 發病時之 症狀皆不明顯， 開始時肩部因炎症而疼痛，上臂常置於內旋及內收之位置，因肌肉痙攣，其疼痛在夜間可能會增劇。在病人之二頭肌長頭肌腱及肩峯下之位置常有明顯之壓痛點，此時病人之肩部因疼痛而不敢活動，如局部注射麻藥後，肩部則可正常運動。經數週後疼痛漸漸減輕而肩部之運動則愈受限制，尤其作外展及旋轉運動時。如早期給予正確之治療，症狀會很快消失，相反地如沒有治療其症狀會持續數月甚至超過一年，且有少數病人之肩關節運動無法完全恢復正常。

治療

早期之凝肩因炎症而引起疼痛及肌肉痙攣，此時可口服抗炎止痛劑及鎮靜劑，肩部給予熱敷，局部注射麻藥及 corticosteroid，此法雖有奇效但必須謹愼使用。肩部之運動對治療凝肩至爲重要，病人必須每天作定時之運動，手臂下垂作前後左右及旋轉運動，同時可用指尖爬牆，儘量使手臂舉高及外展。對於末期之病人，炎症經已消退，由於肩關節四周軟組織嚴重纖維化及粘連，其主要症狀是肩部之運動受限制，此時以上述之方法已屬無效，故有人主張上麻醉後用手強力使緊縮的關節拉鬆，但多數學者皆反對此法，因可造成肌腱之受傷，症狀可再復發。也有人主張用手術方法，將二頭肌、長頭肌腱在二頭肌溝粘連部分之肌腱切除，再將長頭肌腱固定於二頭肌溝之下方。亦有人將肩峯作部分切除，並將緊縮之肌腱切斷，如喙肩靱帶（coracoacromial ligamant），肩胛下肌 （subscapularis） 等。

IV.　旋轉環帶斷裂（Rupture of the rotator cuff）

肩部之旋轉環帶（rotator cuff）是由棘上肌（supraspinatus），棘

下肌 (infraspinatus)，肩下肌 (subscapularis)及小圓肌 (teres minor)
所組成，此等肌腱之末端形成一帶狀經過肱骨頭而附著於肱骨外上方
近解剖頸 (anatomical neck) 處，其功用爲當手臂抬高時，將肱骨頭
(humeral head) 固定於盂臼 (glenoid cavity)，如旋轉環帶發生病變
或受傷時，可影響盂肱關節 (glenohumeral joint) 之正常運動。

常見之旋轉環帶病變可分爲退化性（degenerative）及受傷性（
traumatic) 兩種。前者常見於四十歲以上之中老年人，因組織之血液
流量減少而引起缺血性 (ischemia) 變化，尤其在肌腱離肱骨之附著
點一二公分處最易發生此種退化性病變，此等肌腱因職業性或運動不
斷之輕微受傷而可引起環帶之破裂。嚴重之外傷如關節脫臼及大粗隆
骨折時，亦可引起旋轉環帶之斷裂，但以前者較爲常見。男女之發生
率約爲十比一。

旋轉環帶斷裂之分類

依斷裂之程度可分爲完全斷裂(complete rupture)及不完全斷裂
(Incomplete rupture)兩種。前者是指整層之肌腱斷裂，肩峯下滑液
囊 (subacromial bursa) 與肩關節腔可直接相通。不完全斷裂是指肌
腱之部分斷裂。

斷裂之大小在臨床上甚具意義。小的斷裂在臨床上只有肩部運動
時疼痛而不致引起肩關節運動之障碍，它可自行修補無需手術治療。
相反地大的完全斷裂(complete massive rupture) 則可影響肩關節之
正常功能。需要手術修補方能治療，所幸此類斷裂較爲少見。在解剖
上以棘上肌腱 (supraspinatus tendon) 單獨斷裂最爲常見，棘上肌及
肩下肌腱 (subscapularis tendon) 同時斷裂次之，四組肌腱全部斷裂
最爲少見。

依斷裂之形狀又可分爲橫裂（transverse tear)，縱裂（vertical

tear)，「L」字形裂（L-shaped tear）及巨大斷裂（massive avulsion）等，但以「L」字形之斷裂最常見。

若依斷裂之機轉可分爲下列四種：

1.肱骨大粗隆骨折合併嚴重之旋轉環帶斷裂(acute massive avulsion with fracture of greater tuberosity)，常由於肩關節脫臼合併大粗隆骨折而引起，故治療此類病人時，除將脫臼之關節復位外還須注意大粗隆是否亦已復位，尤其對較年青之病人，如用非手術方法無法復位時，則需用手術復位。

2.無骨折之嚴重旋轉環帶斷裂（acute massive avulsion without fracture)，如肩關節脫臼而無大粗隆骨折時，旋轉環帶是否受傷及受傷之程度如何則甚難診斷。

3.慢性病灶之嚴重斷裂（acute-on-chronic massive rupture)，此爲中年人之肩旋轉環帶受傷最典型的一種，因環帶有退化性病變，受長期輕微之受傷而引起斷裂。

4.慢性斷裂(chronic rupture)，是最常見之一種，其病理變化是旋轉環帶本身有退化性病變，因受輕微之外傷而引起不完全之斷裂，甚至慢慢成爲完全斷裂（complete rupture)，因其病理過程緩慢，其破裂處可自行以纖維組織修補，故此類病人無明顯之症狀，只有輕微之疼痛，肩關節仍可運動自如。

肩旋轉環帶之臨床症候及診斷

1.病史：中老年之病人多無明顯之受傷史，常因肩關節作一突然而過度之伸張（hyperextension）及外展（abduction）之動作而引起，如乘搭公車時，手握車頂之把手，行車突然刹車，身體猛向前傾，緊握把手之肩部突成過度之伸張及外展，此種動作常可引起肩旋轉環帶之受傷。相反地，年輕之病人常有嚴重之外傷史，或作劇烈連續動作

之運動，如棒球之投手，可因連續投球而引起肩旋轉環帶之受傷。

2.疼痛：與受傷之程度有關，但大多數之病人，肩部受輕微之外傷後，在肩部之頂端有尖銳之刺痛，數天後疼痛緩緩減輕而持續，肩部作外展動作時疼痛則加劇，尤其病人之臂部由完全舉高下垂至九十度時，肩部有突然之刺痛及失去控制（giving way）之感覺，此爲臨床典型之症候。

3.局部徵候：急性期在肩峯下區（subacromial region）有明顯之壓痛。如較大的斷裂可觸覺一缺口（sulcus），長期慢性之患者其上臂肌肉有萎縮現象，尤其是三角肌（deltoid muscle）。

4.運動功能：病人肩部之被動式運動（passive motion）爲正常，但自動式運動（active motion）有不同程度之障碍，此種功能之喪失是因正常運動之機轉被破壞及疼痛而引起。正常臂部舉高時，旋轉環帶先將肱骨頭固定於關節盂（glenoid fossa）內，三角肌方可將臂部舉高，如環帶受損，無法將肱骨頭固定，舉高之動作則受阻。一般來說病人有一疼痛弧（painful arc），卽病人之肩關節外展時，在八十度至一百廿度時會產生疼痛，如弧度變大至一百五十至一百六十度時，則表示斷裂之範圍較小。如在疼痛區作局痳醉時，疼痛之外展運動可減輕或消失，如疼痛消失仍無法作正常之外展運動時，則表示斷裂範圍甚廣，需要外科手術修補。

5.X光檢查：一般之X光檢查無特殊之象徵，有時可在大粗隆之頂端有骨疣等退化性變化。肩關節攝影 arthrogram 是診斷旋轉環帶斷裂較可靠之方法，它可以判斷環帶是否完全斷裂及其病灶之大小，如造影劑（contrast medium）流入肩峯下腔（subacromial cavity），卽表示旋轉環帶已完全破裂。

治療：

旋轉環帶斷裂之治療應採用保守療法或手術修補，須依據病人的年齡、職業、臨床症狀及受傷之程度而決定。一般而言，愈年輕之病人，愈是由嚴重外傷引起者，則愈需要用手術方法修補，其預後亦較佳。相反地，中老年之病人，則先給予保守療法，觀察臨床症狀是否改進，如症狀沒有改善而影響病人之工作及正常生活時，則需以手術治療。

V. 肱二頭肌之長頭肌腱斷裂

(Rupture of the long head of the biceps)

肱二頭肌腱斷裂多見於中老年人，因其肌腱有退化性病變故易受傷。年青人則甚為少見，除非是某些運動員因臂部作連續劇烈之運動時可能引起肱二頭肌之斷裂。有些患者其肌腱有嚴重之退化性病變，雖無明顯之受傷亦可引起肌腱之自行斷裂。大多數之病人因其工作關係，肩關節經常作外展及內旋動作者易引起肌腱斷裂，最常發生之部位為肌腱剛出關節處，因該處肌腱經常與肱骨頭磨擦所致，其次則在盂上粗隆 (supraglenoid tuberosity) 肱二頭肌長頭之起始處，或在肌腱與肌肉接連處 (musculo-tendinous junction)。

臨床症狀:

年輕之患者其二頭肌為正常者，其斷裂常因肌肉突然強力收縮，如舉重或劇烈之投擲運動時發生，病人可突然感覺一尖銳之刺痛，同時發現臂部有一腫塊，並可在斷裂處觸到一缺口 (gap)，尤其肘部彎曲作收縮動作時更為明顯，臂部之力量大減或完全喪失。

臨床最常見者是所謂慢性痛灶之急性斷裂(acute-on-chronic rupture)，即病人經常有肩部之不舒適症狀，當病人之臂部過度用力時，突然感覺臂部短暫之劇痛，同時可發現臂部遠端有一腫塊，肘關節之機能有不同程度之減退。亦有些病人之肱二頭肌斷裂後附著於二頭肌

溝(bicipital groove)，受傷之肌腱自行癒合，故無明顯之臨床症狀，亦無功能之異常，故稱之爲無症狀斷裂 (silent rupture)。

治療

大多數肱二頭肌斷裂之患者無需手術治療，除非是年青之患者或中年之病人經保守療法無效，其症狀仍存在且影響其正常生活或工作時，斷裂之肌腱才需要修補。

第四節　肘部及前臂部之疾病

廖　潤　生

以解剖學觀點言，肘部是上肢最複雜之關節。能明瞭這一點，便知道肘關節有許多外傷或疾病的併發症。肘關節係由肱骨遠心端和橈尺骨近心端組成的特殊結構。（圖3-4）肘部的正常外觀及運動範圍賴此結構而維持。

基本上，肘關節爲一個屈戌關節 (hinge joint)，屈伸範圍僅有150度（屈曲30度，伸展 180度，小兒及女人能顯示約 200度過伸展者

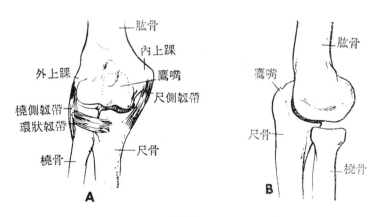

圖 3-4

多。）從機械學觀點看，此關節經肱骨、尺骨發生運動，而橈骨僅居被動地位。 橈骨直接功能是前臂的旋前（pronation）， 及旋後（supination）運動。 像膝關節一樣， 肘關節要靠強力側靱帶來維持側方穩定。肌肉都位於肘關節前後，便於屈伸。

當肘關節屈曲成直角並固定兩側，前臂可旋前和旋後各90度。此運動除了上下橈、尺關節活動外，並需橈骨骨頭在肱骨小頭上的圓滑旋轉，其中任何一項的骨骼障礙都會影響此一運動。

當肘關節完全伸展，從前面觀察，可見前臂向外成10～15度，此稱為外偏角（carrying angle）， 仍由組成關節的各骨骼造成，當身體直立，兩臂貼直兩側，手掌面向前，最易看出前臂向身體偏出。此位置可使吾人持物時不致碰撞身體。若因外傷或疾病使角度增大，稱肘

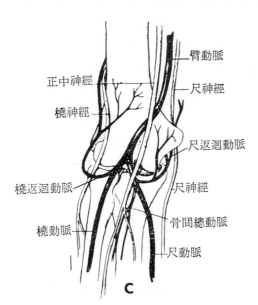

圖 3-5 肘部骨骼解剖 A.靱帶。 B.骨頭，側面。 C.神經與動脈
（由張平、馮永祥合譯: 基礎矯形外科學，民國66年8月初版）

外翻 (cubitus valgus)。 （圖3-6），外偏角減少稱肘內翻 （Cubitus varus)（圖3-7)。

在小孩， 長管骨骨端的關節突，主要由軟骨組成。這些軟骨塊與骨幹部連接的地方抵抗力弱，因此骺會離開。骨化中心 (ossification center) 的出現時間、型狀及癒合年齡，對骨年齡及各種骺障礙判定是重要的，故要記清楚。（圖 3-8 及表 3-1)

考慮肘關節問題時，應不斷地記得尺神經、正中神經、和肱動脈與肘關節之關係。尺神經在通過內上髁後面之處特別容易受傷，而肱動脈和正中神經到了肘關節便位於肱骨和肱肌前面。

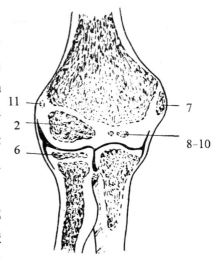

圖 3-8　肘關節部骺骨化像出現的時間。數字表示生後年數（鷹嘴的骺是10〜12歲）（由天兒民和，河野左宙改訂：神中整形外科學，昭和40年 3 月15版)

在肘部可摸到數個骨界標。在完全伸展時，兩個上髁及鷹嘴突在肘後面成同一水平面。若肘屈曲90度時，這些點形成等腰三角形與肱骨後面成平行的面。（圖 3-9) 在屈曲時，標號第 4 的骨隆凸（小頭外緣），明顯出現在肱骨側面，位在外上髁下前，小頭之下方可摸到橈骨骨頭。認熟這些骨隆凸的相互關係，對損傷時判斷是否有異常的檢查大有幫助。

當肘屈曲時，肘肌 (anconeus muscle) 位在橈、肱關節的下後面，卽在橈骨骨頭、外上髁及鷹嘴頂端所形成的三角地區。這小而淺的肌肉下面有橈側副靱帶及關節囊。若關節有液體的膨脹，就出現在

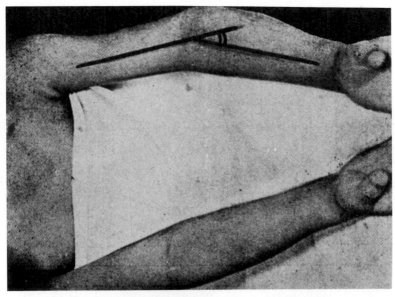

圖 3-7：左肱骨髁上骨折後的內翻肘（9歲，男）
（由天兒民和，河野左宙改訂：神中整
形外科學，昭和40年 3 月，15版）

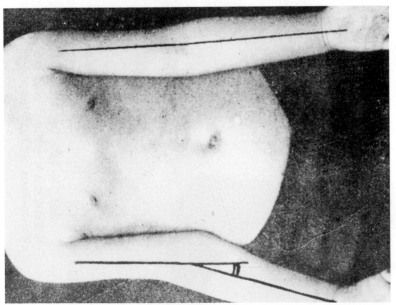

圖 3-6：右肱骨髁側髁骨折後的外翻肘（7歲，
女）（由天兒民和，河野左宙改訂：神
中整形外科學，昭和40年 3 月，15版）

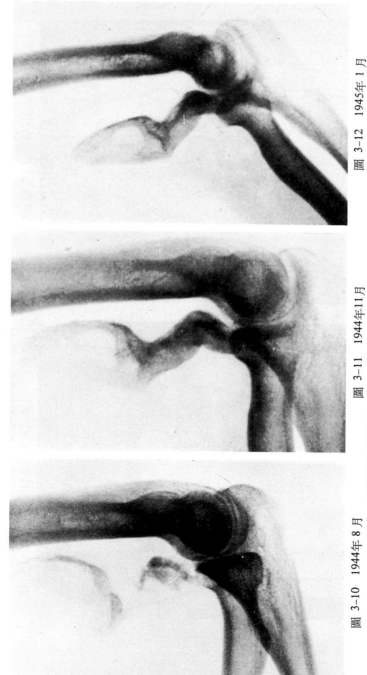

圖 3-10　1944年 8 月　　　　　圖 3-11　1944年11月　　　　　　圖 3-12　1945年 1 月

因肱二頭肌及肱前肌撕脫而引起的肘關節部外傷性骨化。骨膜下血腫骨化而形成骨瘤連結在冠狀突。注意已有成骨血腫的吸收，所以骨塊最後生比原來小的影像。（由 Watson-Jones 著：Fractures and Joint Injuries, Vol. I, 5th Ed.）

此處。是做關節抽出的好地方。

表 3-1：肘關節部的骨化中心

中　　心	出　現	與骨幹癒合
小頭及滑車外半部	2 歲	16
滑車，內半部	10	16
內 上 髁	5	18
外 上 髁	12	16
橈骨骨頭	6	18
鷹　嘴	10	16

這表示平均年齡，因有相當的差異，故習慣上，要照對側X光片來做比較。（由 Turek, S. L.: Orthopaedics, Third Ed., 1977)

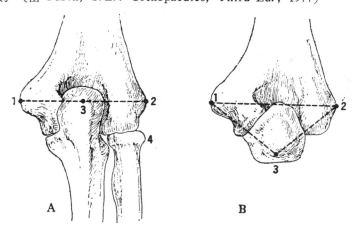

圖 3-9　肘關節診斷時的四據點（正常時）
　　　　1.肱骨尺側上髁　　　　2.橈側上髁
　　　　3.鷹嘴突出部　　　　　4.橈骨骨頭外緣
　　　A：伸直時 1，2，3 成直線。
　　　　　1，2 連結線稱為 Hüter 線。
　　　B：屈曲時 1，2，3 形成底邊為上的等腰三角形
　　　　　（由天兒民和，河野左宙改訂：神中整形外科學，
　　　　　　昭和40年 3 月，15版)

I.　一般情況:

肘關節亦有與其他關節相同的疾病:

1.關節炎: 類風濕性關節炎可毀壞關節，造成變形而僵硬。退行性關節炎多見於負重關節，肘關節倒少有這種病。血友病常有出血流至關節內，造成永久性關節損壞的病歷。

2.感染: 化膿性及結核性關節炎可在此處發生。必須及早診斷，迅速治療以免發生永久性關節損壞。

3.腫瘤: 良性腫瘤、 惡性腫瘤、 和軟部組織瘤都可出現在肘關節，但均非特別出現於此處之瘤。

4.外傷性骨化性肌炎 (traumatic myositis ossificans): 有時肌肉內出血會形成不規則的骨塊，它具有完整的骨皮質及骨髓腔，此稱爲外傷性肌炎。常見部位爲股骨前面和肘關節屈肌面，因股四頭肌出血或肱前肌出血而起。出血原因幾全爲外傷，形成之骨塊多沿著骨幹，或部分與其下的骨骼相連。

一般認爲這是屬於成纖維細胞化生 (metaplasia)，其特徵爲異位鈣化和骨化。時間越久，骨塊越成熟並緻密。它可併發肘部骨折或脫臼，並造成肘屈曲運動的障礙。小孩的肘關節部是發生最多的地方。小孩的骨膜比成人的骨膜容易剝離，且小孩的肘關節發生脫臼的情形比其他關節多，顯然地，脫臼比骨折發生的多。要牢記，因肘關節在屈曲位僵硬時，強力重覆的被動伸直運動使肘關節前面易發生這種骨化。 (圖 3-10, 3-11, 3-12)

本病與骨原肉瘤和進行骨化性肌炎 (myositis ossificans progressive) 的鑑別如下: 進行性骨化性肌炎是一種罕見的先天疾病，在肌肉、靭帶和肌膜裏形成骨塊。詳細檢查骨塊物理性質、X光照片和病理切片，即可把這兩種病跟外傷性骨化性肌炎分別出來。

治療乃依變化過程的活動而定。在活動期，必須休息及固定，強烈運動或過早外科切除將引起更多的骨生成。若造成功能上的障礙，也要在此異位骨完全成熟、緻密之後才行外科切除。一般完全成熟的時間約要在它開始出現後，半年至一年。

II. 特殊狀況：

1.乾脆性骨軟骨炎 (osteochondritis dissecans)

帶或不帶軟骨下骨之關節軟骨碎片，部分或全部與其原來之骨分離，最常見於膝關節，但亦發生於肘、足踝、髖關節，而肘關節通常發生在肱骨小頭。

肘關節發生這種病時，有疼痛、關節腫、和運動限制的現象。若此軟骨碎片成了關節內游動體 (loose body)，可能挾在關節諸骨間妨礙肘關節伸展。若X光片照得清楚，可看到此病變。

若在碎片完全分離之前發現，讓關節休息，即以逐漸取代 (creeping substitution) 方式癒合。 若不以此法癒合，或碎片已成游動體，即應開刀切除。

2.關節內游動體 (loose bodies)

關節內偶然可發現骨或鈣化組織的碎片，這些東西會跑來跑去，引起疼痛、關節刺激、和關節扣鎖 (locking)。 這些碎片稱為游動體又稱關節鼠 (joint mice)， 多由外傷或某種疾病引起 。 多發於膝關節，但肘、肩及踝關節內也可能有。如前所述，乾脆性骨軟骨炎也可成為游動體病因。其他原因為關節面骨折、骨關節炎骨刺之骨折、關節透明軟骨的骨折及骨軟骨瘤病 (osteochondromatosis)。其治療為外科手術切除，可解除症狀，並且阻止關節更進一步受損傷。

3.肘關節的運動 (sport) 障礙

棒球、 網球、羽毛球、 投擲標槍、 柔道、 劍道等主要使用上肢

的運動比日常動作或一般勞動需要求速度快、特定方向的過度關節運動。爲了適應這些要求，有關肌肉及關節本身就會發生順應性變化。若運動過度或超過順應界限時，出現包括肌腱附著部的關節體退行性或增殖性變化，而發生運動痛、運動障礙。這種病態稱爲 sport 障礙。

(1)棒球肘（baseball elbow）

棒球肘的原因主要是由於過度的投球動作。病變是肌性障害、肱骨內側上髁關節囊部的變化、游動體出現等。其他，若年輕者，稀有乾脆性骨軟骨炎、骨端生長線離開等現象亦可看見。投球以外由於打球動作的衝擊，肘關節也會發生肘障礙。

肱骨內側髁部或旋前圓肌部疼痛。這些障害，尤其是投 curve 球，或 shoot 球多的投者發生得多。在平常，肘的屈伸動作不會疼痛，但若做投球動作時，伴有鈍痛或刺痛而球速會減慢，其 X 線像通常沒有顯著變化，只要經過休養就會變得輕快。

(2)網球肘（tennis elbow）

是發生於網球選手的肘關節部障礙。因在硬式網球中，由球的方向要使用 racket 兩面來打球，常常必需急激前臂旋前、旋後運動及脆關節的 snapshot 動作，所以會發生這種障礙。

網球肘的本態是肱骨外側上髁炎。該部有自發痛及壓痛。會因打球動作增強疼痛。治療遵照外髁上髁炎來做。

(3)其他運動的肘關節障礙

在柔道家的肱骨滑車尺側下端及尺骨冠狀突內側上端，及在劍道家的鷹嘴部可看到有明顯的骨刺形成。由於過度肌收縮及肘關節過度伸展而發生。此外在投標槍選手，常常可見尺骨上端內側的鉤狀骨刺，但排球選手則很少看見類似的障礙。

若這樣出現厲害的變化，在運動時伴有疼痛，但中止運動則症狀多半會消散。若行骨刺摘出反招關節功能障礙，不要做比較好。

(4)內上髁炎（medial epicondylitis）

偶有病人因總屈肌起始部過度勞傷，以致肱骨內上髁部分很痛。內上髁部分可按到壓痛。腕部掌屈反抗外力時痛得特別厲害。此動作使總屈肌起始處緊張。

治療爲給痛部注射 novocain（或xylocain等）和 steroid hormone。

(5)外傷性尺神經炎（traumatic ulnar neuritis）

因尺神經位於肱骨內上髁後神經溝中，容易受傷。其次肘部變形亦可頂住尺神經，均可引起外傷性尺神經炎。少數人的尺神經特別具有活動性，當肘屈曲時移過內上髁，而伸展時，又可回到正常位置，如此長久下來，最後因摩擦發生外傷性尺神經炎。此外其他因素，如骨刺長入神經溝中、內上髁附近軟部組織撕裂或挫傷後形成瘢痕，或因關節先天性畸形外偏角變大，都會引起外傷性尺神經炎。

不過，最常見外傷性尺神經炎原因還是肘部骨折後留下之變形，尤其肱骨髁上骨折後肘外翻或肱骨內上髁轉位骨折特別常引起本病。也可能經過多年才發生尺神經炎。曾有一病例，肘部骨折50年後才發生的報告。因此稱本病爲遲發尺神經炎（tardy ulnear neuritis）。

若主訴爲尺神經分布區麻木、刺痛及疼痛，特別在第四、五指節，病側手常感笨拙、骨間肌無力甚至可進行至完全麻痺。此時治療最好是在運動神經尙未病變，而感覺神經的病變仍可復原的時期，以外科手術將尺神經移離從受刺激位置，向前移而埋入屈肌的軟部組織之下。

(6)Volkmann氏缺血性攣縮（Volkmann's ischemic contructure）

這種悲劇性結果乃因缺血造成肌肉組織的大塊壞死。最常見於肱

骨的髁上骨折，亦可發生在其他肘關節或前臂的骨折。股骨及脛骨骨折後亦有發生在下肢者。曾有小孩使用Bryant氏牽引發生同樣情形。

　　缺血的原因乃急性靜脈阻塞及動脈痙攣，若持續下去，終導致大塊肌肉壞死並且被纖維組織逐漸的取代，肌腱及神經因此由於瘢痕緊縮，上肢變成硬而萎縮的前臂及僵直的爪形手 (clawhand deformity)。若神經亦壞死，則手將無知覺並且麻痺。 若及早發現， 這種悲慘後

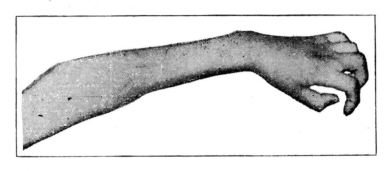

圖 3-13　9歲男孩，肱骨髁上骨折後併發的Volkmann氏缺血攣縮
（受傷後經過1年，施行 release op。）（由津下健哉著手外科之
實際，昭和49年11月，第5版）

果就可以避免。第一要點就是隨時考慮併發周邊血液循環障碍的可能性，避免任何可能引起急性靜脈阻塞的肘部過多彎曲或過緊的石膏繃帶。 經常檢查周邊血流狀況：脈膊及手指， 腳趾之顏色、 溫度、 腫脹， 注意病人主訴前臂或腿部疼痛， 尤其是同時有指（趾）不能伸展，這些症狀表示肌肉開始缺血了，一旦懷疑有缺血現象，應立刻放鬆所有紮緊的繃帶，並抬高肢體。若經過一二小時症狀仍未改善，則需急診開刀，打開筋膜以減壓。對已發生變形的 Volkmann 攣縮病人，依照病變的程度經過2-3個月後，施行功能再建手術（release op. or muscle sliding op. 或 seddon 法）爲宜。

參考文獻

1. Gartland, J. J.: Fundamentals of Orthopaedics, Sec. Ed., 1974.

2. 張平、馮永祥合譯: 基礎矯形外科學，民國66年 8 月初版。

3. 章淼生編譯: 矯形外科學，民國六十三年四月出版。

4. Watson-Jones: Fractures and Joint Injuries, Edited by Wilson J. J., Vol. I, Fifth Ed., 1976.

5. 天兒民和，河野左宙改訂: 神中整形外科學，昭和40年 3 月，15版

6. Turek, S. L.: Orthopaedics principles and Their Application, Third Ed., 1977.

7. 津下健哉: 手外科之實際，昭和49年第 5 版。

第五節　手腕部之疾病

趙　尚　良

手腕部之疾病，簡分爲四大類:

　1.急性傳染

　2.特種傳染性關節炎

　3.先天性畸形

　4.骨腫瘤

手腕部之傳染

I.　前　言

　　手腕部之傳染，大部分導於外傷，咬傷及針刺傷等。百分之九十五之傳染病菌係金黃色葡萄球菌，但也有混合性細菌傳染。其毒素散佈可經由淋巴組織至肌腱膜，形成手部劇烈腫脹，而後壓迫組織，使

其壞死，相繼有纖維組織侵佔，產生收縮畸形。

近年來學者對手腕部的疾病了解日增，再者有大量抗生素的廣泛應用，使手腕部之急性傳染，已再也不是一種駭人的傳染。

手腕部急性傳染除了金黃色葡萄球菌以外，其他的病原菌，尚有：

一、鏈球菌傳染，導於手部外傷，從淋巴腺擴展到前臂、上臂至腋下，很少形成膿瘍。

二、因咬傷所致的巴斯德桿菌屬，放線菌屬及非病原性之腸桿菌屬等。

三、手腕部燒傷可引起格蘭氏陰性細菌傳染。

四、濾過性病毒有關之癬傳染。

五、特有病菌傳染。

II.　甲溝炎

指甲邊緣不易清潔，一旦擦傷或撕裂，即易受細菌之傳染而形成膿瘍，以黃金色葡萄球菌所引起者爲最常見。好發部位，在指甲基底之背面，局部有紅，腫、痛等症狀，可從單側開始而後蔓延至對側。

如傳染已經開始，抗生藥物無法控制，可以熱敷局部，靜待膿瘍形成而後手術切開引流即可。

III.　指頭炎

指頭炎指指頭的髓質體部分發炎。

指頭的髓質體部分，形成許多薄的腔室，當指頭的腔室傳染時，此類腔室形成水腫，於是腔室內的壓力增加，產生劇痛的感覺，如處理不當，引流不暢，傳染可深入指骨骨膜而終成骨髓炎。

指頭皮層較厚，深部傳染，雖痛覺仍不易由眼所察覺，惟有當傳染擴張，膿瘍向掌側擴張時，掌側皮膚始告逐漸壞死，此時即爲膿瘍

已告局部化之際，作垂直引流乃爲最適宜之際。

引流方位，切忌避免傷及指頭神經，以保持指頭有正常的敏感度。

IV. 腱鞘炎

以手部屈指肌腱鞘傳染較多，大部分由於指頭髓質炎之傳染而後擴張至屈指肌腱鞘所引起，但也可從屈側指絞部受直接外傷所引起，一般來說屈指肌腱鞘膜時有下列幾個較明顯的徵兆：

一、患側手指往往保持輕微彎曲。

二、曲指肌腱鞘膜所經之處有輕微且均勻之腫脹。

三、如伸展手指將會引起劇烈疼痛，且有伸展手指困難之感。

四、肌腱鞘膜有壓痛感。

如有上述四大症狀，診斷肌腱鞘炎應該沒有太大困難。早期治療，爲使局部固定及休息，並使用適量之抗生素，傳染卽可控制，如傳染無法控制，惟有等待膿瘍成熟，切開引流爲其上策。

V. 深層掌部膿瘍

深層掌部之膿瘍，好發於手掌深部掌間空隙。所謂掌間空隙位於覆蓋掌骨肌肉肌膜與掌部屈肌腱肌膜之間，該空隙爲第三掌骨骨幹至食指屈肌腱之肌膜，分成爲中間掌間隙和拇指球間隙。該兩間隙間之傳染徑度，極其緩慢，如能早期發現，診斷確實，並使用適度之抗生素，傳染卽可控制。

在中間掌間隙之傳染，如一旦膿瘍產生，卽有嚴重性之全身症狀及局部炎症症狀。

治療原則，爲切開引流，最爲適宜。

VI. 化膿性骨髓炎

在掌和指骨一般化膿性傳染之骨髓炎，多由於就近軟組織之感染

或因開放性手部骨折，因處理不當，直接受細菌傳染所引起。近年來由於抗生素的普遍應用及外科的進步，慢性骨髓炎之發生，不易常見，手掌部之骨髓炎當然也不能例外。

　　骨髓一旦產生，應極早施行外科清理術，清除發炎壞死之骨組織，並保持引流通暢。術後手功能之是否良好，有賴於傳染面積之是否廣泛及傳染之程度是否嚴重而定。

特種傳染性關節炎

I.　慢性結核性骨髓炎

　　由於本省防癆工作之普遍及澈底實行，深入民間，手掌關節及指間關節之慢性結核性傳染，已漸少見。在慢性結核病傳染率中，以小孩之傳染，較爲常見，從原發性病灶經血液傳染擴散，而後至掌骨及指骨。早期傳染發生於指骨的髓腔，形成不規則之破壞，骨膜被一些肉芽組織所包圍。在骨幹處形成壞死的贅骨。

　　成人的慢性結核病傳染於手腕部，主要在骨膜下組織，使供應骨幹的血流停止，而後造成骨組織壞死，外流排除，再形成包圍骨之肉芽組織，所以手指看起來會變得很短。不過這些病過程，其經行性非常緩慢。如果發現病灶有快速壞死，膿液從皮膚破口而出，而後則容易得混合傳染，其發生率非常的高。

　　治療原則包括清理壞死組織及行初期縫合。但特別強調的一點，是慢性結核骨髓炎千忌開放引流而引起混合傳染。

II.　梅毒性骨髓炎

　　晚期梅毒可以在皮膚、肌腱、肌鞘膜、骨組織和關節均被侵染。放射線攝影檢查可看到骨膜增生，密度增加，骨幹發生破壞。關節方面可看到關節軟骨破壞及腐爛，因此運動度受到嚴重障礙。

　　早期梅毒治療，可使用抗梅毒素藥物以控制其傳染及擴張。一旦有骨組織之壞死，甚至於有膿瘍產生，手術清理關節或骨幹之腐骨，並給以適當之引流，爲其唯一的治療方法。

III.　類風濕性關節炎

　　類風濕性關節炎爲一種原因並不十分了解的全身性疾病，在早期的時候，可說是一種僅包括軟組織的疾病，只影響腱鞘及滑液膜，到後期時才開始侵蝕關節周圍組織、關節面而產生患部關節的畸形，手腕部位的發生率可說相當的高，尤以掌指關節爲甚。據目前一般學者的推測，類風濕性關節炎的病變，係一種組織炎症後的反應現象，包括免疫系統之分泌球蛋白及補體破壞關節表面的滑液膜等。類風濕因子與球蛋白結合後沈澱，關節內產生炎症後的反應。類風濕因子實係一種患者自身的抗體，可以用動物實驗證明，以 mycoplasmes 接種於動物體內，可得到相似於類風濕性關節炎的症狀。

　　早期的類風濕性關節炎，有全身性輕微症狀，成間歇性出現。手部症狀包括腫脹、疼痛、關節運動障礙等，至後期始有關節畸形及關節固定現象，臨床上所謂的鵝頸般手部掌指畸形，卽爲一典型的類風濕性關節炎手掌部之畸形。

　　早期治療採用對症療法，包括藥物及物理治療，使其減輕症狀，保持關節的正常功能。外科手術，用以矯治畸形，甚至有用人工關節來代理關節功能。也有主張以早期的滑液膜切除術，來預防疾病之繼續漫延及擴張。

IV.　退化性關節炎

　　好發於手部指間關節，較常見於年長者，眞正病因尚不清楚，目前尚有多種評論。

　　症狀以局部手指關節疼痛較爲常見，偶而有關節輕微腫大現象。

以症狀療法爲主，手術機會不多。

先天性畸形

I.　前　言

人類上下肢的肢芽在胚胎形成的四星期後開始發生，於其後三星期內快速成形。凡任何影響上下肢發育的因素，皆可在此時前後，造成上下肢先天畸形。手部的先天性畸形。有的是某部分完全闕如或僅具原始胚基；有的是同一部分的雙倍形成，也有的是相關部分不等比生長所致，這些畸形可單獨發生或是怪異的組合。

治療原則在於改進手部的基本功能或外觀上的可能性。小孩的治療較特別，希望以簡單的裝置加上基本訓練，可得到事半功倍的效果。

II.　多指畸形或額外指

由於外胚葉發育不良或染色體異常所致，發生在手部之橈側或尺側，形成額外的拇指或小指，有的全有軟骨組成，也有的可包括全套指頭及關節。治療原則，如係組織不全，又爲額外生長，應以截除；如係構造完整者，得待稍長後再予考慮手術。如係指骨部分的復生，爲顧及關節的穩定性及側副靱帶的保存，最好行中央楔形切除及併合手術。

III.　無腕，無掌，無指畸形

拇指的發育不全或闕如，可行食指拇指化手術，以代償拇指的功能。至於單一手指之一部或全部，很少考慮手術處理。全手闕如，以裝配義肢代替手功能者較多。

IV.　併指畸形

手指相連的形式有單純的指間皮膚蹼狀連合，較複雜的有指甲，甚至神經及肌腱連合。可單獨存在，也可以症候羣的方式出現。最常

見的爲中指與無名指之間的併連，男性多於女性。

治療原則需要以手術矯治者較多數。

V.　　短指畸形

有單獨一個手指或數個手指發育不全，手指呈現細小而且較短，並有缺少一節或兩節指骨的可能，偶而出現與其他手指合併發生。該類畸形對手指的功能影響並不很大，原則上除治療合併症以外科手術方法治療外，本身畸形，不需任何手術矯治。

VI.　　巨形指畸形

手指所有的構造都特別增大，尤其是神經組織方面。不僅限於手指的增大，並可延伸到手掌及前臂，常常與神經纖維瘤同時存在。增生的組織包括神經和脂肪組織。

目前尚無完善方法治療該類畸形。

VII.　　先天性環狀窄縮

典型的環狀窄縮環在手指，病變所在可深可淺，有的僅及皮膚，有的深及骨膜，一般言之可分下列數類：

一、單純性環狀窄縮。

二、環狀窄縮伴遠端手指畸形，合併遠端淋巴腺水腫，可有可無。

三、環狀窄縮伴遠端手指融合畸形。

四、子宮內發生者。

發生原因至今尚未定論，推斷可能與先天性發育生長有關，病變可發生在皮膚及淋巴組織等。

症狀較輕者可用重建外科矯正之。

手腕部腫瘤

I. 概　論

任何出現在身體上的腫瘤也都可以在手指上出現，可分惡性腫瘤、良性腫瘤及類腫瘤等三大類。

由於手部組織敏感，空間很少而活動性功能相當的大，所以一旦發生腫瘤，症狀非常明顯。大部分都可外科手術治療。

惡性腫瘤部分，常見者有：骨性肉瘤，軟骨肉瘤，類表皮性肉瘤，纖維肉瘤，橫紋肌肉瘤，Ewings 肉瘤，轉移性腫瘤。

良性腫瘤部分有：脂肪瘤，腱鞘巨大細胞瘤，血管瘤，血管球瘤，神經鞘瘤，軟骨瘤。

類腫瘤部分有：腱鞘囊腫，表皮性囊腫，粘液性囊腫，先天性動靜脈瘻管等。

第六節　股骨頭部之疾病

陳　漢　廷

股骨頭部的無血管性壞死

一、股骨頭部的血流供應：

一般成年人股骨頭部的主要血液供給是由內外側旋血管分支，經由遠側附著部進入關節囊，且在股骨頸部後面沿著反摺囊行走。這些血管分支愈往股骨頭部，其數目及直徑愈變小及變少。另外有少量的血流供應是經由股圓靱帶進入頭部的中央凹處，但是這種來源程度不一；年齡愈大後流量則變少，並且常常會完全不存在的。

由於外傷造成股骨頸或頭部骨折，或因髖關節脫臼造成後囊部裂

傷，可能導致血流中斷，而發展成股骨頭部無血管性壞死。如果後囊尚完整，則壞死的可能性較小；但是當後囊有裂傷、股骨頭部下等近側處骨折、骨折處具有撕裂力或是回復得不完全時，頭部就較容易壞死。一旦股骨頸部的周圍血管受到截斷，中央位置的血管是否完整，對於癒合就變得極重要。因此以適當的回復及固定，以保護由遠端骨髓向上發展出來的血管性修復組織就十分重要，否則終免不了會導致股骨頭部的壞死。

二、骨頭的變化：

股骨頭部壞死後的顯微構造和一般骨頭的無菌性壞死是一致的。在初期的骨頭結構並未改變，只有骨窩是中空的或含有呈現出壞死變化的骨細胞，骨髓並迅速地改變成無形的碎屑等，這些情形解釋了正常的X光情形。一旦骨折阻撓了流向頭部的血液，則骨折處遠端的骨頭呈現充血及骨質疏鬆，這種變化可能很慢，因此活骨和死骨之間的對比在X光上的變化可能幾個月不變。一般說來，壞死現象的最早期X光證據出現於骨折後兩個月。以X光來斷定是否有壞死，常需費時幾個月。當壞死存在時，頭部會明顯地增加密度，而在骨折處的近端會出現減低濃度的斑影。如果股骨頭部不予承擔重量，在幾個月內頭部會再發生重組，並恢復骨內的結構而不變形。

蓋住壞死頭部的關節軟骨常是倖存的，這是因為它由關節滑膜液中取得養分。如果軟骨下的骨皮質崩潰，則其上方的軟骨會發生變性。因此在壞死骨頭取代完成以前予以重量負荷，頭部將會崩潰，而發生厲害的變性。

三、診　　斷：

由於壞死的股骨頭部出現濃密的情形，乃是因為鄰旁活骨相對密度的減少所致。一般在兩個月後，甚至有的需六個月以上才會見到明

顯密度的增加。死骨和活骨之間有可能發生癒合，但這並不代表股骨頭部仍然活著。

①早期診斷：

迅速地偵測出股骨頭部喪失血液循環，對於預期可能發生的壞死是相當重要的，也有助於手術的決定。

甲、放射性同位素肅清力：將具有放射性的鈉經由骨頭的鑽洞放入股骨頭部，然後閃爍計算十分鐘。以第一分鐘的計數減去第十分鐘的計數，所得的差數爲第一分鐘計數的百分比即爲放射性鈉的肅清力。如果喪失原來活動度的百分之五以內，即表示無血管在股骨頭部。喪失百分之十至十六即表示部分喪失血流供應。一般具正常血管的頭部會有百分之二十至五十的肅清力。

乙、放射性磷的攝取：將放射性磷由血管注入，經九十分鐘後，計算在股骨頭部的攝取量。由股骨頭部及大粗隆處各取一塊骨標本，比較股骨頭部和大粗隆處攝取量的比值，即是股骨頭部血管性的指標。這種比值也可在開刀中於股骨頭部及大粗隆處，經一鑽洞，以蓋氏計測管來測得。

丙、鉻同位素的攝取：以現今的測定器，不必外科手術，即可測得放射性鉻的聚合量，而知股骨頭部的血管性。

丁、動脈攝影術：將股動脈遠端以橡皮帶綁緊，近端注入顯影劑，則在髖部附近的動脈網即可顯出來。如果股骨頭部血流受損，可由Ｘ光片上的近端動脈受阻斷證明，此可和正常的Ｘ光片比較。

四、治　療：

當股骨頭部有可能無血管性壞死時，即應避免負荷重量，甚至應長達六個月，直到頭部確定有活性爲止。當骨折處接近股骨頭部且發生移位時，尤應考慮到會有無血管性壞死的可能。太早予負荷重量，

將會造成壞死頭部的崩潰及變性。更且，在死骨和活骨之間會形成一較脆弱的連接處，而容易再發生骨折。卽使是癒合已發生，爲決定股骨頭部的活性，至少需等到受傷後六個月。股骨頭部發生無血管性壞死後需避免受到壓力承擔，甚至需持續兩年以待頭部的完全重建。如果病人伴有股骨頸部的無癒合，可給病人作內固定，並經由頸部的中心放入一移植骨到頭部以恢復骨頭及血管的連接性。如果想及早能行走或是股骨頭部已發生崩潰，則可以作人工股骨頭部的置換手術。（圖3-14)

　　以下有三種疾病，其病理變化也是屬於股骨頭部的無血管性壞死，現就各種疾病分別詳細討論之:

I. 自發性股骨頭部無血管性壞死

(Idiopathic avascular necrosis of femoral head)

　　這種少見的情況乃是在股骨頭上部負荷重量部分及緊鄰關節軟骨蓋旁的一小塊楔形壞死。由於該處是重量承受的最大處，因此可能是軟骨下骨折而造成這種情形。然而這種疾病並無明顯的外傷病史，而且常是兩側性的，故眞正的病因並不清楚。

　　一、臨床表徵:

　　男性最常見，約爲女性的四倍，且四、五十歲的病人居多。如果是發生於二、三十歲的病人，則可被描述爲股骨頭部的"分割性骨軟骨炎"。

　　病人常感覺到不很厲害的疼痛，初期在髖部而後可牽及大腿或是膝關節。病人在症狀出現以前並無外傷或曾經提重物的情形發生。經過幾個月至幾年，髖關節漸不能活動，尤其是轉動及外旋等活動。如果這種情形發生於成年早期，小塊的壞死骨頭可能被取代及股骨頭部會重建，症狀可能會消失而痊癒。

二、病理變化:

股骨頭部在其上方處出現一楔形壞死，但因其上覆的軟骨在初期是完整的，因此頭部的外形並無改變。繼而從周圍活骨髓的血管性纖維組織，長入壞死骨的骨樑之間，壞死的骨樑被新骨包圍，而活組織漸漸取代死骨及骨髓。如果因機械外力的影響，這種修復程序常會失敗，血管纖維組織變成濃密的纖維組織包圍住死骨，隔離活骨，就不能恢復原來的情況。在壞死骨上的軟骨會慢慢地變色成不規則形狀且有裂痕，呈現出退化的證據。當軟骨解體，骨碎屑進入關節腔，會加速廣泛的關節變性。

三、X光的變化:

在股骨頭部上側方的重量負荷處，楔形的壞死骨在X光上會呈現增加的不透性變化。有一放射性透明帶會隔開楔形壞死骨及活骨，乃是纖維組織帶。髖關節空隙的寬度仍可保持一段時間的完整，直到壞死骨崩潰，頭部變平及軟骨發生變性，關節才呈現破壞的變化。由於股骨頭部或髖臼並沒有囊腫，並且軟骨完整，這可別於原發的退化性關節疾病。如果X光有疑問，可加照側面及局部X光像以決定病變。

四、治　　療:

如果此病發生於年輕人，覆蓋的軟骨較厚，病變較小而且循環較好。以保守療法，避免負荷重量，則骨頭重建的情形相當不錯。對於四、五十歲的病人，較大塊的股骨頭部受影響，骨頭終將變得不規則及有變性發生。對大多病例以髖臼關節置換術或股骨頭部置換術等外科治療，將可得到滿意的結果。由於此病常會影響兩側，故應盡量避免髖關節固定術。

II.　股骨頭部骺脫節 (Slipped femoral capital epithysis)

這種疾病發生於少年男女的快速生長時期，其骺生長板較脆弱而

頭骺向下及向後移位所致。病人會感覺下肢的外旋轉發生困難。早期的嚴重後遺症是股骨頭部無血管性壞死及股骨頭部和臼部軟骨溶解，因而產生屬害疼痛和髖關節變得僵硬。晚期的影響是導致變性關節炎。此症最早由米勒於1889年提出報告。

一、病　　因：

確切的病因並不清楚。

二、發病的有關因素：

1.年齡：從十至十七歲間的快速生長期。

2.性別：男性居多。

3.體態：瘦長而快速生長者。

4.外傷：病人常沒有或只有過輕微外傷，不過重量負荷的壓力或肌肉收縮等加諸於脆弱的骨骺生長板已足以造成移位。有少數情形是因屬害的外傷造成生長板的急性分離及骨骺的移位。

5.部位：左髖部較常受影響，只有百分之二十五的病人兩側受影響。

6.荷爾蒙學說：有人認為前腦下腺生長激素會促使軟骨細胞區異常發達而減低對壓力的抵抗。性荷爾蒙尤其是動情素會減少骺板的厚度及骨骼的生長速度。在高度生長的小孩子，生長激素常是過多，此可解釋其容易發生骺脫節。

7.骨膜變薄學說：在青春期後接近成年時，骨膜變薄，因快速的發育使得覆蓋的骨膜變緊，而不能承受撕裂性的壓力。

三、臨床表徵：

病人初期並不自覺，病情常是慢慢加重的。在前脫節期，病人只在活動後會覺得腹股溝不適，休息後即消失，病人呈現出輕微僵硬及跛行。有時不適感可沿大腿前內緣傳至膝關節內側。在此期間，症狀

常是含糊的。

當骺分離慢慢向後移時，叫作慢性脫節期。病人疼痛程度增加，如有輕微外傷，則會有急性症狀。髖關節呈現壓痛且轉動受限制，尤其是外展及內轉的運動。下肢逐漸發展成"內展"及"外轉"畸型。當脫節極度厲害時，臀中肌變得功能不良，以致"德倫臺連堡"(Trendelenburg test)試驗呈陽性。如果兩側厲害地脫節，會出現"搖擺式步態"(waddling gait)。

當移位停止，分離已痊癒，卽呈現"固定畸形期"。病人的疼痛及痙攣消失，但是仍會有跛行、外轉、內展及縮短的下肢畸型。

四、X光的變化：

病人接受兩髖部的前後及側照。側照時，病人應將髖部彎至九十度且外轉四十五度，卽以靑蛙姿勢來照。在前脫節期可見關節囊膜的球狀腫漲，骺線不規地加寬，幹骺端的骺邊脫鈣。移位發生後，頭部向後及下脫節，由側面照可更清楚見到脫節的現象。輕微脫節時，骺緣和頸部上緣變得一樣高，更厲害時頸部的上內緣露出。由於骨痂樣組織的填充空隙，隨著漸漸癒合，幹骺端再鈣化，骺線恢復原來的寬度或完全骨化。

五、治　　療：

1.保守療法：這包括完全地避免重量負荷，或用拐杖、吊帶、石膏、支架等來防止進一步移位。對於脫節的股骨頭骺必需以外科手術來治療。通常直縱式牽引已足以使急性脫節回復原位。但對於慢性脫節骺，徒手復位是不允許的，而牽引雖然可以減輕肌肉痙攣性的疼痛，並不能使脫節復原。卽使臥床休息，脫節仍是持續著，因此各種形式的脫節，只要診斷出來，卽應施行外科手術。

2.外科手術的原則：外科手術的目標是固定且避免更進一步的脫

節，使移位復原，並使骺板早期閉合。輕微的移位，不必進入關節腔而以鋼釘在復位後作內固定。爲避免大鋼釘造成骺更加移位，可用小號的鋼釘。相當程度的骺移位，必需將股骨頭部回復到髖臼內，以矯正畸形及跛行。當移位厲害而固定時，可經由內關節法，股骨頸部作一楔形骨切除，使骨骺正確地和頸部再接合，再以壓迫性釘固定。祗要小心的處理，卽可儘量避免無血管性壞死。

目前我們所知，對於股骨頭部的最終變化尚無法預測。一般說來，隨著時間的經過，尤其當脫節很厲害，或受過很大的開刀，股骨頭部較易變得寬、平及不規則，髖關節也會有變性的改變。

III.　扁平髖 (Coxa plana)

扁平髖，又稱爲萊格氏疾病 (Legg-Calve-Perthes disease)，幼年變形性骨軟骨炎或是髖關節骨發育不良症。此病是發生於小孩子髖部的自限性疾病，病理變化的主要特徵是股骨頭部骺的骨化中心發生缺血管性壞死，其最後被吸收及取代，造成股骨頭部各種程度的畸型及髖關節活動上的障礙。臨床上，此病的過程是慢性的，疼痛及髖部活動不良則是漸進的；然後在四年期間內，症狀漸漸減輕，依殘留畸型及關節運動的限制，幾年間骨性關節炎的變化慢慢形成。由於缺乏發炎的情況，骨性軟骨炎並不適用。此疾病在 1909 年被華爾登斯頓 (Waldenstrom)，誤敍爲結核病。次年，此病分別被萊格 (Legg)、克福 (Calve) 及佩斯 (Perthes) 等人敍述。在1922年華爾登斯頓才正確地解釋及敍述此症。

一、病　因:

病理變化是典型的無血管性壞死。雖然在動物實驗將供應股骨頭部骺的血管完全阻塞可造成相同的組織學上變化，但並無人可以在沿著活血管骨邊的骨化中心，產生分節性的部分壞死。

二、發病的有關因素：

1.年齡：主要在三至十二歲，六歲是最高峯。

2.發生率：約每一千二百人中有一人得此症。

3.性別：男性爲女性的四倍。

4.種族：黑人、印地安人及波里尼西亞人較少。

5.有人認爲有遺傳影響。

6.有人認爲是一種阻滯性的骨骼成長。

7.外傷：局部股骨頭部鈍傷，可造成類似扁平髖的改變。先天性髖部脫臼的徒手回復產生的無血管性壞死，可類似扁平髖的變化。

三、病理學變化：

病理學上的變化，乃是喪失血管供應，產生骨骺中心的無血管性壞死，接著死骨被吸收，而以新形成的未成熟骨取代。大致可分成四期：

①初期或是滑液膜發炎期。

②無血管性壞死期。

③斷裂或是再生期。

④痊癒或是殘障期。

四、臨床表徵：

早期的症狀並不明顯，疾病的過程是漫長的。病人的年齡大多在三至十二歲，通常以五至七歲居多。整個疾病的過程約四年。

最早的症狀是跛行，且是漸漸地厲害，大多在腹股溝、大腿及膝內側的不明顯疼痛。髖部活動，走或跑步會增加疼痛。有時髖關節會感到僵硬。

髖部各方向的活動受障礙，尤其是外展及內轉的活動。最早期時肌肉痙攣較明顯，小孩子會將大腿保持微屈曲及外展，關節前緣會有

壓痛，然後經一段時間的臥床休息及牽引，症狀會減輕。

當疾病繼續進行，大多病人會覺得運動受限制，下肢變短及微跛行。當髖畸形變得明顯時，臀跛行會漸顯著，由於痛及髖僵硬會減低日常的行走活動。成年後常發生變性關節炎。

扁平髖如果發生於五歲以前，股骨骺受影響有限，髖關節可完全復原，臨床症狀可望痊癒。

五、X光的變化：

1.初期：軟部組織影響腫漲及輕微的股骨頭部移位，約二至五毫米。

2.無血管壞死期：當早期壓迫犯及前側段的部分時，緻密骨會重疊在其餘骨化中心的部分，整個骺骨化中心好似全部被侵犯。以青蛙姿側照在上前側部分會均勻的增加密度。增加的骨硬化乃是因新骨沈澱於尚未吸收的壞死骨上。另外會有不等程度的扁平發生。在此期以關節攝影可見頭部的球形尚可保持著。

3.斷裂或再生期：約在一至三年內發生，如果儘是前側骨硬化及被壓迫，尤其發生於很年輕的病人，則常會再生及變成圓形。整個骨化中心被侵犯後，受壓迫而壞死、斷裂。在斷裂間的陰影區表示吸收的死骨被骨化的血管組織取代。由慢慢增加的密度代表新骨取代了硬化骨段。

4.殘障期：稀疏區充滿了正常骨梁骨，骺骨化中心的形狀不定。關節攝影顯示股骨頭部變大，而且前側變寬，也可能突出髖臼邊緣。髖臼變形而變大，關節空隙也變寬。

六、治療的原則：

①保持正常股骨頭部及髖臼的調和度。

②以外展及內轉使頭部得到適當的覆蓋。如果以支架法作到，則

應施行手術，由上方作髖臼的再導向，下方作由粗隆間骨內偏及再轉之切開手術。

③消除或減少重量負擔：以臥床休息及牽引是最有效。鼓勵病人以外展姿勢來支撐體重，由此使髖部運動，以使臼股骨壓迫力量及運動，可促使正常的再鑄。

④繼續髖關節的運動：骨骺、股骨頭部及關節面等良好的重建，可減少股骨頭畸型，也可避免不正當的負荷及磨擦壓力等造成的骨性關節炎。

治療的目的乃在防止或減少股骨頭部的畸型，除去影響骨骺正常生長及再鑄造的因素。將股骨頭部深深地置於髖臼內，使關節面能正常地維持正常的活動範圍，而防止側突，集中垂直負荷及崩潰。

此外，有幾種因素對於治療有不良的影響：

①骺骨化中心廣泛受影響。

②年齡超過六歲。

③骺骨板早期關閉。

④太晚就醫。

④女性病人。

⑥股骨頭部側突。

⑦骺幹端廣泛性在 X 光下呈透視狀。

七、判定最後結果的標準：

一般需在發病四年後才能作判斷：

1.良好：髖部無症狀且可完全活動。X 光下，股骨頭部圓而位置正中，髖臼沒有變化，關節空隙正常，而骨骺高度微減。

2.佳：髖部無症狀而活動微受限，尤其是內轉運動。X 光下，股骨頭圓微寬，不很正中，少於五分之一部分未被覆蓋，髖臼微變化，

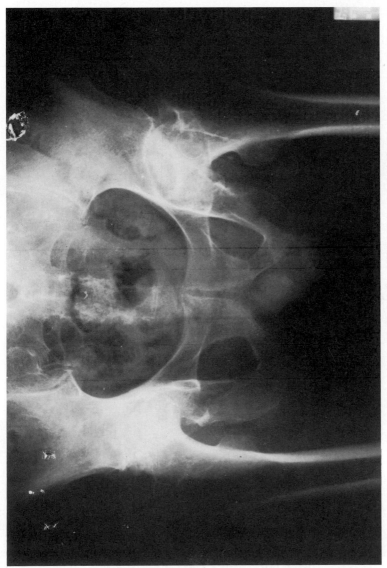

圖 3–14A　陳××，男，63歲，兩側性股骨頭缺血性壞死。

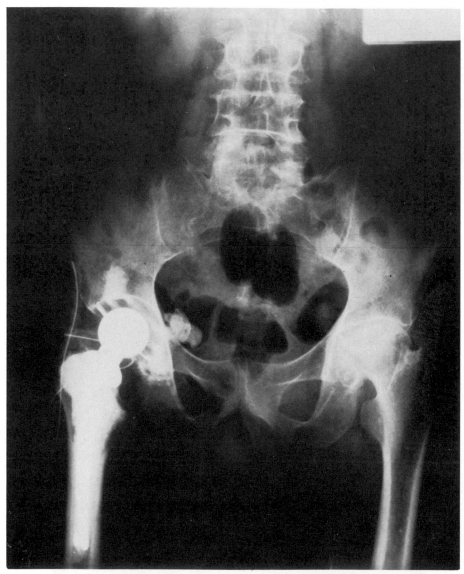

圖 3-14B　同上，右側人工髖關節置換。

而骨骺高度稍低。

3.劣：髖部有症狀，活動受限。X光下，股骨頭部扁平，寬而不規則，至少有五分之一未受覆蓋，髖臼有變化，而髖關節空隙變寬。

第七節　髖關節及股骨之疾病

劉　堂　桂

I.　先天性髖關節脫臼

發病率：

這是人類肌肉骨骼系統先天性異常裏，最重要且較常見的一種疾病。據統計每60個新生兒中，會有一個單側或雙側髖關節不穩定，但80％在二個月內會痊癒，只有12％必須接受治療。平均約1000個嬰兒中，有1.55個。

病　因：

通常是由遺傳和環境兩種因素造成的。股骨頭和髖臼正常由同一塊間質發育而成。此症病人髖關節異常且發育不全，遺傳基因的影響造成關節韌帶鬆弛，加上子宮胎位不正，（如臀位生產），使不穩定的關節脫臼。以有家族病歷、斜頸、足部畸形，或其他先天性畸形的小孩，較易發生。女性約為男性的6倍，半數患者為兩側發生，如能早期診斷，在三個月內，正確地復位，90％以上的兒童均會痊癒。

診斷及治療：

先天性髖關節脫臼在臨床、X光和骨科方面的診斷，因年齡而異，故將他們分為幾個年齡羣來考慮。

1.出生到3個月

剛出生時可用"Barlow provocation test"檢查出髖關節的不穩定。如髖關節脫臼已發生，當屈曲時股骨頭在髖臼後方，當股骨外

展，並向前方拉時會復位，這是 "ortolani sign"。屈曲的髖關節因內
縮肌緊縮，使其被動外展受到限制，這是很重要的徵狀；在一個月之
後，需作進一步的X光檢查。此時期可將髖關節輕輕地復位，或使用
夾板固定在屈曲外展的姿勢（pavlik harness），通常效果不錯，且少
有副作用。否則須打上 hip spica cast，使關節囊變緊，復位之股骨
頭將刺激髖臼發育，防止次發變化，約需四個月，效果可由臨床及X
光加以評估。

　2.3–18個月

此時被動外展受到限制，下肢明顯縮短，髖部突出，如一邊脫
臼，患腿在髖關節屈曲時，比膝部明顯縮短，叫做 galeazzi's sign。
在作 ortolani test 時，可感覺它在關節滑進滑出。此年齡羣的治療，
包括持續牽引患腿數週，來拉長緊縮的內縮肌，在麻醉下作復位，及
打上 hip spica cast，將髖關節維持在屈曲而中度外展的狀態。此時
應避免髖部保持極度外展或內旋轉，因會造成股骨頭缺血性壞死。病
童每隔兩個月換一次石膏，直到X光看見髖臼及股骨頭發育好為止。

　3.18個月～ 5歲

此年齡的小孩，除前述徵狀以外，已會走路，故而跛行明顯。當
他以患側單腳站立時，外展肌因沒有支點，無法拉住骨盆，故骨盆向
對側傾斜，為保持平衡，向患側傾斜上身，即是所謂的 tredelenberg
sign。若單側脫臼，走路時用患側支撐體重，則上身向患側傾斜，像
該側下肢變短一樣；若二側均脫臼，走起路來，就像鴨子一樣。此時
治療已相當困難，肌肉緊縮僵硬，需較長時間的牽引，若無法復位，
則需手術治療。此年齡主要的問題，不在復位，而在如何維持復位。
innominate osteotomy 是較可靠的方法，它藉改變髖臼方向來增加復
位後的穩定性（圖3–15A　3–15B）。

4. 5歲以上的小孩

此時完全脫位引起的次發性變化已很明顯，復原可能性小，尤其6、7歲以上的兒童，試著去復位，是很不智的事情。唯有在生長期停止之前或之後，作 innominate osteotomy，可望還有一點改善。為了無法復原而引起的疼痛，通常需做姑息手術治療 (palliative surgery)。

II. 伯士得病 (Perthes' disease)

發病率及病因：

此症並非最常見，但引起的後果很嚴重。好發於 3–11 歲少孩，男孩為女孩的 4 倍，15%患者兩側發病，似有家族傾向。在各種病因之中，最有可能的是髖關節因外傷和發炎，引起之積水液體壓力，阻斷股骨頭的血液供應而引起。

臨床症狀和診斷

本症的病理過程，可分四個階段：

　1.早期壞死階段（缺血階段）

　2.血管再生期（骨質沈積和再吸收）

　3.骨癒合期

　4.殘留變形期

在早期壞死的靜止期，由於毫無症狀，病人很少就醫，等到血管再生期或甚至更晚期，髖部會感到疼痛，或轉移至膝蓋，此時髖關節的外展和內旋運動，已受限制。廢用性萎縮在大腿上部最明顯，病童為使髖部免於疼痛，每走一步，便迅速地將體重由患側移至正常側。臨床上可能懷疑是本病，不過唯有X光才能確定診斷（圖3-16）。

治　　療：

治療目標在防止股骨頭變形，以及成年以後發生變性關節疾病。

治療原則在血管再生期和骨癒合期，防止不正常外力施於股骨頭部，尤其髖關節應防止次發性不全脫位。

III.　滑動性股骨頭骺

股骨的骨骺，不像其他骨骺，它可在無任何外傷，不明原因之下，自股骨頭向外後方移位。此種情況可能導致股骨頭及頸部結構上嚴重的變形。它好發於 10～16 歲之間的小孩，兩側可同時發生。

病　　因：

眞正的致病機轉迄今不明，專家們相信是由內分泌失調所引起，尤其是生長荷爾蒙和性荷爾蒙不平衡（前者過多，後者缺乏）使骨骺變弱，再加上體重或外傷等因素，易使它滑落。

臨床症狀和診斷

早期診斷很重要，剛發生滑動時可作手術治療。其最初症狀是髖部不適，有時傳至膝蓋，或當病人疲倦時，略有跛行現象。當滑動繼續進行，病人會採取 trende lenburg gait（患側支撐體重時，軀幹傾向該側）下肢變外旋，進一步檢查，則發現髖關節內旋，外展受限制，髖被動屈曲時大腿呈外旋。X光檢查能確立診斷，輕度滑動時，側面像較明顯，如骨骺繼續發生滑動，X光更明顯看到骨骺完全分離（圖3-17A）。

治　　療：

早期目標在防止骨骺繼續滑動，如股骨頭滑動小於 1cm，可用外科骨釘固定，固定後可支撐體重。完全分離的話，可輕輕矯正至滿意的位置，然後用骨釘固定，其間可能費時需數月之久（圖3-17 B）。較難治療的是慢性滑動達以 1cm上，如步履情況不理想，則需開刀矯正變形。

IV. 股骨頭缺血性壞死

成人有時在無外傷或明顯病因之情況下，發生一邊或二邊的股骨頭部壞死，然而如有全身疾病或酒精成癮者，較易發病。使用副腎皮質荷爾蒙，引起骨質疏鬆所繼發的病理性骨折，亦會引發缺血性壞死；此病程往往長達數年，絕不會自動痊癒。

症狀及診斷：

病人常主訴髖部疼痛，有時傳至膝蓋，關節逐漸僵硬，直到支撐體重區域塌陷下去而引起劇痛。檢查發現髖關節疼痛使運動受限，並有肌肉痙攣現象，髖關節功能愈來愈壞，終於無法恢復。X光變化顯示股骨頭大部分明顯硬化，此硬化區和其他部分以不規則的硬化疏鬆區分隔開來，它也可能塌陷，導致關節不協調（圖3-18A）。

治 療：

此症常導致關節受損無法回復，預後很差，因此常用外科開刀治療，例如內翻截骨術（varus osteotorny）或 sugioka 截骨術，旋轉股骨頭部讓好的一面承受體重，如整個股骨頭部受損，則需作人工髖關節置換術（圖3-18 B），若只單側發病，可作關節固定術。

V. 髖關節之骨關節炎

病 因：

這是一種退化性的關節疾病，最常發生於負重關節如髖或膝關節。原發生之骨性關節炎可在無任何誘發因子之情況下發生。次發性骨性關節炎為當髖關節有原發性疾病，如股骨頭、頸或髖臼的外傷、骨折，先天性髖關節脫臼或伯得士病時而繼發。

症 狀：

患部會有疼痛、跛行、畸形或關節運動受到限制，鼠蹊部感到疼痛，可沿大腿前面轉移至膝蓋，或沿大腿側部轉移至臀部或下背部，

同時有僵硬感。嚴重時患肢縮短、外旋，經常屈曲且內收。髖關節依序喪失其功能。X光所見，因透明軟骨磨損導致關節腔變小，股骨頭及髖臼變爲緻密，有肥大性骨變化，股骨頭和髖臼邊緣骨刺向外長出，軟骨下骨頭中有囊腫形成（圖3-19）。

治　療：

保守療法如對側手使用柺杖，使關節不受力以減少疼痛，或墊高腳跟以補償縮短的患肢，或用消炎藥解除疼痛等。手術治療包括截骨術，關節固定術，全髖關節置換等。

VI.　髖關節之類風濕性關節炎

類風濕性關節炎是一種多發關節炎，特點是多變而長期的病程。關節疼痛、腫脹和緩解交替出現，導致進行性變形，最後是永久性功能喪失。發生率在溫帶國家佔成年人 2.5％，女性爲男性之 3 倍，好發年齡爲20—40歲，周邊小關節，尤其手部小關節最常見，在肢體上呈對稱分佈。

病　因：

此症和一些常見的風濕性疾病，在臨床上暗示著正常免疫機轉衰退，或過敏——對特定抗原的持續性免疫反應。70％的病患可測出類風濕因子。一般看法免疫反應可能是類風濕性關節炎次發性反應的結果，而不是原因。眞正的致病機轉不明。

症狀和診斷：

其發病方式，分佈的嚴重性，進行速率是多變的，發作常不知不覺，但也有急性發作期；發病早期最典型的是手腳關節，從數個關節或單一關節開始；通常患者在清晨初醒時患部會僵化，經熱身後暫時獲得改善。但逐漸變爲嚴重而持續，發炎的五種表徵：紅、腫、熱、痛、功能喪失相繼出現，此症很快造成關節變形。X光檢查，關節旁

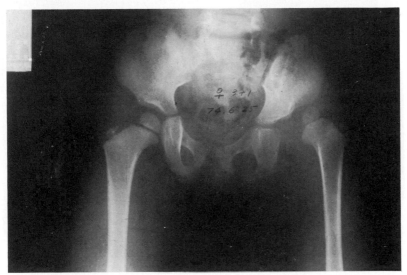

圖 3-15 A

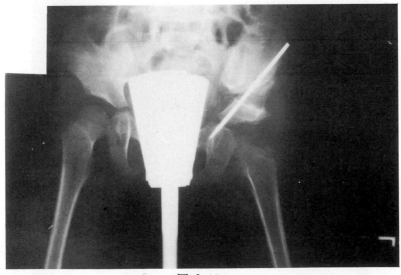

圖 3-15 B

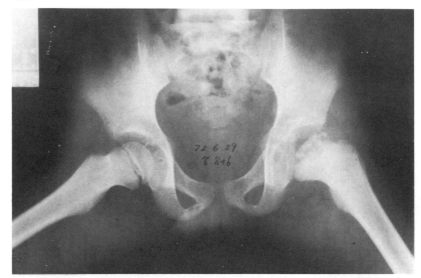

圖 3–16

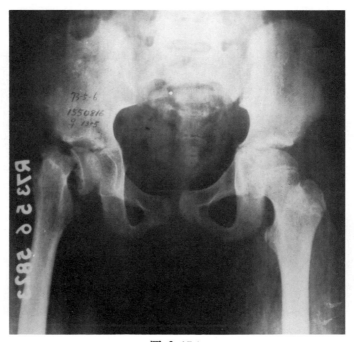

圖 3–17A

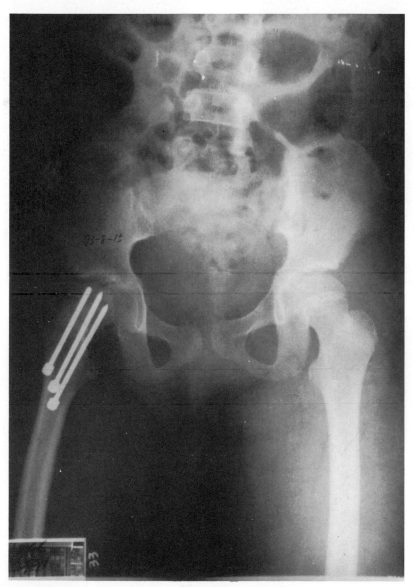

圖 3-17 B

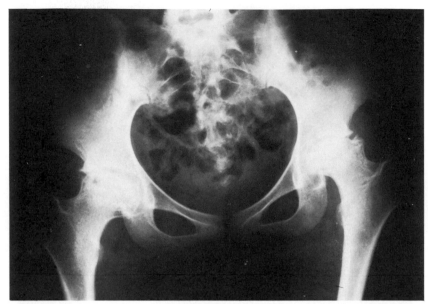

圖 3-18 A

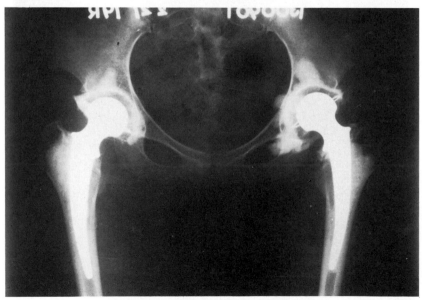

圖 3-18 B

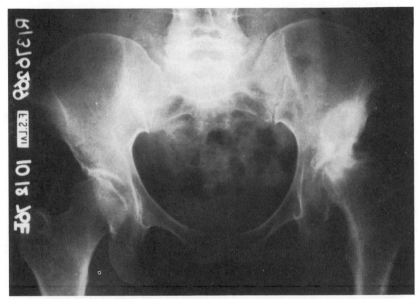

圖 3-19

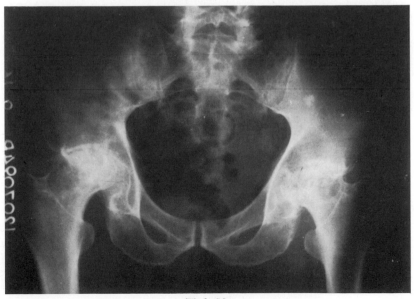

圖 3-20

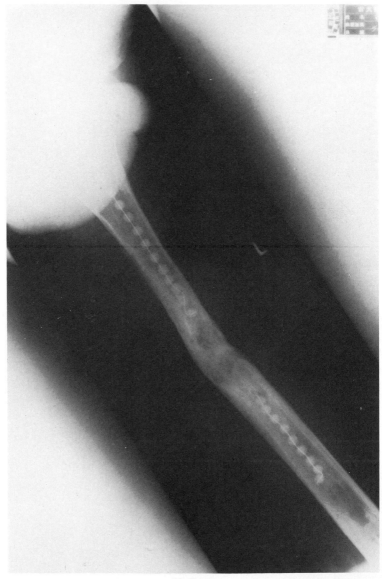

圖 3-21

軟組織腫大，關節積水，局部骨質疏鬆，軟骨間變窄等（圖3-20）。

治療原則：

1.精神上的鼓勵、支持與照料。

2.藥物包括 nsaid，緩効性抗風濕藥物（saards），類固醇和免疫抑制劑等。

3.骨科治療包括臥床休息，疼痛關節加移動性夾板，使用枴杖，及實施物理治療。　在急性期不要開刀，　以免局部及全身發炎過程惡化。手術方法包括關節固定術，全髖關節置換術等。

VII. 股骨之骨髓炎

因骨折作內固定時發生感染，或身體其他部位感染，繼發膿毒病而造成，此症好發於幹骺端（metaphysis）。

病　　因：

以金黃色葡萄球菌引起爲最多，其次鏈球菌、流行性感冒桿菌、肺炎雙球菌等。

症狀和診斷：

感染常急速發作，且快速進行。在患部有嚴重而持續的疼痛、壓痛，不敢移動患肢，軟組織腫脹數日後出現，白血球和ESR會上升。第一週時，局部症狀雖然嚴重，X光上仍無法確定感染之症候，一週以後，X光才出現幹骺端骨頭破壞，及反應性骨膜新骨生成（圖3-21）scintigraphy 亦可幫助診斷。

治療原則：

1.臥床休息並給予止痛劑。

2.支持療治，並給予靜脈輸液，必要時可輸血。

3.患肢給予移動夾板或牽引，使局部得到休息，或減輕疼痛，延緩感染之散佈，並防止軟組織萎縮。

4.抗生素療法。

5.若 24 小時內症狀無改善，需對患部骨頭作減壓手術，清除骨膜下膿液，骨頭上鑽孔，並取得膿液培養。

6.慢性骨髓炎治療，要作引流瘻管和外科手術切除死骨片，加上抗生素治療，骨內殘留膿腫要作碟狀挖空法（saucerization），或再用抗生素灌洗患區。偶而需作重建性開刀，如植骨術或皮膚移植等。

第八節　膝部及小腿部之疾病

林　森　源

膝關節是人體中最大最易受傷害的關節，它不像髖關節或肩關節般具有多方向的活動，它像一鉸鏈運動（hinge）附帶有滑動和旋轉（sliding & rotation）。

膝關節由股骨下端和脛骨上端所形成，兩側有內側和外側副靱帶（collateral ligament）；中間有兩條前後十字靱帶和兩個半月軟骨。在前方有臏骨（patella），上下連接四頭肌腱和膝蓋肌腱。膝關節的穩定靠內外側副靱帶和前後十字靱帶等四條靱帶和周圍的肌肉來維持（圖3–22）。

膝關節的主要作用是彎曲和伸展（flexion & extension）。運動範圍約140度，在膝完全伸展時，所有靱帶緊縮，此時是膝關節最穩固的時候。當彎曲超過20度後，周圍的靱帶漸漸鬆弛，故有旋轉的可能，通常彎曲至90度時，旋轉度約40度。膝關節兼外展（abduction）與內收（adduction）作用，範圍約 6 度至12度。

膝關節的檢查

膝關節特點爲位置較淺顯，四周沒有厚的肌肉層或柔軟組織，所以大部分疾患可由臨床檢查得知。

㈠視診(inspection)　在做視診時須將正常側與患側的下肢，從腹股溝至腳部全部暴露，以比較。視診時，首先注意皮膚顏色，有無紅腫、瘀斑、疤痕或瘻管；骨骼排列、輪廓、柔軟組織有無硬塊或腫瘤突出，肌肉有無萎縮現象。

㈡觸診(palpation)：皮膚的溫度，骨骼和軟組織的壓痛點，臏骨的位置和活動性。膝關節四周有無間隙等，約略可由觸診得知。

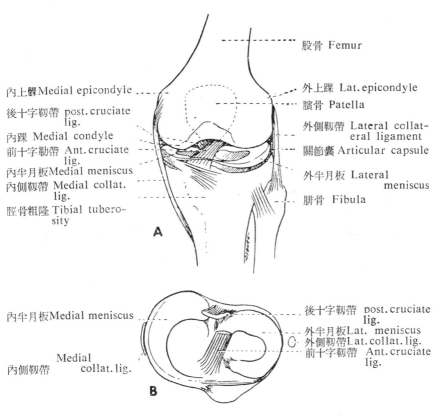

內上髁Medial epicondyle

後十字靱帶 post. cruciate lig.

內踝 Medial condyle

前十字靱帶 Ant. cruciate lig.

內半月板Medial meniscus

內側靱帶 Medial collat. lig.

脛骨粗隆 Tibial tuberosity

股骨 Femur

外上踝 Lat. epicondyle

臏骨 Patella

外側靱帶 Lateral collateral ligament

關節囊 Articular capsule

外半月板 Lateral meniscus

腓骨 Fibula

A

內半月板Medial meniscus

內側靱帶　Medial collat. lig.

後十字靱帶 post. cruciate lig.

外半月板Lat. meniscus

外側靱帶Lat. collat. lig.

前十字靱帶 Ant. cruciate lig.

B

圖 3-22　膝關節之解剖構造

(取材自 Fundamentals of Orthopedics)

㈢特殊檢查法

(1)副靱帶斷裂的檢查法（圖3-23）： 病人仰臥， 膝關節伸直， 檢查者站立在外側，一手固定膝上股骨處當支點。另一手握膝下脛骨處且食指置於副靱帶上， 而內側肘緊貼於患者脛骨內踝。 正常的膝關節， 當加壓於內踝， 使膝部成外展（abduction）， 檢查者可以指頭感覺副靱帶的條束，但摸不出有裂隙。若副靱帶斷離，檢查者可摸出裂

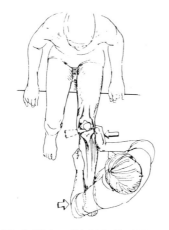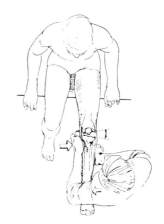

圖 3-23 A　　內圖側副靱帶的檢查　　　圖 3-23 B　　外側副靱帶的檢查

（取材自 Physical examination of the spine and extremities）

隙， 但摸不到副靱帶的條束， 此稱爲外展試驗（abduction test）， 用於檢查外側副靱帶的方法。若副靱帶不完全斷離， 雖然在檢查時摸不出裂隙， 但加壓時產生的張力會使病人疼痛。用此法檢查時須注意，如果膝關節完全伸展時檢查發生裂隙， 表示內側副靱帶與後十字靱帶都有斷離情況， 如彎曲30度下受檢， 此時後十字靱帶已放鬆，若發生裂隙， 則表示內側副靱帶斷離。

(2)十字靱帶檢查法（圖3-24）： 令病人仰臥， 使膝彎成90度， 腳

底平踩床面，用兩手在關節下懸握脛骨上端，將兩手的拇指尖置於股骨內外踝，檢查時，用手拉小腿向前，如小腿有明顯的向前移動（完全斷離，通常超過10mm），則表示前十字靱帶斷離，此稱爲抽屜前拉試驗 (anterior drawer test)，相反地，將小腿往後推，以測定後十字靱帶是否斷離，稱爲抽屜後推試驗(posterior drawer test)。

　　若在受傷急性時期 要檢查前十字靱帶 是否斷時， 可用 lachman

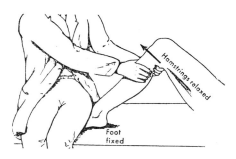

圖 3-24　抽屜前拉試驗
（取材自 Slocum, D. B. and Larson, R. L.: J. Bone Joint
Surg. 50-A: 211, 1968)

test（圖3-25），以減少病人檢查時的疼痛，令病人平躺，膝部屈曲約20度，檢查者一手握股骨遠端，一手握脛骨近端，將脛骨向前拉，而將股骨向後推，若移動大於 3 至 5 mm 以上，爲受傷膝部前十字靱帶斷離的陽性試驗。

　　(3)半月狀軟骨檢查法 (McMurray test)（圖3-26）：令病人仰臥，並使膝部完全彎曲，檢查者以一手固定膝關節，一手握住患者的小腿或足部， 一方面向外旋轉小腿， 同時漸漸伸直膝部， 在此過程中，如有疼痛或咔嗒聲，表示內半月狀軟骨有問題。相反地，一方面向內旋轉小腿，同時漸漸伸直膝部，若疼痛或有咔嗒聲，爲外半月狀

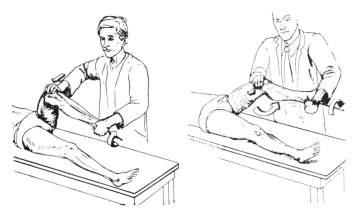

圖 3-26　內側半月狀軟骨之 McMurray 檢查法
（取材自 Physical Examination of the Spine and Extremities）

軟骨的傷害。

　　此檢查法亦可研判半月狀軟骨受傷的部位，檢查中，在膝關節屈曲很大時發生咔嗒聲，為其後角部位受傷，如膝關節由完全彎曲伸直至90度時，才發生咔嗒聲，為其中段部位受傷。然前角部位受傷無法以本法測出。本法操作甚簡單，唯須注意者，此法與臏骨發生之咔嗒聲有別。

　　Apley test（圖3-27）：此檢查法亦甚簡單，可為半月狀軟骨受傷與膝關節囊或靱帶損傷的鑑別診斷。其操作法：令病人俯臥，使膝部彎曲至90度，檢查者將足踝或小腿往上提，同時向內或外旋轉，如膝部疼痛，則關節囊或靱帶損傷，以同樣姿勢，如在足部由上向下施加壓力，膝部發生咔嗒聲或覺疼痛，則為半月狀軟骨損傷。

　　⑷波動試驗（fluctuation test）（圖3-28）：檢查者一手壓在大腿下端靠近臏骨上緣處（suprapatellar pouch），另一手放在臏骨下緣，上方的手向下加壓於膝關節，可將臏骨上緣內，膝關節的液體往下

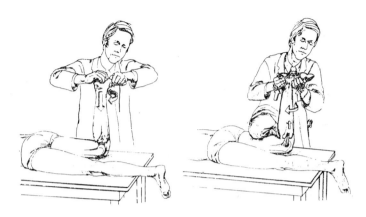

圖 3-27 Apley's Test
(取材自 Physical Examination of the Spine and Extremities)

擠，位於下緣的手則感覺到水樣波動，此時下緣位置的手輕放在臏骨上，若有沈浮反擊感覺，表示關節內積水，此種試驗稱為波動試驗。

(5)apprehension test(圖3-29)：此檢查在檢查臏骨有無外 脫 臼 傾 向。令病人平躺在檢查臺上，使病人放鬆四頭肌，大拇指壓在臏骨的內側邊緣，若臏骨向外脫臼，病人臉部會顯出痛苦 的 表 情，此為 apprehension test 陽性試驗。

(6)旋轉性不穩定檢查法

(rotatory instability)

抽屜旋轉前拉試驗（anterior rotatory drawer test）：方法同抽屜前拉試驗，但同時作小腿30度內

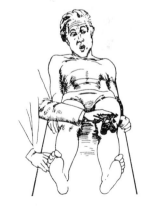

圖 3-29 Apprehension Test
(取材自 Physical Examination of the Spine and Extremities)

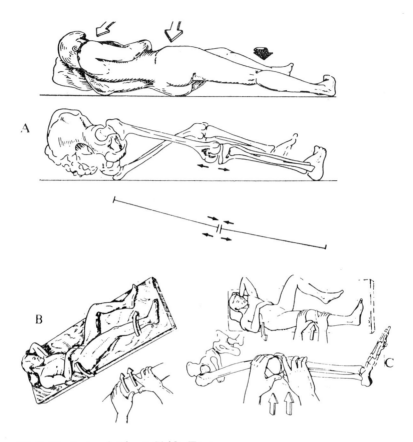

圖 3-30 Lateral Pivot Shift Test

A. 病人側躺，患側在上，身體微向後傾，患側足內側平貼床面。

B. 檢查者右大拇指放在腓骨頭部位，食指輕摸已經半脫臼的脛骨
外側高臺之前面。左手大拇指放在股骨外髁之後。

C. 使患者膝部在外翻及小腿內旋之情況下，檢查者兩手大拇指向
前推使膝彎曲。當屈曲從25°到45°時，髂脛束的張力會使膝關
節自動復位。

(取材自 Slocum, D. B. James, S. L. Larson, R. L. and Singer,
K. M.: Clin, Orthop. 118: 63, 1976)

旋或15度外旋轉，以測知前內不穩定（anterior-medical instability）或前外不穩定（anterior-lateral instability）。

外旋軸移動試驗（lateral pivot shift test）（圖3-30）：Slocum認為此種檢查，可檢查出較輕微的前外不穩定，而且較不痛，適合在受傷緊急時檢查病人，令病人側躺，傷側朝上，身體向後傾斜30度，傷側下肢伸直，足部內側平貼地面使膝部成外翻（valgus），且小腿微向內旋轉；檢查者左手大拇指置於腓骨頭後，食指摸外側脛骨高丘，右手大拇指置於外股骨踝。兩手向前輕推使膝屈曲，膝部屈到25度與40度間膝關節能自動復位，為陽性試驗。這是髂脛束（iliotibial band）拉緊的關係使膝自行復位於正常。

Jerk test（圖 3-31）：此種檢查以檢查膝部慢性前外不穩定。令病人平躺、髖關節屈曲，同時大腿內展，檢查者手握住足部內旋，另一手放在膝上外側，大拇指摸腓骨頭後，後加外翻力於膝部而徐徐伸直屈曲90度的膝關節。若前外不穩定，當關節屈曲到20度至30度時，外側股骨脛骨關節會形成最大的半脫臼狀態。當屈曲到10度至15

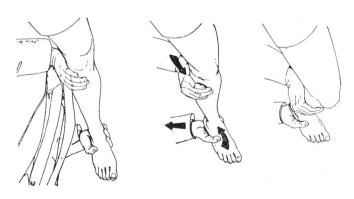

圖 3-31　Jerk Test

（取材自 Campell's　Operative Orthopaedics）

度，又自動復位，而產生急衝（jerk），這是陽性試驗。

MacIntosh test：此法與前者的意義相同，祇是檢查手續由 0 度漸屈曲到90度，以檢查膝部前外不穩定。

㈣X光檢查法：一般膝關節X光檢查須照像正側兩面，甚或切線照像，如分割性骨軟骨炎（ostochondritis dissecans）就得彎曲膝部，切線照像股骨踝（tangential projections），才易診斷出；其他視情況須做特別攝影。

有時爲使半月狀軟骨或其他組織在X光照像顯出，常將空氣或放線阻射染料（radiopaque）注入關節內，再做X光照射，此稱爲關節造影術（arthrogram）（圖3-32）。

㈤關節鏡檢查（圖3-33）：利用一種特殊器械穿入關節腔內，可以直接觀察腔內情況，遇有存疑部分，還可做活體切片檢查。除了診斷檢查外，關節鏡尙可做治療用，如化膿性關節炎，關節鏡可引流沖洗，亦可取出關節內異物，及半月狀軟骨切除術等。

㈥其他：膝關節以外的病變常會引起膝關節的症狀，此要特別注意，以免誤診。例如同側的股關節炎，或上股骨骺滑位，常引起膝部酸痛；其他腰椎病變，如椎間板突出症或脊椎腫瘤亦會引起膝部酸痛。所以除了注意膝部局部病變外，尙得辨別是否因外來因素所引起的。

甲、常見之膝關節病變

I. 半月狀軟骨損傷

常發生於年輕人，特別於足球運動最易引起（圖3-34），發生機轉爲當腳著地，膝關節呈半彎曲時，介股骨和脛骨間的半月狀軟骨呈拉緊狀態，此時若大腿突然於膝上旋轉、伸展或彎曲，則可撕裂半月狀

軟骨。大腿向內旋轉，造成內
側半月狀軟骨損傷。相反地，
外旋轉可造成外側半月狀軟骨
損傷。半月狀軟骨內側比外側
受傷發生率較高，可能內側半
月狀軟骨的活動性比較小的緣
故。內側半月狀軟骨損傷時常
隨著損傷內側副靱帶及前十字
靱帶，臨床上稱爲不幸的三徵
（unhappy triad）。

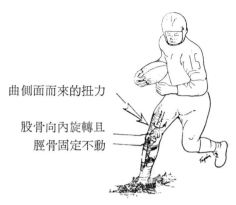

曲側面而來的扭力

股骨向內旋轉且
脛骨固定不動

圖　3-34　內側半月狀軟骨容易受傷的姿勢
（取材自 Mac Ausland & Mayo:
Orthopaedics）

　　半月狀軟骨損傷常有三種
情況：㈠從中央縱向撕裂而前後角沒有撕裂開，　其狀似水桶握把（
bucket handle tear），這種損傷較常見，且常伴發生關節卡住現象（
locking）。㈡只有前角撕裂。㈢只有後角撕裂（圖3-35）。半月狀軟
骨內緣無血管性（avascularity），而外緣的纖維軟骨有血管性，所以
只有外緣損傷才能自動癒合。

　　診斷　通常不會發生太大困難；常有明顯受傷病史，受傷後關節
馬上覺疼痛和壓痛，短時間內關節呈腫脹和積水（effusion）的現象，
此時檢查膝關節就有卡住現象或McMurray test有咔嗒聲，往往短期
內會呈四頭肌萎縮現象。利用關節造影術或關節鏡檢查，更爲詳盡。

　　治療　有保守療法和手術療法，大部分學者贊成只有明顯機能障
碍或反覆地發生症狀時才做半月狀軟骨切除手術。保守療法先抽出關
節內積水與四頭肌運動。不論是使用保守療法或手術切除法，以後的
物理治療和四頭肌的運動訓練非常重要。

II.　盤狀半月狀軟骨（Discoid meniscus）

　　半月狀軟骨在胚胎時期爲一相當厚的盤形狀，後來漸演變成半月形，但少部分人的半月狀軟骨沒有形成半月形，仍停留在胚胎時期的盤形狀（圖3-36）。

　　這種先天性的異常，常倂發於外側半月狀軟骨，當膝彎曲或伸直時，常可聽到咔嗒聲或爆裂聲（snapping），但不會有卡住現象（locking）。X光片上常可發現外側關節空隙較大，臨床上沒有明顯或嚴重症狀時，先採保守療法。如半月狀軟骨破裂或有症狀產生時，則施行半月狀軟骨切除術。

III.　膝外翻（Genu valgum）（圖3-37）

　　在正常1至2歲的嬰兒小孩常患此現象，但大多數以後會漸漸恢復正常，不必治療。其他常引起的原因有：(1)小孩膝部股骨或脛骨外側骨骺（epiphysis）之損傷或疾患，而引起之發育上不平衡，成人則因脛骨平高線外側（tibial plateau）之骨折，或變形性關節炎引起。

㈡缺乏鈣質如佝僂症（richetts）或骨折軟化症（osteomalacia）。

㈢外旋腳（pronated foot）。

　　治療須視原因而定，一般小孩可將鞋底內側墊高矯正，比較嚴重者可施行內側骨骺停止術（epiphyseal arrest），或切骨術（osteotomy）矯正之。

IV.　膝內翻（Genu varum）（圖3-38）

　　膝內翻是膝部向外突出，而脛骨和股骨沿下肢縱軸向內偏，其發生原因與治療大致與膝外翻相同，但膝部受傷部位是內側骨骺，或經常將大腿維持在外展和足趾向內的不良姿態所致。

V.　臏骨復發性脫位（Recurrent dislocation of the patella）

　　臏骨復發性脫位引起的原因有：㈠先天性脫位，病人可能沒有受傷的病史，但卻有先天性膝內側靱帶或囊膜鬆弛，或股骨外髁發育不

全，或臏骨肌腱過長而使臏骨異常提高（high riding patella）。㈡外傷性脫臼：外傷使臏骨脫位，經治療後，往往因內側構造變得脆弱無力而常引起復發性脫位。㈢膝外翻亦是使臏骨復發性脫位的主要原因之一。

臏骨復發性脫位較常發生於女性，當膝彎曲時，常向外側滑脫。其症狀爲疼痛、腫脹、關節不能伸直等。

復位方法很簡單，只須將膝伸直，然後將脫位處臏骨推回卽可。平時須注意股四頭肌（特別是股內肌）的復健運動，但習慣性的脫位最好是手術矯正。

VI. 分割性骨軟骨炎（Osteochondritis dissecans）

分割性骨軟骨炎是一種關節軟骨和關節上骨頭的局部壞死，眞正的原因尚未揭曉。可能由於動脈血管末梢血栓形成而引起局部血液循環障礙。病人常有外傷的病史，也有些學者認爲是輕度炎症或內分泌障礙所引起。此病易發生於小孩或年輕男性身上，發生部位通常於股骨內髁，近髁間切迹處(medial condyle of femur near intercondylar notch)（圖 3-39）。常對關節產生刺激所引起關節的不適、疼痛、腫脹和積水；若這些壞死組織完全脫離關節面，在關節內卽形成游離體（loose body）（圖 3-40），則其被卡住現象，常因刺激而演變成骨關節炎（osteoarthritis）。早期尚未變成游離體前，只要關節休息卽可治癒，如已形成游離體，則須以手術取出。

VII. 骨軟骨瘤病（Osteochondromatosis）

骨軟骨瘤病是一種少見的疾病，爲關節滑膜或與其相交通的黏液囊軟骨化，進而演變成鈣化或骨化。

關節滑膜和關節軟骨在胚胎期同是由間質組織演化而來，故這種疾病可考慮爲關節滑膜的組織轉化（metaplasia）而形成軟骨。任何關

節可發生此病，但膝關節最常見。

這些軟骨掉落在關節內可造成關節游離體，關節會隱隱作痛、僵直，產生暫時性卡住現象，檢查時常有捻髮聲（cripping），甚至皮膚表面可摸出游離體，X光片上可發現許多游離體顯現。

治療上須取出游離體，同時切除關節滑膜。

VIII.　貝克氏囊腫 （Baker's cyst or popliteal cyst）

貝克氏囊腫發生在膝膕窩的囊腫，大部分因腓腸肌或半膜肌處粘液囊積水腫脹引起，有時尙通關節腔。此種囊腫除腫脹外，大體未顯現症狀，尤以膝伸直時腫脹較明顯。少數病人有壓迫感，手術切除爲宜，但有時會再復發。

IX.　Osgood-Schlatter 氏病 （Osgood-Schlatters disease, apophysitis of the tibial tubercle）

這種疾病常發生在10至14歲男孩身上，是一種脛骨粗隆的疼痛性腫大；其眞正原因尙不明瞭，一般認爲是一種骨軟骨炎，特別是強而有力的臏骨肌腱對脛骨粗隆反覆拉扯所引起；往往這些病患常有劇烈膝關節的運動病史，如騎腳踏車、跑步或爬山等。

其症狀爲脛骨粗隆腫脹，覺疼痛和壓痛（圖3-41），X光片上常可見脛骨粗隆變大或半分離現象，這種疾病可自動痊癒，急性時期宜休息或用石膏固定膝關節，以減少膝關節的活動。

X.　臏骨軟骨軟化 （Chondromalacia patella）

臏骨軟骨軟化是臏骨內緣面的軟骨軟化，年靑人較常發生，爲臏骨內緣面關節透明軟骨的變性軟化，其生物化學的變化是骨實質失去硫酸軟骨質，臏骨軟骨面呈軟化及凹凸不平。

病人主訴膝部疼痛，屈膝或爬樓梯更加劇症狀，由於不規則關節面的磨擦，關節運動時，臏骨下有磨擦感。X光檢查較正常，主要診

斷靠關節鏡檢查，一般分四級：　第一級有剝離或條紋現象 (stripe)，第二級有如蟹肉狀 (crab meal)，第三級有纖維形成 (fibrillation)，第四級有潰爛形成(ulceration)，治療主要做股四頭肌的等長運動 (isometric exercise)，手術方法以鑽洞術 (drilling or spongiolization)。

XI.　關節炎：骨性關節炎 (Osteoarthritis)

　　膝關節是人體中最大的關節，亦為負重的主要關節，同時因缺少軟組織保護，故易退化或發生外傷性所引起的關節炎，尤其常發生於中年、肥胖的女人。臨床上把膝關節分三區(1)內區，包括內側股骨脛骨關節面、半月狀軟骨及內側副靭帶等。(2)外區 (lateral compartment)，包括外側股骨脛骨關節、外側半月軟骨及外側副靭帶等。(3)臏骨——股骨關節區。若侵犯內區或外區易造成膝內翻或膝外翻，稱為單區症候羣 (unicompartment syndrom)。若加上第三區侵犯，則稱兩區症候羣 (bicompartment syndrom)。若三區皆受到侵犯則稱三區症候羣 (three-compartment syndrom)。單區症候羣輕度時可以保守療法治療，嚴重時可作脛骨高位切除術 (high tibia osteotomy) 治療，矯正動傳導的方向。臏骨股骨區的侵犯可做脛骨粗隆前移術、臏骨整復術或臏骨切除術治療。三區症候羣宜做全人工關節置換術或關節固定術治療。

XII.　類風濕性關節炎 (Rheumertoid arthritis)

　　請看總論。

XIII.　化膿性關節炎 (Pyogenic arthritis)

　　請看總論。

XIV.　結核性膝關節炎 (Tuberculosis of knee)

　　骨骼的結核，所有結核病的比率約佔百分之一，而有骨骼結核的病人，約百分之七十五患肺部結核。骨骼結核以脊椎最多，髖關節次

之，膝關節再其次。病症候爲局部發熱，微屈曲而稍腫脹，或肌肉攣痙、萎縮現象顯現,若有不明原因的慢性、再發性滑膜炎（synovitis），常必須考慮及是否爲膝結核。

X光檢查的主要變化有骨骼脫鈣化、邊緣糜爛、關節骨皮質中斷及腹肌溝處淋巴線的病變，但這些現象早期皆不易顯出，末期方可見相吻徵象（kissing sign）。

乙、小腿部之疾病

I. 脛骨扭轉（Tibial torsion）

脛骨扭轉是脛骨依其縱軸向內或向外扭轉之畸形，卽脛骨之縱軸面（sagital plane）和冠狀面（coronal plane）所形成之角度。量其角度之方法爲讓被量者坐下，膝關節屈曲 90° 而臏骨維持在正前方向，足部放置在地板下。其足部之朝前方向和脛骨縱軸面所成之角度卽爲扭轉之角度（圖3-42）。正常之角度爲0°，但通常則略爲向外扭轉，其範圍約由 0°—40°。脛骨扭轉都爲先天性，會因嬰兒之俯臥睡姿而加重。內扭轉比外扭轉畸形多，內扭轉常伴有杵狀足或膝內翻、膝外翻等畸形。

其治療在嬰兒期 可以由矯正睡姿 、 徒手操作法或 用石膏來矯正之。較嚴重者可用 dennis-broune 夾板來矯正，少數年紀較大者則須用截骨術之外科治療法來將腿弄直。

II. 小腿分室症候羣

在四肢都有一些肌膜把它分成幾個分室。每個分室內包括有肌肉羣或神經血管等，如分室內的壓力因外傷等種種原因而增大到一個程度，則在分室內的組織之循環及其機能發生變化就產生分室症候羣。

其原因大概可分爲：

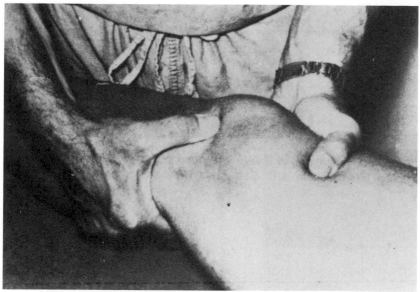

圖 3-25 Lachman Test
（取材自 Torg, J. S., Conrad, W., and
Kalen, V.: Am. J. Sport Med. 4: 84
1976. ⓒ1976 The Williams & Wilkins
Co., Baltimore)

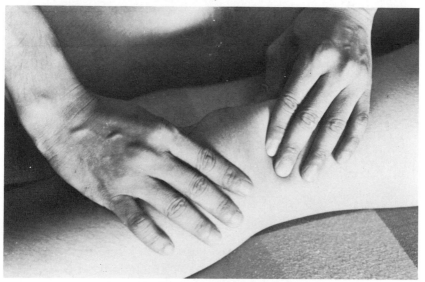

圖 3-28 波動試驗

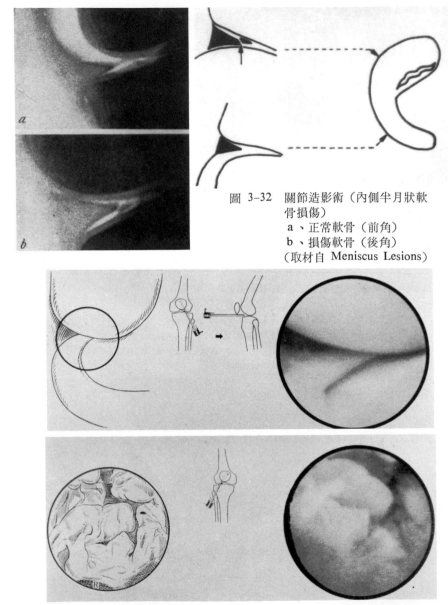

圖 3-32　關節造影術（內側半月狀軟
　　　　骨損傷）
　　　a、正常軟骨（前角）
　　　b、損傷軟骨（後角）
　　　（取材自 Meniscus Lesions）

圖 3-33　關節鏡所見
　　　a、正常之半月狀軟骨
　　　b、類風濕性關節炎，可見到白色混濁之絨毛
　　　（取材自： Atlas of Arthroscopy）

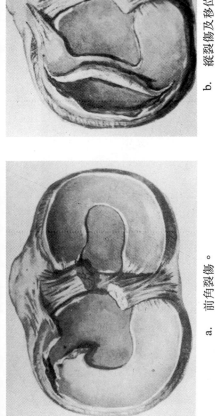

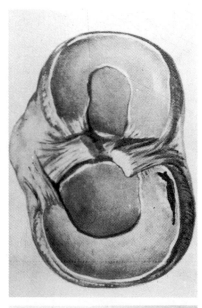

b. 縱裂傷及移位：
水桶提把狀 (bucket handle tear)

d. 後角裂傷。

a. 前角裂傷。

c. 縱裂傷，無移位。

圖 3-35　半月狀軟骨受傷種類
（取材自：Textbook of Surgery, by Moseley）

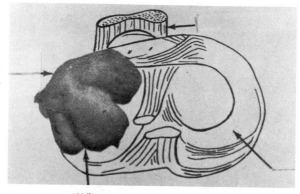

外半月
狀軟骨

內半月
狀軟骨

裂傷

圖 3-36　盤狀半月軟骨
（取材自 Orthopaedics, Turek）。

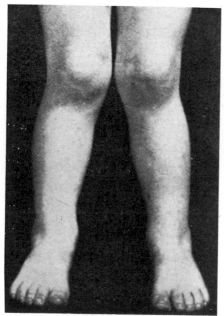

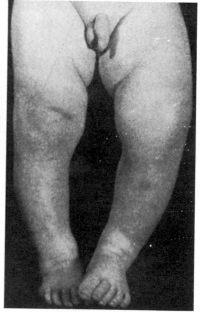

圖 3-37　膝外翻　　　　　　　　圖 3-38　膝內翻
（取材自 Outline of Orthopaedics）

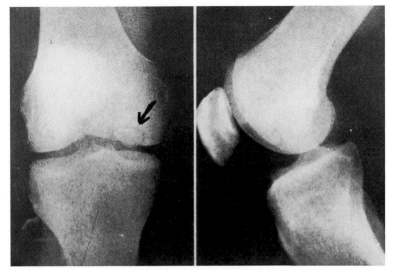

圖 3-39 分割性骨軟骨炎

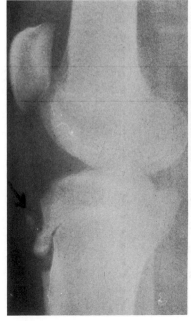

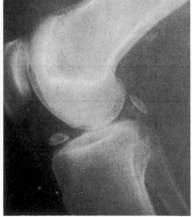

圖 3-40 膝關節內之游離體

圖 3-41 Osgood–Schlatter 氏病

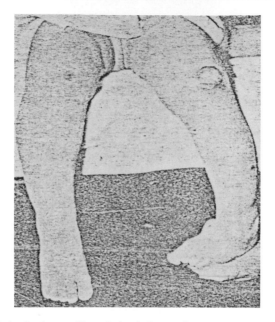

圖 3-42　摘自 Orthopaedics, Principles and their Application, Turek

㈠分室容積減小（decreased compartment sized）

　1.太緊的肌膜縫合（closure of fascial defect）

　2.繃帶太緊（tight dressings）

　3.局部的外面壓力（localized ext. pressure）

㈡分室內之內容增加（increased compartment pressure）

　1.出血（bleeding）

　　⑴大血管受傷（major vascula injury）

　　⑵有出血傾向之疾患（bleeding disorder）

　2.增加微血管之滲透（increase capillary permeability）

　　⑴組織缺血後之腫脹（post ischemic swelling）

　　⑵運動（exercise）

抽筋（seizure）

子癇（eclampsia）

(3)外傷（trauma other than major vascular）

(4)火燒（burns）

(5)血管內藥物的影響（intra-arterial drugs）

(6)手術（orthopaedic surgery）

3.增加微血管壓力

　(1)運動

　(2)靜脈回流障礙（venous obstruction）

　　如長腿石膏（long leg brace）

4.肌肉肥厚增殖（m. hypertrophy）

5.液體滲入（infiltrated infusion）

6.腎疾患之症候羣（nephritic syndrome）

診　　斷：

分室症候羣之臨床症狀常不很明顯及易混亂，故醫師應注意其每一個症狀以免延誤診斷。標準之臨床症狀有①疼痛（pain），②蒼白（pallor），③麻痺（paralysis），④脈搏消失（pulselessness）。

以上卽所謂之四個 " P " 症狀。除上述症狀外可利用分室壓力之測定來做早期的診斷，比較簡單而常用的方法有 whitesides' technique（圖3-43）。

　1.用18號針頭連接塑膠管並將另一半充滿生理鹽水，並將針頭刺入要測定的肌肉。

　2.另拿20cc空針並充滿空氣。

　3.將此空針用T型導管，一方面連接針頭，另一方面連接水銀柱測量器。

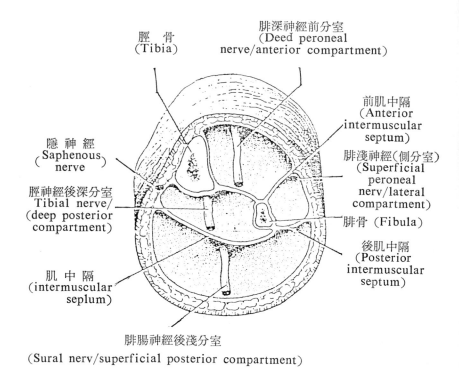

圖 3-43

4.將該空針加壓，當所加壓力達到分室壓力時，則在管內之生理鹽水會向肌肉移動，此時之壓力表示分室內之壓力。如分室壓力與該病人舒張壓 (diastolic pressure) 之差小於 20—30mm hg 時卽需做筋膜切開術。例如：一個人其舒張壓爲 70mm hg 時，如測定之分室內壓爲 40—45mm hg 時就有手術之必要。

在小腿共可分爲四個分室如下：

㈠前分室 (anterior compartment)，包括有腓深神經 (deep peroneal nerve)。

㈡外側分室 (lateral compart.)。

㈢淺部後分室 (superficial posterior compart.)，包括有腓腸神經
(suranerve)。

㈣深部後分室 (deep posterior compartment)，包括有脛神經
(tibial nerve)。

(圖3-44) 其中以前分室及深部後分室之發生率最高。

治　　療：

最好的治療方法是早期解壓，外在之解壓是將太緊之石膏或繃帶
解開，如分室壓達到上述之壓力時則需做筋膜切開術。

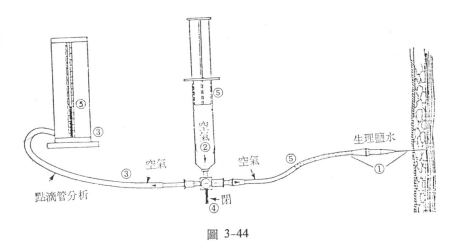

圖 3-44

III.　跟腱斷裂 (Rupture of the tendon achilles)

跟腱斷裂，通常發於二十歲至五十歲的壯年人或中年人，男性較
多，患者多爲㈠不常運動的人，突然作劇烈或不習慣的運動，或運動
姿勢不正確。㈡運動員退休後易引起跟腱之退化性變化，受傷時易斷

裂。㈢穿高跟鞋的女性，中年後易產生跟腱的退化性變化，一旦受到扭傷或拉傷，則容易斷裂。

受傷的機轉，通常是㈠過度的拉力時。㈡踝關節於鬆弛狀態時，突然作強而有力的背屈時。㈢直接創傷。

跟腱斷裂，易發生於跟腱附著部近端二吋處。斷裂時，可聽到跟腱斷裂聲（pop），病人會感覺局部劇痛，患肢無法著力，踝關節作蹠側屈曲時，亦會疼痛，並且力量減弱。

診斷的方法如下：

㈠腓腸肌擠壓測驗（Thompson-Doherty calf squeeze test）（圖3-45）。

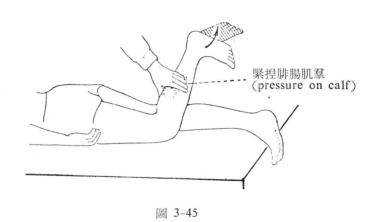

緊捏腓腸肌羣
（pressure on calf）

圖 3-45

讓病人俯臥 膝關節彎曲 90°，檢查者擠壓 小腓後側肌肉（腓腸肌），如果跟腱完全斷裂，則該側足部沒有蹠屈動作發生（plantar flexion）。如有蹠屈動作發生，則表示跟腱部分斷裂或完整無缺。

㈡跟部抵抗試驗（heel resistance test）

檢查者緊握病人跟部，另一隻手壓住病人足蹠側，叫病人足部作

蹠屈動作以抵抗；如果跟腱沒有損傷，通常足部蹠屈動作很強，可以抵抗檢查者之壓力，如跟腱斷裂則雖然還有後脛肌及腓肌的作用，但病人蹠屈的動作很弱，無法抵抗檢查者之壓力而無法作足部之蹠屈動作。

㈢在跟腱斷裂處可摸到間隙。

治　　療：

急性病例可用保守療法將患肢用石膏固定，於膝關節彎曲，踝關節蹠屈之部位。另外有些學者認爲以開刀方法治療可得到較強有力的蹠屈力量，對於陳舊性斷裂則須以外科開刀整復治療。開刀治療容易發生之併發症（complication）爲：①延遲癒合。②傷口感染。③皮膚壞死。

小腿常見的疾病還有很多，如：

㈠骨髓炎（osteomyelitis）

㈡腫瘤（tumor）

　骨軟骨瘤（osteochondroma）

　成軟骨細包瘤（chondroblastoma）

　軟骨瘤（chondro sarcoma）

　骨癌（osteo sarcoma）

　非骨佔性纖維瘤（non–ossifying fibroma）

㈢先天性畸型（congenital deformity）

　脛骨僞關節化（pseudoarthrosis of tibia）

　纖維性骨發育不良（fibrous dyoplasia）

　成骨不全（osteogenesis imperfecta）

這些疾病請參看總論。

第九節　足踝部之疾病

林　森　源

　　踝部和足在解剖構造上是息息相關的，其主要的作用爲支持體重、移動身體（走，跑，跳）。所以在檢查上必須在不負重（non-weight bearing）、載重（weight bearing）和走動（walking）三個狀態下分別檢查。

　　踝關節是一個屈戍關節（hinge joint），上面和內側由脛骨下端，外側由腓骨下端，下面由距骨上端共同形成一個關節杵臼（ankle mortise）。內外二側有強而有力的靱帶固著（圖3-46）；前、後面的靱帶則較爲鬆弛。主要的運動作用爲背曲（dorsiflexion）和蹠屈（plantar flexion），運動範圍約爲60°—70°。判斷運動範圍須由後跟來判斷，若由腳尖判斷則容易因爲跗骨間關節參與運動而影響到準確性。（圖

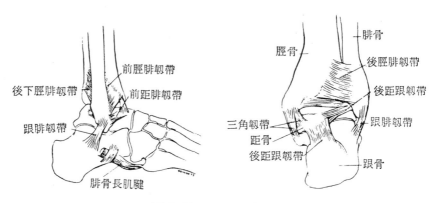

圖 3-46　踝關節之解剖圖
a：側面圖
b：背面圖
（取材自：Fundamentals of Orthopaedics）

3-47）。

距骨下關節（subtalar joint）, 即距骨跟骨關節（talo-calcaneal joint）和距骨舟狀骨關節（talo-navicular joint）, 主要作用爲外翻（eversion）和內翻（inversion）, 運動範圍各爲 20°, 檢查運動範圍方法爲一手抓住踝關節上端支持踝關節, 另一手從蹠面抓住跟骨左右移動來測定。（圖3-48）。

跗骨間關節（midtarsal joint）, 由距骨舟狀骨關節和跟骨方骨關節組成的, 作用爲前腳的內收（adduction）和外展（abduction）。（圖3-49）。

足部有兩個弓（arch）, 縱弓（longitudinal arch）和橫弓（transverse arch）, 使足部在承受體重或移動上具有彈性, 是足部不可缺少的構造。

弓之構造是由骨骼爲主幹而由周圍之靱帶和肌肉來支持。任何構造上的異常, 或相關肌肉力量的不平衡或受到不正常的壓力時, 會使其機能消失而引起走路的異常和酸痛。

縱弓（longitudinal arch）可分爲內側和外側, 內側比較長, 是由跟骨、距骨、舟狀骨三個楔骨（cuneiformne）和第一、二、三蹠骨組成的。外側則由跟骨、方骨、第四、五蹠骨所組成。縱弓在嬰兒時期常不明顯, 這是因爲嬰兒之肌肉比較無力, 而且嬰兒之腳底有相當肥厚的脂肪墊（fat pad）之故。但隨著肌肉張力的發展, 亦即年齡的增加而漸漸的出現, 縱弓過高時叫弓形足（pes cavus）;（圖3-50）, 通常是由於先天異常（如脊椎裂 spine bifida）或後天疾患（如小兒麻痺症或古代中國婦女纏足等等所引起）。弓形足其趾有時像爪, 故又叫爪形足（claw foot）。這些病人常有下列之症狀出現㈠疼痛之胼底（callus）出現在蹠骨頭部㈡爪形趾處因受鞋子之摩擦而被壓痛㈢在趾

骨處（tarsal region）由於變形性關節炎（osteoarthritis of the tarsal joint）而發生疼痛。

治療：輕者可藉物理治療或鞋子來矯正之，比較嚴重者則需用手術治療來矯正。

縱弓過低時叫扁平足（flat foot orpes planus），（圖3-51）通常由於先天異常，肌肉無力或麻痺所引起的，從骨科觀點來看扁平足可分為旋前足（pronative feet）、結構性扁平足（structural feet）和痙攣性扁平足（spastic flat feet）。

旋前足：兒童之扁平足以此類型為最多，由於先天的軔帶鬆弛故當足部負重時腳跟外翻（evert），前足外展（abduct），使整個足部呈旋前形態。小孩之旋前足往往沒有症狀，通常由於走路的姿勢或鞋子之變形（圖3-52）而被發現，成人患者有些也是沒有症狀，但也有的會酸痛和引起足部疲勞（foot strain）。

在治療上：通常在三歲以內是沒有治療的必要，必較大的小孩或大人可用物理治療，穿矯正鞋（將鞋底內側墊高），置放襯墊在腳底等。

結構性扁平足：由於骨骼之畸形所造成的，例如：距舟關節（naviculo-cuneiform joint）先天性下陷或開口，或距骨之異常傾斜等，此類扁平足常併有腳痛，診斷上可由X光片檢查而判斷之，治療可用弓墊物（arch support）或外科手術來矯正之。

痙攣性扁平足：是由於腓骨肌腱持續緊張痙攣而把足部拉成外翻或扁平狀態而引起的，常併有距骨之畸形如先天距骨和跟骨及舟狀骨之骨橋等，此病症常使足部疼痛。

治療：可用足弓來減輕其疼痛，但大部分則需用手術方法來矯正之。

　　橫弓是由五個蹠骨頭部組成的，但足部負重時此弓卽消失（變成扁平），而所受力量由此五個蹠骨按比例分擔，通常第一蹠骨所受力量最多，約佔三分之一，其次爲第五蹠骨，再次爲第二、三、四蹠骨（也有認爲外側四蹠骨等分）。

　　蹠痛（metatarsalgia）：假如蹠骨頭部承受不平均力量時，於受力最大之處會產生灼熱疼痛（burning pain），在其底部表皮形成胼胝，此稱爲蹠痛。其較常發生於婦女，大部分由於穿著不適當的鞋子，有時常伴內翻足，比較嚴重伴有爪形足。治療可用蹠弓支持物支持之（圖3-53），更換不適當的鞋子；或腳部肌肉運動的訓練。

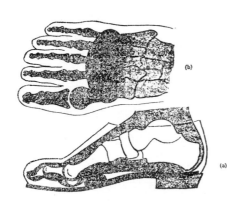 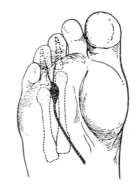

圖 3-53　蹠弓支持物（用以治療蹠痛）　　　　圖 3-55　蹠神經瘤
　　　　(a)側面　　(b)正面　　　　　　　　　　　（取材自：Mac-
　　　　（取材自：足の外科）　　　　　　　　　　Ausland & Mayo:
　　　　　　　　　　　　　　　　　　　　　　　Orthopaedics）

　　Köhler's 氏疾病（舟狀骨骨軟骨炎，osteochondrosis of navicular）（圖3-54）是一種原因不明、自癒性（self limited）的疾病，常發生於 3 ～ 6 歲的小孩。爲局部缺血的病變，在局部有壓痛或酸痛，有些病人沒有自覺症狀，X光片上可顯示舟狀骨變小，骨質濃度增加。此

病通常在二年後會自癒，治療主要在於避免舟狀骨受到壓迫，可用縱弓支持物。

　　Freiberg 氏疾病（蹠骨頭部骨軟骨炎）如同 Köhler 氏疾病一樣，局部缺血造成骨頭壓死。一般發生於第二蹠骨頭部，少數發生於第三、四蹠骨頭部。症狀爲該地方的壓痛腫大和疼痛。X—光片上可顯出蹠骨頭部扁平、肥厚，關節面不規則和濃度增加。治療上可用蹠弓支持物支持，如無效時則將壞死骨頭切除。

　　Morton 氏趾（蹠神經瘤 plantar neuroma）（圖3-55）位於第三、四蹠骨頭部間的蹠神經分歧點，在身體負重時常受慢性刺激，導致神經瘤的形成。此時該足部會有刺痛，病人常須脫鞋按摩來減輕疼痛，在局部可摸到小結。這種疾病較常發生於女性。治療如同 Köhler 氏疾病或以手術切除治療之。

　　蹈指外翻（hallux valgus）（圖 3-56），蹈指外翻是一種大蹈趾之異形，大蹈趾由蹠趾關節處向外彎曲，而其頂端在蹠趾間關節的內緣，嚴重者大蹈趾常和第二趾重疊。常伴有先天性第一蹠骨內收或短小，這可能是蹈趾外翻的根本原因。

　　由於蹠趾關節突出部分常受到鞋子磨擦和壓力，則在該處會產生肥厚的滑囊（bursa），因反覆的刺激而發炎和疼痛，此卽爲爲蹈囊炎腫（bunion），日久在第一蹠趾間關節產生退化性關節炎（osteoarthritis）。

　　此病通常發生於中年以上婦女，可能和所穿鞋子或太緊的襪子有關。症狀輕者只要注意選擇合適的鞋子卽可，或用蹈囊炎腫墊（bunion pad），或用第一、第二趾間墊以矯正蹈趾彎曲嚴重者可將突出之骨骼部分切除而矯正。

　　蹈僵直（hallux rigidus）爲大蹈趾蹠趾間關節炎，可能是由於外

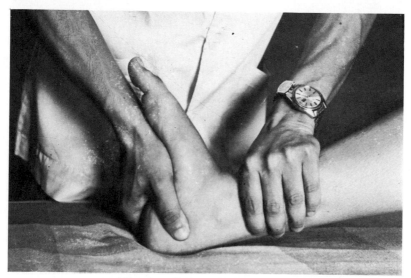

圖 3-47 踝關節運動範圍之檢查

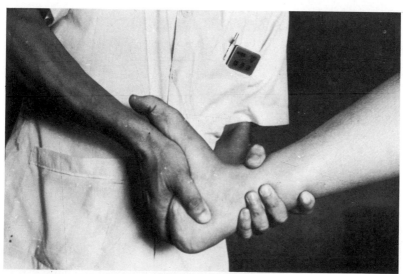

圖 3-48 距骨下關節運動範圍之檢查

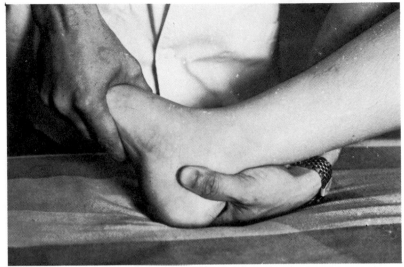

圖 3-49　跗骨間關節運動範圍之檢查─
一手抓住並固定跟骨，另一手抓住前足
部作內縮和外展。

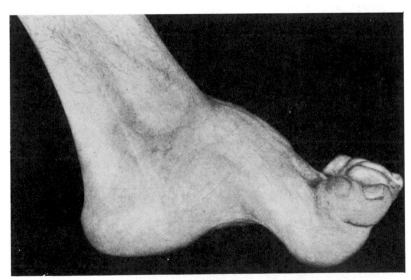

圖 3-50　弓形足，合併有爪形趾，蹠骨向蹠面突出
（取材自：Outline of Orthopaedics）

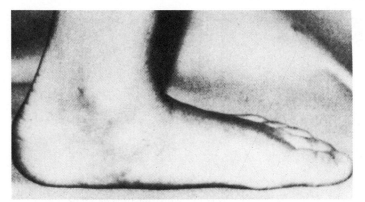

圖 3-51　扁平足（取材自：Outline of Orthopaedics）

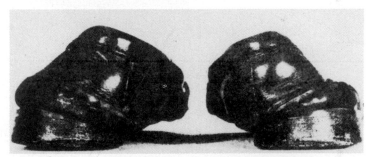

圖 3-52　內翻足病人所穿之鞋子，有明顯的變形
（取材自：Fundamentals of Orthopaedics）

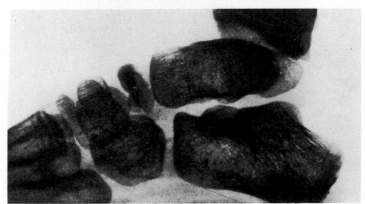

圖 3-54：Köhler 氏病，舟狀骨變小變扁
（取材自：片山整形外科）

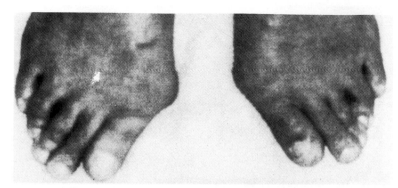

圖 3-56 　拇趾外翻 （取材自：Outline of Orthopaedics）

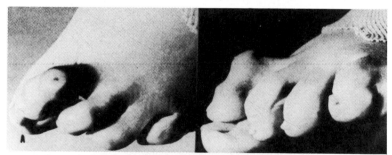

圖 3-57 　鎚形趾 （取材自：Foot Disorders）

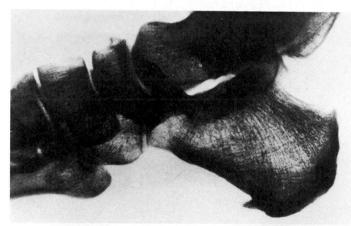

圖 3-58 　跟骨骨贅 （取材自：片山整形外科）

傷或全身性變性關節炎而來的。症狀爲走路或站立時該關節會疼痛，或腫大和壓痛，　且背屈運動受障碍。　Ｘ光片上可顯示出關節腔之狹窄，或骨贅之形成或軟骨下之硬化。治療可將鞋底加硬，或加上蹠骨弓槓，以減少該關節所受的背屈壓力。如保守療法失敗時，可考慮將近端趾骨之基部切除以增加其活動性，或將該關節固定。

鎚形趾（hammer toe）（圖 3-57）是一種近端趾間關節屈曲收縮，和蹠趾間關節過度伸展的畸形現象。足趾末端常向下朝著鞋底，所以在患部關節受到鞋子磨擦和壓力而形成一種疼痛性胼胝。

鎚形趾可能是由於受到外傷或類風濕性關節炎引起伸展肌和屈曲肌不平衡而產生的。治療上輕者可因蹠弓支持物，或用手延展近端趾間關節使其伸直，嚴重者將突出的骨頭切除或做關節固定術，使該關節呈現伸直狀態。

蹠面肌膜炎（plantar fascitis）在跟骨之蹠面，即蹠腱膜（plantar aponeurosis）附着部，常於走路時發生疼痛。檢查時有壓痛、輕度腫脹或足趾背曲時產生疼痛。Ｘ光上常可見到骨贅產生（圖3-58）。其發生原因可能爲肌膜附著部之炎症反應引起的。治療上可用軟墊置於足底或物理治療，或可用副腎上腺素局部注射。

跗部隧道神經壓迫症候羣（tarsal tunnel syndrome）通常是後脛神經（posterior tibial nerve）通過由脛骨內踝部及屈曲支持帶（flexor retinaculum）所形成的隧道內；或是後脛神經的兩分支內蹠神經（medial plantar nerve）及外蹠神經（lateral plantar nerve）要進入踇趾外展肌（abductor hallucis muscle）的入口受到壓迫所致的神經病變。病人往往在半夜因爲劇痛而醒來，或是在常久站立或走路後發生足部的疼痛，此時脫掉鞋子休息一下就好了。疼痛或麻木的部位在足

底及腳趾背面。保守療法可用類固醇局部注射而得到改善，但往往只是暫時性的；手術療法可以解壓術（decompression）改善。

第四章　骨折及脫臼

第一節　骨折治療之原則

㈠正常骨組織學之描述及骨折後之組織變化

林　榮　一

　　骨（bone），它是一個堅硬的，特化的結締組織，其細胞間質含有無機鹽類的沉積。骨的礦物質部分主要是由磷酸鈣所構成，含有少量的碳酸鹽，還有很少量的其它離子像鈉、鉀、鎂、氯等離子，骨中之磷酸鈣是以結晶形態存在，與磷酸鈣礦物——磷灰石很相似。骨除了礦物質外還有骨膠原（bone collagen），它是無生命的，是一種複雜、難溶的纖維組織，供給骨骼一般機械與形態的結構。

　　骨在我們體內具有兩大重要機能：它具有機械的（mechanical）功能，構成骨骼支持身體，保護生命攸關的組織，供給肌肉附著，並藏置骨髓。又具有生理的（physiological）功能，與它所含的礦物質有關，骨儲藏鈣，當病人需要此元素時可以供給。對骨不正常的生理需求，將造成骨組織的病理變化。

　　骨的發育是由已存在的結締組織變成，在稠密結締組織中血管形成後，細胞開始主動分泌蛋白澱粉質與膠原來形成類骨質（osteoid）或骨基質（bone matrix）與骨膠原。由於直接細胞作用的機轉，使礦物鹽沈積在類骨質或骨基質上而開始骨化（ossification），磷與鈣所形成的礦物結晶，受到一種間質細胞——成骨細胞（osteoblast）的影

〔311〕

響與基質中之成膠原纖維蛋白澱粉質沉積在一起，當鈣化進行下去，許多的成骨細胞圍繞及埋入鈣化的基質中，這些埋入的細胞（osteocytes），骨組織的構造到此完成。當骨形成時，骨再吸收也在同時進行，這兩個步驟是同時存在的，它們的交互作用造成骨最後的形狀與結構，這種與骨再吸收有關的細胞，稱爲毀骨細胞（osteoclasts）。

　　骨同時是一種可塑的組織，當它的正常機械功能變更時很易受影響，骨對作用於其上力的反應是根據渥爾氏定律（Wolff's law）「骨的形態與功能或單獨功能的任何變化，遵照數學定律，都是跟它外形的一些明確的變化而來」。因此增加骨骼的使用可造成骨肥厚（bone hypertrophy），同時增加骨質量。骨骼廢用將造成骨萎縮（bone atrophy），隨伴著質量的減少。

　　對骨組織生物力學上的研討，可分爲彈性期（elastic phase）與造形期（plastic phase），當負重對骨會變形，但負擔去除後它立刻恢復復原來的形態，可是當負荷超過其所能負荷時，骨將永久變形，如負重够大時它將破裂或折斷，當年齡增加時，骨的彈性將減少變得更硬，在骨上鑽孔或螺絲釘孔將使它的構造變弱。

　　因爲骨具有忍受因外界刺激而造成內部重建的能力，它在某種程度內可藉外科或實驗的手續來修改，例如骨折的癒合與身體其他傷口的癒合一樣有發炎與修補外，還附加有骨之生成（osteogenesis）。感染對骨組織與骨膜有單獨的影響，當骨的某一部分完全沒有血液供應時，發生局部細胞死亡，這種反應稱爲無血管性壞死（avascular necrosis），或骨壞死（osteonecrosis）。身體欲使骨中已死的部分癒合稱爲「逐漸取代」（creeping substitution）。

　　骨的構造——骨組織以兩種形態存在：海綿質骨（cancellous 或 spongy bone）與密質骨或稱皮質骨（compact 或 cortical bone）。海

綿質骨的組成是由骨小樑相互聯結成格子狀的網，中間充滿了骨髓。密質骨是骨的外表，看起來是一片連續的堅硬的物質。這兩種組織以不同的比例存在於所有的骨中，形成一種分離但併行存在的現象。骨膜包在骨的皮質表面上，皮質骨的內面則是骨內衣，它同時也包著骨髓。

長骨在解剖上可分爲幾個區，長骨的兩端稱爲骨骺（epiphysis），在生出時骨骺是一塊軟骨，有一層特殊軟骨細胞，稱爲生長板，與骨幹聯結在一起。在骨骼完全成熟時，除了包在骨骺上的關節透明軟骨，骨骺已完全骨化，同時生長板也只是穿過骨的一條線而已。骨幹與骨骺聯結的部分稱爲幹骺端，而骨的幹稱爲骨幹。

骨　　折:

骨折（fracture）之定義是：骨在突然間失去了它的連續性，而完全或不完全分裂成兩塊以上之碎段時，稱爲骨折。骨折是發生在活的結締組織，故非僅止於骨的斷裂，骨折時受創區域所有的軟組織最終都受到影響，因此骨折常隨伴著廣泛的軟組織水腫，出血流入肌肉與關節、關節脫位、肌腱破裂、神經挫傷或斷裂，大血管的損傷。

骨折常見於二十歲至四十歲的男性，並且四肢骨爲最常發生的部位。雖然造成骨折的力量不著重任何年齡或性別，但某些骨折常發生於特定的年齡與性別，例如：鎖骨與肱骨髁上骨折最常發生於小孩，肱骨外科頸骨折與腕骨柯萊司氏骨折（Colles' fracture）常發生於女性，脊椎壓迫性骨折與髖骨骨折易發生於年長的人。

骨折的原因:

有完整血液供應的正常骨頭，具有某種程度的彈性，在其限度之內，能承受壓力與剪力，並能承受小範圍的張力，當超過其所能負荷的能量時，就會發生骨折。最常導致骨折的原因就是暴力，暴力可直

接施於骨上，如被車碰撞，或間接施於骨上，像扭傷，例如當滑雪扭到足踝時可導致脛骨幹的斜骨折。從高處跌下時，兩腳著地，而發生脊椎骨壓迫性骨折。手觸地可使肘部的尺骨骨折。當對小孩的長骨施力使其彎曲，可使彎曲處凸出邊的皮質骨折，而凹入邊的皮質只是彎曲而已，這樣稱為旁彎骨折，或稱綠枝骨折 (greenstick fracture)，常見於小孩。突發的肌肉張力收縮可產生剪力，此種力量足够使骨破裂，例如猛烈咳嗽而使肋骨骨折。壓力或疲勞骨折，發生於某些骨上，而沒有明顯的暴力，像行軍骨折 (march fracture)，常見於蹠骨。年長的病人，因有骨疏鬆病 (osteoporosis)，所以只要施以很小之暴力，可使其骨折，例如年老病人脊椎骨骨質疏鬆病，稍受外力卽發生脊椎骨壓迫性骨折。

骨折的分類:

骨折可依骨折的類型，骨折線的方向，受影響組織來分類。

一、骨折的類型

1.單純骨折或無創骨折或閉鎖性骨折 (closed fracture)：是單純的骨折，在骨折處不與外界交通，皮膚上沒有傷口。

2.哆開性骨折或開放性骨折 (open fracture)：骨折伴有延伸到骨受傷區域的皮膚上的傷口，骨碎片可能會也可能不會突出於此開放的皮膚缺損，所有的開放性骨折，都有受感染的可能性，必須做緊急外科治療，預後複雜。

3.不完全骨折 (incomplete fracture)：骨連續性不完全斷裂。

4.完全骨折 (complete fracture)：骨連續性完全中斷。

5.粉碎性骨折 (comminuted fracture)：具有三個或更多骨碎片的骨折。

6.嵌入骨折 (impacted fracture)：一個骨碎片嵌入另一骨碎片的

骨折。

7.壓迫性骨折 (compresion fracture)：是嵌入性骨折的一種，具有壓碎的骨組織爲其特點。如從高處跌下，兩腳著地，發生脊椎或楔形之壓迫性骨折。

二、骨折線的方向

從X光片上所見的骨折線可描述：

1.橫骨折 (transverse fracture)：骨折線是橫的。

2.縱行骨折 (longitudinal fracture)：骨折線是縱行的。

3.斜行骨折 (oblique fracture)：骨折線是斜向。

4.螺旋形骨折 (spiral fracture)：骨折形狀是螺旋形。

5.移置骨折 (displaced fracture)：骨折碎片不在它正常的位置上。

6.重疊骨折 (overrriding fracture)：骨折碎片相互重疊而使骨變短。

7.角度形成骨折 (angulation fracture)：當骨碎片不是成一直線而是成角度的形態。

8.旋轉骨折 (rotation fracture)：當一個碎片與另一個碎片在同一軸線上，但呈旋轉形態。

三、骨組織的種類：

1.海棉質骨 (cancellous bone)：具有極豐富的血液供應，此種骨折癒合情形良好。

2.皮質骨 (cortical bone)：骨較厚而且血管較少，包含了一個很小的髓質腔，此種骨折的修補通常很慢。

四、病理性骨折

病理性骨折 (pathologic fracture) 是因某部分的骨因疾病或長瘤

變弱，受到輕微的創傷就可導致骨折，因被波及的骨在質與量兩方面都會變弱。在全身骨骼系統之病變時稍受外力卽發生骨折，像佝僂病（rickets）、骨質軟化病（osteomalacia），或骨不全症（osteogenesis imperfecta）、老年骨質疏鬆症（senile osteoporosis）、怕哲氏病（Paget's disease）、白血病（leukemia）、多發性骨髓瘤（multiple myeloma）、廣泛性纖維性骨炎（generalized osteitis fibrosa）。在局部骨病變引起之病理骨折有骨髓炎（osteomyelitis）、骨囊腫病（bone cyst）、巨大細胞瘤（giant cell tumor）、原發或轉移惡性瘤，在骨盆深部之放射線治療會引起股骨頸部之病理性骨折。

由於系統病變引起之骨折除了對系統病適當之治療外，對骨折要完全之整復及適當之固定，在佝僂病、骨質軟化症、老年骨質疏鬆症，給予維他命 J（D）或含高量鈣之食物，有良好之效果。對於脊髓癆和脊髓空洞症引起之骨折，在治療上往往沒有良好之效果。對於惡性瘤轉移引起之骨折，在治療上往往比它本身原發癌更差。在成骨不全症引起之骨折，它的癒合比正常骨折癒合快，但癒合之強度比正常骨折弱，因此常常發生再骨折，但骨折往往自己很快癒合。病理骨折之治療與一般骨折之治療一樣，大部分之病例會完全癒合的，但有些惡性瘤之病患有時候需要做內固定術或骨髓內釘固定術以使病人能夠早期運動，以度餘年。在惡性瘤破壞股骨頸時，人工股骨頭更換術是可以考慮的，這樣病患可以解除痛苦並且能早日運動。

骨折的病理變化:

骨折的定義: 骨在突然間失去了它的連續性，而完全或不完全分裂成兩塊以上的碎段時，稱爲骨折。骨折常常合併其週圍軟部組織的損傷，軟部組織包括腹膜、肌肉、肌腱、神經、血管以及內臟等。

骨折線的一部分或全部通過骨骺（epiphysis）時，稱爲骨骺分

離。

關節面完全的，　持久的與它的同伴分離時，　稱爲脫位或脫臼（dislocation）。

半脫位（sublaxation）是不完全的脫位。

骨折脫臼（fracture dislocation）：爲同一部位同時發生骨折與脫臼之謂，例如肩關節之脫臼伴有肱骨頸部骨折稱之。

生產骨折（birth fracture）：　新生兒在母親分娩時之創傷引起。肱骨爲最常發生骨折之處，股骨與鎖骨亦有但較少。此種骨折之癒合相當迅速。

骨折的病因

1.直接暴力：骨折處就是暴力撞擊處。

2.間接暴力：骨折處遠離接受暴力的地方。例如從高處跌下，兩腳著地，而發生脊椎骨壓迫性骨折。

3.肌肉的猛烈收縮：例如猛烈咳嗽而使肋骨骨折。

4.骨的疲乏：骨連續的、長期的輕度創傷，可累積而致骨折，如蹠骨的「行軍骨折」（march fracture）。

由於嚴重暴力產生的骨折，將產生全身的症候如休克，長骨骨折將產生肺部的脂肪栓塞，　大血管的破裂產生大出血，　或則內臟的損傷，這都是骨折嚴重的合併症如：

骨盆骨折：常常合併膀胱或尿道破裂。

胸壁肋骨骨折：常常合併血胸、氣胸、肺損裂。

跟骨骨折：合併有脊椎骨折，因由高處掉下之關係。

脊椎骨折：常常合併跟骨骨折、脊髓損傷、馬尾或神經根損傷。

骨折的分類：

1.依據骨折部是否與外界空氣相通連而分類：

㈠單純骨折(simple fracture)，或稱閉合骨折(closed fracture)，或稱無創口骨折。卽其骨折處不與外界交通，皮膚無任何損傷。

㈡哆開骨折 (compound fracture)，或稱穿破骨折，或稱開放性骨折 (open fracture)， 卽骨折部與外界相通， 有細菌侵入， 預後複雜。

2.依據骨折的程度而分類:

㈠完全骨折 (complete fracture): 骨折線越過整個骨時稱爲完全骨折。骨折後，碎段相互嵌揷者稱爲相嵌骨折 (impacted)。或裂成碎片時稱爲粉碎性骨折 (comminuted)。

㈡不完全骨折 (incomplete fracture)，又稱爲綠枝骨折 (green-stick fracture) 爲小孩子常見的骨折， 由於骨頭之兩側皮層中僅有一側破裂，卽骨折線不越過整個的骨，而留一處依然相連，故骨折處之外觀似靑綠之樹枝(green stick) 折斷一般，稱爲不完全骨折。於不完全之橫向骨折線兩側常常可見縱向之破裂。

3.依據骨折線的方向與性質而分類:

㈠橫骨折 (transverse fracture): 直接的力量，通常引起橫向的骨折，骨折線是橫的。

㈡斜骨折 (oblique fracture): 骨頭的折斷爲斜向， 卽骨折線是斜向。

㈢螺旋形骨折 (spiral fracture): 當骨折爲旋轉力引起時，骨折形狀是螺旋形。

㈣粉碎骨折(comminuted fracture): 骨折碎段在兩塊以上稱之。

㈤綠枝骨折 (green stick fracture): 骨折線不越過整個的骨，而留一處依然相連者。

㈥骨骺分離 (epiphyseal separtion): 骨折線的一部或全部通過

骨骺，發生於骨骺尚未閉合，故大多發生於小孩。

㈦相嵌骨折 (impacted fracture)：骨折碎段兩端相互嵌挿，而固牢不動者。

㈧壓迫性骨折 (compression fracture)：如從高處跌下，兩腳着地，發生脊椎成楔形之壓迫性骨折。

㈨撕離骨折 (avulsion fracture)：由於肌肉強力之拖曳，此時傳經肌腱的力量可將骨頭之一小塊撕離，稱之撕離骨折。

4.病性骨折 (pathologic fracture)：骨的局部有了病變後而發生骨折，通常不足以使正常骨發生骨折的外力往往便足以引起此種病骨的骨折。當骨折由輕微的創傷引起，或骨折時沒有疼痛感時，必須考慮該骨是否有病性變化。

併發病性骨折的常見病況如下：

甲、全身性疾病：

1.佝僂病 (rickets)。

2.骨質軟化病 (osteomalacia)。

3.成骨不全症 (osteogenesis imperfecta)。

4.老年骨質疏鬆症 (senile osteoporosis)。

5.怕哲氏病 (Paget's disease)。

6.白血病 (leukemia)。

7.多發性骨髓瘤 (multiple myeloma)。

8.副甲狀腺機能亢進症（廣泛性纖維性囊性骨炎 osteitis fibrsis cystica geueralisata)。

9.脊髓癆 (tabes dorsalis)。

乙、局部性疾病：

1.骨髓炎 (osteomyelitis)。

2.先天性骨囊腫 (congenital bone cyst)。

3.巨大細胞瘤 (giant cell tumor)。

4.骨之原發性惡性瘤。

5.骨之轉移性惡性瘤。

6.局部性骨萎縮 （例如小兒麻痺症）。

7.骨盤深部之放射線治療會引起股骨頸部之病理骨折。

　　由於系統病變引起之骨折除了對系統病適當之治療外，對骨折要完全的整復及適當的固定。 在佝僂病、 骨質軟化症、 老年骨質疏鬆症， 給予維他命 J（D） 或含高量鈣之食物，對此種病之治療，有良好之效果。 對於脊髓癆和脊髓空洞症引起的骨折，在治療上往往沒有良好之效果。 對於惡性瘤轉移引起的骨折，在治療上往往比它本身原發癌更差。 在成骨不全症引起之骨折，它的癒合比正常骨折癒合快，但癒合之強度比正常骨折弱，因此常常再發生骨折，但骨折往往自己很快癒合。 病性骨折的治療與一般骨折之治療一樣， 大部分的病例會完全癒合的， 這些惡性瘤之病患有時候需要做內固定術或骨髓內釘固定術， 以使病患能夠早期運動， 以度餘年。 在惡性瘤破壞股骨頸時， 人工股骨頭更換術是可以考慮的， 這樣病患可以解除痛苦並且能早日運動。

㈡骨折之診斷　　　　廖潤生

　　骨折之診斷包括充分而正確的臨床病歷史與詳細的臨床檢查（包括X光片）。 做正確的病歷史，在整個臨床工作上，是必需而不可或缺的 (sine qua non)。 所以在骨折處理上也不例外。 正確的病歷史於很多關於骨與關節損傷方面， 常為治療受傷病人重要的依據。 而判斷骨折、骨旋轉變形的狀況與是否伴有其他合併損傷，則可以外力的方

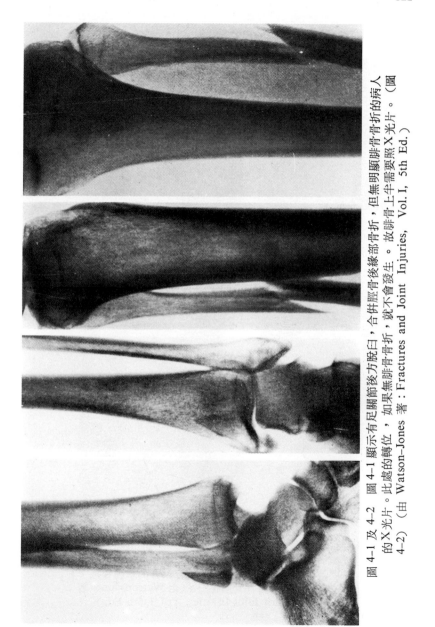

圖 4-1 及 4-2 圖 4-1 顯示有足關節後方脫臼，合併脛骨後緣部骨折的病人的X光片。此處的轉位，如果無腓骨骨折，就不會發生。故腓骨上牛需要照X光片。（圖 4-2）（由 Watson-Jones 著：Fractures and Joint Injuries, Vol. I, 5th Ed.）

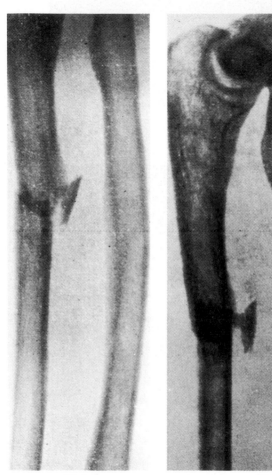

圖 4-3   圖 4-4

圖 4-3 及 4-4：外科醫師接納了圖 4-3 顯示的 X 光片，而
相信了只是尺骨的單純骨折之損傷，除上石膏以外不必
要其他治療。圖 4-4 顯示不只有尺骨的單純骨折，亦
有必須復位的橈骨骨頭脫臼。（由 Watson-Jones 著：
Fractures and Joint Injuries, Vol. I, 5th Ed.）

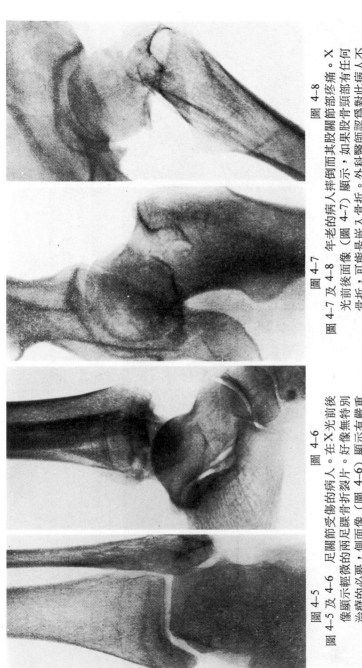

圖 4-5

圖 4-6

圖 4-7

圖 4-8

圖 4-5 及 4-6　足關節受傷的病人。在X光前後像顯示經微的兩足踝骨折裂片。側面像（圖 4-6）顯示有嚴重治療的必要，側面像之骨折脫位，故常需要照這角角的後方轉方有特別值得兩面像。（由 Watson-Jones 著：Fractures and Joint Injuries, Vol. I, 5th Ed.）

圖 4-7 及 4-8　年老的病人摔倒而其股關節部疼痛。X光前後面像（圖 4-7）顯示，如果股骨頸部對此病人任何骨折，可能是嵌入骨折。外科醫師認爲對此病人不需特別治療。但一個很重要的症狀是下肢有外旋旋轉的情形。根據側面像（圖 4-8）的顯示，股骨頸部完全骨折，而不是嵌入的轉位。故直角X光兩面照片在股及肩關節以及其他全部關節，是基本且必要的。（由 Watson-Jones 著：Fractures and Joint Injuries, Vol. I, 5th Ed.）

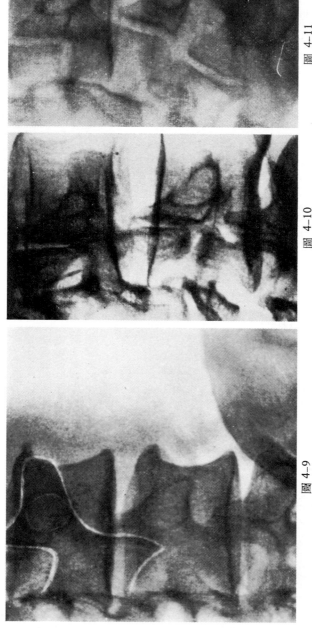

圖 4-9

圖 4-10

圖 4-11

圖 4-9, 4-10 及 4-11　脊椎斜面像（圖 4-9）顯示椎弓及關節突比前後側面像更明顯可見。神經弓（neural arch）的陰影像似一隻蘇格蘭狗（Scotch terrier）；耳朵是上行關節突；鼻是橫突；前腳掌是下行關節突；如果狗帶衣領（圖 4-10），則有脊椎分離，有脊椎滑脫缺損存在（圖 4-11）。（由 Watson-Jones 著：Fractures and Joint Injuries, Vol. I, 5th Ed.）

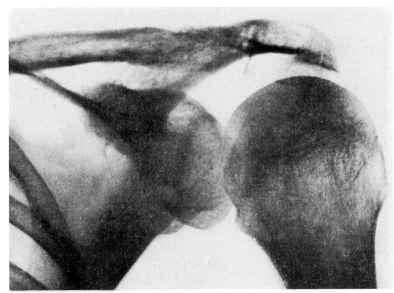

圖 4–12

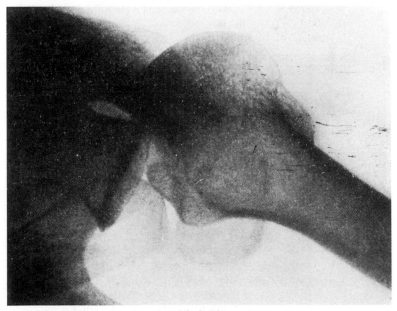

圖 4–13

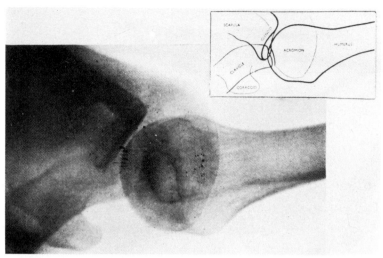

圖 4-14

圖 4-12，4-13 及 4-14　三十五 歲男，跌倒左肩受傷，臨床檢查顯示正常輪廓，但喙突比正常有輕微的突出。除上肢有內旋轉而外旋轉有抵抗感而受限制以外無其他異常症候。X光前後面像顯示正常（圖 4-12）。垂直攝影像（圖 4-13）顯示有完全的後方關節脫臼，故直角X光兩面像在肩是必要的。插圖顯示正常垂直攝影像（圖 4-14）。（由 Watson-Jones 著：Fractures and Joint Injuries, Vol. I, 5th Ed.）

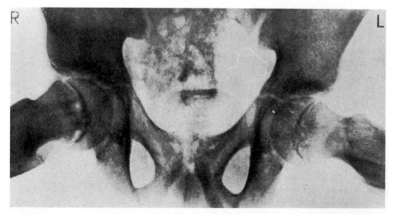

圖 4-15　初期股骨上部骺滑出，常只能在X光側面像出現，但在膀胱石截除術位，股關節屈、外展及外旋轉，在右側可看見有初期的骺滑出。（由 Watson-Jones 著：Fractures and Joint Injuries, Vol. I, 5th Ed.）

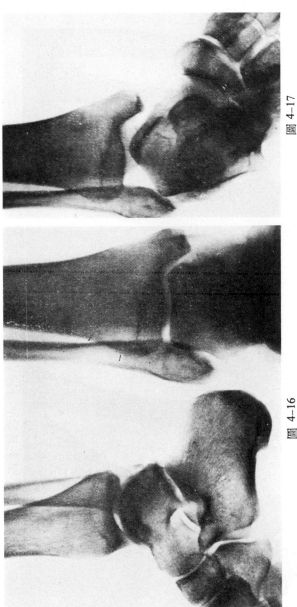

圖 4-16

圖 4-17

圖 4-16 及 4-17　在圖 4-16, X光片顯示有嚴重足關節內翻的受傷
病人之前後像及側面像。有側韌帶部的匯眼、瘀斑的匯位及壓痛，但這
些慣例的照片顯示並無異常關節轉位。但事實上經反覆檢查，在
足最大內翻（圖 4-17）右側韌帶的完全撕裂出現。（由 Watson-
Jones 著：Fractures and Joint Injuries, Vol. I, 5th Ed.）

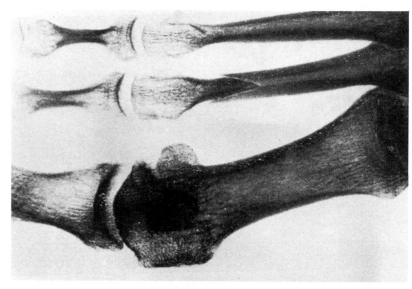

圖 4-18

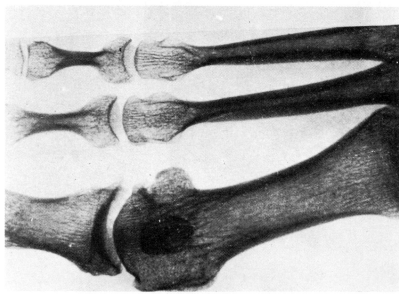

圖 4-19

圖 4-18 及 4-19：蹠骨行軍骨折 (March fracture) 是最先在 X 光片上不能看見的，纖細罅裂（圖 4-18），但臨床診斷比 X 光診斷更妥當，雖然在 X 光片不能顯示骨折，但三週後的 X 光片卻能明顯的出現。（圖 4-19）（由 Watson-Jones 著：Fractures and Joint Injuries, Vol.I, P.41）

向作爲參考。如由直接外力所引起之骨折，其軟部組織之損傷，常比X光片所顯示的下層骨折，其症狀還要嚴重。

很多骨與關節損傷的情形，由臨床視診所顯示的局部腫脹、瘀斑及變形已很明顯，不需再行誘出兩碎片互相摩擦而引起咿軋音操作的證明；因如此操作不僅不必要且會引起更厲害的血管、神經及肌肉之損傷。

如上述之診斷通常只需用視診及觸診就能達到效果，不必考慮肢位之移動。若以患部的輪廓和正常肢做比較時，則特別要注意旋轉變形；例如年紀大的人跌倒時，下肢如果有輕度向外旋轉變形時，雖然無其他症狀，也能充分診斷爲股骨頸部之骨折；肩部輪廓扁平表示關節脫臼；尺骨下端的輕度突出可暗示橈骨之骨折。

局限性骨壓痛

骨折部若有顯著的疼痛，則搖動骨折部位時疼痛更會加強。通常沿著骨折部位一致性的特殊壓痛，可稱爲局限性壓痛（malgaigne 疼痛）。只用指頭輕輕叩打並不會痛，而以指壓則會產生痛的感覺；如於橫骨折時，壓痛極局限性，而於長管骨斜骨折時，壓痛範圍會更廣。壓痛是骨折的特殊症候之一。

功能障礙

疼痛及肢桿臂失去平衡常會導致功能的喪失。例如，四肢長管骨的完全骨折，病人就會因功能方面的障礙而不能使用該肢，但當股骨頸部不完全骨折時，病人卻仍能用該肢繼續走動。

形態之變化

因出血、浮腫、局部厲害的腫脹，加上碎片的轉位，致局部會出現變形；例如患肢的屈曲、短縮、旋轉等。在摧裂骨折時，骨突出於皮下；或在膝蓋骨骨折時，該部有陷沒的情形，如果被覆蓋的肌肉層

菲薄而腫脹輕度，則較容易觸知轉位的狀況，但嚴重時，就難正確的判斷其轉位之情形了。

異常可動性

在長管骨完全骨折時，骨折部位會出現明顯異常的可動性。關節鄰近的骨折，常與關節可動性難以區別。短平骨的壓迫骨折、嵌入骨折、摧裂骨折，其異常可動性也很難證明。

咿軋音（Crepitation）

骨折碎片間互相接觸摩擦會引發聲音或軋轢感。要證明咿軋音不僅會使病人更加疼痛，且有潛在的危險性，故應盡量避免嘗試。

全身症狀

骨折發生後，有時會產生休克，最長可持續數小時而消失。假使全身狀態繼續惡化，而有明顯的虛脫症狀時，須懷疑是否有其他重要臟器的損傷（例如，腦震盪、肺脂肪栓塞、腹腔或骨盆內臟器損傷、大血管損傷等）。單純骨折時，常會發燒，有時體溫上昇到 38°C 以上，也許是由骨折血腫或其他組織的分解產物被吸收時產生的吸收熱（resorption fever）所引起的，但在數天內就會消失。

軟部損傷的診斷

末梢神經、血管、肌肉及肌腱有否合併損傷，詳細的檢查是重要的。脊椎骨骨折時，做腹部及神經學的檢查已成慣例，而在胸廓及骨盆損傷時則需區別是否有臟器損傷。

X線學的診斷

X線學的檢查，在診斷與治療上很有幫助。像臨床檢查不能顯示的損傷或碎片轉位X線有時可顯示出。但臨床檢查有時能發現X線照射不能顯示出的嚴重問題。例如，長管骨的旋轉變形，X線像常會使判斷發生錯誤，這時需要做特殊攝影；如在股部骨折脫臼時常需做立

體攝影，而斷層攝影在脊椎損傷時卽可派上用場。長管骨骨折，在以X線攝影時，其上下關節常一起照射。能够包括兩關節一起照，那當然是最好的。例如，脛骨骨幹部骨折，雖無腓骨損傷的症狀出現，常有腓骨頸部的合併骨折；足關節的骨折及脫臼會合併腓骨的骨幹上部骨折（圖4-1及4-2）；尺骨骨幹上部的單獨骨折，常伴隨橈骨的半脫臼或脫臼（圖4-3及4-4）；而橈骨骨幹下部骨折，會伴隨尺骨的骨折一脫臼及尺骨轉位。這些現象可因上、下關節一起照射而使判斷不至錯誤。

　　如果在X光照片上出現碎片轉位，想要絕對地矯正此轉位碎片，是錯誤的想法，且是相當危險的事。常有很多手術爲了想改善X光照片像而卻忽略了功能改善之重要性。其實改進功能的效果還比改進X光照片像還要重要。

直角兩面的X光線攝影

　　前後面及側面像，至少兩面的直角攝影常是必要的。（圖 4-5，4-6，4-7及4-8）但在長管骨骨折有旋轉轉位時，只靠兩面的標準照片並不能顯示旋轉變形，尚需作特殊攝影。

特殊攝影

　　除了兩面直角攝影外，有時需要斜面攝影；如手腕部的X光線攝影，最少需三面攝影已成慣例。在前後、側兩面像，腰椎神經弓及關節面 (neural arch and articular facet)，常會被遮蔽，但斜面像則可明瞭顯出（圖4-9, 4-10及4-11），股骨踝後面有毛病時，則需要做特殊攝影，左右斜面像可顯示股骨踝骨軟骨之骨折；膝蓋股骨關節的關節面可用軸像，至於距骨下關節則可用斜面像顯出。

　　普通慣例均採用前後及側面像攝影，特殊攝影是臨床檢查後認爲有需要時才做的。（圖 4-12、4-13及4-14，圖4-15，圖 4-16及4-17）

　　有些骨折須要經一段時間反覆X光線檢查才能診斷出，如長管骨
的裂隙骨折或手舟狀骨之骨折，常可由反覆X光檢查後診斷出。（圖
4-18及4-19）

骨折癒合的診斷

　　骨折癒合的診斷全靠臨床檢查。加力量時無彈力性及無痛，壓下
去時無壓痛是骨折癒合的症候。用指壓檢查有時不太可靠，用指頭叩
打或用橡皮敲打器小心敲打比較正確。在做X線檢查前臨床症候已顯
示骨折癒合，如果X光片無顯示骨折面硬化時，放射線科醫師不應該
如此報告：「骨折無癒合」；應報告：「還無X光線學硬化的現象」
較適當。

　　〔註〕本文作者撰寫的 Deformity 譯爲變形，Displacement 譯爲轉位，
Dislocation 譯爲脫臼。

參考文獻

1.　Watson-Jones. Fractures and Joint Injuries, Edited by Wilson
　　J.J., Vol. I, Fifth Ed., 1976.

2.　天兒民和，河野左宙改訂：神中整形外科學，昭和40年 3 月，15版。

㈢骨折之整復　　　　　苑　玉　璽

　　當今社會，已進入重工業時代，機器發達，交通頻繁，隨時隨地
都有意外事件的發生，在意外事件中，骨折的發生，則極爲常見。而
治療骨折，能否適切、適時、適當，關係患者預後效果及功能。對較
大骨骼骨折患者，如果處理治療疏忽，將極可能使單純問題轉變爲嚴
重複雜無可補救問題，遺憾終生，諸如：

1.使閉鎖骨折，因不當處理及手術而轉變爲開放骨折。

2.使尙潔淨之開放性骨折創口，因失當處理而轉變爲嚴重感染，導致骨髓炎的形成。

3.使脊柱骨折而並沒有合併脊髓神經損傷的患者，因不當急救處理，而導致難以補救的脊髓神經損傷的倂發症。

4.更可能因處理欠當，引起重要大血管或神經的嚴重損傷。

所以對疑似骨折的患者，從急救處理就應該謹愼注意，一旦診斷確定後，更須給予適時、適當及適切的治療。

墨萊氏（Murray）對骨折治療的主張是:

1.儘早復位。

2.適當固定。

3.促進癒合。

4.加速復健。

而馬克勞福林氏（Mc Laughlin）對治療骨折之格言爲:

1.適當急救及早期整復。

2.適當固定並促進附屬組織功能之維持。

3.維繫患者癒合期間一切社會的、經濟的以及其他的正常的功能關係。

伊格爾氏（Egger）對骨折臨床實用治療原則，主張骨折整復後，使斷端緊密接觸以促進癒合。

由此可見整復與固定在骨折治療上的重要性。

骨折治療的選擇，有賴於豐富的臨床經驗爲正確治療的判斷。

治療骨折的最終目標不外爲:

1.使骨折能獲得解剖排列的理想癒合。

2.使傷肢關節恢復正常功能。

3.使患者早期恢復其個人正常工作。

骨折應盡可能整復爲最佳排列，並適當固定維持至實質變，尤其應盡早能運動傷肢行肌肉復健。故骨折治療，在臨床上整復與固定，確爲重要。

按照臨床經驗，有些骨折，不一定需要整復。有些骨折僅極輕度錯位，將來癒合後，對預後並無大礙。治療原則是以恢復正常功能爲目標，所以有些骨折，不一定有完全整復的必要，僅行適時的固定卽可。諸如:

1.肱骨頸嵌入性骨折。

2.兒童之鎖骨骨折。

3.兒童股骨骨折並無彎曲畸形。

4.兒童前臂骨折並無彎曲畸形等。

尤其是兒童的骨折，其彎曲程度以及短縮並不過多，則無整復之必要。所以對於骨折治療，年齡是重要注意因素之一。

年齡與骨折的關係:

1.兒童骨骼遠較成人骨骼之脆性爲低，有時是僅彎曲而不完全的骨折，所謂柳條狀骨折 (green-stick fracture)。

2.兒童骨骼之骨骺板 (epiphyseal plate)，可因骨折侵損或斷裂，成所謂骨骺分離 (epiphysealysis)。

3.兒童長骨骨折，如彎曲畸形不太嚴重時，可於生長中自然矯正。所以兒童骨折，其發生時年齡、骨折部位及彎曲程度對預後均有關連。

4.成人骨骼，脆性較大，有的因慢性疾患或代謝疾病以及年邁患者，骨骼呈疏鬆變化，輕度外傷，卽可引起骨折的發生。

5.年輕骨折患者較年老骨折患者，癒合迅速。

6.年輕人骨折後，其生長過程中，回復正常形態較快速。

骨折之整復，一般可分爲下列不同方式：

1.手式整復（manipulative reduction）：用麻醉輔助，不但可減除患者痛苦，且有助於肌肉鬆弛，易於整復。先運用機械式牽引，而後以手式操作，藉壓力及技巧，使骨折斷端復位。並應用Ｘ光透視檢查鑑定整復位置後，適當固定之。此卽所謂之「接骨」。標準的整復，不但需獲致解剖觀的滿意復位，而且要恢復臨床上正常的功能爲終極目標。尤其要維護並復健骨折部之上下有關關節之正常功能。所以成功的骨折整復，應包含相關關節面之整齊復位。尤其是承重的關節，一旦未能將關節面缺陷充塡整復，將必引起後遺之骨性關節炎（osteoarthritis）。

整復的適當時間：儘可能於傷後早期，骨折部周圍組織尙未爲出血或組織液滲透，而組織彈性尙未喪失時。這一時期爲最適當整復時間，約在傷後六至八小時內。

臨床有所謂之延遲整復（delayed reduction）。因爲已有軟組織之嚴重腫脹，整復較困難，亦可能含有危險存在，應注意。

一般手式整復應做到下列各點：

(1)維護骨折斷端正常排列，並矯正其彎曲畸形。

(2)矯正一切旋轉錯位畸形。

(3)維護肢體原來正常長度。

(4)儘可能讓骨折斷片回復滿意之對位。

2.牽引整復（tractive reduction）

運用持續之機械力勢牽引，必要時加以手指推壓，以達到整復目的。此法多適用於骨折周圍覆蓋有較厚大之肌肉，手指不易觸及骨折部分，或扁平骨之骨折，尤其適用於斜形及粉碎性骨折。此法除肱骨

幹骨折運用外，極少用於上肢，前臂骨折偶亦適用。通常運用於骨折之近端，牽引後賴牽引之重力及肌肉牽張規壓，亦可收整復作用。臨床之運用牽引約如下：

(1)皮膚牽引 (skin traction)：以膠帶粘著於骨折肢體之遠端外皮，連結重力牽引之。通常僅限於八至十磅重量內，偶亦運用於兒童骨折之整復。最普通應用之皮膚牽引為布克氏牽伸法(Buck's Extension)。

(2)骨骼牽引 (skeletal traction)：以無菌鋼針直接穿入或穿過骨骼牽拉斷骨可產生較大之牽拉力。對成人以較強之牽引及對於牽引以整復較大長骨橫的或斜的骨折並顯示有錯位或重疊。此類牽引所加諸之重量可達四十磅。用於下肢時，其鋼針可因骨折部位之不同而穿於跟骨、脛腓骨遠端，脛骨近端或股骨之髁上端。用於肘部或肱骨之骨折，則鋼針通常穿於尺骨鷹嘴下端之嵴。骨骼牽引之缺點，即偶於穿針部有感染。骨骼牽引常與懸吊合併應用。

3.骨骼穿刺機械整復 (skeletal transfixion and mechanical reductiun)：

骨骼穿刺方法多年前最初為 Lambotte 運用，以後由美國 Roger Anderson, Haynes, Stader 等再度提出應用。以兩對斜向穿通骨內之鋼針，一對在骨折近端，另對在遠端，鋼針均連結固定於一機械桿可控制牽引，矯正彎曲及旋轉整復骨折，並可達固定的目的。而且不影響附近關節之動作，一經固定尤可見肢體部分承重。惟鋼針穿過部位易導致感染。

4.手術整復及內固定 (operative reduction of fractures)：

當手式整復不能達成整復目的或經手式整復而失敗時，可應用開刀手術使骨折斷端復位，並可運用不同類式之內固定穩定整復後之骨

折。採用手術整復，醫師必須具備精湛熟練之外科技術及豐碩之冶金學知識。

A. 手術整復之目的：手術整復旨在達成下列各點：

(1)促進骨折之愈合──如股骨頸骨折，施行手術整復及金屬內固定是。

(2)減少因骨折而導致之死亡率及併發症之發病率──如股骨頸或股骨轉子間骨折發生於老年患者，施行手術整復及內固定後，冀望患者早期離床活動是。

(3)運用閉鎖手式整復不可能達到整復目的之骨折──如脛骨抬板部凹陷粉碎骨折，施行手術整復是。

(4)骨折雖經手式整復，但易再移位彎曲或畸形時──如髕骨骨折及 Monteggia 氏骨折，施行手術整復是。

(5)以閉鎖手式整復治療失敗之骨折──如脛骨內髁骨折錯位，雖經閉鎖手式整復，但再度錯位，施行手術整復及內固定治療是。

B. 手術整復治療之缺點：

手術整復卽開刀整復，骨折部位一旦經過開刀方式治療，必將冒以下各項危險或將引起不幸之併發症：

(1)感染：簡單的單純骨折會因手術轉爲極悲慘的感染。雖然標準的無菌技術安全於腹部手術，但不一定安全於骨及關節之手術。是故極爲謹愼的無菌技術是非常必要的。

(2)剝離肌肉等軟組織及骨膜影響骨之血液循環並擴散稀釋骨折血腫將延遲骨折愈合。

(3)暴露骨骼將增加肌肉粘連以及接近關節僵直機會。

(4)引發疤痕組織：將影響相關肌肉功能，進而導致接近關節活

動度之限制。

(5)運用金屬內固定: 不但局部壓迫骨骼影響骨折癒合，且偶亦有異物反應發生。

C. 手術整復之最適當時間: 骨折不論決定探 取任何治療方 式——手式整復後繼續石膏固定，手式整復後繼續牽引，或手術整復同時應用內固定。應儘早能在傷後早期決定之。尤其是以下骨折應緊急施行手術處理:

(1)開放性骨折。

(2)骨折合併手術部位軟組織撕裂或深部組織剝離(deep excoriation)。

(3)骨折脫臼因錯位阻滯循環，尤其是肘部及踝部。

而一般骨折治療最適當時間應注意下列情況:

(1)有充分時間使傷者神經性或生理性休克回復。

(2)有充分時間使傷者空腹 (empty stomach)。

(3)有充分時間使傷者完成一般健康及檢驗室檢查，以及行局部適當準備。

對任何骨折治療，切忌試行無把握之治療方式，一旦失敗，過數日再試行另一方式，數週後再試行另一方式，最後又探取手術整復，讓傷者反復痛苦。骨折應於最初確定診斷時，考慮「骨折治療時間」原則勿影響自第二週至第十週間之癒合正常進程之 "vital period"。如需開刀手術整復，當應於傷後數日內最理想時期施行之。

逾越適當手術時間後，再行手術治療，卽謂之延遲手術治療。延遲手術整復有下列缺點:

(1)組織腫脹失卻正常彈性，影響手術後復健。

(2)組織間分界不易鑑別，增加手術技術困難。

(3)骨折肢體短縮，軟組織攣縮纖維變，不易回復原有長度，整
　　復困難。

(4)容易增加發病率（morbidity）。

　　不過延遲手術整復治療，可減低脂肪栓塞及其他嚴重併發症之危
險發病率。

　　D．手術整復之判別：骨折治療最重要的就是要盡可能做到精確
　　的固定，並使其能早期活動相關之軟組織及關節，所以由下列
　　各點之判別，以確定應否採取手術整復：

(1)治療骨折之首要目的，卽促進早期癒合，而相關的軟組織以
　　及關節之功能，亦同時有賴於治療骨折而完成之。

(2)骨折後肢體功能之能否恢復以及其恢復程度，端視骨折癒合
　　後之位置。

(3)爲求早期恢復肢體完整之功能，應盡早活動相關之軟組織部
　　分及相近之關節，早期施行復健運動。

(4)維護及重建骨折局部之血液循環。

　　總之治療骨折爲達成骨折斷片之解剖排列，精確固定，早期復
健，則有些骨折採取手術整復是必要的。

　　E．手術整復之適應症：一般言之，骨折後其適應手術整復以及
　　可能採用內固定，約有下列四類：

(1)預期以手式整復無助或經手式整復失敗之骨折：經手式整復
　　而失敗之骨折，其原因不外由於下列因素：

　　a肌肉彈性回縮導致骨折斷端錯位：諸如髕骨骨折，因股四
　　頭肌回縮而錯位。尺骨鷹嘴骨折，可因三頭肌回縮而錯
　　位。這類骨折，除骨骼斷裂相隨而有肌腱斷裂，必經手術
　　修補整復。

b 軟組織間隔於骨折斷端間：諸如脛骨內髁骨折、骨外膜片瓣間隔、橈骨幹骨折併發旋前圓肌間隔，以及脛骨幹骨折併發肌肉間隔均需要手術整復治療。

c 延誤而未整復之錯位骨折： 骨折延誤數週或數月後， 斷端因疤痕組織及骨痂接合於不良位置，則手式整復爲不可能，則需切除疤痕及不當骨痂，鑿新斷端，確實整復並應用內固定。

d 關節內骨折一： 關節內關節面小之碎片骨折必需切除，如肱骨小頭邊緣骨折， 橈骨頭某種骨折及股骨髁部邊緣骨折。又如脛骨結節骨折有時需切開關節整復關節碎片。另外關節內骨折合併大而不穩定之碎片及脫臼必須以內固定治療，如股骨及肱骨髁部骨折合併有關節扭傷顯現關節面粉碎及多數之骨碎片則應以保守法治療之。

(2)經手式整復但難予穩定維護之骨折： 有些不穩定骨折其斷端易再錯位，如脛骨之斜形及螺旋狀骨折雖最初整復無缺並經謹慎石膏固定。若無菌技術自信良好，則仍以採用手術後及內固定爲佳。 雖然有時採取長期牽引， 但有導致延遲癒合之虞。如橈骨幹下端骨折合併下端橈尺聯合脫位，手術內固定乃治療之選擇。 另尺骨幹上端骨折合併橈骨頭脫臼， 即Monteggia 骨折脫臼，其不穩定之最佳治療方法，即手術固定尺骨骨折。 成人前臂骨折雖可保守治療， 但必須整復完善，否則以手術整復及內固定治療爲佳。總之下列骨折當決定手術整復：

a 由於肌肉反射收縮致骨折碎片錯位之骨折。

b 因經常動作難予穩定固定的骨折。

(3)預期緩慢癒合的骨折：極多骨折案例，雖能完美整復，但預期癒合遲緩需內固定，如股骨頸關節囊內骨折。而患者年齡亦爲影響股骨頭血循環供應之因素，另滑膜液浸潤骨折線亦促使骨折不癒合。長期石膏固定或牽引保守治療，將增高老年患者之死亡率以及極度不良癒合率。此類骨折必須內固定治療或換置成形關節。其他一般骨折延遲癒合之可能認定應於傷後三或四月。肱骨幹之骨折雖較短時之固定，可預期較快癒合，但亦有相反案例，如早期認定癒合延遲時，則手術整復、內固定及植骨可減少數月不必要的固定。兒童肱骨外髁骨折將可能癒合緩慢，且有時導致肘部嚴重畸形。故當懷疑骨折碎片穩定程度時，當應採用手術整復及內固定。手術整復，必須同時運用穩固的內固定，再加以鬆質植骨，則可加強癒合率。

(4)經確定不癒合之骨折：骨折後經六月以上仍未癒合可確定爲不癒合。則必須施行手術整復，將斷端鑿新，行穩固之內固定及植骨，並予以適當之外固定。

(5)不適宜外固定之骨折：如老年患者股骨頸骨折，不能忍受長期石膏固定或牽引，則手術治療爲刻不容緩之方法。同樣的，如長骨因惡性疾患的病理性骨折，不可能運用其他方式治療。另如嚴重損傷併發骨折致外固定困難或不可能時，像外傷性半身麻痺併發骨折，嚴重皮膚損傷之骨折，骨折合併嚴重大血管損傷時，均須手術整復治療。

F. 手術整復適應病患之選擇：下列骨折多需行手術整復：

(1)斷端分離的尺骨鷹嘴骨折：乃因肱三頭肌之縮牽，使骨折斷端分離，必須精確整復使與肱骨滑車之接觸面平滑。

(2)成人之橈骨頭或頸部骨折有明顯之錯位。

(3)兒童或成人肱骨外髁骨折有明顯之旋轉移位。

(4)股骨頸錯位骨折。

(5)某些股骨轉子部骨折，沒有骨質疏鬆變化，或並不太粉碎。

(6)斷端分離的髕骨骨折合併股四頭肌或髕腱撕裂。

(7)肱骨頭之骨折合併後位脫臼。

(8)蒙太傑氏骨折（Monteggia's fracture）經閉鎖手式整復無效
——即尺骨上端骨折合併橈骨頭脫臼者。

(9)某些成人前臂移位骨折，經手式整復無效。

(10)腕骨骨折或脫臼，尤其脫臼經手式整復無效。

(11)髖臼之後及 上緣骨折合併 明顯移位， 不論有無坐骨神經損
傷。

(12)股骨髁部骨折合併嚴重旋轉移位。

(13)脛腓骨中或下三分之一部分斜形骨折合併旋轉或短縮移位。

(14)明顯的關節內錯位骨折，尤其是承重的關節。

(15)近關節部之骨幹骨折，尤其是下肢部，不能以牽引或手式整
復復位，為預防關節部畸形形成。

(16)骨折合併明顯之軟組織間隔。

(17)粉碎性骨折 因較大碎片間隔於 主要斷端間， 不能以手式整
復。

(18)骨折合併嚴重短縮，不能以牽引或手式整復矯正。

G. 手術整復及內固定之禁忌: 以下骨折多不需手術整復及內固
定:

(1)十二歲以下兒童之一般骨折。但肱骨外髁骨折合併旋轉移位
時， 則不在此限。

(2)肱骨外科頸之嵌入骨折。

(3)肱骨幹之極多骨折不必要手術整復。

(4)肱骨髁上端之極多骨折，早期治療不必要手術整復。

(5)科雷氏骨折 (Colle's fracture)，卽橈骨近端之骨折。

(6)股骨頸外彎嵌入性骨折。

(7)脛骨抬板部骨折 (tibial table fracture)，中等度移位或粉碎性骨折。

(8)極多之髕骨骨折，除非合併有不能整復之脫臼，通常均不需手術整復。

H. 手術整復之技術原則:

(1)嚴謹的無菌技術 (aseptic technique)。

(2)謹愼細心的外科技術 (careful surgical technique)。

(3)極少剝離骨膜 (minimal stripping periostium)。

(4)維護血管區域之循環 (restored circulation in there vascular area)。

(5)以具有生機之骨復補已壓死之骨 (necrotic bone replaced by vascular bone)。

㈣骨折之癒合　　　廖潤生
(Healing of Fractures, Repair of Fractures)

多種組織對損傷有一共同的反應，這種反應包括發炎 (inflamuation) 與修復 (repair)，骨折的癒合在形態病理學方面而言，與其他傷口的癒合一樣，只是多加了骨之生成 (osteogenesis) 的步驟來重建骨的連續性。但只靠組織的癒合是不夠的，還須加上物理強韌性的回復才行。

當骨破裂成爲兩個或更多的部分，每一部分稱爲一個碎片 (frag-ment)， 在破裂地區中間與周圍所形成的新組織將碎片連結在一起，此用來癒合的新組織， 稱爲骨痂 (callus) 或骨痂組織 (callus tissue)（圖4-20）。從骨膜長出的骨痂稱爲外骨痂 (external callus)， 從骨髓腔的骨內衣及骨髓細胞長出的骨痂稱爲內骨痂 (internal callus)。在成功的癒合過程中， 骨痂先含有軟骨與骨， 但最後則只含有骨組織。在失敗的癒合中， 可能只含有無法變成骨的緊密纖維組織，這種情況下， 碎片的連結稱爲纖維性癒合 (fibrous union)。至於骨折後所發生的癒合步驟， 再詳述如后：

1.當骨折時，骨折面、骨膜下層及軟部組織內發生出血，加上因外傷所引起的物理損傷，淋巴管與血管發生機械性閉塞或破壞，而出現局部浮腫的現象，流出含有豐富纖維素的滲出液，與出血混合形成血腫 (fracture hematoma)。因哈弗氏管 (Haversian canal)、骨髓及骨膜的血管撕裂或破裂，失去了血液供應，會使骨折線周圍的骨及骨膜細胞死亡。另一方面，從被挫滅的軟部組織，融出能促進血液凝固的酵素，而使得含豐富纖維素的血腫形成凝塊，而充滿於骨碎片間之間隙。組織產生的正常發炎反應，容許巨噬細胞 (macrophage) 逐漸移走細胞屑與纖維素。在 48 到 72 小時內，從附近開始有血管供應進入骨折區。因成纖維細胞 (fibroblast) 及毛細管的滲潤，而很快成爲有機化，產生肉芽組織，包圍骨碎片並互相連絡，且連結鄰近軟部組織。這樣，傷口中出現結締組織細胞，同時開始增殖，這些細胞可分化爲成軟骨細胞 (chondroblast)，與成骨細胞 (osteoblast)，此外骨膜與骨內衣也是成骨細胞的來源。

2.在最初 7 天， 骨折處除了有成軟骨細胞與成骨細胞外， 與其他傷口相似， 成軟骨細胞與成骨細胞 活躍地從事於 製造及分泌膠原

(collagen)，　來取代傷口內不同直徑的原纖維；　它們同時也合成及分泌蛋白澱粉質 (proteoglycans)，而此爲構成繁殖結締組織基質或骨痂的主要成分。在14到17天內，骨痂開始鈣化，最終的骨礦物質 (hydroxyapatite) 也開始沈積。

3.外骨痂從破裂骨膜的骨原細胞 (osteogenic cell) 生長發育，好似軟骨與新骨的頸圈，此頸圈包圍住碎片並變大，而向鄰近骨碎片生長。

4.內骨痂從骨髓腔的內衣及骨髓細胞長出，而滲入血塊，其餘之血塊形成類骨組織，來加入癒合的行列，最後從各碎片長出的骨小樑，互相遇合而連結在一起。

5.骨折碎片藉著內外有小樑的骨，緊密的結合在一起，這新生成的骨小樑與骨碎片內活的與死的部分結合在一起。

骨痂組織在骨折後 4 ～ 5 週就增大，到 7 ～12週就完全骨化。因骨痂的骨化，碎片被牢固癒合，稱爲硬化 (consolidation)。關於結締組織性骨痂致骨硬化，是否直接化生（即組織變形 metaplasia）置換成爲骨組織而生硬化，或首先產生軟骨，然後因軟骨內骨化發生骨性癒合，或兩者都一齊進行而完成，至今還未完全明瞭，但無論如何，鈣沈積在軟骨骨痂內的生骨組織，將兩骨碎片強固癒合，則稱爲骨性骨痂或終末骨痂 (ossal or terminal callus)。骨痂的血液供應是從新生骨膜下與骨幹骺端穿進來的動脈供應。血液中的鈣、無機燐及鹼性燐酸酵素 (alkaline phosphatase) 在骨折治癒過程中無多大意義的變化。但在修復初期，骨性區域顯示酸性，在修復過程當中，pH 慢慢回復到中性，然後變爲稍具鹼性。鹼性燐酸酵素是從成骨細胞分泌出來的，將燐酸酯 (ester) 加水分解成爲無機燐酸鹽（骨的無機燐酸鹽是燐酸鈣），但如何沈積在類骨組織（軟骨性骨痂）內之機制，還未

完全明瞭。依照最近的研究，知道以 chondroitin （軟骨素）硫酸爲主成分的軟骨多醣類有能力捕捉鈣。雖然關於結締組織之化學還不明白的地方很多，但結締組織基質是由琉璃醣炭基酸（hyaluron 酸）與軟骨素硫酸等粘多醣類（muco-polysaccharide）爲主要成分構成的。

6.骨痂再塑（remodeling）爲骨折癒合最後一個步驟。骨碎片內死的部分慢慢被吸收，骨逐漸趨向正常的形狀與結構（圖4-21）。

骨的再塑是靠吸收與添加作用。吸收與添加作用是改造機轉（process of reconstruction）的主要變化；這種改造機轉是爲適應功能而進行的。有加力量的部分產生骨的添加，無加力的部分發生吸收。由於所加力量的程度不同，骨會變成強固或脆弱或產生變形，這種現象稱爲應變則（Wolff's law）。骨對物理的要求（應力與應變 stres^s strain）有數學地（數量上的）適應，同樣地會受到生物的影響。所以在正常或病理的狀態下，其形成與發育比其他組織容易受物理的應力與應變之影響，且易受內分泌腺、神經緊張等有關成長因素之影響。

關於骨折再塑需多久時間，可用放射性同位元素（radioisotope）做研究，顯示骨折骨的增加活性（increased activity）比以前所想的持續得更久；在脛骨骨折後，其增加活性有 6～9 年之久。

多餘骨小樑的破骨細胞性吸收（osteoclastic resorption）發生後，在相當於力線（lines of force）之處有新骨來沈着。改變這細胞行爲的調節機轉現在已被認爲是電性（electrical）的。當應力（stress）加在骨上時，在骨凸面產生陽性電（或正電性），而骨凹面則生陰電（負電性）。經由骨構造內的結晶體之壓電力效應（piezo-electrical effect）可以產生電流。依照情況證據暗示帶陽電（正電性）部位有合併破骨細胞性活性（osteoclastic activity），而帶陰電（負電性）部位有成骨細胞性活性（osteoblastic activity）。

骨性癒合進度與其影響因素

　　無複雜性骨折平均一兩週內有肉芽組織的連結；而原發性骨痂之癒合(union in primary callus) 在 2 ～ 3 個月內，骨硬化則在 4 ～ 5 個月內完成。但很多因素會改變修復的進度，現分述如下：

　　1.年齡。新組織的生長能力，嬰兒大於青年人，更大於成年人。例如股骨骨幹部骨折時，出生甫一天的新生兒，只要一個月就有很堅固的癒合；若是15歲年輕人，則要兩個月；50歲男人要 3 ～ 4 個月。其他如營養不良、惡病體質、老年人骨質疏鬆及缺乏性疾病亦會遷延癒合。

　　2.骨折型式。長斜狀骨折及螺旋狀骨折時，因骨髓腔裂開的面積較廣，血管供應的地區加大，而促進組織生長，故其癒合一般說來比水平橫骨折快。

　　3.間隙骨折的遷延癒合。骨碎片互相嵌入者，其癒合比骨碎片間有間隙者快。若間隙是由於繼續的牽引而引發的，其癒合更難，會發生慢癒合或遷延癒合。

　　4.個體差異。同樣型式的骨折，雖然體格與年齡類似，由於個體差異，其癒合進度亦有明顯差異。

　　5.關節內發生的骨折。關節內因有關節液，可防止血液凝固，所以不會發生關節粘著引起的功能障礙。此機制可能使關節內之受傷永存骨折之間隙或無癒合。

　　6.血管分布與骨折之癒合。影響癒合進度最重要的因素之一是骨碎片的生活力及血管分布 (vitality and vascularity)。 假使兩碎片有良好血液供應時，則癒合非常快；如一碎片的血液供應發生障礙，則癒合慢；如兩碎片血液供應都發生障礙，癒合就很慢；只一碎片的血液循環被完全割斷時，癒合就極慢。因骨痂只形成在活的骨上，所以

骨端壞死是一個遷延癒合的大原因。

7.激素之影響。⒜腎上腺皮質類固醇（corticosteroids）: 這種激素對骨折癒合進度有強力抑制效果。可抑制由間質細胞而來的成骨細胞之分化， 並減少形成骨基質的癒合必需主成分（proteoglycans）之合成進度。⒝生長激素（growth hormone）。 在臨床上，血液循環內生長激素的量變化，對骨折癒合少有影響；但在動物實驗上有很大影響，生長激素是骨折癒合的潛性刺激者。⒞其他激素。在動物實驗顯示甲狀腺激素、calcitonin、胰島激素、維生素A及D在生理上的量與具同化作用之類固醇（anabolic steroid)有促進骨折癒合進度的現象。糖尿病、去勢、維生素D過多症、維生素A過多症、佝僂病狀態，在動物實驗上， 有阻礙骨折癒合的現象， 但在臨床上， 卻很少成爲問題。

原發性骨癒合（Primary bone healing）

1967 年， Schenk 及 Willinegger 在狗產生撓骨骨折後，採用強硬壓迫板固定的實驗中看到；骨皮質的死骨端並沒有被吸收，而且因爲有由新哈弗氏系統來的再開管，這些骨碎片有直接接觸的地方，這些系統眞眞的從一碎片越過到另一碎片內。在有小間隙的地區由於哈弗氏系統的內衣產生新骨，空隙被塡滿。然後此新骨供應必要的架橋來傳導新哈弗氏系統橫過間隙。這些現象後來經由其他人所確認。

（ Olerud 及 Drankwardt-Lillieström 1968; Rhinelander 1974; Anderson 1965)。認爲是第三種骨折架橋(癒合)的方式，其機械的因素與其他兩種不同。明顯地， 其治癒過程，不會受到穩定（stability)的抑制與外骨痂的癒合不同；而且也不像內骨痂，此過程甚至會受到微小程度的運動所害。

在臨床上已有使用瑞西學派（Müller 等, 1965) 發展的壓迫法,

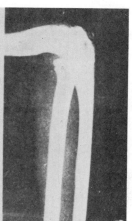

圖 4-21

(A) 肱骨髁上骨折，正以骨骼牽引治療中。

(B) 同一部位五年後的相片，顯示骨頭最後的再塑形。
（由 J. J. Gartland 著（張平，馮永祥合譯）Fundamentals of Orthopaedics）

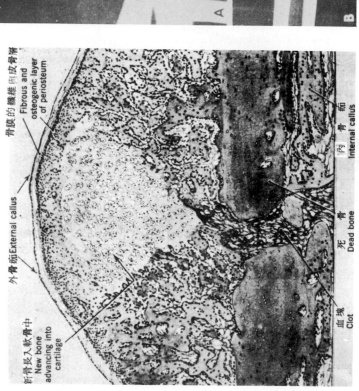

圖 4-20 兔子肋骨骨折癒合兩週後的切片，此圖指出外骨痂的進展及顯示出在 V 形線內，骨已取代了軟骨。同時還可看到一些仍未機化的血塊。（由 J. J. Gartland 著（張平，馮永祥合譯），Fundamentals of Orthopaedics）

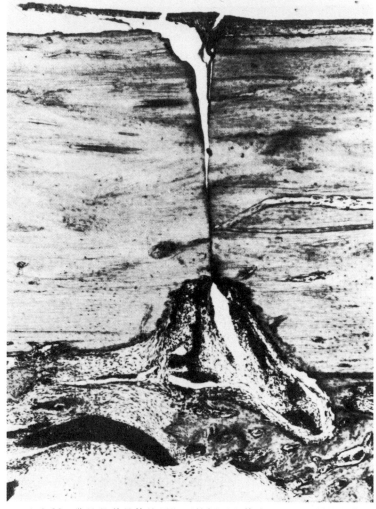

圖 4-22　狗橈骨截骨後使用堅固的板固定後 3 週。骨皮質的相對
　　　　平坦端呈壞死。破骨作用 (Osteoclasis) 顯著的由骨髓
　　　　來代替。"An osteoclastic cutter head"帶著新血液供
　　　　應到沿著舊骨管的骨皮質 (圖右邊)。(由 Rhinelander,
　　　　F. W.：Tibial Blood Supply in Relation to Fracture
　　　　Healing, Clin. Orthop. and Related Research No.
　　　　105, 1974. 引用)。

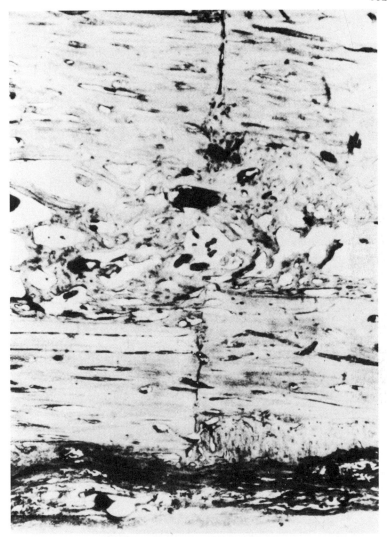

圖 4-23　用 4 個洞壓迫板固定後 4 週，狗橈骨兩邊骨皮質截骨部。
上骨皮質顯出間隙癒合 (gaphealing)，下骨皮質顯出接
觸癒合(contact healing)。可看見由架橋內骨痂(medul-
lary bridging callus）來的骨性癒合及無架橋外骨痂
(periosteal bridging callus) 出現。(由 Rhinelander,
F. W. Tibial Blood Supply in Relation to Fracture
Healing, Clin. Orthop. and Related Research No.
105, 1974. 引用）。

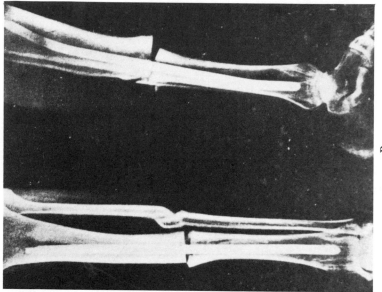

A

B

圖 4-24：

(A) 脛骨及腓骨骨折，在連接不良的位置上癒合。

(B) 以脛骨截骨術來矯正癒合位置不良，骨折碎片以 Lottes 氏釘固定。

(由 J. J. Gartland 著, Fundamentals of Orthopaedics)

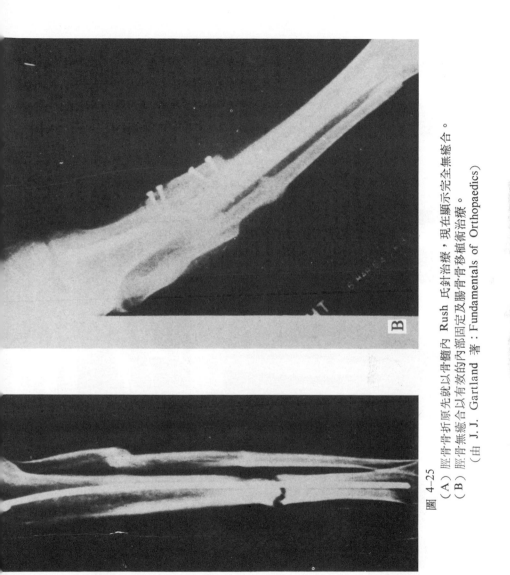

圖 4-25　（A）脛骨骨折原先就以骨髓內 Rush 氏針治療，現在顯示完全無癒合。
　　　　　（B）脛骨無癒合以有效的內部固定及揚骨移植術治療。
　　　　　　　　（由 J. J. Gartland 著：Fundamentals of Orthopaedics）

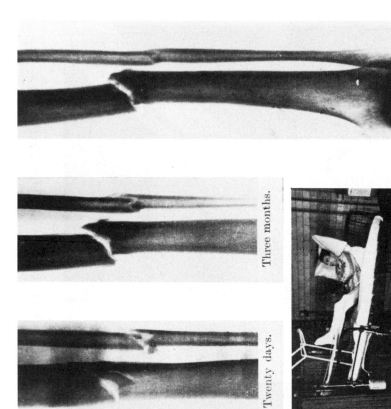
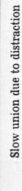
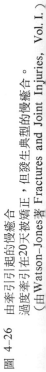

Slow union due to distraction

圖 4-26　由牽引引起的慢癒合

過度牽引在20天被矯正，但發生典型的慢癒合。

（由 Watson-Jones 著 Fractures and Joint Injuries, Vol. I.）

因骨折間隙可減少到最少程度而機械的穩定被增加，所以外科醫生認爲是有效的方法。但是還有一些問題存在，如是否有因壓迫本身引起的任何直接生物學的影響。

首先，被怕懼的是壓迫會不會引起骨的壞死而發生吸收，但此被 Perren 等 (1969) 所否定。Basett 及 Herrman (1961) 在組織培養顯示，若可維持高氧水準在壓迫之狀況下，成纖維細胞會被誘導形成骨，而張力 (tension) 處會成爲纖維組織。Basett 及 Becker，在1962年沒有想過這是和壓迫有關的臨床影響，但卻沒說出其理由。此似乎並非意味著此種由機械誘導的化生 (metaplasia) 在新鮮骨折的癒合過程中是由於對這些細胞的血液供應不適當扮演著相當的角色；但可想像的，Compression 對已建立的纖維性癒合 (fibrous union) 的治療上的應用是相當重要的。

這個癒合方式的最大缺點是癒合非常慢完成，太不實在。再塑過程非常遲延，所以人工的穩定需要維持數月甚至幾年。新骨 (new-osteons) 不能越過在纖維組織內的間隙，而必須要期待內骨痂的預備代替。所以有較大間隙時，用骨移植來做架橋似乎較聰明，但用鬆質骨移植在骨外似乎益處較少。這本來是要用來促進外骨痂的形成方法，所以在反應已被制止的場所，採用此法簡直沒有道理。

雖然如此，損傷肢的強硬固定的使用，好處是很大，但仍要期待將來更進一步的研究。

骨折之遷延癒合與無癒合

大部分骨折的病人，經過正確的治療，都能成功的癒合。癒合所需的週數，則依骨折的種類及位置而異。目前已知道每一骨其癒合所需要的平均週數，如果癒合超過了正常所需要的時間，就要懷疑是否有無癒合或遷延癒合。

有一個已知的事實， 就是在 X 光片上骨折線還沒有完全消失之前， 大多數的骨已經牢固地連結在一起了， 這個時期稱爲臨床癒合 (clinical union)。 在臨床癒合發生後， 內部固定裝置已沒什麼用處了。 現代的固定裝置爲金屬製品， 因其完全挿入體內， 且對身體無害，故可留在體內不去理它。但這些裝置可因醫師的決定， 或其本身在體內因鬆動或移動而產生機械性的刺激， 引起身體不適， 而需要取出。

骨折癒合於惡劣或不正常的位置稱爲癒合位置不良 (malunion of the fracture) (圖 4-24)， 兩種位置惡劣的例子如下： (1)碎片重疊很多而使骨變短，(2)骨形成不正常的角度。癒合位置不良影響到此部位的功能。造成癒合位置不良主要的原因，爲復位不好及固定不確實。

如果在骨還沒有完全癒合之前， 就發現碎片位置不良， 此時可用徒手復位法改善其排列。要是骨已完全癒合才發現，只有手術切斷原骨折部來矯正其排列。

當骨折到了癒合所需的時間， 還沒有成功地連結在一起時， 稱爲遷延癒合 (delayed union of the fracture)。 骨折之遷延癒合， 最常見之原因，是骨折碎片間的間隙太大、固定不全、骨折碎片的血液供應不良及廣泛的軟部組織損傷， 通常係發生於開放性骨折。

遷延骨折的治療， 要靠長時間完全的、持續有效的固定， 直到癒合爲止，如果經過此種治療，仍然不能癒合，這種骨折稱爲無癒合。

骨折無癒合， 就是表示骨折的修復失敗。發生無癒合時， 骨痂是由緻密的纖維組織所組成，而不是由骨構成。從 X 光片上可看到骨碎片間有間隙，而且間隙兩端的骨碎片變圓、變密、變得硬化，每一碎片的骨髓腔也被稠密硬化的骨所封閉（圖4-25A）。

造成無癒合的原因包括(1)骨碎片間間隙太大。(2)固定不良。(3)碎

片間有軟部組織，通常是肌肉組織。⑷代謝障礙，例如低蛋白血症。⑸受傷區域軟部組織受到廣泛而嚴重的損害。⑹骨本身受到感染。⑺骨碎片血液供應不良。最易發生無癒合的是股骨骨頭、腕舟狀骨、肱骨下三分之一及股骨下三分之一等地區的骨折，而其最主要原因即爲血液供應不良。

治療無癒合，需要以手術切除稠密纖維性骨痂及硬化的骨頂端，以擴孔鑽將骨髓腔打開，然後行開放復位術，及以內部固定裝置來固定，再在兩骨端間作自體骨移植術，以刺激骨之生成，所須之骨多由本身的腸骨或脛骨取得。（圖4-25 B）

此外 Watson-Jones 言及其他狀況，稱爲慢癒合 (slow union)（圖4-26）。如骨折線還明顯可見，但無碎片的甚大分離，無骨面空腔，無脫鈣，且無硬化，這些現象常出現在任何骨折初一兩週內，如果超過一兩週還存在，稱爲慢癒合。主要由骨折之型式、血液供應、或年齡及病人體質而引發，雖屬於遷延癒合，但沒有無癒合的症狀，如能夠充分長時間固定，還是會得到癒合。

參考文獻

1. Gartland, J. J. : Fundamentals of Orthopaedics, Sec. Edit. , 1974.

2. 張平，馮永祥合譯：基礎矯形外科學，民國66年 8 月初版。

3. 章淼生編譯：矯形外科學，民國六十三年四月出版。

4. Watson-Jones: Fractures and Joint Injuries, Edited by Wilson J. J. , Vol. I, Fifth Ed. , 1976.

5. 片山良亮：片山整形外科學 3，昭和45年 3 月，改訂 7 版。

6. 天兒民和，河野左宙改訂：神中整形外科學，昭和40年 3 月，15版

7. Shands A. R. : Handbook of Orthopaedic Surgery, Fifth Ed. , 1957.

8. Turek, S. L. : Orthopaedics Principles and Their Application, Third Ed. , 1977.

9. Rockwood, C. A. and Green, D. P. : Fractures, vol. 1, Reprinted, 1976, June.

10. Rhinelander, F. W. : Tibial Blood Supply in Relation to Fracture Healing, Clin. Orthop. and Related Research, No. 105, 34-81, 1974.

11. Mc Kibbin, B. : The Biology of Fracture Healing in Long Bones, Journal of Bone and Joint Surg. , 60-B, 150-162, No 2, 1978.

㈤骨折之固定方法及技術　　　苑　玉　璽

　　骨折部位若有厚層之肌肉組織被覆，通常由於肌肉之收縮，亦可達到自然固定之目的。例如肱骨外科頸骨折，未經固定卽可早期活動，就是因爲局部被覆肌肉收縮達成固定，使斷骨緊密接合進而自然癒合。另如肋骨及鎖骨骨折，也不需任何方式之固定而得到癒合。

　　但有些骨折，如關節內骨折，因其斷骨位在關節內，沒有肌肉附著，且骨折線又浸滲於滑囊液中，若未經確切的整復、確實的固定，再經反復關節動作，更破壞了骨折間新生的微血管，當然不容易癒合。例如股骨頸骨折以及腕部舟狀骨骨折後不易癒合是也。

　　每一種骨折，其正確的固定方式，必須從傷後急救開始到骨折完全癒合整個過程，確切注意。不但要注意斷骨，更須注意軟組織部分，有時處理軟組織部分，尤更爲迫切。例如治療脛骨之嚴重複雜性

開放骨折，首先應注意軟組織之情況，確切擴創傷口，澈底卻除已無生機及感染組織後行延遲初期縫合 (delayed primary closure)，並儘可能確實整復骨折斷端及應用適當而有效之固定，至實質變到癒合爲止。

通常廣泛應用之骨折外固定方式，爲石膏固定 (plaster of paris fixation)，其作用恰似外在骨骼支架樣，以輔助內部骨骼支持功能至癒合實質變。

1.固定之目的 (the purpose of immobilization)：

擇要言之，固定的目的，在獲致下列效用：

(1)止痛 (relief of pain)：骨折經固定後，可減輕疼痛。

(2)預防骨折部位之滑脫及旋轉應力 (prevent any shearing or rotating stresses at fracture site)。

(3)維持骨折斷端於適當之位置及預防骨折移位或彎曲 (maintain the desined position of the fragments and prevent dis-placement or angulation)。

骨折固定有的需要堅實的固定 (rigid immobilization)，如對腕部舟狀骨、脛骨、股骨頸及尺骨鷹嘴骨折固定。而有的骨折，則不一定需要堅實的固定，如對鎖骨骨折、肩胛骨骨折、肋骨骨折、肱骨上端之嵌入性骨折、掌骨或蹠骨骨折以及指（趾）骨骨折是。

2 固定方式 (methods of immobilization) 可分爲：

(1)石膏固定 (plaster immobilization)：應用石膏行外固定 (external fixation)。

(2)持續牽引(continous traction)：一般所應用之牽引有皮膚牽引 (skin traction) 及骨骼牽引 (skeletal traction)。卽應用重力持續牽引，以獲致固定作用。皮膚牽引或骨骼牽引之持續時間均有極限，且

皮膚牽引所加諸之重力，尤不能過重。過重則不但損傷皮膚，且極易滑脫，失卻牽引固定作用。骨骼牽引極少應用於上肢骨折，而用於下肢時，亦佔極少部分。況持續時間過久，可發生穿釘孔道感染發炎及過多關節部之伸展（over extension）。故牽引主要用爲整復，非用爲固定。一旦獲致整復之目的，應卽拔除鋼針或鋼釘，以減少炎症之發生。但仍有應用持續牽引治療骨折者，其一般應注意事項爲：

　　a 避免應用過多重力：過重牽引（over traction）易導致分離牽引（distraction）或潛在不癒合。

　　b 當應用牽引獲致整復效果後，應卽改以石膏固定維持整復後之斷骨位置。

　　c 骨骼牽引持續過久，應卽拔除鋼釘或鋼針，改用石膏固定。

　　(3)內固定（internal fixation）：應用金屬鋼板、螺釘、鋼釘、鋼針或同性質（homogenous）或自體（autogenous）骨板等於骨折手術整復後用爲內固定。

　　3.石膏固定之併發症（complications of plaster immobilization）石膏固定後常發生之併發症：

　　(1)壓瘡或褥瘡（pressure sore）：

　　可因支架、繃帶過緊或石膏局部壓迫而發生，尤其骨突出部分極易被壓迫而發生。通常因石膏壓迫者所謂石膏褥瘡（plaster sores）多因下述原因導致：於桶形石膏固定時，纏繞石膏繃帶過緊，於深層面縐摺成突出之嵴；塑模石膏時；稍不小心於骨突出部分不適當壓迫；應用石膏條帶固定石膏潮濕尚未硬固時，仍未均勻適應肢體形態而不當壓迫；石膏尚未硬固定形時不當活動關節形成突出之嵴壓迫組織；對瘦弱患者石膏固定時未確切保護骨之突出部分；石膏未硬固時卽放置於堅硬之物體上壓迫骨突出部；投入硬幣、小木塊或其他堅硬異物

於石膏及肢體之間長時壓迫；於近關節部石膏斷裂延遲修補裂縫邊緣磨擦皮膚破損。

徵候：患者主訴持續之局部不適或疼痛時，應勿忽視。卽須經過一、二日後患者主訴已不存在時，亦應注意。因組織壓迫時久可能感覺已轉麻木。有時患者並無痛感，有的最初發現分泌或滲出物集聚的氣味，時久創部滲出物向石膏外滲出明顯可鑑，該局部石膏亦轉溫熱。若發生於四肢部位時，其遠端趾或指可能再現浮腫。若壓瘡近石膏邊緣，則趾或指變紅腫現象症狀或呈微黑色，最後該部石膏將因被膿性分泌物浸腐而變軟。

治療：立卽將石膏開窗、清理、擴創、換藥，創口較大時，尤須行植皮術。

(2)石膏遠端肢體浮腫 (edema of distal to the plaster)：

腕或踝部傷後，趾及指之浮腫是不可避免的。尤其是當局部腫脹以石膏固定預防時，如發現反應性腫脹，需卽抬高肢體至浮腫消退時止，並主動運動腫脹之指或趾。將石膏向近端完全切開，卻除壓力。

(3)化膿性皮炎 (purulent dermatitis)：

石膏固定時，若不襯棉墊，直接以石膏接觸皮膚固定時，皮膚通常會變乾燥而硬化，有的患者可能因過敏而發生皮炎。與擦爛性皮炎 (intertrigo dermatitis) 相同。毛囊及汗腺爲受葡萄菌感染，若忽視時則將發生膿性炎症。其最初微兆爲癢及刺痛感，最後成不能忍受的灼痛感。當發現刺痛感時，應卽將石膏開窗檢視，每日撒注滑石粉，必要時另行拆換新石膏襯墊雙層襪套。

(4)皮層水泡 (skin blister)：

踝、腿及肘部嚴重傷後，最初廿四小時常發現水泡發生，是由於角質層外傷性浮腫，有時其滲出物爲血。其水泡發生於皮膚未被保護

時，如係以石膏夾板帶固定，則常發生於石膏條帶夾縫間，並非發生於石膏之下，亦極少發生於桶形石膏固定。若已發生水泡，應卽將水泡皮質層穿孔將水泡抽空，清理局部，並以無菌技術處理，並繼續恰當之石膏固定。

(5)組織壞死 (gangrene)：

壞死發生於骨折後，通常是由於動脈損傷之併發症。若骨折後發現趾或指發紺或變冷變白，應卽拆除石膏，抬高傷肢，設法使傷肢靜脈回流暢通，消除浮腫。通常需將石膏全層連同棉襯墊完全行縱的切開，並將棉墊及繃帶完全分開至完全露出皮層。必要時將石膏鋸開前後兩半，除去前半部之石膏，讓肢體充分鬆解露出。若情況仍未能好轉，則應考慮爲動脈血管損傷或栓塞。

4.石膏固定(plaster-of-paris fixation)：數千年前埃及人(Egyptians) 用亞麻布以樹脂或石膏硬化固定骨折。另亦有人用澱粉、黏土及蛋白乾卻固定骨折。十九世紀柯羅斯 (Krauce) 於1887年治療下肢骨折應用行走式石膏 (walking plasters)。柯爾司 (Korsch) 1894年曾運用無襯墊石膏 (unpadding plaster) 及 "U" 形行走鐵蹬 (walking-irons)。其後無襯墊石膏被波萊爾氏 (Bohler) 及眾多外科醫師廣泛應用。石膏固定一般常用方式約有：石膏夾板(plaster splint) 及完全甬狀石膏 (complete plaster cast)。襯墊或無襯墊石膏 (padded or un-padded plaster)。石膏固定又因應用於不同情況及不同部位，以及各外科醫師喜好之不同，又可分爲：

(1)柯萊司氏石膏固定 (Colle's plaster)：應用於柯萊司氏骨折（Colle's fracture），急性期用夾板式者，待浮腫消退後，可改換甬式者。單純的骨折，又僅以自掌指關節至肘下之短石膏固定卽可。若骨折有移位，經整復後，石膏固定需自掌指關節至肘之上端，肘部屈曲

九十度，腕部旋前並向尺側傾斜，並小心模塑尺側腕部至完全硬固。維持牽引情況行石膏固定較理想。

　　柯萊司氏骨折經整復及石膏固定後，應囑咐患者抬高患肢至外傷反應浮腫完全消退，並囑其主動運動傷肢手指及有關關節，使循環促進，預防併發症之發生，並行復健運動。

　　柯萊司氏石膏應用於：

　　①柯萊司氏骨折經整復繼續石膏固定五至六週。

　　②兒童之橈骨遠端骨骺脫位經整復後石膏固定三週。

　　③腕部之屈或伸肌腱鞘炎（teno-synoditis）及腕部關節炎，若以石膏固定時需一至三月。

　　④腕關節或腕骨脫臼經整復後石膏固定需三至四週。

　　⑤掌骨骨折石膏固定需二至五週。

　　(2)舟狀骨骨折石膏固定（scaphoid plaster）：腕部舟狀骨骨折經完全固定腕部，並將大拇指併入固定至掌指關節之遠端，並使腕部維持於向橈側傾斜及向背屈。因這一位置可使舟狀骨骨折斷片相互緊密接觸或嵌入。石膏固定至骨折確已完全癒合。早期患者需固定至少兩個月，晚期患者需固定六至十二個月。

　　(3)橈尺骨骨折之全臂石膏固定（full-arm plaster for fracture of radius and ulua）：雖然此類骨折大多數是比較單純，其治療亦簡單，但有的並不簡單，極難獲致滿意的終極結果。石膏固定僅用於確實而穩定經整復後的骨折。如不可能靠手式整復者，則需手術整復並運用內固定，必要時尚需植骨。前臂骨折最重要者，即預防再彎。有些橈骨幹骨折的患者，由於骨折位置與前臂旋前肌及旋後肌之作用，必須矯正其旋轉畸形。嚴重的前臂橈尺骨骨折組織腫脹與經手術整復後組織腫脹相同，如用甬狀完全石膏固定是極端危險的。此類骨折應運用

具有彈性緩衝作用之棉襯墊及條帶夾板或石膏固定比較安全，約兩週後，當浮腫消退後，再行換置甬式石膏較理想。石膏固定其前臂位置依下列情況確定：

①中等度旋轉位置 (mid-position of rotation)：經確定骨折斷端位置良好且整復極穩定時。

②完全旋前 (full pronation)：必要時是需要的。

③完全旋後 (full supination)：骨折後橈尺骨間嚴重分離，尤其是較高位的骨折，其橈骨遠端斷骨旋後，需接近對端斷骨。故此類位置多應用於當骨折線位在橈骨旋前圓肌停止端之上以及遠端橈尺關節向背側脫位時。

通常肘部成直角彎曲以控制旋轉。尤其是兒童當骨折位在橈尺幹之上端，常於整復後三週左右再現彎曲，是由於浮腫消退及肌肉衰竭，致固定鬆脫。對這類，骨折其肘部須完全或近完全伸展固定之。但不能用於年老患者，以防關節經時久而強直。

(4)直臂石膏固定 (straight arm plaster)：應用於橈尺骨骨折，兒童肱骨髁上骨折之反轉型 (reverse type)，但須預防因重力影響之彎曲發生。故應於浮腫消退後，檢查其有無弓形發生。此一位置不能應用於成人之前臂骨折，因有導致肘關節強直之危險。通常適用於老年及衰弱患者尺骨鷹嘴部骨折而禁忌手術治療者。

(5)肱骨幹之上及中三分之一骨折石膏固定(plaster for facture of the shaft of the humerus, hpper-and middle-thirds)：藉石膏條帶可固定，但為了預防骨折斷端彎曲，可應用懸垂式石膏 (hanging cast)，且因吸引力的作用，達到整復的目的，更可以早期運動腕部、肩部及手指。

肱骨幹骨折後，動作不能，可能由於：

①限制肩、肘及手之運動。

②疼痛。

③肌肉衰竭致臂呈軟弱。

石膏固定：如患者一般情況良好可站立，否則囑患者端坐於椅，並使其軀體向傷側前傾，傷臂成垂直下懸，由助手支持其前臂，或以頸帶懸吊。如骨折傷在肱骨幹之較高部位，因斷骨近端外展有向外彎曲之趨勢，則可以棉墊襯托使肘部與身體隔離，行石膏固定。初期患者睡姿應採坐姿或半坐姿以保持上臂垂懸。患者卽可開始腕部及手指之主動運動及前臂之旋前旋後動作以及肩部懸吊運動。六至八週後拆除石膏。

(6)肱骨幹下三分之一骨折之石膏固定（fracture of the shaft of the humerus, lower–third)：「Ｔ」型或「Ｙ」型骨折或侵犯關節之肱骨髁上端骨折除外，因其均影響關節面，須特別注意。肱骨幹下端骨折因近肘關節，「Ｕ」形石膏不能獲致充分之固定以預防肌肉痙縮。所以這類骨折，其肘部必須固定。應固定自腕部至肘上端，並保持中等度旋前及旋後之位置石膏固定之。

(7)肩外展或肩人字形石膏固定（shoulder abduction or shoulder spica plasters)：肱骨幹骨折有時顯示癒合延遲以及複雜性開放性骨折於靠近肘部時，須確實固定之。可應用肩人字形石膏固定(shoulder spica)。此種固定方式有時亦可應用於肱骨幹上端之骨折及肩關節部之複雜性骨折。尤其是肩部嚴重複雜傷及戰傷，預後可能形成肩關節強直。此類患者其最重要者，須將肩部預先固定於理想之功能位置強直之，臂外展約六十度，微向前並輕度外旋。上臂維持於此一位置時，其前臂須肘部彎曲，則手可接觸於口部，完成功能。

(8)鎖骨骨折以「8」字形石膏固定（figure 8 plaster for fractured clavicle)：鎖骨骨折如無移位，用彈性繃帶行「8」字形固定卽可。　若較爲複雜之骨折，　則以「8」字形石膏固定，　使兩肩向上向後，抬頭挺胸。並注意腋窩部分，勿使壓迫臂神經叢。

⑼膝下石膏 (below-knee plasters)：膝下石膏固定用於：距骨及蹠骨骨折、內外踝骨折及穩定的波特氏骨折 (Pott's fractures)。嚴重的及不穩定的波特氏骨折，則需膝上長腿石膏固定。膝部保持五至十度屈曲。

⑽大腿中部長腿石膏固定 (mid-thigh plaster)：用於 2 至 3 度波特氏骨折及某些波特氏骨折體態笨重者用膝下石膏不能達成充分固定者以及脛骨下三分之一之骨折。

⑾全長結節承重式行走石膏 (full-length: tuber-bearing: walk-ing plasters)：通常應用於脛骨幹中及上三分之一骨折浮腫消退後。但不適用於臥床患者。此類石膏固定患者可賴手杖行走。

⑿行走蹬 (walking-iron)、橡皮跟 (rubber-heel) 或搖軸 (rocker-bar) 之應用：將行走蹬或橡膠跟或搖軸接連於固定之石膏，可使患者行走，有下列優點：

①不致引起膝部扭曲 (strain)。

②於光滑之地面不致滑跌。

⒀髖部人字形石膏固定 (hip spica plasters)：通常應用於治療膝及大腿部病患；股骨炎症如骨髓炎、膝部及股骨感染症、股骨及髖部骨折以及骨盆傷。上端自乳下，下至踝上或至蹠趾部。股關節及膝關節微曲而固定之。應注意骨隆突部加襯棉墊。

⒁石膏背心 (plaster jacket)：應用於脊椎骨折患者。石膏背心必須包括以下三點，始能獲致固定功能：

①胸骨柄 (the manubrium sterni)。

②恥骨連合 (the symphysis pubic)。

③骨折部之背部中央承重點。

以上三點必須襯墊，以避免壓瘡之發生。通常有用兩點固定使脊柱成超伸展姿態，或臥於骨折床之帆布懸帶上固定之。前者係支持患者於二支撐臺之間，使脊柱呈超伸展狀，卽上肢撐於前面較高之臺，而下肢撐於後面較低之臺上，並使恥骨聯合部懸空，約五至十五分鐘後，當腹部及椎前肌肉放鬆時，卽脊椎後突畸形自然消失後固定之。此法有整復之作用。

⒂鎚狀指石膏固定 (mallet finger plasters)：鎚狀指係由於甲爪指骨之基底部伸肌腱附著端斷裂，致遠端指間關節呈鎚狀屈曲。正確的治療爲手術縫合後以石膏固定至少五週。按臨床經驗，如僅固定其治癒率極低。尤其固定應連續勿使中斷。最理想的固定位置爲使中間指間關節屈曲，遠端指間關節超度伸展後固定之。

⒃指骨骨折石膏固定 (plasters for fractured phalanx of finger)指之近端指骨幹骨折，有向前彎曲畸形時，整復與固定應同時行之。

⒄大趾外翻手術後石膏固定 (hallux valgus plaster post-operative)：大趾外翻畸形經矯形手術後，石膏固定於大趾矯正後之外展狀。

⒅頸椎骨折米內瓦漢斯米蒂石膏固定 (Minerva hesmet plasters for cervical fracture)：可立卽或延遲整復畸形或繼續牽引，須視機轉及醫師選擇決定。此類固定須自頭頸至軀體之骨盆腸骨部固定之。

⒆石膏床或石膏殼 (plaster beds or shells)：石膏殼可有前後殼之分，前殼係用於患者需俯臥位置照顧時，而後殼則用於患者需仰臥護理時。多應用於治療脊椎結核患者。

⒇羅倫滋氏或靑蛙腿位置石膏固定(Lorenz's or frog leg position plasters)： 先天性股關節脫臼 經閉鎖整復後 應用這類 位置之石膏固

定。兩側股關節呈90至100度彎曲及70度外展狀。

⑵藍蓋氏石膏固定(Lange's position plasters)：先天性股關節脫臼，因嚴重之股骨頸前傾 (anteversion)，其股關節整復後需固定於超伸展 (hyperextension)，內旋 (internal rotation) 及約45度外展狀。

5.持續牽引 (continous traction)：長骨幹部骨折，由於周圍肌肉彈性收縮導致斷端間重疊及短縮畸形，此種現象於股骨骨折時尤為明顯。某些不穩定的骨折以及開放感染性的骨折，常需應用持續牽引輔助治療。

⑴皮膚牽引 (skin traction)：僅應用較輕重力，通常以不超過八至十磅為限。常用於兒童骨折之整復。臨床上最常應用之皮膚牽引即布克氏牽張法 (Buck's extension)：即以膠帶黏著於下腿兩側，並以彈性繃帶綁敷，以繩線垂直懸吊重力向床端經滑輪牽引者。下腿部應墊以棉枕墊。必要時可抬高床腳端為對抗牽引 (countertraction)。

⑵骨骼牽引(skeletal traction)：以鋼針或鋼線直接穿過斷骨遠端骨內，加諸較重之重力懸吊牽引者。應用於下肢時，通常以鋼針穿過跟骨，遠端脛腓骨，近端脛骨或股骨之髁上端，端視骨折之部位而定，牽引重量可達四十磅以上。臨床上可合併與平衡懸吊同時運用。

6.內固定(internal fixation)：骨折經手術整復後，可分別應用內固定或外固定維持整復位置。通常小的骨折應用骨釘 (bone pegs)，鋼線 (wires) 及鋼針 (pins)，螺釘 (screws) 行內固定。鋼針常用者為 kirschner 鋼針，steinmann 鋼針，以及具有穿刺性尖端之 knowles 鋼針以及螺釘 (bolts) 等，另如髓內鋼釘 (medullary nail) 用於較大骨幹骨折之固定，尤具價值。臨床上骨折經整復後運用內固定方式通常為：

⑴閉鎖整復後經由皮層穿刺鋼針固定 (close reduction with percataneous pinning)：骨折經手技整復後，賴以直接觸覺或以電視透視校正，應用穿刺鋼針或鋼釘經由皮膚穿刺於骨折斷端間適當固定之。此一方法通常運用於兒童肱骨髁上端不穩定之骨折，Bennet 氏骨折以及粉碎性之柯萊司氏骨折。

(2)手術整復後直視鋼針固定（open reduction with pinsfixation）骨折經手術開刀整復後以鋼針直視固定之。常用者爲kirschner鋼針，此法多選用於手或足部較小近關節部之骨折。髕骨或尺骨鷹嘴部撕裂性骨折則應用鋼線直視緊密縫合。另如脛骨岡（tibial plateaus）部粉碎骨折亦可應用多數之鋼針整復固定。

(3)螺釘固定（screws fixation）：通常所用螺釘爲機械性螺釘（machine screws）及 ASIF 系螺釘，前者具有自行穿刺之機械固定作用，後者更因運用部位不同而有不同類別之螺釘：

①骨皮層用螺釘（cortical screws）。

②骨鬆層用螺釘（caucellous screws）。

③踝部螺釘（malleolar screws）等。

(4)鋼板及螺釘（plate and screws）：此類固定廣被應用於骨幹骨折。其鋼板必需足以適應骨之輪廓及長度，尤其是強度足能堅穩固定。而鋼板、螺釘質料必須相同。鋼板過去有 sherman, lane 及 slotted egger 等不同形式者。近年極爲普遍應用者，爲 ASIF 系列鋼板，具堅實固定及緊壓或壓縮之功能。近來更有活動壓縮性鋼板被應用，而形式上尙有半管狀鋼板之應用。尤有特殊設計之「T」形以及彎的刀鋒式鋼板，樣式繁冗。總之對內固定鋼板之應用，必須注意 straight tension band 之原則。

(5)髓內鋼釘（madullary nail）：多應用於長骨骨幹骨折。適當應用髓內釘固定，不但安全、穩定，且可使軟組織及相關之關節，早期

運動及承重，加速復健。

7.外固定器 (external fixation devices)：新近被廣泛應用，可適用任何骨折，尤其對處理嚴重開放性骨折，合併有顯明的軟組織損傷及皮膚缺損時，更具特殊效用。其代表性者如 Hoffmann 氏外固定架。是以單一或複合架緊密結合於近端及遠端斷骨之穿刺鋼針，不但可安穩的靠外端支架固定骨折，更能隨意調節控制斷骨間之對位、排列，更具有壓縮之功能。

㈥開放性及感染性骨折　　楊　大　中

I. 開放性骨折

概　說：

開放性骨折，乃指骨折處或其附近有皮膚及軟組織之破裂，而導致骨折部位或其所形成之骨折血腫，直接曝露或與體外溝通之謂。此種因軟組織破裂所形成之傷口，可以由外力或外物之直接作用於身體所形成，亦可導源於斷骨穿透皮膚而形成，由於軟組織損傷之範圍不同，可引起以下三種後果。

第一：也是最重要的，是受傷部分，由於細菌的介入而形成潛在之污染。

第二：由於軟組織之剝脫，使其本身及其所覆蓋之骨質，易於發生急性感染。

第三：軟組織之破壞或失落，影響骨折本身之有效固定，且使其無法在骨折修補過程中，提供其重大之貢獻。

前述第一種情況，在任何一個開放性骨折皆會毫無例外的發生。其他兩種情況，則端視軟組織損傷之程度而定。細微之損傷只要仔細處理，可以無甚影響。重大之損傷，則可能需要立即或早期之截肢。

總之，開放性骨折之首要問題，是伴生之軟組織損傷必須優先地予以注意處理。能有多少程度之適當有效處理，即可以得到多少程度的骨折復原，對開放性脫臼之治療亦復如此。

遠在希波克拉底（Hippocrates）時代，這位醫學界的鼻祖已經明白，外科醫師只能夠設法製造適應傷口組織生長之環境及要素，而不能強行使其癒合。蓋後者有其一定過程，且為生活體之自然能力。因此他主張必需面對損傷之後果，而反對在其腫脹之前，使用緊縮之包紮。祇使膿性滲出物流出，以待其自行癒合。他更明白使用金屬器械治療傷口，不能促進癒合，使用火燒則可使傷口提早癒合。以目前的知識來看，這當然是感染或者消毒滅菌的問題。

直至十八世紀，狄紹（Desault）開始在傷處作一深的切口，去除壞死組織，並作適當之引流。他並稱之為淨創術（debridement）其生徒拉瑞（Larrey）更發現手術時間愈早其效果愈佳。

第一次世界大戰時，德國軍醫在處理鎗傷時，認為淨創術係急需的治療步驟和方法，其後再以石膏固定。西班牙內戰時。闕路德Trueta 在使用此法後，再以敷料將其傷口封閉，他發現若使用適當，絕大多數病人獲致良好結果。

二次大戰前，發現磺胺劑。抗生素則使用於韓戰之時。但軍方在重估淨創術對開放性傷口之價值後，便仍然以之為治療上之最高原則而一體遵行。淨創術之失敗多因技術上之不當，使傷口開放可以癒合，而閉鎖傷口，即使有抗生素之助，亦極少能順利痊癒。於是開放傷口使用藥物兩者爭論的結果乃是：藥物對於因淨創術不能徹底，而必需傷口保持開放時，在適當的時間使用適當的抗生素，確實增加治療效益。無論後來如何處理，此種傷口皆能順利痊癒。

發生率：

　　二次大戰後， 外傷之發生率逐漸增加， 而以60年代中期爲最。
開放性骨折一直保持外傷記錄中之高姿態。除了數量上有絕對之增加
外，其幅度及嚴重性也同樣增加。骨折之發生於二個、三個或四個肢
體者，並不稀罕。其中往往有一或更多個開放性骨折。榮民總醫院骨
科部在1971到1981的十年期間，共有9545住院病人，其中骨折科共收
容5281位骨折患者，佔55.3%，共有7842處骨折。其中因車禍受傷者
有3918位；3095位係機車事故，721位爲汽車事故，車撞行人則爲102
位，因此機車出事，佔因車禍而致骨折總傷者的79%，故可稱之爲禍
首。運動傷害爲181位。其他意外事件造成骨折者有1182位。

　　受傷機轉:

　　分析某種暴力引起之損傷形式，再以實驗硏判某種可控制之力量
所造成的直接作用，使我們獲得了一些有用的資料，並瞭解損傷之機
轉，更提醒吾人尋求其可能引起之暗傷。

　　加於人體之外力爲 $K = \dfrac{MV^2}{2}$。M爲物體， V爲損傷力之速度，
K卽爲動能。損傷之程度卽爲此力量與身體組織衝突之結果。外力可
能在形成損傷之前，力量已被組織吸收。亦可能有多餘之力量超過了
身體之抗力， 遂形成損傷。 後者更與動能之來源有關。 反之， 身體
在行動中碰上靜止之外力後果亦如此。兩者之間常構成許多不同的組
合，其次活動物體之動能擊中身體後，受擊範圍之大小，受擊組織對
該動能之吸收能力，皆與損傷之形成有密切關係。

　　例如脛骨之開放性損傷，在國內極爲多見。常爲車撞行人或機車
肇事之結果。機車肇事時，其力量多作用在腿之後側，若力量大得足
可使脛骨骨折，卽使皮膚仍然完整，此外力必已先穿越了腓腸肌腹，
後者亦必已受到相當之損傷。事實上吾人曾發現有些病例，其肌肉已
完全斷裂。斷骨端向前方甚薄之組織及皮膚偏移，若後者破裂卽形成

開放性骨折。在淨創手術過程中，瞭解後方肌肉有潛在之損傷，則可能發現骨折血腫與後方含有損傷肌肉之後隔間（posterior compartment）相通，因此必需想到全部傷口包括後隔間在內皆已被污染。

大而移動較慢之車輛與身體碰撞時，常造成大範圍之衝擊。相反的子彈是一緊密之小個體，但有極大之速度，依據前述公式將形成大量之動能。在接觸人體時，只有一小的撞擊區域。因此一般進口皆小，幾與其直徑相同，但其後果確因許多因素滲入而大爲改變，因此值得一談。

首先我們必需瞭解，氣體可以被壓縮，液體則不能。若子彈穿過胸壁而進入肺部時，可以穿越後者而只在其所經之處或附近造成損傷，肺中之氣體可以暫時向四週壓縮。反之若高速子彈在含有高度水份之組織如肝臟中經過，則其中不能被壓縮之水份必作大幅度之移位，而形成了一可觀之暫時腔洞。肌肉之情況亦很相似。除了形成暫時腔洞使四周組織遭到實質上之破壞外，因周圍彈性組織之回位再使腔壁塌陷，故只遺留一道因子彈直接接觸而形成之管道，亦卽可見之傷口。因此我們必須明白兩件事：

第一、液體的波動使組織移位而形成暫時之腔穴，可以牽拉或撞擊附近之血管神經。

第二、在腔穴形成時，其中很快變爲負壓，使外界之氣體衝入此暫時腔穴中，並將傷口附近之各種異物帶入，後者常附有細菌。此點至爲重要，吾人亦必需考慮其臨床意義。

有時肢體受強大的壓力，如騎機車的人，腿部受到機車身及汽車的擦撞，其傷口輕微，亦無明顯之畸形，但X光檢查證實確有骨折，且脛腓骨呈大幅分離，此乃表示軟組織之嚴重損傷，包括本屬堅韌的骨間膜撕裂，其後隨生極端腫脹，若無血管之損傷，常會產生隔間症

狀羣（compartment syndrome）若予事先防範，則可減免許多麻煩。

受傷現場具有塵土，其中常含有許多病菌，有些是厭氣菌。若將此等傷口縫合，則極易形成嚴重之感染，包括梭狀芽胞桿菌在內。

不同機械的損傷，由於其動力、作用機轉，現場情況及各種必然或加什之因素，使傷勢更形複雜，我們必需分別考慮處理。針對這些問題，詳細了解形成創傷的病史，認同不關閉傷口之價值。因此最好只是清靜傷口，保持開放。

傷者立卽處理：

在立卽處理傷患之過程中，應先注意其是否能够承受。除了要先認清其是否有危及生命之情況（如呼吸道堵塞、或深度休克），並予以立卽矯正外，更必需要針對其原因及時處理，包括傷口之出血。待傷者生命威脅解除後，再作全身性之系統檢查；如清醒程度、中樞神經之功能，其次爲胸腹及生殖泌尿系統，再仔細檢查未曾受傷之肢體，由頸椎開始再查四肢，前者至爲重要，對昏迷之傷患尤然。

一、檢查傷口：檢查肢體傷口時，必需注意幾點：例如其血液供應可視毛細血管紅暈、靜脈之充實，及週邊脈膊等紀錄而定。如血循有碍，則應作適當之措施。週邊神經包括主要神經及其分枝之運動及感覺，皆必需先作診測。特別對於開放性骨折傷口處之皮膚，需了解其是否有灼傷、普通或特別之細菌污染或化學物品之介入。傷口之大小如何，其四週之組織是否有嚴重之擦傷、挫傷或自肌膜剝脫。這些都能很易看出。肢體之後面，常因置於肢架或診察臺上，雖不易看到亦不應忽略，以免隨後作正式治療時引起意外困擾。

由於開放性骨折必需作淨創手術，故在急診處以手指伸入傷口探討甚不合適，因其功效不大，反易推開血栓引起再度出血，難作有效處置。處理大血管出血時必需有良好之視野及照明，因此傷口深部之

檢視應留待正式淨創時再做。

　　有些傷患在骨折之表面，具有甚小之傷口。若與骨折相通，則確爲開放性骨折，此時以消毒之探針診查，卽可證實。若探針不能與骨組織接觸，則可能其徑路錯誤，此時可用生理鹽水經消毒後之皮膚注入骨折血腫，若鹽水可自傷口流出，則證明其爲開放性骨折。此法有使閉鎖骨折血腫污染之危險，故必須小心實施，注意消毒。對於小傷口之處理，卽使與骨折不相連通，由於常伴有厭氣梭狀芽胞桿菌之污染，亦應作淨創手術。如此不僅可保留肢體，甚或拯救其生命。

　　二、受傷病史：在不需緊急外科處理之時，必須要從各方面了解傷者之病史，包括一般醫學或健康上的問題，以及有關局部創傷的事件。知道傷者破傷風的免疫日期後，也許只要以類毒素加強之卽可。若不能確定，則可用 250—500 單位的人血清免疫球蛋白，尤其有利於產生破傷風之傷口存在時爲然。此時若乘機使傷者主動免疫，雖對目前之創傷無大效益，但對日後之外傷則甚有價值。等到所有資料齊全後，則應將病史、身體檢查等作一仔細而正確之記載。此外所有治療措施，傷者之反應及檢驗結果亦應列入。若使用抗生素時，則在傷者進院或決定使用之時，卽應給予適當之劑量，唯無論在使用何種抗生素之前，皆應先作傷口細菌之培養。

　　三、X光檢查：一旦傷者情況穩定後，所有潛在或可能之損傷皆應想到。如此可以將需要的X光檢查，一次做好，以減少對病人之干擾。若懷疑有緊急情況如主動脈損傷或張力性氣胸時，則應立卽作胸部攝影，若發現有此情況，應當優先處理。

　　傷者有多方面的損傷，則可能需很多之檢查，如膀胱、尿道或腎排洩等。一般皆需有良好之胸部及ＫＵＢ照片，頸椎之正及側面照片，以及具有或疑有骨折、脫臼肢體之正及側面照片。照片之品質對

診斷有決定性關係，故應在最好的條件下攝取。有許多開放性骨折情況已很明顯，似無照Ｘ光之必要，但照像後多半會有意外之發現，甚至可發現與傷口無關的骨折。故攝影時應包括整個骨體及上下兩端之關節，否則可因不完整而導致遺漏。Ｘ光檢查也可以發現傷口內的異物及組織間之氣體，此點在手術時及日後照像時，可作有利之比較參考，蓋其可顯示異物是否已除去，或是否隨後有產氣菌之感染也。最後Ｘ光所示，亦可決定對骨折本身之處理方法。

　　四、淨創術之準備：在確定處理傷口之前，應先以消毒敷料將其蓋覆，並以支架固定骨折，並不時檢視其血循變化。有明顯的細菌污染，並不一定是很髒的傷口，但後者更易使細菌繁殖，故仍應使其清淨。一般場所，並不適於處理開放性骨折。卽使在開刀房施行，亦應注意消毒謹愼處理。工具需齊全，燈光需良好，能靈活調整，並有止血帶備用。最重要的是有大量消毒鹽水供應，消毒液、去污劑、有機溶劑、肥皂、剪刀、剃毛刀，甚至拔毛器皆應齊備。少數病例更需用金屬鋸或老虎鉗，以除去戒指或飾物。此外開放性骨折常在夜晚發生，處理時更不方便，而專門人員及特殊設備之欠缺常使手術不很理想，卽使病人之搬運亦需有起碼數目的人員和技巧。

　　處理上肢時，有時外科醫師可以作區域麻醉。但多發性或大傷口位於下肢時，則應由有經驗的麻醉醫師處理，尤以對酗酒、藥癮及飽餐後的病人爲然。

　　關於手術時病人之位置，亦應依據檢查之結果預作籌劃，使其務必方便處理不同位置的每一個傷口，並有同樣好的照明。傷口之清理應分兩部。第一爲清洗四週及傷口間的健康之皮膚，因其有時需用有機溶劑，此時應將傷口用消毒敷料保護好，必要時並隨時更換。待健康之皮膚清洗後，再重新處理傷口。後者除非有可見之污垢，否則只

需要大量重複之沖洗。用 phisohex 或其他消毒劑來洗刷傷口，可以使
生活細胞因化學刺激或機械損傷而更形毀壞，故不宜採用。若有可見
之污染物，應以手術工具檢除或連帶剪去一部分組織，而正規淨創術
將較洗刷或沖滌更能有效去除殘留污染。除非預定要延遲淨創手術，
似乎不必要使用抗生素消毒液。傷口之鋪墊，第一，要能維持其不受
外來之污染。由於在手術過程中常將消毒巾弄濕，故最好加上防水設
施，以免濕透未消毒之部分。其次，鋪絮後應可使手術之肢體能自由
活動，以達到方便處理不同傷口之目的，而不致於影響消毒巾之固定
位置。在二十世紀前半個世紀，仍認爲開放骨折之手術卽爲製造骨髓
炎之手術。吾人了解準備工作與鋪絮包布和淨創手術及使用藥品同等
重要時，乃改變了此種觀念，而使開放性骨折猶如經手術復位及固定
後之閉鎖性骨折一樣地平穩癒合。

　　淨　創　術:

　　淨創術在開始使用時，只是以切口引流已感染傷口內之膿性產
物。其後逐漸了解，若同時除去附近之壞死組織對傷口更有利，最後
則更知道在傷者入院時，立卽早期除去傷口之組織碎片，特別是壞死
組織及異物，更能獲得最好的結果。

　　決定作何種程度的淨創術，往往並不難。但有時肢體受傷重，卽
使神經血管健在，若功能已不可能恢復，則亦無保留之價值，而只適
於原發截肢手術之施行。此種決定往往基於累積之經驗，而並不一定
有一套規格可以遵行。反之，細微之傷口，如因斷骨端刺穿皮膚而形
成，或因低速子彈及外物所致，只要貫通骨折血腫，卽無所謂大小，
因其固可以導致厭氣梭形芽胞桿菌之侵入，也可以發現其中時常有異
物存留，故同樣需貫徹淨創手術。

　　淨創術之主要目的在於診查及去除已失去生活力的組織及異物，

特別是有機物。減少細菌之污染以及造成一個表面具有生活能力組織
的傷口，使其有能力面對殘留之細菌污染。

一、皮膚及皮下組織:

切口對於有效的淨創術至爲重要，小穿通傷或洞可以切除後再縫
合，甚至可自行癒合而只殘留一線狀疤痕，比只挖除當中部分後果佳
甚，蓋後者常引起瘢痕收縮。開始時小心估計各傷口，可以使加添之
切口最爲適當，下列各點應經常予以考慮。

1.皮膚及皮下組織之損失情形。

2.所剩仍具有生活力的皮膚其下方被剝離的範圍有多大。

3.需做適當診查時，旣有之傷口需要擴張多大，其最好之擴張方
向爲何。

4.切通鄰近之傷口其利害如何。

5.因損傷或切口而形成之皮瓣是否可以生存。

6.必要時多少皮膚可以犧牲掉，而不影響縫合。

7.爲使淨創術確當，蓋覆傷口，或另切一傷口引流是否有效。

8.計畫中之切口，是否會切斷大的淺靜脈。

9.傷者的年齡、皮膚狀況及皮下組織如何。

10.是否需要廣爲曝露，以便足能看遍深部的隱窩。

一般而言，切除皮膚時要儘量保守，皮膚很堅固，卽使經嚴重
挫傷後其殘餘之皮島仍可繼行產上皮層。在皮膚緊密之處，如面部、
腕、手、踝及足部，由於總量太少更應小心切除。因高動能外物所形
成或有明顯深部污染之傷口，常需適當的加長以供澈底的檢視。若將
受損之皮膚邊緣切除，及經必要而小心的伸展後，卽可全心注意其下
方的各層組織。

在實施淨創術時，從皮膚至傷口深部分層處理較有成效。卽使有

出血的麻煩，在止血或使用止血帶後，此種分層處理的方法，仍可使全部手術過程安全而澈底。損壞或污染之皮下組織應予切除，但清潔而健康之組織間隙多不必貫通之，蓋皮膚之血供應多經由此等間隙也。損壞或污染之肌膜至少亦應沿其邊緣切除，**切**除肌膜可略較切除皮膚爲慷慨。

二、肌　　肉:

皮膚易被撕裂或貫穿，肌膜則易於分裂或被撕成碎片，而肌肉因含有大量水份，若侵入之物具有相當的動能，則使其因強裂波動而損傷。失去活力之肌肉，並不一定立卽有明顯之跡象，故常遭忽略。而此種肌肉確爲細菌生長之最佳環境，尤其危險的是厭氣菌之繁殖。除非整個肌肉有問題，如符合其他要件或供應肌肉之血管受損而引起嚴重之傷害時，否則可以就近切除。在手術時有幾個現象可以幫助醫師決定肌肉之生活力，如顏色、硬度、收縮能力及出血情況等。但也有許多因素，可以影響觀察之結果。在顏色方面，若肌肉表面淤血則顯示暗黑，去除此層後，則顏色正常。硬度方面之測定，常夾有主觀之因素，且其程度確有正常之差異，唯仍屬越硬越好。若肌肉仍保有收縮能力，在刀片或剪刀所經之處，肌肉有收縮之現象，則明顯地表示其有良好的生活力。出血的程度必須妥爲鑑別，點性出血可能只表示經過此肌肉之血管破裂，而後者乃爲經此而往其他部分之組織者，且在其經路上並未發出任何毛細血管以供養此部肌肉。但若爲毛細血管之持續性滲血，則反而顯示該肌肉有適當之晰血作用，亦卽活力良好之象徵。

對於以上四點史克萊 Scully 曾作組織方面之研究，以了解其間之關係。其結論爲硬度及滲血爲肌肉活力存在之有效證據。收縮能力當然重要，但無收縮現象之肌肉，亦非必死無疑。顏色最不可靠，其他情況如因休克而伴生之缺血，可影響出血，肢體大血管損傷或老年人

之血管硬化亦然。故吾人雖需盡力去除失去活力之肌肉，但若不能決定其是否仍有活力時，則應開放傷口，留待一兩天後再行複查，必要時再做一次淨創術，至少也更爲安心。

三、骨：

肌肉對外來之細菌具有抗力而骨則無之。測定肌肉之生活力較難而骨亦十分複雜。一般而言，與軟組織失去連帶關係的小骨塊，應予去除。若爲大塊骨片，移去後將影響骨之形象或遺留巨大之間隙時，應予保留。若此種骨片仍有軟組織連接，特別是仍有表面出血之現象時，則更應予保留。卽使需要修除去其邊緣以減少輕微之污染，亦應予保留。眞正之難題，在於只有細微脆弱之軟組織連接，或已根本完全失去聯繫時，其存在之價值，祇如骨移植一樣地塡塞骨之缺陷。問題在於其是否未受污染，或能承受已有之污染。接受此骨片之生活組織，是否也可以面對此骨片可能帶有之污染。由於並無一確實的規律可循，故最主要的還是靠個人判斷，是否冒感染之險而希望得到骨骼無缺陷之癒合，或者取出此骨片，冒骨質延遲或不癒合之險，以保障傷口之癒合。由於兩者皆冒相當之風險，故在一個沒有經驗之醫師，最好還是取出骨片而冒延遲或不癒合之危險，因後者仍較感染性之不癒合易於處理也。

四、異　　物：

有機異物，在傷口內更易引起病變，尤其是木片、布料及皮革，因其常能深埋組織中，故麻煩較大，此異物常帶有細菌。卽使消毒之紗布留在傷口內也一樣引起炎性反應。子彈應予取出，但散彈不宜清理，因清除時往往會製造廣大範圍之組織損傷。故若其位於手術範圍以外，則可任其留置。位於關節內之鉛彈，由於關節液可使其溶腐而導致嚴重之滑液膜炎及輕度鉛中毒，故應取出之。

五、關　　節：

有傷口通入之關節，應作開放檢查。若爲單純之刺傷，則一般關節探查卽可。否則應以較大範圍檢視之手術，來檢視所有可能爲異物潛伏之隱窩。

六、血　　管：

手術時遇有冒血之處應予結紮。滲血可設法使其逐漸停止。傷口內大血管出血時，一時皆應予修復。但靜脈常不能有效的縫接，故在手術時應盡量避免傷害淺靜脈，以保存可能爲僅有之回流通道。

七、肌　　膜：

動脈修補後，常引起肢體大幅腫脹，尤以前臂及小腿爲然，故常需切除肌膜以減壓力。卽使其適應症不太確定，亦可及時實施，早做總比遲做好。

前臂之兩大隔間，常可用彼此形成180°之背腹兩側切口來減壓。小腿則有前、腓側、後深及後淺等四個隔間。兩個切口不一定能達到減壓之目的，尤以包含外來屈趾肌之後深隔間爲然。 Patman 建議經由一個切口，切除一段腓骨而達到四個隔間同時減壓之效果。若只有一個隔間壓力增大，則可以單一之切口去其壓力。皮膚之切口是否應與肌膜同樣大小，或僅在皮下以剪刀伸向兩端切開肌膜，則視情況而定。若有嚴重之腫脹，使皮膚失去彈性以致防碍減壓手術時，則必需切開皮膚，而且常需補皮手術。因腫脹常滯留不去，使皮膚無法承受卽時縫合也。雖然有此額外增加之工作，但較該做而未做之後果仍爲輕鬆而可接受也。

八、止血帶之使用：

施行淨創術有時不需止血帶，有時不僅有用，甚或爲救命措施。若傷處遠距軀幹，則在準備皮膚時，卽可裝置止血帶，視需要隨時充

氣。其次，對預測皮膚之生活程度亦有效益。因止血帶用畢排氣後，遠段肢體會更形充血，此時若皮膚紅潤，甚或邊緣出血，則其存活之機會極大。反之若蒼白如前，亦無血滲出，則生存之機會渺茫，應考慮是否有切除之必要，以免因其壞死而產生更多之困擾。

九、冲　　洗：

冲洗乃爲整個淨創過程中最重要的步驟，而且一般皆認爲做得越多越好，Gustil 曾報告類似的兩組傷者，使用生理鹽水少於十公升者，其感染率較多於十公升者爲高。此點似乎在強調澈底充分冲洗的重要性。除了冲洗液的用量外，其他的因素當然也要考慮。冲洗的好處及目的有如下列：

1.將血液冲去，便於察看及除去異物。

2.冲洗可以使不易發現的肌膜、脂肪及肌肉的壞死碎片浮起而易於看清及去除。

3.冲洗可以將污染之血塊，組織或碎片自隱蔽及間隙中冲出。

4.藉以上各點可以減少傷處細菌之質與量。

冲洗之方法與用量同等重要，加壓水柱可使血栓及組織碎片脫落，但有時亦可使位於其他部分者更形深陷。冲洗液之漩渦作用，固可促使碎粒鬆脫，而較新之噴氣搏動冲洗器，若保持較低壓力，則其搏動之衝力更可使表面之組織殘片浮起，其效果更高。

傷口的最後處置

當我們可以安心地將治療集中在受傷嚴重的肢體時，必先決定該肢體尚能保存或應予切除。若決定保留則應作淨創術，其後再決定如何處理傷口及骨折。下述情況可供參考。

1.優先採用：

(1)初級縫合 (primary closure)。

(2)用自家皮膚或皮瓣移植作初級縫合。

(3)開放傷口並使用：①紗布覆蓋。②生物性敷料如同種或異種皮膚移植。

若決定開放傷口時，則又有一系列之次列方式可供選擇：

2.傷口研究處理之次列方式：

(1)延遲初級縫合 (delayed primary closure)。

(2)延遲自家皮膚或皮瓣移植 (flap graft)。

(3)經縫合或植皮而作次級縫合。

(4)經由間接癒合 (secondary intention)。

(5)薄皮 SPLIT SKIN 種植，隨以切除縫合或皮瓣移植。

以上所述已經涵蓋大部分臨床工作，有時可以修改或聯合使用。

一、初級縫合：

治療開放性骨折之最高原則，為先使轉變為閉鎖性骨折。骨折後之斷骨，若仍被無感染而有彈性的軟組織所覆蓋，初級縫合無疑的可使其作快速而有效之癒合。但問題在於傷口深部之感染並不一定及時顯示，而往往經一段長時間後，才能在傷口之某部發現感染之跡象。此期間積聚之膿液 因無出路而形成膿疱， 隨組織間隙延伸及斷骨而行，其後果至為嚴重。吾人必須了解，初級縫合有此等重大之危機，此種危險之後果屢見不鮮，且有增加趨勢。

開放性骨折之傷口，亦有許多經初級縫合而治療成功者。但其成功必有其特殊之環境與條件，醫師在決定作初級縫合時，不妨注意下列各要件：

(1)所有壞死組織及異物皆已除去，縫合後不會遺有死腔。

(2)肢體之血液循環及神經供應正常，足能抵抗殘留之細菌作祟。

(3)患者之一般健康情形良好，並未同時傷及其他組織系統。

⑷傷口可在其邊緣無張力之情況下縫合。

若以上四點不能獲得，或任何一點有問題或有疑問時，則最好任其開放不要縫合。可以封閉之傷口，爲免其張力太大或遺留死腔，則有二法可循，一爲薄皮移植，二爲有根或皮瓣移植（pedicle or flap graft）。

⑴薄皮移植：

薄皮移植需要接受植皮處組織之支托。有根或皮瓣移植因其有自己的血液供應，故不太依賴外來營養。故薄皮移植之生存，端視承受區域組織是否具有良好立卽可用之血液循環而定——如新傷口之肌肉或舊傷口之肉芽組織。若將其置於血循有限之組織如骨膜、肌膜及關節處，則卽使無感染存在，其生存機會亦較少。當皮片被接收時，則確實可使傷口封閉，或暫時封閉，日後再繼以縫合或經有根皮瓣移植而閉合。若無被接受之跡象，最好保持傷口開放，以紗布或生物性敷料覆蓋，直至肉芽組織長好再以自家薄皮移植。傷口具有不同組織面如肌肉及骨膜時，則可分期處理。先以自家薄皮置於肌肉表面，而以紗布或生物敷料蓋覆其他部分，待後者形成肉芽組織後，再行薄皮移植。

一般而言，比較薄的皮片（0.010到0.012英寸）很易生長。在薄皮上做許多很小的切口，原則上可以使受部位之液體或血液滲出，而免將薄片抬離。如接受面不平或有相當之感染時，失敗之機會較大。此時使用網狀薄皮則可使接觸面較好，移位之機會較少，且皮量之需要亦大減，但完成表皮形成之時間卻因此而加長。

⑵皮瓣移植：

淨創後立卽使用皮瓣或有根皮瓣，實質上是一種初級縫合，故必須具有其先決條件，否則一旦發生感染，不僅危害了傷口本身，且亦毀壞了皮瓣及其可能是唯一的來源。故必須有處理開放骨折傷口及植

皮經驗的醫師施行。皮瓣之立卽或延遲移植，一般端視軟組織之缺損情形而定，特別對位於皮下的骨而言。此種皮瓣之使傷口妥爲覆蓋對日後終需骨骼手術時大有裨益。

二、封閉或覆蓋

在考慮是否應使傷口開放時，應先了解封閉與覆蓋之不同意義。封閉乃指使用縫線或各式皮膚移植使傷口閉鎖之意，其結果使傷口與外界不能溝通。覆蓋則爲使不能耐受曝露於空氣中之組織得到保護，否則此等組織會產生剝離作用，如無骨膜之骨，無腱鞘之腱，關節軟骨及受到相當損傷之靱帶、神經及動脈等。

除了緊靠皮下之脛骨及尺骨表面外，其他復位後之斷骨，除非有大量之軟組織失落， 多可由其處之肌肉覆蓋 。 曝露於裂傷下方之骨質，最好移動其附近之肌肉及骨膜將其覆蓋。若能做初級縫合，則問題簡單，否則可將位於骨上方表面之皮膚縫近，而使原有或經擴大後之傷口的其他部分保持開放，如此則旣可覆蓋傷口，又能保持引流。

1.鬆弛性切口

在縫合皮下骨骼表面之線形傷口時，雖可覆蓋骨質，但亦可因此使縫合處之張力大增。此時作鬆弛性之切口，頗有效用。因其不僅能減少縫合處之張力，且有引流作用。但此種切口必須够長，始能達到消滅縫合處張力的效果。一般至少皆需要與後者有同樣長度。其位置要在能對骨折處有引流之作用處，但不宜與原傷口靠得太近，以免影響其間皮膚及其下方組織之血循環，蓋爲了使此等組織易於移向原傷口， 常需在其下方作適當之剝離（undermining）也。 是故若傷口失去太多組織而需代替時，使用鬆弛性切口以重行調整將有大害，此時皮瓣轉移以覆蓋傷口，更爲適當。

鬆弛性切口用於皮膚及其下組織本卽有活動餘地之處，如大腿及

小腿近段，較爲合適。小腿下段、髁部或腕部則不然。

2.肌肉移位

在皮膚及皮下組織損失很大而不能覆蓋時，可使用各種方式將肌肉移位，尤以在小腿爲然。此時可使用比目魚肌 soleus，或深屈趾肌及其他血循可以適應之肌肉。

3.生物性敷料

關節附近或在無鞘之肌腱處，常無肌肉或其他組織可以移動以供傷口之覆蓋。此時最好用生物性敷料（同或異種皮膚）。並不時在消毒之情況下更換之。此種皮膚敷料，常可使肌腱處於具有組織液之環境中，而使其生存，直到肉芽組織成長足可維持至最後的自家移植，或有有柄及皮瓣可資利用之時。當然若傷口可以肌肉或骨膜覆蓋，則不需使用生物性敷料。

三、開放傷口

開放性傷口之使用引流管有增加之趨勢。此種情況若用於引流膿疱或死腔，爲免其封合，固屬必要而有益。但各種機械性之引流如penrose 可刺激組織而產生滲出物，因而困擾醫師。淨創後仍保持開放之大傷口，以紗布置於肌膜下卽可，因其與皮膚皆易阻擋膿液之排出。唯紗布只要能使肌膜及皮膚分開卽可，而不必將傷口塡塞，以致內容物無路可出。鬆置之紗布有毛細管作用，可以隨時引出滲出液，而使其大量外洩。

如果局部有疼痛、臭味或過量引流物，甚至有發燒、白血球上升等現象時，則應提早檢查傷口。若傷口確已感染，則紗布卽使未見明顯的濃液，亦會被滲出物所濕透。

若無早期檢視之跡象，則常於四至六天時打開傷口。此時若傷口已濕透，則可能有感染或剩餘之壞死組織在淨創之初卽未被除去。此

兩種情況皆不宜關閉傷口。此時應作培養，除去壞死物及檢視是否有切實之引流，再覆蓋傷口，留待下次查看。若有強烈之感染現象，則應使用抗生素。在培養未有結果，不能使用特定之抗生素以前，可先使廣效之抗生素。

四到六天後檢視傷口並非定律，祇是希望在肉芽組織長出之前施行，以免後者改變了傷口之特性。肉芽組織使傷口濕潤，且很快發展一細菌層面。肉芽之生長亦使各組織之間隙封閉，而使其柔性大減。若在早期檢視時，傷口很乾，卽使有血痂存在，一般皆顯示生活組織之健康外觀，此時應考慮決定下一步爲：

(1)以縫線作延遲初級縫合。

(2)以分層薄皮，有柄皮瓣或皮瓣作延遲初級縫合。

(3)繼續覆蓋傷口，保持開放。

A、延遲初級縫合。

大部分開放之傷口，在肉芽組織出現前皆可作初級縫合。若水腫不顯，則組織多很柔軟，可以似初次淨創時之易於縫合，且不易感染。同樣地，若傷口因縫合處張力太大或形成死腔，則可以植皮縫合之。

此等無壞死組織之傷口爲自家植皮之最佳溫床，因爲芽肉組織之早期優點，卽爲供應皮片生存之適當環境。

雖然以四到六天作爲檢視傷口的適當時機，但其目的在於決定肉芽組織形成之前，實施適當之治療步驟。由於肉芽組織在小孩出現較早，故可提早檢視。反之，虛弱或年老之患者，則可延後至八或十天再作延遲初級縫合。

若因某種原因，而使傷口保持開放時，則終使肉芽組織生長。此時則可選用下法封閉傷口，稱之爲次級縫合。

(1)以縫線作次級縫合。

(2)以分層薄皮，有柄皮瓣或皮瓣作次級縫合。

(3)繼續覆蓋傷口，任由其間接封閉 (close by secondary intention)。

B、次級縫合 (secondary closure)

以縫線作次級縫合，較初級或延遲初級縫合為困難。因此刻組織之柔軟性減弱，不易彼此作良好之接近。肉芽組織表面滲出液，使傷口接近處不均勻地充滿了血漿團 (seroma)，若有其出路，將有利於傷口癒合。

其次分層薄皮在健康的肉芽組織上易於生長。若背景不平，有可見或可疑之殘留感染時，則使用Tanner氏網狀皮片較易處理，且較整塊皮片易於生長。網狀皮片上之穿孔，可供表面之引流而減少因液體集眾導致皮片移位。若傷口某處出現不規則之肉芽分佈，則待其好轉後再行植皮。皮瓣或有柄皮瓣亦可置於肉芽組織表面，但液體集聚，輕度感染，加上傷口邊緣之失去活動能力，皆可形成技術上之困難。若傷口較小，且位於組織較多或具有天然活動範圍之處，則整個傷口包括肉芽及其他組織可以切除，而將新傷口縫合。

一般決定任其間接封閉之傷口，多屬有麻煩之傷口。後者多為明顯而嚴重之感染，或處置不當之惡果。經此法封閉之傷口常引起大量疤痕，皺摺或牽扯。很少傷口在經適當淨創後，無過量之組織損缺，亦無感染現象而未經延遲初級或以植皮作次級縫合者。但此等漏網之魚，常具有驚人之自行封合之能力，而遺留相當小的瘢痕。若傷口位於天然皮膚間隙時，則疤痕可能並不比縫合後所現者大。間接癒合之主要壞處，在於需要很長時間，此種傷口少為細菌所乘。相反的若任其開放，其對付入侵細菌之能力反而較好。故亦有人強調卽使無抗生素之助益，間接癒合亦會有良好之結果。

C、生物性敷料

傷口有不適於或不能關閉之情況，且亦不能以其局部組織之移位而覆蓋時，使用生物性敷料，常有很大之效益。無論是商業性之人或豬皮皆可使用。尤其在不能作延遲初級縫合或植皮，而必須任其開放以致形成肉芽之傷口時爲然。其好處在於更換敷料時不痛，可防止感染或減免已有之感染，由於宿主之肉芽組織侵入，使其發生免疫作用而被排斥前，已被接受了一段時期，而此時傷口多已能提供接受確定性自家植皮之環境。此種敷料應不時更換，否則宿主之肉芽組織卽長入，而在其被接受前便被推開。並在接受處遺留來自「異種組織敷料」的許多膠質小粒，後者能引起慢性炎症反應，而使上皮形成延遲及疤痕增加。

四、抬　　高

抬高爲控制淨創後肢體腫脹之簡單而有效之措施。腫脹或水腫可使縫口張力增加，以致延遲初級縫合不能及時實施，亦可促進感染，若需打開石膏，則可使骨折再錯位，並有增加栓塞性靜脈炎之危險。由於組織損傷後已難免腫脹，故不可再使其因位置低垂而增加此不必要且難以承受之腫脹。

一個受傷肢體皆可被有效而舒適地抬高，且應繼續抬高，以普通方法架高上石膏之肢體常會滑落，而病人亦會自行放低，尤以在睡眠時爲然。故將其吊掛較爲保險。最有效之抬高在於不斷使其高於心臟之水平，直至消腫爲止。但有血管硬化之老年人可能不能承受。因抬得太高常使血流不到而產生缺血性疼痛，此時必需予以適當調整。

五、抗生素及開放性骨折

一般開放性骨折，在開始時皆不以抗生素作預防之用，因很少病人能用得很確當。而且不管如何使用抗生素，皆不能代替淨創及傷口

確實照顧之基本措施。但若有大批傷患集中，必須作不定期之等待手術時，　使用抗生素或許可以控制壞死組織中之細菌增生。　在理論上言，早期使用的抗生素應有廣效之殺菌作用，可以對付革蘭氏陽及陰性菌，能在血液、體液及關節液內形成並維持適當之濕度。而且應是最少發生過敏反應及能與其他抗生素配合使用者。但無論如何，抗生素之使用，是否可防止感染仍屬可疑。

其次使用抗生素時，應注應幾點，第一、在未作治療前所培養出之細菌常為日後感染之病原，卽使日後培養為多陰性亦然。第二、最常見之致病菌為黃色葡萄球菌，大多數對盤尼西林皆有抗力。第三、組織損傷範圍大，有機異物多，且在首次淨創時，不能清除所有異物及壞死組織之傷口最易感染。

骨折原理:

一般用於處理閉鎖性骨折之方法，皆可用於開放性骨折。但在治療開放性骨折時，不能不同時考慮其軟組織之損傷。傷口很小，可能麻煩不大。若軟組織受廣泛之損傷，並有皮膚及肌肉之失落，則骨折之處理至為艱鉅。　此時，　至少在開始的時候，　必須優先地處理軟組織，不管以何種方法處理骨折，必須要滿足下列需求。

1.不能使組織更受損傷。

2.應能維持骨之長度，尤以下肢為然。

3.需能使斷骨對線 (alignment) 良好，特別以關節為然。

和治療閉鎖性骨折一樣，沒有一個絕對好的方法可以治療所有的開放性骨折。但對於一個難得處理或暫時照顧此類傷者之醫師，則使用的方法越簡單越好。此原則對初診的醫師麻煩較少，而對最後執行確定治療的醫師，確有極大的選擇餘地。如此後者可以考慮各種可用之方法或者混合使用各種方法。下列方法可資參考。

1.以石膏套（cast）或條（splints）作單純之固定。

2.推近斷骨，再上石膏套或石膏條以固定之。

3.以骨釘固定斷骨，再將骨釘包入石膏中。

4.採用可走路之石膏（walking cast）或石膏支架（cast brace）。

5.支托及／或牽引（suspension and/or traction）。

6.外固定（external skeletal fixation）。

7.內固定（internal skeletal fixation）。

　　有些骨折只是在技術上可名之爲開放性骨折，因其傷口甚小，且只有輕微之骨折線，X光片上亦無斷骨之錯位，但事實上確係開放性骨折。此等損傷虛有其名，但其常能產生嚴重甚或致死的感染。其傷口之處理應與其他開放性骨折做同樣考慮。此骨折可以石膏條或套作簡單之固定，在傷口痊癒後，再以確定之石膏固定，直至骨質癒合。

　　具有大傷口或在淨創時使傷口擴大，移位之骨折常可在直視下復位。但此等傷口常因其位置不當或仍不够大，而不似專門復位所作之切口便於操作，有時傷口又太大而使骨折曝露過多。

　　一、石膏固定

　　中等大小傷口之骨折，經整復後斷骨位置良好而穩定，且有相當之軟組織覆蓋時，可視爲同型之閉鎖骨折，予以石膏固定，並包含骨折上及下方之關節。根據治療傷口所選用之方法，若需要檢視傷口時，只要在石膏上開帘卽可。唯後者須在理想之預定位置，帘洞不比傷口小，亦不影響石膏之強度，使更換敷料，檢視傷口，以及拆線皆很方便。爲達到此等目的，在淨創完畢後，可在傷口多加紗布。使上石膏後，具有傷口之區域，明顯地高出。再以上下關節爲標記，測定傷口之確定位置。用鉛筆在石膏上大致繪出傷口之外形，再以電鋸將其鋸開，卽可得理想之開口。由於上石膏之醫師可能並非開帘之醫

師，故此種做法大有用處，而且方便太多。同樣地，也可以在石膏上作一些簡要而適用之記載，例如受傷日期、傷口情況、骨折狀態，甚至繪出斷骨之最後位置。由於病歷或Ｘ光片不似石膏一樣地絕對隨伴病人，故其上之記載至為有用。

石膏開帘及傷口處理後，則考慮是否關閉此石膏空洞。若肢體腫脹，特別是帘口開在後方時，則組織之突出使其邊緣受壓，更使腫脹加劇而產生嚴重之續發困擾；鋸下之石膏應予放回，但需注意平穩置放，以免其邊緣壓到組織。若帘洞開在不承受壓力之處，除非該區域特別腫脹，否則無大問題。帘洞是否應以石膏作永久性之封閉，端視傷口之情況及處理傷口之預定計畫而定。若需再度打開檢視，則以膠布將取下之石膏小塊黏繞於原處即可。若不需再打開或該帘洞嚴重減弱了石膏之強度時，則最好再以石膏綳帶纏繞以加強其硬度。

二、鋼針及石膏

開放性骨折之斷骨，有時和閉鎖性者一樣，不能經推壓而置於一個穩定的位置，其重疊之趨勢，形成不能接受之短縮。在下腿或前臂發生此種現象時，可以鋼針固定斷骨，再將針包入石膏中。雖然鋼針或有妨碍而略需調整，但此種石膏亦同樣易於開帘，且在需要時仍可作楔狀切除。

以鋼針固定斷骨，可以防止其沿斷骨之長軸移動，但斷骨仍可循鋼針之長軸移或轉動。因此若在短的脛骨近段斷骨使用一根鋼針，雖可控制短縮及旋轉畸形，但股四頭肌之牽拉可使斷骨沿鋼針之長軸旋轉，使骨折處有成角（angulation）畸形。此現象使置鋼針於此處，以牽引折斷之股骨時特別麻煩。若在脛骨近端斷骨上置兩根鋼針而於遠段放置一根，則旣可控制斷骨又能防止其旋轉，若前者太短，則可將兩針交叉置放，同樣有效。

　　橈尺骨骨折時，置放鋼針較爲困難。橈骨近段有許多肌腱及鞘而不易進入。由於骨間膜對任何干擾皆特別敏感，故用鋼針經此處以固定兩骨，應儘量避免。若以鋼針穿鷹嘴（太短時可用兩根），再以一根穿通第二，或第二及第三根掌骨，經推壓使骨折復位，再敷上長臂石膏，並將此兩或三根鋼針包入。當此法不易獲得解剖性之復位時，至少亦可維持其長度及對線作用，直至日後以其他方法治療或重建時爲止。

　　正如任何一種治療方法一樣，有些技術上要點必需了解。在選用鋼針包入石膏時，該針並無直線張力以增加其堅固性，故其本身必需堅固以免被弄彎，而失去其功效，不能達到預期之目的，在有強力肌肉之下肢，此點更屬重要。

　　有些骨折復位後不穩定，在上石膏時易於錯開。若其中有斷骨可以損傷到軟組織，應使用鋼針將其略作固定，並將針包入石膏中常甚有效。反之，石膏固定後，若復位之骨折非常穩定，則鋼針可以隨時取出，因此後者必須平滑而無螺紋，以免旋出時與敷料襯墊或石膏糾纏不淸增加困擾。此法確可使復位非常穩定，卽使支持體重亦無不可。

　　三、支重石膏

　　穩定之下肢骨折，提早支持體重時，在斷骨面所形成之不斷壓力，已屢經證實其對癒合會有有利之效果。唯此法使用於閉鎖或開放骨折時，仍有一些問題未能澄淸。第一、除非有解剖性之復位並能維持其穩定，否則無論如何治療，皆有短縮之可能。當然，微量之短縮不足以低貶此法之治療價値。其次，有傷口之骨折，尤其是開放之傷口，破壞了軟組織對骨折完全接觸所產生之支持力量。因此，此種石膏常需延遲十至十四天，待傷口封閉後再敷。若傷口仍需開放，則雖可開窗，但也破壞了石膏表面與下肢之完整接觸，從而減弱了對骨

折之固定力量，亦使石膏軟弱。若干年來，吾人發現只要傷口淨創適當，不受干擾亦能癒合。

以支重石膏治療經植皮而封閉之開放性骨折，需要特別注意，無論石膏如何合適，未癒合之斷骨在支重時會有些套疊作用（teleseoping）。此現象使皮膚與石膏之表面摩擦，由於上此種石膏時，不會墊得太厚，故亦影響到植皮之處。

分層薄皮移植，有兩個特點以致不能成功地使用，其一為無知覺。其二為卽使直接種於肌肉上其活動範圍亦極小，因此有被摩壞而不自覺之危險。等到發現時，已無可挽救，而使整個治療過程因而退後。

支重石膏多可用於脛腓骨折，而脛骨上段或股骨下半段之骨折，亦大多可用石膏支架治療。有些人認為後者可使用牽引及支架治療，待六至八週局部表現了一些內在的穩定後，再以石膏支架治療之，則問題較少。開放骨折之傷者，其傷口癒合需時較長，待其癒合後再以石膏支架治療之，則其本身及支架形成之困擾皆會減少。若膝關節處有傷口，則膝部腫脹可因石膏支架之使用而加劇，有時使後者不適用，甚或不能用。支重石膏對骨折癒合之明顯益處，不能被只因多一傷口之開放性骨折所否定。傷口之存在，只在於需要特別之照料，有些患者之傷口，很符合此法之運用，事實上甚至有因此而加速傷口之癒合者。

四、骨質牽引及支托

無論是閉鎖或開放性骨折，在開始或者治療的早期，最通用的方法皆為有或無牽引之體外支托，甚至亦有用作確定治療者。事實上由於傷口之存在，某些開放性骨折用此等方法治療更佳。

傳統的支托輔以牽引，對於下肢特別是股骨骨折較為適用，托馬氏（Thomas）架及小腿皮生（Pearson）氏附件，乃為典型之工具。用

於小腿之白朗氏 (Braun) 架，亦可作為骨質牽引之用。若此等支架適當地配合使用，只有肢體後方接觸支架之部分不能看到。其前、內及外面則全在視野之內，故此處之傷口易於處理。若傷口位於後面，特別是大腿上半段，其情況的確不易看到，蓋觀察時必須移動，使病人痛苦且觀察不清也，此時可以其他方法解決。

若開放骨折之傷口範圍太大，例如圈遍了肢體，其後側並有組織之失落或燒傷，則可將其懸吊而不使用支架，其法有二:

若在大腿近端後側或臀部有麻煩的傷口，則肢體可以很舒適地被吊起，而骨折亦可有效地復位，即所謂90—90位置。此位乃將下肢懸吊，使股及膝關節皆保持90度的屈曲位置，並可有20—30度的外旋，以粗鋼針 (steinmann pin) 穿通股骨髁之近端部分，再將股骨垂直吊起即可。此法使吾人對於人工肛門，或因會陰及直腸區域有傷口而使用導尿管時之照顧方便不少。 十二歲以下之兒童， 對於膝部呈90°之彎曲，很能耐受。但青或成年人，則因髂股關節面間之長久壓迫而不能忍耐，且可因此而產生疼病及僵直。故此種位置在成人一旦傷口之情況許可時，即應儘早改換。若計畫以牽引作為股骨骨折之長久確定治療，則可加一托馬氏架，並使股及膝之屈曲，減到45度。一旦骨折穩定，則將其抬舉以治療或檢視後方之傷口時，將無疼痛亦甚方便。

在肛門四週或會陰部之傷口未痊癒前，除非人工肛門本身出了問題，而必需提早修復時，最好不要利用原有肛門。

對於失去知覺之肢體，懸吊或支托時皆應注意是否有外來壓力或有被壓破之處。

其他適用於傷口及骨折之懸吊方法亦可設計。但必須要把握能查明或防止潛在合併症產生之原則 。 最突出者為鋼針本身所引起之困擾。

在選擇及置放鋼針時，必須注意下列各點。

1.鋼針必須够粗以致因懸吊而受力時，不會偏斜，並不致在放入鬆骨時因牽引張力而移動。

2.大鋼針應自帶切頭 (self-cutting type)。diamond 者較 trochar 好，並在骨中慢速轉動以減少熱之產生。

3.一旦此圓體針穿過遠側皮骨，則應以鐵鎚直接敲出，而不是旋轉而出，以減少軟組織之損傷。

4.鋼針經過皮膚時，應先作交叉之切口，以減少皮膚之張力。

5.應隨時矯正鋼針之徑路，注意進口處之皮膚與骨骼之關係位置。並預期肢體放在確定位置，重疊之斷骨復位及斷肢長度復原後之情況，以爲根據。鋼針對皮膚造成的張力幾乎皆可形成困擾，此點可在事先加以預防。當放置鋼針時，卽將肢體置於牽引時之預定位置，再以手將皮膚向骨折之方向儘量拉長，再將鋼針鑽入。

以上數點斷不能完全防止鋼針所產生之困擾，但確能減少其發生。一旦鋼針有問題時，常可影響整個治療計畫。

在上肢只有傷及上臂及肩部時，才需牽引治療。此處很能耐受90—90之位置。如果以鋼針貫穿鷹嘴，將上臂垂直吊起，則可使傷處完全曝露。旣無難忍之苦，更可使骨折復位。此時只需將前臂水平托起，並與身體之長軸交叉卽可。

五、外固定

骨外固定器多年來有許多式樣上之改變，且不時風行。常用於特殊或困難之病例。由於使用上之難題及一些合併症，以致減低其普遍性。但在某些情況下，包括若干開放性骨折，仍被採用。

用於開放性骨折時，可以提供穩定及曝露傷肢之全部，故伴生之傷口皆可直接觀察，至多轉動病人卽可。大部分市場上可以買到的骨

外固定器，其各種零件皆有可拆配之多種功用。幾可作無限制的組合成各種型式，以配合各種差異懸殊的骨折形態。遇有特別麻煩之病例，此種工具之使用，對傷口之觀察、治療、及病人無限制的活動皆很方便。一旦此種外固定器所能提供之優點不再需要時，則可停止使用，並改用對此骨折更合適之方法治療之。但必須注意除非對此法之使用很有經驗，或有有經驗之人指導，則使用時必須特別注意該廠家所提供之有關技術，否則將有害無益，其不良之後果多屬使用不當之故。

六、內固定

雖然有許多以固定法治療的開放性骨折傷者，發生了嚴重甚或不幸的合併症，但亦確曾有滿意的結果，因此使整個問題的爭論沒有結果。有幾點可以提出者，第一，以內固定治療開放性骨折時，其適應症與閉鎖性骨折相似。第二、手術不宜由難得治療此等傷者之醫師施行，更不應該由毫無經驗之人主持。第三、對軟組織而言，若有任何疑問，即應使傷口開放。對骨折而言，若有任何疑問，應擱置不做。有關此點爭論雖多，但使用內固定及初級縫合治療開放性骨折引起之合併症，後者可能較前者應負擔更大責任。

II. 感染性骨折

概　說

骨質受病菌之感染而引起炎性反應，謂之骨髓炎。骨髓炎之形成大致分爲兩類，一爲細菌經由血路傳播至骨質，稱之謂血路性骨髓炎 (hematogenous osteomyelitis)。此情況多見於小孩或年輕人。另一種爲非血路性骨髓炎，係經由附近感染病灶而來，包括續發於外傷、開放性傷口、開放性骨折、手術後之傷口感染或隣近感染病灶之蔓延等。交通事故之增加，形成了許多開放性骨折及隨後之感染，使非血

路性骨髓炎有明確之增加。抗生素普遍使用於治療急性骨髓炎，已使血路性骨髓炎之死亡率作戲劇性之減低，亦使非血路性骨髓炎之臨床過程改觀。

吾人不僅需面對有增無減之非血路性骨髓炎，而且要了解導致感染之不同菌種。葡萄球菌之感染之減少而革蘭氏陰性菌卻增加。分辨細菌為選用抗生素所不可缺之因素。故自軟組織及骨組織取得標本培養之技術，對骨科醫師至為重要。同時亦必須面對開放性骨折的複雜治療；包括如何控制手術室之環境及選用預防性之抗生素。

簡單的說：骨髓炎卽為化膿菌所引起之化膿過程。在其進行時骨細胞、骨母細胞，其神經血管及支持性結締組織在其由礦物質無肌鹽組成之間質中發炎。骨間質被溶蛋白之酵素破壞，因充血而脫鈣，並為毀骨細胞吸收。開始時骨髓炎可依時間及程度分為急或慢性，在臨床上則不易區別。患有急性骨髓炎之病人可能為無痛，且臨床上為不明顯之慢性骨感染。而患有慢性骨感染之病人，常有急性發作之出現。

在普遍使用盤尼西林(penicillin)後，因葡萄球菌所引起之骨髓炎確曾大減。可惜這段抗生素的黃金時代維持不久，大概在1944—1950年，其後大量發現了抗盤尼西林的菌種。這雖然是遺傳或適者生存的問題，但是不適當及小劑量的使用抗生素不無有關。開放性骨折所造成的感染或骨髓炎又因此而增加。

病理性生理

如前所述，非血路性骨髓炎，乃繼發於對感染病灶之接觸。故此種形式之骨髓炎與急性血路感染者不同。此時細菌因骨折而經由斷裂之組織間隙直接到達骨質。開始時細菌在深部組織不引起任何反應，但損傷所形成之血腫，在污染後卽成為細菌之培養基。細菌繁殖後，

卽現炎性反應。細菌也經常自血腫擴散，沿血管徑路而直達骨質表面。軟組織損傷之數量，骨膜裂離及破壞之範圍，骨質失落多少及斷骨移位之程度皆影響了骨質之血液供應。唯非血路性骨髓炎，其化膿之範圍較血路性者更廣泛，產生之壓力小，亦很少沿骨髓腔或骨膜下空隙蔓延。最普通之現象爲慢性引流及形成腔竇。若有異物存在，如金屬、塑膠或骨泥，則能改變其性質及範圍。

臨床特徵

急性血路性骨髓炎之典型現象爲劇痛、骨壓痛、高燒、頭痛及嘔吐。但此情況並不常見。一般病人只有逐漸出現不明確的症狀及病徵，如低燒、一些全身性症狀及少許之疼痛。患者可能有上呼吸道感染及輕微外傷之病史，若此等情況不持續亦未再檢查骨骼系統，則常延誤診斷。其次，不確當的使用抗生素亦可彌蓋了症狀及改變了過程。紅血球沉降率升高，體溫可以正常，白血球可以不升高，但分類血球有左傾之現象。

續發於開放性骨折，因直接感染而形成之骨髓炎。其臨床特徵與血路性者有異。其症狀非屬於嚴重之敗血，病人可能有疼痛、低燒，傷口多現水腫、發紅，大多數傷口有滲出物流出，診斷時常不清楚。若要作局部穿刺，則需以無菌技術消毒皮膚，在X光輔導下進行。若能獲得診斷，則應加以堅實之固定，並以特殊之抗生素治療。

X光所見

在早期用X光不能診斷骨髓炎。骨之變化在10—21天後才能在X光片上顯示。軟組織之腫脹，肌肉間隙之消失及一片糢糊，多爲最初之X光所見。早期骨之變化爲充血脫鈣，實質上的變化如溶解，必須待40％的骨質被破壞後始可出現。骨膜下反應骨的大批形成並不多見，但骨膜確隨骨之消失而同時被抬高。骨硬化乃X光之後期現象，

表示炎性之慢性程度。抗生素之使用亦會改變X光所見，骨之變化延遲，破壞減少，多發性之溶解空洞亦少見。骨感染最常見的早期X光現象，乃爲骨疏鬆，代表因炎性充血而產生之廣泛脫鈣。

細菌學

開放骨折之傷口，可曝露於多種細菌中，但金黃色葡萄球菌仍屬最多見。藥物治療之結果使鏈球菌及肺炎球菌引起之骨髓在臨床上之復發減少，葡萄球菌則不同，它能在污染之骨中生存數年，此種特有之性格，原因不明。但因此菌種而形成之骨髓炎，已從以往報告的85—95％，降低到60％。若爲兩個以上之菌種所引起之續發性骨髓炎，多因其傷口曝露於複雜之環境。傷口經培養無菌生長時，可能只表示使用抗生素之結果，也可能表示革蘭氏陰性菌或厭氣菌之不易分離。前者作爲菌血症病源之機率已在增加，但卻未見因此而增加其骨髓炎之發生率。

治療

骨髓炎治療之成功，有賴於及時臨床及細菌學上之正確診斷，再輔以特別之抗菌治療。各種細菌對抗生素之敏感度，可從實驗中顯示，故可以用某些試驗選擇抗生素。

治療骨及關節之感染，必須能使抗生素在該等組織中具有適當之濃度，並能透入關節中、血腫及感染之骨質中。關節內使用抗生素其效果尚有爭論。由於經血管不停灌注抗生素，可以維持關節液中之濃度，故不必例行關節注射。有些抗生素如 kanamycin 及 gentamycin 對細菌之毒性足可使其值得作關節內注射之用。

經研究證明，骨內之抗生素含量，在鬆骨與皮骨間無大差異。使用靜脈點滴時，只要保持血漿內一定之濃度，則骨中之抗生素濃度亦可維持一相當之水平，而靜脈灌注的確爲維持血漿濃度之最好方

法。

有人認為目前抗生素之使用，常未經選擇或成為例行工作，甚至並無理由。美國有統計顯示，高達90％的處方並無適當之適應症，而50—60％的住院病人，接受抗生素治療時，並無感染。

McHenry 列出下面原則作為使用抗生素時之參考。

1.選用之藥物應該是效果最大副作用最小。

2.以適當之途徑給予，以期在適當之時間消滅或控制感染。

3.緊密記載病人臨床及細菌學上之反應，及其對藥物之耐受性。

4.視情況隨時調整劑量。

5.感染消失或控制後，即停止用藥，若發生抗藥性或難忍之副作時也停止使用。

6.使用輔助療法，如切開引流或於必要時除去異物。

7.追踪研究，包括停止使用後之細菌培養。

處理開放性骨折之傷患，必須防止其進一步之污染。自傷口露出體外之斷骨，需以消毒敷料覆蓋。在污染之斷骨未作清理前，不使其因復位而回歸於傷口之深部。傷口之清理及淨創手術，必須在手術室內進行。這是一項費時費力之工作，但此過程完成後，所有失去生活力之組織，應皆已被除去。此時則注重骨折之復位及固定，或使用內固定器及灌吸 (suction-irrigation) 技術。據統計顯示，使用 cephalothin 較 combiotics (penicillin 及 streptomycin) 為佳。

治療骨髓炎是基於結合全身性抗生素之使用，及外科手術來引流膿疱或清除感染之壞死組織。在急性骨髓炎之早期，只使用抗生素即可治癒。蓋此時其血液供應尚未受威脅或干擾，故使用抗生素時，骨組織中可達到足夠之濃度。在急或慢性骨髓炎之患者，抗生素之使用及手術之施行皆屬適當而必需的治療方法。外科手術常是廣泛的將被

侵犯之組織淨除及移去骨質，如此便妨碍了抗生素之經由血液供應至骨之表面。

有許多報告建議以閉鎖灌吸來治療慢性骨髓炎，仔細計畫手術，並將所有失去生活力之感染組織清除，裝置灌吸系統後再縫合傷口。也有主張以間歇性膨脹灌注法治療化濃之關節者。這些方法使在治療骨髓炎方面增加了新的工具。

其他治療方法，包括區域性灌注（perfusion）高壓氧、碟形手術及立卽補皮、使用粉狀骨移植等皆曾被建議用於治療慢性骨髓炎。

慢性骨髓炎所導致之不癒合，爲最難處理之問題。常需將被侵犯之組織淨除，再給予牢固之髓內固定，並利用灌吸系統及全身給予抗生素，再予稍後施行骨移植。

㈦治療骨折和脫臼時引起的併發症　　　許文蔚

骨折和脫臼的診斷通常是很直接的，因爲症狀大家都已知道，並且由Ｘ光片診斷立刻可以確定。不過由於症狀太顯著常使得醫師忽略了其伴隨的併發症。所以處理骨折和脫臼時，醫師必須注意可能發生的併發症，因爲骨折很少會致命，造成死亡的多半是它的併發症。

討論骨折和脫臼所引起的併發症，我們不去區分併發症是由骨折本身所造成或處理骨折時所造成。重要的是如何適當的去處理這些併發症，才能避免或矯正過來。骨科醫師需要全盤的知識和技術才能使一個傷患順利的復原。併發症的治療首重早期診斷，因爲某些骨折總是合併某些併發症，所以醫師必須先將病人予以分類然後再做個別處理。

根據研究，骨折合併症與其他受傷的部位受傷機轉和年齡很有關係。如髕骨骨折和骨盆骨折比較起來，前者便單純得多。機動車輛所

造成的常是多發性創傷，且常有併發症，因跌倒而引起骨折的患者多屬老年人，也較容易發生併發症，因此對病人的初步診斷必須將受傷的機轉、骨折位置及骨折數目、病人年齡一起考慮進去才能預測出可能發生的併發病。

英國的研究指出，車禍致死以頭部、胸部受創為主要原因。併發病最多的是因失血造成的休克，因此每位車禍的患病都必須詳細檢查，如呼吸道感染、肺栓塞、肺水腫、氣胸、脂肪栓塞、嘔吐物吸入、敗血症、急性腎衰竭等症狀。一個病人常能合併數種併發症，研究顯示路人比駕駛人更容易造成失血性休克，所以仔細詢問受傷的機轉是必要的，這樣可以預測患者可能發生的併發症。

I. 休　克（Shock）

休克的定義（definition）：組織所得到的血流不足（tissue perfusion）而造成缺氧，損及生命器官(vital organs)，低血壓及加速心跳是必然的，但不具特異性，以前研究認為心輸出減少和週邊血管阻力上升是休克的原因，這只是傳統上在失血引起休克時有這種現象，而現在並不認為必然如此，是因休克的原因而異。可分為下列幾種：

失血性休克(hemorrhagic shock)：這是因為總血量太少而造成，低血壓、心跳加速、心輸出減少、中心靜脈壓降低、週邊血管阻力上昇等是血液動力學的變化，而有心跳加速、週邊血管阻力上昇是代償機轉。

外傷性休克(traumatic shock)：發生在總血量正常時，低血壓、心跳加速，雖心輸出量增加而且週邊阻力降低。中心靜脈壓較低且心博出量增加。

敗血性休克(septic shock)：總血量正常，但低血壓且心跳加速，心輸出量可能增加或減少，合併週邊阻力降低且中心靜脈壓降低。心

輸出和心跳的上昇是反應發燒及代謝加速。

心因性休克 (cardiogenic shock)：總血量正常而心輸出降低，且心博出量也降低，心跳速率上昇，中心靜脈壓上昇，而週邊阻力則不一定。

心包填塞 (cardiac tamponade)：導致心輸出降低及中心靜脈壓上昇、血壓降低、心跳加速且週邊阻力上昇。其原因是心包內壓太高使心室無法擴張導致心博出量減少。

如上所述引起休克的血液動力學變化多端。所以正確的治療應先確定診斷。若碰到休克就灌水未免太簡單，有時甚至是禁忌。

出血性休克 (hemorhagic shock)：多發性骨折合併的休克多半是總血量太低所致。失血有時顯而易見如流血、骨折處腫脹，但有時看不到如膽破裂、肝破裂等，任何股骨骨折或骨盆骨折合併多種骨折及汽車車禍的病人都必須將休克列入考慮。仔細的監視血壓、心跳、中心靜脈壓及尿量可及早診斷。治療目標就是增加血量，以維持組織血流。休克的血液動力變化是包括原因和代償。所以將血量增加到正常對多處創傷的病人並不足夠，例如在出血性休克患者，必需給予超過原來的血液量才能維持多傷組織的血液灌注 (tissue perfusion)，所以治療的目標應放在血流力學的平衡。

體液補充 (fluid replacement)：須在病人進入急診室立刻開始，失血性休克最優先的選擇就是輸全血。如病人血容積 (hematocrit) 大於35，可以先用血漿代用品以增加心博輸出，但若小於35，則必須盡速輸全血。

全血 (whole blood)：在很嚴重的休克且病人很危急時，輸血是十萬火急的。此時得到血液的時間變成最重要的因素。到底最快要多久的問題就產生了。

從血樣送到檢驗室開始， 若是做標準的血型分析、 交叉試驗（type and cross match) 需時六十分鐘，如此輸血很少安全度可達到99.9%。

如果只作「立卽交叉試驗」(stat crossmatch) 只需要15分鐘，安全度仍有99.8%，在最緊急的情況，只作 A. B. O 和 RH 分析只需十分鐘，而有百分之九十九的安全度。顯然並不理想，但在緊急情況時可以救命。

右法「全能輸血者」(universal donor) 或血型「O」RH(一) 陰性的血並無比較快且較不安全，目前已不使用。若不是非常緊急的情況，最好還是經過血型和篩檢(type and screen)，此法需要一小時，可以篩檢 (screening) 患者的血清內是否對抗血球的抗體，如此就能確定血型和血液種類，甚至不經過交叉試驗（安全度百分之九十九點六），若時間許可，可以再做交叉試驗更增加安全性。

正規的檢驗下，輸血反應很少發生。最常見的是發燒和皮膚疹，只要停止輸血卽可，癒後極佳。溶血現象很少發生，通常都是在檢驗上發生錯誤， 若引起急性腎衰竭， 則癒後極差， 其他原因有細菌污染，溶血儲存不良、氣體栓塞等，幸好都很少發生。

大量輸血（一天內輸二十單位以上）造成特別的問題，死亡率從百分之十至八十，依創傷程度和種類而定。血庫存血含有定量的酸，會造成酸血症。其次它缺乏第五及第八對凝血因子和血小板，需要補充，其他如低血鈣症，體溫過低，檸檬酸鹽、鉀、阿摩尼亞過量等。

在出血性休克時,全血雖是理想的輸液，但在價錢、取得的難易及可能的輸血反應，使醫生傾向使用血漿擴張劑 (plasma expander)。類晶物(crystalloids): 生理食鹽水、乳酸林格爾溶液是兩種常用的血漿擴張劑。兩者在急診處都很多而且使用時不需做交叉試驗。除非失

血很多否則應優先使用，尤其在血容積 (Ht) 大於 35 時可稀釋血液增加微血管的灌流。

有人擔心當大量的乳酸鹽或氯離子注入一個重創的病人，酸鹼平衡會受到影響。但最近的研究指出大量生理食鹽水或林格爾注入血量減少的病人並不造成傷害。血內乳酸濃度的增加和注入的乳酸量並沒有關係。而大量的氯離子注入體內引起暫時性的血氯離子升高並不會有不良的影響。

用類晶物治療休克患者時，必需避免過量的輸入液，否則會造成肺部併發症，有時在大量輸入液以後，需用利尿劑來幫助排泄過剩的水份。

在選擇上無論是生理食鹽水、乳酸林格爾或百分之五的葡萄糖都可以用，有人認為乳酸林格爾除了增加血管內血量及組織液量外還帶入大量 lactate，而休克的病人 lactate level 已經上升，再注入大量乳酸是否有害，可是實驗顯示當組織灌流增加時 lactate level 就降低，和輸入多少 lactate 並無關係。而百分之五的葡萄糖適用在心肺機能不全的病人。五公升的生理食鹽水或乳酸林格爾含鈉 750mg，年紀大的病人常難以負荷。不管那一類的輸入液，有百分之九十到最後都滲入組織間液，所以單以血管內血漿量的增加而論，膠液 (colloids) 要比類晶液較為有效。

膠液(colloids) 基本的膠液輸入液是百分之五的白蛋白 (albumin) 和右葡萄聚醣 (dextran)。膠液和類晶物在對心臟血管系統反應的比較研究，都支持在失血性休克使用膠液較優。比較百分之五，五百西西的白蛋白 (albumin) 或右葡萄聚醣 (dextran 40) 和百分之五，一千西西的葡萄糖液或林格爾氏液(Ringer's lactate)都顯示著膠液可增高心臟指數 (cardiac index) 動脈壓、中心靜脈壓、氧消耗量和血量

種種的數值。膠液會顯著增加血液力學效果，幾達類晶物四倍，在各種不同的膠液、右葡萄聚醣可說是回復血漿容積最有效的東西，甚至比全血效力還大，當然要增加氧的輸送還是依賴紅血球，在這一點上全血當然最佳，特別是血溶積小於30以下時，需賴全血。

藥物治療──血管收縮劑與血管鬆弛劑之比較

既然休克首要指標是低血壓，且病人對治療的反應也是以量血壓為主，所以好像用血管收縮素來矯正低血壓才是邏輯的推想。事實上血壓雖是休克的重要徵象，但血液流動反而比血壓還更需救復的血流力學（hemodynamic）特徵。

在失血性休克時，心輸出量下降，周邊阻力上升，是在犧牲周邊血液的灌流情形下來企圖保持血壓，減低灌流則導致乳酸（lactate）上升和代謝性酸中毒。用血管收縮劑（vasopressor）外表上血壓上升，但因周邊血管床收縮，反而減低其灌流情形，並且增加心臟工作量。另外可用血管鬆弛劑如 α-blocking agents 來降低周邊的血管收縮並且增加血流量，這種用法亦有人倡議過。最近有人研究血管收縮劑（vasoprossor）、血管鬆弛劑（vasodilator）和類固醇（hydro-cortisone），結果都模稜兩可，仍無定論。

類固醇在劑量 5 到 50mg/kg之間是沒有什麼血流力學價值。血管收縮劑會使動脈血壓上升，但卻不增加心臟輸出量。血管鬆弛劑大大減少血管周邊阻力，但對心臟輸出量和血流沒啥影響。

這種 α-blocking agents 之血管鬆弛劑，除非在心臟血管系統已供足灌流液時用最好，否則一旦使用，會產生嚴重低血壓，而減少心臟及腦部的血流循環。

我們的結論是：血管鬆弛劑、血管收縮劑和類固醇在治療失血性休克價值上仍不確定，若需要持續性輸液補充時，使用血管鬆弛劑可

以降低其中心靜脈壓乃其優點。

失血性休克的測量：在失血性休克病人開始補充輸液時，當然需隨時注意復甦的情形，首要是量動脈血壓，輸液治療若有反應就表現在動脈血壓上面。同時中心靜脈壓和血容積及小便量三者需同時測量。

中心靜脈壓（CVP）：中心靜脈壓只是反應著心輸出量是否伴隨著血量回復的一種指數。如果心臟不能輸出身體所需的血液量，則中心靜脈壓會上升，中心靜脈壓導管應放在右心房而不應放在右心室。挿中心靜脈壓時最好由鎖骨下靜脈進入，導管放入後，外面以三叉導管固定，中心靜脈壓數值 5 到10公分水柱(cm H_2O)表示正常。15cm H_2O 則爲正常值的極限。中心靜脈壓若大於 15cm H_2O 則表示卽將發生肺水腫的徵象，所以在輸液進行時， 一旦中心靜脈壓達到 15cm H_2O，則點滴量需馬上減少，如果此時動脈壓仍無回復 （卽中心靜脈壓高而血壓仍低）， 需挿入 swan-gane catheter 測肺動脈楔壓（pulmonery wedge pressure 卽 P. W. P.），如果血壓低，肺動脈楔壓大於十九釐米汞柱，則可給血管鬆弛劑或 cardiotonic agents, 如毛地黃或 calcium。

血容積 hemotocrit： 血容積小於百分之二十五時 ， 輸液需給全血，理想上血容積應維持在三十到三十五百分比之間，以維持微血管血流的循環。

小便量：要保持每小時二十西西但不可超過四十西西，如果血壓已回復，小便量仍少，可給利尿劑以確定腎功能完整。給 lasix 或利尿劑時需小量漸進，防止大量利尿，使體血量減低太快。如果每小時小便量大於四十西西，則輸液需減慢速度。

在急救過程，其他檢查如心電圖、胸部X光照射、電解質和血液分析都是必需視爲常規。在急性期血液分析是需要的，此時乳酸可做

為組織灌流的情形，若灌流不佳則乳酸上升產生代謝性酸中毒，可用碳酸來中和。

　　一旦患者病情穩定下來，此時點滴量就要小心，以免過度給予產生肺水腫的併發症。水給太多可用利尿劑排掉組織間質內的水份，如果點滴量並未給太多，可用 colloids 如 salt-poor albumin 或 dextran 40使多餘組織間質水份重新分佈進入血漿內，再由利尿劑排掉。至於何時使用利尿劑，何時使用 plasma expanders？如果已發生肺水腫，當然先用利尿劑。如果仍存在著低血壓或失血性的情形兩者要同時用，一方面增加血漿擴張劑，增加血管內液體容積，一方面用利尿劑排掉組織間質的水份。

　　敗血性休克：敗血性休克的特徵是循環正常，心跳快，但心輸出量不定，周邊阻力低，血壓低，這些現象是因為發燒以及增加代謝而引起心臟負荷增加。

　　同失血性休克一樣控制流血的來源，敗血性休克也需控制敗血的來源，即要包括擴創術、灌洗，和適量抗生素。

　　第一步治療敗血性休克同於失血性休克，使周邊血液循環增加，可用林格式液和膠液，先恢復血量，同時量中心靜脈壓防止血量過量。再配合類固醇如 pexamethasone 或 methylprednisolone，亦有人建議用葡萄糖、血管鬆弛劑和 total body washout 等等方法。至於用類固醇這個方法頗有爭論。動物實驗顯示，敗血性休克體內有大量內毒素，用類固醇可大大增加存活率。雖然類固醇作用機轉並不完全清楚，但臨床上，在其他方法急救無效時，使用類固醇證明有顯著效果。劑量方面 methylprednisolone 可一次使用 30mg/kg，然後每六小時再給 1000mg 一直到第四十八小時才停藥。

　　心因性休克：心因性休克發生於血漿容量正常，但心輸出量減

少，中心靜脈壓上升，肺動脈壓和脈動脈楔壓上升，低血量和少尿等
情形。治療方面需仔細給予輸液加上給毛地黃，要小心防範輸液給的
太多。

　　類固醇治療法：用於心因性休克的劑量與敗血性休克相同，但在
心因性休克，類固醇成效不佳，當初被使用是因類固醇可有輕微血管
鬆弛效果，此致周邊阻力減少，並增加周邊的灌流，但臨床上效果不
是非常明顯，故不能依賴此藥。

　　血管鬆弛素：實驗研究 α-腎上腺神經阻斷劑，可降低周邊阻力，
增加組織氧量 (PO_2)，減低肺動脈壓及肺動脈楔壓。再強調治療還是
需要針對心臟本身的疾病，才能成功。

　　心包阻塞——任何病人若有穿刺性胸部傷害和低血壓，需考慮心
包阻塞發生的可能性。一旦血液在心包內累積增多，每一個心房心室
就會受這些血液由外面壓迫，導致每一次心輸出量減少，隨著心輸出
量減少，心跳增加，中心靜脈壓上升和低血壓。這種併發症較少見，
易疏忽掉，故死亡率高達百分之六十五。

　　診斷方面在有胸腔傷害的患者，伴同有心跳增加，心音聽不清，
頸靜脈怒張和低血壓時需抱高度懷疑此症，然後再藉胸部X光和心包
膜穿刺來證實。

　　治療則需開胸手術加上補綴心臟上面的裂傷，並將心包膜減壓。
一旦診斷需馬上開刀則不可延遲。等待開刀時可給血漿擴張劑，即使
中心靜脈壓已經上升，血量虧損確已補足仍需給予補液，如此可將存
活率由百分之七十五提高到百分之九十五。

　　心跳停止——在多發性外傷，最終併發症就是心跳停止，這是各
種不同型休克的終點，亦偶而是呼吸衰竭引起缺血的結果。急救方法
及治療，是在心跳停止時，立刻實施心肺甦醒術。

II.　急性呼吸窘迫症候羣

在外傷休克後呼吸衰竭的症狀，常因牽涉複雜致病因素而混淆，某些因素以各種不同的方式侵犯肺部，如肺栓塞，胃內容物的吸入，與溫度水份供給或心臟衰竭有關的肺水腫，粘液栓塞引起的呼吸道阻塞和肺炎。　然而有一種特殊的症狀在受傷之後引起，　以前有各種不同的名稱如肺休克　(shock　lung)、　外傷性潮濕肺 (traumatic　wet lung)、肺挫傷 (pulmonary contusion)、呼吸衰竭症候羣 (respiratory distress syndrome)、急性呼吸窘迫症候羣(ARDS)、呼吸器肺(respirator lung)、出血性肺膨脹不全 (hemorrhagic atelectasis)、肺部小栓塞 (pulmonary microembolism) 和脂肪栓塞(fat embolism)。最典型的症狀是發生呼吸衰竭、合併呼吸加速，雖增加吸入氧氣濃度但仍有動脈低氧症。

脂肪栓塞症候羣 (fat embolism syndrome)，在骨科醫師較常見到。而以急性呼吸窘迫來表現，長久以來是一種外傷後不易明瞭的併發症。過去的治療不一致，效果不佳，死亡率在百分之十至百分之八十之間。以前都在注意脂肪栓塞的角色、產生的地方，和產生症狀的作用和方式，這方面的問題並未完全得到了解。

近年來已逐漸明白，卽使病因不同，呼吸衰竭在脂肪栓塞的罹病率和死亡率，佔有決定性的角色。因此有更清楚的病理變化和更進一步的認知，卽脂肪栓塞症候羣，也可能發生在沒有骨折或脂肪栓子的時候。脂肪性栓塞已經被歸類於與外傷有關，而侵犯呼吸系統的疾病羣。而對於脂肪代謝的注意力也漸減少，治療主要針對低血氧症。這種注意力的轉移與存活率的增加相呼應。脂肪栓塞症候羣應該引用與骨折有關的急性呼吸急促的名詞較佳。但要注意的是，這包括了眞的

有脂肪栓塞的病例和脂肪栓子未被證實的病例。

　　病因（pathogenesis）：儘管治療脂肪栓塞症候羣的進步，但其致病原理並不清楚。最初有人認為中性脂肪粒（neutral fat droplets）在骨折部位移行到肺部和腦部，使血管阻塞造成局部缺血。機械性的肺血管阻塞被認為是急性肺心症的主因。其後的報告則強調，脂肪酸在造成典型肺部病灶的毒性角色，其治療則指向阻止中性脂肪的分解或加速其吸收。

　　最近較為學者接受的是，致病原因很多，但在肺部組織病變是一致的。中性脂肪粒由受傷部位移行到血流中。這在處理長骨的外科手術才發生，而發生在骨折後的假定也可能是正確的。然而測量脂肪栓塞症患者血中的三酸甘油脂（triglyceride），並沒有一致性的增加，則說明了一種事實，即由骨髓管釋放出來的脂肪體積並不是產生肺栓塞的唯一因素。測量中性脂肪的大球體（macroglobules）時，發現直徑超過10微米的脂肪滴數目，有顯著增加的現象，說明了只有某些與外傷有關的因子出現，會促長脂肪大球體凝集成更大的脂肪滴，而不易於被肺所濾出。對肺部的傷害導因於，中性脂肪栓子的機械性阻塞和從栓子中分解出的游離脂肪酸（free fatty acid），所引發的化學性炎症變化。

　　肺部的病理變化所知較清楚，最初會有整片的充血，和肺膨脹不全，尤其是在下葉。在顯微鏡鏡檢下，在小的肺血管會有脂肪血栓，有些靜脈和微血管擴大及早期間質水腫。在侵犯後18到72小時之間，這種變化變的更嚴重。整葉的出血性變化，在顯微鏡下會有靜脈充血，間質水腫，支氣管周圍和血管周圍出血，肺泡內出血和水腫，產生玻璃樣膜（hyaline membrane）在病人症狀惡化後發生支氣管肺炎，所有這些症狀，除玻璃樣膜之外，都是可逆性的，而且在病人復原後

不會有呼吸方面的損害。

　　病人特徵：高危險的病人，主要是在較年輕患者，和有多處骨折，或下肢長骨骨折。典型的徵候和症狀，發生在受傷後24到72小時，但實驗數值（laboratory finding）的變化可能更早發生。出現的症狀和徵候是呼吸加速，心博加速，發燒和中樞神經系統的變化。點狀出血是典型的症狀，在其他徵候出現後發生，在腋下、胸部、眼結膜最明顯。呼吸聲降低而細囉音（rales）可以出現，但在早期較不明顯。

　　實驗數據（laboratory data）：最明顯的實驗數據，與呼吸系統有關。動脈氧分壓下降（小於五十五毫米水銀柱），增加呼吸道阻力，肺擴張度逐漸降低，和有肺部動靜脈分流的跡象，可能有早期代謝性鹼中毒，隨呼吸衰竭的惡化，而變成呼吸性酸中毒，診斷和治療必須根據這些資料。

　　有許多其他實驗方面的異常被描述，大多數仍不明確，暫時的或不一致的。尿液和痰液中的脂肪是典型的例子，在百分之五十或更少的病例中出現血清中膽固醇、三酸甘油醇、磷脂質、脂蛋白和脂肪酶的變化，但這些發現的存在及其代表意義仍有爭執。貧血、血小板數目降低和凝血不正常的研究，在某些報告曾提出是一種可靠的診斷依據，但也有人反對這種說法。一般而言，如果只考慮治療其併發症，以動脈氧壓作為治療的指標或治療效果的評估是最有價值的。其他的資料主要是用於臨床研究的方法。當處理一個具有可能致命的併發症時，如果只依靠遲發生的，不常見或不一致的徵兆，症狀和實驗報告是很危險的。

　　治療（treatment）：不管實際的病因如何，脂肪栓塞症候羣的治療，主要在於呼吸衰竭和缺氧的治療。一個有多處骨折的病人，如果有心博加速、發燒、呼吸加速和方位知覺的喪失之主要徵兆時，當時

應立即做一個血液氣體分析(blood gas)，而且如果動脈氧分壓低於五十五毫米汞柱，而病人沒有慢性阻塞性肺病時，診斷就可以證實了。治療的目標是糾正血氧過低，而保持動脈血氧分壓到可以生存的程度（大於五十五毫米汞柱）一段時間，使肺部能夠復原。期間大約在二或三天到二或三個星期，時間長短端視於有效治療的開始，和最初侵犯的程度。

液體(fluid)補充：當懷疑是脂肪栓塞時，靜脈插管和液體的給予應當立即開始，百分之五葡萄糖水應以慢速開始給予，要注意避免液體過量，事實上它可能是潛在問題的重要部分。在復原期間液體量完全再檢查，將可點出過度輸液的可能。經常會有大量類結晶液給予，導致不正的水平衡和過量肺部水的蓄積。要致力於控制液體輸入量，調整到保持動脈壓力在正常範圍，保持血球容積大於百分之三十。中心靜脈壓在七到十五釐米水柱之間，而尿量在每小時 40ml 以上。

氧氣(oxygen)：動脈血氧濃度顯著降低的機轉，是由於通氣量和灌注量(ventilation-perfusion)的不平衡和動脈靜分流(arterio venous shunting)。肺泡部分充滿液體或脫屑細胞，而不完全通氣，同時血液灌注也不完全。當肺泡單位變成完全封閉，持續的血液灌注造成由右到左分流的結果。要增加動脈血氧濃度，這些存在的狀況在處理氧氣的給予時應加以考慮。

在最初嘗試由氧氣面罩給予，大於50％的氧濃度是值得的。動脈氧濃度必須密切追蹤，以保持其濃度在 70mm Hg 以上。間歇性正壓呼吸(intermittent positive pressure breathing)是一種有效的輔助器，而且是一種相當簡單的方式，加上輸液限制，可以有效地處理病人。由通氣的肺泡中，可獲得的氧氣濃度增加。某些分流的效應可被變通

使用。

當 PaO_2 由以上方法無法保持在 70mm Hg 以上，應使用器械性輔助呼吸的密閉系統，爲達此目的，病人在必要時要實施口腔或鼻氣管挿管， 可使用體積循環式， 具有間歇性正壓呼吸的呼吸器， 所使用的氧濃度保持在百分之四十。如果血氧分壓顯示低血氧無法解決，濃度不可調到百分之五十以上，除非其它糾正低氧血的方法已嘗試過了。使用氧濃度增加到百分之五十以上，將帶來額外的危險，如長期濃縮氧氣使用與玻璃膜形成有關。

呼氣終期正壓呼吸 (PEEP)：用呼氣終期正壓呼吸輔助機械性呼吸，降低肺內分流，而造成 PaO_2 增加而不需增加使用的氧氣濃度。PEEP 的作用在於使組織間肺部水份轉移至微血管中， 增加功能 性餘氣量 (funtional residual capacity)， 以避免呼氣時空氣空間的塌陷，增加呼吸道的直徑， 減少呼吸道阻力，和降低肺泡內微血管血液血流，可促使改善通氣灌注比例。當然， 可能會因使用 PEEP 造成再發性心輸出量降低，可能對於增加的 PaO_2 輸送到組織的有利效應，產生負面影響。幸好當循環系統已定穩，PEEP保持在 5—10cm H_2O，則對心輸出量的影響， 並不會嚴重到對最終組織灌注有影響 。 早期有使用 PEEP 發生肺泡破裂和氣胸的報告， 與使用狹窄管子開口有關。這可能在病人咳嗽或突然呼氣時，造成瞬間的 PEEP 升高而引起， 若先在呼吸器上先設定最高壓力，可減少這種併發症的發生。如果病人的肺彈性降低，而在使用 IPPB 和百分之五十氧氣時仍有嚴重的缺氧，使用PEEP是值得的。

類固醇：用類固醇治療脂肪栓塞症候羣，數年前主張，使用在對保守支持性療法無反應的病人身上， 最初報告是基於臨床經驗，在治療時使用 hydrocortisone， 其有效的原因推測是，它具有對溶小體胞

膜 (lysosomalmembrane) 有穩定效果，抑制消化性酵素的釋放，因而降低肺部的發炎作用。一些陸續發表的臨床報告，仍提出證明，支持 hydrocortisone 對此種症候羣的確有效，但作用的機轉仍不清楚，類固醇的使用劑量，與治療敗血性休克相同劑量，solu-medrol (methyl predinisolone succinate) 是以 30mg/kg/day 的劑量分成四次給予，治療愈早開始愈好。類固醇的使用要繼續直到不需呼吸器而 PaO_2 在 70mm Hg 以上。當類固醇可以停用時，一種低劑量的時間表包括最初劑量用靜脈給予 125mg solu-medrol，再續以 80mg 每六小時給予一次，使用三天。這種劑量使用於治療計畫中，有百分之百的存活率。

利尿劑 (diuretics)：急救時要用大量輸液，一旦血液動力平衡恢復，變成有過量液體存在。外傷後出現急性呼吸窘迫的患者，應仔細地檢查其輸液治療，包括輸入量和排出量，常可出現正的水平衡。研究顯示，正的水平衡程度，與肺泡動脈氧差的大小有關。理想上急救過後，必須更致力於達到負的水平衡。在這些病人常因急救時過多輸液補充而出現肺水腫，這種問題是治療範圍內的一個重要部分。

一旦脂肪栓塞症候羣的診斷，由動脈血氣分析，顯示 PaO_2 低於 50mm Hg，而得證實，氧氣和呼吸器立卽開始使用。如果病人的血液動力狀態已穩定，靜脈給予 furosemide 40mg。其後，尿輸出量、血壓，和動脈氧氣狀態，必須隨時小心追蹤評估。有些報告指出，使用利尿劑，快速損失液體，將導致休克狀態、血壓下降、腎臟血液灌注降低，和環利尿劑 (loop diuretic) 的效力降低。但若有跡象顯示正的水平衡，利尿劑將有效地排出過多的肺部水分而很快地改善肺泡動脈的氧差，肺彈力的動脈氧濃度，如果 PaO_2 在使用50％濃度氧氣，無法保持在 60mm Hg 以上時，利尿劑可以在24到48小時內重覆二到

三次。

　　呼吸的支持（respiratory support）：爲維持呼吸的穩定，病人必須以軟而具有袖袋（caffed)的口腔氣管內管，或鼻氣管內管挿管，接到體積控制的呼吸器。最初呼吸器可以自動廻旋，來確定適當的通氣量。氣管挿管放置的時間長短不一，但以不會傷害到聲帶爲度，如果挿管留置要超過七天，則建議實施氣管切開術(tracheostomy)，選擇性支氣管切開術的危險性很小。當治療嚴重的病人，何時才能將呼吸器終止的問題。最初呼吸被定位於所需要的循環，而動脈氧氣需加以評估。如果 PaO_2 保持在 70mm Hg 以上，則病人可以除去呼吸器30到40分鐘，而同時由氣管內挿管給予百分之四十的氧氣。更進一步，如果呼吸速率保持在 20 到 25 之間，而動脈氧濃度仍維持著，則病人可以保持不用呼吸器，而可以在 12 到 24 小時之後拔管。如果漸漸再顯示有殘餘的呼吸衰竭，如呼吸速率增加，PaO_2 降低，或 $PaCO_2$ 增加，則要再暫時使用呼吸器。拔管後濃度增加的潮化氧氣，和間歇性正壓呼吸，應給予24小時來維持其復原。

　　其它治療方式：脂肪栓塞症候羣的治療史有許多治療方式，都有報告支持其改善存活率，近些年來最流行的是以不同方式給予酒精、heparin 的使用及 dextran 的注入。主張使用酒精是因爲它是脂肪酶的抑制物，更進一步相信它有降低肺部的發炎反應，由於它能阻止中性脂肪分解爲脂肪酸，雖然這種想法相當吸引人，但在實驗上，這種效應並未完全定案，而在某些臨床系統，靜脈給予酒精的效果仍模稜兩可。

　　肝素（heparin）：有報告指出可增加脂肪酶活性，而造成血漿中，大分子乳糜的降低。由脂肪酶活性，而放出自由脂肪酸，其效應值得商榷，因爲脂肪酸可能進一步造成血小板凝集，而紅血球聚合。很少

有實驗報告提出 heparin 對這種情形顯示出有利的反應。

低分子量五碳醣類： 能降低紅血球和血小板凝集， 降低血液粘度，和可能增加經由肺微血管的血流，因此併用 dextran 的併發症和理論上的好處是無法相比的。

III. 凝血病變 (Coagulopathyies)

一羣知名的病變， 被冠以不同名稱， 如散佈性血管內凝血病變 (disseminated intravascular coagulation 簡稱 DIC)、缺少性紫斑症 (thrombotic thrombocytopenia purpura 簡稱 TTP)、血管內凝血纖維溶解症候羣 (intravascular coagulation fibrinolysis syndrome 簡稱 ICF) ，這些都在血管凝集系統中， 血管活化之因子，發生質或量上的變化，臨床上，這些病變顯現出血小板減少，或凝血纖維原降低，導致威脅生命的大出血。這併發症，通常併有一些內在情況，因此任何方式的治療，必須先考慮這些內在情況。

消耗性凝血病變 (consumption)： 在一些病人，如大腫瘤， 失血性休克，溶血性輸血反應，過敏性反應，脂肪栓塞及敗血症，主要由於革蘭氏陰性菌，但亦包括革蘭氏陽性菌，立克次體，寄生蟲和濾過性病毒感染，併發於本身惡性病 (malignancies)，也爲眾所知，偶而亦爲懷孕之併發症，基於這些診斷基礎併發症男女老少皆可發生。

血液過度凝集，導致血小板聚合，或血栓子出現在循環血流中，血栓之程度顯示，凝因子之消耗，當這些重要因子降至一定程度，血液無法凝固，而開始流血，如果補充了缺乏的因子，則是否增加了血管的凝固，若有人試著阻止凝固，則是否可能導致更多流血，這問題至今尚未得到解答。

血液凝固的機轉，是由多數的因子之間相互作用而達成。血栓在何處被引起，和疾症的過程有關，例如受創傷，其進行是由血管床之

受傷開始，　由於直接血管裂傷，　或由於間接的循環毒素（包括細胞的，化學的，細菌的，或濾過性病毒）皆可引起，血管內皮受傷，引起血小板粘連，而形成血小板之栓塞，而血栓是否逐漸變大則視流速而定，血管內受傷之程度，和血管內止血抑制劑的多少有關。

血流速率，是形成阻塞性栓塞的原因之一，尤其在下肢靜脈中，這個局限性的凝固問題，很少引起凝固因子降至可測出的程度。局部組織損傷，釋放凝血活素 thromboplastin，或凝血活素的物質 thromboplastur 於血中。凝血活素在因子Ⅶ和鈣離子活化凝血因子Ⅹ，這個被活化的因子Ⅹ和因子Ⅴ，血小板和鈣離子可使 prothrombin 轉變成 thrombin，而它可催化凝固的進行，一旦凝固開始進行，過度凝集（hypercoagulability）會轉變成缺乏凝集（hypocoagulability），是由於凝集因子和血小板之消耗，而纖維蛋白溶解系統，也由 plasminoger 之活化劑而被活化，導至典型的流血，並增加纖維退化的產物。

凝固變化中重要的一點是，因子Ⅹ的活化，和抑制劑抗凝血酶Ⅲ之量的相互關連，增加活化的因子Ⅹ之量可增加活性，由內皮網膜系統之除去或減少，和抑制劑之結合而降低活性，以上任何步驟皆可增加血液的凝固狀態，如病人服用避孕藥則會降低抗凝血酶Ⅲ之量，也會增加栓塞之傾向。病人接受例行之手術亦會降低抗凝血酶Ⅲ之量，也會增加栓塞之機會，回復的步驟顯然包括降低活化因子Ⅹ之機轉，和增加抗凝血酶抑制劑之效用。

IV.　散佈性血管內凝集病變

(Disseminated intravascular coagulation 簡稱 DIC)

血液在過度凝集的狀態，臨床上可能沒有什麼重大徵兆，但是當病人有一般的刺激如敗血症、脂肪栓塞，或大量組織損傷的產物，則散佈性的小血栓可能發生，DIC 的臨床表現，在過去二十年內，已知

有增加之趨向，且診斷之能力亦提高。

　　診斷：臨床表現可能不同，從小流血傾向，至突然的急性大出血，後面這種情形常形成臨床上棘手的問題，而導致病人的死亡。最危險的情形包括胃腸道大量出血，打針之針孔及開刀傷口之出血不止，多發性的血管內微小血栓，阻塞重要器官的微小循環，而導致其缺血變化，在大腦內可變成抽搐或昏迷。腎小管或皮質壞死，會導致少尿或無尿，在大部分嚴重的病例，全由於循環衰竭，而導致不可回復之變化，而死亡，當這個步驟進行時，則大量消耗血小板，凝血酶元，纖維蛋白原和因子Ⅴ及因子Ⅶ，纖維的退化產物則加速這些基本變化，可用在檢驗上來確定診斷。

　　實驗室之檢驗：臨床檢驗 DIC 粗略的分為四部分：

　　㈠降低了凝血因子及血小板之量。

　　㈡血清中出現了凝集產物如纖維微小栓塞。

　　㈢纖維溶解能力增加的證據，包括出現纖維退化的產物。

　　㈣去纖維化的結果如紅血球的碎片。

　　最直接的證據為，血中出現微小的栓塞，不幸的是，這些很快的會被網狀內皮系統清除，而很少出現，甚至在死後之檢驗報告，亦只有 50%，甚至更少的病例，出現微細血栓。

　　通常的檢查為標準的篩檢（standard coagulation screen）包括血小板之數目，凝血酶之時間，部分凝血活素時間和凝固時間。在最近已可做纖維蛋白原和因子Ⅴ及Ⅷ之定量測驗，若在血清內加入 protamine sulfate 可形成纖維蛋白之單體物 monomer，則表示血管內有血栓。而凝血酶時間測驗，則反應出纖維蛋白原和抑制劑之量，測定纖維蛋白分解產物（fibrin degradation product）的特別方法也很敏感，但像其它檢驗一樣對 DIC 並不具特異性。

雖然單一的檢驗不能確定診斷 DIC，但全部合起來，卻為極有力之證據，進而從事一連串積極的治療。

DIC之治療：DIC 總是會併有一些根本的病變，治療必須直接針對去除原來的病因。這些可能為治療失血性休克，抗生素控制感染，或對壞死組織行擴創術，如果根本原因解除了，則 DIC 通常亦會自動消失，但若根本疾病無法控制，則必須盡力治療凝血病變，如前所述問題是試圖糾正大量出血或是控制血管內凝血。

第一為補充缺乏的凝血因子，如纖維蛋白原，血小板和富於第Ⅷ因子的 cryoprecipitate，或許可以暫時控制出血，但是也有一些例外，這種治療只是暫時性措施，但可能因進一步增加凝固，消耗更多凝血因子，活化了纖維蛋白溶解現象，而使病變更麻煩。

在過去肝素曾經被用於治療 DIC，一些研究顯示肝素的使用可使一些實驗數值回復正常，雖然如此臨床的症狀和死亡率並未改變，事實上出血的現象可變得更嚴重，因為 DIC 和根本病變有關，因此很難判定治療結果，是因為肝素或病變的自然過程，或因其他治療而引起的。當然用肝素治療要非常小心。且當流血是因為去纖維蛋白化，而引起才使用的，而不是在開放性傷口，或其他地方有病變時使用的，當決定使用肝素時，應小心的用靜脈注入，並常常測定纖維蛋白原之量，血小板之數目，和臨床上的反應，以凝血酶之時間 (one stage prothrombin time) 來評估是很有價值的，因其在 DIC 時會延長，但對肝素之使用則不會延長。凝血纖維原時間縮短可判定為 DIC 引起，測量 FDP，對測定肝素之量亦有幫助，因為凝血因子之間複雜的關係，無法對肝素使用的劑量做定論。

有人建議以 EACA (E Aminocaproic acid) 來抑制纖維蛋白溶解，以降低局部血塊溶解，來控制流血，不幸的 EACA 的使用，在

某些病例形成局部血栓，而某些則纖維蛋白聚集在腎絲球，EACA在原發性纖維蛋白溶解 primary fibrinolysis 之病例可使用，但這些病人很少，其他的病例如要使用，則建議與肝素合併使用，以防止血栓的併發症。

原發性纖維蛋白溶解現象：原發性纖維蛋白溶解現象的臨床表徵和 DIC 而引起次發爭纖維蛋白溶解現象相似，如病人無根本病徵則可懷疑之，切記它是很少有的，實驗數據對鑑別診斷它和 DIC 有幫助。

治療這疾病可以用 EACA 來抑制纖維蛋白溶解，因爲這病例少，治療時必須小心形成血栓的危險性。血栓性血小板減少性紫斑 (thrombotic thrombolcytopenic purpura 簡稱 TTP)，是一種消耗性疑血病變，且可和 DIC 作鑑別診斷，因其或多或少專門消耗血管內之血小板，而不是凝血因子，血小板的聚集活化了凝血系統，而造成 fibrin 產生，這樣會刺激纖維蛋白溶解的活性 (fibrinolytic activity) 而引起大量出血。

與其他消耗性凝血病變 (consumption coagulapathies) TTP 的死亡率比較高，而且治療都需要靠經驗。在這些治療方法中，效果最好的要算用類固醇 (predrisolone 60mg/天，和抗血小板物如 ASA, dipyridamole, sulfinpyrazone)，和肝素。脾臟切除是一種補助性治療，但因爲有出血傾向，故手術是一種禁忌。

V. 血栓靜脈炎、靜脈栓塞及血栓性栓塞

正接受骨折和軟組織損傷治療的骨科病人，靜脈系統引起發炎的情形相當常見，靜脈炎本身因爲非化膿性的靜脈炎刺激性發炎是最普通和良性的一種，因於上肢接受靜脈注射治療而引起。此情形只要休息，拔除針頭或靜脈內留置管，並予以抬高患肢及熱敷卽可痊癒。偶而會出現的敗血性血栓靜脈炎，無論化膿與否，都需積極的治療。至

於常因下肢或骨盆骨折，或下肢手術後發生的下肢深部靜脈血栓症，則為骨科醫師們更為關切的。因為局部發生的後遺症，譬如疼痛萎縮、慢性腫脹及潰瘍，會造成或多或少長期的困擾。最嚴重的併發症，是血栓逐漸擴大，並成為血流中的栓子，常栓塞於肺部，造成相當的罹病率及死亡率。因此在此併發症發生時，能早期發現，並且能多方的防患未然，成為相當重要的事。

敗血性血栓靜脈炎：多發性受傷病人，常需長期靜脈治療，且大多需要對局部靜脈血管，有刺激性的滴液，加上塑膠針管留置於靜脈內數天，使敗血性血栓靜脈炎成為相當高的危險因子。其潛在的危險在於未接受手術治療者，其死亡率達百分之百。

影響發生的因素，已有深入的研究，其發生的頻率，與留置時間長短成正比，最危險時間介於36至72小時之間，通常針管最好於48小時後拔除，另注射其他位置。遠端如有發炎病灶亦會加增留置針管處感染之危險。遺憾的是，敗血症的病人，常需長期的靜脈治療，故避免注射處發生靜脈炎，更需特別注意。

塑膠針管較易發生敗血症，故如可能，應儘量使用金屬針頭，但金屬針頭未必能完全預防敗血症的發生，故時常改變針頭的位置仍屬必要。某些研究曾建議，使用抗生素藥膏，敷於針孔處以防止細菌自表皮侵入，但研究數據仍無定論，在一雙盲試驗(double blind study)中顯示，抗生素藥膏對針管頂部細菌培養的陽性率，並無降低的證據。

因此預防在於三個因素，①打針部位需消毒清潔，打針過程需小心無菌的操作。②針頭或針管的位置，必需每48小時改變一次位置，最好能換另一手臂。③易使血管硬化的滴液須避免。如身上有某處感染，或有菌血症存在，則置針部位，必需嚴密觀察，發炎徵候的發生。

敗血性靜脈血栓炎的發生，可能在不知不覺中進行，但滴液治療引起敗血症時，大多局部首先出現靜脈炎的情況，此時如出現敗血症的全身症狀，包括陽性血液培養，而無明顯的局部感染時，便應想到此種診斷。

最初可以保守療法治療，包括拔除針管、熱敷、抬高患部，及使用抗生素。如48小時後仍無效，或血液培養仍然陽性，可於 bedside 行局部麻醉，探查發炎的血管，切除一段血管做培養。若是化膿性血栓靜脈炎，則需做更廣泛的切除靜脈。如無化膿，則單純的將栓塞的靜脈部分切除，加以適當的抗生素治療，即可控制此併發症。

深部靜脈血栓症（deep vein thrombosis）：敗血性靜脈血栓炎之常發生於上肢。接受靜脈滴液治療，相對的深部靜脈血栓症，常發生於下肢。其發生率無法確知，因為無法依賴臨床症狀，及徵候來診斷。髖部骨折後，血栓症的發生率約 15％到 48％，一小部分接受膝全人工關節置換的病人，未給予藥物預防的研究，其發生率約88％。所以可說其發生率相當高，且其發生率與研究者發掘其證據的努力程度成正比。不同的診斷方法，影響診斷的正確率，也可以解釋發生率的懸殊。篩檢方法正不斷的改進中，此也促成新近報告中較大的正確度。

病因學症（pathogenesis）：深部靜脈血栓症的病因仍只部分了解。雖仍無法證明，但目前認為被活化的凝血因子從受損部位釋放入血流中，這些因子易集中於血流較慢的部位，尤其是下肢擴張的靜脈，而被阻於靜脈中之瓣葉處。當此因子的濃度達到臨界限度，血栓就在此部位產生。此時血栓便逐漸朝循環方向擴展，除非某些抗凝血治療能夠開始。

大部分的血栓於脛骨靜脈，及比目魚肌靜脈竇（soleal sinses）處開始形成，往大腿部分伸展，其發生受下列因素影響：心臟搏出量減

少，血流減緩，肌肉鬆弛，靜脈曲張，及四肢固定。血栓可能於受傷時即開始形成，或在手術過程中發生，當考慮何時開始預防治療的時候，須考慮發生時間。

某些病人特別易發生深部靜脈血栓，包括有過靜脈血栓炎病史（特別是有肺部血栓併發症史者）、靜脈曲張症、肥胖、老年人、及罹患惡性腫瘤的病人。除了病人的特性外，好發因素包括，下肢及骨盆骨折，固定肢體，外傷性休克，或手術引起的休克，以及重覆手術等。對任何外傷病人，及有以上因素病人，必需考慮給予預防性治療。

診斷 (diagnosis)：典型的下肢深部靜脈血栓症的徵候包括小腿或大腿的壓痛、腫脹、患肢較溫，以及陽性的 homan's 表徵。如有二個以上的臨床徵候出現，血栓靜脈炎的診斷即可確立。然而臨床評估的可信度，與客觀標準的比較指出，單獨靠臨床物理檢查，會導致約 50％到 90％的病人誤診。因此，處理骨盆及下肢骨折的骨科醫師，必要了解一種新的測量靜脈循環的客觀方法，非侵犯性的檢查最為理想，但大多數此種檢查方法仍有些許準確上的不足。

電阻抗式體積描記法 (impedance plthysmography-IPG)，依照由於靜脈血栓，造成下肢靜脈血液正常的充盈，以及排空的受阻來檢查已使用多年。使病人做最大力量的吸氣，來增加腹內靜脈壓力，以減少來自下肢的血流，吸氣並且會逐漸增加下肢的血液量。呼氣時則此血液量急速減少，如有相當的靜脈血栓，不僅初時血液量的增加大大減少，而且呼氣時血流的排空亦相當的減緩。但利用呼吸來造成肢體血液量改變的方法，在極度虛弱的病人，及重度受傷的病人，實行時相當困難，所以此檢查已改變為使用充氣的袖口綁於大腿來做檢查。

綁於大腿中間的充氣袖口，約置於膝上約二英吋，病人躺於床上
將腿抬高約廿五至卅度，膝部內彎約廿度，以便使髁部約高於膝部十
至十二公分。連於體積描記器的兩電極置於小腿，兩電極約相隔十公
分。此袖口充氣至四十五公分水柱壓力，維持四十五秒以便有最大靜
脈擴張。壓力很快的放掉，以便獲得最快的血流速度，將初時血流的
增加，與鬆開充氣袖口三秒後之流速做比較。

　　評估時，將增加量做為減低量的函數，劃於圖上，並與正常值做
比較。體積的減少，在靜脈阻塞時會減少，並依阻塞的程度而改變，
而增加的血流方面，亦可能會減少。

　　IPG 與靜脈造影術（venography）之比較，顯示其應用於偵測出
身體的近端靜脈的堵塞血栓，約有百分之九十可信度。在近端靜脈的
非阻塞性血栓的偵測度，則稍低約百分之八十。小腿部位的靜脈血
栓，以此法偵測則較不可信，甚至於栓子甚大時亦然。因小腿血栓很
少會造成血栓的栓塞，故此種缺陷並不減低其品質。由病人的觀點而
言，此法為最簡單的方法，且為極好的篩檢方法。

　　超音波速度偵測法（ultrasonic velocity detection）亦為一侵犯
性，利用 Doppler 原理偵測，深部靜脈血栓的方法。血液中之流動粒
子，會使超音波頻率隨流速而改變。應用超音波方法，確實診斷需相
當的經驗，但一旦熟悉之後，其準確度幾乎與 IPG 相等。小的栓子如
不影響流速，則無法被探測出來，以在股靜脈及腸骨靜脈的大栓子，
其正確度最大。

　　碘一二五纖維蛋白原掃描（I^{125}fibrinogen scanning）：放射性纖維
蛋白原，與正常纖維蛋白原，一樣會加入形成中的血栓。在血栓形成
處放射線的增加，可被外部計數器偵測得知。此亦為一非侵犯性的診
斷方法。

I^{125} 纖維蛋白原半衰期爲六十天，放出 r 射線，並對於身體的幅射量較 I^{131} 少。 因 I^{125} 可被甲狀腺吸收，故可於注射前 24 小時服用 250mg 的（KI）碘化鉀來阻斷甲狀腺吸收。在偵測血栓的形成時，I^{125}纖維蛋白原，以單一劑量100微居里（microcuries），靜脈注射入人體，計數可由一小時後開始，並可於七至十天內任意重覆計數。沿著雙腿之股靜脈掃描，如某一點之放射量比鄰近點或對側腿之同一點高出百分之二十則爲陽性。

此方法可信度據報告約爲百分之九十。但此方法會因受傷部位，及最近的手術而影響結果。且大腿的近端或骨盆，較遠端的下肢可信度差。此具有臨床意義，因爲近端的血栓易造成栓塞。

上行性靜脈造影術，仍爲對深部靜脈血栓症最可信的方法，其缺點則爲一侵犯性檢查方法，病人常覺不舒服，且需有較好的X光設備。並且約有百分之三的病人，由此項檢查產生靜脈炎。此法較爲昂貴，且有些會造成過敏反應，及使血栓脫落成栓子的危險。然而其準確甚高，可做爲與其他方法比較的一個標準。

方法爲病人半坐臥式，將七十五至一百二十五西西的造影劑打入足背靜脈，一系列的正面及側面照X光，由足部至骨盆的表淺及深層靜脈均可顯現出來，靜脈管腔內出現造影缺陷，即表示血栓的存在。靜脈內未充滿造影劑，或異常的靜脈表樣不可即認爲是新近的血栓形成，因其可能爲急性阻塞，亦可爲陳舊性阻塞。雖然其可信度極高，但此方法較不方便，在臨床徵狀無法確定診斷，而冒然使用抗凝劑治療又有危險時，則靜脈造影術爲可行的確定診斷之方法。

預防（prevention）：對於倂發血栓性栓塞症的最好處置方法爲，預防深部靜脈血栓症的發生。最簡單及安全的方法爲，經由運動來預防，靜脈系統血液的淤積。重覆伸屈下肢，早期下床走路，已顯示對

於好發病人有良好效果。 相對的， 傳統的抬高下肢， 及使用彈性襪子， 雖可使靜脈血流速率增加， 但無法預防深部靜脈血栓的發生。對深部靜脈血栓預防的直接方法爲， 使用一種或多種的抗凝血物質。sodium warfarin (coumadin) 爲預防深部靜脈血栓最被廣泛研究的藥物， 此藥能有效抑止肝臟中合成第 II，VII，IV 及 V 因子而阻止凝血。然而 warfarin 對於已形成的栓子， 並無溶解的效果，它已被證明爲有效的預防藥物， 並對已存在的血栓， 有抑制繼續擴大的效果。

　　預防性的劑量是十五至二十五 mg 之 warfarin 作初次劑量， 使凝血酶元時間， 到達預定基準。 通常在三十六至七十二小時以後，hypoprothrombinemin 會達到並會 持續四至六天。 每天之維持量是5—7 mg 維持 prothrombin 在控制值之一點五至二倍， 在初次給藥時， 需每天檢查 (prothromin time) 一次， 而在達到穩定狀態以後，檢查之間隔可改爲每一至二星期一次。warfarin 最主要之併發症是出血， 故血容積、尿液、大便， 必須每隔三—四天檢查一次。

　　使用 warfarin 之禁忌爲， 有潰瘍病史， 肝病， 腦血管出血， 腎功能不全， 或出血性疾病， 如果有過量發生， 可以停藥或給予維生素 K5—25mg， 如果出血仍不停， 則可以輸新鮮的全血。

　　warfarin 的好處是， 可以有效預防深部靜脈血栓症， 但是會有出血的併發症發生， 二者之好處及壞處應詳加衡量。而且需要定期的試驗檢查。 通常在高危險羣之病人， 不考慮使用 warfarin 來預防。

　　肝素： 皮下注射小劑量之肝素， 已被用爲另一種預防血栓之辦法， 本藥和 factor X 抑制因子結合作用， 來中和 factor X 之活性，和降低 thrombin 之產生。這樣的作用又防止 fibrinogen 轉變成 fibrin,和 warfarin 一樣， Heparin 對已形成之血栓， 只能預防其擴大。

　　用在預防的情形下通常使用小劑量之肝素以避免出血，五千單位

之肝素以皮下注射後，每十二小時注射五千單位，間隔性凝血時間測驗乃必需，以保證凝血機能未有明顯之障礙，在此程序下出血之危險非常小的。當劑量增加到每八小時五千單位，出血之發生率就有明顯之增加。

使用肝素之禁忌與 warfarin 相同，當過量時肝素之作用能被 protamine sulfate 中和（100u 之 heparin 可用 1mg 之 protamine 中和）。

使用小劑量之肝素好處爲給藥容易，控制容易，無合併症發生，而在深部靜脈血栓之病人中，已證明了此用法效果良好，但在骨科患者的深部靜脈血栓，其有效性仍需有進一步的證明，小劑量之肝素使用於骨科病人，應該等到其他方法無效時才用。

dextran 40：低分子量之 dextran，本用來作爲血漿擴張劑，已經被使用來預防深部靜脈血栓，因爲他有抗血小板之活性，dextran 粘於血小板之表面，改變了血小板之粘連性。並有降低血液粘稠性，和增加心輸出之功能，fibrinclot 在有 dextran 存在下，據說會比較粗且易被溶解，但是既形成了血栓，dextron 對其仍無作用。

其使用之劑量爲 dextran 40 500c. c. 慢速靜脈注射，一天一次連續一星期。若病人仍不能活動，可續以每二天五百西西，隔天給予，直到已無血栓形成之危險性時，在給予 dextran 之同時，每天液體之平衡和血紅素，血容積值需仔細留視，dextran 40 使用之禁忌爲鬱血性心衰竭、過敏、腎病、脫水、出血等，液體過量，心衰竭，傷口水腫是通常被發現之問題，嚴重之過敏性反應很少，但是初次使用之數小時內，需要小心。

dextran 40 之好處爲已被證實有降低血栓之功用，但是因價錢昂貴和其副作用，故使用仍有限制。

阿斯匹靈是另一種抗凝血藥品，它能改變血小板凝集，研究報告

指出它是一種有效之抗凝血藥品，對於靜脈損傷之血栓預防，大於鬱積性血栓之預防。

　　阿斯匹靈用來預防，深部靜脈血栓，以六百公克之劑量每天二次，如果病人不能忍受口服阿斯匹靈，直腸一千二百公克每天二次之給予亦可。出血之後遺症不多但也是一種合併症。

　　阿斯匹靈服用之禁忌為消化性潰瘍和過敏性反應，雖然預防性之劑量為六百公克每天二次，但如有需要，仍可額外給予加大劑量。

　　hydroxycholoroquine 作用和 asprin 類似，能預防血栓，它雖未被廣泛使用，但是有報告顯示他的有效性。

　　初次量為四百公克口服，然後以二百公克每日三次之量，每天最多六百公克，治療需持續三星期，或直到病人能活動為止，此種給藥方法，並不會發生嚴重的網膜炎。

　　本藥之禁忌很少，但是有網膜障礙或血液惡質者不能用。合併症甚少，偶而有輕微的紅疹、噁心。

　　hydroxychloroquine 有相似 asprine 之作用，所以它的主要用途在患者對 asprine 有禁忌時，作為替換 asprine 之藥。

　　深部靜脈血栓的治療：當診斷為下肢深部靜脈血栓時，可用以上方法治療，最主要之治療方向為預防血栓之發展，其他治療之方法為血栓取出與血栓溶解術。

　　抗凝血劑：最初治療應以靜脈注射肝素和口服warfarin來維持，當然對有禁忌之病人是不能使用的。

　　肝素可以用來作間歇性或持續性靜脈注射，開始治療前身體之凝血狀態應迅速測定，當間歇性給藥時 10000 單位作起始劑量，然後每4—6小時5000–10000u 來維持，並以 clotting time 來監視凝血狀況，這些劑量應以 50ml 之生理食鹽水稀釋。當以持續性靜脈點滴時20000

～40000單位之 heparin，加入 1000c. c. 之溶液，並以 5000u 之起始劑量後，以二十四小時的時間來調整點滴之速度，clotting time 應每隔 4—6 hrs 檢查一次。

抗凝程度應　lee–white clotting test 或 APTT 來監視，前者測定應以延長二點五至三倍為準，而後者應以一點五至二點五倍延長為準，過量應特別注意並以 protamine 來治療，應隨時注意出血的徵兆。

warfarin 治療通常可和 heparin 同時或在抗凝作用已開始時。最初劑量在測定凝血酶元時間，給予 warfarin 初劑量每天 5—7 mg, 直到凝血酶基準為控制值的一點五到二點五倍，肝素會影響凝血酶元時間，故抽血時須在肝素注射之前，通常肝素要與 warfarin 共同使用五天之後才能停止，以保持抗凝作用。給藥時間必須持續六至十二星期，直到深部靜脈血栓狀消失。

溶纖維素療法：此種方法尚未正式被公認，streptokinase 初劑量二十五萬單位在百分之五 detrose 二百西西內，由患肢髁骨處靜脈注射，然後持續以十萬單位，每小時注射，在同處用靜脈攝影來追蹤療效，治療時間至少持續七十二小時。

如果有高血壓、潰瘍症、出血傾向、鏈球菌感染、或過敏症不可作此種治療。如有過敏症可以先給 hydrocortisone 一百公克靜脈注射持續五天。此療法取決於血塊溶解，及靜脈再通暢，成功率端視病情之輕重而定，最好之效果是病狀發生二天內治療，也可同時併用肝素以防止形成栓子。但臨床上此法尚未被肯定為治療的標準方法。

肺栓塞：為深部靜脈栓塞的最嚴重併發症，估計每年約二百萬人罹患此症。死亡率約百分之十，這是相當高的數目，故須及早認知及預防此症。

　　診斷：約百分之十的深部靜脈栓塞發生肺栓塞，故有栓塞危險的患者同樣有肺栓塞之危險，不幸臨床上血栓症，症狀不明顯，直到急性栓壓出現爲止。臨床上多數的肺栓塞，呼吸困難最快出現，而後出現右心室衰竭，引起低血壓及休克，許多病人尚未診斷或治療卽死亡。若來得及給予有效治療，則存活率可高達百分之六十六。

　　少數肺栓塞可出現局部胸痛，伴有呼吸短促。二十四小時內因局部組織缺血引起咳血。

　　肺部血管攝影可以做正確的診斷，有時因設備或人力受到限制，而無法做此項檢查，肺血管攝影可以精確顯示阻塞血管部位及程度，肺部核子掃描可測肺部血液循環，尤其在較不嚴重而有懷疑的病患較爲有效，動脈氣體分壓也可顯示缺氧程度，心電圖也可評估右心功能。

　　治療：緊急治療包括氧氣及循環系統支持療法，肺栓塞切除術在理論上是有百分之七十五以上阻塞的患者才使用。但事實上，很少有這麼嚴重的患者，來得及做此項手術。

　　大部分肺栓塞病人不會馬上致命，必須早期治療，包括肺功能支持療法，及預防再栓塞，抗凝血治療在診斷確定後必須馬上使用，先用肝素，然後再用warfarin來維持抗凝血作用。

　　在反覆性肺栓塞，靜脈血栓切除術可以使用，但復發性很高，故不使用局部控制血栓的方法。靜脈阻斷是可行的，通常靜脈阻斷的部位是，下腔靜脈結紮，或部分阻塞。但會有下肢水腫併發症，用夾子或摺疊式來取代結紮術也可行，尤其在心衰竭患者，避免造成血液動力改變，追踪結果，部分在結紮以下全部會阻塞。有部分栓塞過濾器（umbrella filter）對嚴重病人亦有幫助，但因爲其併發症而使得大部分都使用下腔靜脈阻斷術，單純的作股靜脈阻斷術很少使用，除非靜

脈攝影顯示出阻塞的位置和程度。

肺栓塞死亡原因：第一：大量突然栓塞併發右心室衰竭，此時能救命的栓塞切除術，通常是來不及做就死了。

第二：極度病危病人肺栓塞是死因之一。

第三：復發性栓塞症，須以抗凝血劑適當治療，或靜脈阻斷術能有效的減低死亡率，且多數病人屬此類，故醫師需注意這種併發症，以及熟悉這些有效的治療方法。

VI.　氣性壞疽（Gas gangrene）

開放性傷口很有可能會產生梭菌性肌炎或肌肉壞死，誘發因素包括：環境因素、受傷部位，及軟組織受傷程度，特別是肌肉傷害程度。氣疽也可發生於手術後，或輕微皮膚傷口，死亡率高達百分之五十，可見此症為嚴重性併發症，以往此症多發生於戰場，但現在因治療進步而減少，但在一般外傷而引起的氣性壞疽卻有增加。

致病原因：通常由梭菌感染（clostridium welchii）引起，可分成三類，1.梭菌污染（clostridial contamination），2.梭菌細胞炎（clostridial cellulitis），3.梭菌肌肉壞死（clostridial myonecrosis）。而梭菌污染最常見，但無臨床重要性，故實際發生率多少不得而知，梭菌細胞炎是梭菌感染，而無細胞壞死，局部產生氣體，而只有輕微或無全身性毒。明顯的肌肉壞死是最嚴重的。很快會使人喪命或截肢。梭菌細胞炎和梭菌肌肉壞死不易區別，在實行上最好把它考慮成是一個疾病。

產生臨床症狀的過程是 clostridium welchii 病原菌，但其他的梭菌也會產生氣性壞疽，同時也可以在傷口上培養出其他梭菌，全身症狀主要是由毒素產生，尤其是卵黃素酶（lecithinase）和蛋白酶（proteases）。

　　診斷：每一個開放性傷口必須認為有梭菌污染，除非有組織壞死才會出現臨床症狀。細胞炎及肌肉壞死，出現明顯症狀，通常於受傷後72小時內發病，但如有嚴重的污染和肌肉傷害可於12小時內發作。

　　預防：預防是最基本目標。每一個開放性傷口，須行擴創術，包括所有已壞死肌肉，青黴素注射有效劑量，可以預防氣疽，若傷口有任何疑問，最好採開放式傷口，部分縫合或置放引流管是不夠的。乾淨傷口才可縫合，理想的預防方針是擴創術，以及沒有任何感染的現象存在。

　　治療：早期診斷早期治療是非常緊急，數小時的延誤足以造成截肢，當診斷有梭菌細胞炎或肌肉壞死時，應立卽治療，包括輸液療法及輸血、血壓、中心靜脈壓及尿量可作指標，大量青黴素之百萬單位，每四小時靜脈注射，傷口需打開，廣泛性擴創術，把壞死組織切除。皮膚必須沿肌肉方向切開，而且可觀察到肌肉的起端 origin。必要時作全部切除，此感染可能會涉及整條肌肉，而鄰近的肌肉卻只有部分或完全沒有感染。每條肌肉須詳細的檢查，若發現可活性不大，則需從起端切除。所有的切割需在沒有止血帶作用之下進行，以維持活組織的氧氣供給。神經、血管、骨骼對於梭菌屬毒素的壞死作用較有抵抗力，故可保存下來。在擴創術後讓傷口打開，這種在全身麻醉下行擴創術，可以每天重覆進行，直到傷口開始長出肉芽組織。

　　氣性壞疽的抗毒素，其效力並不清楚，只能用於補助性的治療，並不能取代以上任一種治療，劑量是四萬五千至六萬國際單位靜脈注射。

　　高壓氧治療是使感染部位氧氣增加，照Haldanes 的觀念，血漿中氧氣的濃度平常在百分之零點三，如果在三個大氣壓之下可增加至百分之四。通常暴露於純氧之下一～二小時，前24小時重覆使用三次，

24—48小時再使用二次，48—72小時又再使用二次。適當的手術和藥物也要同時給予。高壓氧治療也有併發症：氣壓創傷 baro trauma 降壓疾病 (decompression sickness)，骨骼壞死 (bone infarction)，氧氣中毒 (oxygen poisoning) 以及肺部損壞。火災或爆炸也是環境的危機。

　　高壓氧治療不能普遍被採用，主要的原因是並非每一家醫院都有此設備和能力。花上數小時組合工具，或搬運患者到其他醫院，可能造成患者失去肢體或局部組織。使用有效的抗生素和手術治療也可以達到很好效果，故若設備或能力不足時不一定要用高壓氧。

VII. 破傷風 (Tetanus)

　　在美國最近幾年來因免疫工作做得好，已很少見到這種疾病了。病患自 1966—67 的 535 位降到 1970—71 的 264 位，或是發生率在百萬人中有零點零五六。但還是世界衞生的一個問題，每年世界各地還是有三十～五十萬患者。且它的死亡率並沒有改善，還是維持在百分之五十一～六十。

　　致病原因：此病為 clostridium tetani 感染，為革蘭氏陽性桿菌，在泥土、人和家畜腸內都有存在，這種菌會移動，而且在兩端呈孢子狀故其外觀似鼓槌，其孢子對消毒有很大的抵抗力，在攝氏一百二十度下，十五分鐘的熱壓浸漬法，才能消滅它。此菌在有壞死組織，有異物，發炎，而引起氧化還原能力低的傷口生長。如果環境不利其生長，它可能留在原處很長的一段時間，以等待有利時機（宿主抵抗力低時），故此病患大約有20％近期無外傷，卽是此因。

　　當細菌繁殖時，產生大量外毒素 (exotoxin)。破傷風痙攣毒素是一種最強的毒素之一，僅次於內毒桿菌毒素。毒素一旦產生，就很快的擴散到肌肉，到達肌神經連接點(myoneural juntion)，然後經過脊

髓內運動神經，到中樞神經再進入腦部。這些毒素主要來干擾運動神經軸的抑制神經鍵（inhibitory synapses）而產生脊椎神經抑制作用的中止。週圍運動神經軸就接受很強的輸出訊號，而引起肌肉的張力過度和收縮，毒素擴散至脊髓神經，而侵犯至腦，會引起全身性抽搐。

交感神經亢進，如心臟、血管不穩定，增加代謝過度，體溫過高，出汗也會出現，這些現象到底是毒素直接作用於交感神經或是由於抽搐、呼吸困難、僵直等而引起的到目前尚不明白。但此現象可用 β-阻斷藥物或抗交感神經作用的藥治療。

診斷：潛伏期七～十四天，最先症狀是肌肉疼痛和僵直，常在下巴出現，進一步引起牙關緊閉，吞嚥困難，面部會出現痙笑，外界的刺激可引起全身性肌肉痙攣，腳弓反張。感覺神經較不受影響，潛伏期愈短則病情愈嚴重。

診斷需靠臨床的基礎，clostridium tetani 只有在百分之三十患者身上的傷口培養出來，而在一些沒有發病的人身上的傷口也可以培養出來，故不能做為診斷的依據。沒有實驗室的檢驗可以作為診斷的，連血清內的抗體也不足以作為診斷之用。鑑別診斷包括口腔內感染、外傷、顳骨下頜的問題、腦膜炎、馬錢子鹼（strychnine）中毒，以及協議脫離（神經分裂）。

預防：由於此病的死亡率極高，故預防是最重要的，預防針非常有效，注射於嬰兒時給予三次 DPT，第一次在三～四個月時給，而後每隔四～六週再各給一次，第四次於一年後給，第五次在五～六歲時給，以後每十年一次增強劑量，則可維持一生。若年齡較大而沒有按規定接種時，可相隔六週給予二次的破傷風和白喉疫苗，第三次在六～十二個月以後給，預防注射的併發症非常少，因而致病的未曾有記載，故不需作皮膚試驗。

治療: 在破傷風被懷疑或已診斷時, 有五個治療方向:

1.傷口的照顧, 若發現患者有傷口, 徹底的擴創術是必需的, 且要仔細的觀察傷口, 處理後最好採開放式, 以預防厭氧菌的繁殖, 細菌培養率只有百分之三十, 故不能做爲診斷的根據, 若壞死組織無法清除則需截肢, 有人用破傷風抗毒素注射於傷口, 已被證明是無效的。且反而引起局部組織的反應。

2.毒素的中和, 由於人類之抗破傷風免疫球蛋白的發展, 目前已不用馬或牛的抗毒血清, 因會產生過敏性休克, 實驗和臨床都顯示, 人類的免疫球蛋白 TIG 與馬的一樣有效, 但精確的劑量尚未定出, 目前主張在診斷確定後使用五百單位的TIG。最好在毒素未達到神經系統時就被中和, 一旦侵入神經組織, TIG 就沒效了。

3.抗生素的使用, 破傷風桿菌對很多抗生素皆有效, 如青黴素、四環素、紅黴素,最好Aq-penicilline 一千萬單位每八小時靜脈注射, 若對青黴素過敏改用四環素, 每八小時 500mg亦可, 抗生素主要是控制破傷風桿菌的生長, 同時也減少發炎。

4.支持性照顧, 破傷風是一種定期自癒 (self limited) 的疾病, 所以患者若可以存活, 毒素對於神經系統不會造成後遺症, 除了要有好的護理照顧外, 也需控制痙攣、呼吸道的暢通及營養的維持。

痙攣在治療中是非常困難, 最好是用鎮靜劑來控制, 控制劑量以達到藥效而產生較少的併發症, 若需大量使用, 就要注意呼吸受到抑制, 而需用呼吸器。

大部分患者皆需用氣管挿管, 加上呼吸器來維持呼吸。最好是經由鼻或口的氣管挿管, 因氣管切開易有併發症的危險。在一報告中於24位患者有14位死亡, 其中七位是呼吸衰竭引起, 二位是氣管切開併發症引起的。故仔細的呼吸道照顧才是重要的。

　　爲維持患者營養平衡，使用胃管灌食或胃造口手術，由於肌肉痙攣而使消耗增加，目前使用高濃度營養的靜脈注射，是一很好的方法。

　　自動免疫法，若是患者沒有注射預防針，在入院時就要做此法，若同時要給抗毒素和抗破傷風球蛋白，可使用兩邊手部靜脈注射，如患者能生存則免疫需三次注射才能完成。

(八)骨折治療應注意事項　　　許　文　蔚

I.　上石膏病人的照顧：

　　在外傷或開刀後，上了石膏的病人，必須時常規則地檢視病人下肢。指或趾端的溫度、顏色、感覺必須被注意，肢端應該是溫暖、粉紅色，經指壓之後顏色應該很快恢復原色。任何發紺，蒼白，腫漲，失去以前活動的話，應該知告醫護人員處理，從頂點到底部，石膏必須拆開直到皮膚爲止，如果仍然存有一束纖維，壓縮仍然將持續。

　　石膏應該每天檢查裂痕，發軟，凹入及邊緣粗糙的地方，並適當處置之，石膏下任何不舒服，酸痛，必須馬上檢視，不管如何輕微，不如此作將會導至石膏壓瘡，如果持續的或間歇的灼熱痛被忽略而持續，這些組織將失去知覺，當疼痛消失，瘡已經形成，局部熱傳到石膏外面，能够被感覺出來，經石膏有排泄物出來，會產生一種厭人的味道，體溫可能會上昇，小孩會變得煩躁不安，這時應該趕快決定地方，石膏切開一個窗口，檢視皮膚，必要時安上敷料，切開的小石膏塊，用黏膠布暫時捆紮回去，直到傷口痊癒這小塊石膏再用石膏繃帶綁上去。

II.　牽引病人的照顧：

　　牽引時常使用於四肢骨折病人，一則減少肌肉痙攣，再則使骨折

復位，同時固定及維持這矯正的位置。如果要使牽引有效，就必需有
"反牽引"，病床是常見的反牽引之一種道具，床腳必需墊高二十至
二十五公分，充分的反牽引可防止病人滑溜向床腳。一天之中，護理
人員必需定時幫忙病人拉向床頭，任何時候，足板及分離器與床腳接
觸時，四肢牽引將完全無效，繩子倚在床腳產生的磨擦或繩子被床單
夾住，將大大地減輕牽引效果，以牽引爲保守治療骨折的方法時，必
需整天廿四小時連續牽引，否則將會影響其結果。

照顧牽引病人應該注意下列事項：

1.神經血管評估：注意皮膚顏色，關節活動度，病人主訴四肢麻
木、冰冷、腫漲、及避免膕窩處的壓迫。

2.皮膚狀況：檢查足跟腱區、足背、腳後跟及骶區的情形。

3.身體的方位及四肢的位置：以檢查牽引的目的是否完成。

4.預防畸形：設法防止髖關節的屈曲攣縮及"垂下足"。

5."對牽引"：對牽引是否足夠，足板是否時常倚於床腳。

6.滑溜：牽引線帶是否有滑溜，外繃帶是否需要重新包紮。

7.壓迫：在腓骨頭腳外側是否有壓迫，這個區域的壓迫可以造成
腓骨神經的麻痺。

8.病人的舒適：牽引決不應該是病人不舒適的來源，小心傾聽及
注意病人不舒服的主訴。

9.併發症：由於長久的臥床休息及極小程度的活動"低靜態的肺
炎"是一種經常的威脅，特別對於年老的病人，應該鼓勵他們作深呼
吸及咳嗽。

III.　防止及治療褥瘡：

牽引很容易誘使病人產生褥瘡，這是因爲在許多情況下，位置不
容許改變，且許多牽引病人都上了年紀。老年皮膚乾燥，骨骼上（皮

下）保護脂肪少，營養不良，且蛋白質及維他命Ｃ不足，二者對促進組織健康非常重要。褥瘡初現第一期症狀爲局部泛紅，同時病主訴灼熱痛感，經過一兩天，局部皮膚感覺神經末端痳痺，病人痛覺消失，水泡形成，皮膚破裂，除非立卽察覺這種進行過程，否則潰瘍隨後形成，裸露的下面組織，可能形成續發感染的源頭，在適宜的病人作褥瘡的細菌培養及使用恰當的抗生素是有必要的，組織的壞死，可能導至皮下組織潰瘍網的形成，甚至於深及骨頭本身。基本的處理原則是去除壓力，置於後腳跟及內外踝的綿墊應該是半月形而非環狀。晚期的處理需仰賴精巧的整形外科技術及知識。

IV. 防止健康肢體的肌肉萎縮及僵硬:

使未受傷肢體活動， 彎曲及伸張髖及膝關節， 背曲及內翻踝關節，加強股四頭肌、臂肌及股肌肉的力量，發展肘關節及腕關節伸張肌的力量，以方便將來持拐杖行走及呼吸運動。下肢受傷病人，應該儘量加強上肢的活動。

V. 轉向（分心）治療:

久臥病床，病人容易變得意氣消沈及不安，小孩的功課不應該被中止，大人可用職能治療，使其應用雙手，創造一些事物。

VI, 拐杖的使用:

下肢受傷的病人，初期的復健使用拐杖是必需的階段。通常一開始使用，由於身體虛弱，病人會覺得相當失望，進展緩慢，及許多的限制。

拐杖正確的長度量法， 當病人平躺於病床上， 應該是前腋窩摺疊，直到距離腳跟十五至二十公分。另一個約略的估計，可以病人的身長減去二十公分。手把的位置應該使肘關節可以彎曲三十度。當體重置於雙手，撐離地面時，肘關節應該完全伸直。拐杖尾端的品質要

良好，　同時常檢視其磨損的狀況。　已經磨壞尾端的拐杖，　會導至滑溜，對於有缺陷的病人非常危險，　甚至有時會造成更大的傷害。尾端附有軟性橡膠最適合使用。腋窩下使用綿墊並非必要，過度倚賴其存在，　偶而會導至拐杖麻痺。

拐杖使用以前應該加強肩關節、胸部、臂及背部的肌肉的力量。另外從俯臥姿勢作"撐上"的運動，　對於病人也有很大的益處。

另外開始使用拐杖時，　應該有人一前一後來幫忙病人，避免於潮濕的地方、不平的地氈及其他妨礙安全行走的障礙。拐杖必需完好，磨損的尾端應該換掉，病人應該著低跟鞋，鞋帶必需繫緊，這樣可以避免意外發生。糾正病人行走時，有髖及膝關節彎曲，外翻踝關節及外轉髖關節，防止後腳跟提起行走於前足上，防止沮喪的姿勢。

當使用一隻手杖時，應置受傷同側，當正常下肢移向前時，病人身體的重量分由手杖及病肢負擔，手杖的高度，必需容許十五至三十度的肘關節彎曲，當體重置於手上時，肘關節應該伸直，橡膠平寬尾端，較適合使用。年老的患者，應該使用"助走路的支架"這種支架應該有寬底的支持，減少病人擔心跌倒的憂慮。

㈨新生兒骨折（Birth Fracture）　　韓毅雄

產婦在生產過程中，如發生難產（特別是臀產或巨嬰生產），致生產時間延長，婦產科醫師在擔心嬰兒可能發生腦部細胞長久缺氧引起傷害，而急於將嬰兒接生出來的情況下，很可能不小心就將嬰兒的骨骼折斷，　這種情形造成的骨折，　最常見的部位為鎖骨、肱骨和股骨，至於生長線傷害和脫臼等情形則很少見。

嬰兒如發生多發性骨折時，以病理性骨折的可能性為最大，而其中最多的就是骨骼形成不完全症。至於新生兒骨折發生於脛骨的情形

則可說非常少見，但如一旦發現脛骨骨折時，就幾乎可以確定是先天性脛骨假關節症。

通常在發生骨折時，婦產科醫師可感覺到有骨頭折斷的聲音發出，但如為生長線骨折，則大多不易感覺到，而此種傷害如未被發現，將來很可能會導致四肢長短不一，因此必須非常小心的檢查。

嬰兒發生骨折時，不僅家長感到不滿，婦產科醫師亦會覺得極為困擾，因此這時治療嬰兒骨折的骨科醫師就必須向家長說明，嬰兒骨折並不如成人骨折嚴重，且大都能加以治療，同時如和嬰兒產生腦部缺氧症而導致腦性痲痺的後果比較起來，似乎要值得安慰的多。

I. 鎖 骨

新生兒產生骨折最多的部位為鎖骨，發生鎖骨骨折的嬰兒，其手臂活動減少，但這種手臂痲痺必須和頸叢神經傷害引起的真正痲痺加以區別，最簡單的區別法為X光檢查。嬰兒鎖骨骨折通常並不加以治療，但如早期發現，則只須用三角巾將手臂固定，大約7至10天左右骨折部位便自動癒合。

II. 肱 骨

肱骨骨折常見於臀產，發生部位最多的是肱骨骨幹，這種骨折雖常合併橈神經痲痺，但由於橈神經痲痺大都屬於暫時性的，因此最後幾乎都能完全復原。檢查嬰兒時，可發現嬰兒的上臂畸型，且骨折處可以活動，而由X光片上更可很容易的診斷出。肱骨骨折的治療方法，不外將上臂固定在胸前約兩星期，骨折癒合後雖常發現骨骼有彎曲現象，但這種彎曲通常都會因生長過程而自動矯正過來，不過如果是旋轉性的癒合不良時，則可能會因旋轉畸型而妨礙了上臂的活動。

III. 股骨（大腿骨）

大腿骨骨折也常發生於臀產過程，由於受傷的大腿部腫脹而不穩

定，因此臨床上很容易就可檢查出來，但如以X光檢查則更能得到正確的診斷。其治療方法除了可利用 Bryant 的皮膚牽引外，最理想的乃是利用 Watson Jones 的支架來做皮膚牽引（圖4-27）因為這種支架不僅可携帶，同時還很容易換尿布，約兩星期後骨折便可癒合，從X光上可發現大量的新生骨在骨折附近出現，這種骨折癒合後，旣使產生90度的癒合不正，也可在兩三年內自行矯正過來。

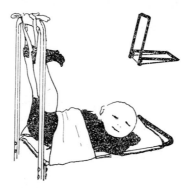

圖 4-27　新生兒大腿骨折時使用的牽引支架，可携帶並容易
　　　　　換尿布，簡單輕便為一理想的牽引支架。

IV. 脊椎骨

嬰兒產生脊椎骨骨折時常會合併下肢癱瘓，所幸此種骨折非常少見。

V. 生長線骨折

生長線骨折在嬰兒的傷害裏面並不常見，不過，如一旦產生生長線骨折時，則以發生於股骨下端的情形較多，由於這種骨折不易診斷，因此檢查時必須非常仔細，如能早期發現，其治療方法不外將下腿用一柔軟的護膝加以固定。由於這種生長線的骨折脫位大部分屬於第一型（satler），因此其預後良好，極少產生畸型的後遺症。

㈢病理性骨折（Pathological Fracture）　韓　毅　雄

　　所謂病理性骨折乃指骨骼本身，由於某種病變致使其機械強度減少，由於這種骨骼較脆弱，因此很容易產生骨折情形。雖然病理性骨折的治療方法和一般外傷性骨折並無差異，但骨科醫師在處理一般外傷性骨折時，通常只需考慮到如何去固定骨折卽可，而對於病理性骨折則除了要注意骨折的固定外，尚需尋求導致骨折的原因，同時對於骨腫瘤的病理亦應有深切的認識和探討。一般說來，外傷性骨折絕大部分都能恢復到正常情形，而良性骨腫瘤所引起的病理性骨折也大都能復原至正常程度，但惡性骨腫瘤或轉移性骨癌所造成的病理性骨折，其治療的目的，則可能僅止於減輕病患的痛苦，並使其在有生之年能過較正常的生活。

I.　轉移性惡性骨腫瘤之病理性骨折

　　在所有病理性骨折的發生頻率中，以轉移性惡性骨腫瘤所導致者爲最多，對於此種病理性骨折，近十年來醫學界有逐漸採取更積極治療的趨勢，其積極治療的目的有二：

　　一、可做切片檢查進而瞭解惡性疾病的性質。

　　二、適當的內固定可減輕病患的痛苦，進而恢復某種程度的機能。

　　長骨的轉移性惡性骨腫瘤，以發生於股骨和肱骨的情形最多，其中股骨約佔1/6。這種惡性骨腫瘤所引起的病理性骨折發生於股骨頸部時，以置換人工關節的治療效果爲最優，因爲除了此法外，到目前爲止幾乎還沒有其他的內固定物可固定該處所發生的惡性病理性骨折。當發生於股骨骨幹時，則以使用骨髓內釘可得較佳的固定。自從 Harrington 報告利用骨泥來固定病理性骨折得到良好的績效後，骨泥卽成爲非常理想的固定代用品。

　　股骨轉移性惡性骨腫瘤所引起的病理性骨折中，以發生於股骨轉子間或轉子下者爲最多，此種骨折的固定方法可說非常困難，因爲一方面大部分的病人已由於惡性腫瘤本身使其體能大爲衰弱，而另一方面轉移性骨腫瘤或骨折所引起的疼痛會使病人的活動減少，致骨質因缺乏活動而呈廣泛的鬆弛現象，再加上腫瘤侵蝕骨皮質，造成骨折處的骨皮質大量缺損等原因，都是十分麻煩的問題，因此其固定的方法並不能以傳統的固定原則來加以處理，而需視其個例的情況做縝密而周詳的計畫，再選擇最適當的內固定物來治療。圖 4-28A 及 4-28B 爲一位惡性腎細胞腫瘤引起的轉移性骨腫瘤在股骨轉子間產生病理性骨折病人的X光片，由照片中可見其細胞侵蝕已延及股骨轉子下的部分，經由 Zickel 氏骨釘固定，再加上骨泥的使用，這位病人於術後第二天便可翻身移動，一星期後就能下床走路了。圖 4-29A 及 4-29B 爲另一位因肺癌轉移到股骨上端而引起病理性骨折病人的X光片，由於其骨質缺損嚴重，且骨質呈現廣泛的鬆弛現象，再加上輕微的移動便會使病人感到劇痛，因此除了採用 Ender 氏骨髓釘來加以固定外，並利用大量的骨泥爲塡充物，病人在術後第二天便可坐起，同時骨折引起的劇痛消失，雖然病人於術後二個月卽因肺部情況惡化而逝世，但其在有生之年不再爲疼痛折磨，且可坐輪椅活動，可說還是非常值得的。

　　惡性骨腫瘤所引起的病理性骨折利用骨髓內釘來加以固定，是否會導致癌細胞的擴散，從理論上看來似乎有此可能，但至目前爲止，這種現象並未曾被骨科醫師提出，因此發生的機會似乎不太多。另外在施行內固定手術時癌細胞是否會侵蝕傷口而致長到皮膚外的問題，至今也未構成困擾，不過，手術後最好能避免使用引流。

　　病理性骨折在施行內固定手術時，雖然絕大多數不致產生大量出

血現象，但在手術前還是應該準備多量的血，以防遭遇不可控制的突發情況。

　　一般說來，內固定金屬對放射線治療並不會有不良的影響，因此在內固定手術後，如須以放射線來治療，則通常在開刀後 3 至 5 天卽可實施。

II.　良性骨腫瘤之病理性骨折

　　良性骨腫瘤在成人產生病理性骨折最多的乃是內生軟骨瘤，這種骨瘤好發於掌骨，因此在詢問病人病史時，常會發現病人的手掌或手背已有生了好幾年的腫瘤存在，這種良性骨腫瘤造成的病理性骨折，宜先用石膏加以固定，俟骨折痊癒後，再決定是否開刀將骨瘤切除，雖然也有人主張在治療此種骨折的同時卽將骨瘤切除，但這種方法對於固定骨折將非常困難。

　　成人的長骨產生病理性骨折時，常是良性骨瘤的惡性變化所引起，因此處理時必須相當謹愼，除了要做病理檢查外，還應選擇外固定法來加以治療，同時並應避免使用骨髓內釘，否則可能導致惡性變化的細胞擴散。

III.　巨大細胞腫瘤之病理性骨折

　　巨大細胞腫瘤發生病理性骨折時，由於這種骨瘤的變化無常，因此治療方法亦須特別謹愼。骨瘤如發生在尺骨末端，則以切除的結果最佳，但如發生於橈骨末端，則有人主張先將其切除後，再用腓骨的上端做移植手術，不過也有人認爲應先用保存療法，再決定進一步的治療方針。

　　由於巨大細胞腫瘤常發生於長骨的末端，特別是膝關節附近，因此當輕度的扭傷卽造成膝關節劇痛，並逐漸腫脹時，就必須考慮是否導因於巨大細胞腫瘤所引起的病理性骨折。

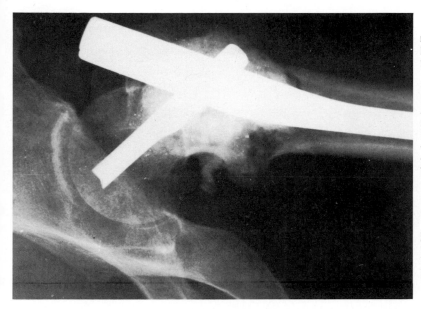

圖 4-28B　經使用 Zickel 氏骨釘固定，並用骨
泥來加強固定力，病人於術後一星
期便起床走路。

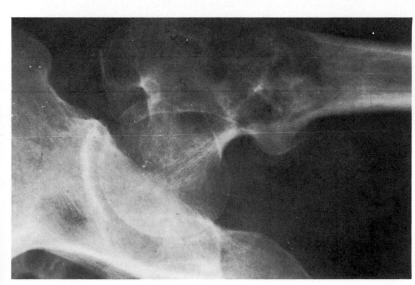

圖 4-28A　71歲男性病人患腎細胞性惡性腫瘤並
合併股骨轉子間及轉子下轉移性骨
折。

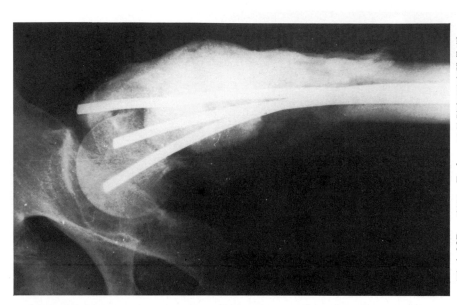

圖 4-29B　利用 Ender 氏骨髓釘固定股骨頭
及股骨幹，並用大量的骨泥加以連

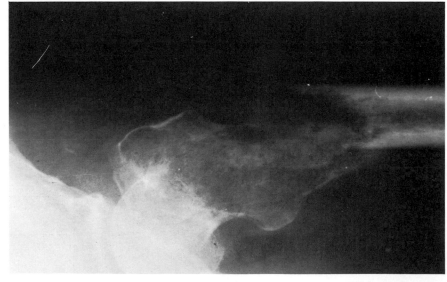

圖 4-29A　肺癌轉移至股骨上端而引起病理性
骨折，惡性細胞侵蝕至股骨轉子部

巨大細胞腫瘤的治療原則，以切除病灶為最理想的途徑，因此在股骨末端發生這種病理性骨折時，就有人主張先將腫瘤切除，再做膝關節固定術，或直接置換人工關節。而脛骨上端發生此種骨折時，也以切除腫瘤和膝關節固定術最為理想。不過，也有人嘗試做刮除、清創，骨移植甚至用骨泥來做填充物等手術，但選擇這種治療法，必須在脛骨上端的關節面仍完整且正常時為宜。至於股骨頭或股骨頸部發生這種骨折時，則以股骨頭置換術最為理想。

IV. 脊椎骨之病理性骨折

腰痛和背痛乃骨科醫師最常見的疾病之一，老年人的背痛，如是由於輕度的扭傷，如彎腰舉物或坐車時輕微的震動而忽然間產生時，就必須考慮是否罹患了壓迫性骨折。壓迫性骨折可能同時發生於好幾個脊椎體或僅僅產生在一個脊椎體，常見的部位為胸腰椎交接處，偶而也會有脊椎神經壓迫的現象，病人往往主訴胸部疼痛，躺臥床上時翻身的動作也會引起背痛，而起床更是困難，坐著或站立時背痛加劇，同時在骨折附近的背部有壓痛的感覺，輕輕敲打時，疼痛更屬害，用X光檢查可發現脊椎體的前方壓扁，且脊椎骨的骨質呈廣泛的鬆弛現象，同時骨質的密度亦顯著的減少。

Nicholas, Wilson 及 Freiberger 曾對105位脊椎骨壓迫性骨折的病患加以分析時發現，在78位年齡超過55歲的病患中，有50人乃導因於更年期或老化引起的骨疏鬆病，14人則由於轉移性骨癌所致，而年齡在55歲以下的27名病患中，只有5人是因骨疏鬆病導致，卻有11人是由於骨瘤而引起，由此可見，55歲以上的人如產生脊椎骨壓迫性骨折時，其最大的原因可能是骨疏鬆病所致，而55歲以下的病患，則必須考慮骨瘤引起的可能性。

V. 骨疏鬆病（Osteoporosis）

　　骨疏鬆病乃由於骨質的吸收超越骨質的形成，致骨質的密度減少。骨骼本身和人體其他組織一樣，是不斷的在進行新陳代謝的過程，在正常的生理狀況下，骨質的形成和吸收保持在一平衡狀態，但如一旦這種平衡狀態遭到破壞，骨骼便會產生骨質疏鬆或相反的產生骨質硬化現象。造成骨質疏鬆的原因很多，其中最多的就是老化過程，老化導致骨質疏鬆乃由於骨質的吸收增加，而非骨質的形成減少。為進一步說明，茲將造成骨疏鬆病的原因列舉於下：

　　1.蛋白質缺乏：骨骼的主要成分為鈣質，而鈣質的沈澱必須有足夠的蛋白質，因此營養不良或蛋白質缺乏，均可導致骨質疏鬆，雖然目前這種現象已很少見，但由於腸胃不佳致蛋白質吸收障礙的病人，也可能使其骨質產生疏鬆現象，例如嚴重燒傷、腎臟炎及慢性骨髓炎等的病人，就常會發現有骨質疏鬆的傾向。

　　2.肢體不活動：骨骼的鈣質須靠外來的刺激以保持其新陳代謝的平衡，因此肢體如因包石膏致缺乏活動，或久臥病床無法動彈時，骨骼內的鈣質就會經由血管移送到身體的其他器官，而造成骨質疏鬆的現象，這也就是為什麼久臥病床或癱瘓、麻痺的病人常合併肌肉鈣化或腎臟結石的原因。

　　3.反射性營養不良 (reflex dystrophy)：Sudeck 第一個發現外傷病人其傷口附近的骨骼呈散發性的骨質疏鬆現象，而扭傷或挫傷的病人，在初期骨折附近的組織也有血管擴張的現象。理論上受傷的組織會反射性的刺激交感神經，使局部的血管擴張，血液循環滯怠，導致骨質被吸收，而造成骨疏鬆病。

　　4.性荷爾蒙影響：骨骼內的蛋白質形成，須依靠性荷爾蒙，因此當性荷爾蒙缺乏時，蛋白質的形成就會比蛋白質的破壞少。更年期的男女，常由於蛋白質的形成障礙致骨骼鈣質的沈澱減少，而引起骨疏

鬆病，但這種由於性荷爾蒙障礙所引起的骨疏鬆病，在男性較少見，因爲一方面由於男性活動較多，而另一方面男性的睪丸和攝護腺也能產生性荷爾蒙，因此如一旦發現男性的骨疏鬆病是導因於性荷爾蒙障礙時，就必須尋求其何以導致的原因了。

5.老化現象 (senility)：老化過程中，骨質的形成一般說來應該仍很正常或僅稍微減少，但骨質的吸收卻增強了，究其原因，可能是由於活動減少，性荷爾蒙減少及食物營養等障礙。

骨疏鬆病的治療到目前爲止仍有爭論，1942年 Muller, Albright 報告求偶素 (estrogen) 對更年期引起的骨疏鬆病甚具效果，因此有人嚐試利用求偶素及合成代謝的荷爾蒙 (anabolic hormon) 來治療因骨疏鬆病所引起的壓迫性骨折而得到滿意的效果，但 Rose 則報告利用安慰劑 (placebo) 等藥物亦可得到同樣的效果，至於利用鈣質、維他命 D 等來治療時，則其效果並不明顯。

參考文獻

1. Albright, F.: Osteoporosis, Ann. Intern. Med., 27: 861-882, 1947.

2. Enneking, W. F.: Local resection of malignant lesions. J. Bone Joint Surg-, 48A: 991-1007, 1966.

3. Harrington, K. D., Johnston, J. O., Turner, R. H., and Green, D. L.: The use of methylmethacrylate as an adjunct in the internal fixation of malignant neoplastic fractures. J. Bone Joint Surg., 54A: 1665-1676, 1972.

4. Nicholas, J. A., Wilson, P. D., and Frieberger, R.: Rathological fractures of the spine: etiology and diagnosis, J.

Bone Joint Surg., 42A: 127-37, 1960.

5. Parrish, F. F., and Murray, J. A.: Surgical treatment for secondary neoplastic fractures. J. Bone Joint Surg. 52A: 664-686, 1970.

第二節　上肢之骨折及脫臼

㈠鎖骨及肩胛骨之骨折及脫臼　　林　崇　一

肩胛帶是由鎖骨及肩胛骨所組成。鎖骨骨折比較常見，它的病因多半由間接外力撞擊引起的。肩胛骨骨折比較少見，通常是由直接外力撞擊引起的。

I. 鎖骨骨折 (Clavicle fracture)

鎖骨骨折在身體中是常見的骨折之一，因為交通事故的增加，鎖骨骨折的病例也隨之增加。特別是嚴重的合併症，胸腔口之神經血管損傷也逐漸增加。小孩子之鎖骨骨折也是常見的。大多數之鎖骨骨折由於手外展時跌下引起的，常見的部位是鎖骨中間與外側三分之一交界處。比較少見的部位是接近鎖骨之外端，如果骨折有移位時，外側骨折端是向內側下方移位的。

治　療

鎖骨骨折除非軟部組織有嚴重斷裂或骨折碎片寬的分離，不管如何治療，通常是會癒合的。移位的骨折碎片癒合後會有些畸形，但功能上是沒有影響的，不癒合的機會比較少發生，但也是有的。

骨折移位的整復，儘可能用簡單的方法把持肩胛使之復位，然後包紮「8」字繃帶或石膏以固定。在整復時有時要把移位的骨折碎片完全復位，是很困難的，但是稍微移位對骨折之癒合是沒有障礙而且

還是可以接受的。

嬰兒和小孩鎖骨骨折的處理：

可以應用後「8」字形繃帶固定嬰兒及小孩的鎖骨骨折，如果骨折碎片有移位時，可以在血腫處注射百分之一的補祿卡因（procaine）5cc，來做復位術。

1.令病人坐在圓橙子上。

2.兩側前肩部及腋下放置一大塊棉墊。

3.術者站在症人之背後，以一側膝部放在病人兩肩之間來包紮繃帶。

4.以五英吋寬之鬆緊繃帶包紮六至八層。從背後開始經過一側肩之前面經過腋下再橫過背部到對側肩部之頂點再到腋下橫過背到對側之肩，當橫過腋下時要使繃帶稍微有張力，使兩側肩可以提高。

在靑少年和成人鎖骨骨折除了骨折在喙突鎖骨靱帶遠端合併此靱帶和肩峯鎖骨關節靱帶斷裂外均以「8」字形石膏繃帶固定，固定的方法同上，以五英吋寬的石膏繃帶繞成「8」字形約十二至十五層。

復位後的處理：

小孩：固定時間約三至四星期。

成人：固定時間約四至六星期。

鎖骨骨折的癒合很快，骨折癒合安定的情形由臨床看病人來決定，不是由放射線底片來決定。在成人或老年人應儘量鼓勵受傷側之手臂及手運動，通常是外傷後一星期當肩關節疼痛消失時馬上要開始運動。避免凍肩及手指僵硬的發生，當病人清醒時，每小時約運動5至10分鐘。

鎖骨骨折癒合後，最常見之後遺症是在鎖骨骨折處，可以摸到或看到不規則的起伏。在小孩改造恢復正常之骨形狀是很快的。在成

人，骨折癒合處肥厚是永遠的，但很少是明顯的，在老年人由於早期沒有開始運動而使肩胛變成強直是比較嚴重的合併症。

鎖骨骨折手術復位術

大部分的鎖骨骨折以閉合復位術卽可治癒，除了下列是需要手術治療：

1.粉碎性骨折合併碎片廣濶移位。

2.以保守療法不能恢復碎片到正常之位置。

3.如果在胸腔口有神經血管壓迫而不能用閉合復位術來整復時，就需要手術整復。

4.骨折在喙突鎖骨靱帶遠端合併靱帶斷裂時。

當手術時，鎖骨週圍之軟部組織做最小之剝離。當可能時在骨折週圍加上海綿骨移植。

爲確實骨折的癒合需要做內固定補佐外固定，外固定必需維持到骨折癒合約十至十二星期。

手術後治療：

以「8」字形石膏繃帶固定，固定時間約需要八至十二星期，直到放射線圖顯示癒合爲止，當骨折完全癒合後，再把骨內釘拔除，然後鼓勵手臂、手及指頭運動。

鎖骨骨折合併症：

鎖骨骨折合併症比較少，但也是會發生的，由於高速汽車、摩托車交通事故之發生，合併症之機會也隨之增加。

最常見下合併症如下：

1.不癒合。

2.骨折處骨痂過度形成。

3.胸腔出口神經血管損傷。

1.鎖骨骨折不癒合，產生不癒之因素有：止動術之時間太短，雖然大多數之骨折約四至八星期會癒合，特別在嚴重粉碎性骨折需要長時間的止動術。骨折碎片分離很寬時，軟部組織會嵌入碎片之間而產生不癒合。外科手術整復術有時會增加不癒合之機會，特別在內外固定不足時。

大多數鎖骨骨折不癒合時會產生功能不全而需手術治療，雖然少數不產生功能不良。

手術成功的要素要靠：足够之內固定、骨折處要做海綿骨移值、外固定要足够長時間。

2.骨折處骨痂過度形成：有時候在 鎖骨骨折癒合 產生大量之骨痂，特別在鎖骨粉碎性骨折有寬度分離時，有時候，大量的骨痂產生會壓迫胸腔外口之神經血管但比較罕有，壓迫的症狀在晚期才出現，但是逐漸進行的，治療是把過量之鎖骨骨痂切除。

3.鎖骨骨折合併神經血管損傷：由於鎖骨骨折移位碎片常常損傷神經血管，損傷的程度，從單純的壓迫至神經血管構造的實際裂開，最常見的損傷是鎖骨下血管及臂神經叢的壓迫及成角度現象。血管的損傷會使鎖骨下動脈發生動脈瘤，鎖骨下靜脈產生血栓形成或動脈靜脈瘻管，症狀損傷時發生或末期才發生，依其受傷處之症理變化而定，病理變化之確定要藉下列之檢查如動脈照相、靜脈照相及肌電圖等。

下列嚴重的鎖骨骨折，要重覆檢查上肢之神經血管情形：新鮮鎖骨骨折引起之病變要馬上確認，這樣對單純之閉合整復及骨折的足够之止動術，才有好的效果。如果閉合整復後壓迫的症狀不能消失時，要靠手術的方法，把移位的骨折碎片提高使骨折復位，然後以充分的內外固定來維持復位的情況。由於不癒合，或癒合不良及骨痂過度形

成而長期壓迫神經血管時要把鎖骨做部分切除。

II. 肩胛骨骨折 (Fracture of the scapula)

肩胛骨骨折常常是由直接外傷所引起，這種骨折比較少見，大多數的病例並不嚴重，因爲這些病患不必特別治療也會恢復得好好的，無論如何，在鄰近的軟部組織常受到嚴重的損傷，因此在患部常常有屬害的腫痛。

肩胛骨折可以分成四個部分：

1. 肩胛骨體骨折 (body of the scapula)

2. 肩胛骨頸骨折 (neck of the scapula)

3. 肩胛骨肩峯骨折 (acromion process)

4. 肩胛骨喙突骨折 (coracoid process)

1. 肩胛骨體骨折：

雖然有時候骨折是粉碎性，但是不會有明顯重要的移位，因爲骨折碎片由於廣泛的肌肉連接而固定在同一位置。

治療：最重要的治療是注有肩關節機能的恢復，起先手臂用三角巾吊起來，當疼痛消失時馬上要開始肩關節運動，並且繼續運動直到整個肩關節運動範圍完整爲止。

2. 肩胛骨頸骨折：

骨折從肩胛骨缺凹延伸到肩胛骨腋界處，因此關節面部分之一塊會從肩胛骨體分離，關節部分之骨折端將往下方移位，但移位的程度很少是嚴重。

治療：強力固定骨折是不需要的，在臨床上以三角巾吊起來固定就足夠了，但當肩胛疼痛消失時，必須儘快活動以恢復肩胛之功能。

3. 肩胛骨肩峯骨折

這種骨折發生在從肩峯頂端不同距離處，骨折有線狀裂痕不移位

或肩峯骨斷或碎片並且向下方移位。

治療：如果骨折是單純之裂痕沒有移位時，當疼痛消失儘快的使肩關節主動運動就足夠了，同時要用三角巾吊起來。如果肩峯骨斷成碎片而且凹陷移位時，那麼手術治療是需要的，粉碎之肩峯骨片要切除掉，把三角肌縫在斷端骨之骨膜，肩部固定在外展部位用支架或石膏固定約三星期，以後再開始運動。

4.肩胛骨喙突骨折

骨折有線狀骨折或則喙突完全向下方移位斷離。

治療：骨折可以不管，集中在肩功能之恢復，早期主動運動。

㈡肩部之骨折及脫臼　　苑玉璽

解　剖：

發育解剖：人體發育。其肢芽約發生於四週時，五週時個別肌肉形成，而肱骨是由間葉形成，軟骨化形成最先爲肱骨，而後形成肩胛骨。肱骨之原發骨化中心於六週半最初形成骨。而關節腔則開始於六或七週，七週末，肩部成人關節包括滑囊已定形。約三至四月，血管伸入靱帶、肌腱及骨。約七週後，前部關節囊以及盂肱靱帶轉爲較強纖維性。鎖骨發育乃膜內骨化，由兩個分離之骨化中心於五週半時形成。外側中心較內側者爲早，不久後二者連成長形骨塊。鎖骨乃人體最先骨化之骨。鎖骨內端骨骺最初於十八歲時骨化，通常約於廿五歲融合。而外側骨骺之發生及融合約在青春期。肩胛骨出生時卽已有其本體骨化存在，當第一年喙突發育一骨化中心，約十歲時，第二骨化中心發生於其基部。此二中心於十五歲時結合而形成上關節盂腔。肩峯爲兩個骨化中心（有時爲三個）發現於青春發育期，約於廿二歲時融合。二骨化中心形成關節盂。其一約十歲時位在喙突之基部，約於

十五歲時與肩胛骨融合，而其馬蹄形之下端骨骺形成關節盂之下四分之三。而椎骨端及肩胛骨下面各有一骨化中心，發現於青春期，融合於廿二歲之前。而肱骨近端之發育，於出生時，肱骨頭之部位已形成一骨化中心，通常爲由三個骨化中心形成近端肱骨，第一個形成肱骨頭，約發現於第一週至六個月間，第二個形成大結節，通常發現於第五年。其結節之二骨骺約於第五年融合成一塊，依序結合肱骨頭之骨骺，通常於第七年前，但亦有延遲至十四年者。頭及幹約於第九年時結合。

盂肱關節之解剖：盂肱關節具不穩定之結構機轉，以大之球狀肱骨頭與小而淺之肩胛骨關節盂相關節，實際關節盂僅與肱頭約三分之一表面相接觸。且具有相當廣闊之運動幅度。其動力穩定端賴周圍之強力肌肉完成，其關節之穩定亦唯賴厚之關節囊及強力之靱帶完成之。肩峯突形成懸架頂蓋，而鎖骨外端肩峯及鎖骨關節，喙肩靱帶以及肌與腱之褶襯更強化了前、上及後端之關節囊，前側更有肩胛下肌，頂端有棘上肌，後端有棘下肌及小圓肌。

關節囊 (capsule)：此關節之關節囊較大，鬆而冗長，約爲肱頭表面積之兩倍，故其容積亦大，而肩部活動之幅度較廣，且有滑膜襯於囊內，更因盂肱靱帶之強化，乃能防止關節向前或向前下脫位。

盂肱靱帶 (glenohumeral ligament)：前關節囊有三靱帶，亦卽關節囊之增厚部分，所謂上、中及下盂肱靱帶。上盂肱靱帶自關節盂之前上緣延伸，於近肱二頭肌之長頭腱至肱骨小結節頂端。中盂肱靱帶起自關節盂之同位但稍低處，延伸而與肩胛下肌之後端固着於肱骨小結節。下盂肱靱帶起自關節盂脣及前內緣，延伸沿中盂肱靱帶之下至肱骨小結節。

副盂肱靱帶 (accessory glenohumeral ligament)：喙突肱骨靱帶

(coracohumeral ligament)：供以強化上盂肱關節囊靱帶爲肱頭之懸吊靱帶。向內連結於喙突，橫過臂之外緣，於喙突肩靱帶之下，向外延伸至大小結節及棘上肌與棘下肌腱止端之關節囊。作用爲外旋之制韁。

喙突肩峯靱帶 (coracoaerovisal ligament)：是一強靱而寬廣之方形結構，助以形成盂肱關節之頂。內側連結於自喙突基底後外表面喙突肱骨靱帶之上，至肩峯之前由表面成二束。作用尚不詳。此靱帶沿肩峯及喙突間構成喙突肩峯弧，其位至肩峯下滑囊及肩峯鎖骨關節間。後纖維束連結於喙突基部，適位於喙突鎖骨之外側，而前纖維束連結於較遠端中外端之喙突。此靱帶偶亦連結於小胸肌腱。

滑囊 (bursae)：肩峯下滑囊乃肩部較大而極要之滑囊。有時似三角肌下滑囊。此滑囊之基底爲肱骨之大結節及旋轉肌緫襞及二頭肌溝。其頂部由肩峯之底面，喙突肩峯弧及三角肌所形成。此滑囊向前延伸至喙突下部。肩胛下滑囊乃盂肱關節滑膜之外展，通常位在上及中盂肱靱帶間。

滑囊窩及肩胛下肌 (synovial recesses and subscapular muscle)：盂肱靱帶之大小厚度，因人而不同。盂肱靱帶之上、下及其間之前端關節囊形成大小及數目不同之滑囊窩。有的患者卽因此薄的關節囊未含有比較厚的靱帶，易向前脫臼。

肩部動作 (movement of the shoulder)：肩部動作極其複雜。由於肩部含有：盂肱、肩胛胸廓、肩峯鎖骨及胸鎖四關節，必須均能動作自如，三角肌與上端短軸轉降肌（肩胛下肌、棘突下肌及小圓肌）間敏銳的交互作用，短軸轉肌引導，操縱並維持肱頭於關節盂窩內，降肌則壓制肱頭，同時三角肌開始上舉臂，肩胛下肌則循棘突下肌及小圓肌防犯肱頭向前脫位。棘突下肌及小圓肌外旋肱骨以防止外

展時大結節向肩峯衝擊。

完全上舉臂則由盂肱關節與肩胛胸廓關節間成二與一之比例動作完成者；卽肩胛骨旋轉六十度，而鎖骨向上旋轉四十至五十度且上舉三十至四十度。旋轉及上移發生於胸鎖關節，而某些動作則操之於肩峯及鎖骨關節間。

肩部骨折:

I. 肩關節面之骨折 (Fracture of the articular surface):

1.凹陷骨折 (impression fracture): 較小的骨折位在關節面之後緣，常發生於反復肩前位脫臼患者。或爲導致關節內骨軟骨游離體之原因。較大的凹陷骨折，則多發生於急性肩後位脫臼肱頭嚴重衝擊關節盂緣。使肱頭深陷於關節盂之後。治療需視患者年齡及病灶缺陷範圍大小而定。若早期確定診斷，病灶小於關節面之百分之廿，僅行閉鎖整復並固定於微度外旋二至三週後，可獲致穩定之關節。若病灶凹陷超過關節面之百分之廿至四十，則關節雖經整復仍不穩定，當應將肱骨小結節連同肩胛下肌腱之附著部移位至肱頭缺損部。若凹陷部分超過肱頭表面一半，則應行關節面置換手術治療。

2.肱頭分裂性骨折 (headsplitting fracture): 極少見，發生於肱頭劇烈中心性衝擊關節盂。關節面呈數分離碎片。肱骨結節亦可能破裂回縮。治療方式應行人工關節置換並修補結節及褶袖部。

II. 肩峯之骨折 (Fracture of the acromion):

通常由於肩部直接向下重擊所導致。應注意神經方面的檢查。由於嚴重之撞擊，亦可引起臂神經叢根之撕裂傷。

骨折線通常位在肩峯鎖骨關節之外側，但亦可發生於肩峯之基部、肩胛棘之附近。若試行外展臂則極爲疼痛，且動作受限。肩部可能變平坦，而局部疼痛、腫脹且有壓痛。

肩峯骨折之診斷須由前後位及腋側位肩部X光攝影確定。未融合肩峯骨骺 (unfused acromial epiphysis 或稱 os acromiale) 可能與肩峯骨折混淆。則必須從兩側X光攝影對照鑑別。

治療為固定肩部於臂懸吊及環形膠帶使彎曲之肘向上牽舉及鎖骨外側向下壓，固定三至四週後開始關節幅度運動。如遇有症狀性不癒合或不良癒合時，則行肩峯骨膜切除手術治療。若肩峯骨折後向上移位，而肩峯下隙（即肩峯與肱骨間距）小於五毫米，且關節攝影顯示廻旋縐褶破裂，則應行修補手術治療。

III. 喙突骨折 (Fracture of the coracoid):

喙突自肩胛之前上支撐與其所附著之肌腱及靱帶對肩肘屈曲穩定肩胛極為重要。其所附着之肌腱有肱二頭肌之短頭、喙肱肌及小圓肌。靱帶有喙肱靱帶、喙突肩峯靱帶及喙突鎖骨靱帶。肩部重力打擊傷可導致肩峯鎖骨脫位遠端鎖骨錯位骨折，喙突鎖骨靱帶強拉使喙突撕裂亦可因強力肌肉牽拉而撕裂，更亦可因肱頭脫臼衝擊而骨折。喙突通常自基底部骨折導因於直接外傷。嚴重錯位僅發生於靱帶撕裂。

臨床症狀為局部疼痛及壓痛，內收肩部及屈曲肘部時則痛甚。患者深吸氣時則有痛感，是由於小胸肌牽拉所致。若喙突嚴重錯位時，則於腋窩部可觸及斷骨。時久則當肩部特殊動作時，始可引起不清楚之症狀。

前度位X光攝影可顯示骨折之喙突，但腋側位X光攝影尤能確定診斷。其遠端斷骨通常向下向內側錯位。

沒有錯位時，通常無特殊治療。若因相關肌肉及支持靱帶軟弱而致動作障碍時，則可以人字形肩部石膏固定四至六週。若顯示嚴重錯位時，則行手術整復修補。

肩部脫臼：

I.　前肩部之脫臼：

前肩關節之脫臼可因解剖或病因分類如下：

1. 依脫臼解剖變位可分類爲：

(1)喙突下脫臼：極常見，即肱頭向前脫出關節盂窩而至喙突之下端。

(2)盂下脫臼：其發生僅次於喙突下型脫臼，即肱頭錯位於關節盂窩之前下端。

(3)鎖骨下脫臼：爲少見之急性肩脫臼，肱頭錯向喙突內側至鎖骨之下緣。

(4)胸內脫臼：極少見，因外側強力迫使肱頭於肋間向內錯位而進入胸腔內。

2. 依脫臼病因可分類爲：

(1)外傷性脫臼：

①前肩關節扭傷：前肩可因外力大小不同導致不同程度之扭傷。

輕度扭傷：　其韌帶之纖維及周圍組織抑壓，　但仍維持原狀，而纖維並未增長，關節仍維持穩定。只局部有痛感及輕度壓痛，外旋或外展肩部，疼痛加劇，無腫脹現象。不需特殊治療。疼痛時可冷敷十二小時後繼續熱敷。懸吊三到七天，通常已足可使軟組織疼痛消失。而後逐漸行動作幅度運動。年老患者尤須早期運動。

中等度扭傷：　盂肱關節可能部分脫臼。　纖維可能部分撕裂，而關節囊亦可能鬆弛。若能即時確定診斷，其治療與處理脫臼同。

嚴重扭傷：盂肱關節脫臼。韌帶及關節囊組織有撕裂分離

或剝脫，導致肱頭完全向盂窩前脫出。其徵候、症狀、治療及預後分敍於脫臼節內。

②急性關節部分脫臼：相當於肩部中等度扭傷，其治療與處理脫臼同。

③急性前向脫臼。

④反復前向脫臼。

⑤未整復前向脫臼。

(2)非外傷性脫臼：

①隨意或習慣性部分或完全脫臼。

②先天或發育性部分或完全脫臼。

II. 肩後位脫臼：

III. 盂肱關節下位脫臼：

肩關節急性前位脫臼：前已述及肩關節前位脫臼，依解剖變位可有：喙突下脫臼，關節盂下脫臼，鎖骨下脫臼及胸內脫臼之不同型。其在臨床上所呈現的症狀及徵候爲嚴重的疼痛，其脫臼之臂微呈外展及外旋狀，端賴以正常側之手支撐。而肩峯突明顯的隆起。肩峯下圓形輪廓消失。肩峯下端內陷。肩呈擺姿態（squared-off）形式。脫臼側之臂似較正常側增長。動作呈障碍不變，尤當試行內收或內旋時更增劇痛。X光前後位攝影可確定診斷，尤其以腋位攝影顯示更明顯。

通常在未開始治療前，應注意下列各點：

1. 肱頭確實位置。

2. 肱頭情況，有無骨折合併發生。

3. 其脫臼係原發抑或復發。

4. 脫出時間。

5. 有無併發神經損傷。

　　X光攝影診斷，應包括前後位及盂肱關節之正側位（正切肩胛或肩之後斜位）以及肩之腋側位以確定診斷。

　　治療：傷後立即確定診斷，無需麻醉，即可整復。若脫臼後逾數小時，整復時應給予止痛或麻醉藥物。通常全身麻醉較具優點，不但能完全鬆弛肌肉整復較易，且可避免因整復導致之併發症。整復時必須注意二基本原則，即牽引及槓桿作用之運用。其整復方法：

　　1.單純牽引（simple traction）：脫臼時間不久，沿臂直線牽引，再輕微的旋轉，通常均可成功的復位。

　　2.牽引與對抗牽引併用（traction with counter traction）：牽引時由助手以手穩定胸及肩部或以一重疊之手術巾經由脫臼腋部環繞包圍前胸及後背行對抗牽引，然後輕微的內旋及外旋臂，使肱頭先自關節盂鬆解，再輕輕內收臂即可整復。（如圖4-30）

　　3.hippocratic 方式整復：醫師以一腳踏於患者脫臼側前後腋窩縐襞之胸壁部以爲對抗牽引，切勿以腳跟踏於腋窩。另以手沿脫臼臂直線牽引，牽引須輕而緩，而後輕向內外旋轉臂部以解脫肱頭，當可整復。（如圖4-31）

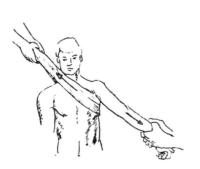

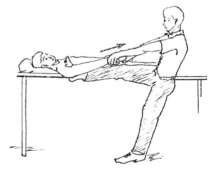

圖 4-30　運用牽引與對抗牽引　　　　圖 4-31　運用 hippocratic 方式
　　　　　整復左肩關節脫臼　　　　　　　　　整復右肩關節脫臼

4.牽引與外向牽引併用 (traction with lateral traction)：牽引直接沿臂直線行之，同時以重疊之手術巾外向牽引於上臂部。（如圖4-32）

5. Stimson 氏方式：患者側臥於手術臺之側緣，以適當重量繫於脫臼臂之腕部，通常用五磅重量，但須視患者體態衡量之。懸吊其臂於手術臺緣外。運用此法不能操之過急，通常須待十五至廿分鐘。應用輕度止痛藥物於肌肉較強患者，尤有助益。（如圖4-33）

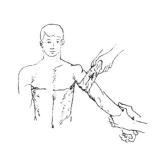

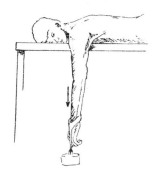

圖 4-32 運用牽引及側向牽引整復左肩關節前位脫臼

圖 4-33 以仿 Stimson 氏方式整復左肩關節脫臼

6. Milch 氏方式：1938年由 Milch 氏提出，運用外展、外旋及向前推入方式整復。此法為讓患者仰臥、外展並外旋其脫臼之臂，然後醫師以大拇指輕推肱頭經由關節盂唇進入關節窩。此法用於肩部骨折脫臼患者尤佳。

7.Kocher 氏槓桿式：運用此法之技巧可分為四步：

①屈曲脫臼肘於九十度，沿臂直線輕而恒續的牽引肱幹約一分鐘。

②緩慢而平穩的使臂轉向完全外旋狀。

③內收臂橫過胸前近中線。

④內旋臂至手達對側肩部。（如圖4-43）

整復後必須攝照X光片確定完全復位並確定肱頭與關節盂之關係位置以及有無併發骨折， 尤須檢視神經血管情況。 然後應用懸吊或 Velpeau 繃帶包紮，並維持肩部於內旋及內收狀。或應用 Velpeau 石膏固定數週。 通常逾五十歲患者， 僅固定一較短時期， 卽開始復健運動，以維護恢復最大幅度動作及功能。年青患者則因脫臼復發率較高， 固定須維持五至六週 。 固定期間仍需行腕手及肘部之主動肌肉運動。 固定解除後， 卽行復健運動。 最先行輕微之動作幅度運動如 Codman 式懸垂運動，繼之行主動幅度動作或以正常側之臂輔助行被動輔助運動， 進而應用滑輪繩索及帚柄運動 。 濕熱可與運動合併應用，尤有裨益。

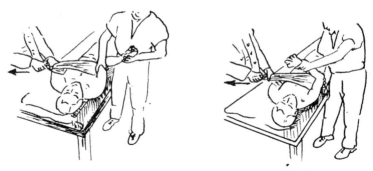

圖 4-34　運用 Kocher 氏方式整復左肩關節脫臼

胸內型脫臼，通常合併有較嚴重之損傷： 如合併有肱骨頸骨折，則整復肱頭仍可能滯留胸內。另亦可能合併有大結節或旋轉帶撕裂以及神經血管損傷，尤可併發皮下氣腫。則整復必須應用全身麻醉後，

謹慎於側位牽引方式完成之。

　　急性肩關節前位脫臼，有可能合併有軟組織如旋轉帶、關節囊或二頭肌腱之間隔，肱骨之後外側溝位在關節面及大結節後方之間，而肩胛下肌緊接於關節盂之前緣，致難以整復。類此則非以手術開刀方式整復不可。

　　肩急性前位脫臼之外科適應症：

　　1.軟組織間位 (soft tissue inter position)：旋轉帶、關節囊或肱二頭肌腱間位可影響閉鎖整復，而需行手術整復。嚴重型脫位如關節盂下及鎖骨下型脫臼，可能旋轉帶完全破裂，則應考慮施行手術修補。尤其年輕活動性強之患者，則越須修補手術治療。

　　2.大結節骨折 (fracture of the great tuberosity)：肩前位脫臼合併大結節骨折，其碎片向上錯位至肩峯之下，而不易靠閉鎖整復復位時，則須手術開刀整復。

　　3.關節盂邊緣骨折 (glenoid rim fracture)：當摔傷直接碰及側肩部迫使肩部向前致使關節盂邊緣撞脫碎片，或於脫臼時肱頭直接衝擊以及關節囊之撕拉使關節盂邊緣骨折，若骨折碎片過大時，則需手術修補。

　　4.選擇修補 (selective repair)：急性肩前位脫臼，不論治療如何，其復發脫臼之發病率較高。如某些運動員必須賴手術修補澈底治療，使能恢復其原有功能。

　　非外傷性肩關節脫臼 (atraumatic dislocation)：

　　1.肩關節之隨意或習慣性前位脫臼 (voluntary or habitual anterior dislocation of the shoulder)：患者可隨意使其肩關節向前、向後或向下甚至向此三不同位置脫出。通常並無外傷病史。較多之此類患者開始於幼年或青年時期。可能兩側或單一側發生。脫臼後可自行

整復，且無痛感。患者可自行任意脫出及整復成習慣性者。較多之此
類患者均伴有心理或情緒之疾患。亦可導因於解剖或病理異常，如肩
部結構發育不良，盂關節窩過於向前傾斜，先天性關節過度鬆弛，肌
肉軟弱不平衡或麻痺等。也可能有家族史之傾向。對合併情緒不穩及
具有明顯精神異常患者，手術治療效果不彰，應採保守治療。

　　2.先天性肩關節脫臼 (congenital dislocation of the shoulder)：
臨床上極少見，但文獻中卻有報告，可能先天已存在有解剖缺陷。其
治療則視缺陷而決定方式。

　　　肩前位脫臼之併發症（complications of anterior dislocation of
the shoulder)：通常如旋轉帶之撕裂，腋動靜脈血管損傷，臂神經叢
損傷，尤其是腋神經之損傷、肱二頭肌腱損傷以及關節部不同部分之
骨折，像關節盂緣骨折、肱頭骨折或結節部骨折。而復發性前位脫
臼，亦可能為急性外傷性肩前位脫臼之併發症。

　　　肩部之外傷復發性前位脫臼 (traumatic recurrent anterior dis-
location of the shoulder)：肩部復發性脫臼，通常為急性外傷性前位
脫臼極常見之併發症。其主要復發原因，在於初次脫臼時，雖經整
復，但未能確實固定三至四週。當然初次脫臼時之損傷部位及損傷程
度，亦可能為導致復發之因素。臨床統計其初發脫臼時之年齡，亦關
係於復發脫臼率。據統計二十歲以內患者，其復發脫臼約佔百分之九
十，二十至四十歲者，其復發率約為百分之六十，而四十歲以上者，
則僅有百分之十。

　　　肩部復發性前位脫臼，其病理變化顯示關節盂緣自盂腔之前緣及
肩胛骨頸部前方有骨膜剝脫，而盂緣之軟組織亦有剝離，致肱頭後端
現楔形缺陷。肱頭由關節盂腔前半緣肩胛骨頸部前方之關節囊及骨膜
部脫出，因之該部關節囊未能癒合而成永久之缺陷，乃能反復脫位。

簡言之，肩部復發性前位脫臼之病理性解剖爲：

　　1.關節盂緣前部及關節囊剝脫。

　　2.肱頭之後外側缺損，有 Hill-Sachs 病灶之稱。

　　3.關節盂前緣腐蝕或骨折。

　　以上解剖變異，均足以影響肩胛下肌以及其腱之相關缺失，致關節可反復脫位。

　　肩部復發性前位脫臼，其在臨床上所呈現的徵候與症狀，每個患者均有所不同， 有的需要醫師協助整復， 有的需賴麻醉藥物之輔助後，始能整復，有的則不需外助卽可自行復位。至於此類病患，其在Ｘ光攝影所顯示者，可能在盂肱關節部位呈衰退性變化，尤其是具有長期病史而曾多次脫臼者。肱頭後外側缺陷通常須以特殊Ｘ光攝影始能顯現。（圖4-35）有時亦可於特殊改變之腋位攝影發現於前下關節盂緣有游離體或角狀骨化或碎骨片。

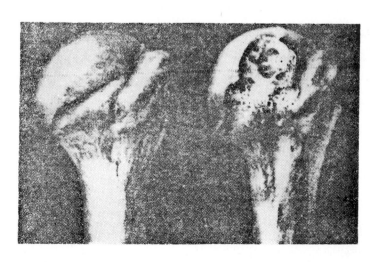

圖 4-35　肱頭後外側缺陷卽 Hill-Sachs 病灶

治療: 按文獻記載，對反復肩關節前位脫臼之治療方式極多。其較多之方式爲重建前肩結構。有的方式現仍被普遍應用。如直接修補前肩關節囊機轉的 Bankart 方式，縮短肩胛下肌之 Putti-Platt 方式，肩胛下肌腱移位的 Magnuson-Stack 方式，骨阻擋的 Edon-Hybbinette 方式及喙突頂端連結肌腱附着部移位的 Bristow 方式等。其他較少應用之方式如自體游離肌腱移植之 Gallie-Bateman 方式，肱骨近端切骨術之 Weber 方式，運用潤背肌膜加強肩胛下肌作用並縮短後降肌之 Saha 方式，移植棘下肌至肱頭後外側缺陷部之 Connolly 方式以及運用肱二頭肌爲制幅靭帶之 Nicola 方式等。其他尚有較不常用之方式，繁不勝數。較多學者尤其是 Watson-Jones 主張其共同點爲由前位切口行重建手術，使關節囊及肩胛下肌疱痕粘連限制外旋，乃能預防再發脫臼。另外有的學者手術並不限制外旋，若肱頭後外側存在有大之缺陷，則主張應用前端骨阻滯方式，而 Connolly 則建議移位棘下肌至缺陷處。

修補前側關節囊機轉: Perthes 於 1906 最先應用 U 形釘固定，但普遍採用此一方式，則自 Bankart 開始，爲再裝置前側關節囊至前關節盂。有的人稱此前關節盂及前關節囊之缺陷爲 Bankartian 病灶。其方法爲將肩胛下肌小心分離顯露出前側關節囊重新修補之，並不需重疊關節囊或縮短再行接合之。Moseley 曾改良應用 vitallium 合金邊緣於關節前端。Du Toit 則應用特殊之 U 形釘修補，Boyd 及 Huut 探查關節囊是分開肩胛下肌。Viek，Bell 及 Maw，及 Luckey 則應用鋼線牽曳方式修補關節囊。Bankart 手術爲於關節盂腔唇緣鑽洞後，將已撕裂之關節盂前緣及關節囊之前端重新縫合。臨床於手術時常遇到下列困難:

　　1.關節盂緣通常磨損或已不存在，縫合不易。

2.縫合關節囊至關節盂前唇盂，因解剖位置較深，縫合極困難。

3.關節囊之前部有時極薄且極脆弱，較大缺陷，不易縫補。

因之通常以下列方式補救之:

1.內旋肩部，可使關節囊縫合於關節盂緣之前端深部軟組織及肩胛骨頸部。而且亦可將肩胛下肌向外側重疊，恰似 putti-platt 手術方式。

2.較大缺損部可以肌膜縫補。

3.可植骨於關節盂腔之前緣及肩胛骨頸如 Eden-Hybbinette 手術方式。或將喙突連同肱二頭肌短頭及喙肱肌聯合腱移位至肩胛骨頸部之前下端。亦可應用U形釘，船釘 (augustine)，短螺絲釘，或其他內固定裝置。

肩胛下肌方式:

肌腱縮短 (muscle shortening): Osmond-Clarke 提出此一方式，但早先已有美國之 Sir Haray Platt 及意大利之 Vittoris Putti 應用。為分離肩胛下肌自其距離附着端約一吋部分。前端之關節囊正黏連於肩胛下肌之後表面，可於此處切開而現關節腔。將外側腱斷端縫合於沿關節盂腔前緣之適當軟組織。若其關節囊及盂緣已自肩胛骨之前關節盂及頸部剝脫，則將腱縫合於關節囊之較深部表面。並將肩胛骨頸之前面使粗糙之，則可導致縫合之腱囊粘連。然後將內端肌腱端重疊於外端，使肩胛下肌實質縮短。此即 putti-platt 手術，此一方式可導致堅實的再脫臼障碍，同時亦限制肩外旋。

肌腱移位方式 (mucle transfer): 即將肩胛下肌腱附着端自小結節橫過二頭肌溝移植至大結節。

關節盂前位骨阻塞 (anterior glenoid bone block): 應用腸骨植骨於肱頭後外側有大之缺陷時，植骨於前關節盂緣。Eden-Hybbinette

手術卽植骨於 肩胛骨之前面及 關節盂窩之緣， 可阻擋肱頭之向前移位。此一方式被應用於關節盂窩之前唇蛆損或肱頭之同部位存在大之缺損時。

喙突移位至關節盂 (transfer of the coracoid process to the glenoid)：將喙突自胸小肌停止處之遠端連同肱二頭肌短頭及喙肱肌之聯合腱分離，然後經由肩胛下肌之垂直裂口探查顯露關節。先將肩胛骨頸前面粗糙之，而後將聯合腱連結之喙突經由肩胛下肌裂口縫合腱於肩胛下肌腱並穿過附着於肩胛骨之粗糙部卽關節盂之前緣。

肌膜修補 (fascial repairs)：以自體濶肌膜於關節中之前下與肱骨頸前之間，重建新之靱帶。

Gallie-Le MeSurier 手術，卽應用自體濶肌膜爲活的縫線重建新靱帶於前肩部。此新靱帶經由關節盂頸部之穿洞，繞過肱骨頸肱二頭腱溝內側之穿洞後，縫着於喙突之頂端 (圖4-36)。

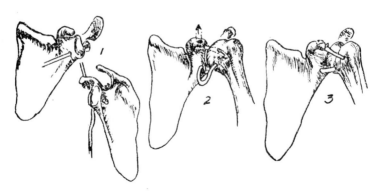

圖 4-36　Gallie-LeMeSurier 手術方式

應用肱二頭肌腱(use of the biceps tendon)：卽所謂之Nicola 手術，爲應用肱二頭肌腱之長頭爲制懂靱帶，可連同喙肱靱帶，經由肱

骨頭頸之穿通甬道固着於關節盂之上端。

其他之肌腱移位方式，如移位背濶肌 (latissimus dorsi) 向後至大結節之棘下肌附着部。以及棘下肌腱之移位法：卽將棘下肌腱移位至肱頭後外側較大之缺損部。

肱骨近端切骨術 (osteotomy of the proximal humerus)：為 B. G. Weber 提出以肱骨近端之旋轉切骨，增加肱頭頸與幹間後傾角度並縮短肩胛下肌。

關節盂頸切骨術 (osteotomy of the neck of the glenoid)：Meyer-Burgdorff 將關節盂頸由後端行楔形切骨，以減低其前傾。Sen 則由前端行開放式楔形切骨，亦能減低其傾斜。

Rockwood 及 Green 手術：是改良 Magnuson Stack 手術方式，卽用小結節部將肩胛下肌腱分離，注意勿傷及橫靱帶或肱二頭肌長頭。將關節囊自肩胛下肌剝離。然後於肱二頭肌溝及附着肩胛下肌之小結節稍遠端穿洞，另於穿洞之稍近端鑿溝，最後經由此鑿溝及穿洞，應用鋼線將分離之肩胛下肌腱確實的移植，此時應注意將肩部內旋。

手術後處置：通常於手術後固定，其期間端視患者體態而定，對平日行劇烈運動員固定四至六週。愛好運動者三至六週，非運動員三至四週，而老年患者二至四週。接著行復健運動。

未整復肩前位脫臼 (unreduced anterior dislocation)：陳舊持續未整復之肩脫臼，通常處理極困難。尤其對老年患者更甚。且大部分患者除肩脫臼外，合併有結節部、肱頭、肱頸、關節盂或喙突骨折。更有的併發神經缺失。但奇怪的是較多老年患者可能仍保持上肢的完全功能及舒適感。而盂肱關節及肩胛胸廓關節動作之障礙極有限，仍可達七十至九十度外展及前屈。一般患者其脫臼時間愈久，則疼痛感愈

少而動作幅度亦愈大。年輕患者，因其肌肉、靱帶及關節囊組織情況較佳，俱有盂肱關節固定位置，任何肩部動作將引起劇痛。

對於未整復肩前位脫臼之治療，極難建立常規準則。先應試行閉鎖整復，或施行手術整復，或僅行復健運動。一般言之，比較年輕或活動的患者，必須施行整復，而老年患者需要復健治療。此並無恆定的規章。須視患者年齡，脫臼時間之久暫，症狀之程度，動作幅度，X光片所呈現的症狀，以及患者一般穩定性而不同。若施行閉鎖整復，則僅予輕度牽引，避免勉強重力，並應用全身麻醉鬆弛所有肌肉。若閉鎖整復失敗時，則繼之行手術整復。通常脫臼二三週後，肱頭頑固的侵損關節盂前，且有較多之軟組織痙縮。故不可能以閉鎖整復成功。必須自前方開刀分離肩胛下肌行手術整復。有些老年患者脫臼較久，則亦僅可予以保守的復健運動使增加動作幅度。手術整復原則在清理關節盂窩及可能以暫時內固定穩定整復位置。

肩關節脫臼未經整復，相隔時久，則該部軟組織收縮結疤，其重要組織如臂神經叢、硬化之腋動脈以及關節囊等。若強行試以閉鎖整復，最嚴重的併發症，卽導致腋動脈之破裂。腋動脈在解剖上可分爲三部分：第一部分爲內側至胸小肌部分，第二部分爲胸小肌後側部分及第三部分爲外側至肌腱部分。當整復脫臼牽引時需較大之拉力，若遇及動脈硬化之動脈，極易撕傷或拉破其分枝。此外對骨骼、神經以及其他軟組織，均可能引起併發症：

1.骨骼損傷：諸如肱頭之壓迫性骨折，卽所謂之 hill-sachs 病灶，前關節盂唇之骨折，大結節之骨折以及肩峯或喙突之骨折。

2.軟組織損傷：廻旋帶之破裂，常合併發生於肩前位脫臼。關節囊及肩胛下肌腱之撕裂，亦常合併發生於年老患者。當肱頭嚴重錯位如鎖骨下，胸內或豎直型脫臼，廻旋帶通常一定會斷裂，則患者功能

不易恢復。此外如跨越肱骨結節間溝之橫靱帶破裂以及肱二頭肌腱向外脫位，亦可合併發生於肩急性外傷性之前位脫臼。

　3.血管損傷:

　(1)發生於脫臼時: 通常發生於年老患者或患有嚴重血管硬化之血管。多損傷於腋動脈或腋靜脈或其分枝之胸肩峯幹肩胛下枝，廻旋枝及較少發生於長胸枝。（圖4-37）發生於年老患者時，臨床可見一急劇擴大之血腫塊，腋部劇痛，其所侵犯之臂可能有麻木感或麻痺，橈脈搏動消失，患肢冷感，其手現蒼白，指呈發紺。可運用血管攝影確定診斷。一旦診斷確定應立即行外科修補或換置 teflon 人工血管。

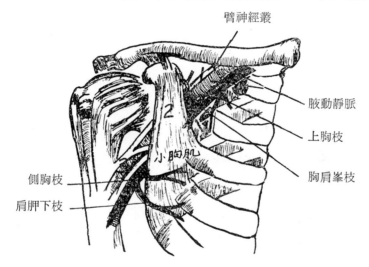

圖 4-37　腋動脈因小胸肌之關係分爲內側、
　　　　　　後側及外側三部分。

　(2)發生於整復時: 通常大多發生於老年患者，尤其是陳久而頑固之前位脫臼誤診爲急性脫臼逕行閉鎖整復時，腋動脈被胸小肌及前端關節囊周圍之疤痕粘連所限制。強行牽拉而損傷。

　　4.神經損傷：最常發生者爲腋神經之短暫的或完全的失卻神經作用。此外如撓神經、肌皮神經、正中神經、尺神經以及全部臂神經叢之損傷，可能有三種型態：

　　(1)神經失用 (neurapraxia)：如暫時失卻神經作用，導致於輕度神經挫傷，約一至二個月卽可完全恢復。

　　(2)軸索斷裂傷 (axonotmesis)：完全失卻神經作用，由於中等度至嚴重神經損傷所致。其神經細胞死亡，但經由完整之神經鞘完成再生。其恢復率約爲每月兩公分半。

　　(3)神經斷裂傷 (neurotmesis)：爲完全失卻神經作用，神經軸索及神經鞘完全斷損。恢復不易，或需神經修補。類此極少發生於肩前位脫臼。

II.　肩後位脫臼：

　　肩部結構生就存在着自行保護並對抗自前肩直接外力或由上肢間接槓桿強力使肱頭後脫之功能。故肩關節後位脫臼少見。觀之解剖肩胛骨與胸成45度角，關節盂後半部正位在肱頭之後，其作用正似柵架在預防肱頭向後脫位。而肩峯突及肩胛骨之棘。其作用亦類似關節後壁。肩之前後俱有極多類似之解剖結構，但後部比較簡單，因爲沒有臂神經叢，大血管、喙突以及繁多之肌腱連結。前肩之肩胛下肌其作用類似肩關節之前門，而棘下肌則類似後門。當分離棘下肌顯露關節後囊，應注意避免傷及肩胛上神經及血管。尤其避免過度向遠端牽拉前肩之聯合肌腱，同時更應避免向內側牽拉棘下肌。肩後位脫臼亦可因病因或解剖位置區分爲外傷性或非外傷性及部分或完全以及反復脫臼等。急性外傷性後位脫臼之後關節囊及靱帶破裂，致關節完全不穩定，故必須妥善的治療，確保靱帶癒合。按肩後位脫臼導因於直接外力者，極少見。較多原因爲同時內旋、內收及屈曲外力間接傳及於肩

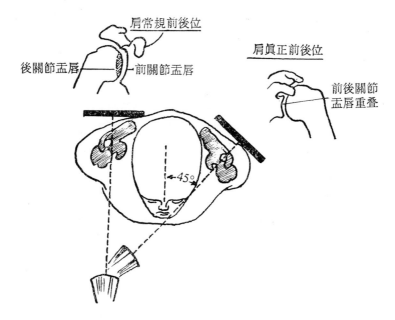

圖 4-38　肩常規及眞正前後位 X 光攝影位置

部，如當手伸展時跌傷以及電震意外或痙攣發作而導致肩後位脫臼。

　　肩後位脫臼常被忽略而誤診，其誤診原因爲少見而忽略，未經適當檢查以及一般醫師過於信賴常規檢查之前後經 X 光攝影顯示假正常。

　　肩後位脫臼之臨床發現主要爲：臂呈內收及內旋狀，肩部外旋受阻，肩外展嚴重障碍，肩部自後觀較正常之肩明顯突起，肩部自前觀較正常之肩平坦，而脫臼側之喙突亦較正常側突起。至於肩後位脫臼在 X 光診斷時，肩峯下型脫臼常於前後位 X 光攝影誤診，而關節盂下型及肩胛棘下型脫臼，則於常規前後位 X 光攝影明確顯現脫臼。而鑑別前關節盂下脫臼，後關節盂下脫臼及後棘下脫臼與前鎖骨下脫臼，

則需腋側位或正側肩胛位X光攝影。尤須記及常規之自前攝照之肩前後位X光片非眞正之盂肱關節之前後位觀。因肩胛骨位在與胸壁自前觀後外側成 45 度角。故攝照眞正之肩關節前後位，其X光線之指向需垂直於肩胛骨面（圖 4-38）。卽將X光線側向45度。常規之前後位肩部攝影很明顯的使肱頭重疊於關節盂。將射線內移則重影減低，內移至自中點向外45度則已無重疊而肱頭關節面自關節盂窩很明顯的分出關節腔。但關節盂之前後緣重疊而成單一之關節面。

　　肩後位脫臼之治療：急性後位脫臼，僅以靜脈麻醉合併肌肉鬆弛劑或鎮靜劑，不易整復成功。故閉鎖整復必須以全身麻醉後，沿內收畸形直線牽拉，繼以直接推壓肱頭整復之。必須於肌肉完全鬆弛後整復可無損傷之併發症發生。較爲有效之步驟爲運用牽引於內收之臂，並使肘部彎曲而微內旋，使肱頭自後關節盂緣移出，繼之牽引於外旋使關節面復位於關節盂窩內。

　　對於反復後位脫臼患者，因其痛感以及肌肉痙攣均較急性外傷脫臼者爲輕，故其治療通常不需全身麻醉，僅運用鎮靜及止痛藥物，然後牽引並內收臂，繼之由後端推壓肱頭卽可完成整復。

　　至於未整復之後位脫臼，其治療方式亦如急性或復發之後位脫臼。若脫臼逾數週尙未整復，或於腋位X光攝影發現前內肱頭部位有較大之缺陷，則通常需要手術開刀整復。另如急性肩後位脫臼，若合併有小結節骨折碎片嚴重錯位，或脫臼被鎖結，不能以閉鎖方式整復，則均適應外科手術治療。

　　後位重建手術約有如下方式：

　　(1)側轉 Bankart 方式：僅修補關節後端軟組織囊膜。

　　(2)側轉 Putti-Platt 方式：以棘下肌及腱行縮短或重疊。有些患者則需將棘下肌及小圓肌腱合併重疊。

(3) Boyd-Sick 方式：行後端關節囊縫合併將肱三頭肌之長頭移至後關節盂緣。

(4)聯合軟組織修補(combined soft-tissue repair)：修補後面關節囊，重疊或雙重棘下肌及小圓肌之重疊或雙重罩覆，可能時並以肱二頭肌長頭加強懸吊靭帶。

(5)反轉 Eden-Hybbinette方式：卽後端骨阻塞方式，應用腸骨、脛骨、肋骨、脊突或肩胛骨之肩峯突行植骨。

(6)關節盂切骨術 (glenoid osteotomy)：行分離式後端楔狀關節盂切骨術，對治療復發性後位肩脫臼效果極佳。

(7)聯合骨及軟組織重建 (combined and soft-tissue reconstructions)：卽聯合後端骨阻塞或關節盂切骨與不同之軟組織重建手術。

(8) Mc Laughlin方式：適應於肱頭前內側存在有大之缺陷時。卽經由前端切口，將肩胛下肌自小結節處分離，整復肩部，再將肩胛下肌腱移位至肱頭缺陷處。後來 Neer 改良此一方式為移位肌腱時合併將小結節同時移位至缺陷部。

對於老年患者之肩部後位脫臼後，未經整復已逾數年，而患者並無痛感但仍維持功能之運動幅度時，則不適應於外科手術治療。若動作障碍但肱盂關節骨質良好，則適應於重建手術治療。又若動作嚴重障碍且有劇痛而肱頭並存在大之缺陷但肌肉仍維持功能狀態時，則可裝置人工代用關節。當動作幅度不良，骨質不佳，而肌肉亦無功能時，則應考慮施行關節固定術。

至於手術治療後之照顧：對急性後位脫臼經手術整復後固定之，其固定方式約為：

(1)以懸吊帶懸吊手臂於頸部，並緊裹臂部，使臂呈內轉位置。

(2)肩部人字形固定，使臂呈外轉位置。

⑶以鋼釘自肩峯固定至肱頭。

　　如上穩定的整復肩部固定二至三週。若整復不太穩定則應固定三至四週。年齡愈老，則應減短手術後固定時間。解除固定後，繼之行復健運動，通常先行無重力之 codman 式搖擺運動。使關節鬆解，而後行柔軟之主動輔助動作，以促進動作幅度，然後行肌力增強運動。尤其注意肩之外旋肌組，如舉手過頭滑輪運動、熱療等，以維護肩帶所有肌肉功能。 若肱骨近端已置換人工替代物， 則尤應早期復健運動。

III.　盂肱關節下位脫臼 （Luxatio Erecta）

（Inferior dislocation of the glenohumeral joint）:

　　此類脫臼極少見。按照外傷機轉，超外展力量可影響肱骨頸緊抵於肩峯突呈槓桿作用而使肱頭自下端脫出。 （圖4-39）則肱骨幹指向頭上， 臂呈鎖着狀。 肘部通常呈屈曲， 而前臂半放或鎖着於頭之後端。肱骨頭可能自胸壁外側觸及。患者感劇烈疼痛，並有神經血管併發症狀呈現。見於老年患者。可以牽引及反牽引方式完成整復。牽引必須沿臂之畸形方向行之，卽向上及向外牽引，同時以折疊之手術巾自上橫過肩之上端由助手向下向對側行反牽引（圖4-40）。有時由於肱頭及肱骨頸突破下端關節囊呈鈕扣洞破裂式樣將肱頭鎖結，則閉鎖整復不能，必須施行手術開刀整復。至於此類脫臼可能合併之併發症爲肩峯突骨折，下端關節盂骨折，或肱骨大結節骨折。廻旋帶亦可能合併撕裂，有時肩胛下肌亦可能撕裂，神經血管之損傷亦可能合併發生。

　　肩部之骨折脫臼 （fracture-dislocation of the shoulder）: 卽肱頭關節面自肱盂關節腔向前或向後脫位，並合併肱骨骨折。臨床所見如向前脫臼則合併肱骨大結節移位骨折，而向後脫臼則合併小結節之移

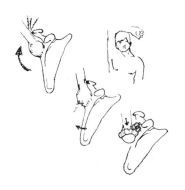
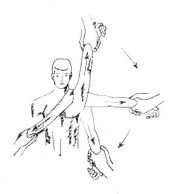

圖 4-39　肩盂肱關節下位
　　　　　脫臼之機轉

圖 4-40　左肩盂肱關節下位
　　　　　脫臼之整復方式

位骨折，兩結節移位骨折亦常合併發生。尤其周圍軟組織損傷更甚。
且其損傷之軟組織發生於關節腔外，故此類骨折脫臼若治療不適，極
易併發肩部之骨化性肌炎（myositis ossificans），卽關節周圍發生不
必要之骨化沉積，則肩部動作受限。嚴重的肩骨折脫臼，肱頭倒轉向
下脫位（圖4-41），其位置可能廻轉九十度。嚴重的肩部骨折脫臼則
需手術開刀整復。通常老年患極少需要手術整復，手技閉鎖整復卽可
成功。採用傳統之牽拉方式極危險，可能導致血管及神經難以挽救之
併發損傷，故必須注意。 Hippoccatic 手技整復是最低限度的安全方
式。 故應小心注意。 若整復無望， 應避免反復不成功的手技試行整
復，卽行開刀手術經由三角肌——胸肌部切口顯露傾斜肱頭使回入關
節盂腔整復其與肱骨幹之關係。完全分離肱骨頭可引起未來變質或缺
血性壞死，故手術時須維護軟組織之解剖連續。而延遲手術治療亦甚
危險。必要時可施行人工肱骨頭置換及結節修補手術。

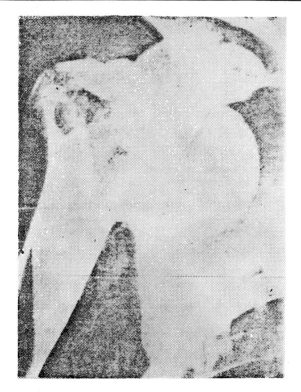

圖 4-41　肩部之骨折脫臼

㈢肱骨幹之骨折　　　　　邵　克　勇

具有完整的肱骨，手才能發揮它無窮盡的功能，在此將討論肱骨幹之骨折的各種治療方法。

解　　剖

肱骨幹近半段爲圓柱體、近直線，遠半段肱骨呈扁平形並變寬，在前方有三角肌、二頭肌及 brachialis anticus，在後方有部分之三角肌及肱三頭肌，三角肌附着於肱骨幹外側之三角粗隆。

前後肌肉羣及肌膜間隔，　肌膜附著於肱骨之內外側緣。　將所有組織分隔爲前後：前間隔內含有之肌肉羣包括肱二頭肌，　coracobra-chialis,　brachialis anticus，及行走於肱二頭肌內緣之血管神經叢，上臂後間隔包含有肱三頭肌及橈神經。橈神經在肱骨幹之中段及遠段爲處於後外側走向。

傷害機轉

肱骨幹骨折，　是常見骨幹骨折的一種。　直接的外力、鎗彈傷、壓碾傷可造成開放性骨折。肱骨幹骨折也可由間接力量造成，如摔倒時力量經手和肘傳導至肱骨幹而發生骨折。軍隊訓練擲摔手榴彈實習時，肌肉強力牽扯可導致肱骨幹遠段三分之一處螺旋型走向或多片型骨折。偶爾也有擲摔棒球用力過劇時，造成肱骨幹骨折的病例。

直接力量造成之骨折線爲橫型或多片型骨折，經由間接力量引起的骨折型態常爲斜型或螺旋型。　斷骨可能發生移位、　成角畸形、　重疊或只有少許位移。骨折後由於肌肉收縮力量會使遠端斷骨向近側位移，　發生肢體短縮二公分至五公分的現象，　由於骨折所在位置的不同，　會有骨折遠端斷骨向內或外側位移的現象，　如當肱骨幹骨折的位置在三角肌著點的近端位置時，骨折遠端斷骨由三角肌拉向外側移位，近端斷骨由胸部肌肉附著點牽拉向內側位移。

診　　斷

肱骨幹發生骨折，診斷容易。與對側正常上臂比較，有明顯之畸形及短縮。傷肢有腫痛及假性活動等現象。初診時，應檢查記錄傷肢神經血管損傷情況，尤以常發生之橈神經損傷，不宜忽略。橈神經傷害時，最簡單的徵象是腕關節垂下，不能背伸，橈神經支配之皮區有麻木感。

診斷兒童肱骨幹不完全骨折，較爲困難，但使用放射線攝影卽可

確立診斷。同時應檢查斷骨之近端及遠端關節，則不會忽略同時之連合傷害。

治　療

治療肱骨幹骨折應以採取保守治療爲優先原則，例如以牽引或石膏圓筒穩固肱骨幹骨折，遵循適當之治療原則，可獲得良好之治療效果。使用開刀手術整復肱骨幹骨折，時常會發生骨折遲延癒合甚至不癒合。用石膏固定治療，約八週至十週，骨折多可痊癒。上臂肱骨近端有肩關節，遠端有肘關節，可代償部分肱骨骨折畸形之癒合。由於上肢功能特別，部分縮短，亦少影響功能，故有限程度之前彎曲或向內彎曲之骨折癒合，應認爲可被接受之治療後果，這個特點是治療肱骨幹骨折時與其他長骨幹骨折的原則不同所在。

石膏筒治療肱骨幹骨折 (Hanging cast)

將上臂及前臂屈肘九十度，自腋部以石膏固定經肘、前臂、腕關節而至手的掌指關節，依骨折位置而將前臂保持中位或旋轉，譬如肱骨幹遠三分之一段骨折時，前臂以置於內轉位置，則骨折部位有較好之對合。使用之石膏筒不宜過重，以免發生骨折斷端過分牽張（distraction)，而造成遲延骨折癒合或骨折不癒合的後果。在手腕部之石膏筒可用鐵絲做一環狀，用繩圈吊於患者頸部，在腋窩部或肱骨骨折近端可置放棉墊，用以控制骨折對合，但應防護內側走向之神經血管被壓迫而造成其他之併發症。骨折對合若有向前或向後之成角畸形，可由吊於頸部繩圈短長控制調整，俾能得到較合適的骨折對合位置。

醫師選擇各種治療肱骨幹骨折的方法時，須有相當之判斷力，經驗及仔細的臨床追察外，尚須謹愼適合此法治療之病患，才會有良好的結果。譬如，同時有其他傷害必須躺臥治療的患者、兒童、老年或有不合作傾向的病人、昏迷病人均不適用以石膏筒治療。

　　肱骨幹骨折畸形，先以推拿整復其畸形後，再包敷石膏，整復後發生畸形及位移愈少，則治療之預後較好。用石膏筒固定治療時，最好預先對病患解釋可能之情況，譬如在最初之一週或十天間預期會有相當程度的疼痛及骨折斷所在的活動感覺。病患不可自己調整懸帶繩圈，應時常做肩關節之鐘擺式運動，活動掌指關節。在治療過程中，必須做定期性的放射線攝影，以視有無骨折斷處過分牽張而影響癒合過程。

　　「U」型石膏條治療(Sugar tong method)：

　　以「U」型石膏條，自上臂內側腋部包括肘關節而包紮至上臂之外側，若能保持肱骨骨折之穩定性，導致骨折癒合，不失為一良好的治療方法。在使用此法時，肘部之內側需敷以良好之襯墊，以免壓迫尺神經，造成神經傷害。

　　兒童、少年及青年之肱骨幹骨折，應考慮使用此法治療，但老年，肥胖或氣候濕熱，發生皮膚炎及不易照料之衛生情況，都為不便。此法亦常為開刀手術治療肱骨幹骨折，如以骨髓內釘固定肱骨幹骨折時之附加治療。

　　牽引治療：

　　發生肱骨幹骨折必須躺臥的傷害，或多片型肱骨幹骨折或開放性肱骨幹骨折時可使用此種方法治療。但以鋼針穿過肱骨遠端時，須注意不要傷到尺神經，骨牽引之鋼針亦可以穿過尺骨近端，加以牽引治療。

　　使用此法治療肱骨幹骨折，發生遲延癒合及不癒合之機會比率多，故臨床上，除非使用其他方法受到限制時，才考慮採行骨牽引治療。在某些情況下，使用此法治療時，應考慮僅為暫時權宜。

開刀整復肱骨幹骨折

　　臨床上須用開刀整復肱骨幹骨折的機會較少，但最近似有增加的
趨勢，值得重視及探討。在閉鎖式治療方法，無法獲致或維持骨折對
合之位置時，或橈神經崁頓在骨折斷端時，須以開刀整復手術治療。
使用開刀整復肱骨幹骨折治療，選用金屬內固定物以強固有力的鋼板
及螺絲釘佳。用骨髓釘固定時，以適當口徑大小之鋼釘為佳。骨髓內
釘對骨折處旋轉力之控制較差，必須輔加石膏肩衣外固定。在近端肱
骨幹骨折時，可自肱骨粗隆附近至肱骨椿入鋼釘，在遠端肱骨幹骨折
時，可自尺骨鷹嘴上方之肱骨遠端椿入骨髓內釘，如此可有較佳之穩定
性。自肱骨近端、遠端椿入之骨髓內釘，均會影響日後肩及肘關節之
活動功能，故俟骨折痊癒後，應即拔除。使用鋼板固定，骨折癒合移
除鋼板後，須繼續限制傷肢做用力過劇之活動，以免發生再骨折。選
用他種內固定物如鋼螺釘、綱絲或 rush pin 等內固定物時，應於手
術後附加石膏肩衣外固定，至骨折完全癒合，方可移除石膏。又當骨
質疏鬆之肱骨幹骨折時，應考慮將肱骨幹切短，使骨折處互相崁頓，
再以骨髓內釘固定，三片型骨折具有 butterfly fragment 時，以鋼板
及螺釘固定，較安全。

　　當有橈神經合併橈骨幹骨折時，手術切口以能剖視橈神經走向為
原則。手術時應先鑑別橈神經，予以分離及保護，以免手術中傷害橈
神經。在上臂合併有大血管破裂，施行修補手術時，宜將肱骨幹切短
1-2公分，使用強有力的鋼板固定，上臂骨折伴隨巨幅軟組織損傷時，
可做皮瓣移植或植皮。高速度槍彈傷害污染之開放性骨折，應保持傷
口開放，經五——七日病情穩定後，再做續發性傷口關閉。在上臂肌
肉有大量缺損傷害時，因牽引或石膏圓筒治療，會發生骨折處過度牽
張，故以用石膏衣治療較佳。

　　其他須以開刀手術治療肱骨幹骨折的情形包括：一、當傷患連鎖

其他系統傷害或其他部位骨折，　必須躺臥治療時，　二、當肱骨骨折連鎖同側傷肢之肘或前臂件同骨折時，三、當肱骨幹骨折爲多節性時 (double fracture)。　四、當肱骨幹骨折用推拿整復後，　發生橈神經傷害時。

併　發　症

肱骨幹骨折最常引起之神經損傷係橈神經傷害，　發生率約爲 2 ％至10％，　傷肢腕關節背伸能力消失是橈神經傷害的主要徵候。當不完全橈神經傷害時，　傷肢腕關節背伸力量減弱，　偶爾亦有肱骨幹骨折伴隨尺神經或正中神經損傷。大多數橈神經損傷可在數週或數月內恢復功能，　當骨折斷尖崁頓橈神經幹，　且臨床顯示無恢復跡象時，　應採取手術剖察神經。若在診斷過程中，　懷疑發生橈神經崁頓於骨折斷端時，　則應施行手術開刀整復骨折，　並剖察傷害之神經，　予以縫接、或修補。

橈神經受傷約三週後，　卽可使用肌電圖及橈神經傳導速度檢查神經，　約當受傷八至十週後，　無神經傳導恢復之進展時，　卽應採取剖察手術，　一般而言，　遲延縫合損傷之神經較立卽縫合之效果爲佳，　遲延手術之另一好處是大部分的橈神經損傷可能有自行恢復的機會，　而可避免不必要的開刀手術治療。若在肱骨幹骨折數週後才發生橈神經傷害的病例，　發生的原因可能是由於新生骨痂包圍橈神經造成。若臨床病狀繼續加重，　則須以手術切除骨痂減壓治療。在所有橈神經傷害患者的治療過程中，　傷肢腕部及手部應使用機動性固定支架維護，　以保持手、指之功能性位置及維持局部良好的功能，　恢復情況較佳。

血管損傷

肱骨幹骨折伴隨主要血管損傷時，　須以卽時急診手術修補治療以縫合傷害之血管，上臂的 brachial artery 及靜脈破裂後，　造成血管栓

塞，　會造成肢體壞疽而遭受截肢的命運，　受傷的血管亦會形成血管瘤，應會診血管外科醫師進行手術治療。

不癒合及延遲癒合肱骨幹骨折

在治療肱骨幹骨折時須愼防骨折不癒合或延遲癒合的發生。以保守治療方式治療肱骨幹中段橫型骨折，尤其容易發生。造成的原因主要有骨折斷端間有軟組織，骨折斷端間隔過分牽張（distraction），手術時剝離骨膜傷害軟組織及肱骨血液循環或當開放性骨折以手術治療後發生感染。

以開刀手術治療肱骨幹不癒合骨折時，最重要的是先分離出橈神經，　避免手術中傷害。　在不癒合之骨折，　不唯有過度纖維化疤痕組織存在，可能由於以往手術之關係，改變正常橈神經之解剖部位及走向，是手術者應當重視不可忽略的關鍵。如果在手術時，不先將橈神經鑑別，則在手術過程中，使用牽引器或骨鉗整復骨折，很容易傷害到橈神經，這是很危險的。所以手術時先鑑視橈神經予以保護，雖然要多花些時間，但是對於患者傷肢功能保全，可以說是必要的。在直視下，將骨折斷端用骨剪切除硬化骨端，找尋出骨髓腔，將骨髓腔用適合大小口徑之骨鑽鑽寬。依照骨折部位所在，椿入骨髓內釘，在肱骨幹近半段骨折時，宜由肩關節附近之肱骨粗隆，將上臂儘量內收，穿入骨髓內釘。在肱骨遠半段骨折時，宜由肱骨遠端之鷹嘴窩穿入骨髓內釘。　爲了手術方便及效果，　由鷹嘴窩穿入之骨髓內釘，　可選用rush pin 或其他有曲線之鋼釘，將自體骨植入骨折所在，卽可縫合手術傷口，然後以「U」型石膏條固定上臂，約於手術八至十天以石膏肩衣固定至骨折痊癒。肱骨幹遠半段骨折不癒合時，以自鷹嘴窩穿入骨髓內釘治療爲宜，手術切口可在上臂之後方切入，將肱三頭肌剝離切開則可不必分離橈神經。

病理性骨折 (Pathological fracture)

腫瘤生長於肱骨幹會造成病理性骨折。依照腫瘤病情的進展及其侵犯的情況，使用石膏固定或用開刀方式加以內固定治療，選擇內固定物以骨髓內釘為佳，因使用鋼板及螺針內固定時，可能在內固定物上、下之骨幹發生骨折。即使在癌腫晚期的病患，發生病理性骨折時，用骨髓內釘固定，可填加醫用膠填料methacrylate cement治療，不但可減少病患痛楚改善生活品質，並減少醫護人員照料之負擔。使用內固定物治療肱骨幹病理性骨折的患者，均可繼續接受化學抗癌藥物治療或放射線治療。對於發生於肱骨腫瘤有可能骨折 (impending fracture)，預先手術，使用金屬內固定物治療，不失為一良好之治療方法。

Iatrogenic Fractures

在新近痊癒而骨質接合尚不牢固之肱骨幹骨折，或因久病不用骨質疏鬆的病患，做復健治療時應避免過劇力量以免發生肱骨幹骨折。

肘關節的傷害

肘關節的功能有彎伸前臂及向內外翻轉前臂，肘關節傷害後，因而發生關節功能障害的機會，並不少見。肘關節的傷害，包括骨折、脫臼及軟組織的傷害，成功的治療開始即須有良好的認知與判斷，如開始將肘關節傷害以保守的治療，而當治療過程中發生不能滿意的情況時，再採取以開刀手術治療，常為不智的抉擇。在某些肘關節傷害的個例中，以適當的手術治療，當能獲致相當程度的治療後果。肘關節結構特異，如果僅以保守推拿式固定骨折，發生殘餘功能障碍的機會並不少見。但手術開刀治療，技術方面的困難在於需要剝離較多的軟組織，而手術後發生相當程度的粘連。對於骨科醫師而言，肘關節傷害，確實具有挑戰性意義；至於使用過分之外力推拿幫助傷後肘關

節恢復其功能，早於一百五十年前卽被認為是不當的方式。

解　　剖

由肱骨遠端、橈骨及尺骨近端組成肘關節，橈骨頸部以環狀靱帶附著於尺骨近端上，橈骨頭呈凹盤狀，在前臂翻轉時可在肱骨小頭上滑動，成人肘關節伸直時，呈正常之肘外成角，平均約為十五度，正常肘關節可以觸摸到正常的解剖標緻如鷹嘴及肱骨內外髁，當肘關節伸直時，三者成一直線關係，當肘關節彎曲時，三者成等邊三角形關係。當檢查關節傷害時可以憑上三者之相對關係，予診斷醫師參考價值。當肘關節傷害時，橈側之關節腫脹，可由此處抽取關節液檢查。

肱骨遠端內外髁，分別與橈尺骨近端形成關節面，內髁較外髁為大，內髁是前臂屈肌的起點，外髁是前臂伸肌的起點，當內、外髁發生骨折時，骨折斷片會被附着之肌肉牽扯形成移位並發生旋轉。

橈骨近端是橈骨頭，呈肱骨小頭之關節而滑動，橈骨頭下方是橈骨頸，再下方尺側有粗隆，是臂二頭肌腱的附着點。尺骨近端的關節面是由鷹嘴及冠狀突所構成，鷹嘴背面是臂三頭肌腱的附着點。

肱骨遠端骨折

肱骨上髁骨折

肱骨上髁骨折屬於關節外骨折，當骨折遠端骨片向後移位時形成伸型骨折，當骨折遠端骨片向前移位時形成屈形骨折，通常好發生於6—10歲兒童。

伸型骨折

發生伸型骨折的受傷機轉是由於摔倒時，前臂及手伸展。由於發育中兒童此處骨質脆弱，故易於發生骨折。於廿歲以後之成人，較少發生，由於臂三頭肌腱牽扯，斷骨遠端會向後上方發生移位，而肱骨部分之骨折近端會向前方，崁頓位於前方之臂動脈及正中神經。復由

於同時軟組繼傷害及血腫塊的發生，均是治療此種骨折時須面對解決的難題。處理此種骨折時，宜特別注意神經及血管循環方面引發的合併症。

徵　　狀：

由於傷害程度不同，局部所在有相當程度的腫、痛。在傷害早期，腫脹有限時，可以觸摸相當解剖位置，使多數患者就醫時，局部已經相當腫脹，不易觸摸。使用Ｘ光攝影，卽可確定診斷，由於斷骨移位情形，可使醫師做爲治療之參考。

治療方法：

在治療過程中，應特別注意神經血管損傷的狀況，亦是選擇治療方法的憑藉。

不開刀的推拿式治療：通常是治療時首先考慮選擇的方法，由愛克斯光攝影相片，可以判讀骨折傷害發生移位的情形而做爲治療時推拿之憑藉，手術應在麻醉無痛狀況下進行。手術者在助理的牽引幫助下，完成整復推拿手術。當骨折復位後，肘關節卽可置於彎曲的位置，但應仔細觸摸腕部橈動脈有無，做爲彎曲的參考憑藉。過度彎曲則可能造成永久的循環障礙，造成前臂肌肉缺血性壞死。對於手術後的患者，均應住院仔細觀察，有無缺血狀態，並做準備放開石膏固定的處置。於手術後當日，第三日，第七日攝取愛克斯光，俾能早期發現骨折位置復發位移而給予適當之治療。

頭上方骨牽引術治療：將骨針穿過鷹嘴部位，將傷肢於頭部上方施行牽引治療，可在下列情形時使用此種治療方法。

1.當使用其他方法不可能完成整復之骨折。

2.在極度腫脹的骨折，以石膏固定時，會發生併發症。

3.當復合性骨折，或者同側肢體亦有損傷時。

此種方法之好處在於利用骨折牽引的簡易方法，可使傷肢抬高，減少腫脹，且可能使關節早期運動。

使用內固定的治療方法：一般有兩種，第一種是經由閉銷式推拿手術後，以兩支骨針經骨折遠端穿入固定於近端骨折上。第二種是使用直接開刀方法整復骨折後，利用骨針固定骨折。

經由皮膚以骨針固定骨折法，主要原因在於肱骨遠端之上髁骨折，多數為不穩定骨折，經過推拿整復後，常不易維持滿意的位置，不能達到預期的治療後果，但使用此種方法時，必須要能確切的觸摸到正確的骨骼位置，故在極度腫脹的傷肢最好先用其他方法使傷肢腫脹的情形消彌後，再應用此法較宜。穿入鋼針時，若能使用以電或氣體為能源之低速度旋轉鑽入器較為方便。

穿入之鋼針以自內外髁側穿入固定骨折，但內側部位有尺神經穿過，為避免傷害尺神經的緣故，可按骨折形態而由外髁部位穿入兩支鋼針，亦可達到穩定骨折的目的。

開刀整復骨折及使用鋼針內固定法：

在使用閉鎖式推拿方法不能够達到治療目標時，或骨折併合有血管損傷時，應使用開刀整復骨折並以骨針內固定，有些骨折由於臂肌（brachialis）崁入骨折所在，使用推拿不能達到推拿整復後的目的。使用內外兩側切口方位可於直視下直接整復骨折及骨針內固定之。

外髁骨折

外髁發生骨折時，可能發生相當程度之位移及旋轉，當外髁骨折未發生位移時，可使用石膏固定治療骨折。

㈣肘關節之脫臼　　　邵克勇

　　肘關節發生脫臼傷害的比率僅次於肩關節及指關節，正如其他關節發生脫臼時，應當施予儘早期的整復，其目的不僅可給予患者解除疼痛，並可避免過度的腫脹，減少發生循環的障害以及關節軟骨的損傷。

　　肘關節發生脫臼時，有可能向後方、前方、內側或外側的不同型態。在受傷後，早期時軟組織腫脹不甚明顯，但必須體認的是，軟組織如關節囊、側副靱帶，及骨膜部分都會有相當程度的傷害，才能造成脫臼。時或有脫臼合併肘關節附近骨折，在治療時均應當顧及，而給予適當的治療，以期能恢復功能。

　　治療肘關節脫臼，應在很好的麻醉及肌肉鬆弛下，完成整復。尤其禁忌使用過劇的力量拉扯。整復後，使用石膏固定治療，使用正面及側面愛克斯光攝影檢查整復的狀況。手術後患者應住院，將上肢抬高並仔細觀察上肢血液循環狀況。早期的關節活動可促使將來有較爲良好的功能恢復，但應當避免使用外界助力，例如推拿的方法，幫助肘關節活動，反而可造成併發症，通常肘關節脫臼後固定期間約以三週爲宜。

　　治療延遲而未整復肘關節，若脫臼在二至三週間，使用適當的肌肉鬆弛及牽引，可能依然有整復的機會，否則可能須要用開刀整復的方法治療，才可達到使脫臼復位的目的。

　　併 發 症:

　　靱帶鈣化症，當肘關節發生脫臼時，同時有靱帶及骨膜傷害，而形成新骨，新骨發生在關節附近靱帶會造成關節僵直。

　　肌炎骨化症，此症較常見於肘關節傷害，當臂肌 (Brachialis) 傷害時會發生此症，發生肌炎骨化症的因素有下列數種:

1.延遲治療並使用過度之劇力整復脫臼。

2.嚴重之軟組織傷害及使用劇力整復。

3.過早期開始活動。

4.使用外力幫助、牽扯以期能恢復功能。

5.外科手術方法過分剝離軟組織。

目前尚無有效的方法治療肌炎骨化症，使用外科手術切除不成熟之骨化症，尤宜避免。

肘關節脫臼時，可能併有橈神經、尺神經或中神經之損傷，一般都能恢復痊癒。

肘關節脫臼合併血管損傷時，必須施以早期診斷及治療，否則發生上肢缺血，後果甚爲嚴重。

尺骨鷹嘴骨折

鷹嘴在尺骨的近端，形成肘關節的後部，常承受直接的外力而發生骨折，發生鷹嘴骨折後，肘關節的穩定性卽受到相當影響。一般以手術復位及鋼針、張力鋼絲固定治療之。

㈤前臂部骨折及脫臼　　　　陳　博　約

前臂骨之骨折及脫臼可以分爲下列三者：

1.橈骨和尺骨骨幹部之骨折。

2.尺骨骨幹部骨折加上橈骨上端脫臼。

3.橈骨骨幹部骨折加上骨下端脫臼。

兩枝前臂骨中有一骨幹部發生骨折，若有骨折片之重疊或角形彎曲而另一骨沒有骨折時，應要注意另一骨的關節脫臼之發生。若是只注意到骨折部分而忽略了另一骨之脫臼，例如在尺骨骨折時的橈骨脫臼或橈骨骨折時的尺骨脫臼被忽略了，經常會引起很多嚴重的病變。

I.　兩前臂骨骨幹部之骨折

骨折變位會限制橈尺骨的旋轉。解剖上，肱二頭肌和旋後肌為前臂有力旋後肌，附着於橈骨骨幹上三分之一，旋前圓肌附着在橈骨中三分之一處，而旋前方肌則附着在橈骨下三分之一。所以在上端三分之一和中三分之一之間的橈骨骨折，近端骨片因只有旋後肌附着而遠端骨片只有旋前肌之附着，故上端骨片會旋後，而下端骨片則旋前，其間可能發生 90 度至 180 度之旋轉變位。所以橈骨上三分之一骨折時，需將手和前臂旋後，以使橈骨遠端骨片與近端骨片旋轉至相同之軸上。假使骨折是在橈骨中三分之一或其下，近端骨片有旋後肌和旋前圓肌附着於其上，它就會位於旋後和旋前的中間位置。因此，固定時應保持前臂旋轉的中間位置。根據這個原則，Evans 利用 X 光片上的橈骨粗隆的位置，來決定近端骨片的旋前或旋後之程度。

不開刀的復位術：

橈骨和尺骨骨幹部 骨折之復位操作： 若有骨折片 的重疊或彎曲時，必需以持續牽引的方式，在全身麻醉下施行。

斷骨的骨折面 通常不規則而且有突起， 另有將前臂 拉長才能復位，這種牽引可能要持續兩三分鐘後，斷骨片才會滑入正常的位置。假使前臂骨骨折的復位不穩定，卽使石膏包得很好仍有再度變位之可能，所以斷骨之完全復位是非常重要的。牽引時，可使用白布綳帶為吊帶，通過肘部正上方，上臂下端前方的羊毛墊，固定在牆壁的鈎內，作為反牽引。假使患者手指潮濕又滑的話，可以貼以膠布，而得到抓握的力量。牽引之方法是一手抓住姆指，另一手抓住其他四指，繼續牽引至 X 光片顯示恢復原來的長度， 並且骨斷面準確地接合復位。然後用石膏夾敷上， 從手掌骨頭到上臂上部， 通過白布吊帶環內， 沿著手臂之背部上行， 再包上石膏。 等石膏硬後， 就可除去吊

帶，但羊毛墊仍需留在肘部前方，而後再補上石膏，趁石膏變硬之前，以手指輕壓前臂前面和後面之石膏，將之塑成卵圓形而非圓形的切面，以維持橈骨和尺骨間腔的分開。切記以手指壓石膏時，不要過分凹入，以免產生壓痛。在石膏包好之後，再照Ｘ光片，假使仍有任何彎曲，就要將石膏楔形切開，而加以矯正。未加墊的石膏中，骨斷片仍然有再度變位之可能，這只能靠完美的最初復位來避免。

在兩、三週以後，肢體腫脹消退時，需換石膏，在頭一個月中，第二及第三週需以Ｘ光檢查，若有任何石膏鬆懈而再度變化之跡象，應立即換上新的石膏。手指的循環和 Volkmann 氏肌肉攣縮也是要注意的，在骨折復位最初幾天中，應將前臂抬高，指尖朝上，以減少反應性腫脹。手指及肩部的運動應立即開始，在石膏固定期間，作定期的練習。

在橈骨、尺骨骨幹部骨折或肘關節部的傷害治療時，包石膏後，時常會發生前臂肌肉的缺血性攣縮，所以手指的循環和動作要特別注意。一旦手指呈現持續性的發紺、蒼白，或者由屈曲肌肉攣縮而引起手指之伸展受到限制時，應立即將腕部前方至肘部以上的石膏整個切開，並將石膏內之墊子，尤其是有流血而至堅硬的墊子切開放鬆，以解除壓力。等幾天後，不再有循環障礙的危險時，再修補石膏。石膏固定的期間，小孩通常是六週，大人則約需十週左右。

當骨折發生在尺骨中三分之一和下三分之一間時，於Ｘ光片上骨痂尚未癒合之前，不應除去石膏，因為在這個部位的骨折，由於供應遠端骨片的血液較少，經常會有骨癒合較緩慢的情形發生。

前臂上三分之一骨折之治療也是需要注意的，在固定前臂骨口幹部之骨折時通常是使肘部彎成直角，但若骨折位於上三分之一時，以直角彎曲肘部的位置固定，有引起骨折部向後彎的可能，發生的時間

多於復位後十至十四天，當肘部的腫脹消退時出現。所以固定時，應伸直手臂，並牽引之，使肘部伸直，才用石膏從手掌骨頭包至腋下。

小孩常會有旁彎骨折和龜裂骨折發生，而沒有變位，或儘有很輕微的彎曲，對於此種骨折，不應以突然或太猛的力量或動作加以矯正，否則會造成更難治療的完全骨折或骨片重疊。在治療上，應包上石膏，趁石膏尚未乾之前，從石膏外面矯正彎曲。單純的旁彎骨折只需三個星期的固定即可。

開刀復位術：

假使不能用徒手操作的方法完全復位時，應毫不遲疑地改作手術復位。尺骨由尺骨側皮膚切開進入。下三分之二的橈骨可由前外側切開，向手臂背面之方向將橈側伸腕肌和肱橈肌牽開而進入之。上三分之一的橈骨前面要應用 Henry 氏露出法，應特別注意後側骨間神經，先延着肱二頭肌腱找出橈骨粗隆，由此把旋後肌從橈骨骨膜下剝開，向外牽引進入之。以免傷害含在旋後肌裏的後側骨間神經。骨折片復位後，則以下述之方式固定。

前臂骨骨折之固定法；

1.髓內釘固定：

隨著1940年大腿骨之髓內釘固定應用之普遍，對於橈骨、尺骨骨折等的髓內釘亦相繼出現。其中有1957年，Sage研究橈骨的解剖而設計出三角形的髓內釘及橈骨用的彎形髓內釘。橈骨髓內釘一般是從橈骨莖突打進到近側之骨片裏。尺骨是直長管骨，所以用直的髓內釘，從近側骨斷面打入，逆行而上至打出鷹嘴突，再由外面反向打入遠側骨片中。髓內釘的直徑約 4 mm 至 6 mm 左右。

2.以接骨板及螺絲釘固定：

1958年 Müller，Allgower 和 Willengger 進展 ASIF Compression

Plate（壓迫固定的接骨板），而1965年出版內固定研究會的壓迫固定接骨法，則以特種接骨板，把兩邊的斷骨片加上壓迫力接合固定，而促進兩骨片快速癒合。

　　壓迫固定接骨法之失敗多是由於技術的運用錯誤及感染。施術以前，需熟知其技術，準備好要用的儀器，而且要完全無菌地操作，接骨板放在較平的骨面上比較合適。所以在下半部的橈骨應放在手掌面，而橈骨的上半則應放在手背面比較好，而在尺骨，放在背面或掌面都可以。接骨板的長度以其骨折損傷之程度來決定。如果骨折沒有縱線方面的碎裂時，四個孔的接骨板卽可。其他的骨折則需要五或六個孔的接骨板。螺絲釘不要在靠近骨折線一公分之內固定，否則加上壓迫力之後，骨折線與螺絲釘間的骨頭會破裂，而減少固定力。處理搗碎的骨折，在固定後加上腸骨之鬆質骨移植結果更好。縫合時，只要縫合皮下組織及皮膚卽可，肌膜（fascia）不要縫合，否則肌肉之出血和腫脹會增加裏面的壓力而造成 Volkmann's 氏缺血性攣縮。

　　手術後有幾點需要注意的地方，如果病人可靠，而且聽話，單純骨折時，術後可不必作外固定。術後手臂上舉以減少腫脹的發生，並輕輕地活動肘部和腕關節。十天後便大約可以像平常一樣活動了。如果病人較不可靠，或不聽話時，要出院則應包上長臂石膏比較安全。大約六個星期以後可以除去石膏。若是搗碎性骨折，或者用壓迫固定接骨術不甚完全時，術後應施以石膏夾。拆線後，包上長臂石膏。讓病人出院，等到X光顯示骨癒合後才切除石膏。

　　開放性骨折：

　　因尺骨直接位於皮下，故前臂之開放性骨折之多儘次於脛骨。前臂骨開放性骨折可分爲兩類。第一類比較普通，是傷口小，銳利的骨頭斷片從傷口突出外面，這種開放性骨折，若是新鮮，傷口施於清創

術 (debridement) 之後卽可將骨斷片復位並縫合傷口。長的手臂石膏之包紮則依單純骨折處理。若要施行內固定時，要等到大約十至二十天傷口完全癒合之後才施行比較安全。第二類的開放性骨折是傷口大，而有大部分之軟部組織及骨頭之缺損者，在尺骨缺損而橈骨沒有缺損時，先以 Sage 氏髓內釘固定橈骨，軟部缺損以有莖之皮膚移植。傷口之清創術之施行和灌洗乾淨，開刀前後，經靜脈注射抗生素，破傷風的預防注射等均是必需的。等傷口好了，發炎完全消退之後才施行缺損之骨折的改造手術。

感　染:

無論單純骨折，或開放性骨折的內固定開刀，都需小心以防感染。良好的技術和開刀房的設備均可以減少感染。假使有感染發生，則需要從傷口取膿液培養出其細菌並作試驗而找出有效的抗生素。假使膿腫在深部時，則需要加以抽取或引流。若是內固定了之後才發炎時，在內固定力仍然堅固的情況下，固定釘不必拔掉，而可等骨折癒合，骨痂生成了之後才拔掉，再依照骨髓炎之治療方式處理。若是內固定已經鬆動而失去固定作用時，應將內固定之金屬及腐骨除掉之後，以灌洗引流法治療之。傷口癒後，傷肢以石膏或者皮架固定，約六個月後，發炎消失時，再施行改造手術，以避免再度感染之發生。

因交叉接合引起橈尺骨間的接合:

若由同一個切口進行兩枝前臂骨之復位手術，偶會發生交叉接合的現象，這時由於不能正確地縫合骨膜，結果骨膜下流出來的血腫積在兩骨之間，會產生骨橋樑，而完全限制了手臂的旋轉動作。因此若要同時露出兩骨，就應分別在各骨間的同側作兩個分開的切口。在縫合骨膜時應特別小心。假使發生了交叉接合，就應切除骨橋樑，但不可在活動性骨化尚在進行時切除，而應等到新的骨化橋樑完全硬化，

不再有活動性骨化作用時才切除之。

前臂骨不接合骨折之治療:

尺骨下端骨幹部骨折由於新鮮骨折固定不當，常會造成不接合的現象，要預防骨折之不接合則爲合適之石膏，和延長治療期等。若是這樣作，仍然不能使骨折接合時，則需開刀治療。將已硬化的兩端之骨折面和舊的骨皮質削除後，使二骨折片復位，再用取自脛骨的移質骨加上，以螺絲釘固定之，並用鬆質腸骨放在其間的空隙中。對於尺骨上端的骨幹部之不接合骨折，以髓內釘固定及加上鬆質腸骨之移植結果最佳。但橈骨是彎曲的長管骨，不適合以髓內釘固定，而以脛骨之移植骨加上四個螺絲釘固定爲佳。

II. 尺骨上端骨幹部骨折併橈骨頭部之脫臼

(Monteggia 氏骨折脫臼)

尺骨上端骨幹部骨折很明顯時，若附帶有橈骨頭部之脫臼則後者常會被忽略，而將當作單獨之尺骨骨折處理。所以尺骨上端骨幹部骨折，將應想到 Monteggia 氏骨折脫臼而檢查之。

Monteggia 氏骨折脫臼可以分爲屈曲型及伸展型。屈曲型 Monteggia 氏骨折脫臼只佔全部之百分之十至十五。折斷的尺骨處向後彎曲，而脫臼的橈骨頭部亦向後變位，復位之後，很容易固定。所以很少需要開刀。而伸展型之骨折脫臼則反之，尺骨斷處向前外方突出，而橈骨頭部也向前外方脫臼出來，復位之後較不安定，故多需要作尺骨骨內固定。

傷害之成因:

Mervyn Evans 認爲這些骨折脫臼都是在跌倒時，手伸開，加上軀幹扭轉而逼使前臂施前所引起的。由實驗研究，他主張橈骨頭向前方脫臼，無論是否伴有尺骨骨折，都是一種被迫施前所造成的傷害。

因此前臂之旋後對復位之操作，和避免再發都是必須的。

在非洲 Monteggia 氏骨折脫臼很普遍。而幾乎所有的傷害都是當地土著手臂上舉以避免打擊時，前臂骨受到暴力而招致之尺骨骨折，斷處向前彎曲而橈骨頭部也被逼向前脫臼。故 Monteggia 氏骨折脫臼大致有上述兩種成因。

屈曲型 Monteggia 氏骨折脫臼之治療:

只要肘部完全伸直，骨折片便可回到原來的位置，加上牽引，把肘關節完全伸直，並用石膏從手掌骨頭包至腋下，如此多可獲得尺骨之完全復位。固定之後再以X光檢查之，若尚有彎曲，應將石膏楔形切開而矯正之，很少需要內部固定手術的。在骨折癒合之前，只可使用伸展的位置，否則尺骨將有再度彎曲併橈骨頭部再度脫臼之可能。

伸展型 Monteggia 氏骨折脫臼之治療:

與屈曲型相反，伸展型之骨折脫臼必須以肘關節屈曲之位置復原。把前臂旋後，施行相對之牽引之後，直接從前面加壓於近端尺骨骨片之下端，將尺骨骨折復位後，脫臼的橈骨頭部也直接從前面壓回。在復位操作完成之後，把肘關節屈曲到銳角(小於90度)，再從手掌骨頭至腋下敷上石膏。這種復位式於小孩較容易達成，根據 Boyd 的報告，對於大人，單用徒手之復位操作較難，而且即使最初之復位極為滿意，仍有再發，向外彎曲之可能性，故必須加上尺骨骨內固定。以 Boyd 氏切開方式，從尺骨側切開，露出尺骨骨折部及脫臼的橈骨頭部後，尺骨骨折以三角形髓內釘固定，從尺骨頭打入遠側骨折片內，或以A，O式壓迫接合板固定之。脫臼之橈骨頭復位後，以尺骨側取來之肌膜，繞過橈骨頸後，固定於尺骨上以代替破裂的環狀韌帶。

對於被忽略或不當地治療之四至六週的晚期 Monteggia 氏骨折

脫臼，假使尺骨骨折部之彎角很小，而已經癒合時，只要切除脫臼的橈骨頭部卽可。若是彎角較大，則需將尺骨彎曲處切骨矯正後，以髓內釘或Ａ，Ｏ式壓迫接骨板固定，並脫臼的橈骨頭部切除。

沒有復位之橈骨頭部在成人會限制肘部的彎曲。但在早期手術不應將之切除。根據 Watson-Jones 之報告，橈骨的環狀靱帶及橈尺骨間膜尚未完全痊癒之前，切除橈骨頭部，將會有橈骨骨幹部向上滑行，而使尺骨下端脫臼的情形發生。但在晚期則不會，故如需要切除橈骨頭部，應等到晚期開刀則將橈骨頭部切除。

對於小孩，橈骨頭部不應切除，否則橈骨上端之骨骺初切除，將使兩前臂骨之生長大平均，而致下側橈尺骨關節之脫臼。橈骨頭部應於開刀時，應以潤肌膜或掌長肌腱，代替破損的環狀靱帶。若是橈骨頭部之脫臼被忽略未復位，而致不能復位時，則應等到成人後才將之切除。術後之處理：術後石膏包紮應保持肘關節110度屈曲之位置，六星期後，除去石膏而開始肘關節之活動，數月之後，卽可恢復肘關節之活動。

III. 橈骨下端骨幹部骨折加上下端橈尺骨關節之脫臼 (Galeazzi's fracture)

尺骨上端骨折會併有橈骨頭部之脫臼一樣，橈骨下端骨幹之骨折也常會有尺骨下端之脫臼。典型之下端橈骨骨折脫臼是橈骨斷處向內彎曲，而下端橈尺骨關節脫臼。

就像上端之尺骨骨折併橈骨骨頭脫臼，成功之復位後也可能再發生變位，故最好應開刀治療之。以 Henry 氏法由前面進入，於橈骨之手掌面，將骨折片復位之後，以Ａ、Ｏ式接骨板固定最佳。若未開刀治療，於復位敷上石膏後，六個星期內，每十至十四天應以Ｘ光檢查有否再度變位。若發生變位應立卽作內部固定，以Ａ、Ｏ式接骨板或

用脛骨取來之移植骨加上四個螺絲釘固定之。

橈骨不接合骨折併尺骨下端未復位脫臼之治療:

當脫臼之尺骨下端已數個月，而未復位，加上橈骨斷骨片向內彎曲，而未接合時，在將橈骨斷片復位或施骨移植手術之前，應將尺骨下端切除時餘長，否則很難將橈骨骨折片復位，但切除尺骨下端之後，則橈骨骨折之復位便輕易多了。

㈥腕部之骨折及脫臼　　　林　榮　一

I.　腕部挫傷 (Sprain of the wrist)

任何手部外傷引起腕部關節腫痛，但放射線檢查沒有骨折或脫臼時，稱為挫傷。治療上使用輕前方石膏夾板或圓圈石膏固定，症狀很快消失，21天後，石膏夾板可以去掉，然後再用放射線檢查腕部包括斜面照射，如果確實沒有舟狀骨骨折，石膏可以去掉，鼓勵手指關節及腕部主動運動，這些運動最好把手及腕部浸入溫水中運動，如果強力之按摩或用力運動反而會使恢復之時間延長。

II.　月狀骨脫臼 (Dislocation of the lunate bone)

月狀骨或半月狀骨之前脫臼是由於高處掉下時手在外展或手伸直過度時引起之外傷，這是比較有興趣並且少見之外傷。由於月狀骨及頭狀骨和橈骨之間之後靭帶破裂引起月狀骨旋轉到前面位於屈肌腱及掌腕靭帶之下。那麼病人之手腕變成屈曲之位置以使移位之月狀骨減低張力，可以用指壓摸到突出之骨頭。在放射線檢查可以發現頭狀骨與橈骨之關節面相接觸，月狀骨移位在手腕部之前面部位，治療以局部麻醉或靜脈麻醉來回復。

整復的技術:

1.強力把腕部拉開使頭狀骨向遠方移位而空出位置給月狀骨。

2.當維持拉開狀態使腕部過度伸直。

3.手術者之大拇指必需推月狀骨向後遠方移位然後使過度伸直之腕部變成屈曲狀態， 如果復位完成時將聽到或感覺到彈響聲音， 那麼腕關節馬上運動自如。止動術需要維持三星期在前後石膏夾板固定中，使腕部稍爲彎曲同時要使手指能够運動，全部治療之時間約 6 至 8 星期就會復原。

有時候月狀骨會向後方脫臼，整復時使腕部在屈曲之位置變成伸直狀態然後把脫臼之月狀骨壓入原位，然後固定在輕度伸直位置。

有時候， 合併舟狀骨骨折， 它的近端同月狀骨一起脫臼， 整復後，用前臂石膏固定包括大拇指直到放射線檢查認爲癒合爲止，可能需要六個月。

月狀骨週圍向後脫臼——手及腕骨向後脫臼，但月狀骨在固定位置，這比較少見但可能發生。月狀骨週圍前脫臼也會發生但更少見。

未復位的月狀骨脫臼從外傷算起超過三星期時就無法用手技成功的復位，手術整復或把月狀骨切除有不同之意見，Watson-Jones曾經報告有十二位病人接受手術復位術，其中有十一位引起月狀骨缺血性壞死引起腕關節痛或引起週圍關節退化性關節炎，因此最好之方法是把月狀骨切除，最近有人主張放置人工骨頭，結果相當令人滿意。

Kienböck's Disease：沒有骨折或脫臼引起月狀骨缺血性壞死稱之，它的特徵是與週圍萎縮之活生骨比較下月狀骨顯得高密度。

III.　舟狀骨（Navicular）骨折

腕舟狀骨及月狀骨位於手和橈骨遠端之間，如豆狀之舟狀骨藉著狹窄之腰可以分成關節外遠端稱之結節，和關節內近端稱之體。由手傳入橈骨之外力會使舟狀骨骨折，特別是腕部在輕度背屈曲和橈骨偏斜之位置，骨折線可以橫過結節、腰部，和骨體。

　　病人發生舟狀骨骨折時，腕部有劇痛，腕關節運動限制，特別是外展和伸直，身體檢查時可以發現在解剖鼻粉盒腫脹和壓痛，當腕部遭受嚴重外傷時，多面之放射線檢查是需要的，因爲骨頭向前傾斜，因此某些骨折要斜面照射才能顯示出來。

　　治　　療：

　　腕部和手需要固定在輕度背屈曲和嘵骨傾斜之位置，環狀石膏從手臂包紮到第二至第五掌指關節和大拇指之指間關節，並使大拇指在對抗之位置。雖然癒合需要八至十二星期才能完成，繼續和足夠之止動術之維持是需要的，直到放射線檢查骨折線完全閉合爲止，有時候需要繼續固定六個月或更長之時間。

　　舟狀骨如髮線或裂隙骨折在第一張放射線底片經常被忽略掉，很困難顯示出來。當急性之手腕挫傷時需要固定在石膏中，甚至放射線檢查看不出有骨折線。當三至四星期後，放射線檢查需要重覆做，以前忽略之骨折線將會顯示出來，因爲骨折之邊緣會出現脫鈣作用和吸收之現象。

　　舟狀骨（navicular）不癒合：

　　舟狀骨骨折發生不癒合是由於沒有發現骨折裂隙，或止動術不足或時間不夠長，或骨折一斷端發生缺血性壞死而成死骨。由於血管進入舟狀骨之情形，近端骨折經常損害它的營養血管，舟狀骨結節有充分的血管供給，因此骨折通常在六星期內癒合，如不癒合則發生壞死但比較少。

　　一斷端發生缺血性壞死會使癒合之機會蒙害，雖然有的會癒合長實，但以後腕關節變成關節炎是常見的。死掉之骨斷端在外傷直後由放射線底片是不能發現的，但是經過石膏固定一段時期就可以顯示出來。由於腕部沒有運動，遠端活生骨碎片會變成萎縮，至於近端死骨

部分，沒有血液供給將維持其原來之密度。在放射線底片有對比之結
果乃是由於血管合併症之早期症候。當新血管長入藉著漸進置換過程
而取代死骨碎片，末期之 X 光底片會出現漸進、不規則之骨外表，在
舟狀骨與遠端橈骨之軟骨空隙變薄。

治　療：

舟狀骨折兩個活碎片不癒合而且合併腕關節痛時，最好之治療法
是把兩側骨折碎片鑽多數孔做骨移植術加上做橈骨莖突切除術。手術
沿著橈骨側之解剖鼻粉盒之位置切開，從橈骨莖突切出之皮層骨做骨
移植基入從遠端至近端之骨碎片之鑽孔中，關節之軟骨儘量避免損
傷，當鑽孔或做骨移植時。然後手腕以石膏做止動術直到放射線照片
顯示癒合為止。

由於舟狀骨近端碎片壞死之不癒合而引起之腕關節痛，最好之治
療法是用外科切除壞死骨和做橈骨莖突切除術，最近主張施行人工骨
頭置換術。如果死骨碎片經過幾年未被發現而引起再發性關節炎而致
腕關節痛苦，最好之治療法卽把橈骨和腕骨做骨移植成關節固定術。

㈦手部骨折之治療　　　趙尚良

前　言

處理手部骨折的基本原則，大致說來與處理其他部位的骨折相
似。基於手部功能的精細靈巧及複雜，治療時不得不額外周詳小心，
免得因治療不當，產生種種不可想像的後遺症，致產生手功能的敗壞
與減退，影響患者的事業與前途。

為了敍述方便起見，茲將處理手部骨折的基本原則，略述如下：

一、開放性手部骨折，傷口傳染應列先妥為處理，以避免因傳染
蔓延，廣大面積的纖維組織收縮，產生畸形，影響手功能。

骨折之處理，暫時列爲次要，可使用種種方法，以保持良好之骨折對位爲原則，爲便於今後處理。

二、凡伴有肌腱、神經或血管，甚至有其他大量軟組織損傷之複雜性手部骨折，應視爲多種瘡傷，根據實際需要，依次作先後處理或合併處理。

三、盡量利用手部各種靈巧的牽引裝置，俾能得到良好的骨折對位，且能早期開始功能性運動，以使手功能的恢復良好。

四、不穩定骨折，或影響關節平滑面的骨折，應考慮手術及金屬內固定治療，使骨折對位良好，連結穩定。

五、在可能範圍內早期開始物理治療，爲預期達到手功能恢復之緊要關鍵，但還得保持骨折處有良好的對位及癒合。

I.　掌骨骨折

由於外力直接傷到掌骨所致，骨折可以發生於掌骨之任何部分，如掌骨幹、掌骨末端及掌骨頂端。骨折式樣，可分橫線條骨折、斜線條骨折、螺旋形骨及粉碎骨折等。以骨折的部位來討論掌骨骨折，似乎不易遺漏，本文將先討論掌骨一般骨折的治療，而後再分別討論幾個在特別地區的掌骨骨折，加以分析及治療。

一、掌骨幹骨折

可發生於掌骨幹，受直接外傷所致，以各種不同的骨折式樣出現，可爲放射線攝影術中，明晰可見。局部傷害症狀也很明顯，故臨床診斷應該沒有困難。

治療原則同於一般，若係開放性骨折，當首先處理傷口傳染爲要。若爲對位良好之穩定性骨折，可用石膏固定，置手掌於功能性的舒適位置，約三週後卽可除石膏，而後開始手部功能性運動，使其能早日恢復功能，享有正常的日常生活。

　　螺旋形或斜線形掌骨骨折，爲不穩定性骨折，易於復位，但也易於移位，難以維持骨折之良好對位，稍一疏忽，輒生移位，變成連接不良之癒合，所以此兩型骨折，應以手術矯治，通常以細小之金屬條內固定爲宜，如圖4-42。

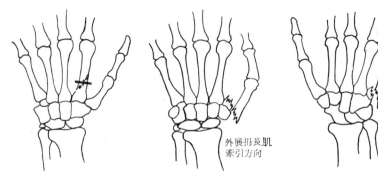

圖 4-42　掌骨斜形不穩　　圖 4-43　Bennett's 氏骨　　圖 4-44　Bora 氏骨折第
　　　　定骨折內固定　　　　　　折第一掌骨基底　　　　　　五掌骨基底骨折
　　　　術後圖　　　　　　　　　骨折及其移位　　　　　　　及其移位

　　術後手部運動，可早於一般掌骨骨折，因其有內固定之存在，骨折不易移位。但需非常小心，正常的手部運動開始，恢復功能，得待骨折之癒合完成後始可。同時也可將金屬條內固定除去。

　　二、Bennetts 氏骨折

　　Edward H. Bennetts 爲一位愛爾蘭的骨科醫師，於西曆一八八一年首先描寫該類骨折。

　　Bennetts 氏骨折發生於第一掌骨基部，爲一種包含於關節囊內之斜方形骨折。骨折後由於外展拇指肌及內展拇指肌之牽引力不均，引起骨折之對位及排裂不良。如圖 4-43。

　　臨床診斷，可根據局部症狀及放射線攝影術所呈現之影像。

　　Bennetts 氏骨折，因有不平衡之牽引力存在，其骨折之復位，往

往不會理想，　所以想藉雙手的力量牽拉整復，　事實上極其困難，　以簡單的石膏固定拇指，使骨折有良好的復位，更不可能。

以手指牽引方法，使骨折復位較爲理想，並可早期開始手功能運動，此法效果良好。

三、Rolando 氏骨折

Rolando 氏骨折爲發生於第一掌骨基底關節囊內之粉碎骨折，也是由於直接外傷所成。其症狀除掌腕關節有局部疼痛以外，並伴有掌腕關節運動失靈，以放射線攝影檢查，可明晰看到第一掌骨基底粉碎骨折型式。

治療時可施行前臂手指牽引支架使其復位，較爲理想。但是因爲是粉碎骨折，　細小骨片散佈在關節囊內，　要使其完整復位，常有困難。因粉碎骨折而使關節面之平滑受影響，所以每當活動過久，易生磨損，至後期可發生變形性關節炎。

Rolando's 氏骨折可因爲局部症狀輕微而疏忽了診斷，　根本沒有適當的治療，其時之癒合因對位不良，而產生不良性癒合，活動時關節疼痛，且關節之運動度受障碍。欲改進這種關節的活動度，惟有考慮手術治療，將這種不正常的骨片切除。

四、Bora & Didizian 氏骨折

發生於第五掌骨基底關節囊內的骨折。第五掌骨因受尺側伸腕肌之收縮而向腕關節端移位。如圖4-44。

治療時可用前臂牽引支架以得到良好的復位。如係不穩定骨折，應考慮手術矯治，並以金屬條內固定得到穩定的復位。

II. 指骨骨折及脫臼

第一節指骨及第二節指骨之骨折及脫臼，多由於直接外傷及扭傷所致，外力的大小可以影響骨折的對位良好與否？如係粉碎性指骨骨

折，可用手指牽引法得到良好的對位及矯正。單純之斜線形或橫線形指骨骨折，係不穩定性骨折，就是用手指牽引法或徒手矯正，都很容易產生移位，此類型指骨骨折，應考慮手術矯正，並以金屬條內固定為宜。如圖4-45。一旦傷口癒合，可即開始手指功能性運動，使得指間關節有良好的活動度。

指間關節之脫臼，多半容易復位，但應該注意其周圍軟組織的損傷，一旦發現軟組織損害嚴重，復位後之指間關節有不穩定現象，應即考慮修補。以免將來產生畸形或功能之喪失。

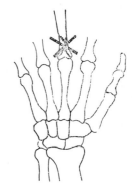

第三節指骨即遠端指骨骨折以粉碎骨折居多，並附外傷，一般因外傷或外力直接壓迫指端所造成。

圖 4-45　指骨不穩定骨折內固定術後圖

治療時宜先處理外傷，控制傳染，及皮膚之修補整復問題。指骨端之粉碎骨折，稍加外固定，即可癒合。

III.　指端鎚傷症

係指端外傷較特別而通常易見的一種。一般指第三節指骨遠端骨折，並伴有深部深指肌腱遠端之斷裂，產生第三節指端不直伸。如圖4-46。

如早期診斷確實，應即將第三節遠端手指，以過度伸直位固定，使已經斷裂的肌腱，重度長癒，恢復第三節指端直伸的功能。

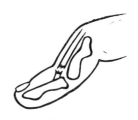

圖 4-46　指端鎚傷伸指肌腱斷裂

如診斷延誤，又無接受適當治療遠超過三個月以上時間，惟有考慮手術治療，

修補已斷裂之深指肌腱。但是該類手術極需精細之技巧及技術，否則將來手指功能恢復之機會不大。

第三節　下肢之骨折及脫臼

㈠股關節部之脫臼　　　　陳　漢　廷

I.　先天性髖關節脫臼 (Congenital dislocation of the hip)

所謂先天性髖關節脫臼就是嬰兒在出生時或出生後不久，股骨頭 (femoral head) 不在正常的位置——髖臼 (acetabular socket) 裏面。其必須與出生後的外傷性、麻痺性或感染性關節脫臼有所區別。

分類 (classification)：

主要分二大類：(1)畸胎性 (teratologic)——在子宮期內已成形，可能只有髖關節脫臼，也可能與其他畸形發生。例如先天性多元關節攣縮症 (arthrogyposis multiplex congenita)。

(2)典型性 (typical)——發生在出生後，可分為不穩定型、半脫位型及完全脫位型。

發生率 (incidence)：

隨著人文、地理的不同，世界各地的發生率也大有不同。其中以地中海地區發生率最高。據 Barlow 在英國的統計，其發生率約每千人有1.55人。Von Rosen 在瑞典報告約每千人有 1.7人。男與女比例約 1:9。

病因 (etiology)：

畸胎性脫臼主要原因可能是胚胎組織缺陷引起的。

至於典型的髖關節脫臼病因則不得而知。雖然歷年來曾一度受各地學者熱烈的討論研究，但至目前尚未成定論。可能的病因如下：

(1)遺傳性──家族遺傳可能高達百分之二十至三十。(2)靱帶鬆弛──髖關節囊（capsule）或其週圍靱帶的鬆弛，可能導至其脫臼的原因。Smith 曾在動物實驗證明髖關節脫臼與髖臼的淺窄和股骨頸前後傾無關，而與髖關節囊及靱帶有關。(3)子宮內異常位置及機械因素──臀位生產嬰兒的發生率較高，約佔百分之三十。(4)出生後環境因素──在非洲、中國及印度地區，先天性髖關節發生率極低。而相反的，在意大利北部、德國地區發生率高。可能是因携帶小孩的方法不同所致；前者携帶孩子的方式是讓小孩臀部屈曲及外展（flexed and abducted），而後者是伸張及內縮（extended and adducted）。

病理（pathology）：

畸胎型髖關節脫臼是一種發育缺陷，所以在早期子宮內病理變化已發生，而其變化程度幾乎與沒有接受治療的髖關節脫臼小孩在三、四歲時的變化幾乎相同。

典型的髖關節脫臼，出生時的主要病理發現是關節囊不正常的鬆弛，股圓靱帶（teres ligament）拉長，髖臼形狀和深度正常，圓周可能稍小。至於畸胎型脫臼，其髖臼非但狹小，而且上半部扁平，其內充滿纖維脂肪組織，無法容納股骨頭；其股圓靱帶肥厚，關節囊擴大、增厚，並可能與股骨頭沾粘。

典型脫臼的股骨頭在出生時雖較正常小，但形狀正常，其股頸前傾較正常大約三十度。畸胎型脫臼的股骨頭則不但小而且變形，其股頸沒有前傾，甚至有後傾現象。

至於典型脫臼如果在出生後沒有復位治療，任其自然發展，其病理變化是：股骨頭移位至髖臼的後上方，關節囊向上變長成管狀，上部關節囊因受股骨頭壓力的影響，變成肥厚，沾粘於髖臼底、腸骨邊或股骨頭上。股圓靱帶變成萎弱、消失或肥大。從靱帶進入股骨頭的

血管完全被截堵。臼緣 (limbus) 的上部和後部內翻，影響股骨頭復位。內展肌 (adductors) 變成短縮。髖臼變成狹窄和傾斜。股骨頭因長時期脫位，坐落在腸骨後側方而形成假臼窩。原來的髖臼則變成扁小，臼內充滿纖維脂肪組織。股骨頭變成扁平和縮小，股頸前傾角度增大至80度或90度，導至復位後的不穩定。

臨床症狀(clinical picture)：

隨著年齡和脫臼型態不同，其臨床症狀因之而異。剛出生的嬰兒檢查髖關節是否有脫臼或易於脫臼，最可靠的方法是 Ortolani test 和 Barlow test。所謂Ortolani test 是將嬰兒平躺，膝部保持彎曲，髖部彎屈 90 度，大拇指置於小轉子粗隆處 (lesser trochanter)，而中指置於大轉子粗隆 (greater trochanter)。當臀部向外展時，因脫位的股骨頭緊靠髖臼後緣滑入髖臼窩，而可聽到或感覺到「滴答聲」(click sound)。當臀部內展時，股骨頭沿著原方向再度脫臼而可再發生滴答聲。Barlow test 是將嬰兒平躺，膝部彎屈，髖部彎屈 90 度。大拇指按於小轉子粗隆處而中指置於大轉子粗隆處。兩髖成中度外展。當大拇指施力於小轉子粗隆向下壓時，股骨頭會從臼窩脫出；當大拇指壓力去除時，股骨頭又自動的復位。如有這種現象，就可證明髖關節是「易於脫臼」的。

其他身體檢查發現有：

1. 兩臀部或大腿皮膚溝不對稱。

2. Hart's sign——當臀部90度彎屈時，患邊外展度減小。

3. Allis' sign (Galeazzi's sign) ——嬰兒平躺於硬平床上，兩膝和臀部彎屈，兩腿靠攏，足部平放在床上，此時患邊的膝蓋較正常邊低。

4. Telescoping sign——在臀部有套筒式或活塞式不尋常運動。

5.當髖關節完全脫臼，大轉子粗隆尖坐落於 nelaton's line 的前端。

6.陽性 Trendelenberg test ——當用患肢獨腳站立時，因患邊外展肌無力，而使骨盆向正常邊下垂。

7.走路及步伐不正——像鴨子或水手蹣跚步行。

8.下身過度前傾 (hyperlordosis)——見於兩側髖脫臼者。

X光攝影所見（圖4-47A）

當以上的身體檢查發現可能有先天性髖關節脫臼時，應該進一步以X光攝影予以確定。因為在新生兒時期的骨化中心 (ossification center) 往往不顯著，而且在先天性髖關節脫臼的嬰兒更會晚期出現，所以X光的判讀必須相當有經驗及老道。有幾種固定線可以供大家參考。

1. Hilgenereiner 或Y線——即三葉形軟骨(tri-radiate cartilage) 的最上緣水平聯線。

2. Ombredanne's垂直線或perkins 線——從髖臼頂最外側骨化緣垂直於Y線之垂直線。兩線相交形成四個方塊部分。正常的股骨頭骨化中心位於內下方塊部分。

3. Acetabular index ——即髖臼頂外側骨化緣和三葉形軟骨最上緣的聯線與Y線所成的斜角，出生兒的正常平均值是27.5度，最高不得超出30度。在二歲小孩平均值降至20度。

4. Y座標(ponseti)——即股骨頭骨化中心與身體中心線（薦椎中心線）的距離。由Y座標可測出股骨頭向外側離位的程度。

5.Wiberg 氏 C-E 角——即從股骨頭骨化中心點至髖臼最外側骨化緣聯線與 Perkins 線所成之角。

6.Shenton 氏或Menard氏線——即沿股骨頸內緣經過閉孔(obturator foramen)上緣所成的弧線。 如果有髖關節脫臼， 股骨頭向上移位，此一弧線卽不相接續而中斷。

　　7.Von Rosen 氏Ｘ光判定──卽讓嬰兒平躺，使雙臀部外展45至50度，並儘量內轉時的正面Ｘ光。正常的髖關節，股骨幹的中心軸線通過髖臼外緣， 而有髖關節脫臼的出生兒，此一中心軸線則通過前上腸骨脊 (anterior superior iliac spine)。此一種Ｘ光判定最適合於剛出生後的小孩測出其是否有髖脫臼。因爲剛出生的小孩，股骨頭骨化中心還未出現（正常是在 5 到 6 個月大時出現）， 所以不易看出是否脫臼（圖4-47 B）。

　　8.關節攝影術 (arthrography)──將水溶性顯影劑打入髖關節，可以明瞭 股骨軟骨頭的 發育情形以及髖臼大小， 關節囊狹縮及臼緣(limbus) 的情形。對於不能用保守復位療法而需手術復位療法具有相當參考價值。

　　治　　療:

　　治療原則因年齡而異。下列的方法只適用於典型髖關節脫臼。

　　1.出生至二個月──在這一時期，要小心溫和地把患側臀部彎曲外展， 使脫臼股骨頭復位。 利用支架保持復位後的正常位置， 諸如Frejka's Pillow, Putti's Mattress, Von Rosen's Splint 等。一般要戴此支架二至三個月不等，視發現的年齡而定。

　　2.二個月至三歲──較小的嬰兒可以用 Buck 氏皮膚牽引， 而使脫臼的股骨頭降至髖臼窩之水平線。較大的嬰兒， 例如開始會站或學走路的嬰兒，往往股骨頭異位在較高的位置，而且軟組織已緊縮定形所以必需用骨骼牽引法將患肢拉下。通常牽引時間不要超過二星期。當患肢牽引後，用 Lorenz, Lange, Ridlon 等方法都可以將脫臼關節復位，並用臀部人字形 (hip spica) 石膏固定；將患邊臀部保持彎屈

九十度，外展六十至七十度。不要將臀部石膏包成靑蛙腿姿勢，因爲它常常引起股骨頭缺血性壞死。一般而言，石膏固定需 6 個月。有時內展肌（adductors）太緊縮時，必須作內展肌腱切斷術。如果用以上方法不能復位時，則必須用手術方法復位或者加上 Salter 氏髖骨切骨術（innominate osteotomy），或 Pemberton 氏被囊緣截骨術（peri-capsular osteotomy），或只加上內翻截骨術（Somerttille 主張）。

3.四歲至七歲──在完全髖關節脫臼的小孩，必須先做軟組織的鬆弛手術（包括內展肌及髂腰大肌），然後從股骨端做骨骼牽引二星期，使股骨頭拉下至髖臼位置，再做手術復位及 Salter 氏手術。股骨的反轉截骨手術（de-rotation osteotomy）往往在這一時期是必須的。另有一派學者如 Harnach, Ashley, Coleman 等則主張不必術前做牽引及軟組織鬆弛術，而直接將脫臼股骨頭復位做髖骨切骨術及股骨上端縮短術。這樣不但可以減輕病人因牽引的痛苦，而且可以同時做反轉截骨術或內翻截骨術，增加復位後的穩定性。

另外較大的小孩也可以做 Colonna 氏被囊關節成形術（capsular arthroplasty）。

至於鬆弛髖關節則只做 Salter 氏手術卽可達到滿意結果。假如前傾或外翻（valgus）太大，則可加上反轉截骨術或內翻截骨術。

4.八歲以上──因爲骨骼發育不正及周遭軟組織已定形，無論用何種方法治療，結果都不理想。所以往往可以等到有退化性變化及疼痛時才需治療。在單側髖關節脫臼時，可以做關節固定或關節成形術。兩側脫臼時，可以做 Chanz 氏股骨截骨術或全人工髖關節置換手術。

至於鬆弛髖關節，可以做 Chiari 氏手術或 Steele 氏三重截骨術

(triple osteotomy)。

　　對於較大的小孩，用 Salter 氏截骨術不能滿意地遮蓋股骨頭而達到完全復位的結果，所以也有人主張用 Sutherland 氏二重截骨術（double osteotomy）或 Eppright 氏羅盤截骨術（dial osteotomy）等方法克服其困難。

II.　麻痺性髖關節脱臼

　　臀部肌肉不平衡會使髖關節脱臼，當屈內展肌羣力量大於伸外展肌羣時，股骨頸被牽引內側及更垂直方向，此時髂腰大肌（iliopsoas）更發揮其外旋及屈彎的功能。由於此種內展——屈彎——外旋的力量，使得股骨頭不斷的被拉向前端，腐蝕髖臼邊緣最後脱臼於一特殊位置——在髖臼的前上方。由於着力在臀部肌肉的不平衡，致使股骨頸更向前傾及外翻。此種股骨頸變形，內展收縮及臼緣腐蝕導致易於脱臼。往往股骨頸前傾至90度，髖關節卽處於不穩定狀況。

　　因肌肉着力的不平衡導致關節鬆弛或脱臼，最常發生在患有脊髓及脊髓膜膨出(myelomeningocele)的小孩。罹患胸腰椎部或腰椎部脊髓及脊髓膜膨出的小孩中，大約百分之九十以上，在出生時會有雙側或單側下肢麻痺或輕癱，而在腰薦椎或薦椎部者則約佔百分之五十以上。這種肌肉着力的不平衡也偶發生於腦性麻痺、小兒麻痺及脊髓馬尾(cauda equina) 的病變或受損。

　　麻痺分類:

　　根據脊髓波及的部位可分爲六大類

　　1.第十二胸椎脊髓神經根以下麻痺: 完全麻痺，無脱臼現象，

　　2.第一、二腰椎脊髓神經根以下麻痺: 中等程度或強力臀部屈肌，弱力或中等強度臀部內展肌，其他肌肉均呈癱瘓，在第一年內形成進行性屈內展變形，往往引起關節鬆弛，有些在三、四年內發生脱

臼。

3.第三、四腰椎脊髓神經根以下麻痺：臀部屈肌正常，內展肌及四頭肌正常或強力外展肌及伸肌完全癱瘓。

變形特徵：臀部厲害屈彎，內展及外旋變形，膝部伸直，足部內翻變形。

髖關節往往在早期出生時或一個月內脫臼。

4.第五腰椎脊髓神經根以下麻痺：臀部屈肌，內展肌、四頭肌正常，外展肌力弱或稍強力，臀部伸肌完全癱瘓。

變形特徵：臀部漸屈彎及內展，在一至五年內引起關節鬆弛或脫臼。

5.第一薦椎脊髓神經根以下麻痺：只有臀部伸肌無力，少數嬰兒有輕度屈彎現象，髖關節正常或稍鬆弛。

治　　療：

除去變形作用力及加強或恢復麻痺減弱的肌力，是主要的治療目的，內展肌及外旋肌的過分強力是發生髖關節脫臼的主因。髂腰大肌的作用力更是重要，因當股骨頸外翻變形或髖關節脫臼時它成為強勁的臀部外旋肌。將髂腰大肌移殖到大粗隆 (greater trochanter) 的側後方，將可移去外旋及屈彎之力而可增進外展及伸肌之力。所有會引起移位的骨變形均應矯正。最後在手術前必需先保守療法，將脫臼復位及設法保持其復位。髂腰大肌移植的最適當年齡是 9 至 18 個月。

手術療法：

下列手術法，視情況需要可單獨或聯合手術治療病人。

內展肌腱切斷術 (adductor tenotomy)：

對於像腦麻痺引起的進行性髖關節鬆弛，往往內展——外展肌力

的不平衡並不嚴重，故可只做簡單的腱切除或閉孔神經前支切除術卽可達到滿意結果。但是對於脊髓脊髓膜膨出所引起的嚴重脫臼，則必須手術復位及徹底的做內展肌鬆弛術。

內翻截骨術（varus osteotomy）

此種手術加上內展肌腱切斷術可預防鬆弛的關節脫臼。在第三類麻痺患者，則必須加上髂腰大肌的向後移殖。一般的截骨術是做在股骨上端並用小鋼板固定。在小於三、四歲小孩，如果髂腰大肌做得好，張力夠，則外翻股骨頸會自然矯正。但在四歲以後，則必需考慮做內翻截骨手術。

髂腰大肌前側移殖　（anterolateral iliopsoas transplantation-mustard）：

此種手術只限於中臀肌及小臀肌麻痺而大臀肌正常的病人，譬如小兒麻痺等。對於脊髓脊髓膜膨出引起的髖關節脫臼則不適用。

髖臼成形術（acetabuloplasty procedures-Salter, Pemberton, Chiari, Shelf etc.）

四歲以後除了做髂大肌移殖術外，必須再加上改變股骨頸傾斜角度或髖臼的整形術以增加其穩定性，這些手術在18個月內時往往是不需要的。

髂腰大肌後移殖術（posterior iliopsoas transplantation-Sharrard）

最適用於第三類麻痺。在第四類麻痺，雖然脫臼很少在早期發生，但因臀部伸肌無力，病人須靠穿肢架來克服臀部及膝部的彎曲走路，所以髂腰大肌後移殖術也不失爲矯正此一障礙的好方法。

III.　髖關節色素性絨毛結節滑膜炎

（Pigmented villonodular synovitis of the hip joint）

色素性絨毛結節滑膜炎，又稱黃脂積生病(xanthomatosis)，乃指

所有關節的黃脂積生性腫瘤，因其外觀而得名。眞正的滑膜腫瘤很少見，最常報告的就是黃脂積生性腫瘤。膝部是最常犯之處，但其他關節亦可發生。

臨床上，髖關節絨毛結節滑膜炎的特徵爲局部的脹痛及活動限制逐漸加重。通常因跛行及有trendelenburg病徵時，我們可找出此致病關節，它可能已有屈曲性攣縮現象，若使它超出活動範圍時則非常疼痛。

放射線檢查可發現單一關節受侵犯，關節空間變窄，關節面不規則，在髖臼及股骨頭、頸部有囊性區。這種包囊可位於不同區域，可能遠離關節表面。相反地，在骨關節炎時，其包囊則限於股骨頭及髖臼承受重量面軟骨下區域，股骨頸部從不受侵犯。

實驗室之發現並不具診斷性。膽醇過多血症可有可無。穿刺活體切片則具診斷性。抽液時可得漿液血性液體。

手術時，可見組織蓬鬆多毛、肥厚，柔軟褐紅色組織中間佈著金黃顏色。

顯微鏡下，此種絨毛表面爲一至四層的滑膜細胞，它們常含有色素。蓬鬆的基質中有薄壁血管穿通其間，並散佈著成堆含色素基質細胞、異物型多核巨細胞，及含油脂的泡沫細胞。透明樣結締組織的量不定。目前認爲這種病變爲良性的，可能因發炎所致。

治療：此症很少能够在骨質侵犯前診斷出來，常被誤診爲骨關節炎，直到作活體穿刺切片或關節切開術時才診斷出來。對久病者則需作全滑膜切除術，把包囊內的纖維粘液性物質刮除，並塞以鬆質骨，並做髖臼的帽關節成形術。如果股骨頭被破壞而髖臼相對性未受侵犯時，則可放一個彌補物。年紀較大的病人則需作全髖關節置換術。

IV. **髖部——過性滑膜炎 (Transient synovitis of the hip):**

又名短暫性髖關節炎（transitory coxitis）或急性短暫性骨骺炎(acute transitory epiphysitis)，是一種孩童期相當常見的髖部滑膜短暫性非特異性炎症。其發生常無明顯的原因。偶見於外傷之後，或與過敏症、扁桃腺發炎或發疹合併發生。

開始時不知不覺，病童跛行並訴說髖部、大腿或膝部之疼痛。肢體維持在屈曲、內收及內旋之保護態式。由於肌肉痙攣，其被動性活動受到限制。在髖部有壓痛。體溫正常或有輕度發燒，少見高燒者。

X光片檢查，乍看時正常。然而，詳細看時，可見髖臼骨盆面上的軟組織腫脹，形成一個明顯的影像，即所謂的閉孔病徵（obturator sign）。其他方面的實驗室檢查則無發現。

由於此症臥床休息幾天就好，故與其他疾病如結核病、風濕熱等很容易區別。

治療的方法，就是臥床休息，並加以牽引以克服疼痛性肌肉痙攣。此症病期約為數週至數月，在扁桃腺切除術後常見戲劇性地治癒。

V. **髖關節鈣化性腱炎 (Calcified tendinitis of the hip joint)**

髖部肌腱無定形鈣質沈積的情況，與肩部鈣化性腱炎相同。牙膏樣或白粉狀物質形成於大粗隆側之臀中肌腱及關節囊上之臀小肌腱上。

臨床上，劇痛很快就出現，病人跛行，患肢維持在屈曲、外展及外旋之保護位置。由於肌肉痙攣，各方向的活動都受到限制。在鈣質沈積處有壓痛感。

X光片上可見軟組織有混濁影像。

治療：保守性處置如休息、熱療及X光治療都有效果。偶而，則需作手術切除，經常在局部痲醉下，此種沈積可用針打碎，之後它就

會被吸收掉。

VI.　髖臼骨盆內突出症

(Intrapelvic protrusion of the acetabulum):

非外傷性髖臼異常深陷（又名 arthrokatadysis 或 otto pelvis），相當少見。這種在機械學上有缺陷的關節逐漸發生變性，導致髖關節強硬，屈曲性變形。

病因：(1)特異型——這在孩童或青春期逐漸形成，但一直到變性關節炎發生時才被發現，爲兩側性，主要發生於女性。(2)先前疾病或外傷型。

臨床表現：此症之發作差異相當大。通常，大約到中年時就開始有關節僵硬現象。當骨關節炎發生時，則有痛感及跛行。所有的動作，特別是外展及外旋，逐漸受到更多的限制。髖部之屈曲畸形間接地使腰柱前凸加重，骨盤旋轉以及身材變矮。直腸檢查可在側壁發現球狀質塊。髖關節負重時，疼痛會加重，痛感並且會逐漸惡化。

放射線檢查之發現：髖臼壁向內突出。正常梨或淚珠的形態改變。正常時，淚珠乃由三條線交錯形成。側線與髖臼底相連接，內線則爲內骨盆壁，底線由前閉孔結節所形成。當內、外線位置顛倒時，則呈現一個異常深的骨窩。利用Wiberg 的CE 角度可發現早期病例。當此角度接近或大於50度時（正常平均爲36度），則有髖臼突出症。起初因骨窩內有脂肪及蜂窩組織，所以股骨頭並未深置。爾後，當股骨頭內移時，就出現變性變化。

治療：(1)保守性治療——利用手杖或拐杖減少負重，可減輕早期症狀。其他形式的治療包括牽引，關節內注射類固醇，熱療及給予水楊酸鹽製劑。(2)外科治療——主用於會引起殘廢性疼痛及活動限制的

長久變性疾病。 年紀輕時, 應採用較保守性的步驟, 以保存關節的活動性 。 手術方式有外翻性粗隆處骨切除術, 髖臼帽關節成形術, 髖臼重造及彌補術, 關節固定法以及全髖關節置換術等, 因情況而異。

VIII. 髖部附近滑囊炎 (Bursitis about the hip):

髖部附近之滑囊據報告約有十八個之多,其中僅有三個較具重要性: 卽粗隆囊 (trochanteric)、髂恥囊 (iliopectineal) 及坐臀囊 (ischiogluteal)。 這些滑囊在生理上和發育上都與腱鞘及滑膜有關, 所以也有類似的疾病, 卽外傷性炎症、感染、良性發育 (色素性絨毛結節滑膜炎)、惡性發育 (滑膜瘤) 及痛風等。通常的滑囊炎乃因過度使用或過多的壓力反應而致的炎症, 經過休息、熱敷及穿刺抽液或切開引流後就會好。 很少需要使用腎上腺皮質類固醇及 ACTH 的。 若爲結核性時, 就需將滑囊整個切除, 再加上結核藥物治療。

VIII. 彈響髖部 (Snapping hip):

當髖部屈曲、內收或內旋, 一條繃緊的筋膜帶突然間滑過大粗隆的隆凸時, 便可產生聽得到、摸得到或看得到的彈響。這種情況通常是不痛的, 但當其上的滑囊發炎時就會發痛。此帶包含髂脛帶變厚的後緣, 以及臀大肌腱的前緣。唯有在此情況構成困擾時, 才需治療。在局部麻醉下 , 叫病人作產生彈響的特殊動作, 便可找出此條筋膜帶。將此帶切斷不加縫合便可; 亦可將切斷的筋膜向前或往後縫回; 或直接縫於大粗隆上。手術後立刻要作運動。

IX. 髖部間歇跛行 (Intermittent claudication of the hip):

髖關節附近的疼痛可因肌肉相對性缺血而引起。此病乃由於主動脈及總髂動脈末端慢慢發生血栓及阻塞所致。病人通常是男性, 年齡在40與60歲之間, 有閉塞性動脈硬化的徵象。主要的臨床特徵就是運

動量到達某一程度時，就會產生相同的症狀，但休息幾分鐘之後，疼痛就會消退。主動脈攝影可確定診斷。

X. 髖部結核病 (Tuberculosis of the hip)：

病理：當感染始於骨骺或股骨頸時，滲出性變化會引起股骨上端廣泛性的脫鈣現象。因為股骨頭及頸部完全是在關節囊內，所以關節很快就受到侵犯。囊內滲出液的增加使囊脹大，並迫使股骨處於屈曲、外展及外旋位置。但當被膜因纖維化及收縮而變厚時，此位置又轉為屈曲、內收及內旋了。接著髖臼也受到破壞。其厲害程度甚至可引起病理性脫位。因為髖臼底很薄，所以常破裂而形成骨盆膿瘍，此被膜亦可被穿破，膿瘍在髖部四處均可出現，亦可下及大腿。

發作通常是不知不覺的，偶亦見急性發作。孩童最常受到侵犯。

症狀及徵象：髖部會有痛感，特別是負重時為然。常傳至膝部內側（此亦可能是唯一出現的症狀）。各方向的運動都會受到限制。早期，患側下肢維持在屈曲、外展位置，顯著增長。後來變成屈曲及內收時，則明顯變短。

Thomas 試驗可顯示病人的屈曲攣縮現象。其方法是把健側髖部屈曲以消除腰柱前凸現象並固定骨盆。正常情況下，對側髖部可以伸直，使大腿觸及桌面。若髖部有屈曲攣縮時，可以用不全伸直大腿與桌面形成的角度來衡量其嚴重度。

在站立時，屈曲的髖部會把骨盆轉向前，而加重腰柱前凸現象。外展及內收可各別提高及壓低骨盆，而引超腰柱的側凸。

在急性期，肌肉的痙攣相當嚴重。到晚上痙攣現象鬆弛而可活動時，其所產生的疼痛即造成典型的夜哭現象。小孩會拒絕移動髖部。急性期過後，疼痛及痙攣都減輕，整個下肢就產生嚴重的肌肉萎縮。時間久了之後，腿短現象就變得明顯起來。膿瘍及瘻管也可能會出

現。

治療：主張保守療法的人使用牽引，以克服長期不活動而致的畸形。這種療法最好也只能達到纖維性關節強硬的程度。病變處雖然有結疤癒合，但隨時均可能被激活。此時儘管有牽引和固定，還是會繼續破壞和加深畸形。長久持續的不活動，也會引起嚴重的萎縮和發育不良。保守療法應只在手術前使用，來改善全身狀況。此時使用牽引可減輕痛苦。

外科治療的目標為骨性融合。因結核性組織血管分佈差，及小孩軟骨特別多，故關節內融合不易。然而，切除不正常的組織則可顯露出良好的鬆質骨，並矯正畸形。這再補以關節外關節固定，把一根骨橋架於股骨與上面的髂骨，或與內側的坐骨之間。

為防止更進一步的破壞，故需早期作開刀治療。此種治療目前的觀念如下：

1.先作牽引。

2.三合藥物療法：先使用鏈黴素、PAS 及 isoniazide。如果對這些藥物發生抗藥性，就要用第二線的藥物。

3.第一階段手術：滑膜切除術及刮除術，把大的骨腔清除乾淨並塞以骨植片。

4.第二階段手術：關節外關節固定術。Brittain 法較常採用。

骨質融合之後，隨著成長，實際上都會發生內收畸形。要避免的話，可作骨盆內閉孔神經切除術。一旦發生之後，則可作粗隆下骨切開術以矯正。

關節內關節固定法：把軟骨及肉芽組織切除直到正常骨質時，便會造成一個空隙，關節表面接觸不良。關節固定要成功則需有堅固接觸壓迫。所以要放很多自體鬆質骨片到關節內。股骨置於足夠的外展

位置以補償縮短現象，甚至亦可補償可預期的內收現象。外展時，內
收肌繃緊，此有助於拉近關節面。髖部輕度屈曲，肢體不要旋轉。石
膏從乳頭包到患側腳趾，對側則到膝部之上，經二到三個月的骨性連
接之後，便可承受些重量，此亦有助於刺激連接。固定至少要 1. 5 個
月以上。

　　關節內關節固定法骨連接成功率遠較關節外固定法或合併法成功
率爲低。

　　關節外關節固定法：這有二型,髂股間及坐股間二種。Hibbs的方
法是把大粗隆切下架於髂骨、股骨之間。其他的人則利用髂骨或脛骨
的骨植片。此法因強的內收肌牽引髖部，造成與骨植片的離散，故其
有效性降低。Trumble 引用坐骨、股骨融合法，把脛骨皮膚骨植片架於
坐骨與粗隆區之間。 此法可利用內收肌以產生壓迫的力量。 Brittain
改良此法，加上粗隆下骨切除術，並把下端內移抵住坐骨。如此，便
大大地增加骨融合的成功率。

㈡股骨部之骨折　　　　陳　漢　廷

I.　股骨頸部骨折

　　股骨頸部骨折是一種好發於老年人的骨折，很少見於年輕人，也
可說是伴隨骨質疏鬆的一種病理骨折。造成這種骨折的力量可爲直接
的力量，也可爲間接的力量，大多是因小的傷害而引起。早在1850年
就有人嘗試做頸部骨折的內部固定， 1922 年 Hey. Groves 發明四翼
釘， 接著 Smith-Peterson 於 1931年發明了三翼釘，使這種骨折的治
療向前邁進了一大步（圖4-48 A）。以後陸續有人發明其他類型的內
部固定裝置，如 Jewett 氏釘、Knowles 氏鋼針（圖4-48 B），以及最
近才發明的壓迫性髖鋼螺旋等等。

　　股骨頸部骨折是一種難以處置的骨折，長久以來卽受到人們的關注與研究，究其原因，主要是因爲股骨頭部的血液供應相當脆弱，容易受損而發生缺血性壞死所致。股骨頭部的血液主要由頸部底部的血管環來供應，少部分由幹骺端系統及圓靱帶來供應。股骨頸部發生骨折時，不論骨折的情形如何，治療方式爲何，都有或多或少的缺血性壞死發生。唯有早期的復位、嵌入、及堅固的固定才能回復血流的供應，這是治療頸部骨折的基本要項。

　　分類: 頸部骨折的分類有很多種，大抵上都是在強調若骨折線愈呈水平（常爲嵌入性且變位較少），則預後愈佳。作者認爲依臨床上的觀點而言，分爲下列四種對治療而言有很大的幫助: ①壓力性骨折(stress fracture)，②嵌入性骨折 (impacted fracture)，③變位性骨折 (displaced fracture)，④粉碎性骨折 (comminuted fracture)。

　　臨床所見: 病人訴有鼠蹊部疼痛或整個髖部疼痛，走路時有跛足現象，髖部的動作會加深痛感。骨折較嚴重時可見到明顯的變形: 腿呈外轉及外展的位置，且有變短的現象。Ｘ光檢查時骨折很明顯卽可看出，但是在壓力性骨折時，有時不仔細看是看不出來的。

　　頸部骨折的治療方法:

　　頸部骨折的治療可依上述的四種分類一一分述如後:

　　1.壓力性骨折: 壓力性骨折通常不須開刀，只須避免體重的負荷及壓迫性的姿勢卽可。須使用拐杖。不可將伸直的腿抬高，也不可利用傷側的腿作爲槓桿而變換姿勢。通常在 6 個星期之內卽可負荷部分的重量，而在12個星期之內卽可負荷全部的重量了。老年人如果在上頸部發生壓力性骨折，最好還是開刀做內部固定較好。

　　2.嵌入性骨折: 嵌入性骨折的治療方法可分爲保守療法及手術療法兩種。保守療法是受傷後臥床休息數天直至肌肉痙攣消失（此時須

防止腿部的外轉），然後如同壓力性骨折一樣，做保護性的移動。有一個報告說，33個Pauwels角度小於30度的病人，依此法治療後有4個病人骨折發生變位。手術療法比保守療法優點較多。作者認爲嵌入性骨折最好是用多枝骨針或骨螺絲來固定。用骨釘固定常會使骨斷端分開，效果較差。

3.變位性骨折：變位性骨折必須以開刀的方法來治療，是一種外科的急症。據統計，在12小時之內接受開刀的病人，有25％股骨頭部發生缺血性壞死；在13至24小時之間開刀，有30％發生缺血性壞死；在25至48小時之間開刀，有40％發生缺血性壞死；而在一個星期以後才開刀的，幾乎全部都會發生缺血性壞死。所以遇到這種病人，應儘早給予手術，如果無法立刻開刀，也應加以牽引，以減少腿部的外轉變形。應用於這種骨折的內部固定裝置有很多種，主要可分爲四種類型：①多枝骨針固定法，②骨釘固定法，③固定的骨釘骨板固定法，④滑動的骨釘（或骨螺絲）骨板固定法。多枝骨針固定法是使用好幾枝Hagie, Knowles, Steinmann、或其他類型的骨針來做內部固定（圖4-48 B）。由於病人常呈骨質疏鬆，所以打上3、4枝骨針是不夠的，最好打上8至12枝才有力量，因爲外側的股骨皮質部較薄，常不足以做良好的固定，所以 Deyerle 設計了一種金屬板以便使這些骨針能夠更穩固地固定，而且可以滑動、嵌入。有人認爲這種 Deyerle 的骨針固定法最爲優良，但是根據最近的報告，並無長處。骨釘固定法（如三翼釘）及固定的骨釘骨板固定法（如 Jewett 氏骨釘）比起前者有兩個大缺點：將骨釘打入時易使骨斷端分開，違反嵌入的原則；骨釘必須打至關節軟骨下方1公分之內才能得到最大的固定，若隨後再發生嵌入的情形，骨釘可能會插入髖臼。所以這兩種內部固定裝置較不理想。至於滑動的骨釘（或骨螺絲）骨板，則可得到較佳的嵌入，效

果不錯(圖4-49)。只要手術者對其中的一種使用起來能够得心應手，效果一定會很好的。

4.無法復位及嚴重粉碎性骨折: 這些骨折的治療方法有兩種，一種是做開放式復位，然後在目視之下予以內部固定，同時加上骨移植; 另外一種是將股骨頭部以人工骨頭來置換。前者適用於年輕的病人，除此之外，都以採用後面的方法爲宜。置換人工股骨頭部是使這些病人能够在最短的期間內回復到骨折前狀況的最簡單的方法。此外在內部固定裝置使用之後發生併發症，以及因缺血性壞死而致頭部崩塌而產生症狀的病人，人工骨頭的置換是最好的解決辦法。(圖4-50)

手術後的照顧與復健: 對於這個問題，有兩個極端的看法，有人認爲必須早期負荷重量，另外有人則認爲必須等骨折癒合之後才可負荷重量。作者認爲，如果內部固定穩固的話，應早期予以負荷重量; 如果無法穩固，則表示內部固定成功的機會很少，應置換人工骨頭，而置換人工骨頭也應早期負荷重量。重量的負荷最初可使用平行桿來移動，以後漸次使用拐杖，最後則可完全獨立行走。

併發症: 骨折未接合的情形，若復位、嵌入、及內部固定使用得宜的話，應可減至 5 ％以下。若發生未接合而血液供應還不錯的話，可考慮再做一次內部固定，同時加上骨移植，不過大部的未接合都伴有缺血性壞死，此時應置換人工骨頭。缺血性壞死在手術後的任何時間皆可能發生，有長至術後20年才發生壞死的報告，不過大多發生在 3 年之內。股骨頸部骨折有15至35％會發生缺血性壞死。發生缺血性壞死時，必須做保護性的重量負荷，如果症狀厲害，應考慮置換人工骨頭。除了未接合及缺血性壞死之外，感染及退行性關節炎也是這種骨折可能發生的併發症。

II.　髖臼骨折

　　通常會造成髖臼骨折的力量都是很大的，所以在處理這種病人時必須詳細檢查身體其他部位有無傷害存在，以免因疏忽而導致不幸的後果。髖臼骨折很少單獨發生，通常都伴有脫位。最常見的情形是髖關節向後脫位及中央性髖臼骨折脫位。

　　伴有髖關節向後脫位的髖臼骨折：

　　這種情形最常見於車禍，其發生的機轉是在髖部及膝部屈曲時，力量作用於膝部而造成。若發生髖部處於中間或內收位置，通常會造成單純的關節脫位；若髖部稍微外展，則常會併發髖臼的骨折。臨床上可看到受傷的腿呈內轉及內收的變形，且有縮短的現象。百分之10至13的病人併發坐骨神經損傷。治療的方法是盡早給予復位，復位之後再檢查髖關節的穩定性。穩定性的測定是將髖關節在屈曲30度至70度之間移動，同時向內向後加壓。如果測定時關節再度脫位，則表示此種骨折脫位不穩定，須開刀做內部固定手術。另有人認為髖關節向後脫位且併發髖臼骨折的情形一般在關節腔內都會有骨折塊存在；為了避免以後發生關節的病變，所以這種情形皆須開刀治療。作者認為主張必須開刀的想法在理論上是很對的，但是如此重大的髖部手術作為急診開刀來處理並非皆可達到，所以不妨先試試閉鎖式復位法，再測定其穩定性，不穩定時才開刀（在24至48小時之內）。開刀後3至5天開始做骨骼牽引(10至15磅)，牽引時髖部保持伸直且稍微外展。如果內部固定做得相當穩固，則牽引3至4星期之後即可做保護性的重量負荷（使用拐杖大約3個月）。如果內部固定不牢，則牽引至少須8個星期。另外有人認為這種手術之後必須長期不可負荷重量。髖關節向後脫位併發髖臼骨折的情形有下列幾種併發症或後遺症：坐骨神經損傷、創傷性關節炎、缺血性壞死及關節周圍鈣化等。

　　中央性髖臼骨折脫位：

這種骨折脫位通常是由於粗隆或骨盆外側受到撞擊而引起。有時髖部處於外展位置而力量從股骨傳上來也可造成這種情形。中央性髖臼骨折脫位可見到腿部稍微變短，髖部有肌肉痙攣，髖關節活動受限制，而且常伴有他處的外傷。中央性骨折脫位時，若髖臼圓頂並未受損，應予以骨骼牽引來達到復位，復位之後仍須繼續保持牽引，通常至少須牽引 8 個星期，此後可給予保護性的重量負荷（3 至 6 個月）有些人主張做開放式復位及內部固定，但其併發症及危險性較高。中央性骨折脫位若伴有部分的圓頂骨折，如果認為開刀可以達成穩固的復位，應予開刀治療（當然醫師須有相當的經驗）；如果認為開刀也無法達到良好的復位，應先予以牽引 6 至12個星期，然後再依症狀考慮是否給予全關節置換。若中央性變位伴有粉碎性骨折，應給予骨骼牽引 8 個星期左右，直到病人對髖部的肌肉有良好的控制力，然後可在不負荷重量的情況下行走（約 3 至 6 個月），以後可使用拐杖負荷部分重量，最後再依狀況加重負荷的重量。中央性髖臼骨折脫位的併發症有：創傷性關節炎、骨化性肌炎、坐骨神經損傷、感染，及血栓靜脈炎等。

III.　粗隆間骨折

粗隆間骨折主要也是發生在老年人，病人平均年齡在66至76歲之間，女性較多，女性與男性之比為二比一至八比一。其發生的原因大多是跌倒所造成，有時是因車禍而引起。由於粗隆間血液供應良好，所以即使骨折不加以治療，骨折處也會在 8 個星期內穩定下來，而且在12個星期內可負荷重量。不過骨折不加治療會造成股骨頭頸部的內翻變形及腿部的外轉變形，且腿變短，走路有跛足現象。若粗隆間骨折使用牽引治療，骨折會很快接合，但股骨的頭頸部仍會有內翻變形，且稍有變短的現象，而且長期臥床休息及長期佔住床位都是很不好的

情形。所以作者要強調，粗隆間骨折的最佳治療方法爲手術療法。

分類：粗隆間骨折的分類有好幾種，作者認爲根據治療及預後的觀點而言，將粗隆間骨折分成穩定性骨折與不穩定性骨折最爲合適。所謂穩定性骨折就是近側骨折塊與遠側骨折塊的內側皮質骨能夠穩定地對在一起的骨折。若內側皮質骨無法穩定地對在一起，謂之不穩定性骨折。

臨床所見：腿部變短且呈外轉變形，髖部腫脹有壓痛。Ｘ光檢查很容易卽可看出骨折。粗隆間骨折很少有開放性傷口。

治　　療：

粗隆間骨折的最佳治療方法爲手術療法。若因某種原因無法開刀（例如病人的一般身體狀況欠佳），須給予骨骼牽引，牽引時將腿部保持在稍微外展及外轉的位置。牽引須持續至Ｘ光片上能夠見到骨痂才可停止（通常須持續 8 個星期），然後可用平行桿及拐杖來行走，逐漸負荷重量。

對於穩定性粗隆間骨折，大多數目前所採用的內部固定裝置效果都不錯，不過作者比較喜歡使用滑動的固定裝置（圖4-51）。術者本身對器械使用的熟悉比器械本身的好壞更爲重要。

不穩定性粗隆間骨折是一個嚴重的問題，它有較多的併發症：內部固定裝置較易失敗，骨折較易延遲接合或未接合，固定裝置較易向髖關節突出而破壞髖關節，有時須多次的手術才能處理。爲了使不穩定性骨折能夠得到穩定的復位，有人先將小粗隆的骨折塊固定在骨幹，有人做骨移植術使內側的皮質骨穩定（此法開刀太大，尚未爲大多數人採用），有人使用骨接合劑（bone cement），有人將股骨骨幹向內側變位以得到穩定性。作者認爲治療不穩定性粗隆間骨折，使用滑動的骨螺絲骨板最好，因爲這種裝置可以使骨折塊嵌入，自行得到

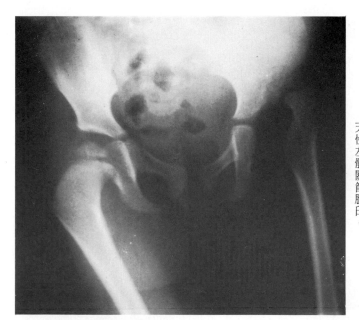

圖
4
–
47
A
卓××，女，2歲3個月，先天性左髖關節脫臼。

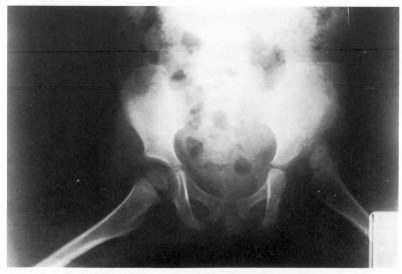

圖 4-47B 同前，外展45度，（Von Rosen 氏X光判定）。

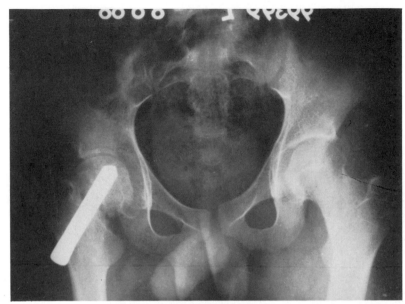

圖 4-48A 女，58歲，右股骨頸骨折以 Smith-Peterson 釘固定。

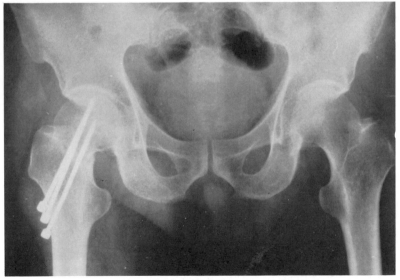

圖 4-48B 郝××，男，79歲，右股骨頸骨折，以 Knowle 氏針固定。

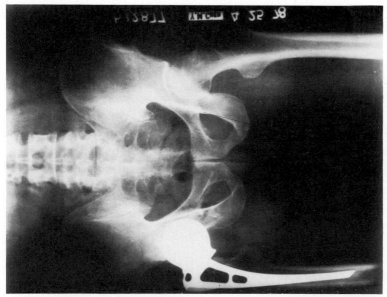

圖 4-50　張××，男 66 歲，右股骨頸骨折，換 Moore 人工骨關節。

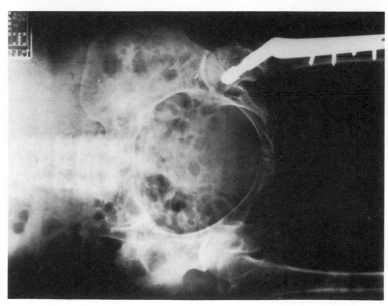

圖 4-49　王××，女，77 歲，左股骨頸骨折，以壓迫性髖蝶旋釘固定。

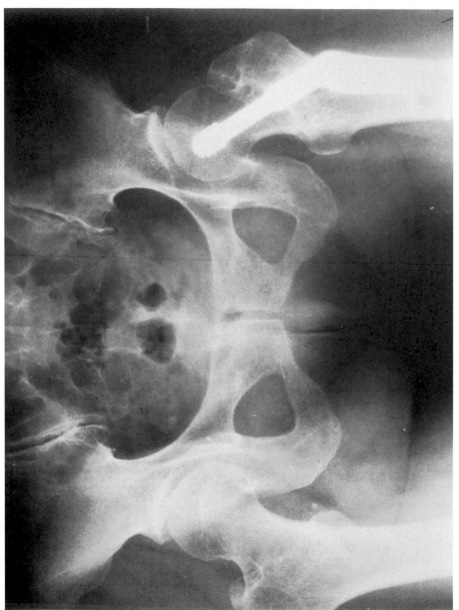

圖 4-51 李劉××，女，48歲，左股骨粗隆間骨折，以壓迫性髖螺旋釘固定。

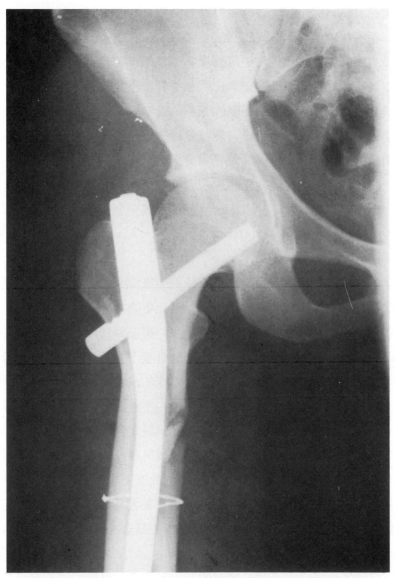

圖 4-52　毛×，男，28歲，右股骨粗隆下反骨幹骨折，以
　　　　　Zickel 氏爪固定。

穩定性。使用固定的骨釘骨板併發症太多，不宜採用。

手術後的照顧：有人認爲髖部須以臥床休息及牽引來加以保護，直至軟組織癒合；然後可使用拐杖行走，但不可負荷重量，除非 X 光可以看出骨癒合的情形。有人認爲如果骨折穩定且固定良好，可以早期負荷重量。作者認爲在穩定性骨折，通常術後二、三天即可送至物理治療部練習平行桿的行走，然後逐漸改爲拐杖，其重量負荷的程度可由病人自行調節，只要病人覺得舒適即可。

併發症：內部固定裝置的失敗及骨折未接合並不多，如果處理得當，當可降到 1 至 2 ％左右。缺血性壞死很少發生。感染的發生率大約在 5 至 8 ％左右。

IV. 粗隆下骨折

粗隆下骨折可單獨發生，也可能是粗隆間骨折的延伸，主要由直接的創傷所造成。這種骨折的病人通常比粗隆間骨折及頸部骨折的病人年紀要輕。依 Boyd 及 Griffin 的分類，第三型即是純粹的粗隆下骨折，而第四型表示一種延伸至粗隆間的粗隆下骨折。Fielding 將粗隆下骨折分爲三個區域，第一區位在小粗隆的高度處，第二區位在小粗隆上緣的下方 1 至 2 英吋處，第三區位在小粗隆上緣的下方 2 至 3 英吋處。依臨床上的觀點而言，將骨折分爲穩定性與不穩定性是很有幫助的。穩定性骨折表示內側骨皮質可接觸得很好，否則則謂之不穩定性骨折。粗隆下骨折的臨床表現依骨折的程度而有不同，有些較似粗隆間骨折，有些則較似骨幹骨折。X 光檢查很容易即可診斷出來。粗隆下骨折常伴有別處的創傷，所以處理時要先檢查身體其他部位的情況。

治　療：

粗隆下骨折通常須開刀做復位及內部固定，但對於嚴重粉碎性的骨折，牽引可能是最好的治療方法。牽引的方法是用 Thomas 架加上

Pearson 附件做平衡懸吊牽引。由於牽引時位置難以保持，所以常導致排列不良及成角現象。牽引必須持續至X光片上可以看出有接合的現象爲止，然後可包上人字形石膏做保護性的重量負荷，直到骨折完全癒合。

位在小粗隆高度處的穩定性骨折（fielding 第一區），其治療方法類似粗隆間骨折。Zickel 氏骨釘（圖4-52），固定的骨釘骨板以及滑動的骨釘（或骨螺絲）骨板效果都不錯。

位在小粗隆下方的穩定性骨折（fielding 第二及第三區），可使用 Küntscher 氏髓內骨釘、Zickel 氏骨釘、或壓縮性骨板來固定。固定的骨釘骨板較不理想，而滑動的骨釘骨板效果還不錯。

位在小粗隆高度處的不穩定性骨折，其治療方法與不穩定性粗隆間骨折一樣，最好使用滑動的骨螺絲（或骨釘）骨板來固定。

延伸至小粗隆下方的不穩定性骨折，若因其不穩定是由於一個變位的內側骨折塊而造成，可先將此骨折塊復位，以骨螺絲或骨鋼線固定，再打入骨螺絲（或骨釘）骨板。如果內側骨皮質爲粉碎性，無法得到穩定，單獨使用骨釘骨板常會承受太大的壓力而致固定失敗，造成延遲接合、接合不良，或未接合。此時可在骨折處加上骨移植，再加以牽引或包上人字形石膏來額外保護，或者在離開骨釘骨板釘入處90度的地方加上一塊骨板來額外固定，同時在骨折接合之前不要負荷重量。

手術後的處置與粗隆間骨折大致相同。對於不穩定的骨折，在骨折接合之前不可負荷重量。粗隆下骨折併發症與粗隆間骨折相似，不過其固定失敗及骨折延遲接合或未接合的情形較粗隆間骨折爲多。

㈢膝部之骨折及脫臼　　　　施　天　岳

甲、膝部之骨折

膝關節部之骨折可分三大部分：

1.股骨遠端之骨折(fractures of the distal end of the femur)。

2.膝蓋骨之骨折 (fractures of the patella)。

3.脛骨近端之骨折(fractures of the proximal end of the tibia)。

I.　股骨遠端之骨折：

此部位之骨折有三個特點。其一爲極不易復位也不易維持已復位者。其二爲易損傷後面之膕動脈 (popliteal artery)。其三爲嚴重影響將來膝關節之機能。

1.解剖：　(4-53, 4-54, 4-55)

股骨髁上部之骨折，常使遠端之斷骨向後彎曲及移位，主要是因強勁之肌肉羣作用所致。大腿肌羣把股骨幹近端斷骨，向外旋轉。股

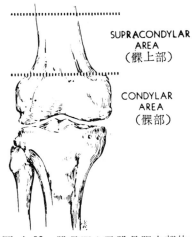

圖 4-53　股骨髁上及股骨髁之部位。

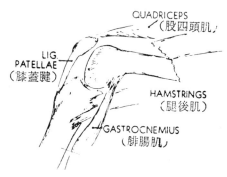

圖 4-54　股骨髁上骨折，由其肌肉羣之作用所引起之遠端斷骨移位。

四頭肌，腿後腱肌和腓腸肌把遠端斷骨向後彎曲與移位。使得用閉鎖法或開放法，均不易使之復位，也不易維持原已復位之位置。

2.傷害之機轉：

此部位之骨折大多數因嚴重之內翻或外翻壓力，合併循股骨長軸之重力及扭轉力而引起，如高速之車禍或從高處跌落等。老年人因骨質疏鬆，可僅因跌跪或摔跤，卽造成嵌入性骨折。股骨遠端之骨折，可分兩部分：㈠股骨髁上骨折（圖4-56, 4-57）。㈡股骨髁上合併髁間骨折。(supracondylar and intercondylar fractures of the femur)（圖4-58, 4-59）

㈠股骨髁上骨折（supracondylar fractures of the femur）

1.分類（圖4-60）①無移位性骨折。②嵌入性骨折。③移位性骨折。④粉碎性骨折。

此部位引起開放性骨折也不少，則以近端斷骨經由膝上囊而穿出皮膚者較多。

2.臨床特徵：

曾經受傷之病史，形成大腿遠端疼痛，腫脹、畸形，異性運動及骨擦音等。如爲嵌入性骨折則無上述之症狀。大腿遠端及膝膕部之傷

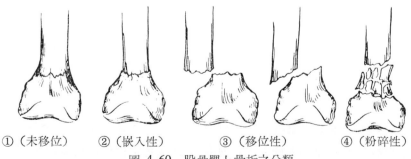

①（未移位）　　②（嵌入性）　　③（移位性）　　④（粉碎性）

圖 4-60　股骨髁上骨折之分類
(Rockwood and Green)

害及骨折，易產生血管及神經之損傷，故不能忽視。在各種治療開始前，必須先作仔細檢查。受傷後膝䐃部之腫脹，亦會壓迫神經及血管而引起後者受損傷現象。例如小腿及腳之蒼白、冰冷、無脈搏或無感覺等。此時卽應考慮施行神經或血管之探查手術。

　　3. X光檢查：

　　例行正面及側面之攝影，不難發現骨折之一般情況，但在特別或不明顯時，還須要作斜面照像才能檢查出來。另外要注意在照X光片時，應將傷部近端之髖關節及遠端之膝關節也一並照出來，以免遺漏了此兩部位之骨折或脫臼，並對骨折作一全盤之了解。

　　4. 治療法：

　　可用閉鎖性非手術法及開放性手術復位加內固定法兩種來治療，依不同之骨折情況予以適當之選擇。

　　(1)非手術療法：

　　①嵌入性骨折及無移位性骨折可直接包敷長腿圓筒石膏。

　　②單純橫斷骨折而有移位者，在患者被麻醉下可試以徒手操作復位（圖4-61），如得滿意之復位，可直接包敷長腿石膏或石膏褲，兩週內仍須一次或二次之X光追踪照像，以便檢查是否有再移位。

　　③若為不穩定之斜位或粉碎性骨折，則宜先作脛骨近端之骨骼牽引，把患肢置放在懸吊托馬氏支架上，用十五至二十磅重，經由鋼釘穿過脛骨近端牽引骨折之股骨，膝關節須屈曲，以鬆弛腓腸肌而減少髁部斷骨之向後彎曲或移位（圖4-62）或可再用另一鋼釘穿過股骨遠端之斷骨，以二至五磅之重力垂直向上牽引。（圖4-63）。如仍不能復位則可在傷者被麻醉下，徒手操作法，藉X光映像透視機的控制下予以復位。無論用那種方法，如能得到滿意之復位，則繼續牽引，約六至八週後，骨折部位有新骨產生時，再包敷石膏褲或長腿圓筒石

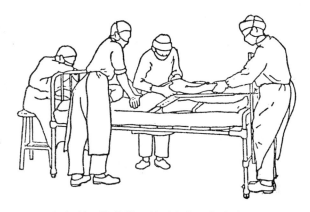

圖 4-61　股骨髁上骨折之徒手復位方法。

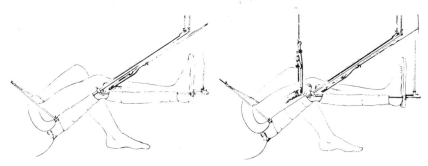

圖 4-62　脛骨近端骨骼牽引置
　　　　　於懸吊托馬氏支架。

圖 4-63　懸吊法，使用兩支鋼針，
　　　　　作骨骼牽引，打在股骨遠
　　　　　端斷骨之鋼針，把該斷骨
　　　　　往上提。

膏繼續固定約六至八週以至骨癒合。　或有人主張用石膏支架（cast brace），以便膝關節之早期活動。（圖4-64）。在牽引當中，股四頭肌可繼續作等長運動。切忌牽引重量過重，以致骨折部位之分離，導致延遲癒合或不癒合。

　④不穩定或粉碎性骨折，如得滿意之復位亦有人主張用外固定器

固定上下骨折部位，以維持復位之位置至
能換石膏或甚至到骨癒合止。（圖4-65）

　　(2)手術療法：試用非手術法失敗或
開始即預期不可能用非手術法復位或維持
復位之位置時，即應施以手術復位。手術
復位後有如下之固定法：

　　①髓內固定：可利用　rush's　pin,
split nail, huckstep intramedullary nail,
等。

　　②鋼板及螺絲釘固定：可利用 L型

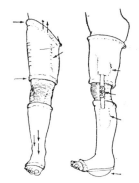

圖 4-64　裝上石膏支架
(Cast Brace)，以便膝
關節之早期活動。

angled blade-plate, compression tube-plate, judet screw plate,
supracondylar plate等。（圖4-66）。以上之內固定如未得堅固之固定，
手術後宜加石膏包敷等外固定來保護一段時間，以免使骨折部位之再
移位。開放性骨折，如無把握傷口之清理乾淨，則宜先做徹底擴創術
及骨骼牽引。

　　③外固定器材固定：宜用於開放性不穩定之骨折。

　　5.癒後：

　　大部之股骨髁上骨折，　其癒合需三至四個月，　最多之合併症是
留下或多或少之膝關節機能障碍，故於骨癒合之硬度已達可除去石膏
時，即應盡早除去石膏，早期做膝關節之運動。誠然，膝關節機能之
好壞與骨折部位受損傷之程度很有關係。

　　6.合併症：

　　(1)即刻及早期之合併症：

　　①直接對皮膚、血管及神經等軟組織之損傷，應仔細徹底的做
擴創術，以免發炎。

②開放性骨折，加上手術與內固定物之裝置，會有更多組織之損害及增加發炎之機會。

③血管之損傷 應卽做縫接術， 膝部腫脹壓迫血管 亦要特別注意，須要時要做減壓術，神經損傷常常是斷骨之壓傷或拉傷，大概觀察三至四個月內可恢復。

④其他早期亦有脂肪栓塞或靜脈炎者。

(2)延遲之合併症：

①延遲骨癒合或不癒合： 處理不當之骨折有時會引起延遲骨癒合，如果位置還滿意，則僅繼續石膏固定一段時期卽可得癒合。但在不癒合之狀況，則必須施行手術復位及骨移植（圖4-67）。最近亦有人報告利用磁極刺激治療不癒合骨折，可得約百分之八十之骨癒合者（圖4-68）。

②癒合不良及畸形： 如內翻、外翻及旋轉之畸形，造成此外觀之不雅及機能障碍，則可施以截骨之矯正手術(osteotomy)（圖4-69）。

㈡股骨髁上及髁間骨折 (supracondylar and intercondylar fractuares of the femur) （圖4-70, 4-71）

包括股骨髁上、髁間及延伸至膝關節之骨折，形成相當複雜之治療問題。尤其延及關節面之骨折要特別注意。

1.分類：　（圖4-72）

很多分類法，尼爾氏 (Neer's)法較普遍受採用，分第 I 型，第 II A型，第 II B型，第 III 型。

2.臨床特徵：

曾經受傷之病史，形成大腿遠端之畸形腫脹、疼痛、異性運動、骨擦音及膝關節之腫脹與積血等。血管及神經之損傷則與股骨髁上骨折發生之血管神經損傷有相同之症狀。

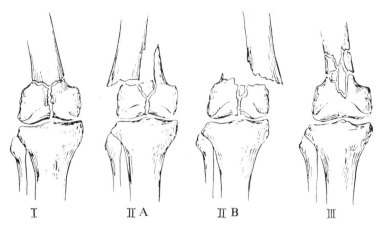

I　　　　ⅡA　　　ⅡB　　　Ⅲ

圖 4-72　股骨髁上合併髁間骨折之分類
(Neer 氏 JBJS, 1967)

3. X光檢查:

最少要做正面及側面之攝影。要仔細看骨折是否延伸至關節以及其包含關節面之程度,需要時應作斜面之照像。

4.治療法:

分非手術法及手術法兩種:

(1)非手術療法:如果關節面移位不大,則仍可用非手術法,在脛骨近端作骨骼牽引,懸吊在托馬氏夾 (Thomas splint),拉重約十五至二十磅,開始時應注意小腿及腳之血液循環,初期幾天用X光檢查來調節牽引之重量及復位之好壞,須要時可用徒手操作法來調整復位。如果復位之位置滿意,則維持牽引四至六週,當有新骨形成,即可換上石膏褲,再約二至三個月,等骨癒合時即除去石膏,開始膝關節運動及載重。

(2)手術療法:　如果無法復位至滿意之位置,尤其關節面之不平,將來影響關節機能至巨,則應予手術,以求正確之復位,堅定之

內固定及膝關節之早期活動。內固定使用之器材最多為 judet plate, rush's pins and bolt, cancellous compression screws, side plate and screws and bolts 等（圖4-73）。手術時必須考慮軟組織及皮膚狀況可以接受手術才實施，否則手術後可遭至更壞之結果。

5.癒後:

(1)一般如果包括關節面之骨折，其癒後較差，主要由於關節內及股四頭肌之沾黏造成膝關節之運動障碍。

(2)膝關節之內翻及外翻畸形。

6.合併症:

與股骨髁上骨折相同，所不同之處是膝關節僵硬之恢復比較慢，嚴重者甚至引起關節強直（圖4-74）。早期作膝關節之活動可減少關節僵硬。其他如骨不癒合及內固定器斷裂等。（圖4-75，4-76）

㈢股骨髁部骨折(fractures of the femoral condyles): （圖4-77，4-78)

此部位之骨折常延伸包含膝關節面，治療要特別注意避免斷骨之復位不良及癒合不良，導至膝關節之僵硬或外傷性關節炎之合併症。

1.分類: （圖4-79）

(1)無移位性骨折。

(2)移位性骨折。

(3)兩側髁之骨折。

(4)冠狀面性骨折。

2.臨床特徵:

曾經受傷之病史，產生膝部之腫脹，疼痛、關節積血、骨擦音及膝關節部不穩等。從膝關節抽出之積血內含脂肪質表示骨折延伸至關節面。

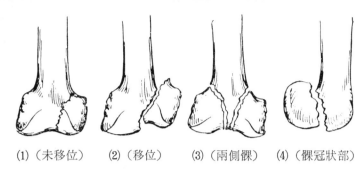

(1)（未移位）　　(2)（移位）　　(3)（兩側髁）　　(4)（髁冠狀部）

圖 4-79　股骨髁部骨折之分類
(Rockwood and Green)

3. X光檢查：

例行正面及側面之攝影，不難發現骨折情況，但有時仍須作斜面照像或其他特殊照法。

4. 治療法：

分非手術法與手術法兩種：

(1)非手術療法：　骨折部位無移位則宜打長腿圓筒石膏（圖4-80），　如果患者大腿粗短或斷骨不穩定者，　最好用石膏褲或骨骼牽引，牽引約四至六週後換長腿圓筒石膏或石膏支架，再約六至八週後拆除石膏，開始膝關節活動及載重。

(2)手術療法：　如果骨折部位有移位，　非手術法預側不可能復位，或經非手術法治療失敗者均應實施手術復位，膝關節面務必求復位至正常解剖位置，同時給予堅固之內固定器材如cancellous compression screws, bolts 等（圖4-81, 4-82, 4-83, 4-84）。使膝關節盡快能活動。如骨折部位有大傷口，軟組織損傷大，則手術復位再加內固定物，較易發炎，故此類患者仍宜用骨骼牽引，如需手術可等傷口癒後再實施之。骨折部位經手術及加內固定仍嫌不堅固者加石膏固定約六

至八週，再除去石膏開始膝關節運動。載重仍須等到骨全癒合約共需三至四個月。

　　5.癒後及合併症:

　　如果有良好之復位及早期活動，可得良好之後果，如果未得到良好之復位者，易造成延遲性骨癒合及關節僵硬，甚至於以後之外傷性或退行性關節炎及膝部之內翻或外翻畸形。

II.　膝蓋骨骨折 (Fractures of the patella):

　　膝蓋骨骨折，因膝蓋骨位在最多活動及身體最暴露之膝關節前面，故骨折之發生率很高，約占所有骨折之百分之一，任何年齡均會發生，而四十至五十歲最多，男女之比率約爲二比一，左右兩側沒有分別。

　　膝蓋骨之機能現仍是爭論中，主要有三:

　　　(1)增加股四頭肌肌腱之伸展機械作用。

　　　(2)幫助股骨髁軟骨之營養。

　　　(3)保護股骨髁之受傷害。

　　1.解剖: （圖4-85）

　　膝蓋骨是體內最大之種子狀骨，其骨化中心，普通在二至三歲時出現，但亦有五至六歲才出現者。

　　正常之膝蓋骨成三角形，尖端朝遠端，其近端即上緣附着股直肌 (rectus femoris)，股外肌 (vastus lateralis)，股內肌 (vastus medialis)，及股間肌 (vastus intermedius)，兩側邊緣附着股內肌及股外肌之延伸纖維形成支持靭帶 (retinaculum)，其尖端即下緣是膝蓋腱之起端，而該腱終止於脛骨粗隆。膝蓋骨之前表面由一層很薄之股四頭肌腱蓋過而與膝蓋腱結合。膝蓋骨之內面與股骨髁部之前面均爲軟骨面，在伸展與曲屈時，兩者之接觸面不同，膝蓋骨內側及外側之支持

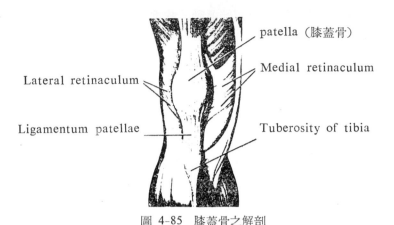

圖 4-85　膝蓋骨之解剖

靭帶各由直行之股內肌與股外肌之延伸織維合併闊筋膜（fascia lata）
之纖維形成，沿着膝蓋骨之側面延伸附着於脛骨上端之內、外側。對
小腿之伸展有關係。膝蓋骨之血液供應是由膝動脈之分枝形成血管叢
由膝蓋骨之中心進入而分佈於遠端半片。這也是膝蓋骨橫斷骨折時，
近端半片較易形成缺血性壞死之主要原因。

　2.傷害之機轉：

　　膝蓋骨之骨折可由直接或間接之傷害形成。因膝蓋骨位在皮下，
直接之撞擊極易引起骨折，撞力小時，常為不完全或無移位之骨折。
撞力大時，形成粉碎狀之骨折及合併有傷口。間接之傷害，由摔跌或
曲屈之膝關節加上猛然之股四頭肌收縮引起，大半是形成兩片之橫斷
骨折。

　3.分類：　（圖4-86）

　　(1)無移位骨折。

　　(2)橫斷性骨折。

　　(3)粉碎性骨折。

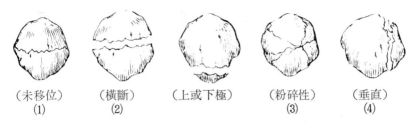

| （未移位） | （橫斷） | （上或下極） | （粉碎性） | （垂直） |
| (1) | (2) | | (3) | (4) |

圖 4-86　膝蓋骨骨折之分頭。
(Rockwood and Green)

(4)垂直或邊緣骨折。

其中橫斷性骨折最多，約佔百分之五十至八十，其次為粉碎性骨折，約佔百分之三十至三十五。

4.臨床特徵:

曾經直接傷害或膝部跪下跌倒之病史。產生膝部腫脹、疼痛及無法伸展小腿，因膝蓋骨位於表淺之皮下，易於檢查，有壓痛、裂縫及皮下或膝關節內充血之波動，如果有裂開或膝蓋腱斷裂，則小腿無法伸展。

5.X光檢查:

正面與側面之例行攝影，不難發現膝蓋骨之骨折狀況。但偶而亦有做特殊面之照像才能發現者。有一種叫先天性之膝蓋骨裂症（bipartite patella）。X光上發現膝蓋骨縱裂，但無移位，如有懷疑，可照健側膝蓋骨，如發現同樣有縱裂則此為先天之畸形。

6.治療法:

(1)非手術療法: 對於無移位或斷骨分開二厘米內，關節面平滑及仍能以股四頭肌之力量使小腿伸展者，則膝關節伸展之位置包敷長腿圓筒石膏即可，約須四至六週，視骨折之輕重決定。石膏固定期間須做股四頭肌之等長運動，並可帶石膏走路。石膏取除後，需做膝關

節之屈曲與伸展運動，但開始不可太猛。

(2)手術療法：兩斷骨超過二厘米以上之移位或分開，關節面已不平滑者，宜做手術治療。

①橫斷性骨折之近遠兩斷骨大小不等時，則切除較小之斷骨，把留有至少一半以上關節面之大斷骨與已切除之小斷骨留下之股四頭肌腱或膝蓋腱縫接起來，稱之所謂部分膝蓋骨切除法。(4-87)

②如果由正中間橫斷骨折，則可將兩斷骨復位，使關節面平滑，用鋼線或螺絲釘做內固定。(4-88)

③如果粉碎性骨折，除非仍保留無移位及良好之關節面，應做全膝蓋骨切除術。再縫接股四頭肌及膝蓋腱。稱爲全膝蓋骨切除法。以上手術後均應包敷膝關節伸展位置之長腿圓筒石膏。如果爲肌腱及斷骨之縫接，其石膏固定時間應爲六週。如果爲兩斷骨之骨與骨復位，石膏固定時間應爲八週。如果爲肌腱與肌腱之縫合，石膏固定時間約三至四週。在石膏固定期間，均應繼續做股四頭肌之等長運動。

石膏取除後，無論經手術治療或閉鎖治療者均要積極做膝關節之屈曲及伸展運動，以求膝關節機能之恢復。

7.癒後：

(1)一般其癒合與機能之恢復均很好。

(2)在全膝蓋骨切除後之患者，爬樓梯、上下坡及跪姿時稍感無力。

(3)無論手術或非手術治療者，將來仍有不少會產生外傷或退行性關節炎之病變者。

8.合併症：

(1)早期之合併症：骨折部位之再移位或裂開，大半是由於不當之內固定或手術後之外固定石膏取除太早或取除石膏後卽作過猛之膝

關節屈曲運動所引起。其他如手術後之出血與發炎等與其他手術之合併症同。

（2)延遲之合併症：橫斷骨折時，偶而極少會產生近端骨斷之缺血性壞死者。有不少將來形成退行性或外傷性膝關節炎者，主要是受傷治療時膝蓋骨關節面復位不良或損傷較大延及膝關節面軟骨之故。

III. 脛骨近端之骨折

1.解剖：（圖4-89）

近端脛骨是指脛骨髁（tibial condyle）及脛骨髁下（subcondyle of tibia)部位，其形狀有多處骨突部，供靱帶及肌腱之附着，外側有一小關節面是脛腓關節。上面之另一關節平面支持股骨髁形成膝關節。脛骨兩髁關節面之間有凸起之脛骨隆凸，供前後十字靱帶及內外側半月板之附着。正常人之股骨長軸與脛骨長軸，在膝關節處，形成五至九度之外翻。

2.傷害之機轉：

（1)脛骨髁（tibia condyle）之骨折：

①大半是車禍造成，由汽車前後保險槓直接撞擊，故特稱保險槓骨折（bumper fracture）。

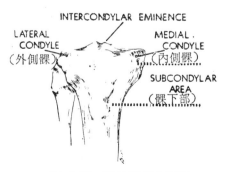

圖 4-89　脛骨近端之解剖

②如果垂直壓迫力，則會造成 T 或 Y 型骨折。

③如果內翻 或外翻之力， 則會損傷兩側之 側靭帶或甚至脛骨內、外髁之骨折。

(2)脛骨棘 (tibia spine) 之骨折: 發生於對膝部強裂扭轉或內、外收力之傷害。 膝部之伸展過度， 會撕除後十字靭帶在脛骨之附着處。

(3)脛骨粗隆 (tubecle) 之骨折: 常合併發生於脛骨髁下或脛骨髁粉碎性骨折，亦會發生在猛然之膝部屈曲同時股四頭肌強烈之收縮時。

(4)脛骨髁下 (subcondyle) 之骨折: 膝部強烈之歪曲或扭轉力，會造成此部位之橫斷或斜的骨折，常常脛骨髁下骨折會延伸至膝關節內合併髁部之骨折。

㈠脛骨髁之骨折:

1.分類: （圖4-90）

第Ⅰ型: 無移位骨折 (undisplaced)， 骨折凹陷或裂開小於 4mm 者。

第Ⅱ型: 局部壓陷性 (local compression) 骨折。

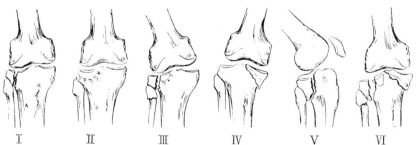

| Ⅰ | Ⅱ | Ⅲ | Ⅳ | Ⅴ | Ⅵ |
| （未移位） | （局部壓陷） | （局部分裂） | （全髁部壓陷） | （全髁部分裂） | （粉碎性） |

圖 4-90　脛骨近端骨折之分類 (Rockwood and Green)

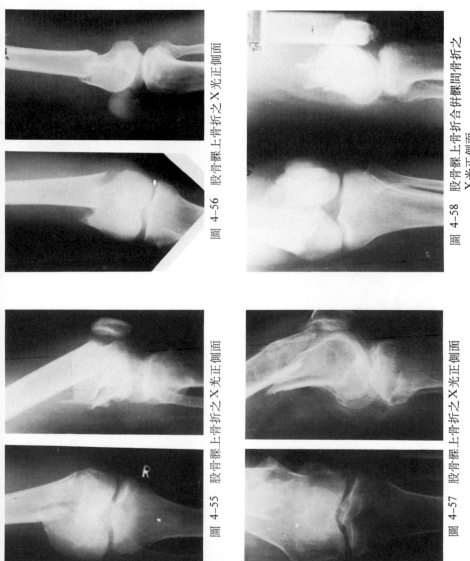

圖 4-56 股骨髁上骨折之X光正側面

圖 4-58 股骨髁上骨折合併髁間骨折之
X光正側面

圖 4-55 股骨髁上骨折之X光正側面

圖 4-57 股骨髁上骨折之X光正側面

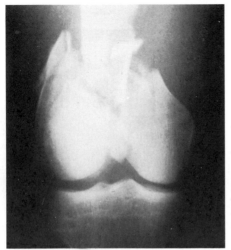
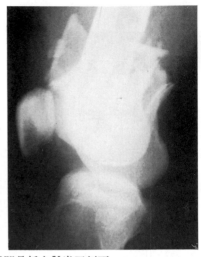

圖 4-59　股骨髁上合併髁間骨折之X光正側面

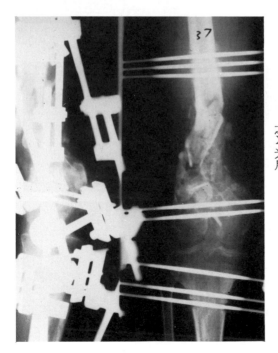

圖
4
—
65

股骨髁上粉碎性骨折使用外固定器
之X光片

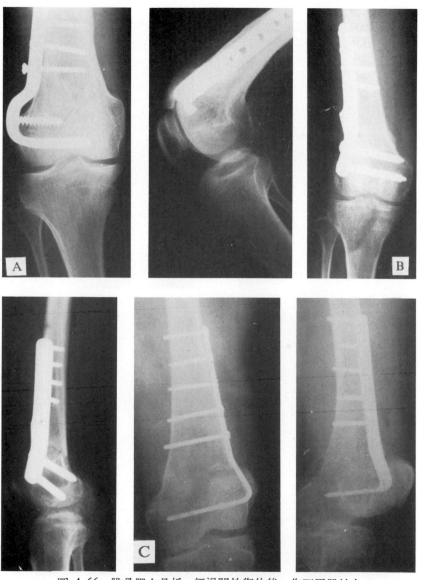

圖 4-66 股骨髁上骨折，經過開放復位後，作不同器材之
內固定： A: Angled Blade-plate
B: Judet Screw-plate
C: Angled Blade-plate

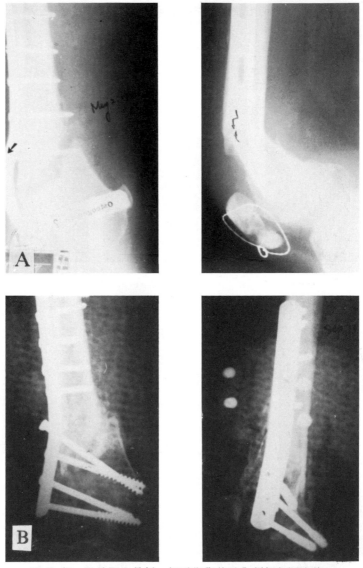

圖 4-67　股骨髁上骨折，經手術復位及 L 型鋼釘固定後，
　　　　因 L 型鋼釘折斷導致骨不癒合（A），經再手術復
　　　　位，骨移植及裝上 Judet Screw-plate（B）。

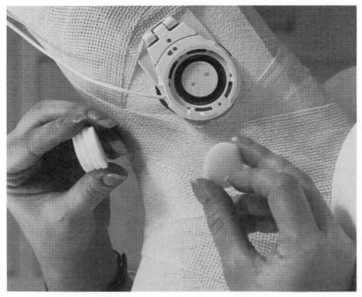

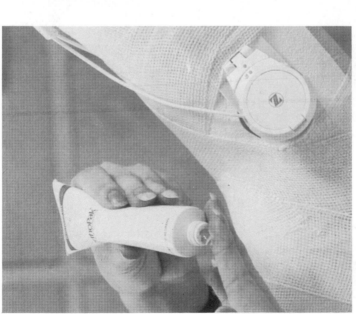

圖 4-68　磁極刺激治療不癒合之骨折 (Zimmer, 1985)

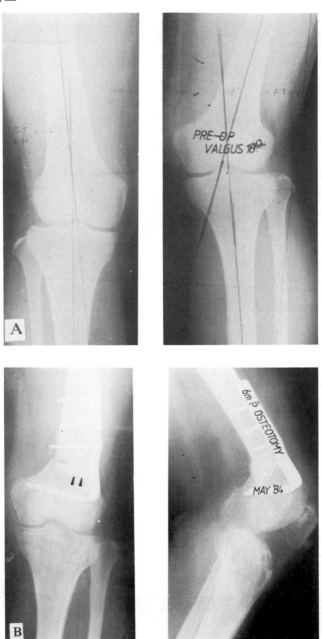

圖
4
│
69

年齡22歲女性，因小時候左側股骨髁上骨折，而形成左膝部之外翻畸形（A），經股骨髁上截骨術後矯正之正側面X光片（B）。

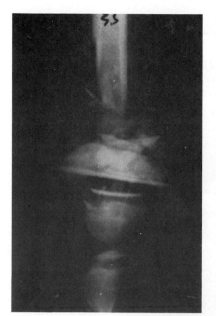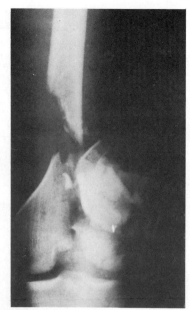

圖 4-70　股骨髁上及髁間骨折之Ｘ光正側面

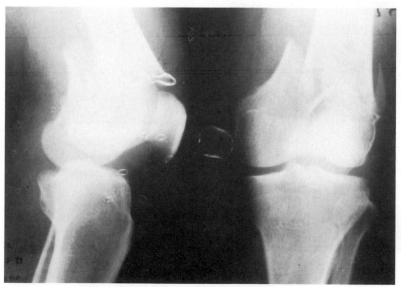

圖 4-71　股骨髁上及髁間骨之Ｘ光正側面。

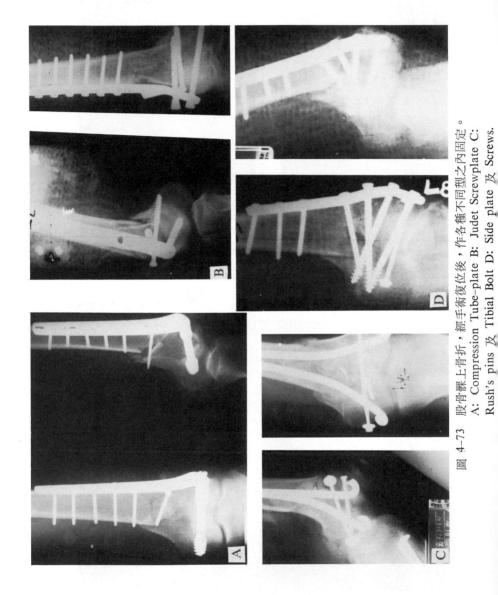

圖 4-73　股骨髁上骨折，經手術復位後，作各種不同型之內固定。
A: Compression Tube-plate B: Judet Screwplate C:
Rush's pins 及 Tibial Bolt D: Side plate 及 Screws.

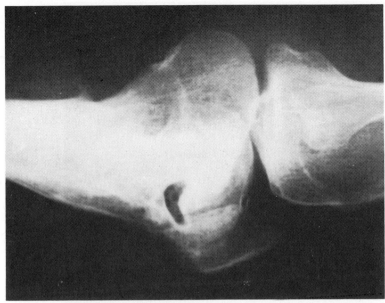

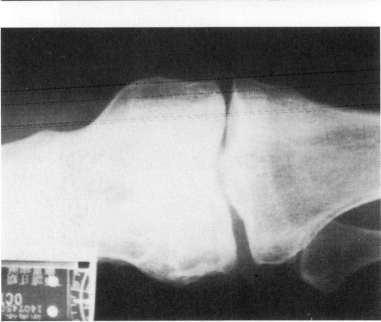

圖 4-74 股骨髁上及髁間關節骨折後引起膝關節強直之合併症

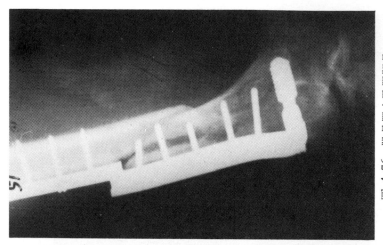

圖 4-76　股骨髁上及髁間骨
折後施以手術復位
及 Compression
Tube-plate 內固
定，引起鋼板之折
斷。

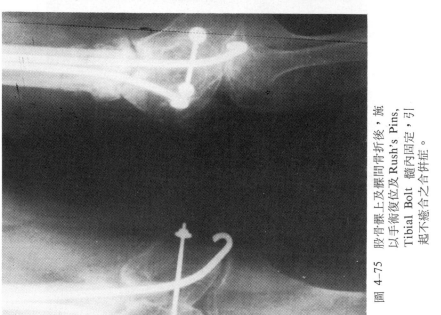

圖 4-75　股骨髁上及髁間骨折後，施
以手術復位及 Rush's Pins,
Tibial Bolt 髓內固定，引
起不癒合之合併症。

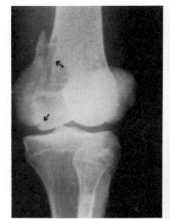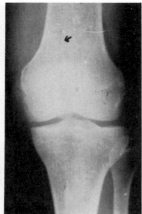

圖 4—77 股骨髁部內側髁之骨折

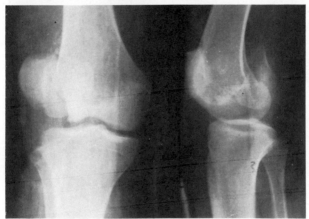

圖 4—78 股骨髁部外側髁之骨折

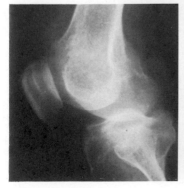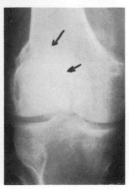

圖 4—80 股骨髁部骨折，未移位，施以石膏固定之治療卽可。

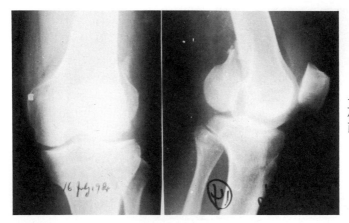

圖
4
―
81

股骨髁骨折手術前

正側面

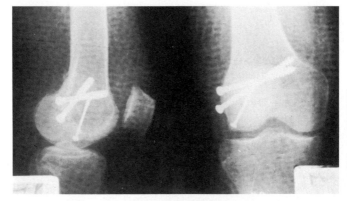

圖
4
―
82

開放性復位及螺絲

釘固定後之正側面

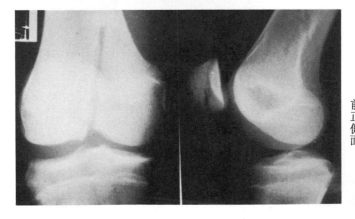

圖
4
―
83

股骨髁骨折手術

前正側面

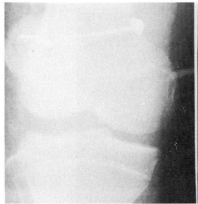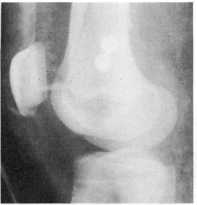

圖
4
—
84

開放性復位及 Tibial
Bolt 固定後之正側面

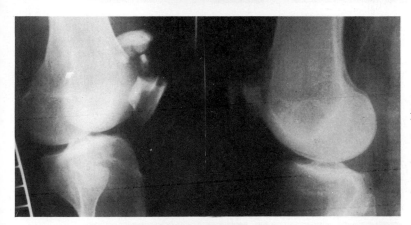

圖
4
—
87

膝蓋骨骨折（左）及部
分切除後（右）之側面
X光。

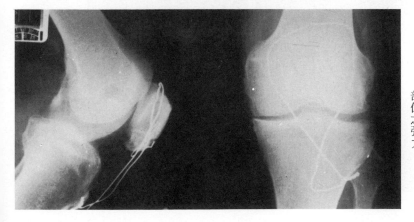

圖
4
—
88

膝蓋骨骨折，經手術
復位及鋼絲內固定附
加張力鋼絲減輕骨折
部位之張力。

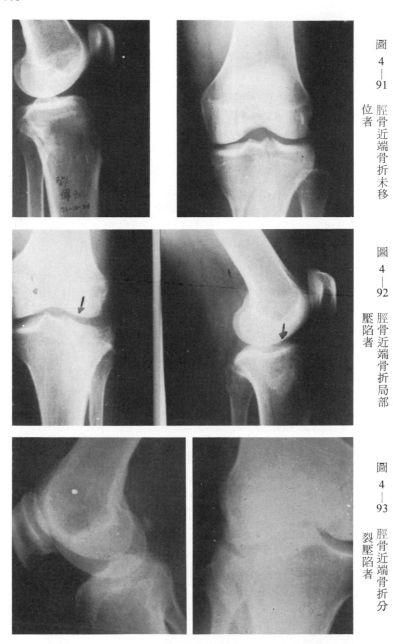

圖
4
│
91

脛骨近端骨折未移
位者

圖
4
│
92

脛骨近端骨折局部
壓陷者

圖
4
│
93

脛骨近端骨折分
裂壓陷者

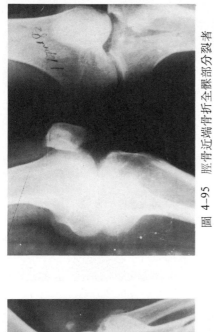

圖 4-95　脛骨近端骨折全髁部分裂者

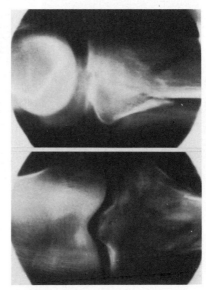

圖 4-97　脛骨近端骨折之斷層射影線檢查法 (Tomography)

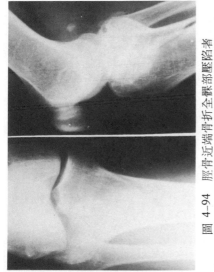

圖 4-94　脛骨近端骨折全髁部壓陷者

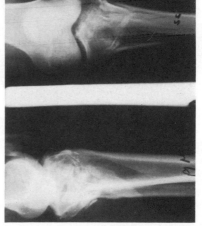

圖 4-96　脛骨近端骨折粉碎性者

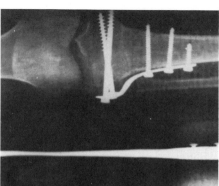
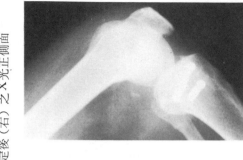

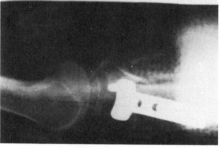
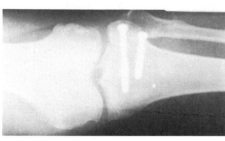

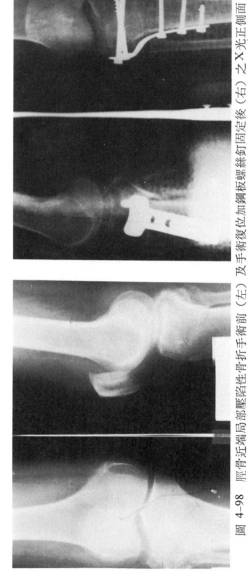
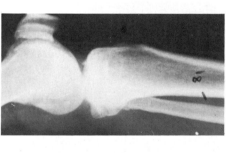

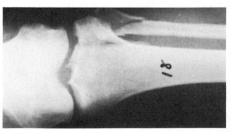

圖 4-98 脛骨近端局部壓陷性骨折手術前 (左) 及手術復位加鋼板螺絲釘固定後 (右) 之 X 光正側面

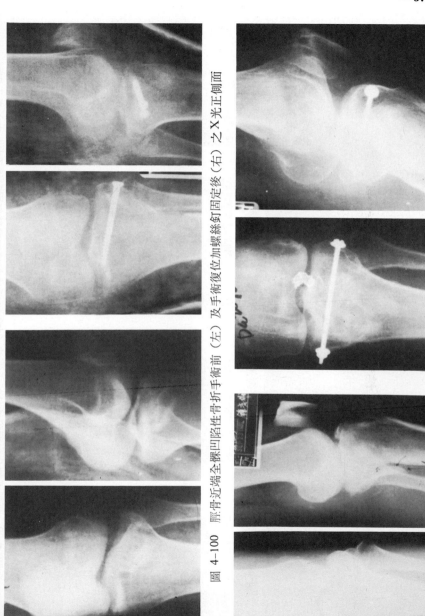

圖 4-100　脛骨近端全髁凹陷性骨折手術前（左）及手術復位加螺絲釘固定後（右）之 X 光正側面

圖 4-101　脛骨近端全髁分裂性骨折手術前（左）及手術復位加 Tibial Bolt 固定後（右）之 X 光正側面

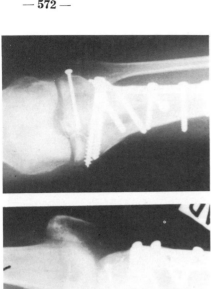

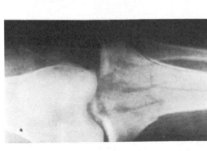

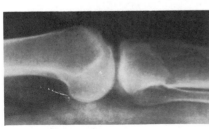

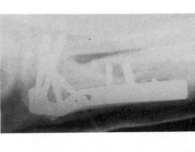

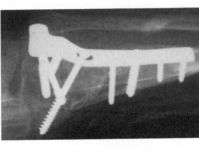

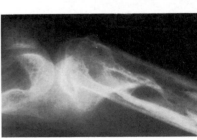

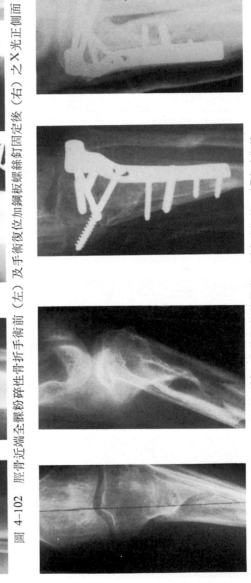

圖 4-102　脛骨近端全髁粉碎性骨折手術前（左）及手術復位加鋼板螺絲釘固定後（右）之X光正側面

圖 4-103　高位脛骨截骨術，（A）手術前，（B）手術後。

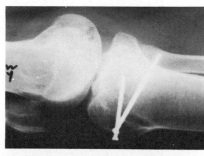

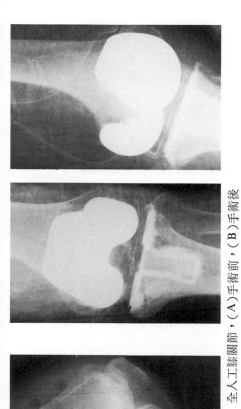

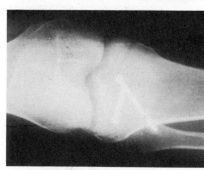

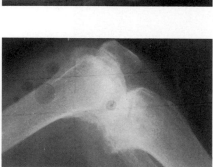

圖 4-104　全人工膝關節，（A）手術前，（B）手術後

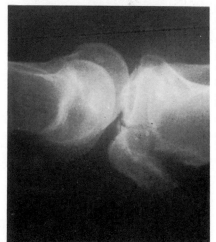

圖 4-106　脛骨粗隆之骨折手術前（左）及手術復位加髁絲釘固定後（右）之 X 光正側面

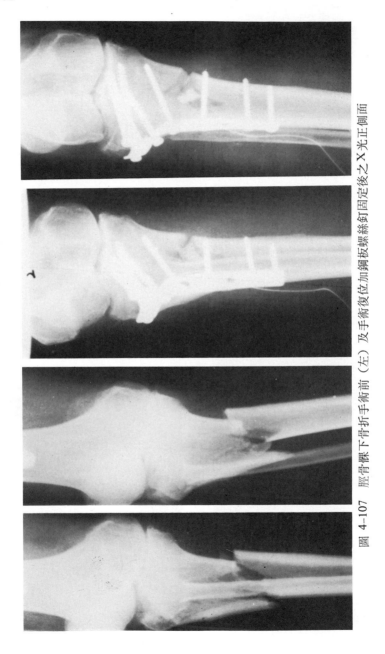

圖 4-107　脛骨髁下骨折手術前（左）及手術復位加鋼板釘螺絲釘固定後之 X 光正側面

第Ⅲ型: 分裂壓陷性 (split compression) 骨折。

第Ⅳ型: 全髁壓陷性 (total condylar depression)骨折。

第Ⅴ型: 分裂性(split) 骨折。

第Ⅵ型: 粉碎性 (comminuted) 骨折。

2.臨床特徵:

曾經受傷之病史，造成膝部之疼痛及腫脹，同時產生膝關節之積血及膝部內翻或外翻之不穩。

3. X光檢查:

(1)例行正面與側面攝影或特別斜面之照像，可看出骨折情況。

(2)局部X光斷層射影線檢查法 (tomography) 可看出斷骨凹陷之程度。 (圖4-97)

(3)膝部內外側抑壓照像可以看出兩側靭帶損傷之程度。

4.治療法:

原則上要求關節面之解剖復位，周圍靭帶之穩定及早期膝關節之活動。

(1)無移位之骨折: (圖4-91)

①治療法: 牽引或長腿圓筒石膏固定均可，固定時間約六至八週，早期作膝部活動以恢復膝關節活動機能，載重則須約十至十二週後，有堅固之骨癒合始可。

②癒後，如無靭帶之損傷或早期發現靭帶損傷而做縫合處理，則一般結果均良好。

③合併症: 內翻或外翻之膝部畸形及膝關節之僵硬，主要是由於關節面復位不良， 靭帶損傷未予處理 及未做早期之 膝關節運動之故。

(2)局部壓陷性骨折: (圖4-92)

①治療法: 有非手術療法及手術療法。

非手術療法: 徒手操作復位或小腿牽引後膝關節伸直仍穩定者, 則給繼續牽引或長腿圓筒石膏固定約十至十三週。

手術治療法: 對不穩定之膝關節需手術治療, 縫接損傷之靭帶, 用骨移植物墊高凹陷之斷骨至正常之髁關節面, 再加內固定器材如 multiple pins, cancellous compression screws 及 tibia bolt 等做內固定, (圖4-98)外加石膏固定, 約六至八週, 部分載重可於八至十週後開始, 全部載重須有堅固之骨癒合始可, 約三至四個月後。

②癒後: 對膝關節穩定性及活動範圍, 一般良好, 但常造成輕微之膝部外翻或內翻畸形。

③合併症: 除了一般手術後會發生之早期合併症如內出血及發炎等外, 延遲性合併症有膝關節之內翻或外翻畸形, 外傷性或退行性關節炎及僵硬等。

(3)分裂壓陷性骨折: (圖4-93)

①治療法: 有非手術療法及手術療法。

非手術療法: 凹陷小於 8mm 及裂開之斷骨位置輕微移動者可做閉鎖性復位及牽引。如果移位較大, 凹陷大於 8mm , 則可試做徒手閉鎖性復位合併牽引。如能得滿意之復位, 則可繼續牽引二至三週再換長腿圓筒石膏固定四至六週卽應做膝關節之活動, 全載重須有堅固之骨癒合約三至四個月。

手術療法: 較小的斷骨或較大之凹陷則不易閉鎖性復位, 故宜做開放性復位及內固定 , 內固定器材如 cancellous compression screws, tibial bolt 等(圖4-99)。如果有堅定之內固定及良好之復位則膝關節之石膏外固定時間可予縮短而作早期之不載重活動。

②癒後: 一般膝關節機能及穩定性良好, 但爾後仍有機會形成

外傷性或退行性關節炎。

③合併症：除了一般手術後早期發生之出血及發炎外，如果不當或不正確之 復位及內固定， 則爾後常會造成 膝關節內翻或外翻之畸形。

⑷全髁凹陷性骨折： （圖4-94）

治療法：有非手術療法及手術療法。

非手術療法：如果輕微移位或凹陷，則僅用作手復位及牽引或石膏固定。

手術療法：凹陷或移位大於0.5公分者宜作開放性復位及內固定，內固定器材如 tibial bolt, cancellous compression screws with side plate 等 （圖4-100），堅固之內固定可做早期的關節活動。

②癒後及合併症：此型骨折留下大半完整之關節面故較能得良好之膝關節活動機能及穩定性，但爾後仍有機會發生退行性病變以至外翻或內翻之畸形。

⑸分裂性骨折： （圖4-95）此型骨折，多在內髁之前或後邊緣裂開移位，通常除輕微移位者外需做開放性復位及內固定，內固定器材宜採用 cancellous compression screws, tibial bolt or kirschner's wires 等。 （圖4-101）

⑹粉碎性骨折： （圖4-96）此型骨折為全髁部之粉碎性骨折，斷骨數目多且移位也大，無論用非手術法或手術法，均不易得理想之復位，有時勉強手術復位， 反而造成更不良之後果。

①治療法：

　　a 骨骼牽引。

　　b 徒手復位及牽引。

　　c 開放性復位及內固定， 內固定器材宜用 two tibial bolts,

cancellous compression screws with side plate 等。 (圖
4-102)

②癒後: 如果復位良好及早期作關節活動,則仍有機會得相當
好之後果,否則一般膝關節活動機能較差。

③合併症: 膝關節活動機能部分障碍或甚至強直,內翻或外翻
之畸形及退行性關節炎等。

5.對膝關節之退行性關節炎及內翻或外翻之畸形等合併症之治療
法:

(1)內翻或外翻之畸形,如果膝關節面僅內側或外側輕度損傷,
未呈現嚴重關節不穩之情形, 則可做高位脛骨截骨術 (high tibial
osteotomy) (圖 4-103)。

(2)如果膝關節面損傷嚴重及關節不穩時,可做人工全膝關節置
換術 (total knee replacement)。 (圖4-104)

㈡脛骨棘之骨折:

1.分類: 依骨折移位之程度來分,共分四種類型: (圖4-105)

第Ⅰ型: 脛骨棘前面部分輕微分離。

第Ⅱ型: 脛骨棘前面全部分離,只留後面部分連著。

第Ⅲ型: 脛骨棘已全部分離。

第Ⅳ型: 脛骨棘不但全分離,還扭轉移位。

2.臨床特徵:

曾經膝部扭傷或內外收力傷害之病史, 膝關節疼痛、腫脹,關節
積血。如有膝關節不穩現象,則表示有相關之靭帶損傷或斷裂。

3.X光檢查:

例行正面及側面可見脛骨棘之骨折或移位情形,但有時仍需作特
別照像。

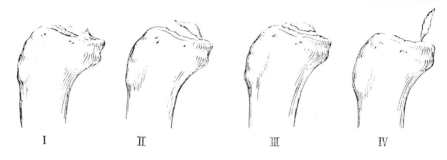

I　　　　　　II　　　　　　III　　　　　　IV

圖 4-105　脛骨髁間隆凸（脛骨棘）骨折之分類
(Rockwood and Green)

4.治療法：

(1)非手術療法：閉鎖性復位，使膝關節完全伸直，如果位置很好，則打長腿圓筒石膏六週卽可。

(2)手術療法：如果無法用閉鎖性復位尤其第III及要IV型，則需手術復位，把斷骨用鋼絲或粗線拉回原位縫合，並另穿小洞至脛骨前粗隆上緣固定之。另加石膏固定亦需約六週。

5.癒後及合併症：

如能復位良好，癒後應不錯，但有時會留下一點膝關節之不舒服或不穩定，有時斷片鈣化後形成游離體掉入關節裏，使膝關節運動機能障碍及演變爲退行性關節炎，故游離體需用手術或由關節內鏡取除。

㈢脛骨粗隆之骨折：

1.臨床特徵：

曾經受傷之病史，產生脛骨粗隆處之腫痛，在小腿伸展動作時特別疼痛。

2.X光檢查：

特別在側面照攝，不難發現其骨折情形。

3.治療法:

一般閉鎖性復位很困難，除非無移位者可直接包敷長腿圓筒石膏外均需開放性復位及內固定，內固定器材可用螺絲釘或Ｕ字型釘等，手術後石膏固定六週。（圖4-106）

4.癒後及合併症

如果斷骨回復至原位及有良好之骨癒合，則可恢復正常之膝關節運動機能，如果釘子固定不牢再脫落或移位，則將來膝關節無法完全伸展或甚至屈曲攣縮，故應把脫落之釘子再釘回去。

㈣脛骨踝下骨折:

此部位骨折很少大移位者，較多橫斷或斜形骨折，常常延伸至膝關節面或合併脛骨踝部之骨折。

1.臨床特徵:

曾經膝部受傷之病史，造成小腿近端之腫脹、疼痛、異性運動、畸形、骨擦音及關節積血等。

2.Ｘ光檢查:

正面及側面之照攝或有時需特別照像。

3.治療法:

(1)非手術療法: 對橫斷穩定之骨折可施以長腿圓筒石膏固定，如果有移位或畸形者應先做閉鎖性復位再石膏固定，甚至牽引治療亦可。骨癒合須三至四個月。

(2)手術療法: 對不穩定骨折或閉鎖性復位失敗或合併延伸至脛骨髁及膝關節面之骨折者需做手術復位，並加內固定，內固定器材宜用 cancellous compression screws, with side plate 或 L-plate 等。（圖4-107）

4.癒後及合併症:

如果復位良好，其癒後必佳，如果復位不良，則會造成內翻或外翻之畸形，膝關節機能之部分障碍及退行性關節炎。

乙、膝部靭帶之損傷及脫臼

膝關節，因其解剖構造上軟組織覆蓋少，位於較暴露之位置，活動機能上之需要，故而爲身體最易受傷害之部位，特別對運動員而言更是如此。膝關節損傷之治療，亦依患者年齡及機能之需要而採用不同之方法。本章敍述有關膝關節之損傷，包括關節內之骨折，關節內軟骨損傷，關節靭帶與股四頭肌之損傷及膝蓋骨股骨關節與股骨脛骨關節之脫臼等。

一、解剖

要了解膝關節各種損傷及複雜之運動機能，首先必須了解其正常解剖。

㈠骨骼構造:

膝部骨骼構造包括三部分，卽膝蓋骨、股骨遠端之股骨髁及脛骨近端之脛骨髁與其高丘 (plateau)。膝部雖屬樞紐關節(hinge joint)，事實上遠比單純之樞紐關節爲複雜，它除了有屈曲及伸展作用外，還有旋轉之作用，正常人在股骨與脛骨之軸線又形成五至九度之外翻角度。膝關節事實上有三個關節形成一體，卽膝蓋骨與股骨髁間之關節及內外側脛骨髁與內外側股骨髁間之關節。

1.股骨髁：股骨髁爲兩個圓形凸出而爲偏心的屈曲。前部橢圓形，後部爲圓球形，故前部比較平坦，外側髁比內側髁較寬，可得更大之接觸面與重力之傳送。內外側髁之前部交接處有一直溝，稱膝蓋骨股骨溝或滑車，接受膝蓋骨形成膝蓋骨股骨間關節。內外側髁之後面由髁間缺陷分離。關節面則內側髁比外側髁爲長但外側髁較寬。

2.脛骨高丘:膨大的脛骨近端是由兩相當平坦之脛骨內外側髁面

形成又稱脛骨高丘，與股骨髁相對形成關節面。脛骨高丘由中央之髁間隆凸 (intercondylar eminence) 之內外側兩結節 (tubecle) 分成內外側兩半。髁間隆凸之前後髁間區域則爲前後十字靱帶與內外側半月板之附着點。

3.膝蓋骨：膝蓋骨是近端比遠端爲寬之三角形種子骨。其關節面由縱走之嵴 分爲較小之內側及 較大之外側關節面。 膝關節在全伸展時，膝蓋骨騎在股骨髁間溝之上緣，只有膝蓋骨外側關節面之遠端部分與外側股骨髁相接觸。膝關節屈曲十五度時，接觸面漸漸向近端移動至關節面中間部分，直到完全屈曲時膝蓋骨兩側關節面近端部分才與股骨髁完全接觸。膝關節伸展與屈曲運動時，膝蓋骨上下移動約七至八公分。

㈡股四頭肌腱：

股四頭肌腱附着在膝蓋骨近端，形成三層之肌腱層。最淺之層爲股直肌附着在膝蓋骨近端之前面，最深之層爲股中間肌附着在膝蓋骨近端之後面。中間之層則由股內外側肌滙合而形成。內側支持帶之纖維由股內側肌之腱膜形成附着在膝蓋骨之內側，以預防膝蓋骨在膝關節屈曲時向外移位。膝蓋腱從膝蓋骨遠端起始而附着在脛骨粗隆，爲一極強硬之靱帶。

㈢生物力學：

如果持股骨幹垂直而觀看股骨髁部，則內側股骨髁比外側股骨髁向遠端凸出。事實上在正常站立姿勢時則不然，這是因股骨力學的軸線與解剖的軸線並不一致。解剖的軸線通過膝關節中心而沿股骨幹時形成略向外傾斜之角度，力學的軸線通過膝關節中心而垂直達髖關節中心。兩軸線間形成約六度之角度或稱Q角度。因爲股骨髁與脛髁骨之關節面不等長，在屈曲與伸展運動中形成兩種型態之運轉。一種是

搖轉型 (rocking motion)，脛骨髁搖轉點與股骨髁搖轉點完全相接觸，距離一樣長。一種是滑動型 (gliding motion)，脛骨髁上一定點與股骨髁之連續轉動點接觸。伸展之膝關節，要屈曲運動時初二十至三十度之屈曲為搖轉運動，過三十度以後為滑動運動。因股骨髁為偏心之橢圓形，在膝關節之屈曲與伸展運動中，其橫軸之轉動中心繼續改變。旋轉之垂直軸是通過脛骨髁間隆凸之內側結節之內側，膝關節內側比外側更為牢固的固定，故膝關節屈曲運轉時，外側脛骨髁旋轉弧度比內側者要大。如果內側側靱帶斷裂，則旋轉軸向外側移位。膝關節在完全伸展時幾無旋轉運動。

㈣膝關節之內側解剖：（圖4-108）

主要構造為(1)內側支持帶。(2)內側側靱帶。(3)內側關節囊靱帶。(4)鵝足（包括縫匠肌、股薄肌及半腱性肌之肌腱擴張）。

1.內側支持帶 (medial retinaculum)：這是股內側肌遠端擴張之肌膜，緊貼於沿膝蓋骨及膝蓋腱內緣而終止於脛骨內側。它的作用是

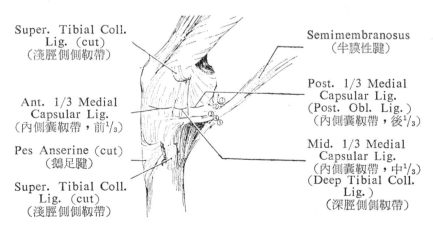

Super. Tibial Coll.
Lig. (cut)
（淺脛側側靱帶）

Semimembranosus
（半膜性腱）

Ant. 1/3 Medial
Capsular Lig.
（內側囊靱帶，前1/3）

Post. 1/3 Medial
Capsular Lig.
(Post. Obl. Lig.)
（內側囊靱帶，後1/3）

Pes Anserine (cut)
（鵝足腱）

Mid. 1/3 Medial
Capsular Lig.
（內側囊靱帶，中1/3）
(Deep Tibial Coll.
Lig.)
（深脛側側靱帶）

Super. Tibial Coll.
Lig. (cut)
（淺脛側側靱帶）

圖 4-108 膝部內側支持構造之解剖。(Modified from Slocum, DB.,
Larson, R. L. and James, S. L.: Orthop. Clin. N. Amer., 1973)

拉住膝蓋骨向內側。

2.內側側靭帶（tibial collateral ligament）（又稱脛側側靭帶，或淺內側側靭帶）：是膝關節內側支持構造中最淺的部分。此靭帶是輪廓明顯之束狀構造，近端插入股骨內側上髁，遠端則如手掌寬進入脛骨上端之內側。此靭帶當膝關節伸展時滑向前面，曲屈時滑到後面。

3.內側關節囊靭帶（medial capsular ligament）：在淺內側側靭帶之深層卽爲此靭帶，解剖上可分前中後三部分。中三分之一內側關節囊靭帶又稱深內側側靭帶，爲其中最厚，最強者。內側關節囊靭帶爲膝關節重要之穩定結構，特別是旋轉運動，內側半月板附着於此靭帶。

⑷鵝足（pes anserinus）：這是聯合縫匠肌、股薄肌及半腱性肌形成，附着於脛骨近端之內側。這些肌羣主要作用爲曲屈膝關節，再次爲脛骨之內旋轉，故對膝關節外翻與旋轉之壓力有保護作用。

㈤膝關節後側鮮剖：（圖4-109）

膝關節後側主要之穩定結構有⑴後關節囊。⑵半膜肌分枝。⑶斜膕靭帶。⑷弓狀靭帶。⑸膕肌。⑹偉力士勃克及韓福氏靭帶（Wrisberg and Humphrey ligament）。

1.半膜肌：此肌對膝關節後面之穩定結構特別重要。它有五個遠端延伸之膨大部分，主要作用爲脛骨屈曲及內旋轉，爲膝關節後內側重要之穩定者。

2.膕肌：此肌斜過膕部而附着於脛骨後側，主要作用爲脛骨之內旋轉，同時於膝關節屈曲時可拉外側半月板之後角向後，以防脛骨之向前脫臼。

3.偉力士勃克及韓福瑞氏靭帶：偉力士勃克氏靭帶位於後十字靭

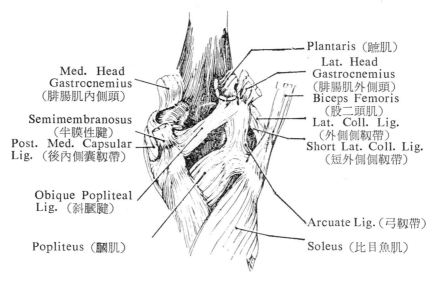

Med. Head
Gastrocnemius
(腓腸肌內側頭)

Semimembranosus
(半膜性腱)
Post. Med. Capsular
Lig. (後內側囊靱帶)

Obique Popliteal
Lig. (斜膕腱)

Popliteus (膕肌)

Plantaris (蹠肌)
Lat. Head
Gastrocnemius
(腓腸肌外側頭)
Biceps Femoris
(股二頭肌)
Lat. Coll. Lig.
(外側側靱帶)
Short Lat. Coll. Lig.
(短外側側靱帶)

Arcuate Lig. (弓靱帶)
Soleus (比目魚肌)

圖 4-109　膝部後面支持構造之解剖。 (Modified from Slocum, D. B.,
Larson, R. L., and James, S. L.: Orthop. Clin. N. Amer., 1973)

帶後面沿外側半月板後面而進入內側股骨髁內面。韓福瑞氏靱帶位於
後十字靱帶前面及附着於外側半月板之後角而進入內側股骨髁內面。
主要作用是膝關節屈曲脛骨內旋轉時，拉外側半月板之後弓於內側方
向，另外與膕肌同時作用，穩住脛骨不正常之趨前運動。

　4.後關節囊：主要是於膝關節完全伸展時，對外翻之壓力有穩定
作用，但膝關節屈曲時卽失去作用。

　㈥膝關節外側解剖：　(圖4-110)

　　主要之穩定結構有(1)腸脛束。(2)外側側靱帶。(3)短側靱帶。(4)股
二頭肌腱。(5)膕肌腱(6)股外側肌之延伸。

　　1.腸脛束：起始在股骨外上髁，終止在脛骨粗隆外側。並與前面
之股外側肌及後面之股二頭肌，在脛骨粗隆外側連接成一片靱帶，在

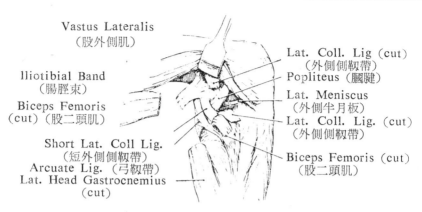

Vastus Lateralis
（股外側肌）

lliotibial Band
（腸脛束）

Biceps Femoris
(cut)（股二頭肌）

Short Lat. Coll Lig.
（短外側側靱帶）
Arcuate Lig.（弓靱帶）
Lat. Head Gastrocnemius
(cut)

Lat. Coll. Lig（cut）
（外側側靱帶）
Popliteus（膕腱）

Lat. Meniscus
（外側半月板）
Lat. Coll. Lig.（cut）
（外側側靱帶）

Biceps Femoris（cut）
（股二頭肌）

圖 4-110　膝部外側支持構造之解剖。（Rockwood and Green）

膝關節屈曲或伸展時，作為穩住膝關節外側之用。

　　(2)外側側靱帶：起始於股骨外上髁，終止於腓骨頭。此靱帶與外側半月板是分開的，不像內側側靱帶與內側半月板粘貼在一起。此靱帶主要也是膝部伸展時穩住膝關節外側之用。

　　3.短側靱帶： 位於外側側靱帶之更深層， 與外側側靱帶平行走向， 附着於腓骨頭，在股二頭肌之後面，主要作用在加強後關節囊及膝關節側面之穩定。

　　4.股二頭肌： 附着於腓骨頭， 位在外側側靱帶及短側靱帶之外側，是一極堅強之膝關節屈曲與脛骨外旋轉肌腱。

　　5.膕肌腱： 位於膝關節側面，在外側側靱帶與股骨髁之間，主要作用是膝關節屈曲時穩住膝關節之用。

　　6.股外側肌之延伸（外側支持帶）： 此與腸脛束連接一起，加強膝部外側之穩定之用。

　　7.四重體（quadruple complex）：柯布連（Kaplan）對外側膝關節之穩定結構稱四重體即a.腸脛束。b.外側側靱帶。c.膕肌腱。d.股

二頭肌。 在膝關節屈曲時， 股二頭肌、 腸脛束及膕肌爲主要穩住構造。外側側靱帶在膝部伸展時才有穩住作用。

㈦膝關節內之解剖：

1.半月板 （圖4-130） 半月板之機能至今未完全了解， 還在爭論中， 但有下列說法： 營養關節周圍， 吸收衝擊力， 穩定關節， 載重，控制運動， 增加關節面及潤滑關節等機能。膝關節伸展時半月板向前移動， 屈曲時半月板向後移動， 外側半月板更爲移動性， 內側半月板與內側側靱帶相粘貼， 故較不移動。膝關節屈曲與伸展運動發生在半月板與股骨髁。 旋轉運動則發生在半月板與脛骨髁間。

2.十字靱帶 （圖4-111）： 其主要作用於膝關節之脛骨面向前後移動與旋轉之穩定。脛骨開始外旋轉時， 十字靱帶解開， 但繼續外旋轉時， 前十字靱帶就纏住股骨外髁之內面而不能再轉。內旋轉時， 兩十字靱帶絞絆而不能繼續內旋轉。

二、腓骨近端之骨折

(fractures of the proximal end of the fibula)

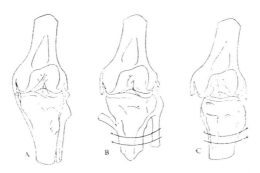

圖 4-111 十字靱帶在脛骨與股骨面正常位置時(A)， 當脛骨內旋轉而十字靱帶絞絆時(B)， 當脛骨外旋轉而十字靱帶解開時(C)。 (Braritigan, O.C., JBJS 23, 1941)

腓骨近端骨折，本身並不重要，也容易癒合。只是合併之損傷較有問題，包括腓神經損害，股二頭肌腱損傷，膝關節外側側靱帶損傷，脛前動脈損傷進而栓塞及腓骨頭之撕除而套入膝關節內等合併症。

㈠傷害之機轉:

膝部直接之撞擊，同側髁關節之扭轉及膝部內翻之間接壓力等均會引起腓骨近端之骨折。

㈡臨床特徵:

曾經過受傷之病史，接着膝關節外側腫脹及疼痛，如果合併腓神經損傷，則下腿外側痲痺、腳下垂。如果外側側靱帶損傷，則表現膝關節外側之不穩定，前脛動脈損傷，則有下腿及腳之血管損害現象。如果腓骨頭之粉碎性骨折，大半是直接之撞擊。腓骨頭之骨折，常常可能是髁關節受傷而間接之壓力引起，則應再注意髁部有否受傷，大半是由外旋轉傷害引起，例如跳傘等。

㈢治療法:

腓骨本身並不載重，故腓骨近端之骨折並不一定需要治療，但爲了骨折後之疼痛，仍以包敷長腿圓筒石膏三至四週爲宜。如果合併膝關節外側側靱帶或肌腱斷裂，則應予縫接。如果腓神經有損傷現象，則可保守治療觀察三個月，如果仍無進步則宜手術探查，發現腓神經斷裂應做神經縫接或移植，只有沾黏則可做神經鬆解術。一般在靱帶縫接手術時，應同時探查腓神經，因神經斷裂初期縫接之癒後遠比延遲縫接要好。

三、伸展機構之分裂: (disruption of the extensor mechanism)

膝部周圍受傷害會引起其伸展機構之分裂而妨碍正常伸展機能，主要原因有如下四種:

㈠股四頭肌腱斷裂。

㈡膝蓋骨骨折。

㈢膝蓋腱斷裂。

㈣脛骨粗隆撕除。　（圖4-106）

　　分裂原因除直接撞擊以外，幾乎均由突然猛烈之股四頭肌收縮予屈曲之膝關節而引起。正常之肌腱不應在正常動作下斷裂。但有病變之肌腱則不然，常失去部分肌腱之強度與彈性，故斷裂之肌腱常合併先有其他病變，如鈣化之肌腱、關節炎、急性發炎、全身紅斑性狼瘡、梅毒、結核性肌腱炎、陳舊性骨折、腫瘤、脂肪性退化及新陳代謝病等。腎上腺皮質注射於肌腱也容易引起肌腱之斷裂。

　　伸展機構分裂之症狀，在膝關節周圍疼痛、腫脹、擦音及失去伸展機能。如果股四頭肌斷裂，則在斷裂處可觸摸到有凹陷。如果膝蓋腱斷裂，則膝蓋骨會被股四頭肌往近端拉上並在膝蓋腱處可觸摸到凹陷。

　　其治療法，以手術縫接斷裂處最為有效，非手術之石膏固定法並不可靠。

　　㈠股四頭肌腱之斷裂：

　　1.傷害之機轉：

　　除直接傷害外，間接的傷害，一般均因股四頭肌之突然收縮反應於抵抗體重及膝關節之屈曲而引起斷裂。例如絆倒、摔跤、滑雪等。股四頭肌之斷裂最多在年齡六十至七十歲的老人，可能是肌腱退化性病變之故。四頭肌腱之斷裂常常先有其他病變，而使肌腱強度與彈性減低，使之易於斷裂。

　　2.斷裂之病理：

　　斷裂均由中間前面先斷，再延伸到內側及外側。部分斷裂通常在

淺層部。一般深層要比淺層多斷在近端之位置。

3.臨床特徵：

曾經受傷之病史，當時大腿前面即刻有像刀割之痛，稍後疼痛慢慢減輕，病人慢慢感覺膝部無力，無法爬樓梯。身體檢查可觸摸出膝蓋骨上方有凹陷，膝蓋骨有些向遠端移位且較鬆弛，容易左右擺動，凹陷處有積血現象，膝關節無法伸展。時間久之，斷裂處產生織維化，也許股四頭肌之伸展機能會恢復一部分。

4.治療法：

對完全斷裂之嚴重者，早期縫接，可得良好結果。對部分斷裂，伸展能力稍差者，可做保守治療，直接包敷全伸直之長腿圓筒石膏五至六週。

(1)急性損傷：對新鮮患者，應立刻做擴創術及縫接斷裂處。因大半是有病變之肌腱，故在縫接時宜由近端之股四頭肌腱切開一部分翻下來縫合以便加強縫接處。有人利用鋼絲，橫穿過近端股四頭肌拉向遠端而固定於橫穿過膝蓋骨之螺絲釘或鋼釘上，使減少縫接處之張力。

(2)延遲性損傷：比較困難，要把已收縮之兩端拉攏是不可能。宜作股四頭肌延長術並且由闊筋膜取一部分筋膜再縫合來加強縫接處。

5.手術後之照顧：

包敷膝關節全伸長腿圓筒石膏固定約六週，拉肌腱用之鋼絲可於手術後三週即除去，以後可帶石膏做載重之步行。石膏除去後，初幾週仍要小心慢慢屈曲運動，不可一下子猛烈屈曲膝關節。

6.癒後：

最好之結果是早期縫接，一般復健在初六個月內可得最大進步。

延遲縫接不易得膝關節全伸展之效果。

7.合併症：

在延遲治療者，膝關節無法完全伸展或完全屈曲。如果太早期做猛烈屈曲，可能再度斷裂。勉強接攏縫接之緊股四頭肌可能造成膝蓋骨壓迫股髁之問題。

㈡膝蓋腱之斷裂：

膝蓋腱之斷裂是伸展機構分裂之四種原因中最少者。

1.解剖：

膝蓋腱近端附着在膝蓋骨下緣，在此近端肌腱下有相當厚之膝蓋骨下脂肪組織，供給血液予膝蓋腱。該腱之遠端附着於脛骨粗隆。許多股四頭肌腱延伸下來之纖維加入到膝蓋腱，但並不附著於脛骨粗隆而僅加入週圍之肌膜。臨床上脛骨粗隆骨折時這些纖維如未撕裂斷，則仍能維持相當正常之機能。

2.傷害之機轉：

猛然之股四頭肌收縮於屈曲之膝關節，加上體重或其他摔跤之壓力而引起膝蓋腱之斷裂，最多發生在劇烈運動中之年輕人，且多斷裂在膝蓋骨下緣處。

3.臨床特徵：

曾經劇烈運動或受傷病史，造成膝蓋部之腫、痛及無法伸展膝關節。膝蓋骨常被往近端拉到不正常之高位置。且膝蓋骨鬆弛，容易左右搖動，膝蓋腱處可觸摸到凹陷。延遲發現之患者，會感覺膝關節伸展無力，無法爬樓梯及大腿萎縮。有時 X 光在肌腱斷處可發現小骨碎片，可能是從膝蓋骨下緣或脛骨粗隆撕除下來者，膝蓋骨也常在近端不正常之高位置。

4.治療法：

　　⑴急性損傷：手術治療是唯一辦法，把斷裂處縫接起來，如果關節囊有撕裂亦應縫補。如果斷在膝蓋骨下緣，則膝蓋骨鑽小洞，以便縫接斷裂之膝蓋腱。如果斷在脛骨粗隆處亦同樣鑽小洞在脛骨以便縫接斷裂之膝蓋腱，如果張力太大，可加鋼絲橫穿膝蓋骨而拉下來固定在已穿進脛骨之螺絲釘上，以減少張力。

　　⑵延遲性損傷：　這是最困難之手術，因股四頭肌已收縮得很高，張力大而無法於一次手術時拉下來縫接，常須先穿鋼釘於膝蓋骨，牽引二至三週，先把股四頭肌拉鬆弛再施以縫接手術。有兩種方法可做：一爲由闊筋膜肌取一片筋膜，橫穿膝蓋骨內繞出來，沿近端之膝蓋腱拉到遠端之膝蓋腱縫接之。另一爲先做如上所述之股四頭肌鬆弛手術，再利用半腱性肌作縫補手術，在半腱性肌之肌與腱交接處切斷，把切斷之遠端段之近端先穿過脛骨粗隆，再繞上來穿過膝蓋骨內，再繞下來接於原來之遠端段。

　　5.手術後之照顧：

　　包敷膝關節全伸展之長腿圓筒石膏六至八週，拆石膏後宜再短暫穿石膏支架，以便限制膝關節之運動，保護縫接處。石膏固定時期，隨時要做股四頭肌之等長運動。

　　6.癒後與合併症：

　　早期卽做肌腱縫接術者，癒後良好，可得機能之完全恢復，但延遲縫接者，不易獲得機能之完全恢復。縫接時，要注意膝蓋腱之長度，如太短，勉強拉下膝蓋骨，膝蓋骨會壓迫股骨髁，破壞膝關節內軟骨，以致關節疼痛及運動障碍。

　　四、膝蓋骨之外傷性脫臼：

　　在正常之膝蓋骨與股骨間關係之結構，需要相當大之傷害才會引起膝蓋骨之脫臼。許多容易脫臼者，例如習慣性脫臼或半脫臼者，仔

細予以檢查，上述結構中均有先天之不正常構造。

㈠解剖：

股內、外側肌及內、外支持帶之經股骨至脛骨或膝蓋骨至脛骨等複雜之結構，支配膝蓋骨在股骨髁間溝滑動。因為股骨之機械軸與解剖軸不同，約成六度之向外側傾斜，故股四頭肌對膝蓋骨有稍傾向外脫臼之拉力，但因為膝蓋骨之三角形構造，股髁間溝的深度及如上所述肌腱之互相拉力，補償了此缺點。如果上述因素無論先天的或後天的有任何之缺陷，就傾向較易半脫臼、脫臼或習慣性脫臼。

㈡傷害之機轉：

一般造成膝蓋骨之脫臼是由股四頭肌之強力收縮，或當膝關節屈曲時，直接向外側撞擊膝蓋骨或運動員在膝關節外翻同時強力之向外旋轉。如果先有不正常構造，更增加外傷而引起脫臼之機會。例如⑴膝蓋腱偏外側附着。⑵過分之脛骨向外扭轉。⑶過分之股骨向內扭轉。⑷股骨頭頸前傾合併股骨髁之內旋轉。⑸膝蓋骨不正常之高位。⑹外側股骨髁較低及膝蓋骨股骨溝較淺。⑺前內側支持帶軟弱。⑻股內側肌軟弱或萎縮。⑼膝關節外翻。⑽膝關節內翻引起伸展機構鬆弛及⑾肌肉張力不夠而形成之膝蓋骨運動過多等。

㈢分類：

　1.急性脫臼：

　　⑴外側脫臼（有先天性畸形或無先天性畸形）。

　　⑵關節內脫臼。

　　⑶垂直脫臼（卡在退行性變化之骨棘）。

　　⑷股骨髁間脫位（常合併脫骨髁骨折）。

　2.再發性脫臼（常合併先天或後天之缺陷）。

　3.半脫臼（先天性缺陷）。

4.習慣性脫臼。

(四)臨床特徵:

曾經受傷後，如果膝蓋骨仍在脫臼位置，則可見膝關節之畸形及外側面之鼓起，如果脫臼之膝蓋骨已復位，則不易辨別是否有過脫臼或是半月板之破裂。檢查時可察覺膝關節往往是腫脹及積血，常合併有膝蓋骨內緣及股骨外髁之疼痛。診斷上有一試驗，叫菲棒克氏試驗(Faivbank's test)，把膝蓋骨向外側推，病人往往有一種反應緊握膝部唯恐疼痛會再發生，稱之緊握現象 (grab sign)，則不難研判有此症。病人來求診時，往往已受傷一段時期或曾發生過脫臼數次，而當時已無明顯症狀，但仔細追溯病史，往往主訴常有卡住、砰然聲，或突然無力而摔跤等現象。半脫臼之病人亦有同樣之主訴。關節內脫臼則可使關節無法完全伸展，在膝關節處可見膝蓋骨嵌入膝關節內之凸出與凹陷現象，一股以膝蓋骨近端嵌入膝關節內較多。

(五)X光檢查:

做正面及側面之例行照攝，可發現脫臼或半脫臼之膝蓋骨，但已復位之膝蓋骨，必須做各種特別之照像，例如膝蓋骨正切的照像法(tangential view)，來尋找是否有不正常之構造。

(六)治療法:

外側脫臼之復位，只要膝關節完全伸展，輕輕的把膝蓋骨向內側推動即可復位。千萬不可猛力推動以免損傷關節內之軟骨，須要時可施以瞬間之全身麻醉再予復位。復位後包敷膝關節完全伸展之長腿圓筒石膏六週，並隨時做股四頭肌之等長運動。

手術療法，在急性脫臼復位後，如果有如下兩種情形，應施以手術療法: (1)有骨軟骨斷片在關節內。(2)有先天性之缺陷。柯達(Cotta)歸納一百多種不同之手術法認為不外乎三種基本原則: (1)包括對軟組

織之拉緊、放鬆及移位等。(2)包括對骨組織者。及(3)包括膝蓋骨切除者。一般手術法，以膝蓋腱之向內側移位較妥，如果外側支持帶太緊，應予以鬆弛，如果內側支持帶鬆弛或斷裂，則應予褶補合併股內側肌加強之。如果有骨軟骨片，切開膝關節取除該骨片，如果骨片相當大（大於膝蓋骨之三分之一）則可再釘回原位。手術後包敷膝關節完全伸展之長腿圓筒石膏六週，並隨時做股四頭肌之等長運動。再發性脫臼或半脫臼之手術法亦如上法。膝關節內脫臼不易閉鎖性復位，應施手術復位，手術後同樣包敷石膏六週。

㈦癒後與合併症：

如果有伸展機構之缺陷存在，則再脫臼之機會很高，安德生（Anderson）報告所有膝蓋骨脫臼中，約百分之七十五合併膝蓋骨及膝蓋骨股溝之發育不全。如果有膝關節面軟骨之損傷，則會造成膝關節之疼痛或膝蓋骨股骨關節之病變。手術後之膝關節，不少造成軟骨軟化、退行性關節炎、股四頭肌萎縮或膝關節內側脫臼之合併症。

五、膝關節之脫臼：

膝關節脫臼是眞正外科急診，且常合併靭帶、血管及神經之損傷。美國Massachusetts General Hospital報告膝關節之脫臼者有百分之三十八合併血管損傷，百分之五十至五十四有合併血管神經損傷。由摩托車傷害引起者最多，運動傷害引起者次之。

㈠解剖：

關於膝關節之骨骼與靭帶之解剖已於前敍述過，除此以外，血管與神經之解剖亦非常重要。膕動脈通過膝關節後面，上、下兩處均被固定着。近端起源自大內收肌之腱裂孔而與股骨牢牢固定，遠端通過兩比目魚肌之腱弓下與脛骨牢牢固定。因此這部位骨骼損傷很容易傷及血管。脛神經及總腓神經通過膕部時，沒有被固定在任何地方，故

其損傷多半爲牽拉之傷害。

㈠分類:

依脛骨對股骨之關係可分五種型:(1)前脫臼。(2)後脫臼。(3)外側脫臼。(4)內側脫臼。及(5)旋轉脫臼。也可依是否有傷口而分爲開放性脫臼及閉鎖性脫臼兩種。另外視其有否合併骨折而分爲單純性脫臼及骨折脫臼兩種。

㈡傷害之機轉:

前脫臼最多,約爲所有脫臼之三分之一至二分之一,一般要相當大之撞擊才引起膝關節之脫臼。 各種不同型之脫臼, 甘迺迪 (Kennedy) 研究報告,其構因依臨床觀察爲(1)前脫臼多由於撞擊,使膝關節之伸展過度引起。(2)後脫臼則多由於壓碎力引起。(3)內外側脫臼則由於外側及旋轉之壓力引起。前脫臼較易引起血管之損傷,後或外側脫臼較易引起神經之損傷。前、後脫臼均會引起前或後十字韌帶之斷裂或兩者均斷裂,而後關節囊幾乎一定破裂。

㈣臨床特徵:

未復位之脫臼,膝關節之畸形很明顯,各種不同型之脫臼可由不同之畸形辨別。因膝關節脫臼相當緊急且復位簡單,一般在出事地方卽予以復位後再送到醫院。因血管、神經之損傷率高,故需特別注意腳之動脈跳動、顏色、溫度及感覺等。另外也會產生膝關節之腫脹、積血、瘀斑及疼痛等症狀。

㈤X光檢查:

正面及側面之照攝,不難發現脫臼或半脫臼。卽使已復位,仍應照攝,尋找是否有合併其他之骨折。如果懷疑有血管損害或栓塞,卽應作動脈血管攝影術。

㈥治療法:

1.卽刻療法: 患者在被麻醉下應卽實施閉鎖性復位，前脫臼較易復位，一般只要直拉小腿，稍提上股骨或壓下脛骨就可復位。其他後脫臼、內外側脫臼，均同樣直拉小腿再壓凸出之脛骨卽可復位。對後側脫臼常有軟組織（如關節囊或靱帶）之中間嵌入而無法徒手復位，則可施手術復位。復位後應包敷約十五度膝關節屈曲之長腿石膏板，約一週後腫脹消失，觀察血管無問題再換圓筒石膏，固定約四至六週。

2.手術療法: 其適應症有(a)開放性脫臼。(b)無法徒手操作復位之脫臼及(c)合併膕動脈損傷之脫臼。

閉鎖性復位後，如果發現有靱帶斷裂，不必立刻手術縫接，等約一至二週腫脹消失，血管無問題，再施手術比較安全。但如因其他原因，須立刻手術者，則應於手術中同時探查周圍靱帶，有斷裂，應卽予縫接。閉鎖性復位後如果發現合併骨折而此骨折必須要開放性復位及內固定者，亦宜等一至二週，消腫及血管，神經無問題時再手術。動脈攝影術發現有血管破裂或栓塞，則應立刻做血管之手術，超過六個小時，成功機會就大大減少。

3.復位或手術後之照顧:

須要六週之固定才能使周圍軟組織癒合，第一週石膏板，等腫脹消失後換圓筒石膏再固定五週。並隨時做股四頭肌之等長運動，石膏取除後，慢慢做運動之練習。

4.癒後及合併症:

一般癒後良好，其合併症是運動機能部分障碍，靱帶鬆弛，以致關節不穩等。一般報告，動脈之損傷約爲脫臼中百分之二十至三十五，如未經適當緊急處理，嚴重之合併症是小腿肌之缺血壞死、攣縮、潰瘍及發炎以致截肢。一般報告，神經損傷約爲脫臼中百分之二十五至三十五，且常合併動脈損傷。如僅爲牽拉之損傷，則慢慢會自行恢

復。如果已斷裂， 則應在適當時期做神經縫接或移植 。 膝關節之損
傷，將來常會產生外傷性或退行性關節炎。

六、近端脛腓關節之脫臼:

此種脫臼極少，首次由尼拉頓（ Nelaton ）於公元一八七四年報
告，最近因各種運動之盛行，例如跳傘、騎馬或潛水等，故此種脫臼
也漸漸增多。

㈠解剖:

近端脛腓關節是一種包含兩個橢圓形關節的摩動關節， 整個關節
包以滑膜及關節囊，前面爲前脛腓靱帶，後面爲後脛腓靱帶，頂上爲
外側側靱帶。腓神經繞過腓骨頸部，因其位置非常表淺，極易受傷。

㈡分類:　（圖4-112）

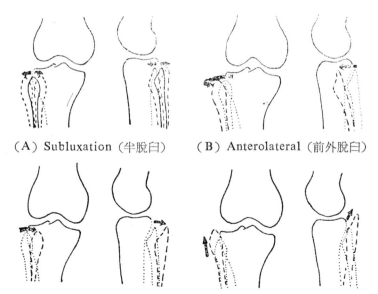

(A) Subluxation （半脫臼）　　(B) Anterolateral （前外脫臼）

(C) Posteromedial （後內脫臼）　　(D) Superior （上脫臼）

圖 4-112　近端脛腓關節之半脫臼與脫臼之分類。
(Ogden, J. A.: J. B. J. S., 1974)

1.前脫臼：發生率最高，約爲後脫臼之兩倍。

2.後脫臼：常合併腓神經損傷。

3.上脫臼：幾乎合併有外側足髁之脫臼。

4.半脫臼：脛腓關節之前後活動過度，而非眞正之脫臼。

㈢傷害之機轉：

前脫臼是屈曲之膝加上內翻撞擊引起，例如跳傘之着陸動作。後脫臼是屈曲之膝加上直接從前面往後撞擊或扭轉引起。上脫臼是傷害在足髁關節，把整個腓骨往上推，以致腓脛關節之上脫臼。

㈣臨床特徵：

曾經受傷之病史，病人感覺膝關節外側疼痛，無法走路，也有症狀輕微者，檢查局都有腫脹、疼痛、瘀斑，腓骨頭突出，股二頭肌鬆弛及足踝關節內外翻動作會引起膝關節外側痛。有時腓神經損傷，則小腿外側與腳背麻痺及腳垂下。

㈤X光檢查：

在例行正面與側面照攝時，也照健側，以便作比較，則不難發現腓骨頭之脫臼。

㈥治療法：

前脫臼，患者被麻醉下，膝關節屈曲九十度，把腳用力內翻，直接用手指把腓骨頭向後壓，卽可復位。後脫臼及上脫臼也用同法復位，但壓腓骨頭之方向不同，上脫臼則向下壓，後脫臼則向前壓且復位後似乎較前脫臼者易於再脫臼。復位後包敷長腿圓筒石膏共四週。

如果爲陳舊性脫臼或閉鎖性復位失敗者，應予手術治療。急性脫臼而閉鎖性復位失敗者，施以開放性復位再暫予鋼釘固定，手術後石膏固定六週。屢次之再發性脫臼及陳舊性脫臼，則可做腓骨頭切除或近端腓脛關節固定術。

(七)癒後及合併症：

急性脫臼復位後，應可完全恢復正常。約百分之五脛腓關節脫臼合併腓神經損傷，如果神經無斷裂，應會慢慢恢復機能。如果脫臼早期沒發現，則不穩之關節，久而久之會損傷關節面而形成外傷性關節炎。

七、軟骨與骨軟骨之骨折：

膝關節受傷後持續有症狀，但無任何確定之診斷者，要考慮是否軟骨或骨軟骨骨折。軟骨骨折是指關節內軟骨之骨折，Ｘ光檢查看不出來，骨軟骨骨折是指關節內軟骨及軟骨下骨質之骨折，Ｘ光檢查可看出來，但斷骨很小時也不容易發現。

(一)傷害之機轉及分類：

對膝關節面之損傷可由直接之撞擊力，或可間接的如肌腱之收縮力。綜合主要有三種力，即壓迫力、剪斷力及撕除力。

主要損傷之部分為：(1)內側股骨髁。(2)外側股骨髁。(3)內側脛骨髁。(4)外側脛骨髁。(5)膝蓋骨及(6)脛、股骨髁間之凹陷處。其中膝蓋骨引起骨軟骨骨折最多。

(二)臨床特徵：

如果軟骨及骨軟骨骨折是由膝蓋骨脫臼引起，則有膝蓋骨脫臼之各種症狀及徵象，受傷當時感覺有劈拍聲，膝關節腫脹得快，抽出之血含脂肪質。無移位之骨折出血較少或甚至無出血。關節可能有時會卡住，骨折處有壓痛。如果內側支持帶斷裂，則會痛在膝蓋骨內側邊緣及內側支持帶附近。如為直接之撞擊或扭轉在屈曲之膝關節引起者，檢查時扭轉膝關節會觸覺劈拍音、關節積血、卡住及疼痛等現象。早期如未發現，則持續之疼痛、再發之關節積水、間斷之卡住及劈拍聲等，應考慮可能為軟骨或骨軟骨之骨折。

㈢X光檢查：

例行之正面及側面照攝外，左右斜面及特殊膝蓋骨照像，可得更正確之診斷。主要是從各種角度來尋找關節內及周圍骨骼之有否缺陷。關節攝影術常常可發現關節內有異物或關節面之缺陷。

㈣關節內鏡檢查：

直接膝關節內鏡檢查，可看出關節內軟骨之損傷及缺損，也可看出游離之軟骨斷片，對此症之診斷，實爲最正確及最普遍之診斷工具。

㈤治療法：

患者如爲成人，則應手術，把軟骨斷片取除，缺陷磨平，骨質部鑽數個洞，使增加血管營養，促進再長新骨質。最近亦有不少專家經由關節內鏡予以如上之手術者，復原快且癒後更爲良好。小孩及少年，則對無移位及輕度移位之骨折可採保守治療，包括石膏固定及一段期間之不載重。如有膝蓋骨之脫臼，則膝蓋骨之關節面裂開或損傷處，必須予以修平，如已剩無幾，寧願做膝蓋骨全切除術。另外如膝蓋骨仍保留者，其脫臼原因必須矯正。

㈥手術後之照顧：

如僅僅取除軟骨斷片，磨平缺陷及骨質部之鑽洞，則手術後只須包敷彈性繃帶即可，股四頭肌之運動只要傷口不疼痛即可開始，彈性繃帶可帶至膝部完全消腫爲止。

㈦癒後：

早期手術治療，癒後良好，軟骨之缺陷，如果不大，一般不影響將來行動或產生不舒適之情形。但初期如未診斷，將來就會形成慢性關節之病變，發生關節積水，慢性疼痛及間歇之卡住現象以致骨軟骨炎。

㈧合併症:

合併症與其他膝關節手術同。在未經治療之病患，會慢慢引起慢性關節之病變，產生許多之游離體及退化性關節炎。

八、膝關節靱帶的損傷:

膝關節靱帶之斷裂，予以早期的手術縫接，比起保守治療之石膏固定法或延遲之手術，可得較好之結果，已爲多數人同意。

㈠解剖: （已於前述）。

㈡傷害之機轉:

大部之膝關節靱帶損傷發生在運動中，特別是橄欖球及足球。膝關節靱帶之損傷以內側之靱帶受傷最多，主要是因膝關節本來就有點外翻之構造，各種運動中之衝擊、扭轉等均以外翻之力爲大，故加張力於內側爲大。相反的，膝關節外側之傷害就較少了。

㈢扭傷及斷裂:

美國醫學會，於公元一九六六年在芝加哥決定運動傷害之標準命名，關於扭傷分三級，第一度爲輕度，輕微痛點，輕度出血及腫脹，無不正常運動，輕微之病癥。只有輕微或無靱帶纖維撕裂。第二度爲中度，局部痛點，中度出血及腫脹，有點不正常運動及部分靱帶撕裂。第三度爲重度，有明顯不正常運動及完全之靱帶斷裂。

格林（Green）則定名扭傷爲無不穩定狀況，但也產生輕度、中度及重度之疼痛與病癥。而靱帶斷裂爲關節不穩定者，可分三種程度，第一度爲輕度，輕微之靱帶撕裂及輕微不穩定。第二度爲中度，更多之靱帶斷裂及中度不穩定。第三度爲重度，靱帶完全斷裂，極不穩定。依此分類，第一度之靱帶斷裂，比任何程度之扭傷爲厲害，均須手術縫合，而扭傷則可用保守治療即可。

㈣分類:

依格林 (Green) 對膝關節靭帶之損傷分類如下：

1.扭傷 （關節無不穩定之現象）。

(1)輕度。(2)中度。(3)重度。

2.斷裂 （關節有不穩定之現象）。

(1)第一度 （輕度不穩定）。

(2)第二度 （中度不穩定）。

(3)第三度 （重度不穩定）。

依張力試驗 (stress test)，關節不穩定又可分類如下：

1.單面之不穩：

(1)內側不穩。

(2)外側不穩。

(3)前面不穩。

(4)後面不穩。

2.旋轉之不穩：

(1)前內旋轉不穩。

(2)前外旋轉不穩。

(3)後內旋轉不穩。

(4)後外旋轉不穩。

3.合併以上之不穩：

以上之分類根據痛點、 出血部位， 及張力試驗， 包括旋轉、 內翻、外翻及前後推拉等。

㈤臨床特徵：

曾經膝都之扭傷及內翻或外翻之張力傷害， 接着膝部疼痛，病人走路時感覺膝都要摔跤，受傷時有過砰的一聲靭帶斷裂之感覺。立刻腫脹表示關節內出血，腫脹經一天才發生， 表示扭傷而刺激引起滑膜

液之堆積。痛點通常在斷裂處，斷裂處加張力會覺更痛，半月板破裂加張力不痛而壓力才痛。剛受傷時診斷較困難，作張力試驗往往在被麻醉下檢查才能得到正確之結果。最好也檢查健側以便作比較。

1.外翻張力試驗（valgus sterss test）（圖4-113）：主要檢查膝部內側靱帶之情形。

(1)膝三十度屈曲，腳外旋轉，壓膝之外側，如果膝內側張開則為內側側靱帶損傷，可分三級，＋1（張開小於0.5公分），＋2（張開0.5至1公分間），＋3（張開大於1公分）。

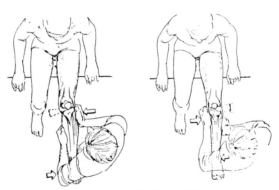

圖 4-113　外翻張力試驗
(Valgus Stress Test)

(2)膝完全伸展，如果患側比健側伸展過度，則懷疑可能有前十字靱帶損傷。加壓於膝部之外側，內側張開則為後關節囊及可能合併後十字靱帶損傷。

2.內翻張力試驗(varus stress test)：主要檢查膝部外側靱帶之情形。

(1)膝三十度屈曲，腳內旋轉，壓膝之內側，如果膝外側張開則為外側側靱帶損傷。

　⑵膝完全伸展，壓膝之內側，如膝外側張開則爲外側側靭帶損害，如果膝部反曲及外旋轉過度，是由於外側脛髁向後半脫臼，則爲外側側靭帶，膕腱及弓狀靭帶之損傷而引起之膝關節後外側之鬆弛。

　3.勒奚曼試驗(Lachman test) (圖4-114)：此試驗對前十字靭帶之不穩定性最爲敏感，患者平躺，膝關節約十五度之屈曲，檢查者，一手抓住股骨髁，一手抓住近端脛骨髁，把脛骨髁沿着股骨髁往前推，如移位數厘米無任何阻力，卽爲此試驗陽性，表示前十字靭帶之損傷。

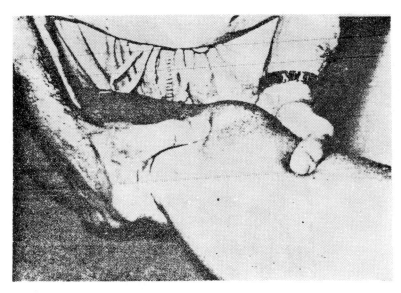

圖 4-114　Lachman Test.

　4.前後穩定試驗 (anterior posterior drawer test) (圖4-115)：膝關節六十至九十度之屈曲時，推及拉脛骨近端，如果脛骨前移位則

爲前十字靱帶損傷，後移位則爲後十字靱帶損傷。

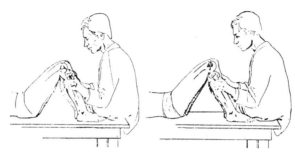

圖 4-115 前後穩定試驗
(Anterior Posterior Drawer Test)

5.旋轉穩定試驗 (rotary instability test) (圖4-116)： 膝關節屈曲六十度，腳內轉三十度時，推及拉脛骨近端可測膝部外側靱帶之穩定性。膝關節屈曲六十度，腳外轉十五度時，推及拉脛骨近端可測膝部內側靱帶之穩定性。

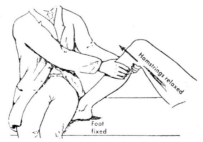

圖 4-116 旋轉穩定試驗
(Rotary Instability Test)

6.急拉試驗 (jerk test or lateral pivot test)(圖4-117)： 此試驗爲評估膝部前外側之穩定性，檢查時膝關節完全伸展，腳略內旋轉，

慢慢的膝關節曲屈至十五至三十度時，感覺砰擊聲，是由於半脫臼之外側脛髁復位之故，膝關節再伸展回去時又來同樣之砰擊聲，是由於外側脛髁之往前外側半脫臼之故，表示膝部前外側靱帶之損傷。

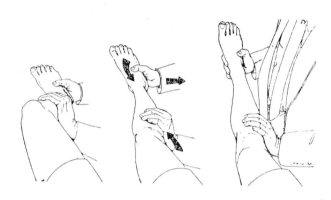

圖 4-117 Jerk Test or Lateral Pivot Test.

㈥X光檢查：

X光照攝可照出是否合併骨折或骨軟骨骨折，加做張力試驗中照X光更增加診斷之準確性。關節攝影術對半月板之破裂及靱帶斷裂之診斷很有幫助。

㈦關節內鏡檢查：

急性傷害，對半月板破裂，十字靱帶斷裂及骨軟骨骨折，關節內鏡檢查可以直接看出損傷情形，在延遲之損傷，診斷價值更高。因此關節內鏡檢查，目前對膝關節損傷之診斷已是不可缺之工具。

㈧治療法：

1.非手術療法：如果靱帶之損傷未構成關節不穩定現象，保守治療即可。輕度之扭傷，傷處用冰敷冷及彈性繃帶包紮以減少疼痛及腫脹。中度及重度之扭傷，膝關節無不穩定現象，可包敷長腿圓筒石膏

固定約四週，包敷石膏期間須作股四頭肌之等長運動。如果有靭帶之斷裂，膝關節顯現不穩定，則須手術治療。但有兩種情形例外，仍可不必手術。一爲內側側靭帶，其斷裂在股骨端者，因單獨損傷只顯現輕微不穩，直接包敷石膏卽可復原。另一爲年齡大，活動少的人，不像青年人須做較大之活動，則可考慮保守治療，不做手術。

2.手術療法：

(1)內側側靭帶之急性斷裂：手術時病人仰臥，膝部成九十度曲屈，自股骨外上髁彎曲向前切開，沿膝蓋骨內緣直下至膝蓋腱內緣。如果發現任何內側之靭帶有斷裂卽予縫接。內側靭帶探查後應探查關節內半月板及十字靭帶。半月板如有破裂應考慮全取除，但如果只有內緣部分破裂，則做小斷片之部分取除。近年來文獻報告，半月板對膝關節機能之重要性，故如能保留應予盡量保留。十字靭帶有斷裂卽應縫接。另外內側之後內側靭帶對旋轉穩定動作極重要，應加以探查，如有斷裂應卽縫接。（圖4-118）

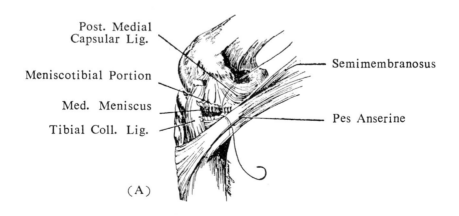

圖 4-118　內側側靭帶或後內側靭帶有任何急性斷裂應予縫接

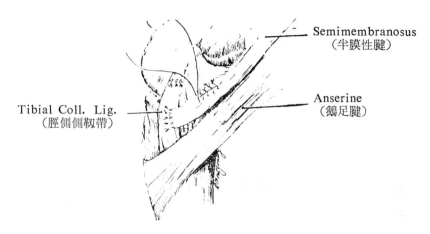

圖 4-119　後內側之不穩，縫補後內側關節囊及利用半膜性腱之一
　　　　　部分經前內及近端縫補加強或切斷遠端之附着再縫接於
　　　　　內側側靱帶。

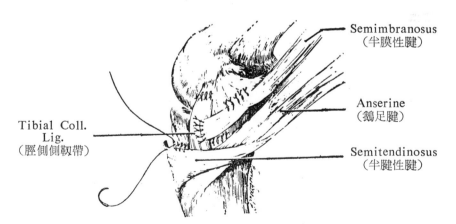

圖 4-120　後內側之不穩，亦可利用鵝足腱羣之部分反翻縫合於膝
　　　　　蓋腱內緣加強之。

如果內側之靱帶斷裂嚴重，無法有秩序整齊的縫回原來解剖位置時，應尋找內側之肌腱來代替加強縫合。(圖4-122) 其方法有如下：

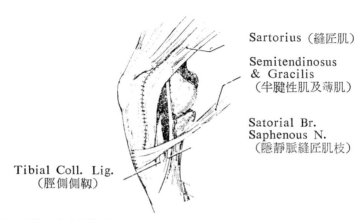

Sartorius (縫匠肌)

Semitendinosus & Gracilis (半腱性肌及薄肌)

Satorial Br. Saphenous N. (隱靜脈縫匠肌枝)

Tibial Coll. Lig. (脛側側靱)

圖 4-121　內側側靱帶之不穩，可利用縫匠肌向前縫補於內側側靱帶前緣及股內側肌之遠端，半腱肌及股薄肌之遠端反翻縫合於膝蓋腱內緣。

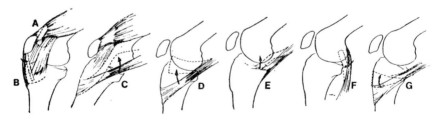

圖 4-122　膝關節內側側靱帶斷裂急性加強縫合方法：
　　1.對前內側關節囊之加強：(A)股內側肌部分拉向遠端。
　　　(B)剝離部分內側膝蓋腱及前內側關節囊之向前延展。
　　2.對內側側靱帶之加強：(C)縫匠肌之向前延展。(D)鵝足腱之補縫缺損之內側側靱帶。
　　3.對後內側關節囊之加強：(E)半膜性腱之向前近端延展。
　　　(F)腓腸肌內側頭之部分向前內側延展。

①如果後內側角不穩，用腓腸肌內側頭之內側三分之一腱部分分離出來，移於前下，再縫於股骨內側髁另一處。破碎之內側韌帶盡量予以補縫。也可利用半膜性腱先切開腱膜，拉一部分半膜性腱之肌腱向前方、內側及近端來加強。如需要亦可把遠端之半膜性腱之前內側之附着切開，拉向內側側韌帶縫合以加強後內側韌帶。（圖4-119）亦可利用鵝足腱羣之部分反翻縫合於膝蓋腱內緣加強之（圖4-120）。

②如果內側側韌帶處斷裂而不穩，則可利用縫匠肌向前縫過內側側韌帶，再縫在股內側肌之遠端，半腱肌及股薄肌之遠端反翻縫合在膝蓋腱內緣以便加強膝關節內側之不穩定性。（圖4-121）

③如果前內側韌帶斷裂而不穩，可利用切開之股內側肌之一部分縫合在內側支持帶，或如果鵝足已有分枝加強內側時，亦可直接縫到鵝足之分枝。另外也可利用膝蓋腱內側約三分之一至二分之一部分，移位到較內側之脛骨髁。（圖4-123）

④後關節囊破裂應予縫補，如斷在脛骨接合處，則可打洞在脛骨縫合之。（圖4-124）

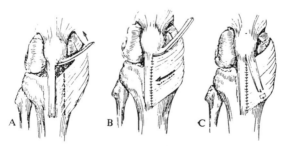

圖 4-123 前內側之不穩，可利用膝蓋腱內側部分移位到較內側之脛骨髁。

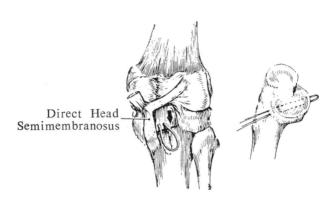

圖 4-124　後關節囊之破裂在脛骨接合處，可打洞在脛骨縫合。

(2)外側靱帶之急性斷裂：膝關節外側之不穩定性比較少，主要之穩定靱帶肌腱爲：腸脛束、膕腱、股二頭肌腱，外側側靱帶及外側關節囊。尼克拉斯（Nicholas）認爲輕微之單純內翻不穩而無合併旋轉鬆弛，則可保守治療，包敷長腿圓筒石膏四至六週，可得很好之結果。如果嚴重之內翻不穩或合併前側或後側之不穩，則應予手術縫合，否則癒後不良。

手術時，病人平臥，膝關節九十度屈曲，小腿垂下位置。從外側股骨髁上切開，向前彎曲往下切，沿膝蓋骨外側邊緣直下膝蓋腱外側，或再延伸向後彎曲切開，至腓骨頭。如果有任何靱帶斷裂應予縫接。嚴重者須予以增強縫補，需要時打開關節囊檢查十字靱帶及半月板是否有斷裂，斷裂之十字靱帶予以縫接，或加強縫補，撕裂之半月板或縫接或部分切除或完全切除。

增加縫補加強膝關節外側之穩定有如下之方法：(圖4-125)

①弓狀靱帶之外緣及後關節囊延展到外側關節囊及外側側靱帶（圖4-125A）。

②腓腸肌外側半部之腱部移位至前外側。（圖4-125 B）

③股二頭肌肌腱完全或四分之三移植到外側脛髁之前方。（圖
4-125 C）

④剝離部分腸脛束加強縫補於膝關節外側（圖4-125 D）。

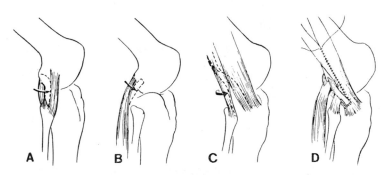

圖 4-125　膝關節外側之不穩，其加強縫補可利用：

A、弓狀靱帶及後關節囊縫到側關節囊及外側側靱帶之
　　後緣。

B、腓腸肌外側半部之腱部移位至前外側。

C、股二頭肌腱完全或部分移位至腓骨頭或外側脛骨髁
　　之前方。

D、腸脛束之一部分加強縫補於膝關節外側。

　　另外膝關節外側之手術，要注意腓神經之損傷，如果手術後，有腓神經麻痺現象，有人主張立刻手術探查，亦有人主張觀察三個月後，如無進步再予手術探查。發現神經已斷應予縫接，如僅周圍組織沾黏或壓迫則予減壓或神經剝離。

　　3.手術後之照顧：手術後包敷長腿圓筒石膏，維持膝關節之屈曲及外旋轉位置，務必使縫補之肌腱靱帶沒有張力。固定約六至八週，須經常做肌四頭肌與腿後腱之等長運動，石膏拆除後，宜再穿護膝帶

及使用拐杖一段時間，一直到肌肉強度恢復至足夠保護膝關節之普通正常運動爲止。

九、十字靱帶之斷裂：

十字靱帶之損傷，常常與其他靱帶之損傷合併發生，很少單獨發生斷裂者，故亦有人認爲十字靱帶不可能單獨斷裂。

㈠解剖：　（圖4-126）

膝關節屈曲時，前十字靱帶之大部鬆弛，前內側部分拉緊，後十字靱帶之前大部拉緊，後部分鬆弛。膝關節伸展時，前十字靱帶全拉緊，後十字靱帶前大部鬆弛，後部分拉緊。脛骨之前趨現象，必須前十字靱帶前大部分斷裂。輕微之膝關節伸展過度發生於前十字靱帶之完全斷裂，而嚴重之伸展過度發生於前十字靱帶之完全斷裂外，還要後十字靱帶之後部分斷裂。中膝關節動脈供應大部血液至前十字靱帶。

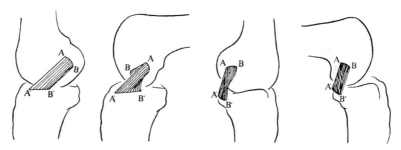

圖 4-126　膝關節屈曲時，前十字靱帶之大部鬆弛，後十字靱帶之
　　　　　前大部拉緊。膝關節伸展時，前十字靱帶完全拉緊，後
　　　　　十字靱帶前大部鬆弛。
　　　　　（Glrgi, F.G., Clin. Orthop., 1975）

㈡傷害之機轉：

單獨之十字靱帶斷裂之構因，至今仍是相當混淆，甘乃迪（Kennedy）曾對屍體之標本做實驗，始終無法得到單獨之前十字靱帶斷

裂。十字靱帶單獨斷裂很少，幾乎均與其他靱帶或骨折損傷合併發生。膝關節之過度伸展，產生膝關節後之不穩，須要前十字靱帶之撕裂或斷裂。外翻壓力加於伸展過度之膝關節而產生膝關節之內側張開，則可能後關節囊及後十字靱帶或前十字靱帶之斷裂。

㈢分類：

1.依斷裂之程度可分部分斷裂與完全斷裂兩種。

2.依斷裂之位置可分(1)股骨附着點斷裂。(2)脛骨附着點斷裂。(3)靱帶本身斷裂等三類。

由於旋轉之力引起十字靱帶斷裂合併側靱帶損傷者，大部斷裂在股骨附着點，最多爲前十字靱帶與內側側靱帶之斷裂。發生在靑少年之前十字靱帶之斷裂，多爲脛髁隆凸處之撕除。在股骨附着處斷裂之十字靱帶很少帶骨撕除者。前十字靱帶之斷裂以斷在靱帶中間者爲多，約占72% (Kennedy)。

㈣臨床特徵：

曾經受傷之病史，如果爲脛骨之內旋轉或脛骨固定而股骨外旋轉及前後方向或伸展過度之撞擊，就要警覺是否有十字靱帶之損傷。前十字靱帶之斷裂，常常在劇裂運動中嚴重之脛骨內旋轉，同時聽到關節內砰一聲響，接著關節劇痛，不能繼續運動，關節內出血，前後穩定試驗呈現前趨現象。在初受傷時常有肌腱之痙攣，膝關節內積血腫脹，故不易檢查，則須抽出關節內之積血，患者被麻醉時肌肉鬆弛狀況下檢查。後十字靱帶斷裂常常在膝關節屈曲時，脛骨向後劇烈移位，在小腿前面常可見挫傷、擦傷或瘀斑，如果膕部有出血，可能斷在脛骨附着處，前後穩定試驗呈現後趨現象，後關節不穩及脛骨近端之向後下凹陷。十字靱帶之斷裂常合併後關節囊及內側側靱帶之斷裂。

㈤X光檢查：

例行正面及側面照攝，如果前十字靱帶脛骨處撕除，則可看到脛骨高丘前緣有骨碎片，後十字靱帶脛骨處撕除，則可看到脛骨高丘後緣有骨碎片。關節攝影術有時可看到十字靱帶之斷裂影像。

㈥膝關節內鏡檢查：

急性傷害時，如果關節內嚴重出血，有時比較不易檢查，則須沖洗鮮血後再檢查。在無出血狀況檢查則很容易且正確地看出十字靱帶之斷裂及其他軟骨或半月板之損傷情形。

㈦其他檢查法：

最近文獻報告，利用超音波及電腦斷層檢查，亦可檢查出十字靱帶之斷裂。

㈧治療法：

完全斷裂須手術縫接，手術前須了解斷裂位置是在股骨或脛骨附著處或靱帶中間處等。前十字靱帶之股骨附著點在外髁內面之後方，脛骨附着點在脛骨高丘前方。後十字靱帶之股骨附着點在內髁內面，比前十字靱帶股骨附着點稍前，脛骨附着點在脛骨高丘後方。手術切開如果從後方進去，不易探查其他靱帶或半月板之損傷情形，故從內側切開進去，探查其他損傷比較清楚。前或後十字靱帶斷裂在脛骨或股骨附着處，其治療法用細鋼絲拉住斷裂之靱帶穿過鑽洞之股骨或脛骨固定之。（圖4-127，4-129）如果在兩十字靱帶之中間斷裂，縫接時比較不容易清楚地看到，也比較不易癒合，癒後也較差。縫接法（圖4-128）可從股骨鑽洞穿線，把斷裂之遠段拉向近端，另外從脛骨鑽洞，把斷裂之近段拉向遠端，互相拉緊縫合，使縫接處重疊，再增加其他靱帶及肌腱加強縫補之。前十字靱帶之加強縫補肌腱及靱帶可利用膝蓋腱、腸脛束、半腱性腱、股薄肌腱及半月板等來增加前後

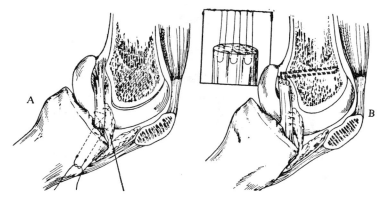

Fat pad graft

圖 4-127　前十字斷裂在脛骨附着點(A)及在股骨附着點
　　　　　(B)之縫接法。

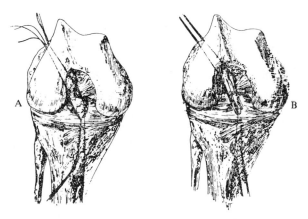

圖 4-128　前十字靱帶斷裂在靱帶中間部分之縫接法

方向之穩定性。後十字靱帶之加強縫補肌腱及靱帶可利用股薄肌腱，
膝蓋腱，　半腱性腱，　腓腸肌之內側頭之內側，　膕腱及移位之半月板
等。有人主張前十字靱帶急性斷裂而不縫接亦有約百分之七十七仍然

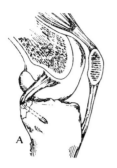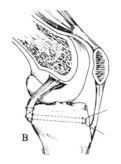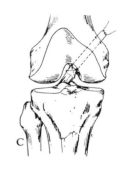

圖 4-129　後十字靱帶斷裂在脛骨附着點（A，B）及股骨附著點
　　　　　Ｃ之縫接法。

良好。而縫接者可得約百分之八十四之好結果。一般之意見爲急性斷
裂時年輕人盡量給予縫接，同時做加強縫補術。

　　㈨手術後之照顧：

　　與側靱帶之縫接一樣，石膏要包敷六至八週。

　　㈩膝部靱帶手術後之合併症：

　　手術時，因均用止血帶，故手術後容易出血及血腫脹，因此手術
完成時，應先放鬆止血帶，止血後再縫合傷口，同時要置放引流管於
傷口，以免積血，等到每天流量少於三十西西以下才除去引流。手術
後如有發炎之現象，應卽打開傷口。有栓塞性靜脈炎，則應打開石膏
放鬆之。神經損傷大牛是拉牽或手術後之腫脹及石膏之壓迫所引起，
卽應立刻放鬆石膏，將來自然會自癒。如果手術時意外切斷腓神經應
立刻做神經接合或移植。癒後大牛會發生膝關節部分運動障礙，故石
膏拆除後卽應慢慢運動，平均六個月可達應得之最大運動範圍，一年
才可恢復正常靱帶強度。如果石膏拆除後，仍有關節鬆弛現象，則暫
不宜運動，甚至再包敷石膏一段時間，可能得好結果。

　　㈡膝部靱帶損傷之癒後：

　　癒後與損傷之程度有關，早期發現早期治療，可得較好之後果。對於慢性之關節不穩及退行性病變之關節，其癒後較差。一般百分之五十至六十靱帶手術後可得良好結果。有人報告約百分之二十的患者不能恢復原來之運動。

　　十、半月板之損傷：

　　由於半月板之傷害是相當的多，失去半月板，尤其部分缺失對膝關節之機能很少有影響，半月板取除手術後很少有什麼嚴重問題，加上手術法也簡單但是損傷之半月板在關節內，慢慢刺激膝關節內構造，以至退化性病變，對膝關節反而損傷更大，故對損傷之半月板，施以手術是相當的普遍。目前由於逐漸認識半月板在膝關節機能之重要性，故手術時主張盡量做損傷半月板之縫合或部分切除。實不得已才做完全取除。同時由於膝關節內鏡下之手術已相當的滿意，此種手術多已在關節內鏡下施行，後果更好。

　　半月板之重要機能有如下：

　　1.吸收衝擊：Krause研究報告，失去半月板時，膝關節之重力負荷爲正常人之二至三倍。

　　2.滑膜液營養關節面軟骨，靠半月板予以均勻分佈。

　　3.幫助膝關節之穩定作用。

　　㈠解剖：（圖4-130）

　　內側半月板是C狀構造，前角貼在脛骨高丘前面軟骨上與外側半月板以橫行靱帶相接。後角貼在脛骨髁間結節之後面凹陷處。外側半月板爲更圓形之構造，而且蓋住較大之脛骨高丘外側關節面，周圍滑膜面被膕腱通過之溝隔開，外側側靱帶與外側半月板以外側關節血管隔開。內四分之三半月板是無血管性，愈周邊之纖維區小血管愈多，而融合於半月板與關節囊相接之半月板旁區內，外側半月板之前後角

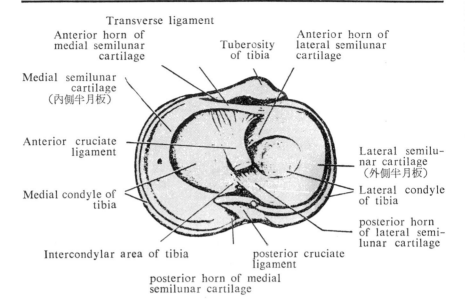

Transverse ligament

Anterior horn of
medial semilunar
cartilage

Tuberosity
of tibia

Anterior horn of
lateral semilunar
cartilage

Medial semilunar
cartilage
（內側半月板）

Anterior cruciate
ligament

Lateral semilu-
nar cartilage
（外側半月板）

Medial condyle of
tibia

Lateral condyle
of tibia

posterior horn
of lateral semi-
lunar cartilage

Intercondylar area of tibia

posterior cruciate
ligament

posterior horn of medial
semilunar cartilage

圖 4-130　內外側半月板解剖

(Richard S. Snell, 1978)

均與脛骨關節面牢固附着。富彈性之纖維構造之半月板附着於周圍組織，故能在關節運動中移位後，再彈回原位。各種不同關節運動中發生不正常之壓力與張力，使半月板之彈性無法承受時，便會破裂。故有人主張內側半月板比外側半月板容易破裂，是因內側半月板與內側側靱帶牢固附着之故。除外傷之原因，有時半月板因其他原因對損傷之感受性較高而較易破裂，例如先天性畸形之盤狀半月板（均發生在外側半月板），膝關節靱帶之損傷或鬆弛，先天性或後天性之膝關節內翻或外翻畸形，半月板附着處之鬆弛，纖維軟骨組織不良，周圍肌肉軟弱及肥胖者等。

㈡分類：

1.依發生原因分：⑴退化性的。⑵外傷性的。

2.依破裂型態分：（圖4-131）⑴水桶柄狀的。⑵鸚鵡嘴狀的。⑶周圍的。⑷橫斷的。⑸平面臂開的。⑹有莖狀的。⑺瓣狀的。⑻縱斷的。

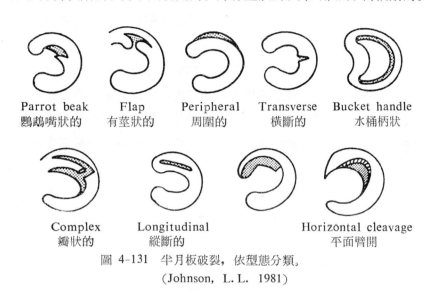

Parrot beak　　Flap　　　　Peripheral　　Transverse　　Bucket handle
鸚鵡嘴狀的　　有莖狀的　　周圍的　　　橫斷的　　　水桶柄狀

Complex　　　Longitudinal　　　　Horizontal cleavage
瓣狀的　　　　縱斷的　　　　　　　　平面臂開

圖 4-131　半月板破裂，依型態分類。
(Johnson, L. L. 1981)

3.依格靭（Groh）之分類較有意義，如下：

⑴自發性剝離（原發性退化）：由於職業、習慣、年齡等之不同，使半月板自然慢慢退行病變而易於破裂，多為水平劈開狀者。

⑵外傷性破裂：發生率最高，年輕運動員，曾有受傷之病史，多為水桶柄狀或周圍型者，常會引起膝關節之卡住現象。

⑶外傷性破裂後延遲病變：早期有過受傷之病史，慢慢的有卡住之症狀，大概於早期受傷時即有損傷，以後漸漸地退化性病變。

⑷靭帶損傷後延遲病變：早期靭帶受傷引起關節鬆弛再引起半月板之退化性病變。前內側關節鬆弛引起內側半月板之後角退化性病變。前外側關節鬆弛引起外側半月板之後角退化性病變。

㈢臨床特徵：

　　半月板本身無感覺神經，症狀均來自破裂後刺激周圍之關節囊及機械性之阻礙膝關節運動。如果合併其他韌帶或骨折時診斷比較難。

　　曾經受傷之病史，尤其當腿部扭轉或急跑時，突然地伸展之膝關節外旋轉或屈曲之膝關節內旋轉，運動員自己會感覺砰一響或卡住。有人在普通之扭傷，絆倒或蹲下卽引起自發性之剝離或續發性破裂。

　　膝關節內產生滲液之速度亦可做參考，立刻之產生滲液表示內出血，則大概是韌帶或滑膜之損傷，或骨軟骨之骨折。如果滲液在六至十二小時內發生，可能輕度韌帶損傷或半月板破裂。一般退化性半月板之破裂，膝關節內不會出血。

　　標準之症狀是膝關節突然鎖住感，卽膝關節突然不能伸展，把關節扭一扭或用手慢慢伸展，才能解除。約百分之三十之病人有此症狀。其他如膝關節鬆脫感，突然絆倒，卡答響，或瞬間卡住等現象也不少。但這些現象在韌帶損傷，關節內游離物或十字韌帶損傷等時均會發生。所謂三大症狀，卽疼痛、腫脹及卡住等，約百分之七十之半月板破裂患者會發生此種症狀。

　　檢查時，半月板破裂之膝關節有壓痛，外側半月板破裂則腳內旋轉及屈曲膝關節時外側疼痛。內側半月板破裂，則腳外旋轉及屈曲膝關節時內側疼痛。其他許多檢查不外乎使用各種壓、拉及扭之檢查法，引發半月板周圍疼痛，以便判斷是否破裂及其損傷部位之辨別。

　　㈣X光檢查:

　　半月板本身在X光不能顯像，但例行正面及側面外，斜面或特殊照攝可做其他疾病之鑑別診斷。對半月板之診斷，可採用膝關節攝影術。但如果膝關節攝影沒有顯出來，並不能排除沒有破裂之可能。病史及身體檢查仍極重要。有人報告，由很有經驗之醫師所做之膝關節攝影術，其診斷之正確性內側半月板損傷有95％，外側半月板損傷有

85%。

(五)膝關節內鏡檢查:

對診斷半月板損傷是最好之工具，直接之察看總比間接之檢查要來得正確，鏡下看，如有懷疑，可加探針移動半月板，可以看出斷裂之處。膝關節內鏡檢查唯一之缺點是必須如一般膝關節之手術一樣，先消毒、麻醉等準備稍嫌麻煩，而且要由有相當經驗之醫師來做。目前膝關節內鏡已可利用電視傳眞來察看，更方便操作，對敎學也很方便。

(六)治療法:

保守治療可用於初期之輕微症狀，輕微之邊緣破裂，仍有機會自癒。

症狀明顯之半月板破裂，手術摘除是最好之方法，手術時，病人仰臥，兩腿懸吊在手術臺尾端下，使膝關節屈曲九十度實施之。內側半月板切除，切口在膝關節前內側。外側半月板切除，切口在膝關節前外側。如果後角不易切除，則可另做後外側或後內側切開，切除時須注意不傷及周圍之關節囊。損傷之半月板切除，原則應盡量保留，只作斷離部分之切除，如在周邊之斷裂，可予縫合。目前關節內鏡下手術，已普遍被採用，對膝關節之損傷少，恢復也快。

(七)手術後之照顧:

傷口剛手術後用彈性繃帶加壓在厚敷料上，不必打石膏。股四頭肌之運動只要傷口不痛卽可開始，也可用拐杖行走。關節內鏡下手術者，復健於手術當天卽可實施，復原快且癒後也較佳。

(八)合併症:

1.手術後之關節積血: 如果積血腫脹至關節疼痛，則應抽出，如果出血不多可以繼續用彈性繃帶保護膝關節，讓其自然吸收消腫。手

術後不須置放引流管，以免發炎之合併症。

2.滑膜炎及滲出物：這常常是太早期之劇烈運動引起，故宜膝關節運動暫緩和或停下來，等到消腫後再做，滲出物太多時亦須抽取。

3.滑膜瘻管：股四頭肌之收縮或膝關節之屈曲運動可能會使滲出物從未癒之滑膜切開縫口擠出，久之形成瘻管，但如果保持不發炎，用厚敷料及彈性繃帶加壓七至十天，應可癒合。

⑼癒後：

切除半月板後，能得良好之結果者，約爲百分之四十至七十七之不同報告。要特別注意的是，半月板受傷破裂後，使膝關節造成將來之退化性病變，未手術治療者要比經手術治療者快。有人研究報告，半月板手術取除後之膝關節退化性病變，經過平均十七年之追踪檢查，發現曾經手術治療之膝關節，約39.4%在X光照像發現有病變，而未經手術之健側膝關節則只有6.1%有病變。

⑷脛腓骨骨折　　　　敖曼冠
(Tibia & Fibula Fracture)

脛骨幹是所有長骨骨折最常發生者之一，是開放性骨折最多之處，也是造成併發症最多的地方。故可能脛骨骨折之治療，須要最豐富的經驗，最高的智慧及最正確的判斷力。該骨在解剖、生理上具有其獨特之處，常使治療上遭遇困難：

1.該骨位置表淺，只有很薄的軟組織覆蓋，因此一旦骨折時易爲開放性骨折，若處理不當或不愼，易引起感染。

2.在使用閉鎖式復位及石膏外固定治療時，消腫後，骨斷端有再移位的可能性。

3.如有癒合不正的情形發生，不僅在外觀上極爲明顯不雅。同時

因爲膝、踝關節主要爲矢狀面上的曲、伸運動，如有癒合不正，則關節上所受的應力（stress）會增加，易引起日後之關節疼痛及病變。

4.由於該骨之血液供應稍差，因此在骨折時，尤其是在骨中、下三分之一交界處，易有延遲或不癒合等併發症。如有嚴重的軟組織傷害或治療中有過度的牽引（distraction）則更易發生。

5.冗長的治療過程中，往往爲了達成骨折的癒合而會造成膝、踝或足部關節的僵直，運動範圍受限等併發症。當然嚴重的骨折，軟組織損傷，合併關節內骨折等也是重要的因素。

I.　外科解剖

脛骨之解剖位置表淺，尤其是前、內面及脛骨崤僅有皮膚及很薄的皮下組織覆蓋，因此極易受到直接撞擊等傷害。也因如此，外科手術之探尋暴露容易，而使許多骨科醫生輕易地偏好手術。但任何手術，不論由前、後內、或後外方式之手術探尋（approach）切口皆應位於肌肉之上較好，以免萬一有皮膚壞死、缺損或感染等情形時，造成骨材或骨頭之直接曝露。

II.　腔腔（Compartment）

下腿由骨骼、骨間膜、肌膜等缺乏彈性的組織，共分隔成前、側、後淺、後深四個腔腔。（如圖 4-132）茲分述如下：

1.前腔腔

其包含脛前肌、伸趾長肌、伸踇長肌及 peroneus tertius。它們是由脛骨、腓骨、骨間膜及肌膜等所包圍構成。位於其中的有脛前動脈及深腓神經，因爲它們都位於肌肉的深層，所以多半不會因外傷而直接受損。然而在骨折時，因內出血，組織腫脹而造或該腔腔內之組織壓力增加，而會引起缺血性血液循環變化，造成脛前腔腔症候羣。如不卽時治療，會導致肌肉壞死，深腓神經亦會因直接壓力或間接缺血

而受損。

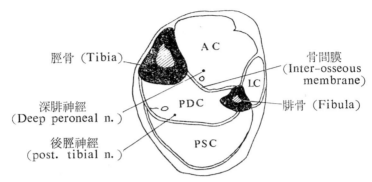

AC-(Anterior Compartment) 前腔膣
LC-(Lateral Compartment) 側腔膣
PCC-(Posterior Deep Compartment) 深後腔膣
PSC-(Posterior Superficial Compartment) 淺後腔膣

圖 4-132　小腿之四個腔膣及所含之神經

2.側腔膣

包含腓短肌及腓長肌，除踝關節附近外，它們保護著腓骨，因此少有因直接外力而造成單獨之腓骨骨折。淺腓骨神經是位於腓肌及伸趾長肌之間，故除非在脛骨頸處之骨折外，該神經很少因為腓骨骨折而直接受損。側腔膣較少發生腔膣症候羣，其多半是因過緊的石膏直接壓迫所造成。

3.後腔膣

其包含比目魚肌，腓腸肌及脛後肌，曲蹠長肌、曲趾長肌。後脛神經 (post. tibial n.) 被脛後肌及曲趾長肌與脛骨分隔，所以在脛骨骨折時也不易受到直接損害。同樣，脛後動脈及腓動脈亦如此。雖然該腔膣較大，也較富有彈性，於脛骨骨折時仍會有發生後腔膣症候羣（多半為深後腔膣）之可能性，而造成腳趾的爪狀畸形。

III.　血液供應

　　脛骨之血液供應，來自營養血管及骨膜血管（圖 4-133）。營養血管來自脛後動脈，於脛骨後面約在比目魚肌之起始點，卽所謂的斜線（obligue line）部位之正下方，該動脈分枝進入骨內，然後分成三支上升枝及一枝下降以供應骨髓腔內之營養。而骨膜血管則由脛前動脈之分枝構成。Nelson（尼森）等學者認爲脛骨主要是靠髓腔內之血液供應，但在受傷時，因髓腔內之血管中斷，則骨膜血管之供應會增加且在新骨形成擔任主要之角色。脛前動脈由膝膕動脈分出，在其穿過骨間膜上部小孔之部位，可因脛骨骨折而受損。

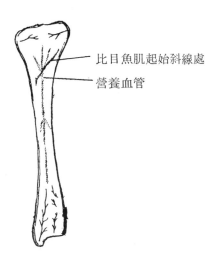

比目魚肌起始斜線處
營養血管

圖 4-133　脛骨髓腔內之血液供應

脛骨之營養血管爲身體內之最大者，其由後脛動脈（post. tibial a.）分出，其有三條上升枝及一條下降枝。
其他血管是由脛骨兩端靭帶附着處進入骨頭。

IV. 受傷轉機

脛骨幹可因車禍（如 bumper fr.）撞擊、槍彈等直接外力之作用而造成骨折，也可因跌倒、運動、行軍（疲乏性骨折）等間接性力量而造成骨折。

目前因為交通事故之頻繁、暴力事件也增加，使得表淺位置的脛骨，因直接外力而骨折之機會大為增加。同時 Hoagland 及 States 指出，直接高能量之外力易成開放性骨折，皮膚缺損，軟組織嚴重受損，更厲害的骨移位，粉碎性骨折，因此治療較困難而預後亦稍差。其形成的骨折線多半為橫斷或粉碎性。而間接性的骨折在家居生活或休閒活動時發生。例如跌倒時，足部被絆倒，固定在地面上，但是身體仍向前傾倒及扭轉，因此在小腿上就會形成一股強大的扭力，而造成一斜向或螺旋狀之骨折線。其軟組織及骨膜等之受傷程度都比直接外力受傷者為輕，所以在治療及預後上皆較好。

通常腓骨也是在與脛骨骨折之同一情況下所造成的骨折。如只有腓骨骨折，則多半是直接外力撞擊所致，當然。在腓骨遠端合併踝關節靱帶受損之情況，則為間接力量，由扭轉所造成，但此不在本章討論範圍之內。

V. 徵候與症狀

脛腓骨骨折之徵候，症狀與受傷之程度及造成傷害之機轉有關。

1.症狀

脛骨或腓骨幹骨折之主要症狀就是「疼痛」。在直接外力造成的腓骨單獨骨折時，只有輕微疼痛，因此病人有時誤以為只有肌肉、軟組織的挫傷。在脛骨骨折時，多半會產生局限於骨折處之劇烈疼痛。如移位很少，且軟組織損傷輕微是比較穩定之骨折，只要不動斷處，則疼痛可能在初發後就減輕許多，但當移動斷端時，仍會劇痛，因

之，大部分脛骨骨折之病人，皆無法行走。

2.徵候：

多數脛骨骨折最明顯的徵候，就是患肢的變形。因不同原因及能量造成的骨折，會有程度不等的彎曲，移位，旋轉或縮短等變形。間接外力造成的骨折變形較少，往往只有些外轉及外翻彎曲。出血及軟組織反應之腫脹也會加劇變形的程度。除此之外，開放性骨折還會有明顯的軟組織及皮膚之傷口。

在骨折處之局部也會有壓痛。但是一般不必去試是否有斷骨形成的假性關節活動，因為這樣會導致病人不必要的疼痛及增加軟組織之變形及損傷。

雖然直接之神經傷害很少發生，但是如在腓骨頸或脛腓骨上端之骨折，要注意是否有合併之神經損傷。因此在所有下腿傷害之病患，應檢查足、趾之感覺及背、蹠曲之運動功能。一方面可以確定其是在治療前或後之神經損傷，以避免日後有醫療糾紛之困擾。另一方面亦可建立日後觀察的基準，以防在往後的治療中，若發生腔腔症候羣等併發症時，神經功能會有變化，而可以立刻分辨與察覺出。

同理，雖然一般脛骨幹骨折時，鮮有大血管之直接傷害，但在上端骨折，脛骨動脈穿過骨間膜之處，易受移位或骨斷端之影響造成傷害。故所有脛骨幹骨折之病人，不但足背及脛後動脈（pedis dorsalis & post tibialis a.）要檢查脈博，其他的如微血管塡充（capillary filling），肌肉收縮性，感覺疼痛等有關血液循環之諸現象，均要詳加記錄。

軟組織傷害，也必須仔細檢視，因為軟組織損傷之程度與預後有密切的關係。是否為開放性骨折？皮膚將來是否有壞死、缺損的可能性？肌肉、肌腱等傷害皆為診察之要點。

VI. 放射線診斷

在任何懷疑有脛腓骨骨折之病患，一定要有品質良好的 X 光片來幫助診斷。通常只要前後及側面二張片子就足夠了。除了明顯的骨折外，微細之線狀裂痕也不可有所疏漏，以免在手術時有不測之意外發生。同時，照片應涵括膝、踝關節，以便觀察此兩關節面之相對關係及預防有其他骨折或傷害診斷之疏漏。

在骨折發生有一段時間後，X 光片對骨折之癒合情形作一評估甚爲重要。在懷疑有延遲或不癒合等情形發生的情況下，可能須加照斜方向之照片或斷層攝影（tomogram）以助診。

判讀 X 光片時，應以醫學術語來描述，記錄之。如骨折之部位是近端？中段或遠端？骨折之形狀爲橫斷、斜向、螺旋狀或粉碎性？錯位之多少（apposition），彎曲之角度（angulation），有無旋轉（rotation）或縮短（shortening）等。

有時除外傷性骨折外，疲乏性骨折、腫瘤、感染或骨質疏鬆等引起的病理性骨折，也可由 X 光片上得到線索。當然，有些情況，在 X 光片上，不易判斷，要以臨床檢查，骨骼核子掃描，電腦斷層切片等方式來幫助診斷。

VII. 治　療

1. 治療方式的選擇：

手術抑非手術方式治療？

大概是除了股骨頸骨折以外，脛骨骨折之治療是引起歧見及爭論最多的地方之一。從 1930 年到 1940 年代盛行非手術方式之治療；自 1950 年到 1960 年代早期則轉向手術方式之治療，但到了 1960 年代後期，英國、美國多數骨科醫生主張採非手術方式，但歐陸 AO 派則偏向手術治療。

　　雖然歷史上顯示治療的鐘擺搖擺不定，但是不容置疑的是：不論非手術或手術之治療方式，皆有很大的進步。因爲以往認爲脛骨骨折之治療，必然會有某種程度的併發症，如 1938 年，Wilson 醫師在其「處理骨折與癒合」的教科書中，1942年 Speed 在「骨折與脫臼」一書中就提到，在閉鎖性骨折時會有20％不癒合，4％截肢，而開放性骨折則有10％慢性感染，15％的不癒合，有 5％的截肢。反觀今日卻不論探何種方式來治療，皆希望達到沒有併發症的境界。在採用非手術方式治療，Nicoll 醫師及 Larson, Sarmiento 等醫師，均有令人滿意的結果。其所以不同於以往之處，是主張在醫生密切觀察指導及病人充分合作下，病人在石膏或支持架固定下，早期作下床活動並逐漸支撐體重及活動關節，以達到同時斷骨癒合且功能恢復的目的。

　　同樣的，手術治療的品質也大大地改善了。這是由於對骨折癒合、軟組織修復之機轉有了更進一步之研究與瞭解。加之生物力學的進步，骨材製造、設計之改良等因素。AO 派的口號「生命就是活動，動感才能表現生命」(Life is motion, motion is life)。希企使用骨髓內鋼釘或鋼板等骨材，達到牢固之內固定。因之，不須另加任何輔助之外固定器，即可讓病人早期作功能性地肢體及關節活動。其目的無非是要防止在治療的過程中，有肌肉萎縮，關節僵硬，骨質疏鬆等「骨折病」(fracture disease) 的發生。在專家精良的手術下，如 1975 年 Dr. Reudi, Dr. Olerud 及 Karlstrom 等之使用 AO 鋼板。1974 年 Dr. Lottes, d'Aubigne, 1977 年 Solheim 等使用骨髓腔內釘來治療脛骨骨折，皆能達到90％以上良好的結果。

　　然而，到底採取手術抑或非手術方式來治療較好呢？誠如 Dr. Wilson所說「有許多治療脛骨幹骨折的好方法」。但這句話反過來，卻也表示出——沒有最好的方法。因爲兩種方式,各有其優、缺點(如

表4-1)。但是身爲當代之骨科醫師，面臨日趨增加，日漸繁複的骨折
病患，每個人都應熟悉各種不同形式的治療方式，我們應該以病人的
需要、背景、全身及局部之狀況再衡量醫院內人力、物力等設施之配
合等來決定治療的方式。雖然每一個單純的骨折，也可千篇一律地用
內固定器成功的治療好。而這樣的骨科醫師則缺乏其應有之智慧與判
斷，充其量也只是類比木匠的一名好骨科匠而已，他永遠不會瞭解使
用非手術的石膏外固定治療，大部分的骨折會癒合地更快、更安全。

表 4-1　手術與非手術治療優劣點比較

方式 優缺點	手 術 治 療	非 手 術 治 療
優　點	一、以後不會有喪失復位、及短缺之情形。 二、不會有因骨折引起之畸形。 三、早期活動，可防止骨折疾病，減少住院天數，早期恢復工作。	一、沒有麻醉及手術之併發症。 二、採行早期支撐體重，幾乎所有病人可達早期癒合及功能恢復之目的。
缺　點	一、可能會因手術及麻醉引起感染，不癒合等併發症。 二、病人還須經第二次手術取出內固定骨材，且取出後有再骨折之可能性 三、如果未能達到牢固內固定，則旣冒有手術之各種危險及打非功能性石膏之可能性。	一、有些輕微缺陷如彎曲、變短、旋轉等畸形。 二、X光片上的不雅（雖然功能仍然良好。）

還有要認識的是，萬一把一個閉鎖式的脛骨骨折因手術治療而造成感染及不癒合，將是最悲慘的事，其不但會造成病人之心身、財務等之損失，也會對醫生心理形成莫大的打擊與負擔。

選擇治療方式的最重要依據，就是認清骨折受傷程度的輕重，早在 1964 年 Dr. Nicoll 首先提出「骨折的個性」（personality of the fracture）一詞，他認爲影響預後的因素有(1)嚴重的最初移位、(2)粉碎性、(3)感染、(4)嚴重的軟組織損傷。接著 1967 年 Hoagland & States 指出： 造成傷害之能量高低與骨折斷端之接觸面積大小是重要的因素。其後各家學者就以(1)移位多少(2)彎曲變形(3)污染程度及(4)傷口大小來分出脛骨之輕微、中度，及嚴重性骨折（表4-2）

除了骨折嚴重程度以外，病人方面尚須考慮的有：身體之一般健康情況，其他合併傷害，其經濟、家庭及社會背景等。在醫生方面則要考慮治療方式之熟練性、可能性，人員設備之配合等。最後還要加上醫師之偏好及其哲學觀。譬如偏重採用非手術治療的如 Dr. Nicoll (1964, 1974) 認爲只有在①開放性骨折有皮膚覆蓋問題，須行複雜的整形外科手術者，②合併同側股骨骨折或其他大傷害，③在下身麻痺（paraplegia）有感覺消失之病患， ④移位性節斷性骨折（displaced segmental fracture）， ⑤骨缺損大於一公分以上等情況，則須手術治療較好。Dr. Tile 持比較折衷的意見，其把適應之範圍放寬，認爲除以上情況外，關節內骨折不易用非手術方式復位及維持良好位置時，開放性骨折，有神經血管受損時，有腔腔症候羣及其他合併症時也應考慮使用手術方式來治療。另有 1984年 Dr. Chapman 指出，有些不穩定型式的閉鎖性骨折（圖4-134），亦應採手術治療爲佳。

然而較偏好於手術治療方式的 AO 派，則認爲只要由手術病人可以得到好處，可以達成牢固內固定，早期讓病人及肢體活動時，皆可

表 4-2　脛骨骨折嚴重度之分類

| 嚴重度 | 因　素 | 報　告　者 | | | 癒合時間 | 延遲癒合 |
		Ellis	Weissman	Nicoll	（週）	（%）
輕　微	移　位	未移位	移位脛骨寬度之20%	沒有或很少移位	10	2 - 9
	彎　曲	無	小於10度	沒有或很少		
	粉碎性	無	無	無		
	傷　口	閉鎖性或輕微之第一類開放性骨折	—	無		
中　度	移　位	完全移位	移位脛骨寬度之20-40%	—	15	11
	彎　曲	中等度	10—30度	—		
	粉碎性	少　許	—	—		
	傷　口	第一類或輕度之第二類開放性骨折	—	—		
嚴　重	移　位	完全移位	超過脛骨寬度之50%	嚴　重	23	30-55
	彎　曲	嚴　重	—	嚴　重		60
	粉碎性	嚴　重	—	—		
	傷　口	第二類或第三類開放性骨折	—	第三類開放性骨折		

採行手術。讓病人早期功能恢復。當然於嚴重骨骼及軟組織受損的困難情況下，使用外固定器可以同時固定骨折，照顧軟組織、皮膚及關節活動，同時也方便病人護理。這也是目前已確定之方法之一。

　　總之，手術治療方式之選擇，最高原則是在使用最簡單的方法，最少的軟組織傷害，儘量保存骨骼原有的血液供應下，且能達到牢固固定及功能恢復爲前提。

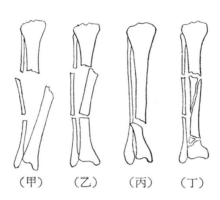

（甲）　　（乙）　　（丙）　　（丁）

圖 4-134　不穩定形態之脛骨骨折

（甲）橫斷或短斜線狀之骨折線，最初移位很大，表示骨間膜嚴重破裂。

（乙）有移位之節斷性骨折。

（丙）脛骨中、下三分之一交界處斜向骨折，但腓骨完好，常產生內翻彎曲畸形。

（丁）粉碎性骨折，有嚴重軟組織損傷。

2.非手術方法之治療法：

(1)閉鎖式復位及石膏外固定

　　多半的脛骨骨折都可用閉鎖式復位及長腿石膏筒 (long leg cast) 來治療。輕、中度移位的閉鎖性骨折，多半可使用徒手操作成功地達成閉鎖式復位及石膏外固定治療。 如不須太多的徒手操作 (manipulation) 復位，或病人不會太疼痛時，則可肌肉或靜脈注射些止痛、鎮靜劑如 demoral 等即可。但在小孩，預期困難復位或已失敗之病例，

最好使用全身或半身麻醉，一方面可使肌肉放鬆，另一方面也可達到良好的止痛效果。

施術時，病人平躺在手術枱上，讓病人患側大腿外展且膝部彎曲，小腿懸垂於枱子邊緣。這樣小腿本身的重量就有牽引的作用，同時也方便醫師的復位操作動作。如須增加牽引力量時，可抓住踝部向小腿縱軸方向加力牽引，或懸掛重量於足踝部。如此通常都可達到滿意的復位，但要特別注意，是否有旋轉性復位不正，此時，可利用第一、二趾間，往臍骨中央至腸骨前上崤連成的直線，或對側小腿來作參考比較來校正之。如復位良好，則維持牽引並穩定住位置，由助手打上石膏。石膏可分兩段打上，首先施於由脛骨結節至足趾之小腿部分，要注意足弓、內外踝、脛骨前部等均要仔細地把石膏平整伏貼地模製好（molding）。小腿石膏完成並乾涸後，就可把膝部伸展至彎曲0至5度之位置，小腿放於手術枱上，再繼續打大腿部分的石膏。此時骨折之位置有無旋轉性位置不正等情形，仍要繼續注意及再行檢查。同時石膏必須與兩側脛骨髁、腿骨及股骨髁、股四頭肌等部位密切貼合，以防止日後骨折處之旋動。大、小腿二段石膏在膝部之接合處，也必須夠厚，以免石膏斷裂。

如經照像顯示，復位不十分理想，或是再錯位時，可以考慮使用石膏楔形切開術（wedging）以矯正之。施術前要先計畫週全，通常要等第二天石膏完全乾了以後再做（如圖4-135A, 4-135 B）。通常使用開後再以石放式楔形切開較好，即使用一小塊石膏或木塊填塞所形成之開口，然膏包裹整個區域及照像檢查。如使用閉鎖式楔形切開時，要特別小心皮膚是否會受到石膏之壓迫而產生壓力瘡的危險。許多醫生在復位不理想時，都喜好重新復位並換上一個新的石膏，甚至有人乾脆就改換成手術治療。但是我們不應忘記楔形切開這門石膏技巧。因

為在有些選擇性之病例，這種方法是非常有效的。譬如在某些不易維持復位的骨折，復位後仍然有一或二個方向的彎曲 (angulation) ，最適合使用這種方法。

作楔形切開之部位。Dr. Böhler (1956) 及 Charley (1961) 主張作於兩端斷骨長軸之交點處；但 Dr. Watson-Jones 認為作在骨折處。一般說來， 如果骨折兩斷端長軸之交點如離骨折部位很遠， 則還是在骨折處作楔形切開較好。切開點之定位可用金屬記號放於石膏外，照 X 光檢查以確定 。 Böhler 建議採用之開放式楔形切開術是在凹側 (concave side) 切開， 而凸側尚餘一點石膏不要切斷，當作支點，造成楔形開口。理論上此法會造成過度牽引 (distraction) 的可能性。

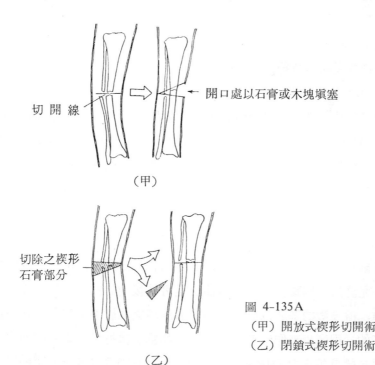

切開線

開口處以石膏或木塊填塞

（甲）

切除之楔形石膏部分

（乙）

圖 4-135A

（甲）開放式楔形切開術

（乙）閉鎖式楔形切開術

但它卻沒有閉鎖式楔形切開，有時會因皮膚或軟組織之壓迫而造成壓力瘡的危險性。

石膏乾涸成形後，立刻就要拍攝正後面及側面之X光片，以檢查矯正復位之情形。如復位情形良好，病人沒有特別疼痛及不適，同時確信病人能合作遵守醫囑並有人照顧生活起居，則病人可以返家。但應指導他（她）如何在不用患肢支撐體重下使用拐杖行走。告訴他如不行走時，應如何抬高患肢，並多讓腳趾作背蹠曲運動，以防腫脹。同時要告訴病人第二或第三天應該再來複檢，查看是否有血液循環的障礙及產生壓力瘡的可能性。也該告訴病人警覺到如有任何特異不適現象，應立刻前來複診。

當然，在開放性嚴重移位性骨折，或是無法合作，無人妥善照顧之病人，應予住院觀察及照顧較為妥當。次日或數日後再照X光檢查，以確知骨折復位後是否能維持住，石膏固定是否有效？

復位程度之判斷與決定：

斷骨復位之情形應以旋轉、彎曲、對位等骨科術語（如圖4-136）來記錄描述。良好的復位應該是在正後及側面X光照片顯示沒有旋轉及有限的縮短（shortening）及彎曲。雖然理想上如能達到完全解剖位置之復位，則能有最快的骨癒合及良好的功能與外觀恢復。但復位之程度該衡量為求達到更好復位所須付出的代價與現有復位程度對骨癒合、功能、外觀等影響。此尤其在處理困難的脛骨骨折、開放性傷口、有嚴重粉碎性骨折或骨缺損、老年人骨折等情況，某種程度的移位該是允許的。到底多少程度的移位是可被接受的？這都是人為訂出的標準，但多數的學者以為，①不應有旋轉之位置不正存在，如對側肢是好的，則應用來作參考比較對照。②為了保持膝及踝關節面之平行，以免體重等應力（stress）分佈的不均，日後造成退行性關節炎。

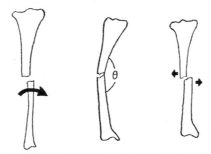

（甲）旋轉，兩斷　　（乙）彎曲，　　（丙）移位（apposition）
端之寬度不一致　　以角度表示　　以骨骼寬度之百分比來描
　　　　　　　　　　　　　　　　述

圖 4-136　復位情況之描述及記錄

Dr. Nicoll 提到不能有10度的彎曲，但 Dr. Leach 卻認爲內、外翻
（varus & valgus）不可超過 5 度，而前、後方向之彎曲，則不能超過
10度。③在外觀上，內翻彎曲要比外翻好，同樣後彎不但在外觀上比
前彎好，同時也不會造成足部背曲受限。④當然，眾所週知，移位愈
少，斷骨接觸面積愈大，則骨癒合越快。但如復位在旋轉及彎曲沒有
問題下，只要移位50％以下卽可接受。⑤不論在復位或打石膏時，均
應儘量利用健側肢來對照，儘可能要達到兩邊對稱之外觀。⑥應儘可
能避免因彎曲等因素造成的縮短（shortening）。如粉碎性骨折及骨缺
損等情況，也不希望超過一公分以上的縮短。同時更不可有過度牽引
的現象，因爲卽使有 0.5 公分的過度牽引，也會使脛骨骨折之癒合延
長到 8–12 個月（一般平均四個月）。⑦良好的功能恢復及骨癒合是
我們治療的最高目標，因此治療時，每一個病人須單獨考量，以決定
可接受復位之程度。

　　打石膏後之處理：

　　在1950年代，治療單純的脛骨骨折，就是在膝部微彎的位置打上

長腿石膏筒。病人使用拐杖下床行動，但患側不支撐體重。10週以後，如骨癒合得很好，則可換上膝部不必彎曲之新石膏，讓病人部分支撐體重，直到骨折在臨床上及X光片上癒合爲止。

而自1956年 Dr. Böhler 及 1961年 Dr. Dehne 等提倡的早期支撐體重 (early weight bearing) 之石膏固定治療方式，目前已逐漸廣爲採用而風行。其方法是膝關節伸直，打上長腿石膏，在頭 48 小時後，卽可讓病人作股四頭肌運動及伸直抬腿運動。並鼓勵病人盡其可能地逐漸使用患肢，支撐體重。通常到第10至16天時就可支撐相當的重量，到了二至四週時，多半之病人就可支撐全部的重量。

骨折之位置是在復位後之立卽及 7 到10天後，拍攝X光片檢查。如位置維持良好，則鼓勵病人依自己忍受之程度逐漸增加負重。在兩週以後，要再檢查石膏及斷骨之位置，如果石膏有破裂或鬆大的現象，則須另換一緊貼的石膏。如此一直繼續治療到臨床及X光顯示已癒合爲止，石膏也可加上骨折鞋或足跟以利行走。

雖然沒有正式的研究報告，大多數學者的經驗都認爲早期負重可以促進斷骨之癒合，但其最大的好處，還是在於預防因外傷及長期固定後，引起軟組織的後遺症，譬如它可減少肌肉萎縮、肢體水腫；同時當石膏折除後，關節迅速地就能恢復運動範圍，可以減少復健所須的時間。

(2)短筒石膏或支持架

自從1967年起，Dr. Sarmiento 更率先改良了中國式夾板的觀念而倡導使用膝下石膏 (below knee cast) 來治療脛骨骨折。其使用的時機是當使用長腿石膏筒 4 至 8 週以後，當骨折已有相當程度的穩定性，且沒有什麼疼痛時換上。使用之好處是讓病人更舒適，可讓膝或踝關節早期活動，也方便坐下。因爲通常在使用長腿石膏筒後，膝踝

關節運動之恢復及活動多半不成問題。因此短筒石膏或支持架之主要
價值在使用於老年人，多處或兩側脛骨骨折之病人。唯在應用之時，
一定要有很好的石膏技巧，打石膏時須模製得非常貼合。尤其在脛骨
髁、臏靱帶及臏骨處。膝膕處也不能有壓力，同時脛骨前內面也應力
求平整，整個石膏在橫斷面看，是個基底在後、尖端向前的三角形。

　　另有各式之短支持架，其踝關節亦可活動，使用的時機也大致相
同。

　　(3)石膏包骨針法(pin-in cast method)，

　　在某些中度或嚴重的脛骨骨折，如僅使用石膏治療，不易維持住
復位。此時，可先用 steimann pin 穿過骨折之上、下兩斷端，再行復
位，之後打石膏,連骨針一塊裹住即可維持滿意的固定。(如圖4-137)

　　這種方法早在1956年 Dr. Böhler 即提出報告，但直到了1974年
Dr. Anderson等人提出報告,才使其發揚而更普遍化。操作之方法爲病
人使用全身或半身麻醉，然後使用二支至 $^3/_{32}$ 至 $^4/_{32}$ 吋的 steimann pin
打在近側端骨上，一支在脛骨粗隆之正下方，另一支則靠其遠端25至
40厘米，　但要避開骨折處，　以防止旋轉性不穩定。　在骨折之遠端骨
上,也使用一或二支 steimann pin, 這時要小心，不要傷及前腔腔內的
神經血管。骨折針打好了後，就讓小腿懸垂於枱子邊緣，由於上了麻
醉，可有很好的肌肉鬆弛，同時遠端骨上之骨針也可接上牽引弓作很
有效地牽引。因此較易達到好的復位。當復位滿意後，手術者維持住
位置，助手則把石膏由足趾打到脛骨粗隆處。如有需要，等石膏乾涸
後，還可延伸到大腿上，但使用此方法通常只要用短腿石膏筒就足夠
了。

　　通常石膏打四至六週，讓骨折處比較穩定後，就可拔除骨針，換
上長腿石膏筒，讓病人開始逐漸支撐體重，直到骨折癒合爲止。一般

時，骨針處會有些許刺激，引起發炎現象，但當骨針移除後，多半都不會有問題。

(4)牽引 (traction)

自從外固定器風行起來後，牽引治療的方法則很少使用了。但是在有些特殊情況下，仍然可以採用這種方法，例如在嚴重軟組織傷害，但又不適合使用或沒有外固定器時。

使用時是在脛骨遠端或跟骨上，打一支 K-wire 或 steimann pin，然後將患肢放於 Braun splint（或 Thomas splint 或 Böhler frame）上，有時可在小腿後面，由足趾到膝上使用一片石膏，病人可以感到更舒服。在開始時，可使用 7 至 10 磅牽引，並於 24 小時後照 X 光檢查位置，並作須要的調整。當骨折已復位良好時，則減爲 5 至 6 磅以維持位置，並防止過度牽引。一般要三到六週後，骨折處就會比較穩定，此時再換上長腿石膏筒固定。

牽引也可暫時使用於因脛骨骨折，造成前腔腔症候羣時。某些脛骨平臺 (tibial plateau) 骨折時，無法用內固定達成牢固之固定，卻又希望早期讓關節活動，亦可考慮使用牽引。

3.手術治療：

(1)骨髓內釘 (intramedullary nailing)

骨髓內釘之治療脛骨骨折，雖然不像在治療股骨骨折那樣必須及風行。但是如果考慮採取手術方法治療脛骨骨折時，骨髓內釘仍應爲優先考慮的對象。其主要爲施於脛骨中下段，骨髓腔較均勻狹窄部位的橫斷、短斜形、或甚至於單側蝶形粉碎性之骨折 (unicortical butterfly)。因爲它爲負重分擔 (load-sharing) 性之骨材。當骨癒合，拔除骨材後，不會有再骨折的危險。同時如果能使用閉鎖式打釘術 (close intramedullary nailing)，不但可減低手術創傷及手術感染率，

甚至於由於研磨之骨屑沒有移除，更可促進骨癒合。

　　基本上，施行骨髓內釘治療手術，可分為兩類：第一類為 AO 派所倡導的方法。其法骨髓腔必須經過研磨 (reaming) 後，再打入型號最適當的三花型骨釘 (clawflower nail)。其著眼點在於磨平骨髓腔內之不規則面，以便能打入可能之最粗骨釘，以提高固定之穩定度，同時由研磨器的大小選定出型號最適合的骨釘，因此不易發生在手術中骨釘卡住，進退維艱的併發症。第二類是不須經過研磨，卽打入之各式骨釘，如較細的 kuntscher nail, lottes nail, ender's nail 等，其優點在於簡化手術方式及所須的器械設備。但是如勉強打入較粗之骨髓內釘時，有骨頭劈裂或骨釘卡住的危險性。如使用太細的釘子，則固定之穩定度會不夠。因此在有疑問的情況下，可以考慮輔加輕便的石膏筒或支持架等，才能得到良好的結果。開放性骨折之立卽使用骨髓內釘治療一般是禁忌的，最好在延遲縫合傷口 (deleyed primary closure of the wound) 癒合後，再用延遲的閉鎖式打釘術 (delayed closed nailing) 來治療。

　　① AO 派骨髓內釘術（如圖 4-138）

　　病患平躺，可用一特殊腿架以利手術在臏骨（肌）腱 (patellar tendon) 上作一大約五公分長之切口。將臏骨腱中央縱形分開，而於脛骨結節 (tibial tubercle) 正上方，膝脂肪墊 (fat pad) 前方之脛骨處，卽是打入釘子之處。在此用一鑽子，先把脛骨皮質部鑿一個洞及一個孔道，此時要注意其方向應與脛骨縱軸方向一致。以 3.2 厘米之導引針 (guide pin) 放入此孔道。然後閉鎖式徒手操作復位，使導引針能通過骨折處，並直達遠側端骨之軟骨下骨 (sub-chondral bone)。如果在復位放置導引針，有困難之情況時，可以先用一支 8 至 9 厘米之 Küntscher nail（康氏骨釘）放於近側斷骨之髓腔內，來幫助操作

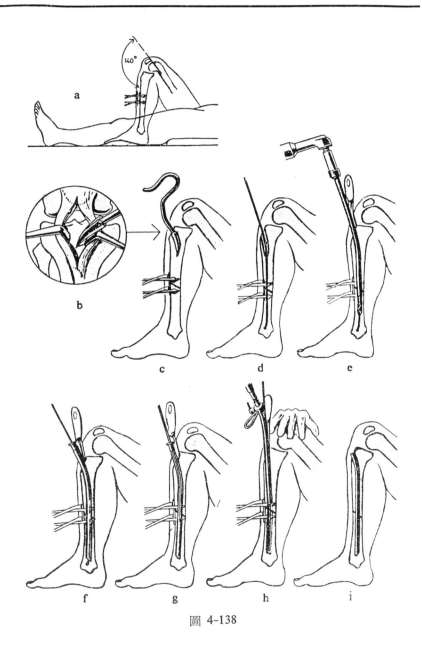

圖 4-138

圖 4-138　脛骨·骨髓腔內打釘術之步驟:

    a、距脛骨前嵴外側 1 公分，作 8 至10公分長切口，顯
      露骨折予以復位，並使用鋼板及骨鉗維持復位。
      再在關節平面之髕靱帶處作 5-6 公分長橫切口，屈
      膝130至140度，足平放於手術臺上。

    b、於髕靱帶中央縱行分開，放置自動牽引器，在脛骨
      結節之正上方薄皮質骨處以骨鑿挖個孔。

    c、轉動骨鑿，使尖端先向後，再沿脛骨長軸方向鑽進
      骨髓腔內。

    d、插入 3mm 之導引針，其彎曲尖端朝前，以X光核
      對其位置及插入的深度。

    e、以可曲性研磨器套在導引針而對髓腔進行研磨，每
      次可以增加 0.5mm 直徑以逐漸把髓腔研磨均勻平
      整。

    f、研磨完畢後，插入塑膠髓腔管，並拔除導引針，以
      林格氏液沖洗髓腔至乾淨為止。

    g、插入 4mm 粗之導引針。

    h、拔除髓腔管，並慢慢地打入與最後使用研磨器同樣
      直徑大小的脛骨釘，使用錘子敲入髓腔。

    i、除去骨鉗，鋼板，導引針。旋上扣打器，用 800 克
      錘，輕敲髓釘，使其尖端深入遠側骨之骺端，其近
      端與皮質孔相平齊。
      核對復位的準確程度及旋轉穩定性，若骨折有間隙
      用拳敲擊股骨或將膝關節伸直而敲擊足跟，再核對
      髓釘。用林格氏液沖洗釘及傷口並縫合之。

復位。如放好導引針後，則須打入釘子之長度可由放入導引針之長度
多少而輕易得知。

　　接著使用可曲性研磨器 (flexible reamers) 接上電動工具，順著
導引針放入骨髓腔內， 將髓疼內不規則部分研磨平整一致 。 一般說
來，研磨器之使用，由細至粗，每次可以換成大 2 厘米者，直到適當

之大小爲止。通常研磨之主要部分是脛骨最狹窄之部位 (isthmus) 而脛骨遠端近骨骺之海棉狀骨部位，可以不必研磨。

研磨好後，卽可準備打入釘子，使用釘子之大小應與最後使用研磨器之大小相當。可將釘子連接於打入器上，套在導引針上慢慢敲入，此時要注意釘子應順著脛骨縱軸之方向，如果釘子太向後之方向打入，則脛骨後皮質部 (posterior cortex) 有被貫穿或碎裂的可能性。當然使用透視鏡下操作是最安全的方法了。敲入釘子時不可有絲毫阻力或勉強，否則易有釘子卡住或脛骨碎裂的併發症。在有疑問時，應重新研磨及檢查。同時打入釘子時，牽引也應放鬆，以使骨兩斷端相互緊靠 (impaction)，這對於旋轉性之穩定度 (rotational stability) 非常重要。

釘子打入後應該只留一點露在外頭。此時以大量生理食鹽水沖洗釘子打入處，並按一般方式縫合傷口。

手術後照顧：

因爲骨髓內釘是一種負重分擔式之骨材，因此在脛骨中三分之二之骨折，且骨折線爲橫斷，短斜形及沒有粉碎性之情況下，不須再外加任何保護。就可讓病人使用拐杖，逐漸完全負重，通常在 3 至 6 週後卽可達到，也不會有短縮之危險。當然，在不穩定性骨折手術後，則須延遲負重，並使用石膏夾板或石膏筒保護一段時間。

②不研磨打釘術 (non-reaming nailing)：

使用 Lottes 氏釘卽採用此法，三軍總醫院1978年邵克勇醫師等報告 65 例使用 Küntscher's nail 治療；1984年林柳池醫師報告 33 例以 Ender nail 治療也都有良好的效果（圖 4-139 A 和 4-139 B）在手術之前，應先測量好釘子之長度，一般由健側肢體之脛骨結節量至內踝，卽爲所須使用釘子之長度，同時也須由 X 光片上正、側面攝影顯示骨

髓腔之寬窄先預估該打入釘子之粗細。

　　手術時之一般注意事項與 AO 派之打釘方式雷同，但亦可由脛骨結節內一指幅處作縱形切口，而曝露脛骨上端內側，但不進入關節腔內，在脛骨結節內側。亦同 AO 派方式使用骨鑿打洞，然後放入導引針於近端骨之骨髓腔內。此時則依復位之困難度及實地情形行開放式或閉鎖式復位，然後將導引針通過骨折處達到遠端骨之髓腔內。如使用 Küntscher nail 時，則可將已預定好長度及粗細之釘子套在導引針上打入骨髓腔內。要注意的是使用骨鑿時之方向要正確，同時當每次敲擊釘子時都應能順利前進。如果不然的話，則表示釘子之粗細不當或入釘之方向有偏差，應該立卽退出釘子，再作檢查。而使用 Lottes 釘時，因爲沒有導引針，所以如果釘子打入遠端骨有疑問時，應考慮使用開放式解剖位置之復位，以利骨釘達到理想之位置，同時 Lottes 主張在作脛骨打釘術前，先要切除一段腓骨，以促進脛骨之癒合。

　　⑵骨斷端間螺絲釘固定法（interfragmentary screw fixation）

　　脛骨骨折如須使用螺絲釘及鋼板來固定時（在骨髓腔寬大不規則處之近骨骺端之骨折，或粉碎性骨折），其最重要的部分是使用拉緊螺絲釘（lag screw）讓骨兩斷端加壓的固定作用（圖4-140A）。除非是在純粹橫斷形的骨折無法使用外，其他骨折一定要使用 AO 派之手術方式先作好拉緊螺絲之骨折端加壓（interfragmentary compression）。如爲螺旋狀或長斜形之骨折，其骨折線長度大於脛骨直徑之二倍時，則只用此種方式之固定卽可達到牢固之固定。否則在使用解剖位置之復位及拉緊螺絲釘骨斷端加壓後，仍須加上穩定性鋼板（neutralization plate）來保護螺絲固定之效果。

　　使用拉緊螺絲釘來作骨斷端間加壓，是產生靜力之加壓（static compression）之效果，來增加兩個骨斷端間緊密的接觸與磨擦力，因

而可以減低骨折處所承受的應力（stress），　而造成骨折癒合之有利環境。因使用之情況與部位不同，AO 派有各種不同之螺絲釘（如圖4-140 A）使用之要點是，　在皮質骨部分不可使用海綿骨螺絲釘。其次要注意的是在近端之骨皮質部，其鑽孔一定要大，不可讓螺絲釘之螺紋吃住，　而妨礙了釘子滑動的功能（因此近側孔稱爲滑動孔（gliding hole））而對側孔則須吃住釘子的螺紋稱爲螺紋孔（threaded hole），一般 AO 標準的皮質骨螺絲釘是 4.5mm，但較小的骨則使用 3.5 或 2.7mm 的螺絲釘。

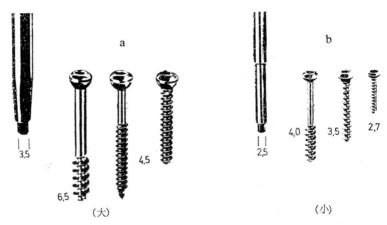

圖 4-140A　　AO 派各種大小不同之螺絲釘，大、小、中依次爲海棉螺絲、踝螺絲及皮質螺絲釘。

手術前應該有很好的術前計畫。對側正常的脛骨應該照一張X光片，　然後用透明紙將它的形狀描下，　再將骨折斷裂的情形描印在其上。如此則可明顯看出骨折之形狀及部位及決定出應打螺絲釘及鋼板之方式。有術前計畫則在手術時即可減少許多作決定的時間。

爲了得到骨斷端間加壓之均勻，螺絲釘必須打在兩個骨斷端之正

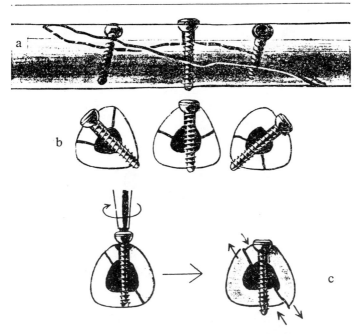

圖 4-140 B　使用拉緊螺絲釘固定時，理想之位置是穿過兩個骨斷
　　　　　　端之中央（a、b），若非如此，則旋緊螺絲釘時，
　　　　　　會有錯位之可能性（c）。

中央（如圖4-140 B），如此也不會因旋緊螺絲造成復位之變動。如果
釘子垂直骨平面打入，在縱軸負重（axial loading）時可對骨折處加
壓，但卻無法達成很好的骨斷端間加壓。反之如果釘子以垂直骨折線
之方向打入時，雖可達到很好的骨斷端間加壓，但在縱向負重時，卻
會引起錯位。因此一般是採取折衷的作法，是以垂直骨長軸和骨折面
兩線的夾角之中點作為螺絲釘應打入之角度（如圖 4-141）。

　　至於打釘之方式則可因近側骨（near cortex）端之大小、斷裂之
形狀等不同而先作好滑孔或螺絲孔，可由內向外或外向內作孔（如圖

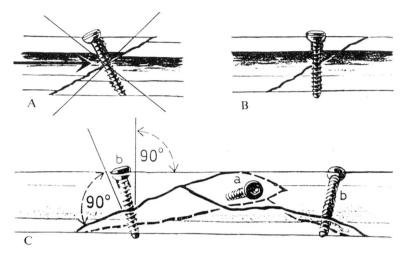

圖 4-141　螺絲釘若垂直骨折線，可得到最好的骨兩斷端間加壓，
　　　　　但在軸向承重時，兩斷端間有有滑動失去復位的可能。

4-142)，詳細方法可以參考 AO 派內固定手冊。

　　造成使用此法失敗的因素有一、沒有加上適當之鋼板來保護所達
成的復位及固定，二、內固定技術有問題，固定不够牢固或因骨折粉
碎太厲害而固定時剝離又過多，因此應依各種情況採用不同方式的拉
緊螺絲釘加壓技術，並盡量減少骨膜外剝離以減少血液循環之受損。

　　(3)鋼板固定 (plate fixation)

　　使用鋼板來固定脛骨骨折，仍然是個有爭論的主題。AO 派主張
使用骨斷端間加壓螺絲釘及鋼板固定骨折可以得到解剖位置之復位，
及原發性骨癒合 (primary bone union)，進而達到早期肢體活動及功
能恢復。此法風行於瑞士、德國等歐陸國家。但是美國、加拿大、英
國等國都流行使用閉鎖式復位及早期功能性支撐體重的方式來治療，
以企避免外科手術造成的併發症。

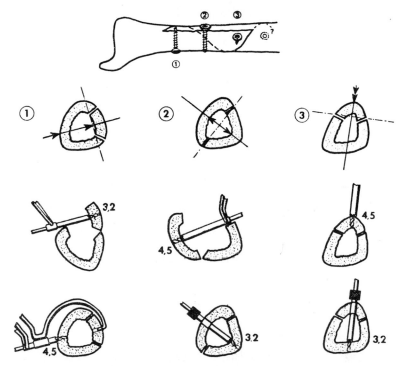

圖 4-142　在不同的情況下，可用不同的方式打入拉緊螺絲釘：①由內向外，先作出螺孔②由內向外，先作出滑孔③由外向內，先作出滑孔。

　　雖然鋼板之使用可以分成靜力加壓 (static compression)，動力加壓（張力帶）(dynamic compression or tension band plates)，穩定性 (neutralization) 及支持性 (buttress) 等四種不同功能。但是在多數脛骨骨折時鋼板僅應當作保護拉緊螺絲釘之固定而施行穩定性之角色。如果只單獨使用壓力鋼板，其只能提供縱軸方向之加壓，是無法達到牢固之內固定。當然，在特殊之情況下，如近骨骺端之粉碎性骨折，鋼板可發揮支持性之功能，以維持骨頭之長度及形狀。在骨幹

部分極度粉碎之骨折或骨缺損時，亦可使用支持性鋼板，但這些情形下，都應該加上骨移植術及適當之石膏、支持架等的固定保護之。

一般說來，閉鎖性骨折少須使用鋼板固定，而橫形或短斜形之骨折有必要時，亦多半可以考慮使用骨髓內釘治療，唯有在第Ⅱ或第Ⅲ度開放性骨折，有骨缺損當傷口沒有問題時，可以鋼板來維持位置及促進植骨術之成功，是很有價值的方法。當然考量情形，使用外固定器亦可達到同樣的目的。

治療脛骨幹骨折時，多半都要把鋼板稍微彎曲或扭曲以順應脛骨幹之形狀。這時可先用一片可彎性的模板 (malleable template) 依脛骨之形狀塑製後，鋼板再依照此模板之形狀使用彎曲器來塑形。

在橫斷形或短斜形之骨折，有時可以把鋼板預彎 (pre-bending) 以達到均勻靜力加壓的效果，（圖4-143）。其法是在張力器 (tension device) 對側，最近骨折處，打一根吃住兩邊皮質骨的螺絲釘，張力器是使用單側皮質部之螺絲釘即可，當張力器拉緊時，就可使得單側的加壓變得較均勻的整面加壓。一般建議應該使用八個洞的鋼板，其中間螺絲釘吃住兩邊皮質骨，而最外兩端則吃住一側皮質骨即可。換句話說，要達到好的固定則最低限度，骨折之每邊最少要吃住五處皮質骨。

在粉碎性骨折時，多半爲先使用骨斷端間拉緊螺絲釘之固定達成解剖復位後，再加上穩定性之鋼板以保護之。但在橫斷或短斜向之骨折時，則可先使用鋼板固定行縱軸向之加壓，然後再加上骨斷端間之拉緊螺絲釘固定。

(4)外固定器 (external fixation)

外固定之治療脛骨骨折於十九世紀末葉逐漸盛行，但因設計及使用上之不夠成熟。因此毀譽參半，使用熟練的醫生有很好的效果，生

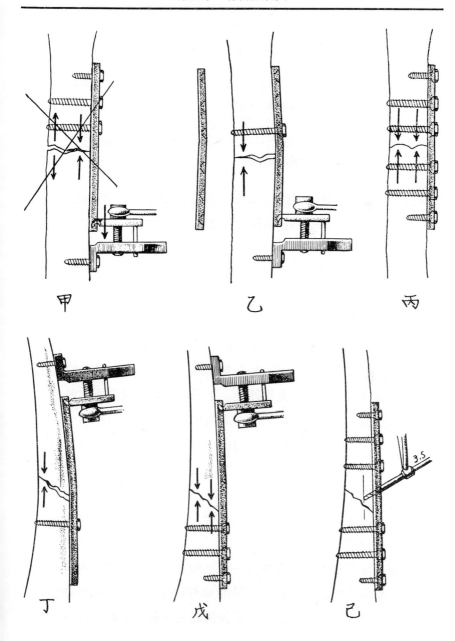

甲　　　　　　乙　　　　　　丙

丁　　　　　　戊　　　　　　己

圖 4-143　鋼板之預彎（pre-bending）

　　　　（甲）沒有預彎的鋼板，在軸向加壓後，會造成不均匀
　　　　　　　的的壓力。

　　　　（乙）、（丙）橫斷形之骨折，使用鋼板預彎以達到均
　　　　　　　匀靜力加壓的效果。

　　　　（丁）、（戊）短斜形之骨折使用預彎加壓。

　　　　（己）在短斜形之骨折，應該盡可能使用，拉緊螺絲釘
　　　　　　　作骨斷端間加壓。

手都會產生許多併發症如針孔發炎、感染、骨髓炎、不癒合等。從
1950 年代起，美洲大陸卽漸漸放棄使用，而歐陸之骨科醫生卻鍥而
不捨地不斷在設計，操作上改進。因而使得外固定器再度風行起來。
大致說來，目前各家使用的外固定器均著眼於運用之靈活性與穩定性
（versatile & rigidity）有所改進。最盛行的有經Vidal 改良的 Hoffmann
外固定、AO 式外固定等。

　　外固定器使用最常的適應症爲脛、腓骨第三度之開放性骨折。如
有伴隨之血管神精損傷，或腔腔症候羣時，骨頭的穩定性非常重要，
該考慮使用外固定器。嚴重粉碎性、不穩定的閉鎖式骨折，無法使用
傳統的內固定，石膏外固定及牽引方式來治療時，亦可採用外固定器
來治療。某些場合在僅使用少許內固定時也可使用外固定器來加強穩
定性。反過來說，如果是穩定性還好，且沒有太嚴重的軟組織損傷之
閉鎖性或開放性骨折是不應當使用外固定來治療。應優先考慮使用傳
統的方法，因爲這樣可以避免針孔感染，釘住軟組織，傷及神經血管
組織，不癒合等併發症。

　　施用外固定器時，一定要依一般手術之標準在開刀房內實施，要
嚴格遵守無菌技術。如果要打多枝針（pin）時，在手術前有很好的準
備及計畫。在X光片上，可先依骨折斷裂之情形擬定好想打外固定之

部位及固定架之形狀。如果對外固定器之使用或所需架設之形狀尙不熟悉時，則應在手術前先行組合，以檢查是否有器材之缺漏及增加熟練度。爲達到相當的穩定度，一般每組是三枝針，同時其愈靠近骨折處，其穩定度愈好，但是以不觸及骨折處及骨折血腫爲原則。一般都要距離骨折處一英吋左右，以往使用全針（full pins）較多，因其穩定性較好。但現在認爲在脛骨前，內側以六十度交角打上兩組半針（half pins）的卽可達到相當的穩定度。因爲如此可減少血管神經及軟組織受傷的程度及可能性（圖 4-144）。

　　打針的時候，通常是靠近骨折處的最先打，其次打入距離骨折處最遠之骨針，最後才打入中間的骨針（圖 4-145）。通常打入的位置爲導引器（pin guide）上標記 1.3.5 的地方。所有的骨針應先以比其

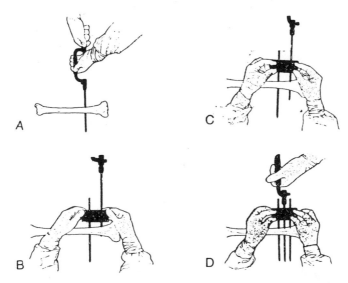

圖 4-145　打骨針之順序
　　　　先打入一組骨針兩側之骨針，則中間骨針必然位於正確
　　　　位置。

直徑略小的鑽頭預鑽（predrill），以方便打針及避免因過熱造成之骨壞死。同時亦要以尖刀作適切之皮膚切口以避免任何皮膚及軟組織之張力。骨針打入之方向在任何平面上均須與脛骨面垂直，最常發生的錯誤是把骨針打在太偏前側皮質骨厚且堅硬的部分（如圖 4-146）。如此會導致打針時之過熱而甚易造成骨壞死（bone necrosis）。此外對血管神經束的位置也應充分瞭解，例如對脛骨後方之軟組織任意穿刺卽是十分危險的。當骨折之兩端骨頭各安置好一組骨針以後，卽可將骨針與萬向關節(universal ball joint) 及桿 (rods) 連接起來。當然此桿愈靠近肢體，則穩定度愈好，但是仍要留出相當空間，以利觀察傷口，更換敷料及預留再腫脹之空間。當骨折復位良好時，則把連桿各關節鎖緊。如爲橫斷形或短斜形骨折，通常在骨折處還要加上壓力（compression），以增加固定之穩定度，同時促進骨折之癒合。最後當所有架子組合完畢後，還要檢查所有打入骨針的地方，如果發現有任何皮膚或軟組織有張力（tension），則應切開放鬆以防壓力壞死。

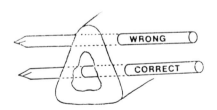

圖 4-146　脛骨骨針應避免打在前側皮質骨厚且堅硬之部分，以免
　　　　　遭受大的阻力產生高熱而引起骨壞死及感染。

術後照顧：

　　術後最初幾天，可在骨針四周圍裹上厚的紗布，以減少皮膚軟組織與骨針間之移動，而引起骨針孔感染。如預測會有嚴重的腫脹，則

在外固定架內及周圍多塡些敷料，然後將肢體與外固定架一起用彈性繃帶包裹起來。同時把肢體抬高至心臟10公分左右的位置，以減低腫脹。因爲在架上，踝關節有蹠屈的傾向，而且如不注意跟腱很快就會有短縮的現象。因此一定要用一個有彈性的足背曲支持架（elastic dorsiflexion foot support）來維持踝關節的位置。同時要讓病人早期做踝關節、足、膝關節的活動。固定部位的肢體也要作肌肉等長性運動（isometric exercises）。良好的骨針孔（pin tract）照顧，對預防針孔感染十分重要，因此在未出院前，即要訓練病人如何自行照顧骨針孔。最重要的是，每天要用雙氧水或生理食鹽水棉棒將骨針、皮膚交界處之結痂清除掉，以防止分泌液由針孔流出之阻塞、存積及感染。同時不要過分使用該肢體，以減少骨針對骨骼之壓力及骨針與軟組織，皮膚間之移動。當然最重要的就是病人要有警覺性及與醫生保持合作、連繫。如有任何紅腫等異樣，則應該立刻通知醫生。作抬高、休息，使用抗生素或切開引流等適切之處理。

　　使用外固定器最大的問題，就是骨針孔感染，有的人報告可高達40～100％。其主要的原因爲打針技術的不當，不良的骨針孔照顧或外固定器使用超過六週以上。當有感染發生時，如果骨針仍然穩固，則可能只要將肢體抬高、休息，作切開引流或使用抗生素即可。但如在X光片上發現骨針孔有鬆動的象徵（如圖 4-147），則立刻要拔除鬆動的骨針。如穩定度受影響時，則要在其他部位另行打上骨針。其次則爲延遲癒合的問題，其多半因爲外固定器限制了骨斷端間之加壓（compression）或靠攏所致。因此一般希望在六週內，皮膚、軟組織癒合得不錯，骨折處亦有相當穩定度時，拆除外固定器，以石膏或支持架等讓病人逐漸使用肢體支撐體重。如有必要時，亦可改換成內固定器或使用骨移植術。總而言之，外固定器之使用，主要是爲了皮膚

及軟組織，如這些問題解決時，則應儘速去除外固定器，以減少併發
症及提升治療的結果。

VIII.　併發症

對於脛、腓骨折之治療，可以產生許多併發症。當然，大多數是
因為骨折嚴重程度之關係，但也可因治療不當導致的併發症。最常見
的急性併發症有感染、皮膚及軟組織損失、神經血管受傷、腔膜症候
羣、及截肢等。晚期之併發症則有延遲癒合、不癒合、感染性不癒
合、癒合不正、關節僵直、外傷性關節炎、再骨折、晚期截肢等。全
身性的併發症則有脂肪栓塞症等等。

1.感　染

感染最主要是導因於開放性骨折，但有時也是由於內固術治療不
當引起。有時是到了晚期才表現出感染，但多半是急性感染，後來變
成慢性骨髓炎。致病菌種仍然是以黃色葡萄球菌（*Staph. aurcus*）及
鏈球菌為最多。但如病人有開放性傷口在醫院久住，且長期使用抗生
素時，也常會發生像綠膿桿菌（pseudomonas）等格蘭氏陰性之感染。

在急性感染期間，尤其是當有膿瘍時，一定要作早期的切開引流
手術。使用擴創術及沖洗引流的方法，清除所有感染及不具活性的組
織（non-viable tissue）。同時要作有氧及厭氧性的細菌培養。以及靜
脈注射高單位的抗生素，一般視情形都要給予三至六週，而有些病人
此後還要繼續使用口服抗生素。當骨折能達到癒合時，一般感染均也
容易控制下來。但當癒合尚未達成時，則常會造成感染性的不癒合
（infected non-union）。對感染性不癒合的處理是十分困難的，治療
感染當然是我們希望達到的目的。但是並不是有感染時，就無法達成
骨折癒合，如果我們能讓骨折癒合的話，對感染的處理也會大有幫
助。因此在急性感染一旦控制下來之後，立刻要考慮骨癒合的問題。

如果骨折沒有使用內固定器，而且穩定度不夠，則必須加強穩定度。有些病人可以打上長腿石膏筒或 Sarmiento cast 讓病人早期支撐體重，卽可成功。但如有嚴重軟組織問題，骨骼缺損或粉碎性骨折時，則須考慮使用外固定器來治療。外固定器可以提供良好的穩定性、除了維持良好的位置外，還可以同時進行骨移植術及其他重建手術，其使用可以維持到骨癒合爲止。

　　如果感染發生在使用鋼板及螺絲內固定的骨折，如果其沒有鬆動，則不須拔除。它們留在原處提供的穩定性反而有助於感染的控制，必要時可以加上海綿狀骨移植術，促進骨癒合及消除感染。如爲感染的骨髓內釘，而且其已鬆動，則可使用拔除骨髓內釘，並用較粗的研磨器（reamer）研磨來作擴創術，並置換一較粗的釘子以增加穩定性及消除感染。當然，在適切的情況下，當急性感染期過後，也可視需要使用內固定術來達到骨癒合，通常只要骨頭能癒合，則感染多半會自癒。

　　2.延遲癒合

　　以 Sarmiento 醫師的統計，脛骨骨折癒合的時間，大約是十六週加減四週。因此推算如果骨折在第二十週時，仍然沒有骨癒合現象時，卽可認爲是延遲癒合。其他醫師如 Nicoll 也同意這種標準。延遲癒合對脛骨骨折來說，是一個很常見的併發症，各家學者統計不一，大致佔骨折的 1～17%。

　　Souter 醫師因此建議，在 12 到 16 週時，如果仍未癒合，且骨斷端仍能活動時，一定要使用海綿狀骨移植術。雖然在此情況下，大多數的延遲癒合，最後仍能癒合。但是如果考慮到，其須要長期固定（immobilization），其要付出造成關節僵硬、肌肉萎縮、骨質疏鬆、延誤工作等不良後果的代價，則植骨術是值得採用的手段。換句話

說，骨科醫師應密切注意骨癒合進展之情形，必要時要立刻探取增加穩定度或植骨術等手段。如臨床上已穩固，但骨折線持續存在的情況，可以使用功能性支持架 (functional brace) 治療。而穩定度極差的骨折也應及早採行內固定術治療。

還有一個引起脛骨延遲癒合的因素，就是腓骨過早癒合或是腓骨未斷。尤其是發生在脛骨下段的骨折時，其妨礙了脛骨兩斷端的靠攏而造成延遲癒合。在此情況下，要及早注意到，而施行切除一段腓骨，並讓病人繼續使用支撐體重的石膏筒，通常即可成功，而對超過20週，但穩定的延遲癒合，如其位置良好，則只須加上骨移植即可成功，不須要重新打斷骨折處。

3.不　癒　合

如果預期不加任何處理，則不會再有任何癒合的進展時，稱為不癒合。大多數的不癒合是與骨折的形態有關。例如第三類脛骨之開放性骨折，有嚴重的移位，軟組織受損，甚至於血液供應之破壞等均會使癒合產生問題。其他的原因則有感染，使用牽引或外固定器治療時之不當過度牽引 (distraction)，穩定度不夠之外，或內固定，延遲支撐體重等等。

不癒合可以分為三類，卽增生性 (hypertrophic)，萎縮性 (atrophic) 及有一段骨缺損性三種。增生性的不癒合，其特性是在X光片上顯示出在骨折處之四周圍積聚許多骨痂，而產生有所謂「象足形」，「蘑菇形」「馬蹄形」等形狀。其乃因為骨折處之穩定度不夠，因此身體組織嘗試增加穩定性的努力而產生許多骨痂。換句話說，這種形式之不癒合，其癒合之生物性 (biological capacity) 甚佳，只是穩定度不夠。因此視其情況之須，給予適當形式之牢固內固定 (rigid internal fixation) 卽可奏效。反之，萎縮性之不癒合，在X光片上則看

不到骨痂，兩骨斷端也有變尖（tapered）、萎縮的現象，同時其骨斷端之骨髓腔爲密緻的硬骨（dense sclerotic bone）所封閉。諸種現象均表示該種不癒合是因爲血液供應不佳等因素造成之生物性低落，其癒合力差。所以這種形式之不癒合，除了要增加骨折之穩定性外，一定還要使用骨移植術才可。

目前對於使用電刺激來治療不癒合之價值，尚有許多爭論。因爲使用電刺激來治療的先決條件，卽是要有良好的穩定性，然而如有良好的穩定性，再加上或不加植骨術，多半的不癒合也可成功的癒合。因此關於此點，有待時間及進一步地研究來得到答案。

最常見的不癒合，是一個位置還不錯，且有相當穩定性的纖維性癒合（fibrous union），此時可以在側或後方，放上 phemister 式的植骨，再讓病人使用支撐體重之石膏行走，此方法對於在脛骨前方有傷口之感染性不癒合效果甚佳。如只要增加穩定性時，或有明顯之活動（gross motion），或位置不佳時，則須使用牢固的內或外固定，如可能地話，應優先考慮使用骨髓內釘，因爲其可讓病人術後立卽支撐體重。

對於節段性骨缺損之脛骨不癒合，則爲一個具有挑戰性的問題，各家使用之方法不一，有人使用脛腓骨之兩端融合術（proximal and distal synostosis），腓骨移植到脛骨上，直接大量的植骨術。但 Chapman 醫師認爲用螺絲釘作脛腓骨上、下端融合，再加以海綿狀骨植骨術、及術後使用支撐架有很高的成功率。

4.癒合不正（malunion）

癒合不正是一個不易定義的名詞，因爲並不是沒有癒合在解剖位置，就表示一定是不好的癒合，其不但要看病人，還要依肢體來決定，雖然許多病人是不滿意其外觀之不雅，但是癒合不正還是要以功

能作爲判斷之標準較好。

最常見癒合不正的問題，就是短縮 (shortening)，如果短縮造成兩腿長短不均之差，超過15毫米時，卽會引起症狀，而須使用鞋墊來矯正。因此，短縮的情況，不希望超過一公分。內或外翻彎曲 (varus or valgus angulation) 不希望超過10度。雖然，有些病人有 10度或更多一點的彎曲時，並無妨礙。但是有些專家認爲超過 10 度之內或外翻彎曲，長久下去會造成踝關節早發性的關節炎。向前彎曲要比後彎 recurvatum) 好些，向後彎曲畸形 10 度時，一般尙可接受，但如超過 15 度時，則會引起外觀及功能上的障礙。反之，前曲 10 度，在外觀上是不雅，但功能上都毫無問題。有時病人對旋轉性之癒合不正 (rotatory malalignment)會有很好的代償，內旋5度以上時，卽可明顯看出，如在10度以上時則不應該接受。外旋則比較能予接受，通常要超過15度以上時，才會引起功能上的問題。以非手術方式治療脛骨骨折時，輕微的癒合不正是常發生的，但是均不致於引起功能或外觀上的問題。唯預防重於治療，病人應該在骨骼癒合的整個過程中有很好地觀察與追踪，一旦發生不可接受的癒合不正時，則只有行切骨術 (osteotomy) 來矯正了。

5.神經血管損傷

這是一個容易引起醫療糾紛的問題。因此所有脛骨骨折之病人在初次檢查時，就應當有很好的血管、神經檢查，並作好詳實的醫療記錄。以確定血管神經損傷是受傷當時抑或治療中發生的。有時神經或血管損傷會不易鑑別，因爲血管受損也會造成感覺喪失、肌肉麻痺等現象，所以要仔細分辨。

最常見的神經損傷是腓總神經的牽扯性麻痺 (stretch palsy)，也就是在該神經繞過腓骨頸要分成深、淺兩枝之處。如爲部分麻痺，多

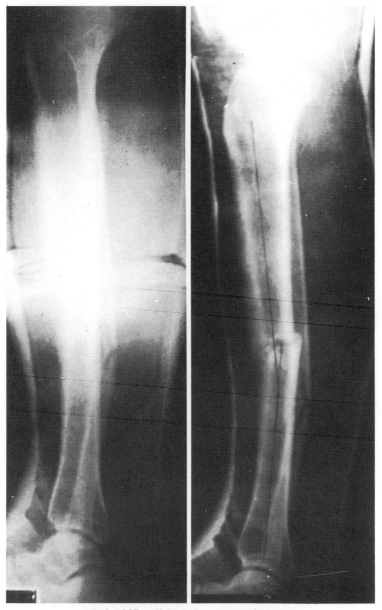

圖 4-135B　後彎十度，可以石膏之楔形
切開術矯正之。

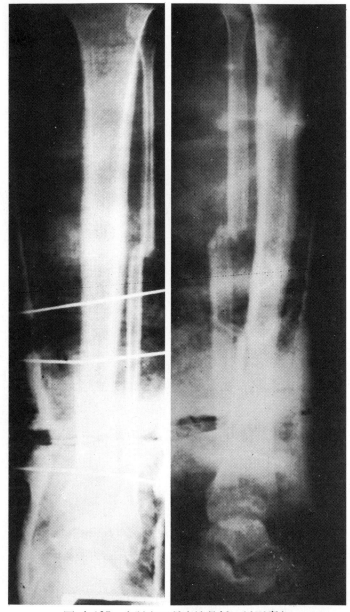

圖 4-137　在斜向不穩定性骨折，以石膏包
骨針法可增加固定之穩定度。

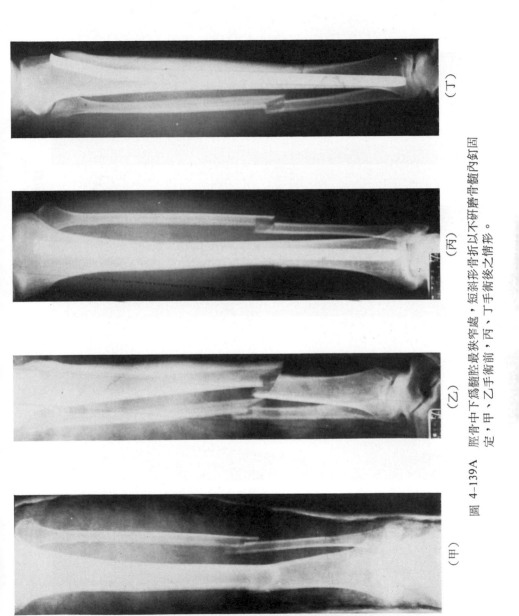

（丁）　　　　　　　　　　　　　　（丙）　　　　　　　　　　　　　（乙）　　　　　　　　　　　　（甲）

圖 4-139A　脛骨中下爲爲髓腔最狹窄處，短斜形骨折以不研磨骨髓內釘固定，甲、乙手術前，丙、丁手術後之情形。

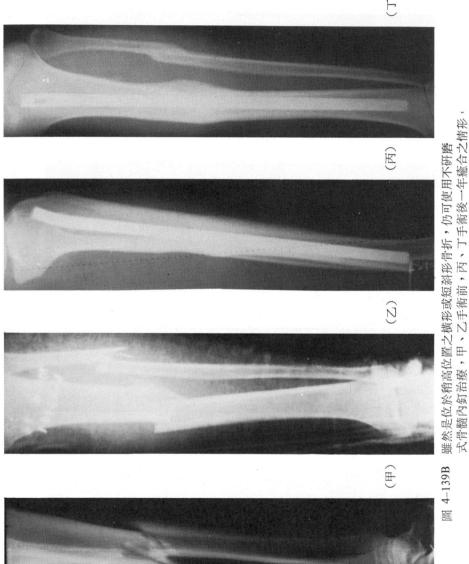

（丁）　（丙）　（乙）　（甲）

圖 4-139B　雖然是位於稍高位置之橫形或短斜形骨折，仍可使用不研磨式骨髓內釘治療，甲、乙手術前，丙、丁手術後一年癒合之情形。

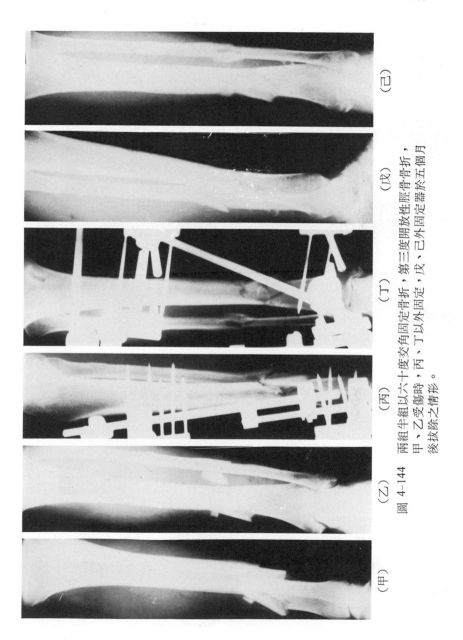

（甲）　　（乙）　　（丙）　　（丁）　　（戊）　　（己）

圖 4-144　兩組牛組以六十度交角固定骨折，第三度開放性脛骨骨折，甲、乙受傷時；丙、丁以外固定，戊、己外固定器於五個月後拔除之情形。

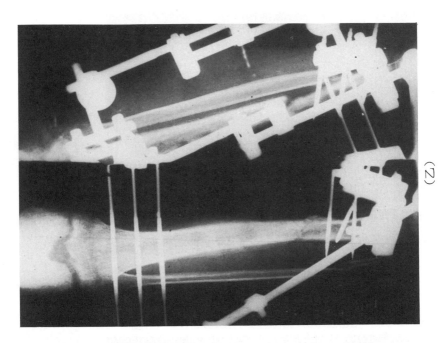

（乙）

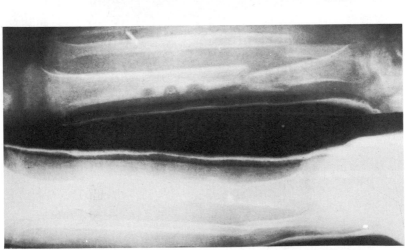

（甲）

圖 4-147　脛骨骨折，使用外固定器治療合併針孔感染及鬆動；甲，鬆動骨針拔除石膏固定；乙，使用外固定器，更換骨針部位後。

半能漸漸恢復，但是完全麻痺則預後很差。通常不須手術探查，但如在腓骨頸、腓總神經處摸到有血腫塊時，則需手術減壓。偶而有些情況是腓神經卡在高位的腓骨骨折處內，如持續性的腓骨頸無法復位且合併有腓神經麻痺，則要懷疑有此可能性。還有，就是當病人打上石膏筒後，應當經常檢查病人是否有腓神經麻痺，其最早出現的徵兆是第一、二指間皮膚 (the first web space) 的感覺消失或減弱，或伸蹠長肌之力量減弱。有此情況時，一定要立刻打開石膏筒作進一步之檢視。

脛骨骨折合併血管損傷，也是常易發生的問題，其通常是在脛骨上端血管三分叉 (trifurcation) 處，其可影響整個小腿的血液供應。惟有在八小時以內恢復血液供應，才能保持該肢體的存活。通常摸不到脈搏，但並無其他血液循環障礙時，則不須要作動脈攝影(arterio-grom)。如該肢體冰冷蒼白，並且感覺遲鈍，則多半表示有問題。在有懷疑情況下，則應施行動脈攝影檢查。但要注意的是，有時把骨折用閉鎖式復位後，即可恢復已扭曲的血管而恢復血液循環。因此在決定作血管攝影以前，要先復位，如發現血管破裂須要修補時，則應先修補血管，以爭取時間。然後才對骨折採取該用之固定，以保護修補的血管。

6.腔腔症候羣

腔腔症候羣是個非常重要的併發症，因爲如有高度的警覺性，則可預防或根治此症狀。否則可能會造成永久性的功能障礙，留下治療之遺憾。以國外之統計，其爲僅次於血管栓塞症以外最常發生的併發症。1982 年， Tscherne 醫師的報告指出，骨折治療引起的功能障礙(functional deficits)多半是由於沒有發現到的腔腔症候羣所引起。以往該併發症認識不清，且命名混淆，但目前已有充分的瞭解，1980年Matsen 醫師所下的定義可看出，有四個構成該症候羣的必須條件：

㈠一個密閉的空間，㈡其內的組織壓力增加，㈢造成組織內之血流量減少，㈣因而致使神經、肌肉產生功能障礙。

　　由以上的定義可知，造成腔腔症候羣有二種方式。第一是該有限的空間減小，此空間可由肌外膜（epimysium）、肌膜、骨間膜、皮膚，甚至於包裹的繃帶或石膏構成。因此在治療骨折的過程中，如手術關閉肌膜缺損、過分牽引、包紮太緊等，均會造成該空間的減少。第二種則是該空間內之容積增加，像出血、缺血後之組織水腫，血管外之注射等皆是目前已知之原因。腔腔內容積之增加與其內壓力的增加，並非呈直線的關係。1971年Whitesides實驗發現，當脛前腔腔的容積由110％增至140％時，其內之壓力只增加30％（45mm Hg），但如繼續由150％增至180％時，則壓力會由45mm Hg驟增至120mm Hg。因此，在許多有高危險性因素（high risk factors）的情況下，如血管損傷，有一段缺血期，高能量之外傷，休克後，多發性受傷後等皆易產生出乎意外的迅速變化，要特別注意觀察。

　　至於產生腔腔症候羣的機轉，有許多理論來解釋它，像動脈痙攣學說（arterial spasm theory），臨界關閉學說（critical closing prescere theory）等較不為大家接受。目前認為最可能的機轉是動靜脈壓差學說（arterio-venous gradient theory）即是當組織內之壓力增加時，會使動靜脈間之壓力差減小，而減少了局部組織的血流量。當組織內之血流量（perfusion）低到不敷代謝所需時，則對缺氧最敏感的神經及肌肉細胞，就受到損害而表現出腔腔症候羣。由此理論，我們可推知，㈠在局部動靜脈壓差減低情況下，如過分把肢體抬至心臟以上的高度時，則更會加重組織內壓力之增加，而使情況惡化，㈡使用肌膜切開術來行組織減壓，是有效的治療方法，㈢在腔腔症候羣出現時，仍可能在肢體遠端摸到脈搏及有良好的微血管徵兆（capillary sign）。

小腿骨折時，產生腔腟症候羣的機會要比其他部位要高。其發生的頻率依次爲：前腔腟、側腔腟及深後腔腟，通常淺後腔腟很少發生此症候羣。

對於腔腟症候羣之診斷，最重要的是要有高度的警覺性，及臨床仔細的檢查及記錄。其出現最早最重要的症狀就是突發性、痙攣性且與時俱增的灼熱感與悶痛。痛的程度往往超過臨床病症該有的程度，同時對一般止痛劑沒有反應。仔細檢查病人，會發現相當神經支配之皮區，有感覺異常、遲鈍甚而漸消失的現象。在缺血2至4小時以後，則會出現肌肉無力（motor weakness）。該腔腟的肌肉如給予被動伸張性運動（passive stretch），會產生劇痛，這是一個很有價值的徵兆。如血管沒有受傷，肢體遠端多半仍可摸到脈搏及良好的微血管徵兆。當然，在有些動脈阻塞、神經受損，或嚴重外傷等情況，亦可出現類似腔腟症候羣的症狀，如仔細追溯病史及檢查，應該不難鑑別診斷。如有疑問時，應當作肌肉內壓力測量或直接刺激神經或傳導等檢查以分辨之。

1982年Echtermeyer把腔腟症候羣依程度輕重分爲前兆性（impending）及明顯性（frank）兩種。所謂前兆性腔腟症候羣，是病人已有局部組織血流量之減少，但神經症狀十分輕微或沒有，其主要特徵就是出現與臨床病狀不相配的疼痛，組織壓力測量也通常爲正常最高值的臨界點，一般爲30—40mm Hg以下。但是明顯性腔腟症候羣，則爲出現明顯的神經功能缺陷及血循障礙。

有關治療方面，如爲前兆性腔腟症候羣，除非病人症狀急速進展，或具有高危險性因素如缺血後，嚴重軟組織損傷、休克後等，否則多半可以觀察及保守治療。可以把緊束的繃帶或石膏筒打開放鬆；腿部不要抬高於心臟10公分以上；不要有過度之牽引；補充體液治療

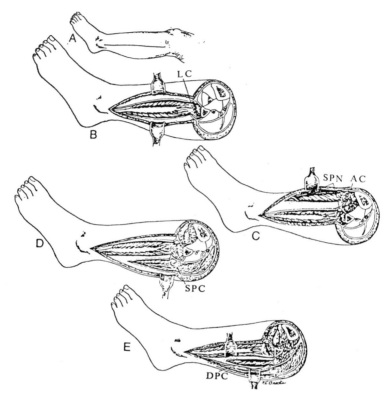

圖 4-148　對小腿四個腔腔之減壓

　　(A)皮膚切口與腓骨平行且等長。

　　(B)首先將側腔腔 (LC) 由腓骨後打開。

　　(C)把皮瓣向前拉，則前腔腔 (AC) 卽可全部打開，此時
　　　　應注意避免傷到腓淺神經 (SPN)。

　　(D)把皮瓣向後拉，則淺後腔腔(SPC)可以全長打開。

　　(E)可經由側及淺後腔腔間之比目魚肌 (Soleus m.)之附
　　　　着點放鬆，則可把深後腔腔(DPC)打開。

　　(J. B. J. S.　62: 286-291, 1980.　Matsen et al)

以提升平均動脈壓力等均爲有效且必行之方法。除了臨床症狀外，組織壓力大小亦可提供決定是否須要減壓手術之參考，一般認爲壓力在 20—30mm Hg 以上時，則須考慮作減壓手術了。

　　手術治療時，不可使用止血帶。減壓之同時，還要依肌肉之收縮性、彈性、顏色及出血性 (4 "Cs", contractility, consistency, color, capacity to bleed) 來判斷肌肉的活性，必須將已壞死的組織及血塊除掉。如果對活性不能確定的組織，以保留爲原則，因爲有時手術中無法決定肌肉再生能力之多少，此情況下，可再等幾天以後，再次手術等界線明顯後，再清除一次。減壓後，卽使感覺組織很鬆，也不應該關閉傷口，因爲在肌肉缺血恢復後之 6-12 小時，還會有缺血後之水腫。如關閉傷口，則會再產生問題。一定要等幾天以後，所有情況穩定後，依情況作次級縫合 (secondary closure) 或植皮術。

　　當然再減壓後，一般認爲應當同時使用牢固之內固定，因爲肌膜切開術後，骨折處之穩定度降低，同時經肌膜切開後，原先閉鎖性的骨折，轉變爲開放性，其感染性增高。而增加穩定性，有助於克服此點。手術之方式有㈠內，外側雙切口肌膜切開術，㈡腓骨切除術，㈢腓骨旁減壓術 (parafibular decompression)。一般認爲 Matsen 1980 年提出之腓骨旁減壓術最爲優良，因爲其不須小腿內側切口，減少了脛骨暴露的可能性；不切除腓骨，對骨折之穩定性影響較小；同時，經由一個切口，卽可對四個腔腔作減壓手術。其法如 (圖 4-148) 。

㈤足踝部之骨折和脫臼　　　　　林　森　源

　　踝關節是一種屈戍關節 (hinge-joint)，很容易受傷，其受傷情形和構造有密切關係。當足部背屈時，脛骨對距骨稍爲內轉；相反地腓骨外轉，而且脛腓靱帶之彈性允許踝關節杵臼 (ankle mortise) 擴大

1.5mm， 而使距骨在杵臼裡接觸緊密， 所以向內向外運動範圍非常小，此時踝關節最爲安定。當足部蹠屈時，距骨在杵臼裡較爲鬆弛，側移性大，安定性小，故踝關節受傷大部分發生在蹠屈狀態時。

踝關節扭傷

踝關節之扭傷就如上述，通常發生在足部蹠屈狀態時，按其受傷機序又可分爲：

1.內翻扭傷： 踝關節外側有三條副靱帶，分別爲前距腓靱帶、跟腓靱帶和後距腓靱帶。其中以前距腓靱帶較弱而最易受傷，故當足部強力蹠屈而內翻時外踝部受到拉力常引起此條靱帶之受傷，如外力繼續加強則跟腓靱帶也受傷，通常後距腓靱帶是比較少受傷的，如三條一起受傷時常引起踝關節之完全脫臼和不安定。

受傷後在短期內就有外踝部的腫脹，在腓骨外踝部下有明顯的壓痛點，如足部被蹠屈和內翻檢查時，就會引起厲害的疼痛。

踝部扭傷因有明顯的受傷病史（足部蹠屈及內翻）及臨床症狀，故診斷上不會發生困難， 此外X光檢查也很重要， 須常做應力試驗（stress test）； 當踝關節於蹠屈和內翻狀態下做前後照（A-P view）時，如果距骨傾斜超過對側10度，或從側面照（lateral view）做前拉試驗（anterior drawer test）發現距骨向前移位4至16mm，這些現象都表示距腓靱帶或距腓和跟腓靱帶之斷離，此現象也表示關節的不安定，但若X光上未出現這種現象，亦不能斷定這些靱帶沒有受傷。

治療上於急性期必須將足部墊高， 並用彈性繃帶包紮起來，如踝關節沒有不安定之現象，只需將踝關節用石膏或其他方法固定3—6星期即可，如關節有不安定現象也可用石膏做適當的固定或以手術整復之，對於受傷初期沒有適當治療而復發性的扭傷，可用矯正鞋矯正之，即將鞋底外側墊高使足部略呈外翻，以避免其再次內翻。

2.**外翻扭傷:** 內側副靱帶是由舟脛靱帶、前距脛靱帶、後距脛靱帶及跟腓靱帶所組成，合稱爲三角靱帶 (deltoid ligament)，此三角靱帶很堅厚，所以斷離的機會很少；當足部呈蹠屈及外翻時，雖然內側靱帶受到拉力，但往往此靱帶損傷前所附著的骨骼已撕裂開來，雖來此靱帶損傷機會很少，但也應該小心注意，以免有所貽誤。

骨折和脫臼

踝部的骨折與踝部的扭傷相似，踝部扭傷常由內翻 (inversion)或內轉 (internal torsion) 的機轉引起，而踝部的骨折以外翻 (eversion)或外轉(external torsion) 損傷機轉引起較多，此乃由於踝關節杵臼骨骼的構造，使得它對內側外側承受水平而來的作用力，如內展 (adduction) 或外展 (abduction) 具有足夠的抵抗力。絕大多數踝關節的損傷都具有扭轉的力量。因爲外踝部骨骼較內踝部骨骼長，所以內翻 (inversion) 及內轉 (internal rotation) 時易造成外側靱帶損傷；而外翻 (eversion) 或外轉 (external rotation) 時易造成踝部骨折，同時由於遠側脛腓關節的解剖因素，遠側脛骨之腓骨凹槽 (fibular notch)的前緣骨骼較爲突出，可以在足部內轉時避免腓骨前移，而在足部外轉時卻允許腓骨後移。因此足部內轉時易造成靱帶損傷，而足部外轉時易造成踝部骨折。

由各種靱帶斷裂和各部位骨折加上脫臼情形可分爲許多型態，一般有兩種分類法㈠按照受傷型態㈡按照受傷機序：此法由 Ashhust & Bromer 首先提出，現爲一般學者所常用；可分爲①外轉性受傷②外展性受傷③內收性受傷④垂直壓迫性或壓碎性受傷。其中每一種又可區分三度：第一度爲只有一種踝部(malleolus)之受傷，第二度爲內、外二個踝部受傷（稱 Pott 氏骨折）或一個踝受傷合併對側副靱帶斷離，第三度爲內外兩踝和脛骨後端關節面受傷(稱爲Cotton氏骨折)。

外轉性受傷（圖4-149A）

踝關節之受傷以此機序最多，根據 Ashhust & Bromer 統計佔60
％（筆者統計此類受傷則佔全部踝關節受傷之42％），又可分旋後──
外轉受傷（supination-external rotation injury）。和旋前──外轉受
傷（pronation-external rotation injury）。

旋前──外轉受傷：當足部在內翻狀態而距骨因外力而外轉或
小腿施外力而內轉時，首先受到影響的是內踝部──引起內踝骨折
(medial malleolar fracture)或三角靱帶之撕裂。其次是外踝部距骨前
部壓迫及外踝部，使其向外向後，如此時脛腓靱帶夠堅強時，則可斷
定引起腓骨踝部斜形或螺旋形骨折。但有時脛腓靱帶先斷離，後引起
腓骨骨折，此時骨折處通常於踝關節上方。如果外力繼續增強時，則
脛骨後端關節面也裂開，若併發則產生下面情況：㈠內踝骨折或三角
靱帶撕裂㈡下脛腓關節 (inferior tibio-fibular joint) 分離㈢外踝腓骨
在踝關節上方之骨折㈣距骨向外方半脫臼之情形稱爲 Dupuytren 氏骨
折脫臼（圖 4-150），若腓骨在頸部骨折時則稱爲 maisonneuve 骨折
（圖 4-151）。

旋後外轉受傷：發生機會很少，是當足部在外翻狀態受外轉力受
傷下常引起腓骨於外踝所發生斜狀骨折，但沒有引起下腓骨腓關節分
離現象。

外展性受傷（Abduction injury）（圖4-149B）

外展性受傷之發生率，根據 Ashhust & Bromer 統計爲20％（筆
者統計爲 33％ ）當距骨受到外力而外展時，在踝關節杵臼（ankle
mortice）所受到的影響是內側受到拉力而外側受壓迫；內側受到拉力
時所結生的結果是三角靱帶（deltoid ligament）被撕裂或內踝骨折，
外側受到壓迫時，外踝部之骨折部位常在下脛腓關節處，並常是複合

性骨折， 這種受傷機序通常不會使下脛腓關節分離（inferior tibio-fibular diastasis），除非合併有旋轉的力量。

內收性外傷（**Adduction injury**）（圖4-149C）

其發生率較少，根據 Ashhust & Bromer 統計爲15%（筆者統計爲 8 %）。

內收性外傷和外展性相反，踝關節杵臼之內側受到壓迫而外側受到拉力，此時通常外側先受到影響，發生外踝之橫形骨折或其靱帶之部分的或全部的撕裂，力量再大時則引起內踝的骨折，內踝之骨折常是垂直性（vertical fracture），其骨折位在內踝和脛骨關節面之交界處，同時常併有距骨之內移位(talar impact medical displacement)。

垂直壓迫性骨折（圖4-149D）

踝關節本來就是一個負重關節（weight bearing joint），故對壓迫性力量很有耐力性，它甚至於可忍受體重的數倍力量，但對於過分的壓迫力量，還是會引起骨折的。壓迫性骨折按照 Rüedi & Allgoüer 分類可分爲兩類:㈠前方壓迫性骨折──當踝關節呈背屈時發生者㈡後方壓迫性骨折──當踝關節呈蹠屈時發生者。壓迫性所引起之骨折

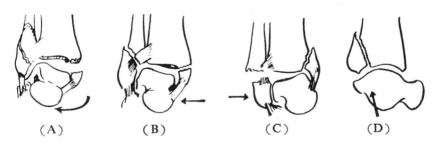

$$(A) \qquad (B) \qquad (C) \qquad (D)$$

圖 4-149　踝關節之受傷機序
　　　　（取材自 Fractures, Rockwood and Green）
　　　　A、外轉性受傷。　　　B、外展性受傷。
　　　　C、內收性受傷。　　　D、垂直壓迫性受傷
　　　　（箭頭表示受力方向）

通常比較嚴重，通常爲複合性骨折，其關節面常受到嚴重的破壞。

　　但是最完全及適當的踝部骨折分類是依 Lauge-Hansen 的分類，其分類乃基於充分的X光，包括杵臼面（mortise view）及側面照（lateral view）和斜面照（oblique view）。

　　依據 Lauge-Hansen 的方法，其可包括95％的踝部骨折。共分爲四種型態: 第一型爲旋後——外轉性骨折(supination-external rotation fracture)，第二型爲旋前——外轉性骨折(pronation-external rotation fracture)，第三型爲旋後——內展性骨折 (supination-adduction fracture) 第四型爲旋前——外展性骨折 （pronation-abduction fracture）。 另外 5％的踝部骨折爲: 旋前——背屈性骨折 （pronation dorsiflexion fracture）及後脛緣的撕裂性骨折 (avulsion fracture of the posterior tibial margin)。 其分類的第一個字表示受傷時足部的位置， 而第二個字表示受傷時對距骨作用力的方向。 不過， 此分類法較爲繁雜，不易爲初學者所瞭解，所以在此僅介紹 Ashhust & Bromer 之分類法。

　　治療: 無論那一類受傷其治療原則是相同的， 卽㈠踝關節柄穴和距骨間之關係必須維持正常之位置㈡關節面儘可能保持平滑㈢上下關節面和小腿長軸要成直角。

　　保存療法爲優先考慮， 如無法達成上述原則， 就須考慮手術治療。受傷後儘可能馬上施整復術，以免時間拖延過久發生腫脹而妨礙整復。在整復施行中或整復後都須X光之檢查，以達到正確整復。整復方法一般是和受傷的機序作相反的動作來整復。例如外轉合併外展性受傷之病例其整復方法是將足部做內轉和內收來整復。

　　當整復完成後，則須固定，第一度受傷只需膝蓋以下用柱形石膏固定，第二度以上受傷有時需膝蓋以上用柱形石膏固定。輕度受傷石

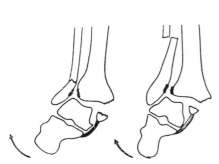 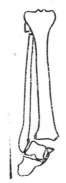

圖 4-150　Dupuytren 氏骨折
　　　　　（取材自「足の外科」）
　　　　　低位 Dupuytren 骨折
　　　　　高位 Dupuytren 骨折

圖 4-151　Maisonneuve 氏骨折
　　　　　（取材自「足の外科」）

膏固定約 4 ～ 8 星期，較嚴重者有時需 8 ～12星期。至於何時開始負重走路，須視各別情況斷定，有時一開始就以可供行走的石膏固定，固定後馬上可行走，有時需固定一段時期後再換行走石膏負重行走。

　　手術治療：徒手整復失敗時，則行手術治療，對於踝部骨折可用螺旋釘做內固定，最好以鬆質骨用的螺旋釘（cancellous screw or malleolar screw），因它有加壓性，可使骨折更爲密接，如脛腓骨分離時（tibio-fibular diastasis）；無法以徒手整復時，可用螺釘閂（bolt）來固定，對腓骨踝部骨折亦可用 rush pin 或金屬板（metal plate）來固定。

距骨之骨折及脫臼

　　距骨是跗骨骨折中佔第二位發生率，但其在足部中佔了很重要的地位，因它位於足部的中樞，它從脛骨接受了負重，然後再分配於足部各部分。

距骨的五分之三是軟骨關節面，只有五分之二屬骨面，可以容血管進入，故距骨骨折常引起血液循環障碍，形成缺血壞死，這也是距骨骨折被重視的原因。距骨骨折，Ｘ光檢查必須包括足部在屈曲時正面照及側面照；正面照可以檢查出任何距骨的頭部及頸部的內翻或旋轉的變形，而側面照可以看出距下關節脫臼及頭頸部的背向移位。

頸部骨折（圖 4-152）約佔全部距骨骨折之 30～50％，當足部受力而背屈時，距骨碰觸脛骨下端關節面的前緣，會引起距骨頸部骨折，如背屈力繼續增強時，距骨體部會向後移位，如同時伴有靭帶斷裂現象，一般則形成距骨下關節（subtalar joint）之脫臼，如合併有脛骨後端關節面骨折等，距骨便會從踝關節脫臼。

治療：儘量及早和正確的整復是治療的原則，單純性骨折只須以石膏固定八星期，然後部分受力，到十二星期才完全受力，如伴有距骨下關節之現象，須先將脫臼復位，而固定足部於完全蹠屈位置，一般而言足部後端常呈內翻（inverted）狀態，所以整復時亦須將足部外翻固定之。

徒手整復失敗 或開放性傷口時 才施行手術，通常以螺旋釘或 kirschner 鋼釘固定骨折或脫臼部位，外側再以石膏固定。當距骨有缺血性壞死現象時，必須延後數月至血管新生完成時，才負重行走並應繼續以石膏固定之，一般會好轉。假如發生骨性關節炎（osteo arthritis）時則施行關節固定術。

預後：沒有移位之骨折一般其預後都很好，只有 0 ～20％之缺血性壞死率，但如果患移位之骨折則缺血性壞死比率相當高，故預後比較不好，再者如能早期治療和正確的整復，其預後都是比較好的。

體部骨折佔全部距骨骨折20％，假如骨折發生在體部前方，則其受傷機序和頸部骨折相同，此時常是線狀骨折，治療方法也和頸部骨

折相同。 若垂直壓迫性之骨折時， 會產生比較後方距骨體部骨折，如骨折而沒有移位時，只須做膝蓋以下圓柱形石膏固定六～八星期卽可，其預後相當良好，若有移位時往往用徒手整復是不會成功的，常須用手術方法整復，再以膝蓋以上圓柱形石膏做外固定，並須將腳部保持於蹠屈位置。比較嚴重的複雜性骨折須作關節固定術。

後突起骨折 (fracture of posterior process) (圖 4–153) 其發生的機序不很清楚,一般有兩種說法㈠是踝關節過分的蹠屈,使後突起衝擊 (impingement) 到脛骨後緣和跟骨而引起的。㈡踝關節過分的背屈使後腓距靱帶 (posterior talo-fibular ligament) 過分的緊張而將距骨之後突起撕裂,此種骨折在X光上常和三角骨 (os trigonum, accessory navicular) 混淆故應注意, 其主要的區別在三角骨和距骨間之介面是平滑的,但後突起骨折之新鮮病例其骨折面通常爲尖和鋸齒狀的。而且三角骨之出現常是兩側性的。

其治療和踝關節之扭傷差不多,只需用膝蓋下圓柱形石膏固定 4 ～ 6 星期卽可, 如骨片太大或移位時可用手術方法固定之, 如長期引起疼痛時, 也可將骨片去除之。

頭部骨折, 比較少發生, 是足部在完全背屈狀態, 受到垂直性壓迫所引起的, 一般須石膏固定約 6 ～ 8 星期。此類骨折預後較好, 但有時會引起距骨舟狀骨關節之骨關節炎。

距骨下關節脫臼 (Subtalar dislocation)

其發生機序爲足部受到外力而呈蹠屈和內翻 (inverstion) 時, 常會引起距骨跟骨靱帶之斷裂而使其他跗骨 (tarsal bones) 和前足向內移位, 其治療通常只需用徒手整復再加上膝蓋下圓柱形石膏固定約六星期卽可, 其預後良好。

距骨完全脫臼 (Total dislocation)

距骨的完全脫臼是一種很嚴重的狀況，需要很強的外力方能發生，強大的外力致使足部蹠屈和內翻，使得距骨向前、外移動，因其所屬靱帶之斷裂而脫臼，所以常引起缺血性壞死也常併有開發性傷口，其預後不良。

治療　先行徒手整復，如失敗時才用手術治療；整復方法爲令助手保持足部於受傷時之狀態（卽足部蹠屈及內翻），然後術者用大拇指持於距骨前端向內側及後方推之。整復後以膝上圓柱形石膏固定六星期，然後開始部分負重，至少12星期才可完全負重行走。

跟骨之脫臼與骨折

跟骨是足部跗骨(tarsal bono)中最大的骨及最容易受傷的骨骼，其主要作用爲支持體重，同時也是身體移動時之彈簧板，由於構造上和機能上的特殊，雖然很多專家對跟骨折很有經驗和寶貴的意見，然而結果總會令人不太滿意。跟骨除了後結節(posterior tubercle)有相當堅厚的皮質(cortex)外，其他地方皮質部相當薄弱，很容易受傷，受傷後整復亦比較困難。

由於跟骨位置特殊，X光的檢查除了背蹠(posterioplantar view)面、側面照外，尙須軸面照射(axial view)，所謂軸面照是將足部做最大背屈，X光放射管從蹠面15至30度角照射，此種照射最能顯示出跟骨骨折（圖4-154）

正常的跟骨結節軸角(böhler's tuber angle)爲20至40度，它是由距骨下關節面之切線與跟骨結節上緣的連線所成的角度（圖4-155）。當跟骨骨折時，關節面下陷或結節上移，都可使此角度減少，甚至有負度數之出現，此角減少之度數表示跟骨結節上移度數，也卽Achille氏肌腱上移之程度，故角度越少，Achille氏肌腱之收縮力也減弱，而間接影響及足後跟和腳趾走路的機能，故治療跟骨骨折常以維持此

結節軸角之正常爲整復之目標。

跟骨骨折分類：有許多分類法，比較被一般所採用的爲 Rowe 分類，卽分成五個類型（圖4-156）。

第一型：

(1)結節骨折 (fracture of the tuberosity)。

(2)載距突起骨折 (fracture of the sustentaculum tali)。

(3)前突起骨折 (fracture of the anterior process)。

第二型：

(1)鴨嘴形骨折 (beak fracture)。

(2)Achilles 氏肌腱附着部撕裂骨折。

第三型：斜形骨折但無侵犯到距骨下關節。

第四型：骨折伴侵犯及距骨下關節。

第五型：中央下陷伴各種不同程度性骨折。

結節骨折（第一型）這種骨折並不常見，一般是由高處躍下，足部着地時伴有足部呈現內翻或外翻而引起的。常可見內側或外側結節骨折，治療上很少需要用外科手術方法，只需徒手整復，以石膏固定約 6～8 星期卽可，預後良好。

載距突起骨折（第一型）此骨折是稀有的，發生於足跟着地時伴有強力快速內翻力量所引起。須用軸面照射 X 光才能顯示出。治療只需以保守療法，預後好。

前方突起骨折（第一型）亦是少見的骨折，當足部呈蹠屈和內收時，外力作用於跟骨前方時引起，由側面或斜面照之 X 光片可看出，治療和關節扭傷一樣，只需以保守療法卽可，治療 6 個月如不能癒合時，可將骨片拿掉。

鴨嘴形骨折與 Achilles 氏肌腱附着部撕裂骨折（第二型）此類型

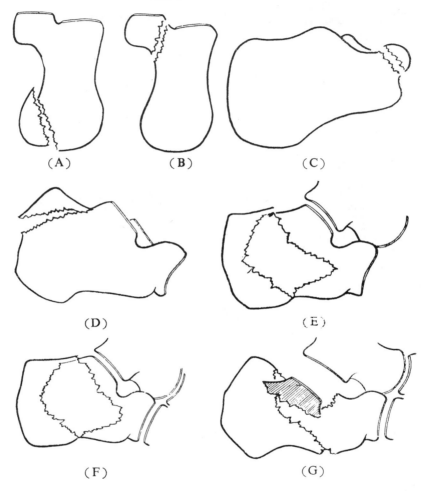

圖 4-156　跟骨骨折之分類
　　　　　（取材自 Watson-Jones: Fractures and Joint Injuries）
　　　　　a、結節骨折（第一型）　　　b、載距突起骨折（第一型）
　　　　　c、前突起骨折（第一型）　　d、鴨嘴形骨折（第二型）
　　　　　e、骨折在距骨下關節附近，但無侵犯到該關節（第三型）
　　　　　f、骨折侵犯到距骨下關節（第四型）
　　　　　g、中央下陷之複雜性骨折（第五型）

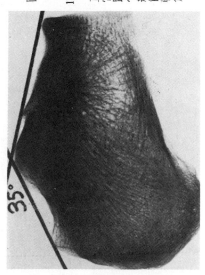

圖
4
—
155

正常跟骨結節軸角

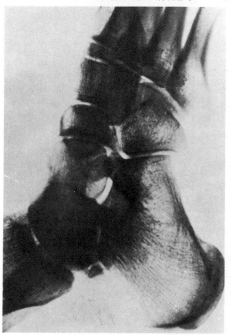

圖
4
—
153

距骨後突起骨折（取
材自「足の外科」）

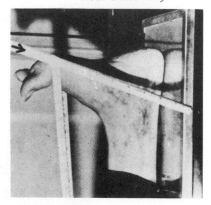

圖
4
—
154

軸面照射　右上角所示即照射方向（取材頭自 Giannestras, N. J. :
Foot Disorders）

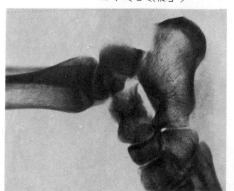

圖
4
—
152

距骨頸部骨折（取材
自「足の外科」）

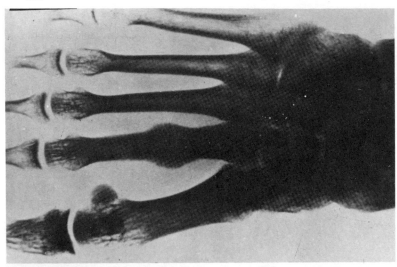

圖 4-158　行軍骨骨折　第二蹠骨'骨折後之骨痂形成（取材自：「足の外科」）

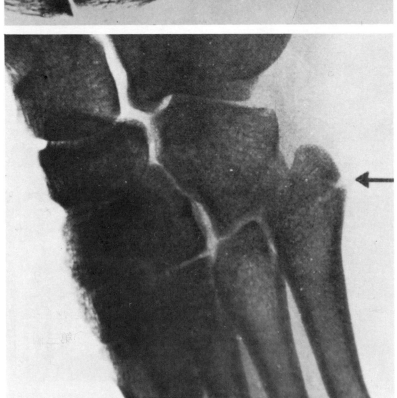

圖 4-157　第五蹠骨基部骨折（又稱為 Jones Fracture）（取材自：片山整形外科）

除外力爲其原因外，伴有肌肉收縮引起的。於足跟着地時膝關節呈伸直狀態，踝關節呈背曲狀態下引起。碎裂骨片沒有移位時，只須徒手整復後以石膏固定 6 星期，如發生碎骨移位時，需外科手術來整復，以後再以石膏固定 8 星期。

斜形骨折但無侵犯及距骨下關節（第三型）爲由高處摔下，足跟着地引起的垂直壓迫性骨折，一般由向後側到前外側之斜形骨折。因無侵犯及關節，不會引起骨性關節炎。但有時因結節軸角減少而引起機能障碍。治療上以徒手整復或藉著 Kirschner 鋼釘之幫助使其回復到正常角度，經過 8～12星期石膏固定後，再行復健治療以期恢復正常功能。

骨折並侵犯及距骨下關節（第四型）其受傷機序和第三型相同，但不幸的是侵犯到下距骨關節，整復上比較困難，有時雖得到解剖學上的整復，但機能上不一定可恢復正常，常引起關節强直或骨性關節炎。

中央下陷伴各種不同程度複雜性骨折（第五型）常引起下距骨關節搗碎性損傷，亦常傷害及跟骨方骨關節。

併有距骨下關節損傷之治療:

㈠保存療法: 以前的治療方法對跟骨骨折常需經過一段時間以石膏固定，常常因此而引起骨骼疏鬆，導致關節强直，故近年來很多學者主張寧可犧牲距骨下關節的機能而保存其他沒有受傷關節的機能。其治療方法: ①將患足高放直到腫脹消失，通常均需經過 3 星期②在受傷第六天後在足部高放位置上開始主動性運動③第三星期後用拐杖使足跟不負重而以足尖走路④ 6 星期後可部分負重走路⑤第三個月開始完全負重走路，從完全負重開始以後需長期使用足弓支持物。上述治療通常適用於骨折後沒有移位或移位少者，或50歲以上病患。

㈡經由皮膚鋼釘整復法：在Ｘ光透視下將鋼釘經由皮膚直接打進跟骨，施行整復然後以石膏固定之。

㈢手術療法：利用手術方法將骨折整復，然後用鋼釘固定之，並以石膏做外固定，如嚴重而複雜性的骨折，有時候需做距骨下關節固定術或三重關節固定術（triple arthrodesis）。

舟狀骨之脫臼與骨折

舟狀骨受傷機會很少，可由直接壓迫，或足部蹠屈加上扭轉的力量，或背屈時加上外力壓迫所引起。按照 Watson-Jones 分類可分爲三類㈠背唇骨折㈡結節部骨折㈢體部骨折。

背唇骨折　是比較常見的骨折，只須短期石膏固定三至四週卽可，但要注意的是有無合併跗骨間關節（mid-tarsal joint）損傷，若有必須固定六星期，且需使用足弓支持物。

結節部骨折　足部急性外翻，使得後脛骨靱帶拉力增強而引起撕裂骨折，這種骨折很少產生碎骨移位，故不必施行徒手整復，只需以石膏固定三～四週卽可。若癒合不良時，可將碎片切除。此骨折亦常與先天性畸形之副舟狀骨(os tibiale exterum)混淆，後者與舟狀骨之介面很平滑整齊，而且常爲兩側性，故可區別之。

體部骨折　爲由於蹠屈伴扭轉力而引起的，常可見背面骨片向上和內側脫出移位，使得縱弓角度減少，形成外傷性扁平足。若沒有移位只須以石膏固定約八週後，以縱弓支持物開始負重；若有移位常須開刀復位及以 K-wire 固定，再以石膏固定約八週。依 Eichenholtz 及 Levine 報告約1/4的舟狀骨骨折在Ｘ光上沒被發現，而常認爲踝部 sprain。

舟狀骨之脫臼　徒手整復可先嘗試，一般可以 Kirschner 鋼釘穿入跟骨和蹠骨，由前後兩方拉以助整復。整復後，如有縱弓角度減少，

可用縱弓支持物支持，假若疼痛無法消失，則做關節固定術。

　　方形骨與楔形骨之骨折發生機會很少，一般爲直接受外力所引起，例如車輪輾過壓傷。有時從高處掉下而足部呈蹠屈狀態着地所引起的。X光檢查很容易診斷出。移位的情形很少，所以只用石膏固定約6星期，以後再繼續穿着縱弓支持物約4～6個月。

跗蹠骨間關節的骨折脫臼 (Fracture-dislocation of the tarso-metatarsal joint) (Lisfrance 關節骨折脫臼)

　　引起骨折脫臼的原因很多，而以高處掉下足部蹠屈時着地引起的較多。有時全部關節均脫臼，有時只有一個脫臼。治療上可用徒手治療整復，整復後骨折脫臼處不安定時可用 kirschner 鋼釘於第一蹠骨與舟狀骨之間固定，和第五蹠骨與方形骨間固定。徒手整復失敗時，可用手術方法整復固定。一般固定約須6星期，以後穿足弓支持物約一年。

蹠骨骨折

　　以直接受到外力引起損傷爲最多，移位情形視外力方向而定。

　　基部骨折　第五蹠骨基部骨折（又稱Jones氏骨折）（圖4-157）最爲常見，作用機序爲足部蹠屈伴內翻壓力作用於前足，此時伴有腓骨短肌收縮而引起第五蹠骨基部撕裂骨折。治療上以徒手整復或 kirschner 鋼釘固定。這種骨折須與種子骨相區別。

　　幹部或頸部骨折　一般爲重物掉下打在足上所引起，中央之蹠骨骨折移位比較少。治療上在第二至第五蹠骨，可以膝蓋以下圓柱形行走石膏固定約4～6星期，固定後可卽刻行走。第一蹠骨骨折則先以石膏固定3星期後，再換行走石膏固定3星期。

　　行軍骨折（stress fracture of the metatarsal shaft or march fracture）（圖4-158）　這種情形常見於第二蹠骨，其次爲第三蹠骨之

幹部靠近頸部的地方。主要由於長期行走（如部隊行軍），使足部長
期負荷、衰竭引起的骨折。一般爲不完全骨折，發生時只有足部腫脹
和疼痛，特別在站立或行走時更加嚴重，休息則消失。往往初期時，
X光檢查無法發現骨折。要等到骨痂（callus）長出才被發現。治療只
須以彈性繃帶或石膏固定三星期，三星期後把石膏除去，穿有支持縱
弓及橫弓的硬底鞋。對無法以保守療法復位的骨折，以手術方法，用
鋼釘固定三星期後才除去鋼釘，打上石膏6～8星期後，除去石膏，
穿有支持縱弓及橫弓的硬底鞋。

　　趾骨骨折　爲重物掉下直接打到足趾引起較多，其他如在黑暗中
走撞觸擊硬物所引起。中位或遠側趾骨骨折常不會有機能障碍。但近
端趾骨或蹈趾骨折，如整復不完全時，常伴有機能上障碍。

　　治療以徒手整復卽可，然後用夾板或石膏固定，亦可將患部和鄰
趾以膠布綑在一起固定起來（圖4-159），固定時間約四星期。

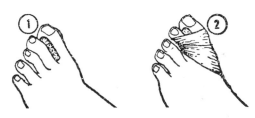

　　　　圖 4-159　拇趾骨折之固定法
　　　　　　　　　①棉墊置於拇趾和第二趾間
　　　　　　　　　②將拇趾和第二趾固定在一起
　　　　　　　　　（取材自 De Palma: The Management of Frac-
　　　　　　　　　　tures and Dislocations）

第四節　軀幹部之骨折及脫臼

㈠脊椎部　　　　　　　　　　郭　蓉　安

　　脊椎和脊髓外傷是造成殘廢或死亡最常見的原因。診斷及治療及日後復健工作常具挑戰性的意義。

　　追溯歷史，早在五千年以前古埃及藥石紀錄板上有關外科的敍述中卽記載有脊髓損傷是一種不需要治療的疾病。很不幸的，這種悲觀的理論存在了很長久的時期，一直到最近二十多年，人們才重新對脊椎和脊髓損傷的治療發生興趣。加上創傷學的進展以及脊髓外傷中心的建立，刺激了內外科急診處理此類病人的進展，並增進脊髓受傷後病人復健工作。

　　特別是在治療上的一項突破，已經採用前位及前側位開刀方法治療脊椎損傷，並且手術內固定的器材也有很大改進。目前仍有許多相關的學術研究仍在進行，像電磁學、病因學、生物化學、以及機械方面有關脊椎、脊髓損傷的研究題目。有關正常脊椎及脊椎損傷的生物力學研究，已經對所謂不穩定脊椎骨折脫臼，有了更精確的闡釋。各種應用於脊椎內固定器材的效果也在骨科醫生、工程師聯合努力研究分析中。

　　最近各家學者研究脊椎和脊髓損傷分類，以便臨床上更準確的分析不同治療方法。

　　研究急、慢性脊髓壓迫性損傷合併及早固定脊椎的成果，已經應用於臨床並增加了脊髓損傷恢復功能的效果。

　　本章第一部分首先討論外傷機轉，病理成因及臨床上常見之脊椎、脊髓損傷。其一般治療原則以及如何急診處理。以往及現在脊椎

損傷分類也合併加強釐訂。

　　第二部分談論診斷的一般原則、病理學，以及一些特定脊椎區域的治療。可能發生的一些併發症像脊椎不穩定、畸形、疼痛及晚期癱瘓等。

造成脊椎及脊髓外傷的機轉

上位頸椎的損傷（枕骨、環椎、及軸椎）

　　外力和作用機轉在不同解剖構造以及不同區域所造成的脊椎、脊髓損傷有密切關係。 在枕骨、頸椎的交接面， 百分之四十的正常頸椎運動是屈曲和伸展。任何不正常外力或運動產生過度屈曲或伸展在此區域可造成環椎——枕骨關節間強勁韌帶完整性的分離，它包括覆膜、環椎——枕骨交界處之後膜以及項尖和翼狀韌帶。

　　大約百分之四十頸椎旋轉發生在環軸椎交接關節，它的運動被許多由軸椎齒狀突延伸到枕骨髁內緣的翼狀韌帶羣所限制。項尖韌帶在中央附着在軸椎齒狀突到枕大孔前緣。環軸椎關節的完整性靠著強勁橫韌帶以及側關節囊維持著。一部分支持結構來自前、後縱韌帶及部分橫韌帶，它緊抓著軸椎齒狀突和環椎翼。菲爾德及史本塞（Fielding et al. and Spence et al.）曾利用新鮮屍體做這些韌帶應力試驗。平均需要八萬四千磅的外力撕裂橫韌帶以造成環軸椎間之脫臼。約需五十四公斤之水平方向外力即可使橫韌帶斷裂。

　　大約百分之八十的頸椎外傷發生於頭部加速度向前運動而身體撞擊到一靜止物體而產生過度屈曲外力。因此，頭部外傷的部位像撕裂傷、 頓挫傷或面部骨折， 都可能和頸椎受傷的機轉及骨折形態有關連。在環軸椎附近最常見的受傷機轉是屈曲外力，它能造成齒狀突的骨折或在極少數情況下有橫韌帶撕裂傷並造成環軸椎關節脫臼。伸展

外力也能造成齒狀突骨折合併向後錯位，但比較少見。旋轉力在第一二頸椎間也有一些作用，但造成單側旋轉脫臼或關節鬆動還是少見。直接縱軸負荷或撞擊顱頂部使外力向環椎側緣往下傳導，造成環椎前、後緣最薄弱部分的骨折。若環椎側緣異位超過七毫米的範圍，顯示出橫靱帶有斷裂的可能性。

伸展外力進一步加諸於枕骨與頸椎間，可造成軸椎兩側莖突骨折，極少數的情況下造成第二三頸椎間的鬆動。只有百分之十六環軸椎關節外傷者會產生神經病變，其原因是由於此處脊髓腔較大可容許較多的骨骼移位，這點與頸椎其他各節之外傷正好相反。

在第三到第七節頸椎間脊髓腔較小，脊椎間小面關節與垂直面成45度角，限制旋轉外力但有較多的頸椎屈曲。在此區域中影響穩定性的骨骼及軟組織結構可分成前側、後側複合體。在前側結構包括椎體、頸間板、環狀靱帶、以及前後縱靱帶。後側結構則包括莖突、小面關節以及它的關節囊、椎板層、棘突、棘間靱帶，以及黃靱帶。上下脊椎間成雙地緊密相接合，因此脊椎縱軸旋轉時亦同時伴有側彎。

任何作用超過頸椎或靱帶正常生理承受範圍以外，即可發生不穩定狀態。懷特及潘加比（White and Panjabi）對臨床不穩定下了定義「脊椎在正常生理負荷狀況下喪失它維持脊椎間正常關係的能力，同時並沒有損傷脊髓或刺激神經根的現象，而且沒有因結構改變而產生畸形或疼痛。」

菲爾德並證實環軸關節複合體不穩定性的存在，在成人若環軸關節間隙向前移動大於三毫米；在小孩向前移動大於四毫米時即視為不穩定。以上現象都表示橫靱帶有撕裂或鬆動。不穩定亦可發生在齒狀骨骨折或發育不良以及環軸椎關節脫臼所造成。

低位頸椎的骨折（頸椎第三到第七節及胸椎第一節）

懷特及其同僚以新鮮屍體的標本在不等程度截斷前後側靱帶並度量相鄰椎體間運動的生物力學實驗。擬定了低位頸椎不穩定的定義是「兩相鄰椎體橫斷面之位移大於三點五毫米，兩鄰近椎體之交角大於十一度卽表示有明顯靱帶斷裂的症候。」

骨折可產生急性不穩定，亦卽嚴重性椎體前緣壓迫性骨折或是後緣小關節的骨折，都能產生頸椎不正常的交角或頸椎脫臼。

低位頸椎受傷機轉，通常是一些各不相干的特殊外力造成。當然牽連外力愈多，頸椎受傷程度亦愈嚴重。常見引起受傷的外力有屈曲、伸展、側面旋轉、縱軸負荷或是以上外力的組合。也有可能由於直接撞擊、或槍傷而引起。

上段胸椎骨折（胸椎第一節至第十節）

由於胸椎第一至第十節在解剖，以及周圍鄰近組織上特異的結構，造成這區域脊椎受傷的外力機轉也不同。特別是肋骨外廓、肋骨胸椎椎體間之靱帶、脊椎間之椎間板以及環狀纖維，都構成此區域較頸椎、胸腰椎交界處更多的穩定性。除此以外，胸椎脊髓腔較小，只有很少的空間容納骨折碎片及椎間板突出而不傷及脊髓，這是很重要的考慮因素。在胸椎而言，產生骨折或脫臼需要較大外力。解剖學上，胸椎後緣小關節結合較頸椎更接近矢狀面上，加上肋骨外廓強有力的支持，極少有旋轉外力造成傷害。胸椎傷害的外力機轉包括屈曲、縱軸負荷、旋轉、伸展或是以上外力結合。像頸椎一樣，直接撞擊或槍傷亦能造成胸椎及脊髓損傷。胸椎受傷後造成不穩定不及頸椎和胸腰椎交界區域來得多。

胸椎下段及腰椎骨折（胸椎第十一節至腰椎第五節）

在胸腰椎交界區域以及遠端，脊髓腔較大、小面關節成矢狀面結合，因此限制了旋轉外力的活動。胸腰椎交界的區域對脊椎活動像一

個支點，位於上端堅固胸椎，胸廓活動較少，以及下端腰椎小關節活動較大的交接點，也是不正常外力經常造成骨折、脫臼的所在。像其他區域一樣，脊椎椎間板、環狀、棘間、縱軸靱帶及小關節關節囊輔助維持脊椎穩定性。造成胸腰椎交界區域及腰椎受傷的機轉包括屈曲、側面旋轉、縱軸負荷、伸展或以上外力綜合。

胸腰交界脊椎受傷後形成之不穩定經常需要內或外固定支撐。無論就神經學、解剖學、及骨結構而言，胸椎和胸腰交界區域都不盡相同。胸椎外傷多半要考慮脊髓損傷，神經根損傷佔少數。在胸腰交界區域，由於脊髓在馬尾部消失取而代之的是腰薦神經叢，腰神經根於胸腰椎交界處經過，這些神經根的功能非常重要，形成此處外傷極重要解剖學考慮因素。

胸腰交界脊椎其不穩定可發生在骨骼或靱帶單獨或合併損傷。起初，當霍華茲（Holdsworth）敍述他一系列胸腰椎骨折報告時，他相信不穩定骨折肇因於嚴重屈曲傷害到後側靱帶斷裂，以及屈曲合併旋轉力的骨折連帶小關節和鄰近椎體終板骨折。嚴重骨折錯位時，他建議手術治療並加以內固定。屈曲所產生脊椎椎體壓迫性骨折，若後側靱帶完整可視爲穩定性骨折。若有骨折碎片或椎間板向後方脊髓腔突出而壓迫神經時必須考慮手術復位治療。今天，當持續性神經壓迫的症狀存在時，我們仍然考慮要立即開刀復位，恢復其穩定性。另外，腰椎損傷可由於汽車乘客腰繫保險帶，車子急劇減速所造成。這時脊椎過度屈曲及保險帶繫腹產生旋轉。上端腰椎承受極度張力負荷，骨折卽發生於前緣或後緣椎體上。腹腔臟器也經常合併外傷。

薦骶骨骨折

薦骨骨折極少發生，通常由於垂直外力產生，可有或沒有神經症狀。這些骨折都相當穩定。

脊髓受傷的病因學: 實驗結果

　　沙爾和達克（Saul and Ducker）曾對脊髓外傷的病因學加以探討。一旦脊髓損傷以後，許多機轉都產生某種程度的作用。脊髓組織可由於機械外力、生化改變、以及血流力學和病人其他有關系統情況改變而發生損傷。

　　機械外力造成脊髓的損傷包括組織直接的破裂，受傷脊髓活動壓力加大，及持續性壓迫神經組織。物理性傷害脊髓及神經包膜是造成最初功能喪失的主要原因。在解剖學上，脊髓在最初的幾小時內形成腫脹、鬆軟以及增加水分含量。腦膜血管直徑的改變使神經軸突細胞及周圍髓鞘變得破碎支解。在外傷區域，軸突細胞質液之流量減低。組織學上，進行性灰質壞死伴隨著白質破碎支解。組織分解的程度和受傷外力大小及時間長短成正比。在受傷五分鐘內，脊髓灰質內的小管開始腫脹而紅血球可在血管周圍間隙內發現。出血現象可在灰質或偶而在白質內出現。微血管內膜腫脹和空泡出現，使得微血管最後阻塞以及灰質壞死。

　　在最初幾小時內，白質在組織學上的變化不如灰質來得明顯，但動物實驗顯示，在三至四小時後輕微脊髓損傷的變化即趨於明顯。最初腫脹的發生只限於改變細小血管的擴散，但等到24至48小時後，腫脹趨於極限，即有進行性脫髓鞘作用及軸突細胞喪失乃至於整個組織破壞。這一過程進行在人體脊髓外傷約需五天時間。

　　治療是針對機械外力 損傷程度加以權衡 。 一旦組織 發生直接破壞，醫生也很難加以改變，但若骨骼碎片或椎間板的移動或持續壓迫神經組織，則可手術改變藉以保留剩餘神經組織的完整性。及時的固定可保護脊髓，所以任何壓迫脊髓可經由手術矯正者都該加以計畫考

慮。

　　生理電荷的變化在脊髓受傷後可反應神經元活動性之改變，這不是臨床檢查所能測度。格瑞佛 (Griffiths) 及鮑曼 (Bohlman) 對急、慢性脊髓被壓迫的動物研究顯示大腦皮質背柱傳導系統其激發電位在嚴重受傷時停止幾趨近於零。古丁 (Gooding) 及其同僚證實了壓迫和缺血兩者交互破壞互為因果的關係。柯柏林 (Kobrine) 及其同事清楚地證實了重量作用於脊髓造成神經傳導功能的阻斷，而其恢復則視其速度、作用時間、以及受傷外力種類而不同。就臨床觀點而言，脊髓外傷後可自行恢復至某種程度，只有進行病理變化到改變血液動力時就導致脊髓功能完全喪失了。

　　生物化學上的異常已經有許多學者證實。從細胞及次細胞結構觀點而言，有大量分解酶及水化酵素釋出，以及生物動力系統改變合併減少細胞質內氧化酶的活性。柯廉敦 (Clendendon) 及其同僚在1978年卽證實在脊髓損傷的部位減少鈉、鉀離子及 adenosine triphosphatase 的活性。洛克 (Locke et al.) 也證實乳酸堆積及葡萄糖代謝途徑改變，這些發現同樣也被其他實驗機構證實。歐斯特赫姆 (Osterholm) 是第一位證實在受傷脊髓中 catecholamine 增加的學者，有些相繼的學者持遲疑態度。無論如何這些基本代謝異常發現提供我們一些病因訊息及治療參考。例如由於發燒、敗血症、或激怒引起高能量消耗狀態應盡量避免。應盡量減少內、外毒素產生，它們可能進一步干擾正常代謝過程。也可採用 1967 年愛爾彬 (Albin et al.) 實驗結果所建議得以冷卻方法減低代謝速率。類固醇製劑治療可穩固強化細胞膜功能，從而減低機械性損傷，但對臨床治療沒有很大效果。

　　脊髓損傷後血液動力學的改變包括血管應變、血流量、氧氣壓力及自動控制系統改變。除了對二氧化碳反應改變以外，血管動力系統

活動性在受傷後幾乎全部喪失。受傷脊髓經過三至四小時後血流量卽趨減少。這由於主要或次要的缺血反應所致。氧氣壓力在嚴重脊髓損傷病人也有降低的趨勢，是主要或次要的效果則不得而知。

臨床治療目的在減少血流動力的改變，只要維持正常血壓及提供脊髓正常營養的流量卽可有適當含氧量。

在目前來說，脊髓再生是不可能的。文特（Windle）證實脊髓沒有再生功能，只能藉改變溫度或不同酵素製劑提升某些反應。一九六○年代實驗報告證實了文特的說法，雖然有一些再生胚芽被發現，但不可能恢復功能。馬丁尼和安德生（Matinian and Andreasian）在俄國報告，將數種酶注入老鼠受傷脊髓內及周圍，有27%至47%功能恢復。這些酶是 trypsin, hyaluronidase, elastase 及 pyromen，據說以不同比例組合，對脊髓功能恢復有幫助。蘇俄科學家以實驗證明神經纖維組織的再生，並用電刺激生理證明大腦皮質和坐骨神經間有傳導作用；但是高斯（Guth et al.）及其同僚以同樣方法再做實驗並不能得到同樣結果。

到目前為止，沒有一種方法可使分離脊髓，獲得功能恢復。因此治療目標是針對病因過程予以阻斷，並保護尚未傷害部分的功能待日後使用。

臨床上脊椎及脊髓外傷後之病理變化

很難以臨床神經系統缺陷表徵來判斷脊髓損傷程度。以脊髓損傷病人屍體解剖發現配合臨床症狀也不是一件易事。鮑曼(Bohlman) 整理 300 個頸椎外傷病例，其中有48例做過屍體解剖，僅有 3 例證實有脊髓組織完全分裂，但大多數病人在臨床有脊髓整個中斷症候，實際解剖上僅有挫傷及腦實質出血。亦卽病人生前有前側脊髓受傷症候，

在顯微鏡下沒有任何脊髓損傷。這樣的事實證實了缺血是造成前側脊髓症候羣主要原因。除此以外，有 4 例單側小面關節脫臼卻合併很嚴重供應脊髓主要營養的輻射血管損傷，並造成脊髓中心壞死，這也證明了脊椎骨折應及早復位的理論。鮑曼及其同僚也證明了在慢性前側脊髓遭壓迫模式中，灰質中心壞死是最常見的病理變化。前述前側及中央脊髓症候羣意指同一病理變化之不等程度而言，也就是說最初脊髓挫傷後，接著是微細血管血量供應不足、水腫，緊接著是頸部脊髓壞死。因此，基於以上病理變化，立即以骨骼牽引適當將骨折及脫臼復位並除去壓迫前側脊髓情況可幫助功能恢復。

　　大量硬腦膜上腔出血的病例很少見，在鮑曼 300 病例統計中僅有 4 例有僵直性脊椎炎病人，合併有硬腦膜上腔出血。但是戴維斯（Davis）50 例頭頸致死病例中卻沒有一例硬腦膜上腔出血病患。因此頸椎受傷合併壓迫性脊髓傷害病人，其手術方式均由脊髓前方進入，以達減壓之目的。

　　治療骨骼或靱帶受傷主要取決於原始受傷程度而定。一些輕微的縱軸負荷或是下段頸椎壓迫性骨折，可以堅硬的外固定夾板或是頭頸外固定裝置固定即會自然癒合。若是較嚴重的脊椎骨折，骨折碎片可突入脊髓腔故需要骨骼牽引復位，可能也需要做脊椎前側關節融合術。頸椎壓迫性骨折也可產生前側脊髓及神經根的壓迫。若骨骼牽引不能夠很適當地使骨折復位，進而達到脊髓腔的減壓，那麼脊椎前側減壓術及融合手術是必要的。同理，外傷後頸椎椎間板突出壓迫到神經組織，也必須由前側實行減壓手術及椎體融合術，以建立鞏固脊椎後側的穩定。頸部脊髓攝影或合併電腦斷層攝影對復位手術後決定有無神經組織被壓迫很有幫助。一般採行前側減壓手術後再將骨折上下各一節椎間板去除，以腸骨種植於中間做前側骨關節融合術。克勞華

特(Cloward) 採用圓柱形自體骨骼種植對外傷性頸椎傷害而言其穩定性不够，腓骨種植雖可利用，但因其吸收到骨再融合之時間長，而且骨不癒合之比率高造成進行性畸形發生。腸骨種植以後，應該用堅硬之外固定裝置保護二至三個月待骨癒合爲止。脊椎前後側均不穩定的病人會產生進一步問題。

　　頸椎受傷後，最棘手的問題是脫臼或鬆動所造成後側靭帶完全斷裂。這可能同時有前側靭帶及椎間板破裂。鮑曼曾經指出晚期脊椎不穩定多半由於靭帶組織沒有正常的重建，卽使長期外固定仍有不穩定發生。頸椎鬆動多半由於屈曲外力造成兩側小關節滑脫，需要骨骼牽引，也需要脊椎後側固定，以鋼絲固定加上腸骨種植達到其穩定性。嚴重後側靭帶斷裂應早期予以脊椎融合，這樣病人可以在外固定夾板保護下早期活動，不必在頭頸外固定裝置下固定三個月後，做應力試驗發現不穩定再予晚期手術。頸椎單側小關節脫臼常導致神經根被擠壓，而且很難以骨骼牽引非手術方法矯正復位。處理此類病人，應上全身麻醉，在骨骼牽引下推拿無效後立卽由後側進入做腸骨種植及脊椎後側骨融合術。單側小面關節骨折可使兩椎體間發生鬆動位移而擠壓到背側神經根，因此若以骨骼牽引不能使脊椎孔減除壓力，手術整復藉助局部椎間孔剖開術再接著做脊椎後側關節融合。棘突及椎體板層骨折，很容易癒合，一般只需要堅實外固定處理。兩側小關節脫臼通常合併完全四肢癱瘓，經常需要手術復位以保護脊髓損傷位置上一節的神經根，必須以後側鋼絲內固定及關節融合術確保脊椎穩定使病人早期活動。手術適應症視病人整體狀況的穩定，有無威脅性命的合併症。 外科減壓手術及固定時機取決於醫生判斷；必要時危險性高，像在頸椎第五節受傷完全四肢癱瘓的病人，可早期在局部麻醉下進行後側復位及關節融合術。但是若經前側進入施行減壓及融合手術，需

要全身麻醉。

病人的評估

一般檢查

認知病人有脊椎或脊髓損傷是適當治療的第一步。鮑曼統計300例頸椎外傷,其中有100例在急診室被誤診。最理想是這些傷者在意外事件現場即被診斷出來, 起碼若見到癱瘓麻痺情況應有所紀錄。延誤診斷時間從一天到一年不等, 最常見誤診是合併下列情況: 頭部外傷、急性酒精中毒、以及多發性外傷。以上狀況很容易把頸椎外傷忽略。病人在昏迷或意識不清的狀況下不會說頸部疼痛, 因此頸椎側位 X 光照像是一定必要。嚴重頭皮撕裂傷合併急性出血, 會吸引醫生的注意力, 而將頸椎外傷問題忽略。急性藥物或酒精中毒的病人, 有頸椎骨折而不會主訴頭部疼痛。多處傷害的病人所表現的是心臟血管休克, 而不是頸部疼痛。有頸椎骨折病人, 若輕輕撫摸病人頸椎後側會有疼痛發生。少數頸椎外傷病人會發生布朗—斯夸達 (Brown-Sequard) 症候羣, 亦即像中風病人一般的半邊麻痺現象。

戴維斯 (Davis et al.) 在其所著致死性頭頸外傷中即已揭示頭部和頸部外傷有非常密切的關係。任何病人有頭部外傷必須考慮其有無頸椎受傷可能性, 反之亦然。

若病人神智清醒, 必須從其本身或證人口中問得詳細受傷機轉之病史。頭皮撕裂傷或擦傷可提供外力作用在頭部之方向, 意即作用於頸椎的方向。病人受傷後應立即對病人意識狀態及肢體功能做全盤探討。有時候, 脊髓受震盪後病人有暫時麻痺現象, 在到急診室前即有部分或全部恢復。頸椎老化長骨刺或是有先天性畸形使頸部脊髓腔狹窄是頸部脊髓受傷的先驅症。病人若有輕微運動功能減弱以及感覺遲

鈍，可能被誤診爲歇斯底里症，而實際上頸部脊髓已經受傷。

　　所有脊椎外傷病人，必須做全身澈底身體檢查，以評估是否有其他系統合併損傷之可能性。

　　胸椎及腰椎骨折或脫臼常是嚴重外傷的一部分，合併有胸腔、腹腔、及頸部損傷。在鮑曼統計180例上段胸椎骨折合併麻痺病人，三分之一合併有胸腔內部受傷像血氣胸、主要血管受傷及橫膈膜破裂。肢體骨折及軟組織傷害也常伴隨上半段胸椎骨折。腰椎骨折常合併有腹部受傷，腸壁、脾臟、肝臟破裂，以及泌尿系統受傷。在多處傷害病人，脊椎骨折並不像缺血性休克或是主要心臟、胸腔外傷來得那麼危急生命，可予以觀察，待情況穩定後再予以確切治療。

　　在檢查胸腰交界脊椎骨折病人，一些外觀特徵和骨折形態及作用外力有關。可看到皮膚擦傷或頓挫傷、脊椎隆起變形及棘突間距離分開都必須詳加紀錄以幫助鑑定外傷機轉。

X光攝影檢查

　　醫生必須首先了解正常和不正常脊椎攝影X光片影像。必須小心不要將正常解剖變異的情況診斷爲不正常，尤其在小孩病人時；同時要小心辨認脊椎不正常的所在。前面已經提到，頸椎損傷在急診室最容易誤診，因爲胸椎和腰椎外傷常合併嚴重胸腔和腹腔損傷所以比較容易診斷。在急診室，側位X光片是開始診斷嚴重頸椎外傷的第一步。一般而言，若有頸椎骨折或脫臼現象時側面照像都能顯示出來。一旦懷疑有頸椎受傷時，頸椎卽應以砂帶固定保護，假如有明顯神經症狀時應施以骨骼牽引。最初的X光照像應使病人仰臥，頸椎在人爲牽引保護下，醫生站在病人旁邊將肩膀往下拉，以避免陰影重覆並使下段頸椎能看得清楚。片匣放在頸椎以上及肩膀以下位置，以確定可以看清楚枕骨環椎及頸椎胸椎的交界面。在肥胖及肌肉過度發達的病

人可使一側肩膀在伸展、外展 180 度的位置使 X 光機器垂直對準下段頸椎照像。教病人放鬆肩膀，肌肉向下拉，這樣側位頸椎 X 光片才能完全顯影。正面前後位 X 光照像可看清楚椎體終板層、椎間板間隙在壓迫性骨折情況下有無受傷。斜位 X 光照像可判斷後側靱帶複合體及小面關節是否完整以做為治療參考。照完斜位照像以後，將嘴打開，照軸椎齒狀突視其是否有骨折，也相當重要。

鮑曼及達克 (Bohlman and Ducker) 曾經強調早期脊髓攝影對急性脊髓受傷病人的重要。頸部脊髓照像可去除脊髓是否被向前突出的骨碎片或椎間板碎片壓迫而影響功能。同樣的道理在胸腰椎交界處骨折，要檢視脊髓孔是否有骨碎片突入壓迫神經組織時，也要脊髓攝影照像，藉以判斷決定是否要由前側早期施行脊髓減壓手術。

電腦斷層攝影術是一項新的重要輔助診斷工具。可單獨或合併脊髓攝影一併使用，對鑑別突入脊髓腔內之病灶是碎骨片或囊腫有很大助益。電腦斷層攝影的另一個好處是病人無需移動位置，即可獲得清晰脊髓內部之狀況。

神經檢查

評估脊髓受傷病人情況，應從現場處理急診經醫療訓練有關人員口中獲取一些有意義的資料。首先要知道是否有頸部，或脊椎部位疼痛。若病人有頸部疼痛症狀，搬運時應以護頸圈保護再置於木板上；若病人較低部位脊椎疼痛，搬運時使用硬木板並平直仰臥。一直等到病人到達急診室給醫生檢查完畢照完 X 光以前，脊椎的位置不能進一步移動。訓練與醫務相關從業人員問病人五個和運動功能有關問題。一開始做知覺功能檢查及反射作用評估不是很重要。第一個運動檢查是簡單測試脊髓功能程度，首先叫病人運動雙臂、然後雙手、接著是兩腳及大腳趾，藉此了解功能異常位置。在極少數情況下有歇斯底里

症病人用直昇機運來醫院，但是我們寧願犯錯誤而站在安全這邊。最後請病人在做直腸檢查時隨意收縮肛門括約肌。

及早檢查病人生命症候，像血壓、心跳、呼吸、脈搏，必要時施予甦醒術供給氧氣。病人有頸椎骨折會有胸部肋間肌麻痺和呼吸潮氣量減低至 200 西西，在某些胸椎外傷病人由於肋骨骨折或血氣胸造成胸廓不能運動。在下端腰椎外傷病人常合併腹腔內損傷。

在較高位頸部脊髓外傷由於脊髓受傷造成交感神經切斷可降低血壓、脈搏、及心搏量。這種情況不要當做血量不足休克或菌血症休克治療，因爲在後者情況下脈搏會增加。在脊髓受傷病人，脈搏通常可低至四十。血壓降低不需要特別治療，由於腎臟血流量仍可維持並有適當排尿量。

影響髖關節屈曲功能的神經根是腰椎第一、二節；與膝關節伸展有關的是腰椎第三、四節，和踝關節屈曲、伸展有關的是腰椎第五節及薦椎第一節。

一般治療原則：脊椎扭傷、鬆動、脫臼及骨折

頸椎扭傷

開業醫生最常見的脊椎受傷就是車禍後頸椎扭傷。通常是由於合併屈曲及伸展外力，亦可能有旋轉外力介入其中，在頭部撞擊到一靜止物體而產生之傷害。扭傷發生於支持性的靭帶組織，部分纖維撕裂，但主要的靭帶仍然完整。頸部周圍軟組織受傷，包括小關節關節囊扭傷、棘間靭帶撕裂傷、頸椎椎間板分裂、以及縱軸靭帶拉傷。一般而言，頸椎 X 光檢查不能給我們任何發現，除非在嚴重受傷時主要靭帶破裂。在後者的情況中脊椎椎體，和一些骨骼結構會向後錯位分離。頸椎扭傷是常見造成不能工作的原因；通常只需要保守治療不需

要開刀。頸椎及軟組織扭傷以後，最常見是頸部疼痛。究其病理成因機轉是產生直接壓迫到頸部神經根或脊髓，脊髓內部壓力增加、退化性椎間板及關節炎、骨骼、靭帶內部病變以及脊椎不正常運動或不穩定。脊椎疼痛可輻射傳導至遠端。多年來一直存在著一個錯誤觀念，認爲所有頸部疼痛都是由於神經被壓迫而產生。但是椎間板、靭帶以及頸椎關節受傷可由於刺激周邊神經末稍所致。解剖學上，小關節的關節囊、環狀靭帶外層，及前後縱靭帶都有細小神經纖維支配。同樣地，骨骼本身伴隨著血管也有神經末稍支配。因此，任何不正常的運動帶動附近的椎間板、縱靭帶、小關節之關節囊有異位時，都會刺激細小神經纖維產生疼痛。

　　當急性頸部扭傷後，頸椎及頸部軟組織固定對外傷恢復有裨益。頸椎牽引及頸部外固定裝置卽是利用此種機轉。在頸椎有退化現象長骨刺時，要避免頸椎過度伸展，這樣使神經根及周圍軟組織更容易被壓迫。三到六週護頸圈外固定通常都能解決頸椎扭傷。霍爾（Hohl）倡議慢性頸部疼痛是頸椎椎間板破裂造成脊椎間隙變小，最後形成頸椎老化長骨刺所致。這種結果都在末期發生，通常是車禍發生後雙方法律協商解決多年以後。

頸椎鬆動

　　頸椎鬆動顯示靭帶分裂程度大於頸椎扭傷，靭帶完全撕裂使得不正常運動增加以及脊椎不穩定。頸椎鬆動時必須決定用骨骼牽引來復位或是用堅硬的護頸外固定裝置。如果脊椎鬆脫不穩定程度符合前述懷特（White）所提的標準，那麼堅硬護頸外固定八至十二週是必須的。拆除護頸外固定後，必須追踪檢查頸椎屈曲、伸展的X光片，以決定鬆動是改善或惡化。最嚴重的頸椎鬆動，發生於兩側小關節面相互嵌制，這在側面或斜位X光片顯示出兩小面關節「頂對頂」的現象。

這即表示後側靱帶嚴重受傷需要骨骼牽引或其他頸椎外固定裝置。鮑曼的統計指出，像如此嚴重靱帶受傷，用外固定方法是不足以重建靱帶的強靱，除非脊椎前緣自然發生骨融合現象。這類病人，晚期若有不穩定現象發生，通常需要脊椎後側關節融合術。

頸椎脫臼

頸椎椎體脫臼意謂頸椎靱帶完全分離，這樣使小關節面的連續性中斷。前面曾提到，急診室斜位 X 光片可決定脫臼發生在單側或兩側，以及是否合併有骨折發生。最初以骨骼牽引治療單側或兩側頸椎脫臼。現在一般相信早期，立即使脫臼復位病人較能得到好處，特別是有神經缺損症狀時。以骨骼牽引治療，其重量超過 50 磅時是極危險的。因為過重的牽引會使頸椎脫臼或脊椎骨折並合併靱帶撕裂，進而造成損傷部位過分牽扯及脊髓損傷、水腫、病人癱瘓。比較安全起見，在能控制的環境下進行整復手術然後加以內固定，要比盲目亂加牽引重量而延常住院時間要好得多。雖然在英國、澳洲以不開刀方法矯正單側小關節脫臼，但這種方法並未在美國廣汎地被接受。許多醫藥糾紛皆導因於此種治療方法。儘管如此，仍有許多文獻報告以全身麻醉，骨骼牽引，輔以推拿矯正單側小關節脫臼有很高的成功率。骨折或脫臼復位正常後即能達到脊髓腔及脊髓減壓目的，這就是一開始嚐試用骨骼牽引治療的目標。等到閉瑣式整復失敗後再用開刀方法治療。

頸椎壓迫性骨折

頸椎壓迫性骨折或縱軸負荷外力的損傷，若不嚴重且無麻痺症狀時，可用外固定方法治療八至十二週，直到骨癒合。較嚴重頸椎壓迫性骨折可能不穩定，而且有骨碎片向後側脊髓腔突出，首先應立即嘗試骨骼牽引和閉瑣整復方法。若骨碎片仍然突出於脊髓腔或嚴重壓迫

性骨折，日後很可能造成駝背畸形，必須考慮由前側施行手術矯治。再強調一次，前面已經指出，除非兩脊椎間前側自行骨融合，否則就會發生末期不穩定及駝背畸形。有時候，由於嚴重屈曲和縱軸負荷外力共同作用會出現後側靭帶斷裂合併椎體前側壓迫性骨折。表現出前後側均不穩定現象。初期先嘗試骨骼牽引及復位，不用開刀的方法治療。待脊椎復位，穩定性增加後再以頸部外固定裝置或頭頸外固定支架輔助治療，以避免晚期脊椎不穩定。

以骨骼牽引治療頸椎受傷，其受傷性質將決定治療期間使用何種形式病床。若欲利用牽引使脫臼復位，在牽引期間必須輔以搖床；否則用一般病床將牽引架附加床頭卽可。對所有脊椎脊髓損傷病人而言，電動循環床是禁忌使用的。原因是電動循環床處於垂直位置時，病人等於雙腳站在地上，脊椎仍有負荷。而在翻身前，從遠端向近端架設支架擠壓腹部，使腹內臟器頂到橫隔膜產生呼吸困難。除此以外，由於病人沒有知覺，在腳跟部容易產生坐褥瘡。

上段胸椎損傷（胸椎第二至第十節）

由於環繞四周的胸廓以及強靭肋骨椎體靭帶，上段胸椎穩定性很強，很少有急性外傷發生。也由於上述理由，上段胸椎外傷病人可臥床休息採取保守治療。有輕微壓迫性骨折或輕度槍傷病人，若脊椎穩定性好，可臥床休息或以頸部外固定三週治療。較嚴重骨折及脫臼則需要六至八週臥床休息再輔以外固定裝置，這些當然是在穩定性骨折沒有任何其他器官合併損傷的情況下應用。

胸腰椎損傷（胸椎第十一節至薦椎第五節）

胸腰椎交界及腰椎損傷，是比較不穩定區域，需要較長時間臥床休息；除非以手術內固定治療。胸腰椎交界區域輕微楔形壓迫性骨折（被壓迫面積小於椎體40%），沒有神經缺損症狀出現，可用緊密貼

身夾克形石膏固定三週治療。但是在 X 光片上或脊髓攝影必須確定沒有骨碎片侵入脊髓腔內。輕微腰椎壓迫性骨折，同樣可以用腰薦部均固定的石膏外固定。旋轉性骨折脫臼或嚴重壓迫性骨折常合併神經壓迫症狀，要給以搖床睡臥，直等到減壓及固定手術執行完畢。治療胸腰椎骨折常犯的錯誤，是由於側位 X 光片上脊椎莖突陰影遮蓋沒有辨認出突入脊髓腔內之骨碎片。多數情況下，神經損傷程度和脊椎骨受傷程度成正比。因此，當神經損傷症狀明顯而 X 光所顯示脊椎骨只有些微受傷時，必須想到有巨大椎間板突入脊髓腔的可能性。在這種情形下，必須考慮做電腦斷層攝影、腰部脊髓攝影及側位層面攝影。處理胸腰椎受傷原則和處理頸椎受傷的原則類似。重建脊柱形狀先試用不手術方法，如果必需再用手術治療。最近趨勢以頭部股骨縱軸骨骼牽引治療胸腰椎骨折及脫臼。當胸腰椎骨折合併神經損傷時，第一步重建脊柱形狀就是使神經組織減壓。電動循環搖床在胸腰椎骨折及脫臼病人是禁忌使用的。

脊髓損傷的一般治療原則

沿革歷史

西元前十七世紀 就已經開始 治療脊髓損傷的病人了。當時埃及醫生所認識的脊髓損傷症候是「雙手沒有知覺、陰莖勃起以及小便失禁。」他們認為那是由於脊椎脫臼所引起不等程度的併發症，將它歸類為「一種挑戰性疾病，不需要治療的疾病。」蓋倫 (Galen) 在西元前 150 年，報告完成第一個實驗椎板層摘除術，並且能分辨不同部位脊椎受傷症狀。這項發現，一直等到1895年才被羅德錦 (Roentgen's) 補充證實，他發現脊椎受傷和臨床症狀牽聯的關係。自此以後，學者更進一步把某些脊髓損傷及其症狀單獨分離出來（像布朗・史奎德症候羣，前側及中心脊髓症候羣）(Brown-Sequard, anterior cord, and central cord syn. ）並觀察它們對各種治療方法反應。因此，許多學者試圖用不同分類方法對近似症狀歸類研究。古特曼（Guttmann）創立運動功能分類系統。在他的分類中把完全脊髓損傷病灶列為 A 級，若功能完全恢復則列入 D 級，令人迷惑的是何種情況下描述受傷當時的功能為 A 級；而且多數學者描述僅有極少數完全脊髓損傷經治療後有功能恢復。也許在這種分類中所謂 A 級功能恢復是表示上肢部分神經根功能恢復，而不是脊髓功能增進。

　　不完全脊髓損傷的命名，是指受傷較嚴重的部位，像後脊髓症候羣卽表示前側脊髓徑路並未受損，亦卽表示脊髓下視丘徑路所主管的粗俗觸覺仍然存在。在前側脊髓損傷症候羣中，前三分之二脊髓都有損傷僅剩下後側脊柱神經纖維正常。這些病人有運動神經痲痺，但後側脊柱徑路負責位置感覺及本體接受和震顫感覺等功能仍然完整。在前側脊髓症候病人，當評估其最初 X 光片時可發現骨骼壓迫到前側脊髓。中心脊髓症候常好發於頸椎老化長骨刺的病人，合併有過度伸展外力傷害，由於前有骨刺後有肥厚突起黃靭帶前後夾擊脊髓的結果。這樣的病人，其主要脊髓損傷在中心灰質部分，有中心灰質及少許白質一部分神經缺損症狀，造成上臂、雙手運動功能喪失，而下肢肌肉功能尚好。這些病人上臂雙手有痲痺而下肢、雙腳能够運動。極少數情況下，中心脊髓症候羣可發生於遠端胸椎及腰椎，病人有明顯上腰部肌肉軟弱，不能把腳舉起，但可移動腳趾，也有部分肛門括約肌收縮功能。另外一種少見的部分脊髓損傷是脊髓半截斷或稱做布朗·史奎德症候羣，一半脊髓損傷另一半功能正常。在這種情況下，有單側運動功能痲痺，一側本體接受器功能喪失，及對側痛覺、溫覺喪失。有些病人僅表現脊椎骨骨折部位神經根症狀。單獨神經根病灶在胸椎受傷的情況很少見。頸椎區域最常牽連的是第五、第六對神經根合併

單獨三角肌或肱二頭肌麻痺，或者在第七對神經根損傷合併肱三頭肌
軟弱無力。極少數情況，可有兩側三角肌麻痺，起因於第四、五胸椎
脫臼，而沒有脊髓損傷，比較典型常見的症狀還是單側神經根損傷。

脊髓損傷分類

就症狀而分

早期敍述脊髓損傷是基於對病理成因及作用外力的了解，藉以提
供治療依據。脊髓損傷程度愈少，其功能預後也愈好。反之，若完全
脊髓損傷其神經症狀持續存在48小時以上，神經恢復的預後也愈差。

附表 4-3 列出脊髓損傷功能的分類。

表 4-3 脊髓損傷分類的標準

```
0 ──病灶以下完全沒有神經功能
1 ──有知覺功能，？些微運動功能
2 ──有運動，無功能
3 ──有運動，可用功能
4 ──有運動，實用功能
5 ──完全正常運動功能
```

此分類表所列有關運動功能之等級是就脊椎受傷遠端而言。

0 或 A 級病灶表示脊髓完全損傷，自受傷脊髓以下部位完全沒有
神經功能。1 或 B 級病灶表示脊髓受傷部位以下沒有運動功能，但部
分知覺完整。剩下的分類則依照運動功能，而細分做若干等級；像運
動功能無用、運動功能可用、運動功能實用以及完全正常運動。以運
動功能來評價脊髓損傷程度在英國文獻中已行之多年，用它衡量脊髓
損傷病人手術後早期功能恢復情形。椎板層摘除手術已經證實對病人

功能沒有幫助，因此導致大多數病人採取保守治療。達克（Ducker）建議以運動功能爲基準來評價急性脊髓損傷。但是知覺和神經反射檢查對最初診斷，也是重要輔助尺度。在 500 位脊髓損傷有良好追踪檢查的病人予以分類。完全脊髓損傷分成兩組；部分脊髓損傷分成三組，外加單純神經根損傷。這些病人其脊髓損傷分類及區域分佈如附表 4-4 所列。橫斷面完全脊髓損傷，在損傷部位以下的脊髓功能全無。漸進性完全脊髓損傷，其骨骼損傷在頸椎第五、六節間，但在頸椎第七、八節之脊髓仍保有部分運動功能。若是做詳細神經學檢查，有更多此類完全脊髓損傷病灶被發現。按以往舊分類標準，許多前側脊髓症候羣病人都可納入漸進性完全脊髓損傷；因爲雖然有些微接觸感覺但受傷脊髓遠端沒有運動功能。

　　部分脊髓損傷病灶，又可以脊髓損傷遠端功能不等程度改變，而分做變弱、不變及變強三級。部分脊髓損傷合併尾端脊髓功能喪失通

表 4-4　脊髓損傷分類和區域分佈

脊　髓　損　傷　分　類	頸　　椎	胸 腰 椎
橫斷面完全脊髓損傷	40%	64%
漸進性完全脊髓損傷	21%	12%
部分脊髓損傷，尾端功能喪失	9 %	5 %
部分脊髓損傷，尾端功能保留	21%	4 %
部分脊髓損傷，上下功能一致	6 %	5 %
神經根損傷	3 %	10%

此表摘自（Am. Surg.，945: 151-158, 1979）表示脊髓損傷病人，不同脊髓病灶之分佈。

常合併大腳趾運動功能不良。部分脊髓損傷合併尾端脊髓功能增強的病人，其頸椎區域神經損傷較嚴重而其雙腳及下肢功能保留大於兩上臂功能。協調一致性的功能損失，並不常見，通常由於骨骼病灶以下一側功能喪失，但另一側喪失更明顯。許多前述分類做布朗‧史夸特症狀羣之病人都有脊髓一側功能喪失而另一側功能則不變保留下來。

單一神經根病灶並不常見，它被分類做神經功能喪失而沒有脊髓損傷病灶。

附表 4-4 統計顯示完全脊髓損傷病灶，比部分脊髓損傷病灶來得普遍。完全脊髓損傷佔頸椎受傷的百分之六十，佔胸腰椎脊髓受傷的百分之七十。頸椎部分脊髓損傷病灶是典型的中心脊髓症候羣可歸類做部分脊髓損傷合併尾椎功能增加或減少。

以骨骼損傷合併神經缺損症狀之分類如附表 4-5。單一節脊椎骨折或脫臼好發率佔87％，多節脊椎骨折或脫臼僅佔 7 ％病人。X光品質不佳而無法分析得佔 1 ％。這項統計資料與鮑曼所做 300 例頸椎受傷病人的分析結果相近。完全脊髓損傷包括受傷 48 小時以後，在受傷部位以下感覺及運動功能全部喪失造成四肢癱瘓。部分脊髓損傷病人可依其程度輕重分級為(＋)至(＋＋＋＋)。一個加號(＋)表示病人能移動肢體雙腳並有良好位移和振動感覺；兩個加號(＋＋)表示遠端

表 4-5　脊椎骨折、脫臼合併脊髓損傷

一節脊椎骨折或脫臼	87％
多節脊椎骨折或脫臼	7 ％
沒有脊椎骨折被發現	5 ％
資料不全	1 ％

(摘自 Am. Surg., 945: 151-158, 1979)

僅有些微運動功能（腳趾運動）以及良好之位移、振動感覺。三個加號（＋＋＋）表示遠端肢體沒有運動功能，但觸覺、位移、振動感覺是好的。四個加號（＋＋＋＋）表示遠端肢體沒有運動功能，觸覺存在，但沒有位移、振動感覺。以上分類方法是以運動功能爲基準合併以感覺功能爲輔。沒有一位完全四肢癱瘓的病人有下肢運動功能恢復。

以神經檢查做脊髓損傷分類

假如我們接受以運動功能做爲脊髓損傷恢復程度評估標準，那麼必須確立運動功能分級的標準。一般被普遍接受的尺度是將運動功能分爲五級，分別是 0 級全然沒有功能、一級功能微弱、二級功能貧乏、三級功能堪用、四級功能良好、五級功能正常。個別及多數肌肉功能恢復，需要一段時間的觀察。

基於臨床神經檢查對反射、感覺及運動功能發現，以及骨骼受傷 X 光表徵，發展出一種標準檢查。檢查紀錄時間在受傷當時以及一年以後。一系列標準運動功能檢查（如表 4-6）包括最初檢查，治療後當時，以及一年以後神經功能恢復情況。最初檢查結果是令人沮喪的，但是預後的關鍵是受傷一年後和開始時神經檢查的變化。無論如何剛開始和最近的神經檢查爲我們提供了頸椎脊髓損傷後治療結果評價標準。

最初在四肢癱瘓病人，檢查測試以上十四種不同肌肉組織功能和四種感覺功能。一些重要資料也必須加以詢問，記錄像受傷時間，骨折或脫臼部位以及有無併發症等。追踪檢查運動功能取樣方法有兩種(1)檢視各個不同肌肉羣，以及(2)檢視病人步態。個人不同肌束運動能之強弱可分級爲 0 到 5 級，0 級表示沒有功能，5 級表示運動功能正常。肌肉功能和步態間兩者成正比關係而後者更爲敏感。運動功能

表 4-6 脊髓運動功能指數 (MI)

肌 肉	右側	左側
橫 隔 膜	2	
三 角 肌	5	5
肱二頭肌	5	5
肱三頭肌	5	5
屈 指 肌	5	5
外展指肌	5	5
肋 間 肌	2	
上 腹 肌	2	
下 腹 肌	2	
腸 腰 肌	5	5
股四頭肌	5	5
伸 指 肌	5	5
腓 腸 肌	5	5
肛門括約肌	2	
	正常＝100點	

(摘自 Am. Surg., 945: 151-158, 1979)

檢查是預後最精確的指標。基於運動功能檢查，才能給治療下一個最好結論。我們也必須記住，所選擇檢查的肌肉，實際上是各個不同部位脊髓功能的總和。

一些功能特殊肌肉僅能夠以強健、不正常、及功能麻痺簡單的分級爲 0 到 2；這些包括橫隔膜、肋間肌、上腹肌及下腹肌以及肛門括約肌。選擇上肢五組肌肉、下肢四組肌肉和一些其他肌肉組織合計有100 點總和。每一組肌肉依其恢復程度不同又分爲 0 到 5 分，形成如附表 4-6 所列 0 到 100 運動指數。所以我們可從病人最初的累積分數

以及追踪檢查累積分數中測知他恢復速率。在完全脊髓損傷神經麻痺的病人，其恢復速率甚小，一般而言，上肢僅有小於百分之二十的恢復率。另一方面，在部分脊髓損傷病灶，其起初神經功能缺損較少，日後恢復速率可高達80%。恢復速率截然不同，也可證明某一特殊治療方法的效果。

在統計學上分析、整理、比較資料的理由，一些指數的名稱衍生而來，像最初運動指數（MIi）；最近運動指數（MIC）（受傷一年後檢查所得），以及運動恢復速率（RR）。最初運動指數的定義是，所有最初檢查個別運動肌肉組織功能強度指數（0到5）的總和除以運動肌肉之數目所得。

$$MIi = \frac{MIi(n)}{n}$$

這個計算方法可應用於全身運動檢查的任何部分。最初運動指數是最初運動功能檢查的平均值。最近運動功能指數的定義是個別肌肉運動強度（0到5）總和除以受傷一年後執行檢查運動肌肉數目。這樣的檢查在受傷後任何時間都能做，當與起初運動指數做比較時，即可得到運動功能恢復速率（RR）。

恢復速率（RR）的定義是一年後功能恢復速率除以受傷最初損失運動指數的比值。可以下列公式表示:

$$RR = \frac{MIC-MIi}{5-MIi}$$

在以上公式中，兩次檢查的時間是固定的，因此我們只討論一年後運動恢復速率。

最初運動指數是直接和恢復速率成正比，其 P 值小於 0.001，這更加說明了以上所謂最初檢查是預後的主要指標，並且提供了日後臨

床實驗比較的基礎。從這一觀點而言，可以介紹一種設計來分析評價
脊髓受傷治療，而兩組病人最初運動指數是很重要的基本資料。假如
最初運動指數相等，那麼任何恢復速率不同即表示某一特殊治療方法
對神經功能恢復的影響。當最初運動指數不盡相同時，那就表示兩對
照組亦存有明顯差異。基於明顯 f 試驗值不同，結果如附表 4-7 所詳
列，因此，我們只能接受一些和實驗情況相關的一些數據。其他的狀
況可考慮做模擬實驗或是需要進一步分類。

　　骨受傷部位可以 X 光檢查，區分爲單一節受傷或是多發性骨折。
在以下分析資料，我們將僅探討單一性骨折或脫臼。舉例來說頸椎第
六節骨折或頸椎第五、六節間脫臼，可視爲同一節脊髓損傷。像這樣
的限制病人數目會銳減，在結論時必須加以說明。

表 4-7　實驗設計的各種情況

運動指數間差異	恢復速率間差異	治　療　價　值
* $MIi = MIC_2$	$R = R_2$	No
* $MIi = MIi_2$	$R > R_2$	＋
* $MIi = MIi_2$	$R > R_2$	－
$MIi > MIi_2$	$R = R_2$	? －
$MIi > MIi_2$	$R > R_2$	No
* $MIi > MIi_2$	$R < R_2$	－
$MIi < MIi_2$	$R = R_2$	? ＋
$MIi < MIi_2$	$R > R_2$	＋
$MIi < MIi_2$	$R < R_2$	No

＊ 實驗情況
　　實驗設計狀況必須能決定顯示不同類脊髓損傷在不同治療方法
　　下所表現的不同恢復速率。這主要爲不完全脊髓損傷在不同治
　　療方法下所表現的恢復速率而做。

各種不同脊髓 損傷運動模式 也可加以分類 。 完全橫斷面脊髓損傷，在骨受傷部位以下兩節神經根其運動功能可標示做零。在漸進性完全脊髓損傷病灶，在受傷部位以下二至四節脊髓運動功能均可標示爲零。部分脊髓損傷病人又可細分做三組: (A)部分脊髓損傷合併病灶部位以下四節的脊髓功能進一步喪失。(B)部分脊髓損傷合併病灶部位以下脊髓運動功能增加。(C)部分脊髓損傷合併病灶部位以下脊髓功能一致喪失。運動功能分類模式如表 4-4 所列。當我們討論血壓、類固醇藥物、椎板層摘除術、及脊髓前側減壓術合併脊椎前側融合手術對病人之影響時，也該按病人神經功能如此分類。藉此分類及實驗設計模式對神經功能有所控制，並可對不同治療方法有較準確比較。

是否分組不同的運動功能， 都有實質意義？ 這可分做兩方面回答， 首先我們已經證實每組起初平均運動指數， 在統計學 f 試驗值上, 都有差異，$P < 0.05$。進一步分析，是否各組差異，有臨床價值。各組平均恢復速率各有其特性，正如預料的，開始時神經損傷愈少其恢復速率也愈快。而且，在次分組羣中也有一些特徵說明不同病因所造成脊髓功能不良。在完全喪失運動功能病人，主要由於受傷當時生理性或解剖性因素使脊髓功能中斷，有百分之五病人由於頸椎椎間板脫出或移位導致次發性神經組織病變，若在48至72小時內施以脊髓減壓術可有明顯恢復。在次分組羣中部分脊髓損傷合併尾端脊髓功能正常病人，若合併先天性或退化性脊髓腔狹窄問題時，於受傷後一至兩週內施以脊髓減壓術有較好的恢復速率。在漸進性完全脊髓損傷病人亦會因臟器破裂造成血壓及血流量不足問題導致恢復速率緩慢。總而言之，運動功能分類牽涉許多不同病因及臨床因素而影響脊髓功能恢復。

脊髓損傷病人的特別治療

治療脊椎損傷合併神經缺損有五個重要步驟: (1)減少運動, (2)穩定體內情況, (3)矯正脊柱畸形, (4)發現脊髓被壓迫時, 施以減壓手術, (5)穩定脊柱。上述五個步驟必須小心計畫進行。每一治療階段都會影響最後神經功能。

減少運動

最好在意外傷害發生當時卽開始減少運動。拿頸椎受傷來說, 頸護圈或沙袋加上脊椎固定板經常被用做固定頭頸部的工具。受傷脊椎持續運動會加重脊髓損傷的病理變化。減少運動並以夾板固定對於脊髓受傷的重要性 正如對脊椎骨折 之固定一樣。 已經有好多次文獻報告, 原本部分脊髓損傷的病人在搬運途中或在醫院裏由於受傷脊椎持續運動使得脊髓功能完全喪失。在訓練急診醫務技術員時, 必須強調一開始減少移動的重要性, 在檢查、詢問病人時必須評估下列運動功能: 病人上臂、手、腳、及下肢活動情形, 並檢查直腸肛門括約肌收縮功能。所有人員必須教以頸椎及脊髓受傷後, 上臂及雙手各種不同的運動形態。如果病人到達急診室後, 還沒有適當固定, 那麼醫生的首要之務卽是將受傷部位固定保護起來。

稳定病人體內狀況

任何急診甦醒術後, 緊接著卽是維持呼吸道暢通及血液循環血流量的穩定。頸、胸部脊髓受傷病人合併有肋間肌麻痺形成呼吸困難、血中含氧量不足情況。少數情況下需要立卽做氣管切開, 但必須隨時保有鼻氣管內插管及輔助呼吸的萬全準備。儘量避免急診做氣管切開術, 因為有部分病人是需要做脊椎前側手術, 這些病人手術傷口就在氣管切開的附近。但若呼吸困難是明顯問題, 那氣管插管或氣管切開也在所難免。一些肥胖病人, 頸部很短也需要輔助呼吸。

脊髓損傷和恢復間血流量壓力的變化可以測得。 如附表 4-8 所

示，若舒張壓是 69mm Hg 或更少，則脊髓血流量卽有不足可能，舒張壓力大於 70mm Hg 則血流量較足。血流量不足對於脊髓完全截斷病人沒有什麼影響。但對於部分脊髓損傷病人，若血量不足或血壓過低對脊髓整體之恢復率卽大有影響。年紀較大之中心脊髓病灶病人合倂休克其脊髓功能恢復完全停滯。適當血壓和血流量供應是維持脊髓功能必須的，但有時因爲心臟血管功能不良而不可得到。

表 4-8　舒張壓對病人脊髓功能恢復的影響

受　傷　分　類	起初運動指數		恢復時運動指數	
	↓ BP	↑ BP	↓ BP	↑ BP
完全橫斷面脊髓損傷	.45±.40	.48±.34	.11±.14	.10±.17
完全漸進性脊髓損傷	.58±.47	.68±.49	.40±.07	.31±.33
部分脊髓損傷合倂尾端運動功能喪失	2.45	3.83	.31	.86
部分脊髓損傷合倂尾端運動功能保留	3.7	2.89	0	.84

利用運動指數公式對起初神經功能和一年後恢復時神經功能比較。
血壓對不完全脊髓損傷病人有明顯影響，舒張壓小於 70mm Hg 時
對功能恢復有明顯統計意義。

　　在高位頸、胸部脊髓損傷病灶，較不利於交感神經對心臟血管功能之影響，但副交感神經透過迷走神經控制心臟的功能通常保持不受影響。這些病人會同時有低血壓和慢脈搏的現象。這必須和血流量過少造成的休克加以分辨，在後者，除了有低血壓外還伴有心跳加速。所以只有低血壓狀況並不是大量補充體液理由。中心靜脈導管或肺動脈末端壓力測定對於記錄這些病人的血壓是必須的。心臟對於缺乏交感神經的影響，表現在心肌收縮和心跳速度比表現在心搏輸出量來得

更爲明顯。但臨床上我們慣於用心搏量來衡量心臟病變。卽使給予心臟適當體液量，也不一定能够有適當的血流量分佈。這時候，熟練得麻醉專家或重症治療專家對於維持適當體液分佈很有幫助。

矯正脊柱畸形

矯正脊柱畸形是開始治療脊髓損傷最重要的一個步驟。脊椎脫位造成中樞神經被壓迫。在使脊椎復位以前，脊髓攝影或其他特別檢查對位置不正的脊椎是不需要的。頸椎骨折復位，通常以骨骼牽引方式進行。在胸椎及腰椎骨折，除骨骼牽引而外，閉鎖式整復、推拿也可加以輔助。每一部分脊椎將做個別討論，對所有受傷脊椎而言，沒有一個特別法則可資依循。在較高部位頸椎受傷，像軸椎與枕骨交界所在部位，頭和脊椎位置比用任何種類牽引或整復方法都來得重要；但較低部位頸椎受傷，用各種重量牽引是必要的。

脊髓腔減壓手術

僅在脊柱畸形矯正以後仍然有神經被壓迫的狀況下才必須進行脊髓減壓手術。在某些外傷情況，有骨碎片或異物存留在脊髓腔內，也需要手術拿除異物以確保受傷脊髓正常空間。在脊柱畸形矯正後，一些診斷步驟像脊髓攝影術是必須的，以確定神經組織沒有再被擠壓。在頸部可讓病人在牽引狀況下，改變仰臥位置使頭部抬高在 C_1-C_2 間側面注入比照劑，實行所謂「迷你脊髓攝影」病人也可改變成俯臥位置，少量 pantopaque 及 metrizamide 可被用做排除是否有單一椎間板脫出椎間孔的狀況而需要手術移除。在胸椎及腰椎部位，metrizamide, pantopaque 及空氣都已經被用做診斷工具。電腦斷層攝影設備進一步運用更提供我們減壓手術精確的資料。少於四分之一病人，在做過脊柱矯正手術後，仍然需要做減壓手術。

脊椎的穩定

　　脊椎的穩定得視各個不同脊柱情況而定。脊椎不穩定可使脊椎鬆動持續存在，使已經復原中脊髓再受到傷害或撕裂附近脊椎神經根造成進一步運動功能喪失。所以重建脊椎穩定性直等到骨癒合發生是很重要的。

治療脊髓損傷的爭論

　　雖然治療脊椎和脊髓損傷的大原則大致確定，但在一些特殊治療方法上仍存有爭議。最爲人所爭議的四點是：(1)使用類固醇製劑與否的問題。(2)椎板層摘除術的問題。(3)由前側脊髓減壓及椎體融合術的問題。(4)槍傷處理問題。

使用類固醇製劑的問題

　　類固醇製劑對於少數脊髓損傷病人確有所俾益，但在臨床基礎上缺乏進一步證明。一般人開始劑量用 20 毫克 dexamethasone 或是用 125毫克的 methyl-prednisolone。這樣的劑量每隔六小時一次，持續一至三天。三天以後再重新檢查病人。若病人只是部分脊髓損傷，且對類固醇製劑使用反應良好卽繼續使用它。高劑量持續使用一週後，必須在兩三週內逐步停藥。表 4-9 所列是使用類固醇製劑後的一些統計資料。在完全脊髓損傷病人，無論有無類固醇製劑治療其恢復比率均在百分之十一至百分之十五之間，無甚差別。少數完全脊髓損傷病人其所獲得的俾益和長期使用類固醇製劑導致免疫系統被壓抑，容易細菌感染及腸胃道出血有成正比例增加。在部分脊髓損傷其尾端功能尚好病人其恢復比率以用類固醇製劑組的病人較高。同時，在這一組病人中，也有許多依賴類固醇製劑的病人；當停藥四、五天以後，其神經損傷症狀會再度出現，如繼續用藥一天其運動症狀可再度恢復。部分脊髓損傷病人有不同的恢復比率，反應出起初運動指數之不同，並不能證明是類固醇製劑的作用。鮑曼曾經提出反證認爲用類固醇製劑治

療脊髓損傷的病人沒有幫助。因此一般人均同意，類固醇製劑對於大部分脊髓損傷病人沒有多大幫助，除非是一些中心脊髓損傷症候羣的病人。現行通用的原則是用類固醇製劑後二、三天內卽停藥，以避免過多的副作用。

表 4-9　　類固醇製劑對脊髓功能恢復的影響

受　傷　分　類	起初運動指數		恢　復　比　率	
	不　用類固醇製劑	用類固醇製　劑	不　用類固醇製劑	用類固醇製　劑
完全橫斷面脊髓損傷	.28±.33	.37±.50	.11±.05	.11±.10
漸進性完全脊髓損傷	.70±.42	.63±.40	.13±.10	.15±.04
完全部分脊髓損傷	3.19±1.29	2.31±1.34	—	—
部分脊髓損傷尾端功能喪失	2.76	2.91	.68	.83
部分脊髓損傷尾端功能良好	2.36	2.07	.34	.45
一致性部分脊髓損傷	3.40	2.32	.56	.35

　　部分脊髓損傷尾端功能良好的病人（中心脊髓症候羣）使用類
　　固醇製劑有些微好處。

　　椎板層摘除術

　　用椎板層摘除術來治療脊髓損傷在醫務糾紛法庭上或是醫學討論會中都引起相當大的爭議。這個手術的出發點是「減除壓力」對於腫脹脊髓而言許多病人未蒙其利先受其害。因此，在治療脊髓損傷時，大英國協及大部分美國醫學中心，均已擯棄使用椎板層摘除術。各人意見不同，導致許多爭論。椎板層摘除術必須嚴格選擇執行，僅在少部分已經證明有後側脊髓被壓迫的病人才有必要實行。

　　表4-10所列椎板層摘除術對完全及部分脊髓損傷病人的影響做了

一個數學統計。在完全脊髓損傷病人，椎板層摘除術對脊髓功能恢復毫無影響；整個恢復比率在百分之十一到十五之間。在部分脊髓損傷病人，其神經缺損症狀較重者，僅腳趾有些微運動時，椎板層摘除術有較好效果。在較高部位一致性部分脊髓損傷，像頸椎第一至第四節間，椎板層摘除術及過多操作手續不但無益反而有害於病人。因此，椎板層摘除術唯有對中心脊髓症候羣病人，以及脊椎孔狹窄的病人有所俾益。部分脊髓損傷合併尾端脊髓功能良好的病人（中心脊髓症候羣）未做椎板層摘除術者有較高之起初運動指數。但做了椎板層摘除術者有較高（６％）的恢復比率；兩組病人恢復率均在百分之六十五到百分之七十一間。病人脊髓受傷後有持續性壓迫症狀，特別在頸椎長骨刺，脊椎孔狹窄的病人，其臨床症狀進行很快，椎板層摘除術是有必要的。椎板層摘除術在有骨骼牽引架保護下進行，以快速氣鑽拿

表 4-10 椎板層摘除術對脊髓損傷的影響

受 傷 分 類	開始時運動指數		恢 復 比 率	
	未做椎板層摘除	做椎板層摘除	未做椎板摘除	做椎板摘除
完全橫斷面脊髓損傷	.45±.40	.47±.40	.11±.20	.13±.20
完全漸進性脊髓損傷	.68±.50	.81±.50	.15±.23	.15±.21
部分脊髓損傷尾端功能喪失	1.81±1.1	2.86±.90	.20±.30	.42±.30
部分脊髓損傷尾端功能保留	3.02±1.7	2.45±1.5	.65±.37	.71±.34
一致性部分脊髓損傷	3.06±.62	4.54±.35	.68±.30	.55±.30

表中收集了不同類型脊髓損傷病人，並利用運動指數公式分類方法統計，顯示只有一種脊髓損傷病人，在做了椎板層摘除術後得到益處，這就是中心脊髓症候羣的病人合併有脊椎孔狹窄的病患。也僅有６％的差異。

掉骨頭，並保護脊髓勿受到進一步損傷。許多病人開始時，功能恢復很好，手術三週後仍有35％恢復率，而沒有施行手術病人僅有20％恢復率。（如表4-11所列）這些結果必須要有一年以上的追蹤檢查再加以分析。

在鮑曼統計系列病人中，無論部分脊髓損傷或完全脊髓損傷病人，做完椎板層摘除手術後都有功能喪失及較高的死亡率。就長期追蹤檢查的結果而言，病人並沒有得到益處，在少數有僵直性脊椎炎合併硬腦膜上腔出血的情況，椎板層摘除術才是唯一能清除血腫塊的途徑。

表 4-11　椎板層摘除手術時間和恢復的關係

受 傷 後 時 間	起初運動指數	恢 復 率
0—48 小時	2.37	.22
48小時— 9 天	1.85	.32
10—19 天	1.89	.35
20或更多天	2.04	.31

若在受傷後 3 到21天內行椎板層摘除手術，病人比較能得到較高之神經功能恢復。

脊椎前側減壓合併融合手術

在證明有脊髓被壓迫時是脊椎前側減壓手術的適應症。卽使完全脊髓損傷的病人亦可有所幫助；此處所指完全脊髓損傷是指運動功能全無但仍保有部分知覺。在前側脊髓症候羣病人，施以脊椎前側減壓術合併骨碎片及椎間板移除後，其症狀能有所改善。很多文獻及作者

有類似報告。

　　表4-12顯示脊椎前側減壓手術的影響。在完全橫斷面脊髓損傷病人手術後其開始運動指數沒有改變，但功能恢復率，在經由脊椎減壓術合併融合手術後由 8 ％提升至18％。在漸進性完全脊髓損傷病人其恢復率沒什麼改變。在所有部分脊髓損傷病人手術後開始運動指數及恢復比率均有增加。由於病人數目少，不能妄下定論。無論如何，對部分脊髓損傷合併骨碎片或椎間板突出脊椎孔壓迫脊髓的病人，仍需做進一步研究。

　　在鮑曼統計 300 例病人中，凡是不完全脊髓損傷時，做脊椎前側減壓及融合手術病人，都比不手術治療或是做椎板層摘除術的病人結果來得好。

表 4-12　脊椎前側減壓術的影響

受　傷　分　類	開始時運動指數		恢　復　率	
	沒有做脊椎前側減壓術	做脊椎前側減壓術	沒有做脊椎前側減壓術	做脊椎前側減壓術
完全橫斷面脊髓損傷	.37±.34	.44±.52	.08±.14	.18±.24
完全漸進性脊髓損傷	.68±.59	.74±.47	.14±.20	.18±.20
部分脊髓損傷	2.87±1.80	3.06±1.58	.60±.40	.72±.28

　　什麼時候做脊椎前側減壓術最好，目前仍不知道。表4-13顯示一些統計資料；但病人數目少很難下結論。一般而言，手術應該在發現前側脊髓被壓迫的一到三天內進行。愈快愈好。有相似狀況的九例完全橫斷面脊髓損傷病人早期進行脊椎前側減壓術，其恢復比率是29％而沒有實行手術病人的平均恢復率只有 8 ％。手術進行時間若在 5 到

表 4-13 脊椎前側減壓手術時間及恢復率關係

手術時間（天數） 恢復率 受傷分類	0	1—4	5—10	11⁺ 天
完全橫斷面脊髓損傷	.03(3)	.29(9)	.05(6)	.19(8)
完全漸進性脊髓損傷	.09(1)	.09(7)	—	.33(7)
部分脊髓損傷	.52(3)	.88(2)	.73(4)	.79(6)

前側脊椎減壓手術於病人受傷後前三天內手術或是等二週後待
脊髓消腫後手術，其恢復率較高。

10 天間，由於脊髓腫脹，沒有什麼幫助，因此恢復率由 8 ％降至 5
％。但是，若在受傷兩星期後仍有持續性之壓迫症狀，手術後仍有
20％恢復率，比不開刀好得多，不開刀病人的恢復率只有 8 ％。在少
數漸進性完全脊髓損傷病人，開刀後的恢復率反而比不開刀病人來得
低。一些不完全脊髓損傷病人，在做完脊椎前側減壓手術後有很好的
功能恢復；其中兩位病人，在受傷後一至四天內行手術，有88％功能
恢復，而且兩者均有椎間板軟骨突出於脊椎孔內，軟骨拿除後也施以
融合手術。簡單地說，脊椎前側減壓術有一定的適應症，基本上必須
證明有脊髓被壓迫。是否進一步選擇固定手術，得視骨骼和靭帶受傷
程度，減壓手術則視那邊的脊髓被壓迫。

槍傷的處理

槍傷後，脊椎是否要做減壓手術處理，取決於脊髓是否有壓迫性
的病變。若子彈穿過脊椎孔並沒有彈片或骨碎片存留，那麼減壓手術本
身就不需要，甚且造成更嚴重傷害。在極少數情況下，有腦脊髓液從
傷口流出或滲入肋膜腔內就必須施行手術將硬腦膜縫補起來。假如有

子彈或彈片存留，靠近脊椎孔且有骨碎片壓迫神經組織，那麼最好將彈片拿除。脊板層摘除術並不是唯一適當手術，也曾有子彈剛好嵌在脊椎椎體上，造成前側硬腦膜被壓迫。在這種情況下，由頸椎前側，或是由前側將肋骨切除或是由前側經胸腔進入將脊髓減壓是必需的。若脊髓沒有被壓迫或是脊髓已經完全損傷那麼手術本身的破壞性比建設性還要大。若有必要時，胸內插管要首先考慮，腹腔內出血要加以補充。心臟血管及肺臟的情況必須穩定後，可能是受傷 24 至 48 小時後，再施行減壓手術。

上段頸椎受傷其病理變化及現行治療觀念

表4-14顯示以受傷機轉及病理變化爲分類標準得各部位特異頸椎外傷。

表 4-14　頸椎的骨折及脫臼

Ⅰ	環椎 ——枕骨間之脫臼
	前　　側
	後　　側
Ⅱ	單獨環椎骨折
	後弓部位
	前弓部位
	前後弓均骨折（傑弗遜骨折）
	側體壓迫性骨折
Ⅲ	環軸椎間脫臼不合併骨折
	前　　側
	後　　側
	旋　轉　性
Ⅳ	環軸椎脫臼合併骨折
	前側脫臼合併齒突骨折
	後側脫臼合併齒突骨折

軸椎莖突骨折
V　下段頸椎骨折及脫臼
　　（頸椎第三節至第七節間）
　　　A. 後緣組體:
　　　　　單側小面關節脫臼
　　　　　兩側小面關節脫臼
　　　　　兩側小面關節脫臼合併鑲嵌
　　　　　小面關節骨折
　　　　　後側棘突骨折
　　　　　椎板層骨折
　　　B. 前緣組體:
　　　　　椎體壓迫性骨折沒有位移
　　　　　椎體壓迫性骨折合併位移
　　　　　椎體撕脫性骨折
　　　　　椎體骨折合併穿通椎間間隙
　　　C. 側緣組體
　　　　　側體骨折
VI　槍　　傷

環椎枕骨間之病灶

　　戴維斯統計致死性頭脊椎外傷中，枕骨和頸椎交界處受傷是很常見的；雖然在臨床上環椎枕骨間脫臼鮮有生還的報告。幸運地是那些嚴重環椎枕骨間脫臼後生還的病人，通常都是不完全脊髓損傷，只要將後側頸椎枕骨間施以關節融合術固定卽可復原。當頸椎第一節脊髓完全被切斷時，由於肺部併發症，很少有活過一年以上的病人。病理學上，這種嚴重外傷通常包括枕骨和環軸椎間所有靱帶結構的斷裂以及脊椎動脈扭轉。這是非常不穩定的脫臼，有時合併有環椎骨折。枕骨與環椎間脫臼有前側脫臼或後側脫臼。在鮑曼系列 300 例頸椎受傷病人，有兩例有前側環椎、枕骨間脫臼合併腦部受傷，住院時神志昏

迷。兩位病人受傷後很短時間就死亡。X光發現頭骨向前錯位很多。屍體解剖發現脊髓在環椎枕骨交界處被切斷。

環軸椎病灶

一般來說環、軸椎外傷很少有神經缺損症狀。在鮑曼統計的300例頸椎受傷中有69例是環、軸椎病灶，其中58例沒有神經缺損，有11例有神經缺損。在此區域內的脊椎骨折有時單獨發生，有時合併發生。單一環椎骨折可發生在後弓、前弓部位或是合併發生產生所謂傑弗遜骨折，也就是在環椎體上發生四處骨折同時兩邊椎體向兩旁移位。單一的環椎側體壓迫性骨折並不影響整個環狀結構。環椎前弓部位骨折常伴隨縱軸壓迫以及屈曲外力；但後弓部位骨折需要伸展外力；因為頭頸部在伸展的狀態下，剛好壓迫到環椎後弓。頭部直接撞擊或被重物擊中，產生縱軸負荷外力傳導至兩側枕骨髁和環椎側體，產生爆炸性骨折，又稱傑弗遜骨折。這種骨折導因於重力施加於兩側楔形側體，而環椎後弓骨折主要發生於脊椎動脈切跡最脆弱的地方，環椎前弓骨折發生在骨質最薄部位。一般說來，環椎骨折很少產生神經症狀，因為有足夠的脊髓空間，而且骨折多半向兩旁位移。在環軸椎前後、側位照像，以及張嘴照齒狀突的X光片上，可發現環椎兩邊側體向兩旁移位且向上超過了和軸椎交界的關節面。前後位的斷層攝影是確定診斷所必需的。一般而言，環椎骨折不需要手術治療，除非合併有齒狀突骨折或橫韌帶斷裂。治療時以頸圈外固定或頭頸外固定裝置固定二至三個月。單側環椎側體骨折，一般都採取保守治療，往後發生關節面不平產生疼痛，且有痙攣性肌肉炎時，再予以後側環軸椎關節融合術固定。

環軸椎脫臼可有亦可無骨折。環椎向前脫臼沒有骨折很罕見，在鮑曼統計的300例病人中僅有3例。這說明了橫韌帶完全斷裂，是非

常不穩定的情況，在復位手術後必須施以環軸椎後側關節融合術。環軸椎後位脫臼是非常罕見的情況，表示項尖韌帶和側翼韌帶斷裂，僅保有橫韌帶。這種傷害在致命性頭脊椎外傷中曾有報告；也有病人存活。由於環軸椎後位脫臼合併有嚴重韌帶斷裂，在骨骼牽引復位後，必須實行脊椎後側關節融合術。環軸椎前位脫臼可發生在齒狀突發育不良或畸形發育的小孩及成人。最常見的齒狀突發育不良發生在morquio侏儒症的小孩。這常於受傷後無意中被發現，有時是潛在致命性的原因；因此，一旦這個缺陷被發現時，必須施以環軸椎後側關節融合術。若環軸椎脫臼被發現不予以治療會有進行性脊髓功能的破壞。在環軸椎關節脫臼的情況下，椎板層摘除術是禁忌症，因為如此會造成很高的死亡率。

　　齒狀突骨折有時伴隨環椎脫臼。環椎是前側或後側移位。這些骨折被安德生及施茲克（Anderson and Schatzker）按照它們癒合能力以及是否需要做關節融合術詳細加以分類。基本上，成人骨折若由齒狀突上緣延伸到齒突基底部並不影響軸椎椎體。齒狀突腰部骨折預後較差甚至有不癒合現象，特別是用頭頸部外固定裝置合併骨骼牽引過度病人。軸椎椎體骨折，只要有堅硬的頭頸外固定裝置多半都能癒合。極少數小孩骨折會穿過骨骺板同時有位移。只要有堅硬的外固定二三個月很快即能癒合。主要的問題在於疏忽診斷和癒合不良所造成的脊髓壓迫症狀。這些骨折在本章末了有詳細討論。移位性齒狀突骨折治療，開始時用骨骼牽引重建脊柱正常位置，同時要決定是否做脊椎後側關節融合術。

　　極少數情況，外力能造成旋轉性環軸椎脫臼，這時，病人有疼痛頸部肌肉炎。在側位X光片上，環椎向前鬆動合併側體向齒狀突前方移動。在前後位張嘴照像時，環軸關節在鬆動之一邊有重疊或模糊不

清現象。在這種情形下，環軸椎關節的關節囊已經明顯鬆動，通常必須以骨骼牽引做復位手術。這種關節鬆動也可用保守治療，以堅硬外固定，固定六至八週；若是慢性不能復位的關節鬆動可做環軸椎後側關節融合術。在慢性旋轉性環軸椎關節鬆動必須上全身麻醉後再行推拿復位。通常，後側脊椎關節融合術一旦骨癒合鈣化完全，會造成頭頸部過分挺直的外觀。

軸椎莖突骨折

　　軸椎莖突骨折常見於枕骨過分伸展擠壓環椎進而壓迫到軸椎莖突而產生。若是屈曲外力作用就造成頸椎第二、三節間椎間板及韌帶破裂合併軸椎向前鬆動異位。在第二、三節頸椎間，有較大的空間容納脊髓，因此這一類受傷很少造成神經缺損症狀。若骨折有移位，必須以骨骼牽引使軸椎莖突在良好的位置上癒合。一般治療原則，無移位軸椎莖突骨折都以護頸圈固定三個月。若骨折有移位，用骨骼牽引使位置復原，並繼續保持牽引三週直到有新生骨形成為止。然後再以護頸圈外固定讓病人活動。病人若有軸椎兩側莖突骨折合併二三節頸椎椎間板及韌帶破裂是非常不穩定的情況，若保守治療失敗，需要在第二三頸椎前側施以脊椎融合術。

上段頸椎脊髓損傷症候

　　當枕骨和軸椎間脊椎受傷合併中樞神經損傷時，病人生存受到極大威脅。高位脊髓損傷若是完全脊髓癱瘓多半造成死亡。由於膈神經麻痺導致橫膈膜和肋間肌功能喪失而沒有呼吸。膈神經起源於頸椎三四節脊髓的運動神經元細胞，它需要有完整的中樞神經系統功能才能使病人呼吸。醫生有時候會遇到經過急診心肺甦醒術急救後的病人住院以呼吸器維持生命。即使經過急診甦醒術病人能夠存活，其預後仍非常不好。多數病人在受傷後一年以內死亡。雖然以呼吸器維持，病

人可以存活，此種生存非常辛苦，多數病人死於肺部併發症。許多美國醫學中心認為頸椎第四節以上完全脊髓損傷是無可救藥。少數醫學中心試以各種方法使病人情況能夠穩定。

很幸運地，臨床所見高位頸椎脊髓損傷病人，大多是部分脊髓損傷而且白質損傷程度較灰質為大。通常其神經病灶是部分脊髓損傷合併像Brown-Sequard 形式一致性手腳功能喪失症候。如果穩定脊椎，脊髓得到保護，復原預後相當好。若病人受傷時能保有50％功能，其恢復率可達百分之五十五至七十之間。若一致性功能喪失大於百分之五十，僅有35％原先喪失的運動功能可以恢復。

治療上半段頸椎脊髓受傷最重要的是減少運動和穩定脊椎，因為無論是脊椎前側減壓術或是後側椎板層摘除術，對恢復速率均沒有幫助。通常剛開始時使用護頸圈固定保護，也經常用骨骼牽引，但牽引重量必須保持最少量，因為環椎枕骨間受傷可合併靱帶斷裂，會產生更嚴重的不穩定。頭頸外固定合併牽引裝置可使頭部和頸椎間維持正常位置。若大部分靱帶均已斷裂，必須做頸椎和枕骨間融合手術，這種手術可在頭頸外固定裝置的輔助下進行。延遲手術時間等軟組織癒合，常引起頸椎不穩定甚且死亡。

一般而言，高位頸椎受傷的骨骼牽引約是每節椎體用三至五磅重量。頸椎第三四節損傷，開始時用九至十磅重量牽引，可加到十五至二十磅重量，但必須特別小心。由於多數病人是部分脊髓損傷，及早頭顱牽引，減少活動並穩定脊椎以保護脊髓不被壓迫，可縮短病人住院時間，早期康復。

頸椎第三節至胸椎第一節脊椎病灶

病理變化及最新治療觀念

骨關節病理變化

下段頸椎骨折依病理學分類有前緣、後緣或側緣骨折，亦有合併發生者。前面已經提到，下段頸椎骨折或脫臼多數可由側面X光照像診斷出來。如果按步就班照X光片，可以很準確診斷骨折形態以及它的穩定性，然後進行適當治療。

只有在極少情況下，側位X光不能顯示骨折或異位，而需要照特殊應力性不同角度的X光照像。只在臨床上有明顯頸椎受傷症候而先前所照X光片完全正常時，才需要頸椎彎曲及伸展應力性X光照像；而且在有骨骼牽引或頭頸外固定保護裝置下進行。頸部軟組織及靱帶受傷可發生於前側、後側或兩者兼有。致命性頭脊椎受傷中，有百分之三十八的病人有頸椎椎間板破裂，在例行X光照像不能發現。骨骼牽引時椎間板間隙變大，表示縱靱帶及椎間板均有破裂。靱帶受傷發生的機轉很複雜，並非單獨屈曲或伸展外力造成。頸椎前側軟組織腫脹可能是發生流血或水腫。食道後方出血（可多達 700 西西）可以致命，主要由於輻射動脈破裂所造成，而不是脊椎動脈破裂。環椎枕骨間以及環軸椎間之損傷所造成的死亡率遠比下端頸椎受傷來得高。脊椎椎體的受傷很少見，脊椎動脈撕裂或栓塞按照戴維斯、西蒙及古德柏格（Davis and Simeone and Goldberg）研究報告，在五十位受傷病人中只有一例。在急性脊椎受傷的病人，頸部脊髓照像已被普遍應用，發現頸椎椎間板向後方脊髓腔突出的機會也比以前增加很多。

頸椎有骨性關節炎存在，對脊髓損傷扮演一個相當重要的角色。脊椎後側靱帶斷裂，通常發生於棘間靱帶、黃靱帶，以及小面關節關節囊，多半在屈曲外力損傷時造成。在X光片上可以發現兩棘突間距離分開，有時伴隨脊椎椎體鬆動。脊椎後側的骨折或脫臼可包括單側或兩側小面關節脫臼、兩側小面關節異位鑲嵌、小面關節或棘突骨折，以及椎板層骨折。脊椎前側的損傷包括椎體壓迫性骨折可合併位

移、撕脫性骨折，以及椎間板侵入的椎體骨折和單獨脊椎體骨折。大部分骨折都伴隨有韌帶受傷或斷裂。側位X光照像是診斷頸椎受傷的第一步。在側位X光片上，可以發現：(1)上端椎體輕度向後方鬆動移位(2)上端脊椎椎體中度向前方鬆動位移(3)上端脊椎椎體大幅度地向前方脫臼。脊椎輕度向後方鬆動，經常發生在頸椎長骨刺的病人合併過度伸展外力受傷以及椎間板間隙變窄。在側位X光片上的發現，通常象徵著椎間板破裂以及脊椎後側縱韌帶的撕裂，它是一種不穩定脊椎鬆動。這種可予恢復的脊椎鬆動有時合併脊椎體前側撕脫性骨折，象徵著脊椎前側縱韌帶撕裂。中度脊椎向前鬆動，意味著單側小面關節脫臼或一側小面關節骨折，亦或兩側小面關節異位鑲鉗。中度椎體向前鬆動可合併發生不完全脊髓損傷或神經根病灶。若是大幅度地脊椎向前脫臼，意味著兩側小面關節完全脫臼，通常合併完全四肢癱瘓。斜位X光片，可在病人仰臥時照。X光片的判讀對於病人受傷的病理變化及治療計畫很重要。

下段頸椎脊髓損傷的神經檢查

頸椎第三節至胸椎第一節間的脊髓損傷可造成四肢癱瘓（完全運動癱瘓）或四肢麻痺（不完全運動癱瘓）。這些字眼意味著四肢功能麻痺或軟弱。在急診室不確實檢查上肢功能或是濫用說詞像「半身癱瘓合併手部麻痺」徒然增加對診斷的誤解或引起無謂醫事糾紛。沒有一節脊髓支配的肌節範圍是截然清楚的。一般而言，第五頸椎神經根從第四、五頸椎椎間孔出來，支配三角肌及一部分肱二頭肌；第六頸椎神經根支配肱二頭肌以及橈側伸腕肌；第七神經根支配肱三頭肌及大部分上臂伸展肌肉；第八神經根支配上臂屈肌肉及一些握掌肌肉，胸椎第一神經根加強握掌肌及一些控制手掌運動功能肌肉。這些基本概念可輕易地應用於大部分下段頸部脊髓損傷之病人。脊髓損傷病人

神經功能的評估，可以測試上肢五條肌肉及下肢四條肌肉功能合併橫膈膜、腹部及肛門肌肉功能測試，共同形成肌肉積分制度（可應用於標準物理治療檢查）合計一百分。脊髓損傷、肌肉功能檢查表，可記錄病人病程進行情況，亦可運用數學方法分析。

治療方法

下段頸部脊髓損傷病人治療，開始時不論完全或部分脊髓損傷是一致的。部分脊髓損傷，醫生處理得當，病人可得到更有效的醫藥照顧。可使用護頸圈或沙袋予以立即固定，但骨骼牽引必須盡快用上。在急診情況下可使用 gardner-wells 牽引夾具。

牽引重量，通常開始時是每節脊椎用三磅重量，逐漸增加磅數，最多可達50磅，但必須用Ｘ光照像控制。也可利用Ｘ光透視顯影或是反覆快速頸椎側位Ｘ光照像確定牽引成效。這一段期間必須小心監護病人。牽引重量也因人而異，確實重量必須剛好維持骨軸形象沒有過度牽引。一般說來，維持骨軸形象只需用復位的三分之一重量即可。骨關節伸展性外傷較屈曲外傷脫臼病人需要較少重量，而屈曲外傷脫臼病人又較屈曲壓迫性骨折病人需要較少重量。屈曲壓迫性外力所造成的爆炸性椎體骨折，維持骨軸形象比使骨折碎片復位來得更重要實際。必須以Ｘ光檢查脊椎位置，脊髓腔有減壓現象時，病人才可翻動位置。若脊椎位置維持得很好，可進行進一步治療包括脊髓攝影。少數病人，若持續性壓迫脊髓症狀一直存在，必須實行減壓手術。

下段頸部脊髓損傷的病人不會有致命性的問題，因為有正常強健功能的橫膈膜，也沒有血壓下降現象。由於使脫臼復位需要較重的牽引，維持脊椎脊柱形象反而是比較困難的問題。在Ｘ光透視輔助控制下，為了使脫臼的兩側小面關節復位，曾經最高使用到 50 磅牽引重量。但是，長期使用高重量牽引應該避免，因為有使麻痺症狀向上延

伸的危險。若不能以牽引的方法使脊椎脊柱形象獲得理想位置，病人
應採取脊椎後側手術整復方法。手術復位時透過撕裂的黃韌帶可以清
楚地看到硬腦膜，整復手術完成後可核對硬腦膜位置並確定它有正常
脈搏跳動。手術進行當中亦可做脊髓攝影以證實脊髓沒有再被壓迫。
一旦復位手術完成以後，應該進行脊椎後側關節融合術及腸骨種植並
以鋼絲內固定。

有時候，脊椎後側復位手術以後，仍然需要做頸椎前側減壓術，
但手術前必須證明有骨碎片或椎間板突入脊髓腔內壓迫到脊髓。

以比照劑注入硬腦膜腔內證明有脊髓被壓迫的X光片證據，是決
定開刀與否所必須的。舉例來說，在少數情況下，病人有嚴重脊髓損
傷症候，但在頸椎X光片上沒有骨折，而在脊髓攝影顯示有巨大椎間
板在脊髓腔內。

前側脊髓症候羣病人，施以脊椎前側減壓手術及脊椎融合術可有
明顯運動功能恢復。部分脊髓損傷病人合併中心脊髓病灶，臨床檢查
顯示有前側脊髓被壓迫，及先天性或後天性的脊髓腔狹窄；此時若實
行脊椎前側多節椎間板摘除術合併脊椎前側融合術對病人很有幫助，
少數情況下做椎板層摘除術及後側脊椎融合手術。

手術治療脊髓損傷的時間不盡相同，一般而言和治療腫瘤壓迫脊
髓造成神經缺損，或是外傷後脊椎椎間板突出壓迫脊髓的原則一樣。
原始撞擊是造成絕大多數病人，大部分神經損傷的主要原因，治療醫
生的義務是盡可能避免脊髓進一步傷害和功能不良。從病人受傷開始
卽固定病人，並且以內科方法在其受傷後二三小時內穩定病況，待六
至十二小時後，確定沒有再進一步脊髓壓迫症狀需行減壓手術。結果
在部分脊髓損傷病灶，病人症狀起初有進步，隨後又有脊髓被壓迫症
狀；是以脊髓減壓術應延緩施行，直等到十至十四天以後病人之整體

狀況及神經功能趨於穩定以後。治療神經缺損的方法，可能需要減壓手術合併固定脊椎的各種方法。

手術方法

若病人有頸椎脫臼合併一側或兩側小面關節脫臼，若以骨骼牽引閉鎖式整復方法不能成功地復位，必須考慮手術整復及脊椎關節融合術。其方法敘述如後。對頸椎第四、五節脊髓損傷完全四肢癱瘓之病人，可以用局部麻醉進行手術，因為這些病人上全身麻醉的危險性太高，而且容易發生肺部併發症。要不然，病人在仰臥位置先上插管全身麻醉後，在骨骼牽引保護下翻身為俯臥位置。手術前應照 X 光，確定脊椎位置，因為有時候在肌肉鬆弛狀況下，脊椎會自然復位。

在生理食鹽水和腎上腺皮質素 1：500,000 混合液局部注射浸潤下順延著椎板層和骨膜進行手術整復及脊椎關節融合。由脊椎後側中央切入，非常小心敏銳地延著中線把肌鍵分開。以銳利的刀剪向下分割，避免粗魯動作移動到受傷脊椎。一旦看到椎板層，使用骨膜剝離器沿著骨膜下繼續剝離，這時助手應幫忙以骨鉗固定穩住受傷骨折之脊椎。當椎板層及小面關節適當地裸露後，應該照一張側面 X 光片確定位置。首先將脫臼小面關節其鑲嵌卡住之邊緣以針球銼平，然後輕輕地將脊椎復位。若骨折小面關節壓迫到後緣神經根，就必須在椎板層上鑿洞以清除所有壓迫的骨折碎片。取腸骨堅厚的硬質海綿骨在脊椎兩側做脊椎關節融合術。在相關脫臼脊椎棘突的基底部鑿洞。若只有兩節脊椎牽連則只固定這兩節脊椎。若多節椎板層均有骨折，則脊椎融合術必須延伸。關節融合術本身對於四肢癱瘓的病人是非常重要的。對下段頸椎後側融合術而言，將腸骨質密骨部分去除是不必要的。鮑曼系列 300 位頸椎受傷病人，所有後側脊椎融合術在未去除密骨質的情況下進行，全部融合。在棘突底部的鑽洞，用洞巾夾尖端予

以擴大，然後用 20 號鋼絲穿過靠近頭端棘突基底部之鑽洞，繞此棘突打一圈後再循原鑽洞穿出向下繞過另一節棘突基底部鑽洞。將 20 號鋼絲兩游離端拉緊並打結。這條 20 號鋼絲主要用來固定脊椎。直到骨完全癒合爲止。第二條 22 號鋼絲先繞過上端頸椎之棘突，兩游離端暫時以骨嵌夾住。同樣的手續也繞過下端頸椎棘突。在半英吋厚的腸骨硬質海綿骨兩端鑽洞。使棘突兩旁植骨和椎體緊密黏合，兩條 2 號鋼絲的游離端通過植骨兩端之鑽洞拉緊綁好， 以幫忙抓住植骨並使海綿質部分與脊椎椎板層及棘突緊密結合。縫合傷口前必須置放引流管，同時在 48 小時內予以拔除。病人手術後，輔以兩片硬質護頸夾板後可立卽起床坐立或站起來走動。

　　當頸椎椎體因壓迫性骨折有骨碎片突入脊髓腔，必須由前側行頸椎椎體摘除術，下述的技巧經常用得到。病人仰臥以氣管插管上全身麻醉， 並以骨骼牽引保護脊髓 。 由頸椎前側進入的方法前面已經提過，一旦側位 X 光片顯示骨折確實位置後，將前側縱韌帶切開，骨折椎體上下各一節脊椎間板以刮匙部分刮除。用咬骨器將骨折椎體前緣骨碎片移除。這些手續，利用頭鏡反光放大對手術進行很有幫助。殘餘的椎間板此時必須清除乾淨，一直到骨折椎體上、下方的後側韌帶看得很清楚爲止。以金剛鑽刺球將骨折椎體慢慢銼平，待最後椎體後緣的薄殼時再小心以小刮匙和後方的縱韌帶分開予以移除。不要嘗試著進入脊髓腔去「看一看」脊髓。由於大部分病人骨折碎片都在後側縱韌帶的前方，一旦被壓碎椎體的主要部分被移除後，醫生卽能很清楚看到後側縱韌帶由前方凸出 。 此時頸椎牽引重量要增加， 受傷椎體上、下脊椎的終板層也要拿掉，以準備接受卽將移植的腸骨嵌入其中。

用電鋸取下一整塊硬質海綿腸骨，並使其形狀剛好適合取出椎體骨的缺損，再塞入缺損中間務必兩旁及後側部分是平滑質密骨部分。前緣之海綿狀骨部分，必須用咬骨器予以平滑以保護食道。放入引流管後予以縫合傷口。病人然後限制固定在兩片硬質護頸夾板裝置中使其運動。若病人有後側韌帶撕裂傷以及後側不穩定的現象，這類病人仍需要骨骼牽引一段時間，待頸椎後側融合術完成以後再逐步予以運動。

有時候病人有壓迫性骨折產生前側脊髓症候羣，同時因為嚴重屈曲外力受傷而有後側韌帶斷裂。在這種情形下，應先做脊椎後側穩定手術，一段時間後待病人情況穩定，再行脊椎前側減壓及融合手術，做完第二次手術後帶上硬護頸圈可以運動。

上段胸椎受傷的特別病灶（胸椎第一節至胸椎第十節）

解剖學的觀點

上段胸椎骨折無論就骨科或是神經學的觀點而言，都與頸椎或胸腰椎骨折不同。這部分骨折比較穩定，由於周圍有胸廓、肋骨以及附着在肋骨和椎體上的堅實韌帶組織，肋骨本身就好像固定夾板一樣，所以上段胸椎的運動要比胸腰椎交界處或頸椎少得多。其小面關節相互銜接比較接近水平方向，限制住縱軸方向旋轉，只允許某種程度的屈曲和伸展。由於有堅硬胸廓保護，在上段胸椎嚴重骨折及脫臼，只在極大的外力下才能產生。在第一到第十胸椎的脊髓腔非常狹窄，脊椎椎體任何輕微移動，很容易造成脊髓損傷。雖然上段胸椎椎間板在有外傷的情況下很少突出，若有椎間板穿過後側縱韌帶仍然造成神經被壓迫症狀。在第四到第八胸椎間的脊髓其血液循環非常稀少，所以這一段被稱做「危險區域」；雖然，柯勞克（Crock）在他的論文中提到脊椎和脊髓血液循環仍然辯稱此一區域的血液循環相當良好。前

脊椎動脈供應脊髓前三分之二血液循環，兩條後脊椎動脈供應脊髓後三分之一的營養。椎間動脈是胸主動脈分枝，供應脊椎前面及脊髓溝間之血管。每一椎間動脈位於各節脊椎中間並在一層薄筋膜底下。在脊髓腔內有硬腦膜上靜脈叢，當脊椎受傷時會大量出血。除此以外，椎間動脈有許多小輻動脈進入脊椎孔分配到脊髓髓質血管。

病理學上觀點

鮑曼曾經統計了 180 例上段胸椎骨折（胸椎第一節至胸椎第十節）合併下肢癱瘓的病人，並將他們詳細分析。受傷原因包括槍傷，越戰及平時傷害，車禍及高處跌傷。有一些病人是在工廠意外事件中被重物擊倒。前面已經提到，頭部、胸部及頸椎的合併傷害很普遍。經常有危及性命的急診發生，像心臟、肺臟及頭部外傷都比脊椎、脊髓傷害要優先處理。在脊椎受傷的形態來說，也有些和胸腰椎交界所在的受傷不同。縱軸負荷或壓迫性骨折最常發生，形成輕微或重度壓迫性骨折以及純粹骨傷害。這些骨折包括骨碎片向後突出到脊髓腔造成不等程度神經壓迫。爆炸性骨折發生於整個椎體骨折並向後方、兩側突出，以至於在前後位或側位 X 光片上幾乎見不到脊椎椎體。經由計算每根肋骨的距離，才發現脊椎椎體明顯地散落於周圍軟組織中。這種外傷通常伴隨著完全脊髓損傷。因為上段胸椎幾乎沒有旋轉能力，大都分骨折都發生於屈曲或伸展外力動作上或兩者合併。有一種特別骨折和胸腰椎附近的受傷截然不同的，我們叫做矢狀切片骨折，就是上方椎體自矢狀面方面向下壓碎切入下方椎體，同時造成低位椎體的一半向側面異位。在前後位 X 光片上會出現兩椎體交互重疊像望遠鏡筒一樣的現象。愈靠近頭端脊椎發生分裂性骨折且向側位移位時，其側位 X 光片上愈容易出現兩脊椎椎體完全重疊現象，也表示有嚴重完全

脊髓損傷。脊椎前位脫臼表示有不等程度的後側韌帶斷裂，極少數的情況下會發生上端脊椎向後脫臼移位。前側或後側椎體脫臼表示有不等程度韌帶撕裂傷，有時甚至能合併楔形椎體骨折一併出現。在極為罕見的情況下，會發生上段胸椎完全脫臼。這表示在巨大外力作用下所有韌帶都已斷裂而且兩側小面關節均有脫臼，病人上端椎體和下端椎體百分之一百完全脫臼異位。這種情況下，前後位X光照像有椎體重疊，在側位X光片上端椎體完全脫臼移位到下端椎體前面。如此的外傷，當然合併有整個脊髓斷裂及完全癱瘓。

少數情況下，胸椎椎間板嚴重脫出也會發生半身麻痺或完全癱瘓。這種情況很難診斷，除非椎間板間隙變狹窄或是做脊髓攝影或電腦斷層攝影明顯地分辨出軟骨突出。在椎間板突出合併不完全脊髓損傷，病人必須由脊椎前側做減壓手術，直接經胸腔進入或是切除肋骨橫突後進入。

脊椎不穩定

由於有胸廓保護，胸椎在急性受傷發生顯著不穩定並不常見，這種情形一旦發生，病人必須立刻固定在活動支架上或臥病在床上休息。

上段胸椎不穩定包括脊椎不正常運動合併疼痛或有進行性神經缺損症狀。後者問題在上段胸椎及脊髓損傷非常少見。嚴重僂曲駝背可發生於椎體完全脫臼病人或以前做過椎板層摘除術且把韌帶結構破壞之病人，這些人除了前側楔形壓迫性骨折外，尚有大於40度以上背部僂曲。矢狀切片性骨折可有某種程度畸形，但通常不造成大問題。進一步脫臼及駝背畸形發生於椎板層摘除手術後。達克（Ducker）曾經做實驗指出立即穩定脊椎對脊髓功能恢復的重要性。一般說來，上段胸椎較穩定的骨折包括單純壓迫性骨折其主要韌帶並未撕裂，爆炸性

骨折經臥床休息 四到六星期後， 輕微脊椎鬆動經一段時期 臥床休息後，以及脊椎槍傷。

脊髓病灶

鮑曼統計上段胸椎骨折合併癱瘓的病例中，大約有六分之五病人是完全脊髓損傷造成完全半身麻痺，有六分之一病人造成不完全脊髓損傷。最常見的不完全脊髓症候羣如施奈德(Schneidr)所描述的頸椎前側脊髓症候羣一樣；亦卽不完全半身麻痺或稱完全麻痺合併脊髓後柱神經功能良好（有位移及震顫感覺加上部分薦神經叢功能）。通常不完全脊髓麻痺病人都伴隨有前端楔形壓迫性骨折合併骨碎片突出脊髓腔內或有輕微脊椎椎體鬆動。在上端胸椎受傷較少見的脊髓症候羣是布朗施夸德(Brown-Sequard)症候羣，合併病灶遠端一側運動神經麻痺以及對側知覺不協調。這發生在脊髓刺戮傷或骨折碎片突入脊髓腔內。少數病人發生中心脊髓症候羣合併不完全脊髓損傷病灶以及近端軀幹肌肉有不等程度知覺喪失較遠端腳踝、足部肌肉軟弱。也有少部分不完全脊髓損傷病灶會有混合型半身麻痺加上部分布朗施夸德症候羣，亦卽一側有明顯運動喪失及部分知覺不協調。

診斷上段胸椎脊髓損傷不如頸椎那麼容易誤診；但若病人有明顯的運動功能喪失合併一點感覺喪失，仍有部分被誤診做歇斯底里症。通常，這些病人有明顯嚴重外傷病史加上其他合併症會把我們注意力集中到脊椎損傷和麻痺是否存在的焦點上。

治療方法

理論上， 治療上段胸椎骨折取決於骨折和神經缺損病灶破 壞 程度。醫生必須首先決定骨折受傷是穩定抑或不穩定性。一般說來， 輕微楔形壓迫性骨折、槍傷或輕微脊椎鬆動是穩定性骨折。這些病人只要休息三至六週卽可。 較嚴重之骨折， 像矢狀切片骨折、 爆炸性骨

折，以及嚴重楔形壓迫性骨折必須臥床休息六至八週，然後裝配護頸圈或適當夾板裝置固定。這些骨折，一般不需要外科手術固定。癱瘓病人可分做完全及不完全脊髓損傷。完全脊髓損傷病人，受傷超過48小時，就不應該考慮做減壓手術。在鮑曼統計系列中，開刀或不開刀治療完全脊髓損傷病人，其神經功能恢復沒有差別。也就是說病人不開刀臥床休息，待骨折癒合和任何減壓手術固定脊椎，其結果是一樣的。穩定性骨折就骨骼之觀點而言，六週臥床休息大部分骨折都將癒合且可起床走動，只要外加軀幹固定石膏或其它外固定器材即可。多數學者不主張在上段胸椎完全脊髓損傷病人，做任何固定手術，除非病人有完全脊椎脫臼存在，且有明顯脊椎隆凸畸形發生，這種情形下，後側脊椎整復手術以及脊椎融合術外加固定桿固定是必需的。病人有輕微楔形壓迫性骨折或有輕微脫臼時，可合併不完全脊髓損傷，進行治療的方法不一樣。幾乎所有這些病人都有前側脊髓被骨碎片或椎間板壓迫症狀，這種情況必須及早做脊椎前側減壓手術以及脊椎融合術。手術進行得愈早愈好，一旦病人情況許可上全身麻醉就可立即手術。脊椎前側減壓手術可以經胸腔進入這是現行普遍的手術方法，或是從肋骨橫突切斷進入手術；但後者手術方法不容易清楚看到脊髓、脊柱。經胸腔進入做脊椎前側減壓的手術技巧在下一節敍述討論。

手術技巧

病人在胸椎第三至第十節受傷，計畫經胸腔進入做脊椎前側減壓手術時，首先讓病人側臥成標準胸腔切開術姿勢，讓手術臺稍微彎曲。通常從脊椎右側進入以避免心臟及大血管位置，手術欲探察位置和肋骨、脊椎骨折位置一致切入。這樣可同時看到上、下各一節脊椎椎體位置。進入胸腔以後，以自動拉鈎撐開傷口，即可清楚地看到脊

椎椎體，通常受傷脊椎比較向側位突出。此時可看到薄薄的肋膜體壁層以及它下面的椎間動靜脈。椎間動靜脈包附着脂肪組織並介於骨膜和肋膜體壁層之間。將肋膜體壁層縱向切開並向兩邊剝離，裸露出椎間血管。骨折椎體表面的椎間血管予以結紮，切斷推移至背側及腹側使骨膜裸露出來。脊椎椎體之骨膜予以剝離翻開，將壓碎椎體裸露並行減壓手術。這時自肋骨基底部將骨膜剝離，將肋骨、椎體交界處的靱帶切斷，並把近端約四英吋肋骨切除。如此，肋骨基底部和神經血管全都裸露出來。肋間神經可清晰地辨認出來，延著它可找到壓碎椎體莖突，也可以看到椎間孔，有時不容易看到椎間孔但可用手指輕輕觸摸到。這時，可將莖突四周上下用骨膜剝離器分清楚後準備拿除。藉著頭鏡反射放大，可清楚地辨認出硬腦膜及神經根。以45度角的蝕骨器將莖突去除，把底下被前側椎體壓迫的硬腦膜裸露出來。這時，醫生可以輕易地了解脊髓被壓迫的來龍去脈，並可用扁平的骨膜剝離器，把硬腦膜和後側縱靱帶分開，這樣做骨髓減壓術時不會撕裂硬腦膜造成疤痕組織。硬腦膜上出血可以凝膠質泡棉止血，或是用兩極電燒凝結止血。周圍的椎間板可先切斷四周環狀纖維再以刮匙刮除。這樣把即將去除的椎體上下界限很明顯地劃分出來。用長手柄刮匙把中間壓迫部分椎體拿除，流血的地方用骨蠟封住。整個椎體中間部分拿除後，留下後側突出脊髓的小薄殼，也要小心地用氣鑽刺球拿除。待整個減壓手術做完後，可以看到隆起的脊髓被包覆在硬腦膜內並隨著心臟脈搏跳動。小心澈底得延著脊椎孔做完脊髓減壓手術，確定沒有骨碎片遺留在對側。然後將上下各一節椎體的脊椎終板去除以便做骨骼種植。像以往手續一樣，取得種植用腸骨，確實將三面平滑質密骨部分嵌入剛做好的上、下椎體終板糟內。於是腸骨形成了內在堅強的支柱，多餘的骨碎屑放在骨膜底下。當腸骨要植入隆凸畸形椎體空隙

時，必須有一人在背後隆起處加壓便於植骨植入。腸骨植骨最好做成T形，如此植入後椎體上下兩端可緊密卡住。若骨膜能够關起來，應把它縫合，肋膜體壁層也應盡可能予以縫合。以止血用凝膠泡棉覆蓋已經裸露的硬腦膜上，以避免骨碎屑壓迫硬腦膜同時有止血作用。在上段胸椎減壓手術，不需要刻意保護後側縱靱帶，因爲它非常薄弱，不像頸椎後側縱靱帶那般堅實。關傷口以前，按例行手續必須先揷胸管。胸管接水下引流瓶，通常在第三天，沒有引流物流出時予以拔除。病人保持側睡位置，每隔二小時翻身一次，持續四週，這段時間必須反覆照X光，一直等骨癒合爲止。這時病人仍需要打全身服貼石膏夾克或使用胸椎三點固定式的外固定裝置。腸骨種植通常在第八週已大致癒合，滿三個月時骨完全癒合，這時可用正面、側面X光斷層攝影顯示出來。

由肋骨橫突切除進入胸椎減壓的方法，可應用在僅有小碎骨片壓迫到脊髓的病人，不需要大塊種植骨或是少數胸椎椎間板突出，只需要小塊種植骨利用亦或只需小傷口裸露的情況時。由胸腔直接進入方法比較簡單，而且在放置較大種植骨時視野比較清楚，特別在整個椎體必須拿除時。由肋骨橫突切除後進入胸椎減壓的方法敍述如後：

病人放在側臥位置腹下塞軟墊子，其臉部朝醫生，醫生站在病人腹側。病人雙臂向上延伸放在手術檯上。以穹隆突起及骨折脊椎爲中心點做一弧形切開。沿著背鋸肌肌膜做弧形向下切割。待看到提脊肌以後，將骨折椎體上下肋骨的提脊肌予以切斷分離。穿透性小血管分枝予以夾住電燒。三節裸露肋骨的橫突拿除，並將肋骨基底部及肋骨椎體靱帶附著所在予以裸露。將三節肋骨骨膜予以剝離並自基底部切除肋骨，同時延著椎體側緣把肋膜向外側剝離。肋間神經沿著骨折椎體莖突的下方分出，把它找出來，延循著方向可找到椎間孔。骨折椎

體莖突上下四週的骨膜予以剝離使界限分明。以45度角的蝕骨器將椎體莖突部分拿除，將硬腦膜及被壓迫脊髓前端裸露出來。如同經胸腔直接進入的手續一樣把碎骨片及突出之椎間板拿除。若必需植骨時，可自腸骨取骨頭。關傷口以前先放引流管。手術後的胸部Ｘ光片必須確定沒有氣胸。手術後的治療照顧和經胸腔直接進入做減壓手術時一樣。

胸腰椎骨折及脫臼（胸椎第十一節至腰椎第五節）

脊椎的解剖和病理

如前所述，胸腰椎交界處脊椎和脊髓損傷從骨科和神經學觀點而言和頸椎、胸椎受傷是截然不同。在這一區域的脊椎損傷遠比上段脊椎骨折來得不穩定。

許多不同作者依受傷機轉以及它所造成不穩定程度把胸腰椎骨折做不同分類。一般而言，這一階段脊椎骨折可分做五種型態(1)縱軸負荷及屈曲外力造成的楔形壓迫性骨折(2)縱軸負荷外力造成的爆炸性骨折(3)屈曲外力受傷合併韌帶破裂造成的脫臼(4)屈曲——旋轉外力合併造成的骨折及脫臼。以及(5)過度伸展外力損傷合併近端脊椎向後則脫臼。

其他型態之骨折，也曾經被描述過，像「繫安全帶」受傷，就是純粹屈曲骨折合併前，後側韌帶損傷。

所有急性胸腰椎骨折，開始時必須考慮為不穩定骨折，要減少移動和固定。開刀或保守治療後最終的穩定性就端看個人判斷能力了。

雖然縱軸負荷以及屈曲外力所造成的單純楔形壓迫性骨折不會有後側韌帶複合體的斷裂，但可能有骨碎片向後突入脊髓腔內有時合併明顯的神經壓迫或痲痺。若有此情況，病人不能馬上走動，必須臥床休息待骨折癒合為止。同時必須決定是骨突出到脊髓腔造成神經壓迫

及麻痺還是壓迫性骨折當時立卽造成的神經麻痺。脊髓攝影、電腦斷層攝影或是兩者皆做，對醫生決定是否要施實減壓手術相當有幫助。若楔形壓迫性骨折畸形超過椎體寬度的百分之四十，但沒有任何神經缺損症狀，通常需要施實脊椎後側固定手術。這些骨折卽使三個月後骨已完全癒合，仍然會有進一步畸形發生，因此必須實行脊椎後側融合手術。這就是外科醫生為什麼要用哈靈頓矯正並固定脊椎明顯畸形的理由。較嚴重之楔形壓迫性骨折合併脊椎鬆動或脫臼，通常表示後側靭帶斷裂，這是較不穩定情況。這種情況下手術固定的適應症益趨明顯。脊椎後側融合術或是哈靈頓桿固定加上脊椎後側融合術可加強脊椎的穩定性。胸腰脊椎的鬆動和脫臼可發生在後側靭帶複合體、前側縱靭帶及椎間板整個破裂的情況。這種不穩定情況繼續存在沒有矯治，可危及到神經組織。治療的第一步是在受傷現場以脊椎固定板固定，試圖以閉瑣式整復將脊椎復位。重建脊髓腔直徑大小可藉病人側臥於能旋轉支架上以手推拿，或頭部股骨一起骨骼牽引的方式進行。然後必須決定是否有主要靭帶斷裂合併脊椎異位，是否需要做脊椎後側固定手術。一般相信在閉瑣式整復失敗以後，必須做脊椎後側固定及融合手術。若後側主要靭帶斷裂，為了達到脊椎的穩定，除了關節融合手術以外，一種壓縮性固定裝置是需要的。按照霍華茲（Holdsworth）的敍述，胸腰椎交界區域最常見不穩定骨折是旋轉性骨折脫臼，這種骨折脫臼其椎體下方有小片骨折合併後側靭帶複合體及縱靭帶破裂以及小面關節不等程度骨折。早期嘗試以閉瑣式整復骨骼牽引的方法使其復位，假如結果不滿意，手術整復骨折脫臼加上內固定及關節融合術必須馬上進行。由於靭帶的完整性已經破壞，要特別小心不要過分地支撐脊椎。脊椎脊柱復位以後，可用壓縮性鋼桿幫忙維持重建脊椎柱形態是脊髓減壓的第一步。一般人均同意，在胸腰椎交界

處骨折，必須及早手術整復及關節融合，不必等臥床休息三個月後，才做脊椎不穩定的決定。這時脊椎骨已有部分自然癒合，不但延誤復健治療時間，病人臥床休息也是無謂的浪費時間。

　　神經功能的評估

　　胸腰椎脊椎骨折合併神經缺損病人，首先必須決定是什麼形態的神經損傷。霍華茲曾經將神經損傷分類成(1)薦部脊髓及腰神經根完全分離的病人(2)薦部脊髓完全分離合併兩側或單側神經根功能正常，以及(3)不完全薦部脊髓分離合併神經根功能正常。前面已經提到，胸腰椎交界處不完全薦部脊髓及神經根的損傷可有不同等級，在最初之神經檢查必須決定其等級。這樣醫生才能進行合理治療照顧，決定開刀抑或保守治療。最初的評估必須包括(1)病人兩腳的運動(2)病人腳趾的運動(3)直腸檢查評估肛門括約肌的功能。這些必須在急診室完成，除此以外還要做完全的神經檢查，包括肛門周圍知覺、肛門括約肌反射、以及遠端肢體的反射檢查。有時，病人只是腰部扭傷但拒絕移動雙腳，可能會和歇斯底里症病人混淆不清。知覺功能會因心理情緒影響而有所改變；無論如何，在歇斯底里症病人，其反射功能通常是存在的。在脊髓損傷病人，反射功能受到抑制或沒有。評估脊髓及神經根功能是很重要的，不能夠評估過高。脊髓在薦神經叢第一節或第一節以上被分開，將會喪失薦神經叢自由控制動作能力以及喪失所有薦神經叢支配區域的感覺功能。可能有一些簡單獨立的反射會出現反應膀胱及直腸的功能，像尿道海綿球體反射及肛門皮膚的反射，有時會出現腳掌伸張的反應。後者的反射作用在受傷後幾小時或幾天內即應該回復；但是如果薦神經叢所支配的肌節功能持續有麻痺存在，這一反射作用就表示在薦神經叢第一節以上的脊髓完全被切斷。腰神經根控制髖關節的屈曲和內收功能，以及膝關節的伸展；同時也控制一些

髖關節的伸展和外展，膝關節之屈曲以及腳掌背曲功能。腰神經根完全損傷，造成以上所有運動及感覺喪失。腰神經根也負責一些下肢前側及內側感覺的控制。若是胸腰椎交界處脊髓和神經根完全損傷，在腰椎第一節椎體以下就全然沒有功能或知覺，但簡單獨立的反射在脊髓休克48小時以後將會恢復。腰部反射作用仍然不能恢復。

　　腰神經根功能之喪失可由髖關節屈曲及內收運動多寡得知，同時合併軟弱的伸展和外展運動，以及兩膝關節屈曲時軟弱無力。踝關節背曲功能薄弱但是腳部無法向掌側屈曲也根本無法移動腳趾。一些腰部神經肌節的感覺以及膝關節急動反射作用仍然存在。腰部神經肌節所表現的自由控制動作並不表示部分脊髓損傷，而是腰神經根僥倖避開損傷。這種情形會有膀胱、大腸完全痲痺以及薦椎肢體運動功能永久的痲痺。只有在薦神經肌節出現自由控制動作時才可診斷做不完全脊髓損傷。最常見的不完全脊髓損傷是脊髓完全損傷但仍保留若干腰神經根功能。對病人功能恢復預後極其重要的是每樣可使病人復原的手續必須做到，像脫臼的復位、脊椎的穩定、以及清除脊髓腔內任何突出的骨碎片和椎間板，這些都可能壓迫腰神經根及脊髓馬尾部使神經功能受損。最後病人能不能用支架走路就得靠早期診斷及最初治療照應情況了。

　　在極少數的情況上段腰椎骨折會合併血管受傷症候。輻射動脈（供應脊髓馬尾部的動脈）沿著第二、三腰椎神經根的走向是主要供應脊髓養分的動脈。病人第二、三腰椎骨折以後，影響所及，自胸椎第十一節至腰椎第二節會出現中心脊髓症候羣症狀。另一條巨大輻射動脈（又稱髓質動脈）從胸椎第八、九節進入向上循行供應較高部位脊髓營養，同時有一條下行輻射動脈供應自胸椎第十一節起至腰椎脊髓的營養。若下行輻射動脈受傷，病人卽出現胸腰椎中心脊髓症候合併

髖關節屈曲軟弱無力，以及足部、踝關節部分功能喪失。治療的基本
原則包括重建脊椎脊柱形態，以及脊髓減壓術。控制血流量過低的休
克，以及維持血壓恆定在這種病症時也要考慮。

治療方法

一俟脊椎脊柱完全復位及病人情況穩定後，即可考慮進行脊髓減
壓術。首先必須排除腹腔內臟器損傷。腹膜內沖洗或是腹壁迷你切開
術已經變成一種標準例行手續，以確定腹腔內沒有出血。若沒有嚴重
腹內病變，且導出的尿液清晰，即可進行治療脊椎情況。若經由不開
刀的方法無法使脊椎復位，而神經缺損症狀持續存在，就必須著手檢
查是否有骨碎片或椎間板突出脊髓腔內。脊髓攝影或電腦斷層攝影是
決定有無骨碎片壓到神經最準確的方法。

手術技巧

使脊椎復位的下一個步驟即是以手術方法以哈靈頓桿內固定合併
脊椎後側融合術，若有必要可進行後側位脊髓腔減壓術。後者的開刀
手續如後:

如同福來煦（Flesch）報告的手術方法，從脊椎後側中線切入，
將受傷脊椎裸露，檢視脊椎骨及靱帶。若有小面關節脫臼，可將小面
關節部分切除並且輕鬆地使脊椎復位。利用器械撐開脊椎幫助並保持
脊椎在復位狀態，手術中可進行脊髓攝影以及前後位、側位X光片。
這可以決定是否仍有骨碎片或椎間板突出脊髓腔內壓迫到神經組織。
要確定在復位及脊椎融合手術後，所有神經組織沒有被壓迫。若仍有
神經組織被壓迫，必須進行單側半椎板層摘除術，同時將小面關節、
椎體莖突拿掉以便看清楚硬腦膜的前面及側面。所有突出壓迫脊髓的
骨碎片、椎間板均予以拿除，必要時可再做一次脊髓攝影確定沒有壓
迫阻塞現象。減壓手術後，放入第二根哈露頓桿，再以腸骨種植在受

傷脊椎上、下各一節做脊椎後側位融合手術。一般相信支撐的鋼桿應放置在受傷脊椎上、下各兩節的椎體上。並不需要將整個哈靈頓桿固定區域之脊椎全部做融合手術。若眞有需要，由前側行椎體間植骨手術也可依此方法進行。決定怎麼開刀進入脊椎，以及由前側或後側探查脊髓，完全在於外科醫生自己的專長、喜好、以及脊椎損傷型態。旋轉外力造成脊椎骨折脫臼或單純性的脫臼合併靱帶撕裂由後側進入比較容易復位及做脊髓減壓術。但若在壓迫性骨折合併骨碎片突入脊髓腔內，由前側位進入做脊髓減壓及脊椎融合術較好。由前側位進入手術的好處是硬腦膜前面看得較清楚。前側脊髓減壓術比較容易拿除骨碎片或軟骨，脊椎固定可以腸骨種植於骨折上、下各一節椎體，亦可加上內固定。除此以外，有許多病人在經過哈靈頓桿固定多年後，仍沒有康復，其骨折仍然沒有復位，脊髓腔沒有減除壓力有神經組織被壓迫，這種情況仍需要做前側脊髓減壓術。也有不少病人在哈靈頓桿固定後沒有多久，就發生鬆弛的現象，喪失它固定脊椎的目的。從生物力學觀點而言，已經有實驗證明，支撐性哈靈頓桿不能經常保持穩定脊椎的力量，特別在旋轉外力造成的骨折及脫臼。使用哈靈頓桿會發生過度支撐現象，這時可發生麻痺向上漫延或是牽扯到神經組織。這種情形特別容易發生在僵直性脊椎炎病人，因爲他們沒有靱帶的穩定性。

　　由前側進入胸腰交界脊椎，可用切除肋骨橫突方法或是由後腹腔裸露自主神經的方法。由前側肋骨橫突切除方法進入胸腰交界脊椎做減壓手術時，病人通常擺在側位，其腹下置軟墊使病人約略向前傾斜，手術醫生站在病人腹側從神經缺損症狀較重之一側進入，亦卽脊髓攝影或電腦斷層攝影顯示骨碎片突出脊髓腔較多之一邊。由受傷脊椎棘突上三節位置的中線切入，向上延伸成一弧形再回到受傷脊椎下

三節棘突中線位置上。皮膚及皮下組織切開並向內翻摺，背鋸肌肌膜也沿著傷口內側翻摺。 提脊肌裸露以後， 予以分離， 並向第十一、十二肋骨內側翻摺。腰背肌膜表層也被裸露，它形成提脊肌肌膜前緣髓鞘。腰椎第一、二節的橫突將其骨膜剝離裸露，並予以切除。第十一、十二節肋骨後面予以裸露，其內緣以骨膜剝離器分開並將肋骨切除。這時在肋骨邊緣的第十二胸神經可以顯露出來，在第一腰椎橫突基底部下緣的第一腰神經根也可辨認出來。這些神經根要加以保護，用它們做引導認出各個出口神經孔。以手指粗略地延著椎體向後、向旁邊把軟組織分開。有時為了看清楚第十一、十二胸椎，必須將膈膜尾腳部放鬆。脊椎椎間血管予以分離並結紮，以便看清楚受傷骨折脊椎前緣及側緣和上、下各一節的椎體。循著神經根走向中央方向找到神經孔及椎體莖突，並將骨膜剝離。用45度的蝕骨器把受傷脊椎莖突拿掉。這時可看到硬腦膜及壓迫到硬腦膜前方的組織。如前面所述由胸腔進入的手續一樣，將受傷脊椎上、下節椎間板去除，使突出脊髓腔的脊椎游離以利做脊髓減壓術及骨骼種植。把向後突出的骨碎片和硬腦膜分開，再用長手柄刮匙把碎骨拿除，直到硬腦膜向被挖空椎體空間突出為止。減壓手術做完以後，將骨折椎體上下節脊椎的終板層拿掉為腸骨種植做準備。把取下得整塊腸骨種植嵌入上下一節骨折脊椎椎體中央，並使三面質密骨質部分朝後面及兩側面。多餘之植骨以及拿下之肋骨放在椎體前緣及側緣。傷口於放置引流管後，像往常一樣關起來。

　　若脊椎椎體骨折在胸椎第十二節至腰椎第三節間，大多數人比較喜歡經後腹腔裸露自主神經的方法進入。這種手術方法簡單明快，對椎體前側看得更清楚。裸露自主神經節的手術方法多半和蘇斯維克及羅賓遜 (Southwick and Robinson) 所敍述的一樣。病人放在側臥位

置，以軟墊放在腹下，使其身體稍微前傾，手術者立於病人腹前。順著第十二肋骨的走向，從脊椎中線側位切開傷口，並向前腹部離腸骨前上嵴位置上方一英吋的位置延伸劃一孤形傷口，同時便利做骨骼種植。繞著第十二肋骨位置自骨膜下將傷口分開，同時骨膜剝離後把第十二肋骨切除。接著，第十二肋骨間神經可辨認出來，順著神經纖維可找到第十二胸椎和第一腰椎間的神經孔。這時，若是腰椎第一節骨折其椎體莖突就在第十二肋間神經下方，可將它拿除。拿除腰椎第一節莖突以後，腰椎第一節神經根髓鞘就在下面，也可以看到硬腦膜及骨頭突出脊髓腔壓到硬腦膜部分。脊髓減壓和融合手術一如上述肋骨橫突切除的手術方法進行。必要時可用鋼板或其他內固定器械從前側固定。若病人以前沒做過椎板層摘除術，手術後四個星期，當骨骼有早期骨化現象時，即可下床走路。病人下床走路時，必須穿戴設計合身的三點式脊椎外固定裝置或石膏。脊椎外固定裝置，手術後通常要穿帶三個月，一直到 X 光片上證明有骨癒合完全。由前側進入的手術方法，是最能使脊椎和脊髓減壓的手術方法，可能也是胸腰椎交界所在脊椎受傷後超過三星期始行手術者唯一的途徑。除此以外，許多壓迫性骨折病人沒有做脊髓減壓術，多年以後仍有神經缺損症狀。這時候，由脊椎前側進入手術是一個選擇。在那些已經做過脊椎後側哈靈頓桿內固定，而沒有適當做脊髓減壓術或脊椎沒有適當復位的病人，由脊椎前側進入手術是適應症。

薦椎受傷

薦椎及其神經根受傷是非常少見的，在多數文獻報告中僅佔所有脊椎骨折的百分之一不到。在多處受傷病人，其診斷常被延誤。臨床上，多處受傷病人其膀胱都揷了導尿管，以監護病人情況，因此膀胱麻痺合併下端薦神經根（ S_2 到 S_5 ）損傷在開始時沒有辨認出來。除

此以外，病人住院檢查時，直腸括約肌收縮能力常被估計過高。薦骨骨折常伴隨恥骨骨折發生於嚴重受傷病人。薦骨骨折若沒有麻痺症狀時，通常不需要任何外科治療，只要適當休息，都能癒合得很好。在分析骨折合併有神經缺損症狀的病人時，必須包括電腦斷層攝影，藉以評估是否有薦神經根在薦椎孔內被持續壓迫。若有骨碎片突入薦椎孔內並壓迫薦神經根，必須施實薦椎椎板層摘除術。恢復的情形端視大腸和膀胱功能恢復程度而定。

治療頸椎及頸部脊髓受傷的併發症

腸胃系統

治療頸部脊髓受傷常見的併發症就是腸胃道出血，多半發生於受傷後第十至十四天。與使用類固醇製劑有密切關係。在鮑曼統計 300 例頸椎受傷病人，有 37 例脊髓損傷病人在 72 小時內使用過類固醇製劑，其中15例發生腸胃道出血（百分之四十），相對的在97例脊髓損傷沒有使用類固醇製劑病人中，僅有百分之九發生腸胃道出血。神經功能恢復在用與不用類固醇製劑的病人間，沒有任何不同。百分之十二四肢癱瘓病人死於腸胃道出血，且都經屍體解剖證明，而且所有的病人都用過類固醇製劑。還有一些其他因素會增加腸胃道出血的好發率，它們是胃部蠕動遲緩，胃酸分泌過度，可以高達每天3000西西，以及病人臥床不動。應該在病人脊髓受傷後就開始鼻胃插管以及適當用藥加以預防。腸胃道出血的主要問題在於卽使病人穿孔，腸壁潰爛，在無知覺的病人是悄悄發生，充其量只有腹部脹氣及血流量減少現象。這些病人必須予以立卽手術治療。

若四肢癱瘓病人包敷在頭頸軀幹均固定的石膏中保持不動，在少數情況下會產生上腸系膜動脈症候羣；發生十二指腸阻塞及吃下食物

後持續性嘔吐。這種現象可能只需要調整病人位置卽可，有時候亦需要外科手術矯治。十二指腸阻塞部位在上腸系膜動脈及第二腰椎椎體之間。

肺部系統

肺部併發症是頸部脊髓受傷後最常見的問題，而且愈高位頸部脊髓麻痺其所產生的問題愈複雜。開始時呼吸氣流量減少是起因於肋間肌肉麻痺；當然頸椎第四節四肢癱瘓病人，橫膈膜也發生麻痺時，這兩種情形都會產生缺氧狀態，進而併發支氣管擴張不全以及肺炎。有以上狀況發生時，必須做氣管切開術及使用呼吸輔助器。在治療急性四肢癱瘓的病人，經常檢查血中含氧量是非常重要的。

中樞神經系統及脊椎的併發症

頸椎受傷病人會發生早期或末期脊髓麻痺向上漫延現象。究其原因是由於脊髓灰質體中心壞死向上漫延合併中央腦水管擴大的緣故。在急性發病初期，這是最常見造成死亡的併發症；但在受傷若干年後發生腦水管擴大情況可用外科手術另闢徑路引流。

一些血液疾病和大量硬腦膜上腔出血有關，在文獻中已經被提到。鮑曼曾經對50位致死性頭脊椎外傷病人做了研究，其中並沒有大量硬腦膜上腔出血病人被發現，他同時調查 300 例頸椎受傷病人，其中48例有屍體解剖，有 4 例發生大量硬腦膜上腔出血，而每位病人都合併有僵直性脊椎炎。事實上，當堅硬僵直脊椎發生骨折，骨骼大量出血，少部分卽進入硬腦膜上腔，原本固定不動的副脊椎靜脈，此時也發生撕裂造成大量出血。立卽固定不動僵直脊椎骨折，有助於防範此一嚴重併發症，有時必須做椎板層摘除手術以清除血塊。

牽引及固定裝置引發之併發症

固定及牽引裝置使用不當也會造成併發症。過去，明那瓦（Minerva plaster jacket）頭頸軀幹固定石膏夾克，在護頸外環合併可支撐背心式外固定石膏（halo-cast）使用前，被廣泛地使用。卽使明那瓦頭頸軀幹固定石膏應用得很純熟恰當也不能使頸椎達到固定作用，而且頸椎持續性變形仍會發生，特別在頸椎因屈曲外力受傷合併後側靱帶複合體斷裂的時候。因此，使用護頸外環合併可支撐背心式外固定架是治療頸椎骨折未合併神經缺損症較佳的選擇。另一方面來說，護頸外環合併可支撐背心式外固定架，會產生齒狀突骨折過分支撐而造成骨不癒合，所以在上段頸椎受傷病人要特別小心不要使用。

以長鉗固定顱骨做骨骼牽引的方法從 1930 年代柯拉齊菲爾德（Crutchfield）敍述用此方法固定頸椎骨折時卽開始被應用。由於它在長鉗周圍的骨被吸收造成二、三週後長鉗鬆弛脫落，已經不再被廣泛地應用。比較恰當得是卡登威爾斯長鉗牽引（Gardner-Wells tongs）較少發生鬆脫現象；或者是早期立卽使用護頸外環合併可支撐背心式外固定架予以固定不動，可避免長鉗牽引導致骨吸收，待骨癒合至某種程度時再以石膏外固定。使用卡登威爾斯長鉗牽引，每天必須小心地照顧外固定針以免發生細菌感染及顱骨骨髓炎。非常不幸的是沒有知覺病人在使用護頸外環合併支撐背心式石膏（halo-cast）固定時容易發生褥瘡；因此，還是使用頸椎長鉗骨骼牽引得到適當關節穩定及骨癒合後再以護頸圈或其它護頸裝置使病人早期下床活動較好。在過度肥胖病人，護頸外環合併支撐背心式石膏外固定在恥骨四周的固定不好容易產生頸椎過多運動。除此以外，在沒有知覺病人不要使用背部軟墊以免造成上石膏後形成褥瘡。

急性脊髓受傷病人予以適當固定，很少發生進一步癱瘓現象。鬆動或脫臼會進一步錯位壓迫神經組織的不穩定情況應該早期辨認出來。在應用骨骼牽引保護脊椎以前，做屈曲、伸展應力性X光照像對

急性不穩定脊椎是相當危險的。前面提到最初側位脊椎照像，通常可以評估後側靭帶複合組織的完整性，可看出棘間距離增加或是椎體鬆動。鮑曼曾經指出頸椎齒狀突骨折在搬運病人照 X 光片途中及在手術室中都是相當危險的。

早期脊椎變形

　　頸椎骨折或脫臼病人合併完全四肢癱瘓，沒有適當復位會造成脊髓或神經根功能不能如預期地恢復。骨小面關節沒有復位會造成神經根持續被壓迫並無法恢復功能或是壓迫到主要輻射動脈造成中心脊髓壞死。在脫臼後仍未復位的完全脊髓損傷病灶會進一步壓迫到較高位而功能尚好的神經根，因此應盡早進行復位以避免進一步併發症。嚴重壓迫性楔形骨折合併佝僂駝背畸形，會造成頸椎前側脊髓壓迫並妨害不完全脊髓損傷恢復功能。

　　頸椎骨折或脫臼若合併前、後側靭帶完全斷裂，在骨折牽引時會發生過度支撐現象。此種現象常見於骨性關節炎或僵直性脊椎炎病人。曾經有文獻報告因頸椎過度支撐造成神經缺損症狀向上漫延。一般而言，頸椎第三節以下骨折，其牽引重量不能超過40或50磅。小心地分析骨關節病灶將有助於預測脊椎不穩定程度。

　　頸椎僵直性脊椎炎或已經有佝僂駝背畸形的病人，發生骨折後將他們以骨骼牽引維持在中性位置是不對的。這樣會造或疼痛、神經根或脊髓功能喪失。這些病人需要使用臥床並將頭部搖高45到60度，使骨骼牽引置於原先畸形位置的垂直面上。

細菌感染

　　脊椎骨折和脫臼合併細菌感染通常發生於槍傷等侵犯性外傷合併穿透軟組織或食道，因此有細菌散播侵入周圍組織。同理，腹部及腰椎槍傷，子彈穿過腸壁將細菌散播於脊椎和脊髓腔內。

手術併發症

正如預期一樣，手術治療的併發症種類很多也很普遍。手術中直接引入細菌導致細菌感染的機會很少，但有可能發生。上段頸椎受傷由脊椎後側進入手術，細菌感染會造成腦膜炎及死亡。由頸椎前側進入手術，醫生使用尖銳拉鉤不當會造成食道穿孔導致食道皮膚間瘻管形成以及頸椎骨髓炎，在脊椎前側使用鋼絲捆綁種植骨骼的方法，已經放置不用，因爲至少有兩例食道穿孔病人被發現。當骨癒合再成形時，存留在脊椎前側的鋼絲圈壓迫到食道壁而產生穿孔。頸椎外傷後，手術使用體外材料固定，除了鋼絲可被允許使用於脊椎後側融合術以外，其它的都會被責難批評。骨水泥曾經在文獻中被報告使用；但六位病人中有四位發生嚴重細菌感染。骨水泥不會附着於質密骨上，因此鋼絲固定加上骨水泥很快就鬆弛並喪失復位功能。若病人進行重大手術需要固定，一般相信還是利用病人腸骨種植較恰當，因爲它一旦造成骨融合固定後，立卽有穩定脊椎功能。在鮑曼統計系列病人中，沒有一位頸椎第三節至第七節受傷病人，在接受頸椎後側自體腸骨種植融合術後有骨不癒合。

手術中會發生呼吸困難的問題，特別是在頸椎第四、五節脊髓麻痺病人。肺部交換氣體功能薄弱，手術後有較高發生併發症的危險。環軸椎關節脫臼手術復位時，當手術器械通過環椎後弓時會發生猝發性呼吸停止，因爲這裏只有很小的空間容納脊髓。上段頸椎手術時會產生由睡眠狀態引發的呼吸衰竭症（「ondine curse」）造因於呼吸徑路及網狀脊髓傳導系統損傷。除此以外，病人在脊髓損傷後的前幾週內有血鉀過高現象，原因是從麻痺肌肉的肌細胞釋放出許多鉀離子。在這些病人，有許多文獻報告 succinylcholine 卽可造成心臟呼吸猝發性停止，因此在上全身麻醉時不應該使用此種藥物。

外科手術也能造成許多中樞神經系統併發症，特別是粗魯地剝弄硬腦膜或是打開硬腦膜，這些手術過程不應該再被使用。現行的原則是在做頸椎前側減壓手術時，不要隨便打開硬腦膜檢查。通常，後側縱靱帶也不可隨便破壞，在行骨種植手術前，可把骨碎片和縱靱帶予以分開。皮膚及腦脊髓液間瘻管形成，幾乎全部起因於手術時沒有關好硬腦膜，這可使用抗生素、側臥休息以及腰椎穿刺水下引流的方法治療。

在做椎板層摘除手術中傷到脊髓，是頸椎骨折後造成神經缺損症狀增加最常見的原因。在鮑曼 300 例頸椎受傷病人中，有 55 例曾接受椎板層摘除術，其中百分之二十二的病人手術後有永久性神經缺損症狀增加。永久性神經功能喪失並未發生在前、後側脊椎融合術病人，以及沒有開刀治療病人的身上。椎板層摘除術對不完全脊髓損傷病人特別具有傷害性。大多數外科醫生都證實椎板層摘除術不能達到脊髓減壓目的也不能夠將突出脊髓前側的骨碎片或軟骨予以移除。甚且椎板層摘除術反而造成脊椎不穩定、鬆動甚至脫臼。

造成神經缺損及脊髓受傷程度增加的另外一個原因是在整復頸椎脫臼後。這種情形是由於前側破裂的椎間板向後拉壓觸到脊髓而產生進一步神經缺損症狀。這時候必須及時發現緊接著由脊椎前側進入做脊髓減壓手術。頸部脊髓受傷病人在脫臼行復位手術後一定要小心監護以避免發生嚴重的併發症。

脊椎前側、後側關節融合手術進行不當，也會造成一些併發症。已經有文獻報告由於手術前頭部置放位置不良，引起眼球周圍壓力太大而造成視網膜動脈栓塞。現在一般都使用卡登氏頭墊（Gardner headrest），它附著於顱骨外緣並且堅實地固定住頭頸部，即使俯臥位置臉部及兩眼也沒有任何壓力。任何人都可很自如地調整外圍縱軸牽引裝置，以及使用全能關節控制屈曲、伸展最後把頭頸部固定在最有

利手術的位置上。

　　也有文獻報告在做頸椎前側融合手術時，有脊椎動脈損傷；在進行前側脊椎體摘除術時，必須留一些側緣質密骨部分以避免傷到脊椎動脈。

　　頸椎關節融合手術所使用的種植骨必須兼備堅硬以及生骨性良好兩個特質；因此一般人喜歡用塊狀腸骨種植而不喜歡用柯勞德圓形嵌入骨種植 (Cloward dow graft) 或是腓骨種植。假如頸椎後側靱帶斷裂造成不穩定，任何形態脊椎前側骨種植都會遭遇到吸收萎縮及倒塌的命運。因此，必須加上保護性的骨骼牽引及護頸裝置以維持骨軸形象一直到骨癒合完全爲止。

　　手術進行當中必須照X光片以確定骨融合手術確實位置。若沒有照X光片辨認位置可能會錯誤地將不該骨融合的脊椎固定。

　　手術整復頸椎脫臼並以鋼絲做脊椎後側固定，而沒有做骨融合手術是絕對禁止的。認爲以鋼絲固定就是以使脊椎前側自動發生癒合是嚴重錯誤觀念，這樣的手術只是保證日後再脫臼骨折。不是所有的頸椎骨折都會自然地發生癒合。

晚期脊椎變形及脊髓麻痺

　　頸椎受傷也會發生晚期併發症，特別是晚期不穩定或發生畸形。這也會發生疼痛及進行性神經缺損症狀。鮑曼研究統計了 229 例頸椎第三至第七節受傷病人，有33例未經手術治療而發生晚期不穩定。這個好發率高過以往文獻所報告的。大多數受傷屬於屈曲性外力合併有後側靱帶斷裂，剩下的有脊椎骨性關節炎合併過度伸展外力受傷及縱靱帶、椎間板破裂。即使予以堅實的固定三個月，受傷的靱帶也常常不會癒合更遑論前面所說的自然癒合。

　　黎胥剛 (Lipscomb) 曾經指出在枕骨頸椎交界的骨融合手術造成

假性關節的比率很高，　原因是這區域附近 承受過多的壓力 及支撑力量。枕骨頸椎融合術的種植骨應該以鋼絲堅實地固定住枕骨及頸椎。此一區域的骨融合手術，一般均在顱骨底端和頸椎交界邊緣鑽洞並以鋼絲穿過同時繞過兩側腸骨種植骨，再以另外一條鋼絲穿過下端頸椎棘突基底部之鑽洞，同時穿過腸骨種植骨下端兩側之穿孔，把兩根鋼絲游離端緊密地繫綁打結。

　　頸椎骨折之骨碎片及椎間板起初若沒有做好 適當 減壓及 固定手術，會發生晚期疼痛及麻痺。脊椎脫臼若沒有做好復位而任其在不正常位置癒合會產生許多問題。特別在環軸椎關節脫臼合併齒狀突骨折之病人，若沒有適當復位產生癒合不良，慢性脊髓壓迫合併麻痺及疼痛。在這種情況下，若後側環椎齒突間距離小於13毫米，在做脊椎後側離合手術時，任何器械通過環椎椎弓都非常危險。這些病人會發生猝發性呼吸停止以及增加麻痺症狀。在如此情況下，最好是先做環椎椎弓椎板層摘除，然後再進行後側頸椎與枕骨間的關節融合術，手術後讓病人在護頸外環合併背心式外固定石膏裝置下使骨癒合。

　　使用脊髓功能監視記錄器對於在全身麻醉下進行手術的病人很有幫助。它可以監視記錄病人脊髓功能以決定在手術中是否有任何神經功能遞減。或者也可以在頸椎固定牽引合併夾板固定裝置保護下用局部麻醉做手術。環軸椎骨折脫臼癒合不良時可能需要經口腔做齒狀突減壓手術；但這種手術併發症太多，因此大多數人現在都採行先做脊椎後側減壓術及關節固定，觀察神經功能恢復狀況再考慮是否經口腔做脊髓減壓術。

晚期的各項手術

晚期做脊椎前側減壓術治療頸部脊髓受傷

　　下段頸椎骨折在未復位的情況下仍可癒合，脊椎壓迫性骨折仍遺
留有骨碎片突入脊髓腔壓迫脊髓的前面。這些病人若不做脊髓減壓及
脊椎固定手術，最後神經功能仍不會恢復。不完全脊髓損傷具有恢復
功能潛力，恢復多寡在於最初損傷程度以及有無脊髓被壓迫現象。許
多病人其神經功能有顯著恢復後，達到一個平臺點，這時必須由脊椎前
側進入做脊髓減壓術。鮑曼曾經有 135 例晚期由頸、胸、腰椎前側進入
做減壓手術而在兩年追踪檢查，許多病人有顯著功能恢復。多數晚期
脊椎前側減壓術病人是頸椎及頸部脊髓損傷。晚期脊椎前側減壓術的
適應症是不完全脊髓損傷而神經功能停止恢復，或證明有骨碎片及椎
間板壓迫脊髓前側的病人。極少數情況下，完全四肢癱瘓病人合併未
復位的脫臼或是有骨碎片突出脊椎孔內壓迫到較高位的正常神經根，
這種情況，晚期脊椎前側減壓術會使上肢功能恢復。有74例不完全脊
髓損傷病人經如此治療，長時間追踪檢查，有 20 例手術不能行走病
人，手術後有顯著功能恢復變成功能性運動。許多作者亦有不等數目
之類似報告。卽使只有知覺恢復，在四肢癱瘓病人能預防褥瘡也得到
好處，若上臂功能恢復就更有益於病人，至少成為一個不依靠別人的
行動者。到目前為止鮑曼手術的 135 例，沒有任何人因手術而喪失運
動功能。但是有若干併發症發生在危險性高的病人：高位頸椎受傷合
併完全脊髓麻痺病人(第五頸椎脊髓以上)，慢性阻塞性肺病且年紀太
大病人(超過60歲以上)，以及嚴重消沈沒有求生意志病人。若有兩種
以上前述因素病人是手術禁忌症。頸椎受傷後，晚期產生畸形可有嚴
重難以忍受的疼痛以及麻痺。因脊髓或神經根被壓迫而產生之疼痛，
必須實行脊髓減壓術予以解除。除此以外，臨床經驗顯示，四肢癱瘓
病人若仍有骨碎片壓迫脊髓，其肌肉痙攣表現特別嚴重，雖然這不是
一成不變的真理。大多數晚期脊髓減壓術病人，手術後肌肉痙攣有明

顯進步，而且可停用抗痙攣藥物。

延遲性中央腦水管形成之手術

　　另一個非機械性壓迫造成晚期神經損傷的原因是中央腦水管漲大形成。從病理成因的觀點而言，脊髓損傷後所造成的灰質中心壞死，能持續緩慢地進行很久。一旦灰質中心壞死後，緊接著神經細胞開始解離液化。在極少數情況下，中央腦水管擴大並且向脊髓內部擴張，造成進行性神經缺損以及疼痛等臨床症狀。頑固性疼痛阻擾病人復健運動，因此必須行外科手術使中央腦水管減壓。多數人喜歡等脊椎固定穩定後再進行椎板層摘除術。把高過損傷區域的脊髓裸露，同時柴兩側脊髓剖開以便切斷前面側位的脊髓視丘體徑路阻斷疼痛，其後再利用顯微外科手術技巧做中央脊髓剖開術。在受傷部位以上會合併嚴重蛛網膜炎及疤痕組織，特別在槍傷後之傷口，這些病人將其中央囊腫引流旨在減輕疼痛。手術後一段期間，疼痛可能復發，若病人復健運動已經做完，較能忍受疼痛，不需要做第二次手術。可以塑膠管使中央腦水管通過損傷病灶從直接徑路引流腦脊髓液，如同治療腦水管阻塞的方法一樣。

痙攣之手術治療

　　脊髓損傷後的痙攣是一個嚴重問題，影響到下腹壁肌肉、四肢或膀胱功能。由於上位運動神經元已經喪失了控制肌肉收縮的能力，使脊髓和受傷部位以下形成隔絕。造成痙攣的確實原因不清楚，但這種情況不能用藥物控制，並且妨礙正常復健運動進行。許多手術目的在控制痙攣，但沒有一種手術是令人完全滿意的。目前，最普通的手術是經脊髓背側進入在兩背柱傳導體系中間做Ｔ型脊髓切開術以截斷進入性知覺軸索傳導至運動神經元間的反射弧。這種手術可被選擇性地應用在控制下腹部肌肉痙攣，大腿肌肉痙攣以及無法控制的膀胱痙

攣。但手術前泌尿系統的檢查評估是很重要的。手術後有可能無法勃起或反射性膀胱鬆弛，造成病人很大困擾。膀胱痙攣可選擇性地切斷第二、三以及第四薦神經根。除此以外，在做神經外科的手術前，膀胱括約肌切開術也可減輕症狀。所有控制痙攣手術，都是基於隔離運動神經元的概念，也正如一般所謂切斷上位運動神經元症候，這時細胞作用不受大腦及高級神經中樞影響。這些運動神經元細胞通常只對脊髓某一階段的感覺發生反應。一旦喪失中樞神經的抑制就必須減少輸入局部脊髓的刺激以達平衡。

治療胸腰脊椎受傷的併發症

　　雖然大部分併發症發生在頸椎及頸部脊髓受傷，上段胸椎骨折也有許多問題存在。前面已經提到，他們會合併胸腔內損傷一起存在，必須加以治療。上段胸椎骨折，一般說來都還穩定，只需要臥床休息六週卽可。上段胸椎骨折很少發生進行性畸形，除非病人以前做過椎板層摘除術，在這些病人身上所有影響後側脊椎穩定的組織都被破壞了。上段胸椎骨折，通常不需要使用哈靈頓桿支撐固定。困難在於第一至第五胸椎骨折時，無法架設固定鈎，除非架設在頸椎上，這樣做法是手術禁忌症。使用哈靈頓桿可能發生過度支撐現象，特別在僵直性脊椎病人，其已經鈣化的縱軔帶若過度支撐斷裂，會發生麻痺症狀向上漫延及脊髓壞死的症狀。若沒有做椎板層摘除手術並且受傷後臥床休息六週，幾乎所有上段胸椎骨折病人都會發生脊椎前側骨癒合。像在頸椎手術一樣，當由胸腔進入手術治療上段胸椎骨折時，必須小心準確地辨認脊椎位置。手術前評估肋骨在 X 光片的位置，有助於避免手術中錯誤。

　　胸腰椎交界處脊椎骨折，從骨骼和神經學的觀點而言都比上段胸椎骨折處理來得困難複雜。這些骨折在急性受傷時都不穩定，若不予

以復位及固定會造成日後畸形的發生。正如羅伯特及柯蒂斯 (Roberts and Curtis)所說的一樣，若是旋轉性骨折脫臼的話，這些骨折非常不穩定，必須施以手術內固定。椎板層摘除手術後若沒有良好的固定，多數會發生進行性畸形及神經缺損症狀。胸腰椎交界區域應禁止做椎板層摘除術。最近哈靈頓桿內固定被廣汎地使用在整復固定胸腰椎交界處脊椎骨折，與以往陳舊方法治療脊椎骨折相比，哈靈頓桿內固定的確是明顯地一大進步；因為在多數情況下可以立即固定並整復脊椎骨折，但是也有人發現使用哈靈頓桿有許多困難。在治療脊椎骨折時最常見的問題有(1)支撐性哈靈頓桿手術固定後，會立即發生鬆動而沒有固定作用。(2)為了整復骨折，必須固定長段脊椎，這並非治療此種外傷最好的辦法。(3)在過度伸展、屈曲外力造成之骨折，有過度支撐現象，因此日後有使用壓縮性裝置之必要(4)僵直性脊椎若發生過度支撐，其已鈣化之韌帶斷裂後，根本無穩定性可言。也有些脊椎骨折脫臼病人，在使用支撐性哈靈頓桿內固定手術後，仍沒有適當的骨折復位。特別在不完全脊髓損傷病人，手術後仍有骨碎片或椎間板壓迫到神經組織。這時必須做脊椎前側減壓術及椎體融合術以矯正這種情形。完全脊髓損傷原則上不做脊髓減壓術，但在旋轉性骨折脫臼病人需要做固定手術以使病人能及早移動做復健治療。哈靈頓桿內固定及脊椎融合術是侵犯性手術，可能發生細菌感染，造成脊椎骨髓炎及腦膜炎導致必須拿除內固定裝置。若哈靈頓桿鬆動以及脊椎畸形增加，固定桿突出皮膚也必須拿掉固定桿。除此以外，哈靈頓桿不能够提供脊椎足够的旋轉穩定性。這特別是在旋轉性骨折脫臼病人，這類病人手術後必須用貼身的外固定裝置或石膏保護三個月或更久，待脊椎關節融合固定。事實上，在壓迫性骨折合併神經缺損病人，開始時先做脊椎前側位減壓術及椎體融合術較好；在旋轉性骨折脫臼病人才需要

做脊椎後側復位手術合併內固定。脊椎損傷，變化多端，如何為病人做最恰當手術就在外科醫生的判斷了。

　　有文獻報告了30例胸腰椎交界處脊椎骨折合併下肢疼痛及痳痺病人治療的結果。多數病人在受傷時有脊椎畸形或骨碎片突出脊髓腔內壓迫到神經組織。開始時有輕微神經缺損症狀恢復，然後急轉直下有進行性痳痺及完全癱瘓發生。所有這些病人都做過脊髓攝影及電腦斷層攝影都證明有神經組織被壓迫，需要做脊椎前側減壓以及椎體融合術。多數病人，做過脊椎前側減壓術後會減輕疼痛，部分晚期手術的病人有顯著功能恢復。僵直性脊椎炎病人，即使輕微受傷，在胸腰椎交界處會有「潛在性」脊椎骨折。正如凱菲爾德（Kanefield et al.）所說，這些骨折疏於注意會造成骨不癒合，並且造成纖維假性關節組織。造成進行性壓迫脊髓及神經根，產生疼痛並影響下肢及膀胱痳痺。這些病人也需要做脊椎前側位的減壓術合併椎體融合術，以便恢復功能、穩定脊椎及減輕疼痛。脊椎受傷後晚期疼痛病人，一定要好好檢查以確定沒有機械性原因造成壓迫神經組織，這也是最普通造成問題的原因。

復　　健

　　脊髓損傷病人復健治療的目標是，醫治所有已經受影響的身體系統並使病人重新返回社會，儘可能和正常人一樣過獨立自主的生活方式。復健最終結果決定於許多因素，包括脊髓損傷形態（完全或不完全脊髓損傷），心理適應狀況，神經損傷部位；以及相關器官系統適當之照料，也就是肺臟、泌尿系統、腸胃道，以及皮膚的照顧。肺功能問題，通常在受傷後數週內即趨穩定，除非是頸椎第四節以上脊髓損傷，這類病人需要人工呼吸器輔助。低位頸椎受傷能逐漸適應肋間肌痳痺。在極少數情況下，第一頸椎受傷合併四肢痳痺病人也能存

活，但必須藉助人工呼吸器輔助。膈神經或橫膈膜刺激器以及激發裝置可植入病人體內以幫助他不必使用機械人工呼吸器。高位脊髓損傷合併四肢癱瘓病人在前兩年的死亡率非常高。照顧沒有知覺病人的皮膚必須藉助每隔兩小時不斷地翻身，一直到病人能坐輪椅活動為止；這時病人必須常抱離輪椅或改變位置才行。褥瘡之治療是藉助側臥、翻身、擴創術以及必要時轉位皮瓣移植手術。預防是最重要的治療。泌尿道的照應在開始時藉每隔四到六小時間歇性導尿以維持膀胱反射性排尿，沒有過多尿液存留。大約有百分之八十五病人藉助間歇性導尿，在他結束復健治療計畫出院前，最後可以不使用導尿管。大腸訓練可用同樣方法，藉助栓劑及軟化劑使糞便排空。也可用反射性排便或是指挖方法使大腸排空。對於四肢癱瘓病人其預期功能恢復程度如下：

頸椎第四節以上損傷病人常需依靠人工呼吸器，但可駕駛電動輪椅配備可攜帶的人工呼吸器，以及下頜控制器。

頸椎第四節受傷合併四肢完全癱瘓病人，需要電動輪椅及下頜控制器。

第五頸椎受傷合併手肘關節以下肌肉無力無法屈曲；這類病人可駕駛電動輪椅，但必須有活動上臂支撐器，並且在進出輪椅時，完全得依賴別人幫忙。

第六頸椎受傷，手肘無法伸展；但病人可藉學習訓練進出輪椅，不需電力控制可推動輪椅，自己穿衣，配備手控制器可以開車。屈曲吊懸的固定夾板可幫助上肢肌肉功能提供手腕關節適當伸展力量。

頸椎第七節受傷，手指肌肉無力；但病人可獨立使用輪椅移動，用手控制開車，並可獨立生活。

第一至第十二胸椎脊髓受傷合併完全麻痺，病人在輪椅中可完全獨立，可以開車且不用手控制器，但使用支架或輔助器仍不能走路。

以長腿支架支撐超過胸椎第十二節以上神經支配區域，使病人很耗力的走路，通常是不必要的，而且病人會發現在輪椅中生活得很自在，可自由進出輪椅以及駕車。

胸腰椎交界處受損傷其神經功能得視腰神經根保留多少而定；病人行動程度不等，從必須使用或根本不用支架走路。有股四頭肌功能，兩側髖關節屈曲功能良好，並可控制骨盆及軀幹之病人可用柺杖以短腳支架學習走路，並且能夠不使用輪椅。

但是如果沒有四頭肌功能，而病人有部分髖關節屈曲以及控制骨盆能力，必須使用長腿支架合併拐杖走路。

沒有髖關節控制能力病人，可以長腳支架拐杖輔助學習搖擺著走路，但很少能有功能性的走路，病人通常喜歡坐輪椅。

其他決定病人能否有功能性走動的主要因素，包括年齡、體重、其他內科合併問題、心理因素，以及家庭經濟狀況等。

病人出院以前，必須和他討論性生活問題，大部分男性病人，特別是不完全脊髓損傷（佔百分之八十五），會有性衝動及陰莖勃起，但只有很少百分比的病人會射精。這種差別在於上位神經元和下位神經元病灶不同。女性病人可有性經驗的快感，亦可受孕、生孩子。雖然脊髓受傷後，性經驗和以往不同，但加以調整適應，病人仍能獲得滿意。藉諮詢協調來幫助病人適應受傷後的狀況是非常重要的。長期照顧脊髓損傷病人，包括追踪檢查，反覆地神經功能評估，檢查有無褥瘡，以及生殖泌尿系統定期的檢查等。

還有一項重要的事情是職業復健，這樣使病人能够獲得工作也變成社會上有用的一分子。這端視受傷前病人教育水準以及社會、心理的因素。每一樣再教育可促使病人獲得積極生活的努力都必須做到。

麻痺病人的平均生命較以往延長了許多，幸運地是社會大眾也已

經願意接命這些一度被擯棄世外的人。

<h1 style="text-align:center">(二)骨　盤　部　　　　陳　博　約</h1>

骨盤骨折及脫臼可分爲三類:

1.因暴力強迫肌肉收縮引起的撕裂骨折。

2.因壓碎傷害引起的骨盤骨折和脫臼。

3.骶骨和尾骨骨折。

Ⅰ、骨盤的撕裂骨折

突然而不受控制的力量，可能使從骨盤起源的肌肉和所附着的骨片，從其起源部位被撕離。大腿的強有力之長肌最易受到傷害。

1.腸骨前下棘——股直肌的撕裂。

橄欖球比賽中的選手，強力踢球的一刹那，感覺鼠蹊部劇痛而倒在地上。發現股關節自動屈曲時很痛而受到限制，X光片顯示骨片由髖臼緣正上方，腸骨前下棘向下稍微移位，此骨片乃因股直肌之強力收縮被撕裂。此骨片必需與正常發育的骺線加以區別。治療上，不需作手術縫合，只要讓股關節屈曲到舒適的位置，橫臥數個星期即可痊癒。

2.腸骨前上棘——縫匠肌的撕脫。

縫匠肌之被強迫收縮，可能使腸骨前上棘的骨片被撕脫。骨折片略呈移位，但仍沒有手術的必要。疼痛可由股關節的屈曲而解除。雖然位移沒有做完全的矯正，通常大約在兩個月內可完全恢復功能。

3.坐骨粗隆——膝屈曲肌的撕脫。

膝屈曲肌起源於坐骨粗隆，突然的肌肉收縮，尤其是骺尙未接合的年輕人，可能使骨折片被撕脫。一位徑賽選手在百碼短距離賽跑時，因跑道表面不平整以及地面上的小洞，而需增強到未預料的肌肉用力的那一刻，遭受到坐骨粗隆骨端的撕脫。可由保守療法完全恢

復，卽骨端以相當的新生骨牢固地接合。許多這種傷害曾經發現於年輕的運動員中。

Ⅱ、骨盤環的骨折

兩塊無名骨（髖骨）扭後側與骶骨以關節聯合，在前側相互在恥骨聯合成關節，形成完整的骨盆環。

假使此環中只有一處折斷時稱單一骨折。此種單一骨折不會發生斷骨片的大變位。但假使在環的另一處有第二處的骨折時，由此兩處骨折分離的骨斷節就會發生相當大的移位，這種骨折稱爲雙重骨折。

1.骨盤環的單一骨折

包含①恥骨聯合的輕微分離，②恥骨枝骨折，③腸骨體部骨折，④腸骶骨關節的半脫臼。

其中腸骶骨關節半脫臼是唯一的嚴重傷害，有時需作外科的關節固定術。

恥骨枝骨折爲最常見的傷害，是一枝或兩枝恥骨枝的單側骨折。但骨片的變位不大，則無需嚴密的固定。適當的唯一治療是躺在床上休息幾個星期，兩三個月內就可恢復。腸骨的單一骨折和恥骨聯合的小分離也不需特別處理就可完全恢復。

假使恥骨骨折有寬大的變位，非常可能併有腸骶骨區域的傷害，這通常很易被忽視，往往成爲殘廢的原因。

腸骶骨關節半脫臼是唯一嚴重的單一性骨盆環傷害。雖然沒有大的變位，但半脫臼可能引起持續的疼痛和機能不全。臨床上，可藉著關節的局部痛和按壓痛，以及典型的變位而診斷之。腸骨被壓出略向後方和向中線移位，因此腸骨後上棘比另一側的後上棘在皮層上顯得更爲隆凸。X光片也顯出這部分的腸骨過度靠近中線，而且重疊在骶骨上陰影異常程度增加。

治療上，使患者側躺，正常側在下側而施壓在腸骨崎的前面上，把腸骨向前旋轉就可使其復位，然後以石膏包三個月使關節固定。假使復位不完全引起的關節不安定及外傷性關節炎的持續性疼痛，可能需作關節固定術，卽從腸骨取來楔狀移植骨折進關節內。

2.骨盆環的雙重骨折

骨盆環由前側恥骨部分與後外側腸骨部分組成，前者作爲骨盆內臟的保護以及肌肉的附着，而後者則爲體重的負荷。骨盆環的雙重骨折有兩種型態，第一種是兩處骨折都在恥骨部分 (straddle fracture)，第二種是一處骨折在恥骨部，而另一處骨折在負載體重的腸骨部分（malgaigne fracture）。

(1)骨盆環恥骨部分的雙重骨折

骨盆恥骨部分的雙重骨折是由側方壓縮的結果。例如患者側靠牆而立，受到摩托車從骨盆另一側的撞擊，結果可能造成兩恥骨枝的雙側性骨折，或者兩恥骨枝的單側骨折加上恥骨聯合的分離。因爲骨上面有許多肌肉附着的關係，其變位很有限，骨折片的分離比較小，而且不論變位程度如何，四肢並無縮短，負荷體重的股關節還是在同一高度，因此，一般而言，沒有治療上的問題。患者只需平躺著治療四或六週卽可。切記不可讓患者側臥而使骨盆的側壓增加。

(2)骨盆環之腸骨部分和恥骨部分的雙重骨折

骨盆完全分裂，最常見的合併傷害是恥骨聯合脫臼加上腸骶骨關節的脫臼。比較不常見的，恥骨聯合脫臼加上靠近腸骶骨關節的腸骨骨折，或者恥骨枝骨折加上腸骶骨關節脫臼，若雙重骨折發生在同側的骨盆帶（右骨盆帶或左骨盆帶），此半骨盆帶的變位將會隨伴該側下肢的縮短及畸形。這種傷害係由前後壓縮造成的。例如患者背靠著牆站，而受到摩托車從正面的撞擊，或者躺在道路上，被車輪壓過一

側骨盆上，而受到正面的壓擠，都可引起第二種型骨盆合併傷害。

X光片顯示兩邊恥骨有明顯的分離，兼有輕微的腸骶骨關節之脫臼變位，後者往往被忽略掉。只有小心檢查，才會注意到腸骨重疊在骶骨背上。腸骨側之關節面比骶骨側之關節面向後突而稍微呈現高些。臨床檢查時，幾乎有時候可以把拳頭放在變位離開的兩個恥骨之中間。

腸骨後上棘稍爲隆凸，這是變位之髖骨以腸骶骨關節當作縱軸，向外旋轉而形成的。X光片顯出股骨向外旋轉，坐骨棘的不尋常隆凸，和閉鎖孔的消失，在較嚴重的傷害時，變位的骨盤節會續發性地向上移位。

其治療法有兩種：一種是 Dr. Watson-Jones 所創造的姿勢治療法。他說，脫位骨盤就像一隻部分開着的雙殼貝，把雙殼貝放在它的開合連接處，重力會使兩半殼分開，如果把雙殼貝放在其側面，兩半殼就閉鎖。同樣的原理應用於脫位之骨盆，若患者側躺，骨盆兩半就接合在一起。若恥骨脫合只略微分離加上腸骶骨關節的半脫臼，可以不要用麻醉被整復，反之有較大之變位，就應用全身麻醉。使患者躺在石膏臺上，而其未受傷的腸骨之大粗隆部放在骨盆靠上，令助手扶住分開的兩腳。許多病人被擺成這樣姿勢時，脫臼就已經被復位。假使恥骨未能完全地互相靠近，而且腸骨後上棘仍然過度隆凸時，牽引脫位側的下肢，同時施壓力在脫位側之腸骨上，把它向正常之另一半骨盆推並且向前下方旋轉就可接合。包石膏之前，應以X光攝影證實復位之準確。包石膏時，腸骨嵴應以墊料被蓋上，然後以石膏從胸部包到兩膝上。骨盆和腰部的石膏要包得合適。除去骨盆靠後，插入墊料於骨盆靠處之石膏裂隙內，而後再以石膏修補好。在整個休養期間，應鼓勵患者盡量躺在側臥位。經過四、五週後，石膏鬆時再換上新石膏。繼續固定三個月。在整個治療期間內，應作規律的運動，預防膝

關節僵直，及維持股方肌的正常機能。

　另一種恥骨聯合裂開的治療法：骨盆懸垂帶。

　從腸骨崤上部到股骨大粗隆下部的骨盤，以骨盆懸垂帶吊起來，其左右兩側各附加 5 公斤的重錘作牽引。

　其牽引方向互相交叉，使外開的骨盤從外向內壓縮，而使裂開的恥骨聯合接合。若合併骨折的骨盤節向上方移位時，治療上，應該向上方移位的骨盤節先被復位後，才加上骨盤懸垂帶以矯正骨盤外開的變位。

　為了對抗附着於骨盤的強力的肌，最好應用直達的骨骼牽引法。貫穿股骨髁上，或是脛骨粗隆下之鋼線來作牽引，先使用八到十公斤的重錘，第一天就要以Ｘ光證實向上方移位的骨盤節之復位，以後漸漸減少重量來預防變位之再發生，復位後之位置要被維持十二週。但是六週後，可以暫時放下重錘而開始作下肢之運動，走路要延到十二週後才可以。十二週前體重負擔時，部分的移位會再發生。

　骨盤脫位加上膀胱破裂的治療：

　骨盆環之分離又併發腹膜外或腹膜內膀胱破裂時，應當尋求泌尿科醫師的合作，立刻做外科手術。對膀胱和膀胱前腔內的尿液之排出是必需的。尿的漏出應從恥骨上方挿入之導管和真空吸出器加以控制。最初幾天，把懸垂帶掛在床頂高架支持骨盆，來預防骨盆外開。然後脫位以側臥位被復位，隨卽敷石膏，從胸部包到兩膝部。恥骨聯合裂開時，膀胱及膀胱前組織之傷害是通過骨盆中線的組織之縱面破裂。膀胱壁的兩側半面仍然附着於其本來相當的骨盆半面。所以假使恥骨保持其分開變位的位置時，骨盤腔前方所裂開之軟部組織也保持分開的位置。患者被翻轉側躺位，骨盆骨就被推壓在一起，而裂開之軟部組織也就接近，相反患者被翻轉平躺位，骨盆骨就被迫分開，而將膀胱壁裂傷的外科縫線就被撕開。所以骨盆脫位需被復位才能幫助

軟部組織的裂開之靠近,而且骨盆需被固定才可促進內臟傷害的痊癒。

　　從膀胱裂開傷口漏出的尿液, 在包石膏期間, 可以導管加以控制。切開寬大的石膏窗,卽可露出腹部之傷口,作適當的視察和膀胱尿的排泄。

　　骨盆脫臼加上尿道破裂的治療:

　　骨盆骨折之復位和固定也有助於尿道破裂的治療。有些病人當骨盆脫位時, 通導尿管過尿道而進入膀胱是極不可能的。但若讓患者躺在側臥位, 使脫臼復位後, 導尿管就可以毫無困難地通過。骨骼的復位能促使軟部組織的復原, 因此尿道的變形和歪曲就可被解除。

Ⅲ、骶骨和尾骨的傷害

1.骶骨骨折

　　骨盆的廣泛壓碎傷害, 往往伴隨著骶骨骨折, 單一骨折是罕見的。傷害通常是骨折破裂,但沒有變位,多會迅速而完全恢復。有時骶骨的下半部向前位移到骨盆腔內,可能傷害到下端骶骨神經,而造成臀部的鞍狀麻痺和大小便失禁。這種情形有時候可以用手指在直腸內操作, 作變位的骨片復位。

2.尾骨骨折

　　坐着的位置跌下, 可使尾骨受到挫傷骨折或脫臼。假使遠端斷骨片完全分離時, 將會被肛門尾肌和肛門舉肌拉引向前方。這些傷害可引起持續數個月的疼痛, 坐著有困難,只有站立或者躺著才覺得舒適。

　　從開始最好讓病人了解這種骨折需經過許多個月才能完全恢復,否則性急的病人可能產生神經質性的尾骨痛。

　　手術治療: 尾骨骨折復原的緩慢,可由受到附着於此骨上許多肌的牽引加以解釋。如有未接合或者接合不良時, 當尾骨被切除後, 症狀可被解除。若手術細心而且將骶骨的殘餘部分弄圓, 結果通常很令

人滿意。

㈢肋骨及胸骨 羅 惠 熙

I. 肋骨骨折 (Fractures of the ribs)

由於工業進步, 交通發達, 體育運動日益劇烈, 胸部外傷之機會隨而增加, 依照統計胸部挫傷之病人約三分之一有肋骨骨折。一般而言, 成人發生肋骨骨折之機會較小孩爲多, 因小孩之肋骨彈性 (elasticity) 較大, 故較不易發生骨折。

肋骨骨折之部位, 以第五至第九根最爲常見, 上端之肋骨, 尤其是第一、二根, 因前有鎖骨, 外側有手臂, 後方則有肩胛骨保護, 故不易受傷。該處骨折多由較嚴重之外傷所引起, 常合併鎖骨下血管及臂神經叢之受傷。第十一及第十二肋骨因其活動性 (mobility) 較大, 骨折之機會亦較小, 但應注意有無肝臟、脾臟及腎臟之受傷。

肋骨骨折可由不同程度之外傷所引起, 如跌倒時胸部撞擊硬物而引起單純之肋骨骨折(simple fractures), 如車禍或高樓摔下, 則可發生多處骨折 (multiple fractures), 同時可能有其他器官受傷, 如氣胸 (pneumothorax)、血胸 (hemothorax)、連枷胸 (flail chest)、肺部挫傷 (pulmonary contusion)、心臟挫傷 (cardiac contusion)、主動脈破裂 (rupture of aorta)、橫膈破裂 (diaphramatic rupture) 等。

肋骨骨折可依其有無合併症發生, 而分爲無合併症肋骨骨折 (uncomplicated rib fractures) 及合併症肋骨骨折 (complicated rib fractures) 兩種。

㈠無合併症肋骨骨折 (uncomplicated rib fractures)

單一或多處之肋骨骨折, 如無其他合併症者, 不致影響其正常之生理功能, 其症候爲胸部疼痛及在受傷處有明顯之壓痛, 胸部X光檢

查可發現一處或多處骨折，但無其他不正常之發現。因骨折部位常在肋骨之外側，故作Ｘ光檢查時，除照正側面外，應同時照一斜面照像(oblique view)，骨折則更易發現。

此類骨折之病人無需特別之治療，只給予止痛藥以減輕其疼痛卽可。亦有人使用膠布將胸部受傷之部位固定，使呼吸時減少胸部受傷部位之活動，以減輕其疼痛，但效果不佳。對年老肋骨骨折之病人應特別注意，因其疼痛而抑制咳嗽，常會引起肺部感染，故必需強迫病人咳嗽，並可使用肋間神經隔斷術(intercostal nerve block)，以減輕其疼痛。使用時，常在離骨折約三、四公分處，近脊椎端，用廿五號針頭插入肋骨之下緣，注入 2 % lidocaine 約 3-5c. c. ，卽可達到止痛之目的，如需要時，每六小時可重覆注射一次，可連續注射三、四天，肋骨骨折約五、六週卽可癒合。

㈡合併症肋骨骨折 (complicated rib fractures)

卽使是單一的肋骨骨折亦可能引起合併症之發生，而且有些併發症，如血胸 (hemothorax) 常在受傷後數小時，Ｘ光檢查才能顯示，故對肋骨骨折之病人應隨時注意其病情之發展，作追踪檢查。多處肋骨骨折 (multiple rib fractures) 之病人發生合併症之機會則更多，依統計此類病人約有四分之一可併發氣胸 (pneumothorax)，約五分之一之病人可能產生血胸 (hemothorax)。所有合併症肋骨骨折之病人在急診處理時，應先注意病人之呼吸是否通暢，有無缺氧現象，如有呼吸困難時應卽置放氣管內管，一方面清理呼吸道內之分泌物及血塊，同時使用呼吸器 (respirator) 助其呼吸。如發現血壓下降時應卽輸血，待病人之一般情況穩定後再作進一步之檢查及處理。治療肋骨骨折之合併症遠比治療骨折本身重要。較常見之合併症有氣胸(pneumothorax)、血胸 (hemothorax)、氣血胸 (pneumohemothorax) 及

連枷胸 (flail chest) 等。

1.氣胸 (pneumothorax)：

當胸部受傷時，外力先由胸壁所吸收，如無法全部吸收時，肺部之支氣管及肺泡內之壓力增加而破裂，氣體則進入胸膜腔 (pleural cavity) 而引起氣胸。如氣胸與外界不相通者稱閉合式氣胸 (closed pneumothorax)，為最常見之一種。 如與外界相通者則稱開放式氣胸 (open pneumothorax)，常由刀槍傷所引起。

(1)閉合式氣胸 (closed pneumothorax) 常由車禍、摔傷所引起，如受傷之肺部其傷口較小，能自行封閉者,稱簡單氣胸 (simple pneu-mothorax)。如胸膜腔內之壓力， 在呼氣和吸氣時皆與大氣等壓者，稱壓迫性氣胸 (tension pneumothorax)。

①簡單氣胸 (simple pneumothorax) 簡單氣胸又可依其肺臟塌陷 (collapse) 之程度而分類：少於15％者為小量，15％—60％者稱中量，大於60％者稱大量。小量之氣胸常沒有症狀，中、大量氣胸則可引起胸部疼痛、呼吸短促，聽診時患側之呼吸音減低或消失，有少數病人可能有皮氣腫(subcutaneous emphysema)。最終之診斷需靠Ｘ光檢查，但小量之氣胸，Ｘ光檢查不易發現，可在病人呼氣及吸氣時各照一張Ｘ光片作一比較，如兩者有差別時，則可判斷為氣胸。

治療簡單氣胸常根據氣胸量之大小、臨床症狀及病人之一般狀況而定,一位健康的成人有小量之氣胸而無呼吸困難之症狀時,可不給予治療,只作定時 (12–24小時) 之Ｘ光檢查,至肺部完全擴張為止； 如Ｘ光檢查發現氣胸擴大， 則需立刻置放胸管 (chest tube intubation)，通常是在第二肋間， 離胸骨約五公分處置入， 胸管連接密閉水下引流瓶 (under water seal drainage bottle)， 以十五至廿公分水柱之力量吸引，至肺部完全擴張，引流瓶沒有氣泡釋出時，胸管才能拔除；對

於中、大量氣胸，常有呼吸困難症狀，應立卽置放胸管。

②壓迫性氣胸（tension pneumothorax）：因肺組織損傷，氣體不斷進入胸膜腔，使腔內之負壓變爲正壓，肺部氣體無法交換，同時可使縱隔向對側推移，而影響血液循環。故病人有嚴重之呼吸困難，如不立卽處理，可因缺氧而引起代謝性酸毒症（metabolic acidosis），嚴重時可導致死亡。故壓迫性氣胸之病人，一經診斷確定後，應立卽置放胸管，如情況危急時，可先用一大號之針頭挿入胸膜腔內，使壓力降低，再置入胸管。

(2)開放性氣胸（open pneumothorax）：開放性氣胸常由槍傷及爆炸傷所引起。因胸壁有一傷口，可與外界相通，故當吸氣時受傷之肺則陷縮，氣體無法進入肺內；當呼氣時未受傷肺部之氣體一部分由氣管排出，一部分則進入受傷一側之肺內，使二氧化碳滯留體內。此類病人除了有嚴重之呼吸困難外，常有皮氣腫。

處理開放性氣胸時，應立卽用消毒紗布將傷口遮蓋，並置放氣管內管（endotracheal intubation），隨卽置放胸管及處理傷口。

2.血胸（hemothorax）

肋骨骨折引起肋間血管破裂，或肺組織損傷而出血，血液流入胸膜腔內而成血胸，後者常同時發生氣胸，稱氣血胸（pneumohemothorax）。

血胸之臨床症狀是根據出血量之多少而異，在 300c.c. 以內小量之血胸，常沒有明顯之症狀，X光亦不易發現。大量之血胸除呼吸困難外，尚有脈搏加速、血壓下降等症候。

小量之血胸無需特別之治療，約十天至二週血胸會完全被吸收。如血胸超過胸膜腔四分之一時，則需要將血抽出，因較大量之血胸常有呼吸困難之症狀，並且血液不易吸收，易引起膿胸及纖維胸（fibrothorax)。抽出血胸時，常在第五、六肋骨間沿中腋線 （midaxillary line） 處將血液抽出。如大量之血胸或氣血胸時，則需要置放胸管，如胸管每小時超過 300c.c. 以上之血液被引出，且持續五小時，或輸血後病人之血壓仍然繼續下降時，則需考慮以開胸術 （thoracotomy） 止血。所有血胸之病人都需給予抗生素，以防胸腔感染。

3.連枷胸 （flail chest）:

所謂連枷胸是三根以上之肋骨雙骨折(double fractures)，或骨折與同側之肋胸關節 （costosternal joint） 脫臼，使胸壁之一部分失去其固定性。當吸氣時，因受大氣之壓力，受傷部分之腔壁向內塌陷；呼氣時，則向外擴張。其活動與正常呼吸時胸部之運動剛相反，故稱逆行呼吸 （paradoxical respiration），這種不正常之呼吸運動與開放性氣胸一樣，肺部無法作正常氣體交換，同時因爲呼吸時引起縱隔左右移動而影響縱隔內血液循環，使血液回流減少，更增加組織之缺氧。逆行呼吸之程度是根據肋骨骨折多少而定，連枷胸皆由較嚴重之外傷所引起，故常伴有氣胸及血胸。

連枷胸之臨床症狀除病人呼吸困難外，可發現胸部畸形並有逆行呼吸，X光檢查對診斷幫助不大，但可瞭解骨折之情況及有無合併氣胸與血胸。

骨折範圍較小之連枷胸，治療比較簡單，可用膠布將受傷部分之胸壁固定，同時給予止痛劑或以肋間神經隔斷術，使病人疼痛減輕，需將氣管內之分泌物咳出，以免引起呼吸道之阻塞及感染。

較嚴重之連枷胸，在急診處理時，應卽將胸壁受傷之部分緊壓或以膠布作臨時固定，以控制逆行呼吸，如病人有缺氧時，應立卽置放氣管內管，待病人情況穩定後，骨折部分可用牽引法 （traction method） 或內固定法處理之。牽引法是用消毒巾夾 （towel clip） 或不銹

鋼絲將骨折之肋骨固定，用五磅左右之重量牽引約三、四週。牽引法因對病人之照顧不方便，尤其合併有氣胸或血胸之病人，故常用內固定法，骨折處用鋼絲固定，手術甚爲簡單。

II. 肋胸關節脫臼 (Dislocations of the costosternal joint)

臨床上並不多見，因肋骨近胸骨端爲軟骨，X光檢查不易被發現，其診斷主要靠臨床症狀及胸部之畸形。

治療肋胸關節脫臼多用閉鎖復位法(closed reduction)，用局部麻醉，以手推壓使脫臼復位，再以膠布固定約三週。

肋胸關節脫臼如同時有同側之肋骨骨折，則可能產生連枷胸，應特別注意，此時應將脫臼復位後，以經皮針 (percutaneous pinning) 固定。

III. 胸骨骨折 (Fractures of the sternum)

胸骨骨折常因交通事故而引起，受傷之機轉爲車禍時駕駛人之前胸撞擊駕駛盤而引起胸骨骨折，故又稱駕駛盤傷害 (steering wheel injury)。胸骨骨折常合併其他之傷害，如連枷胸、氣胸、血胸、氣管斷裂、肺臟及心臟之挫傷、胸腔內血管之破裂等。

骨折之部位常在胸骨體 (body of the sternum)，臨床症狀爲前胸有刺痛，觸診時有明顯之壓痛，骨折如有移位時，前胸則有畸形；側面或斜面之X光片可作正確之診斷，正面之X光片如發現縱隔變寬時，則應考慮是否有大血管之受傷，可作血管攝影以確定其診斷。

治療胸骨骨折是根據受傷之程度而定，如一簡單之骨折 (simple fracture)，只作症狀治療卽可。如是不穩定之骨折 (unstable fracture)，則需用鋼絲固定，以免發生連枷胸。一般來說，治療其合併症遠重要於治療骨折本身。

第五章 骨科別論

第一節 有關骨科之生物機能理論

骨科生物力學　　韓　毅　雄

（Orthopaedic Biomechanics）

　　骨科醫師在臨床過程中，經常會遭遇到和力學有關的問題；例如骨折的固定，人工肢體的使用，人工關節的置換等，這些實際的臨床工作，常須具備最基本的生物力學知識，以為判斷內固定器的選擇、手術方法的評估及術後復健等的指導準繩。目前在歐美各國骨科醫師的訓練過程中，骨科生物力學已被認定是不可或缺的領域之一，因此骨科醫師必須具備最基本的骨科生物力學知識，否則就無法取得骨科醫師執照的資格。

I. 運動力學 （Kinetics）

　　骨科醫師常須處理一些和「力效應」有關的問題；小兒麻痺足部畸型，須藉肌腱移植矯正，退化性膝關節炎，有時也須利用切骨手術來矯正負荷的作用方向，另外如大腿骨轉子間骨折及內固定器複雜的負荷等問題，也都和「力量」及其所產生的「移位」有關。運動力學包括靜力學 （statics） 和動力學 （dynamics），靜力學乃討論肢體在平衡 （equilibrium） 或靜止狀態下，外力 （external force） 對肢體產生的內效應，動力學則是指肢體受外力影響而產生移動；也就是討論肢

體在不平衡或動態時的外力效應。至於肢體在空間的位置、速率及時間三者關係的研究，則稱爲運動學（kinematics），此乃描述物體在空間的運動範圍和軌跡；例如對於髖關節運動範圍的描述，在骨科上就非常重要，因爲人工關節的設計，須先瞭解人體在各種活動時的運動範圍，而膝關節旋轉不穩的記錄及其描述，則對瞭解靭帶受傷相當有幫助，但這種探討只限於軌跡及速度，對於其力效應、原因及結果則並不討論。

當一物體受力作用時，將使此物體產生內效應及外效應，外效應會使物體產生加速度或使速度改變，內效應則使物體產生一力量相等而方向相反的反應力（reaction force），換句話說，此物體的內部，因吸收外力而產生緊張狀態（a state of strain）。本節討論的範圍在力的外效應。

靜力學（statics）

力的單位是公斤力（kilogram-force, kgf）。力（force）具備四要素：

1.大小（magnitute）：也就是多少公斤力，簡言之，就是有多重。

2.著力線（line of application）：卽力的作用線；例如上下、左右等。

3.方向（sense）：乃指著力方向是由上至下，或由下至上。

4.著力點（point of application）：例如走路時，後跟著地的地方就是著力點。（圖 5-1）

具備上述四要件的量，稱爲向量（vector），分析人體力學時，可利用向量方法來演算。茲簡單舉一例來解釋向量圖解法，以做爲分析人體關節反應力的應用（圖5-2）。利用自由體（free body diagram）

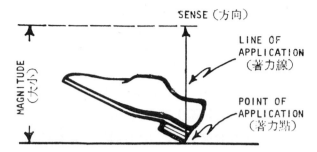

圖 5-1 力的四要素：大小、著力線、方向、著力點。當走路
　　　　足著地時，地面所受的反應力，其大小爲體重，著力
　　　　點爲後跟著地點，著力線爲和水平成垂直的線，至於
　　　　方向則爲向上。

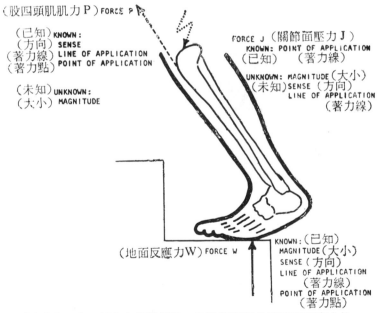

圖 5-2 當一個人在爬樓梯時，其膝關節脛骨關節面反應力的
　　　　分析方法。地面反應力的（W）四要素已知，股四頭
　　　　肌肌力（P）的著力點爲脛骨粗隆，著力線爲膝蓋靱
　　　　帶的線，方向是爲向上，但大小不知。至於脛骨關節
　　　　面反應力（J），則只知其著力點在脛骨關節面。

方法，分析一個人在爬樓梯時，其膝關節內關節面反應力的情況。假設這些力皆在一平面上，則此一自由體所受的外力爲：

1.地面反應力（W）：此力等於體重減去自由體的重量，由於自由體的重量很少，因此W幾乎等於體重，其四要素皆已知。

2.膝靱帶亦卽股四頭肌產生的張力（P）：此力的著力點爲脛骨粗隆，著力線爲膝靱帶的著力線，方向則是沿膝靱帶而向上的方向，只有其大小爲未知。

3.膝關節內脛骨面的關節反應力（J）：此力的著力點利用X光片可以測出在脛骨關節面，但方向、著力線及大小則皆爲未知。

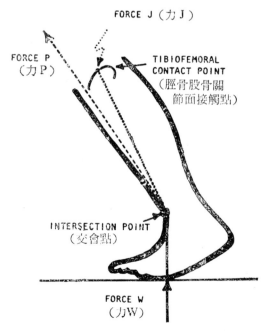

圖 5-3　利用自由體分析的原理，爲使此自由體保持在平衡狀
　　　　態，三力必交會於一點，連接P與W，交會於點A，
　　　　則 J 的著力線就是 JA。

這時劃一自由體圖，因作用於自由體的三力使肢體保持在平衡狀態，因此三力交會於一點，力量 P 和 W 的着力線旣已知，兩線交會於點 A，這點和 J 的着力點連接起來，J、A 便是關節反應力的着力線（圖 5–3）。

由於肢體是在平衡狀態，因此三力的向量必形成一三角形。首先劃一已知的 W 向量，然後在 W 的頂點劃 P 的向量，P 的着力線及關節反應力 J，必須起始於 W 的下面一點，接著劃一 J 向量的着力線，此

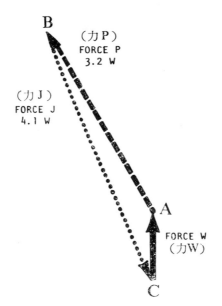

圖 5-4　自由體分析原理告訴我們，當自由體在平衡狀態時，所有作用於此自由體的力向量，必形成一封閉的多角形，因此三力 P、W 及 J 形成一三角形。W 的四要素已知，先劃 W 的向量，由 W 的一端劃一和 P 平行（著力線）的線，再由 W 的另一端劃一和 J 平衡的線，兩線交會於點 B，則 AB 即代表股四頭肌肌力的向量，而 BC 則表示關節反應力的向量，兩向量的大小和 W 向量比較，即可求出股四頭肌的肌力爲體重的 3.2 倍，而關節反應力則達體重的 4.1 倍。

著力線和向量 P 的交叉點，亦卽 P 的頂點及 J 的起始點，則 P 及 J 的大小，可和W比較求出來（圖 5-4）。量出來的結果，膝靱帶的張力約爲體重的 3.2 倍，而關節的壓力 J 則爲體重的 4.1 倍。

　　力對人體產生的效應，由於作用方式的不同，可分爲下列五種型態：

　　1.張力 (tensile force)：使物體拉長。

　　2.壓力 (compressive force)：使物體壓縮。

　　3.剪力 (shear force)：使物體由四方形變爲菱形。

　　4.扭力 (torsional force)：使物體產生扭轉。

　　5.彎力 (bending force)：使物體產生彎曲。

　　以上五種力中，張力和壓力常使物體產生移動，而其他三力則使物體產生旋轉。力的另一重要性質爲力矩 (moment)，力矩是力作用於一物體時，使該物體產生旋轉或彎曲，其表示方法爲力的大小乘以力的作用方向至物體某一點的垂直距離。骨科常用的 Jewett 氏骨釘，

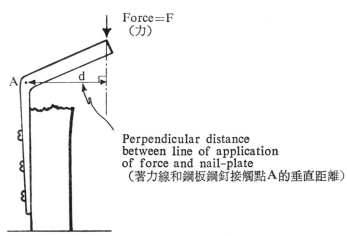

Force＝F
（力）

A

d

Perpendicular distance
between line of application
of force and nail-plate
（著力線和鋼板鋼釘接觸點A的垂直距離）

圖 5-5　Jewett 氏骨釘受一負荷作用時，在A點產生 F・d 的力矩，此力矩和F作用線到A點的垂直距離成正比。

其鋼板骨釘接觸點的力矩爲 $M=F \times d$，可見減少力臂（d）的距離時，可減少力矩的力量，而使折斷的機會減少（圖 5-5）。

　　利用力矩平衡原理分析生物力學，可提供很有價值的知識，假設一個手臂長 30 公分的人，拿著 1 公斤重的物體維持水平位置，則此物體在肘關節產生 $1kg \times 0.3m$ 的力矩，也就是 $0.3kg-m$，這個人前臂的重量爲 0.4 公斤，而其質量中心到肘旋轉中心的距離爲 15 公分，那麼前臂本身對肘關節將產生 $0.4 \times 0.15 = 0.06kg-m$ 的力矩。在生物力學領域裏，我們最關心的是關節面會產生多少的應力（反應力），或肌肉須要多大的力量才能維持平衡，同時藉著這些知識是否可尋出什麼方法以減少關節面的壓力，或減少肌肉的力量而仍能達到作功的目的。假設維持水平平衡狀態的肌肉完全由肱二頭肌 （bicep[s] brachi） 來承擔，而此肌肉的作用線和肘關節旋轉中心的垂直距離爲

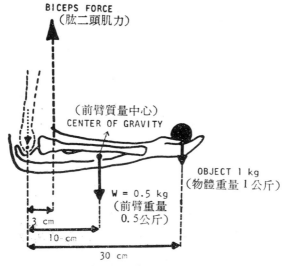

圖 5-6　當一個人如圖這樣拿著一公斤的物體時，肱二頭肌需
　　　　花12公斤的力才能維持平衡（詳見正文）。

3 公分 (0.03m)，則此肌肉必須花 0.36kg-m/0.03m＝12kg 的力量（圖 5-6）。雖然這種分析法稍嫌簡單化，但卻可提供讀者初步的概念，以利進一步精密的探討。

動力學 (dynamics)

動力學乃肢體在不平衡狀態下的力學分析，物體在不平衡狀態，即表示該物體是在加速度狀態，此乃牛頓第二定律所描述的現象，可用下列公式表示：

$$F = M \cdot a$$

$$F = 力 \ (kg)$$

$$M = 質量 \ (kg\text{-}sec^2/m)$$

$$a = 加速度 \ (m/sec^2)$$

物體循一直線移動時，為方便起見常假設此一物體的整個質量集中在一點移動，這一集中點稱「重心」(center of gravity)，如此該物體的動力狀態，即可依此重心來加以分析。

當我們分析人體動力學時，必須區分體重和人體質量的不同，體重乃表示人體質量受地心吸引力**而產生的**力，一位體重60公斤的人，表示此人被地球中心以 60 公斤的力**吸引，所**以求其質量的方法為：

$$60kg = 質量 \times 980m/sec^2$$

故其質量為 $\dfrac{60}{9.8}$

也就是 6.122kg · sec²/m

牛頓定律可延伸用來分析旋轉物體，即：

$$T = I \cdot \alpha$$

此時 T ＝力矩 (moment 或 torque)

　　　I ＝慣性質量力矩 (mass moment of inertia)

　　$\alpha=$ 角加速度

　　力矩的單位爲 kg-m 或 N-m，I 的單位爲 N-mm-sec²，角加速度的單位爲 α/sec^2。在此，力矩又和產生加速度的主要肌肉力量及關節旋轉中心的垂直距離有關：亦卽：

　　　　$T=F\times d$

　　由動力學求出 T 後，測量 d 卽可知力量 F 的大小，肌肉力量求出後，就可利用自由體分析法，以決定運動過程中，某一時刻關節反應力的大小。

　　I 表示一物體抵抗改變旋轉速度的能力，換言之，卽表示使一物體產生加速度的力矩量，此一特性不僅與物體的質量有關，且和質量在此物體內的分佈有關，質量分佈在物體周圍的範圍越廣，其抵抗角加速度的能力越大。一個旋轉中的輪子，其周圍的質量越大，則使其旋轉的力矩也越大。人在走路時其下腿的擺動卽爲一種角加速度和減速度的反覆運動，因此在設計下肢支架時，必須具備此種觀念，否則反而常會增加股關節的壓力，更有害於股骨頭壞死的病人。

　　動力學對運動醫學有相當大的用途，假設當一位足球員踢足球時，利用高速照像術測得其最大角加速度爲 453 radians/sec²（圖 5-7），同時此一最大角加速度發生於下腿幾乎呈垂直的一刻，則此球員下腿的 I 爲 0.35 N-m‧sec²（Drillis 等 1964 年），利用牛頓定律可知其旋轉力矩爲：

　　　　$T=I\cdot\alpha=0.35\times453=158.5$ N-m

　　由於下腿垂直時，其作用點經過膝關節的瞬時旋轉中心 (instant center of rotation)，因此唯一使膝關節旋轉的力量爲股四頭肌作用於膝靭帶的力（F），而此肌肉力量到膝關節旋轉中心的距離，由 X 光片上量得爲 0.05m，故股四頭肌的肌力 F 爲：

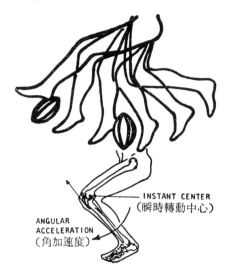

圖 5-7　踢一足球時，膝蓋靭帶（股四頭肌）的力量可由下腿
　　　　的質量力矩慣性和角加速度的測量，再藉助動力原理
　　　　而求出（見正文說明）。

$$F \times 距離 = 力矩$$

$$F \times \frac{力矩}{距離} = \frac{158.5 \ N\text{-}m}{0.05m} = 3,170 N$$

　　假設此足球員的體重爲 100kg，則股四頭肌在踢一足球時，所用
的力約爲體重的三倍。利用下腿的自由體分析時，因下腿的重量約爲
5kg，且下腿在垂直的一刻，其軸加速（radial　acceleration）幾乎等
於零，因此膝關節面的壓力等於 3,120N，可見人體在運動過程中，
各種運動的動作本身，對關節面所產生的壓力是何等之大，而在另一
方面，此種分析方法更首次告訴了醫學界，關節面的眞正壓力數值，
同時還提供了相當重要的資料予設計人工關節的醫工學者們。

參考文獻

1.　Drillis, R., and Contini, R.: Body segment, Parametus. Technical Report No. 1166 03, New York University School of Engineering and Science, University Heights, New York, 1966.

2.　Frankel V. H., and Burstein, A. H.: Orthopaedic Biomechanics, Lea and Fibiger, 1970.

3.　Frankel, V. H., and Margareta Nordin: Basic Biomechanics of the Skeletal System, Lea and Febiger, 1980.

4.　Dempster, W. T.: Free body diagrams as an approach to the mechanics of human posture and motion. In Evans, F. G. (Ed.): Biomechanical Studies of the Musculo-Skeletal System. Springfield, Thomas, 1961.

5.　Williams, M., and Lissner, H. R.: Biomechanics of Human Motion. Philadelphia, W. B. Saunders Co., 1962.

6.　Rydell, N.: "Intravital Measurements of Forces Acting on Hip-Joint." Studies on the Anatomy and Function of Bones and Joints. Edited by F. G. Evans, Heidelberg, Springer-Verlag, 1966.

7.　Kenedi, R. M.: Biomechanics and and Related Bio-Engineering Topics. New York, Pergamon Press, 1965.

II.　應力與應變 (Stress and strain)

　　骨科醫師經常要處理固體物；例如骨骼、軟骨、肌肉及固定骨折用的鋼板、骨釘、人工關節和塑膠等。研究這些物體的機械性質，稱爲固體力學(Solid mechanics)。此類物體在體內因受負荷的影響，常

會產生變形現象，因此須有正確的認識，否則很可能導致此等物體的
破壞甚而崩潰。本節所要討論的主題即爲此等物體因受外力作用而產
生的內效應 (internal effect)。

　　物體在受到外力作用時，在其體內就會產生應力 (stress) 及應變
(strain)。 應力可說是此一物體受一外力作用後變成緊張狀態， 也可
說是此一物體儲存能量，其定義爲單位面積內承受的力，它可分爲正
應力 (normal stress) 及剪應力 (shear stress) 兩種。正應力是指作
用在某一層面的垂直力量（圖 5-8），而剪應力則指作用力量和此一

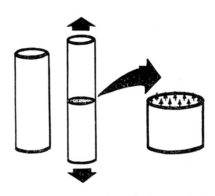

圖 5-8　圓柱被拉長時，在其每一橫斷面產生張力應力，同時
　　　　橫斷面積減少。

層面平行（圖 5-9 E），應力的單位爲 kg/m^2。

　　至於應變，則指物體受外力作用時，改變其形狀。應變亦可分爲
兩種，其一爲線應變 (linear strain)，此乃改變後的長度和原來長度
的比例。另一爲剪應變 (shear strain)，是由於剪應力而引起，也就
是所謂的角變形。

　　當一物體的兩端受一拉長力量時（圖 5-9 B），此物體的長度便
會增加，這時所加的力量和變形的關係，可以圖來表示，圖5-10即一

Type of Loading
（負荷的種類）

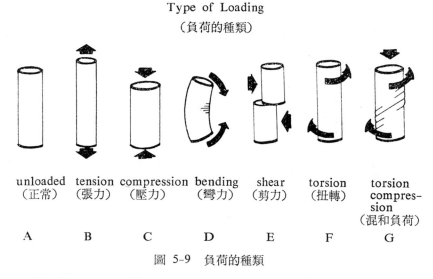

unloaded （正常）	tension （張力）	compression （壓力）	bending （彎力）	shear （剪力）	torsion （扭轉）	torsion compres- sion （混和負荷）
A	B	C	D	E	F	G

圖 5-9　負荷的種類

典型的曲線，稱爲負荷變形曲線 (load-deformation curve)，應力、應變可正確的測量出時，其曲線便稱爲應力應變圖 (stress-strain curve)。當一圓柱受一力矩扭轉時（圖 5-9 F），此圓柱便會產生旋轉變形或角變形，這時所繪出的曲線，即爲力矩角位移曲線。

　　以上的曲線具有一個特點，即曲線的開始部分爲直線，然後變成彎曲的線，宇宙間大部分的物體皆具有此特性，直線部分稱爲彈性變形 (elastic deformation)，曲線部分則稱爲塑性變形 (plastic deformation)。當一物體承受一負荷（力量）時，如其變形是在其彈性範圍內，那麼將負荷除去後，該物體又可回復到原來形狀，而不致產生永久變形。

　　應力（σ）即爲單位面積的負荷，可以下式表示:

$$\sigma = \frac{F}{A} \qquad F = 力量$$

$$A = 面積 \qquad 單位爲 \ lb/m^2$$

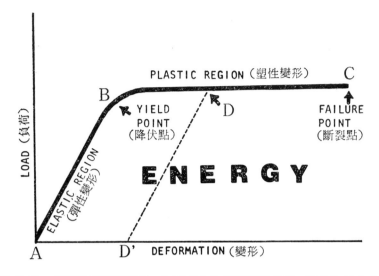

圖 5-10 典型的負荷變形圖; 物體受力作用時開始變形，而當作用力放
鬆時，物體恢復原狀。由 A 到 B 的部分稱爲彈性變形 (Elastic
Deformation)。當負荷繼續增加到 D 再放鬆時，物體產生永久
變形 AD，超越 B 的部分卽稱爲塑性變形 (Plastic Deforma-
tion)。負荷變形曲線下的面積，表示受負荷時所吸收的能量。

應變（ε）則爲單位長度的變形，其公式爲:

$$\varepsilon = \frac{\triangle L}{L}$$

$\triangle L =$ 變形的長度

$L =$ 原來的長度

ε 則因長度除以長度而無單位

利用負荷變形圖有時可推論應力應變圖，圖5-11乃一典型的應力

應變圖，圖中直線部分的斜度，亦卽 $\frac{\sigma}{\varepsilon}$ 的比值稱爲彈性係數 (elastic

modulus)，在張力（拉長）時，又稱爲楊氏係數（Young's modulus）

或簡寫爲（E），在剪應力時，則稱爲剪力係數（G）。一物質的 E 值和 G 值並不相同，金屬的 G 值約爲 E 值的三分之一。應力應變圖是用來表示某一物質的機械性質最佳的方法，其圖表內的某些重要變素（parameters），包括下列幾項：

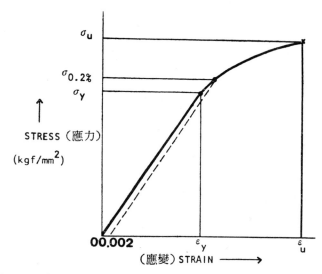

圖 5-11　金屬受張力作用時所劃出的應力應變圖，σ_y 表示降伏應力，是金屬不致產生永久變形的最大應力，實際上以產生 0.002 變形的應力來代表。

σ_y: 降伏應力（yield stress）——彈性與塑性變形的交接處，也就是物體不致產生永久變形（permanent deformation）的最大應力值。

E_y: 降伏應變（yield strain）——即物體不致產生永久變形的最大變形值。

$\sigma_{0.2\%}$: 0.2% 支距應力（0.2% offset stress）——產生 0.002（0.2%）應變的應力值，由於 σ_y 值不易求得，所以通常一物體的 σ_y 值便利用試驗逐漸的增加應力，直到會產生 0.002 永久變形的應力

值，以代表一物體的最大彈性應力值。

σ_u: 破壞應力 (ultimate 或 fracture stress)──使物體破壞的應力值。

E_u: 破壞應變 (ultimate strain)──使物體破壞的應變值。

通常金屬的彈性部分，約位於其應變的 0.001，聚合體 (polymer) 較高，約爲 0.05，橡皮類則幾乎在 1 以上。骨科領域常用的金屬；例如不銹鋼或鈷鉻合金，其彈性係數約爲 32×10^6 lb/m²，聚合物約 5×10^5 lb/m²，而骨骼則差不多在 2×10^6 lb/m² 左右。

在此我們將進一步討論負荷的種類:

1.張力 (tensile loading): 當一物體被拉扯時，該物體就會伸長，此時，物體上的每一橫斷面皆會產生應力（圖 5-8），而每一縱斷面亦會產生剪應力（圖5-12A），這種應力對骨泥（bone cement）和瓷器都非常重要。當物體被拉長時，其橫斷面的面積減少，也就是說此一物體的每一縱斷面產生壓力應變 (compressive strain)，但這

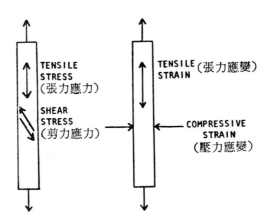

圖 5-12 張力負荷下，縱斷面產生剪力，而和張力垂直的方向則產生壓力變形，但必須注意的是，在這一面並沒有壓力應力。

些縱斷面並沒有壓力應力（compressive stress），同時這一壓力應變作用於張力垂直的方向（圖 5-12 B）。 而當物體被壓扁時， 將使其橫斷面積增加，因此與壓力垂直的方向亦產生張力應變（但並沒有張力）（圖 5-13）。

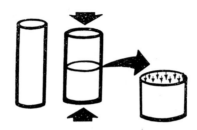

圖 5-13　一圓柱受壓力時，在每一橫斷面產生壓力應力，同時
　　　　　橫斷面積亦增加。

2.彎力 （bending loading）： 將一長方形木棒的兩側固定後，再施加力量於中間部分，使木棒產生彎曲（圖 5-14），這種負荷將產生幾種應力應變狀態；卽在木棒的下方產生張力，而上方則產生壓力，兩種應力在木棒的最表面一層最大，愈靠近中間層應力愈減少，直到其中的某一層應力將等於零 （圖 5-15）。 此外還有兩種剪應力狀態（圖5-14），其一為縱面剪應力；卽木棒的任一縱斷層，靠近作用力

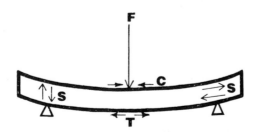

圖 5-14　橫樑受彎力作用時，橫樑上方產生壓力（C），下方則產生張力
　　　　　（T），同時在橫樑的縱斷面及橫斷面產生剪應力（S）。此一橫
　　　　　斷面水平方向的剪應力在中間層最大，愈靠近表面層愈小。

內側面的剪應力爲向下，而靠近外側面者則向上。另一爲橫斷面產生
平行方向的剪應力，此種剪應力在中間部分最大，上下兩表面則爲
零，讀者可想像此一剪應力乃作用於平行橫斷面間相互錯開的應力（
圖 5-14）。彎曲應力（σ）可藉下列公式求出：

$$\sigma = \frac{MY}{I}$$

　　M＝力矩

　　Y＝和中心軸的距離

　　I＝面積轉動慣性

因 Y 值在上下表面層最大（圖5-15），所以表面層的彎曲應力最大。

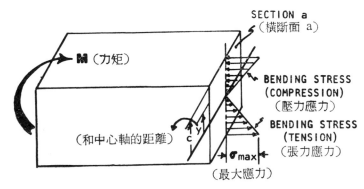

圖 5-15　橫樑受彎力負荷時的自由體分析，彎力應力（張力與壓力）
　　　　　的大小和中心軸的距離成正比，也就是說愈接近表面層其應
　　　　　力愈大，M爲力矩，σ_{max} 爲最大應力，Y爲和中心軸的距
　　　　　離，至於C則代表Y值最大時。

通常固定骨折用的鋼板，其斷裂皆由表面層開始，逐漸延伸至中間
層。如橫樑的構造均勻，則上下面張力和壓力的應力值相等，但如構
造不均勻；例如脛骨，則張力和壓力的應力值可能不同。由於彎曲應
力的知識對治療骨折及探討固定骨折用的骨髓內釘、鋼板等的斷裂原

因甚為重要，因此對影響應力值有關的變數（parameters），讀者可參
閱物理學的參考書。

　　大腿骨頸部骨折時，目前最常使用的固定法乃應用 3 至 5 支螺絲

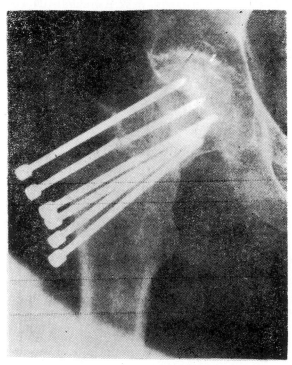

　　圖 5-16　股骨頸部骨折利用螺絲型鋼釘固定，鋼釘間和骨
　　　　　　質黏合固定時，在中央部位產生最大剪應力，使
　　　　　　中間部位的鋼釘斷裂，如果鋼釘間缺少黏合，則
　　　　　　鋼釘的斷裂將發生於表面層。

型鋼釘（例如 knowles pin），這種情形如同懸樑狀態，因此鋼釘間
必產生剪應力及垂直方向的剪應力，減少此剪應力的方法不外增加鋼
釘間的骨質，並改善鋼釘本身的螺絲峯（thread）高度，以增加鋼釘
和骨質間的固定力。30年代所創有名的三葉釘之所以不再應用於股骨

頸部骨折，卽由於其未具此特點而逐漸被淘汰。鋼釘相互間的黏合力小時，各鋼釘將獨自負擔外力產生的應力，同時由於剪應力最大的部分爲頸部中央，因此在中央部分的鋼釘往往要承受最大的剪力，這就是爲什麼股骨頸部中間部分的鋼釘常發生斷裂的原因（圖5-16）。

　　3.扭轉（torsion）： 當一物體受一力矩作用時， 該物體便順著力矩的軸產生一複雜的變形及應力。選一簡單的圓柱形物體（圖5-17），

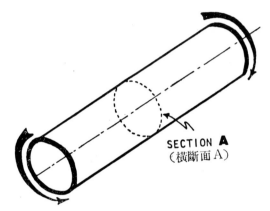

SECTION **A**
（橫斷面A）

圖 5-17　圓柱受一旋轉力矩時，在圓柱的每一斷
面A產生剪應力，取斷面A右側部分作
自由體分析如圖5-18。

利用自由體分析法時可發現，當取出右半側圓柱體時，其橫斷面須產生一力量相等而方向相反的力矩，才能保持平衡狀態，而此力矩在橫斷面產生的剪應力（τ）和中心軸的距離關係如下（圖 5-18）：

$$\tau = \frac{T \cdot r}{J}$$

T＝力矩

r＝和中心軸的距離

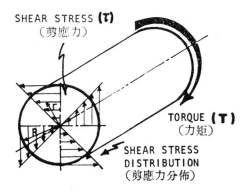

圖 5-18　（　5-17)斷面A的剪應力在表面層最大，中心最小，τ 表
示和中心軸的距離，T則代表力矩。

J ＝極性轉動慣性（polar moment of inertia)

最大剪應力 τ_{max} 爲 r＝R 時（R＝半徑）

極性轉動慣性（J）相當於彎曲負荷時的面積轉動慣性（I），
但這是表示物體對中心點的面積分佈狀態（而非面積轉動慣性時的中
心軸），在圓柱形時

$$J = \frac{\pi R^4}{2}$$

人體的脛骨受一力矩時（圖5-19），剪應力的大小和中心軸的距離成
正比。τ_{max}/J 的值隨著脛骨的形狀及骨質的分佈情形而異，在脛骨下
端 $^3/_4$ 處，雖然骨皮質比上端大，但其 τ_{max}/J 爲脛骨上端的兩倍，
所以脛骨下端的剪應力爲上端的兩倍，這也就是爲什麼扭轉性骨折發
生於脛骨時，大部分是在下端的原因。

臨床上我們可藉著骨折的形狀及方向來判斷骨折的機轉，這對於
骨折的治療非常重要，因爲骨折整復時，便是在產生骨折的相反方向
施加力量，因此如果不明瞭骨折發生的機轉，有時整復時反而會增加
骨折的移位。骨骼和金屬不同，骨骼對張應力的抵抗力最弱，而金屬

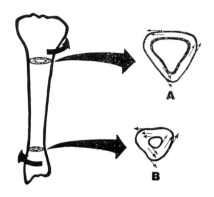

圖 5-19　脛骨受一扭轉力時，脛骨下端骨皮質的面積雖比上端多，但因分佈情形較差，其極性轉動慣性較小，因此脛骨下端承受較大的剪應力，故比較容易因扭轉而斷裂。

則對剪應力的抵抗力最弱。圖 5-20 與 BB' 面成直角的面（AA'）產生壓縮應力，其大小與剪應力相同，由於骨骼對壓應力的抵抗力比對

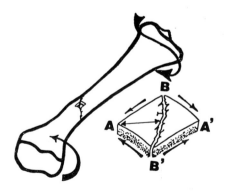

圖 5-20　脛骨受一扭轉力時，取出一小塊骨片分析其應力，在 BB' 斷面產生張力而 AA'斷面產生壓力，因此扭轉斷裂皆發生於最大張力的面，也就是和縱轉成 45 度角的面產生裂隙。

張應力大，因此骨折皆發生於張應力最大的面。至於金屬物受扭轉力時，其斷裂情形則常發生於和縱軸成直角的方向，因該處是剪應力最

大的面。

圓柱或中空圓柱（例如脛骨的橫斷面）稱爲封閉斷面 (closed section)， I 字型或 C 字型的長柱則稱爲開放斷面 (open section)，封閉型改變爲開放型時，其抵抗應力的力量顯著的降低（圖5-21）。在

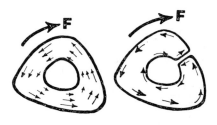

圖 5-21　開放斷面和封閉斷面的扭轉應力圖解。在封閉斷面所有應力都循反時針方向，而在開放斷面，則只有外層應力循反時針方向，至於其內層應力則是循順時針方向而和外層相互抵消，使得抵禦外來扭轉力的應力顯著減少，因此開放斷面比封閉斷面容易扭轉斷裂。

封閉型時，所有的剪應力皆順著反時針方向作用，因此所有的這些力都有效的抵抗外來的扭轉力，但在開放斷面時，由於圓柱內側的剪應力和扭轉力方向相同，因此雖然外側的剪應力大於內側，但兩者相互抵消的結果，將致抵抗扭轉力的應力大爲減少，所以用極少的扭轉力卽可使其斷裂，這種現象在臨床上經常可看見；例如由脛骨取骨做補骨用時，脛骨本身變成開放斷面，另外如長骨生骨瘤侵蝕骨皮質時亦然。骨科醫師必須瞭解此一原理，以便對開放斷面的骨骼給以適當的保護。

　　4.混合負荷 (combined loading)：在實際的臨床情況中，負荷狀態大部分是上述各種負荷的混合負荷（圖 5-9），因此在分析應力、應變時，實較上述各情形爲複雜。

　　當一力量 P 加於一橫樑時，橫樑彎曲一距離 S（圖5-22），此一彎曲的距離和 P 的關係如下：

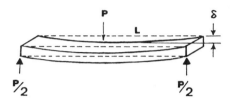

圖 5-22　表示一長度 L 的橫樑，受一力 P 作用時，彎曲一長度。

$$\delta = \frac{PL^3}{48EI} \qquad P＝力量$$

$$L＝橫樑的長度 \qquad E＝彈性係數$$

$$I＝面積轉動慣性$$

此一情況以負荷變形圖表示時，如圖5-23，在此圖的下端部分卽表示此橫樑彎曲時所儲存的應變能（strain energy），而力量 P 所做的功為 Work$=\frac{1}{2}P\delta$，這表示 P 所做的功皆儲存在此一橫樑內，假設此橫

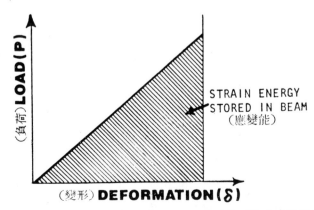

圖 5-23　圖 5-22 的負荷變形曲線，曲線下的面積表示橫樑所儲存的應變能。

樑爲一柔軟物質，則其負荷變形圖即如圖 5-10，AB 線乃熟悉的彈性變形部分，但此時如負荷繼續增加，則物質內的結晶結構將產生永久性脫臼，而使承受負荷的力量減低，因此其應力並不隨其變形而增加，這時如將負荷除去，橫樑將產生永久變形而不再恢復其原來的形狀，這也就是所謂的塑性變形，至於其所做的功則稱爲塑性功（plastic work），如負荷繼續增加至 D 時，將有更多的組織崩潰直到斷裂。在塑性變形過程中，其所做的功將無法恢復，同時其能量會變成熱能而消失於物質中。

　　一物質的柔軟度常可用其張力延伸度來表示，例如 316 不銹鋼可延長27%，而鈦（titanium）則可延長36%，由於彈性變形約爲塑性變形的 1/100，因此內固定用的金屬，其吸收能量的能力幾乎都由其塑性變形來負擔。固定大腿骨轉子間骨折時所使用的鋼板、鋼釘，其彈性變形過程中所吸收的能量約爲 0.5kg-cm，而在斷裂前的塑性變形所吸收的能量卻高達 15kg-cm，可見塑性變形的重要性。

　　應力集中效應（stress concentration effects）

　　一均勻的橫樑承受一負荷時，其應力可由橫斷面積、負荷種類及大小求出，一般而言，只要變形是在其彈性範圍內，便不致產生斷裂，但在實際情況下卻不如此簡單，因爲幾乎所有的物體都是不均勻體，因此其應力並不盡相同，鋼板的螺絲釘洞口，Jewett 氏鋼板、鋼釘的接合處等，其應力都會增加。其他的應力集中效應亦可能發生於微細缺口或表面的擦紋，甚至物體內的雜物等處。

　　應力集中效應在醫學工程及生物力學方面非常重要。由於應力集中效應的緣故，即使平均應力很低的物體，也可能因此而開始崩潰。柔軟物體的負荷達到塑性變形後，由於形狀改變或橫斷面積減少而使應力集中，也可能導致其提早斷裂。在設計及製造各種內固定用品

時， 應盡量避免會產生應力集中效應的 缺口及表面擦痕等 瑕疵處存在，其次由於本身質量的不純，也是導致斷裂的原因。當骨折痊癒將螺絲釘拔除後更應注意避免摔倒，因為單一螺絲釘洞口，其直徑為脛骨直徑的30%以下時，脛骨的機械力量（彎曲及扭轉）將減少40%，同時最近的實驗顯示，如在兔子的股骨用螺絲釘鑽一洞時，其機械強度至少需要八星期才能恢復到原來的90%左右。

參考文獻

1. Bechtol, C.O., Ferguson, A.B., and Laing, F.G.: Metals and Engineering in Bone and Joint Surgery. Baltimore, The Williams and Wilkins Co., 1959.

2. Frankel, V.H., and Burstein, A.H.: Orthopaedic Biomechanics. Philadelphia, Lea and Febiger, 1970.

3. Frankel, V.H., and Burstein, A.H.: "Load Capacity of Tubular Bone," Biomechanics and Related Bio-Engineering Topics. Edited by R.M. Kenedi, New York, Pergamon Press, 1965.

4. Frankel, V.H., and Burstein, A.H.: The Biomechanics of refracture of bone, Clin. Orthop. 60: 221, 1968.

5. Levinson, I.J.: Mechanics of Materials, 2nd ed. Englewood Cliffs, N.J., Prenltice-Hall, Inc., 1970.

6. Rothman, R.H.: "Electrical and Mechanical Principles in Bone Biodynamics,: Engineering in the Practice of Medicine. Edited by B.L. Segal and D.G. Kilpatrick, Baltimore, Williams & Wilkins, 1967.

7. Williams, D.F., and Roaf, R.: Implants in Surgery. W.B. Saunders Co. Ltd., London, 1973.

III. 黏彈性質 （Viscoelasticity）

　　大部分的金屬和瓷器都具有彈性和塑性變形的性質，但聚合體（polymer）在承受負荷時，卻表現出不同的反應行為。聚合體的應力應變圖很像金屬，但如進一步觀察時，將可發現其應力應變行為和應變的速度有關，也就是說，應力不僅和應變有關，且和達到應變的速度有關。彈性物體在受到負荷時會立刻產生變形，但聚合體在承受應力（負荷）時，卻不即刻發生變形，這種變形的發生較負荷為慢的現象稱為黏彈性質，幾乎所有的生物組織都具有這種性質。圖 5-24 表

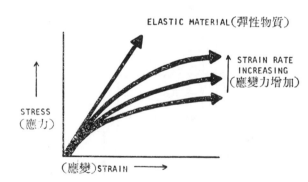

圖 5-24　黏彈物質受三種不同的應變速度時，呈現不同的應
　　　　　力應變行為（下面三線），但在彈性物質時，則不
　　　　　受應變速度的影響（最上面的曲線）。

示一彈性物質和黏彈物質的應力應變圖，最上面的曲線代表彈性物質的彈性部分，不論應變速度如何，其彈性應變曲線都不改變，至於下面的三條曲線則代表黏彈物質，當其應變速度增加時，應力亦隨之增加。

　　黏彈性質在骨科領域中非常重要；例如關節囊置於緊張狀態（亦即受負荷）時的鬆弛現象，關節面軟骨在壓力下的變形以及骨折發生

前所吸收的能量等，都是黏彈性質的結果。在應力應變圖中的直線代表彈性部分（如同彈簧），而曲線則爲塑性變形部分（好比圓滑的流體）。現用一簡單的模型來加以說明當兩者在一起作用時所產生的機械性質：

在彈性行爲部分可以金屬彈簧代表（圖5-25A），當其應力和應變成正比時，其反應將是瞬時的，至於應變的程度則視此物質的彈性係數而決定，這種彈簧模型稱爲 Hookean 體。另外平滑弧型的部分

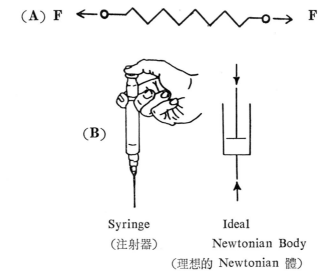

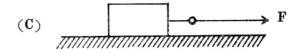

圖 5-25　黏彈物質的三種基本單位模型：(A)彈簧（Hookean 體），
　　　　　(B)注射器（Newtonean 體），(C)磨擦阻力（St Venant
　　　　　體）。

則可用注射器來代表，當注射器內含有甘油時，因具黏性，所以快速注射將比緩慢注射需要更多的力量，而當不再用力時，注射卽停止且變形不能再恢復原狀，這種現象顯示注射黏性液體的快慢和所用的力量有關，同樣是完成打針的動作，但如希望快些完成，則需較大的力量，這種情形稱爲 Newtonian 體（圖 5-25 B）。至於第三種模型則如同磨擦情形，又叫做 St. Venant 體（圖5-25 C），此種情況必須在達到某種應力 σ_c 時才能產生應變，然後物體開始依一定的速度移動，亦卽定值變形，而當應力降至 σ_c 以下時，此物體卽停止移動，同時應變亦停止且不能復原，這種情形很像塑性變形。三種情況的應力應變曲線如圖 5-26，B和C看似完全相同，而其實不然，因注射

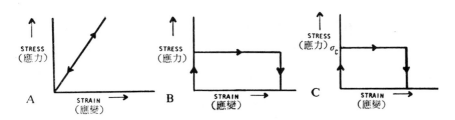

圖 5-26 圖 5-25 三種模型的應力應變曲線。

線在加一力量時，立卽產生應變，而在C時，應力必須超越阻力 σ_c 才會產生應變，這正如同一物質的塑性應變，必須在應力達到降伏點（yield point）時才會發生一樣。

　　前述三種模型混合起來將可構成許多複雜的黏彈性質物體，最常見的情形爲 Hookean 和 Newtonian 的組合。藉著種種不同的組合及彈性係數和流體黏度等因素的影響，各種黏彈性質亦隨之而異。當流體的黏度降低而彈簧的反應較快時，對一定值的應力反應在較短的時間內卽可達到，但如流體的黏度高時，則要達到某種程度的應變，其

所需的時間亦較長。這種定值的應變，隨著時間因素而改變應力值的狀態，稱爲應力放鬆現象 (stress relaxation)。

彈性物質和黏彈物質的另一不同點在於其變形時能量的儲存力量，彈性物質因其所有變形或應變的能量皆被儲存於物體內，所以一旦應力解除後，此儲存的能量將使物質恢復原狀，而黏彈物質雖有部分的能量儲存在物體內，但另一部分的能量則轉變爲熱能消失，因此卽使解除應力後，亦很難恢復成原形。

金屬通常具有彈性及塑性行爲，一旦應力使金屬產生塑性變形時，能量就開始消耗而導致永久變形。在黏彈性質物體，不論應力大小如何，皆會有能量的消耗，但永久變形卻不一定會發生。

人體內的組織幾乎全都是黏彈物質，皮膚、軟骨、靱帶等的應力反應都和時間有關 (time dependent)，並有磁滯現象 (hysteresis)。在高應變率時，物質的彈性係數較高，因此人體內組織的彈性係數值並不是固定值，其次由於人體組織爲黏彈物質，因此在各種應力狀態下多多少少都會吸收能量，而使組織的溫度增高。近年來人工關節的發展神速，但在擴展、改善和設計前，如能對人體組織及各種聚合體的黏彈行爲詳加研討，就不致於每次都抱著試試看的心理而以無把握的方法來從事，如此，將可減少許多不必要的浪費、步驟及犧牲。

參考文獻

1. Burstein, A. H., and Frankel, V. H.: The viscoelastic properties of some biological materials, Ann. N. Y. Acad. Scil 146: 158, 1968.

2. Camosso, M. E., and Marotti, G.: The mechanical behavior of articular cartilage under compressive stress, J. Bone Joint

Surg. 44A: 699, 1962.

3. Galante, J. O. : Tendile properties of the human Lumber annulus fibrosis, Acta Orthop. Scand. Suppl. 100, 1967.

4. Coletti, J. M., Akeson, W. H., and Woo, S. L-Y. : A comparison of the physical behavior of normal articular cart lage and the arthroplasty surface. JBJS, 54: 147, 1972.

5. Frankel, V. H., and Burstein, A. H. : Orthopaedic Biomechanics. Philadelphia, Lea and Febiger, 1970.

IV. 磨擦及磨損 (Friction and wear)

關節乃兩個骨骼的連接處，此一相連的骨骼面有一層軟骨護蓋著而形成關節面。關節的作用在使肢體產生彎曲、伸直及旋轉等運動，以完成精細而複雜的動作。由於關節面無論是轉動或移動時，都有產生磨擦而致逐漸磨損破壞的可能，因此人工關節的發展，在這方面的知識就尤須具備。

當兩物體的接觸面移動時，將會產生磨擦，圖 5-27 中為了使A

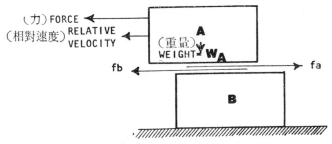

圖 5-27　兩物體相互滑行移動時，需有一力 (F)，使A物體開始移動，兩物體的接觸面卽產生阻力。

物體在 B 物體上移動，因此須有一力量 F_i 加於A物體，而使其「開始」移動，一旦開始移動，便需繼續有一力量 F_s 以使A物體「保持」移動。

磨擦係數 (coefficient of friction)可用下式代表:

$$U = \frac{F}{W_A} \qquad F = 力 \quad W_A = 重量$$

磨擦係數受兩物體移動的速度影響，因此磨擦係數有下列兩種:

$$U_i = \frac{F_i}{W_A} \text{ 及 } U_s = \frac{F_s}{W_A}$$

U_i 爲靜態磨擦係數，而 U_s 爲動態磨擦係數 ($U_i > U_s$)，U 和移動速度的關係如圖5-28，當速度很慢時，磨擦力高，而速度加快時，

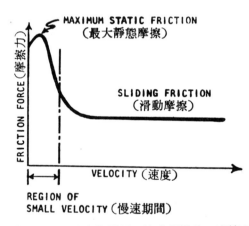

圖 5-28 磨擦力和移動速度的關係，速度很慢時，磨擦力大，速度逐漸加快時，磨擦力減少，速度達一定值後，磨擦力卽維持在一定值。

磨擦力達到最高點，但如速度繼續增加時，磨擦力則降低，到某一程度後，卽保持一定的磨擦力，由此圖可知磨擦係數受速度影響只是非常短暫的，經由實驗證明，磨擦定律有二:

1. 磨擦係數和重量（W）無關，但力量（F）和重量則成正比。
2. 磨擦係數和物體的大小無關。

在工程上各種物體的表面看似平滑，但在顯微鏡下卻可發現其表面有高低不平的面（asperites），因此當兩平面接觸時，其眞正接觸的只是凸面相接觸面的總和 A_r 而已，且 A_r 有時可能僅佔整個面積的 1 ％。產生塑性變形的物質其接觸面積爲:

$$A_r = \frac{W}{P} \qquad W=負荷 \qquad P=硬度（hardeness）$$

磨擦力乃使兩物體的接觸面產生移位的力量，移動則表示兩高低不平的面互相分開而又接觸的連續動作，因此磨擦力爲:

$$F = S \times A_r$$

S＝接觸面的應剪力

$$因 U = \frac{F}{W}$$

$$故 U = \frac{S \times A_r}{W} = \frac{S}{P}$$

一般而言，硬度高的物質，其接觸面的剪應力亦大，而硬度低的物質，其接觸面的剪應力亦低，因此 S/P 的值在各種物質間相差並不多。現列舉一些在骨科領域中常會遇到的幾種組合的磨擦係數，如此，即可瞭解各種關節間所產生的磨擦力（表 5-1）:

表 5-1

物　　質　　組　　合	磨擦係數（U_s）
不銹鋼／不銹鋼	0.5
髖關節（關節液）	0.002
髖關節（Ringer 氏液）	0.005～0.01
不銹鋼／塑膠（Polyethylene）	0.1
鈷鉻合金／鈷鉻合金	0.35～0.6
鈷鉻合金／超高分子塑膠（UHPE）	0.1～0.2

　　觀察上述磨擦係數時，將可發現金屬和金屬組合的人工關節，其磨擦係數比金屬和塑膠組合的爲大，這也就是爲什麼早期發展出來的髖全人工關節很快便被淘汰，而爲金屬和塑膠組合的髖全人工關節所取代的原因，但卽使是這種利用金屬和塑膠組合的人工關節，如拿來和人體由軟骨和軟骨組合的關節面比較，其相差則幾近百倍。

　　以上所討論的對人工關節的設計非常重要，因爲磨擦係數決定磨擦力矩，而磨擦力矩是使關節轉動的力量，其不僅和人工關節股骨頭的大小有關（直徑愈大，磨擦力矩愈大），且和負荷成正比（力矩大表示需要較大的力量來轉動關節），因此當力矩大時，人造物和骨骼的接觸面會產生較大的應力，這就是金屬和金屬組合的人工關節常容易導致鬆弛的另一個原因。

　　潤滑作用（lubrication）隨接觸面的運動及潤滑劑的性質而異，主要可分爲兩大類，一爲邊緣接觸（boundary），另一爲液體薄膜（fluid film）。人體關節的潤滑作用非常複雜，在正常走路過程中，關節面的負荷可能產生彈性流體動態作用（elastohydrodynamic lubrication），而使關節面軟骨的粗糙面產生相當厚的薄膜，但關節面停止移位（靜止）時，液體薄膜能維持一段相當久的時間，則可能是擠壓潤滑作用（squeeze film lubrication）使然，因爲彈性流體動態作用產生的薄膜，無法在關節靜止狀態及負荷很大的情況下維持很久。關節液必須藉邊緣潤滑作用（boundary lubrication）使起始磨擦力（starting friction）減低，以避免關節面受到磨擦傷害。在整個壓力負荷過程中，液滴潤滑作用（weeping lubrication）可能也扮演著很重要的角色，因爲關節面的軟骨本身具有無數微細孔，同時軟骨是一種粘彈性物質。

　　雖然全人工關節的潤滑作用甚爲重要且相當複雜，但到目前爲止，

這方面的知識卻尚在萌芽階段。研究顯示，人體的關節液對全人工關節確實具有潤滑作用，特別是對金屬和金屬組合的全人工關節，這種潤滑作用更產生了相當大的影響，當關節液作用於此種人工關節時，其磨擦係數約可減低至 0.15 左右，但如以水或 Ringer 液來作潤滑劑時，其磨擦係數卻並不減低 (0.35~0.6)，因此我們推測此種潤滑作用可能是由於關節液內的蛋白質使然。至於對金屬和塑膠組合的全人工關節，如也以關節液做潤滑劑，則其磨擦係數約可減少到0.05~0.10 左右 (沒有關節液潤滑時為 0.1~0.2)，全人工關節的潤滑作用是一種邊緣潤滑作用。

　　磨擦 (wear) 乃指兩固體平行方向運動時，表面因磨擦致產生損壞之謂，磨損和磨擦一樣也有兩種型態，卽表面磨損 (interfacial wear) 和疲勞磨損 (fatigue wear)。

　　金屬和金屬組合的髖人工關節 (例如 mckee-farrar 型)，利用髖關節模擬試驗機實驗時，可得知其每年的磨損率約為 0.02mm，因此臨床上，應該是可以在人體內長期使用，但由於其磨擦力高，常會導致鬆弛現象，所以目前已極少被採用。至於金屬和塑膠組合的髖全人工關節的磨損率每年則約為 0.15mm，但在此處，磨擦量和髖關節帽厚度的改變必須做一劃分，例如 Charnley 型的髖帽，其厚度的磨損約為 Muller 型的兩倍，但這種情形的發生乃是由於 Charnley 型的直徑較小，而兩者的磨損量 (容積) 卻幾乎相等的原因。一般說來，這種磨損的本身在臨床上其實並不是非常重要，倒是製造時所產生的缺陷及骨泥的碎片磨損等因素反而較具嚴重性，因為在長期臨床狀態下，這些因素都可能會由於疲勞及物質的變性 (degradation) 而使人造品損毀。

　　卽使是在髖帽尚未磨損前，由於磨損的不均勻，也可能使整個關

節的機能改變。在 Charnley 型髖帽繼續磨耗時，運動範圍將隨著磨損的程度而逐漸減少，至於 Tronzo 型股骨頭部分的磨損，則可能導致髖關節的後方脫臼。T-28 型全人工關節之所以要在股骨頭頸部設計成歪方形 (trapezoid)，就是爲了要增加活動的範圍，以備髖帽磨損時，仍能保持相當程度的運動範圍。

磨損所產生的屑片，對人體組織可能會造成組織反應，例如 Teflon 磨損產生的屑片，就曾對人體產生十分強烈的組織反應，因此現在已不再被採用。雖然也有人曾在置換過人工關節病患的關節附近組織，發現有金屬或塑膠物質的屑片，而沒有明顯的組織反應，但其對人體可能造成的不良反應，實非短時間內卽可分曉，而須經長期的臨床觀察後才能解答此問題。

參考文獻

1. Frankel, V. H., and Burstein, A. H.: Orthopaedic Biomechanics Philadelphia, Lea and Fibiger, 1970.

2. Armistrong, C. G., and Now, V. C.: Friction, lubrication and wear of synovial joints. In Scientific Foundations of Orthopaedics and the Surgery of Trauma. Edited by R. Owen, J. W. Goodfellow, and P. G. Bullough. London, William Heinemann Medical Books Ltd., 1980.

3. Seann, D. A., Radin, E. L., Nazimiec, M., Weisser, P. A., Curran, N., and Lewinnek, G.: Role of hyaluronic acid in joint lubrication. Ann. Rheum, Ois., 33: 318, 1974.

V. 腐蝕作用 (Corrosion)

腐蝕作用乃一化學作用，會導致金屬的負電減少，最常見的反應

作用爲金屬和氧作用變爲氧化物 (oxide)

$$M + \frac{n}{2} O_2 \longrightarrow MO_n$$

當水參與作用時, 則變爲氫氧化物 (hydroxide)

$$M + \frac{n}{2} O_2 + rH_2O \longrightarrow MO_n \cdot rH_2O$$

而在水中某種情況下, 則可能變成金屬陽離子 (metal cation)

$$M \rightleftharpoons M^{+n} + Ne^-$$

當一金屬放在含有水的液體中時, 上述反應之一便開始作用, 當反應達到平衡狀態時, 將可發現:

1.如溶液中的金屬離子濃度達到 10^{-6}gr-at/liter 或超過此值時, 叫做腐蝕 (corrosion)。

2.當黏在金屬表面的氧化物或氫氧化物形成一層膜, 使金屬和溶液分開而停止繼續反應時, 稱爲鈍化作用 (passivation), 形成的膜則稱爲鈍化層 (passivation layer)。

3.溶液中的金屬離子小於 10^{-6}gr·at/liter 時, 則稱爲免疫 (immunity)。

金屬是否腐蝕、免疫或形成一保護層, 完全視金屬的游離能 (free energy)和溶液電位能間的關係來決定。當反應使游離能減少時, 反應將繼續進行, 但如反應結果游離能增加時, 則不再繼續反應。

金屬反應時, 游離能的改變和電壓有一定的關係:

$$\triangle F = -NE \cdot g$$

$\triangle F = $游離能的變化

$g = $法拉弟恆值 (Faraday constant)

$E = $半電池電位 (half cell potential)

　　將氫的半電位定爲零時，在正極的金屬是爲賤金屬 (base)，而負極的金屬則爲貴金屬(noble)，將兩種金屬放在液體中連接如圖 5-29，則:

　　1.兩金屬對半電池電位產生一電位差。

　　2.兩金屬比較時，賤金屬也就是半電池電位屬於正的，稱爲正極 (anodic)，這一正極的金屬將會產生腐蝕或鈍化。

　　3.兩金屬比較時，呈現負極的金屬爲貴金屬，而這一負極的金屬將不會產生腐蝕，也就是免疫。

　　以上的腐蝕作用稱爲雙金屬腐蝕 (bimetal corrosion) 或電壓腐蝕 (galvanic corrosion)，這種腐蝕的產生必須:

　　1.兩金屬具不同的半電池電位。

　　2.要有兩種不同的電路，且其中之一須經電解液或離子液。

　　金屬表面有缺陷或金屬包含雜物時，常會產生這種電壓腐蝕，金

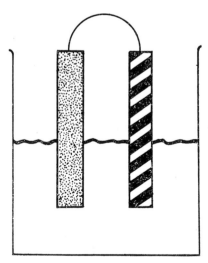

圖 5-29　在電解溶液內的兩金屬片排列

屬表面的缺陷對金屬本身而言，等於是貴金屬，因此在兩者之間產生腐蝕而使缺陷掉出留下一坑，甚至形成一個洞。

碱性溶液（pH 值在 12 以上）能使不銹鋼和鐵等不致產生腐蝕，而酸性溶液則會將其表面的氧化物除去致開始腐蝕。血腫內的 pH 值低，因此金屬在血腫內可能產生腐蝕，而傷口發炎時，其 pH 值將更低，有時甚至可能低至 5.5 左右。

由於金屬的構造、變形及相互磨擦運動也會產生腐蝕作用，因此固定骨折用的金屬組合製品，其接合處的空隙將可能導致裂隙腐蝕（crevice corrosion），此種腐蝕大都是因為空隙間缺少氧氣致造成氧氣差（gradient）而使游離能差異增加所致。當金屬表面的裂縫或傷痕產生局部凹陷腐蝕作用時，則稱凹陷腐蝕（pitting corrosion），這種情形以金屬放置於生理食鹽水中時最為顯著。裂隙腐蝕及凹陷腐蝕作用常見於鋼板和螺絲釘交接處，導致腐蝕的原因，可能是由於螺絲頭附近的氧氣濃度差異而引起（圖5-30），因為在鋼板外表的氧氣位能（oxggen potential）接近動脈壓，而鋼板內側或裂隙深處的氧氣位能則可能低於動脈壓。其次在操作時由於疏忽致螺絲釘本身產生表面傷痕，或在製造時因未仔細處理而使鋼板螺絲釘洞口等處的表面產生粗

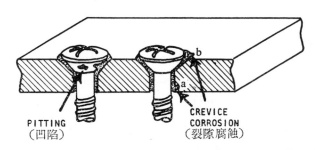

圖 5-30　鋼板螺絲釘洞口交接處的凹陷（Pitting）及裂隙（Crevice）腐蝕作用。

糙現象時，這些有損壞的地方也會因防止鈍化作用而導致腐蝕，這種腐蝕最常見於316不銹鋼，但卽使是具有較佳鈍化作用的鈷鉻合金，也有發生此種腐蝕的可能，因此除了在製造過程中要注意產品的表面處理外，手術時對於金屬器械的細心操作更是非常的重要。

在塑性變形過程中，能量會儲存於金屬內而形成一種局部應變能，這個行爲在局部產生游離能，此一局部對整個金屬言，將變成陽性位能，如再加上週期負荷(cyclic loading)，就可能導致腐蝕，這種腐蝕作用稱爲疲勞腐蝕（fatigue corrosion)，金屬放在這種腐蝕環境中，其壽命就會由於腐蝕作用而縮短。至於腐蝕作用在實際臨床上，則可能產生下列幾種生物反應現象：

1. 放置金屬物的組織附近（局部）會感覺疼痛。
2. 沒有全身症狀，但在局部有發炎、腫脹現象。
3. X光片上可發現游離體或金屬剝落情形。
4. 手術時可看到金屬附近的組織變成黑色或灰色。
5. 手術時組織內含有金屬粒。

參考文獻

1. Cohen, J.: Corrosion testing of orthopaedic implants. J. Bone Joint Surg., 44-A: 307, 1962.

2. Scales, J. T., Winter, G. D., and Shirley, H. T.: Corrosion of orthopaedic implants. Smith-Petersen type hip nails. Br. Med. J., 19: 478, 1971.

VI. 骨骼系統之生物力學

(Biomechanics of the skeletal system)

　　由於骨骼本身具備了某些特殊的機械性質，而能使其擔負起保護內臟、支持軀幹並構成關節以完成肢體的活動等特殊任務。雖然科學家不斷的嘗試以人造代用品來替代骨骼系統，但卻由於骨骼所具的特殊性質，以致到目前爲止仍未尋得適當的代用品。骨骼具有再生機能及不斷的新陳代謝作用，因此它對外力產生的機械反應與無生物體完全不同，如果一個人由於活動減少，致產生骨質鬆弛現象，那麼在骨折或切骨手術後，就常會導致骨骼形狀的變異，而大大的改變了它的機械強度。骨骼的主要目的既在於支持身體，對其機械強度就有進一步加以探討的必要。

　　骨骼的機械強度（strength）及剛性（stiffness）可說是我們所最關切的問題之一。臨床上骨骼所承受的負荷雖是一種混合負荷，但其對各種不同的負荷，所產生的反應也將各個不同。圖 5-31 表示骨皮質受一張力時，其強度隨張力作用的方向而異，換句話說，骨皮質的

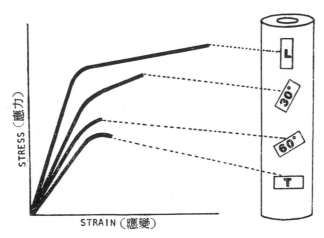

圖 5-31　骨皮質受張力作用時的應力應變圖，骨皮質隨作用方向呈現
　　　　　不同的強度，縱斷面方向對張力的抵抗力最大，橫斷面方向
　　　　　對張力的抵抗力最小（Frankel 和 Nordin 1980 年）。

張力強度隨試驗樣品取得的方向而不同，在縱斷面方向時其張力強度最強，而橫斷面方向時最弱。至於臨床上因張力而引起的骨折，則有第五蹠骨近端腓短肌附着點的骨折，及脛骨粗隆股四頭肌附著處的骨折等。

　　由壓力負荷而產生的骨折，最常見的就是脊椎骨的壓迫性骨折，此乃由於身體重量因慣性所產生的衝力導致脊椎骨壓扁，至於另一種發生壓迫性骨折常見的例子則爲強烈肌肉收縮而使關節附近的骨骼產生斷裂，最典型的就是股骨頭下的骨折 (subcapital)，這是因爲髖關節周圍的肌肉強烈收縮，致股骨頸部的骨質結晶錯開而斷裂，這種情形的骨折常形成線狀痕跡卻沒有移位，因此常會導致誤診（圖5-32）。人體長骨骨皮質的張力強度，壓力強度和剪力強度不同，三者比較時，壓力強度大於張力強度，而張力強度又大於剪力強度（圖5-33）。

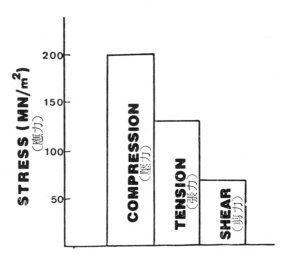

圖 5-33　人體骨皮質對張力、壓力及剪力的斷裂應力比較圖，顯示人體骨皮質對壓力的抵抗力最大，對剪力的抵抗力最弱（Reilly 和 Burstein 1975 年）。

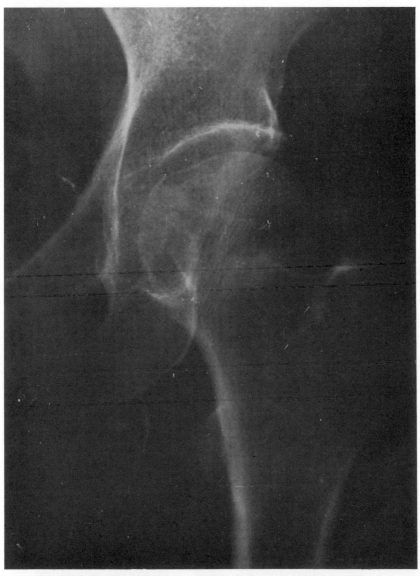

圖 5-32　股骨頭下骨折（Subcapital）大都由於壓力負荷
　　　　　而引起。

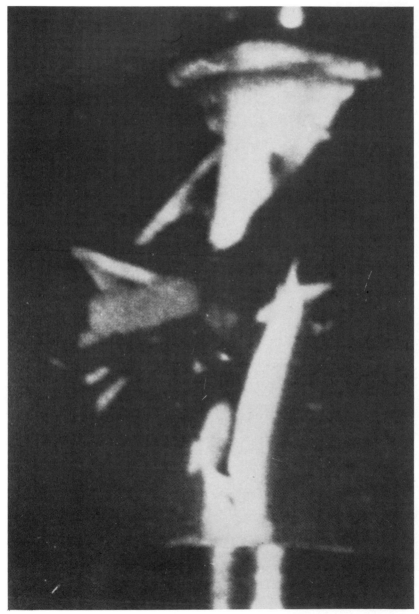

圖 5-37　高速扭轉力使脛骨斷裂的情形，在這種高速扭轉時，由於脛骨儲存的能量高，因此斷裂時施放的能量不僅會骨骼粉碎，同時碎片會四方放射破壞組織（Courtery Frankel 和 Burstein）。

這也就是說，骨皮質對壓力的抵抗力最大，而對剪力的抵抗力最弱。

　　骨骼系統在人體內承受的負荷非常複雜，Lanyon 等（1975 年）利用應變紗網（strain gauze）直接測量人體脛骨在各種活動中的應力和應變情況時發現，脛骨在後跟著地時為壓力負荷，足部著地時為張力負荷，而足尖離地時則又變成壓力負荷（圖 5-34）。至於剪力則在足尖離地的一刻達到最高，這表示此時產生了最大的扭轉負荷，且這一扭轉是由於脛骨外轉而引起。

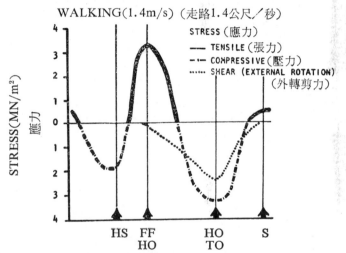

圖 5-34　成人的脛骨外側利用應變紗網（Strain Gauze）直接測量出
　　　　　走路時的負荷情形(Lanyon 等 1975年，Carter 1978年)。

　　Carter（1978 年）利用同一方法測量跑步時的負荷狀況發現（圖 5-35），當足尖著地時（toe strike）主要的負荷為壓力，而足尖離地時的一瞬間改變成相當高的張力，至於剪力在慢跑時倒是很少，這表示慢跑時脛骨的扭轉並不大。

　　骨骼儲存能量的能力隨負荷的速度而異，負荷的速度愈快，儲存的能量就愈多，圖 5-36 表示狗的股骨在高速度及慢速度時吸收能量

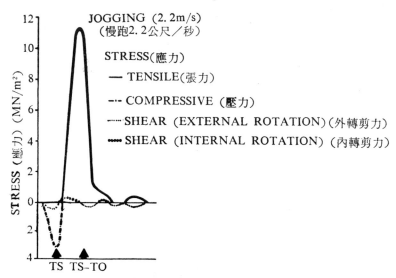

圖 5-35　成人的脛骨外側在慢跑時的負荷情形 (Lanyon 1975 年，
　　　　Carter 1978 年) 。

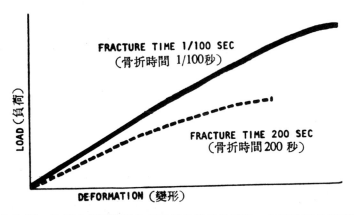

圖 5-36　負荷速度對斷裂負荷及吸收能量的關係，此乃狗股骨的試驗
　　　　負荷速度在 1/100 秒時，其斷裂負荷及吸收能量的能力約爲
　　　　負荷速度 200 秒時的兩倍 (Sammarco 等 1971 年) 。

的不同，當折斷時間由 0.01 秒延長爲 200 秒時，吸收的能量及斷裂負荷值約減爲一半，而兩者的變形（延長率）卻相差無幾。臨床上高能量的骨折，其周圍組織的傷害亦大，同時血液循環可能受損而影響骨折的痊癒（圖5-37），例如槍傷時發生的骨折卽屬此類，至於低能量的骨折，如跌倒時產生的骨折，則大部分屬於單純性骨折，因此骨折的預後較良好，車禍產生的骨折則介於兩者間。

骨骼和其他物質一樣，也會產生疲勞現象，因此旣使在較低的負荷狀態下，也常可能由微細的骨折逐漸導致成整個骨的骨折 （Carter 和 Hayes 1977年）。Carter 同時還發現愈接近降伏 (yield) 應力的力量，其使骨骼產生疲勞骨折的負荷頻率也愈少，這也就是說，以愈接近降伏應力的力量對骨骼來加以重覆負荷時,將愈容易產生疲勞骨折，不過發生疲勞骨折除和應力大小,重覆次數有關外,且和重覆的速度有關。骨骼和無機物的不同處，乃在其具有修補再生機能，因此如能使發生輕微骨折的骨骼有充分的再生時間，就可減少發生疲勞骨折的機會，這一機轉在運動員及軍人等的持續訓練中非常重要。徑賽運動員常產生脛骨的疲勞骨折，其發生的機轉可以下列圖表解釋（表5-2）。

表 5-2

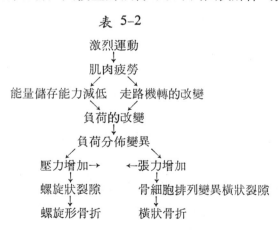

　　由於圓柱形的構造對彎力及扭轉力的抵抗力最大，因此骨骼的構造增強了它的機械強度。骨折瘉癒過程中，由於新生骨的生長使極性轉動慣性增加，因而加強了它對扭轉力的抵抗力，反之如果將骨骼的構造改變，則很可能降低其強度，Burstein 等（1972 年）就曾實驗在兔子的股骨上用螺絲釘鑽一個洞，或打一支螺絲釘，結果發現其股骨吸收能量的能力降低70％，而要恢復至原來的強度則至少要在八星期後，這時如將螺絲釘取出，則其強度又減少50％以上（圖5-38）。

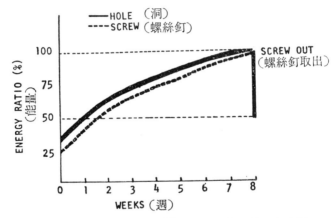

圖 5-38　在兔子的股骨用螺絲釘鑽一洞時，能量的吸收和對照組(100％）比較約降低爲70％，八星期後才恢復原來的強度，這時將螺絲釘取出強度又急驟降低（Burstein 等 1972 年）。

在第二節中我們已介紹過開放橫斷面也會使強度降低，圖 5-39 即爲人體脛骨爲了補骨取出一小片而變成開放橫斷面時，其負荷力及吸收能量的能力減少90％左右，同時其應變的能力也減少70％以上。

　　Wolff 定律告訴我們，骨骼如經常活動，其強度將會增加，而不活動的骨骼，其骨質則會變鬆。Kazarian 和 Von Gierke （1969年）曾爲猴子包石膏約 60 天使其不能活動，結果發現其脊椎骨的壓力負

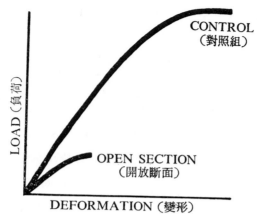

圖 5-39　股骨被取出一小塊骨皮質後，形成開放橫斷面，其扭轉力、
　　　　　變形及能量吸收比正常脛骨降低達 70%（Frankel 和 Bur-
　　　　　stein 1970 年）。

荷及吸收能量的能力比正常猴子減少約1/3，同時靭性（stiffness）亦
顯著減少（圖 5-40）。

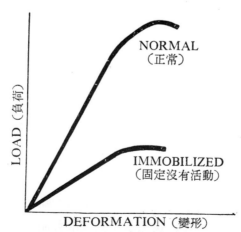

圖 5-40　猴子的脊椎骨受壓力負荷時的負荷變形圖。將猴子用石膏固
　　　　　定，使其不能活動約 60 天後，其脊椎骨強度只有正常的1/3
　　　　　左右（Kazariain 和 Von Gierke 1969 年）。

　　固定骨折用的金屬，其楊氏係數約爲正常人骨皮質的十倍，因此當骨折痊癒後，如未將鋼板取出而任其繼續擔負大部分的負荷時，將使骨骼本身的負荷減少，而導致骨質的鬆弛現象。

　　骨骼如能經常承受正常範圍內負荷，骨皮質就會肥厚，有時骨膜也會有增生的傾向（Jones 等 1977 年），Nilsson 和 Westin（1971年）就發現運動員的骨骼，其骨質有增生的現象。年紀愈大，骨髓內的骨小棵 （trabeculae） 就會變得愈薄，有時甚至會被吸收而消失，致骨髓變大，骨皮質變薄，結果強度及靱性都會稍微減少。圖 5-41

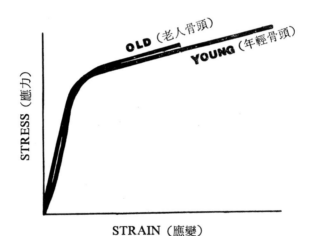

圖 5-41　年輕人和老年人脛骨骨皮質的張力負荷應力應變圖，兩者的，斷裂應力值相差無幾，但老年人的應變約只有年輕人的一半，因此吸收能量的能力約減少一半，這表示老年人的骨骼較脆弱（Burstein 等 1976 年）。

爲一年輕人和老年人脛骨張力的比較，兩者的斷裂負荷雖相差無幾，但應變能力則相差近一半，這顯示年輕人的骨骼較有彈性，而老年人的骨骼較脆弱（塑性變形較少），所以老年人的骨骼很容易斷裂，但如能經常運動，則可增加骨質進而減少骨折發生的機會。

參考文獻

1. Burstein, A. H. , Reilly, D. T. , and Martens, M. : Aging of bone tissue; Mechanical properties. J. Bone Joint Surg. , 58A: 82, 1976.

2. Buestein, A. H. , Currey, J. Frankel, V. H. , Heiple, K. G. , Lunseth, P. , and Vessely, J. C. : Bone strength. The effect of screw holes. J. Bone Joint Surg. , 54A: 1143, 1972.

3. Carter, D. R. : Amsotropic analysis of strain rosette inform-ation from cortical bone. J. Biomech. 11: 199, 1978.

4. Frankel, V. H. , and Burstein, A. H. : Orthopaedic Biomecha-nics. Philadelphia, Lea & Febiger, 1970.

VII. 關節軟骨 (Biomechanics of the cartilage)

骨骼藉關節形成連桿 (links), 關節卽爲連桿的活動部分, 此活動部分的骨骼, 表面有 1 層 1 至 5 公厘厚的白色結締組織, 此組織就是軟骨, 軟骨由軟骨細胞 (chondrocyte) 組織而成, 沒有血管、神經及淋巴液。關節面軟骨的主要作用在於:

1.分散負荷使應力 (單位面積壓力) 減少。

2.當關節面相對運動時, 使磨擦及磨損減低至最小程度。

軟骨組織可分爲固體部分 (佔20%至40%左右) 及液體部分 (佔60%至80%左右), 固體的主要成分爲膠原 (collagen 約佔 60%)、蛋白醣 (proteoglycan 約佔 40%) 及軟骨細胞 (少於 2%), 至於液體部分則在負荷下時大部分將被擠出。

膠原和蛋白醣在軟骨的力學上扮演著很重要的角色, 膠原最重要的生物力學性質在於其張力強度, 其次乾燥肌腱的成分也約有八成爲

膠原。肌腱的張力韌性 (stiffness) 爲 1×10^3 megapascals，而張力強度 (tensile strength) 則爲 50 megapascals，爲使讀者對 megapascal 單位有一大略的概念，可先比較一下金屬的強度，不銹鋼的張力韌性爲 200×10^3 megapascals，張力張度則爲 700×10^3 megapascals，鉛的張力韌性爲 70×10^3 megapascals，而張力強度則爲 150×10^3 megapascals。蛋白醣的主要成分爲醣氨基醣 (glycosaminoglycans)，而醣氨基醣是由許多雙醣類組合而成，以硫酸化醣氨基醣來說，卽爲硫酸角蛋白 (keratin sulfate) 及硫酸軟骨素 (chondroitin sulfate) 連接在蛋白中心 (protein core) 而排列成刷子狀，此乃軟骨基質 (ground substance) 形成的步驟 (Rosenburg 1975 年)。

軟骨不受外力作用時，膠原本身因處於張力狀態而能約束蛋白醣的膨脹壓力，但如用堅硬的物體加一外力於軟骨面時，則會因蛋白醣的變形而使軟骨產生立卽變形，此種變形乃由於外力使軟骨內的壓力超過其膨脹壓力，致軟骨內的水分被擠出而使蛋白醣的濃度增加，因此膨脹壓力亦隨之增加，此一機轉將繼續進行，直到膨脹壓力和外力平衡爲止。軟骨內水分的移動受壓力差及組織的浸透力左右，而組織的浸透力則決定於膠原及蛋白醣的大小和濃度等因素，當蛋白醣的濃度愈高時，軟骨的浸透壓就愈低 (Maroudas 1973 年)。

浸透力 (permeability)

浸透力乃表示液體流過有空隙的固體物時，固體對液體產生的磨擦阻力。浸透力低表示液體不易經過，如以軟骨和海綿比較，則軟骨的浸透力微細得多。Mow (1980 年) 測出當牛的軟骨受到 0.1 megapascals 的力量時，其浸透力爲 0.76 $\pm 0.3 \times 10^{-4}$ m^4/N-sec。正常軟骨的浸透力有下列兩種機轉同時作用 (Mow 和 Torzilli 1975 年)：

DARCY'S LAW

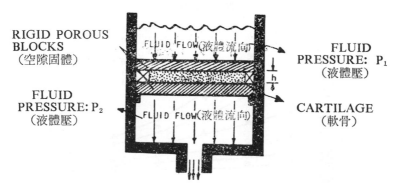

RIGID POROUS BLOCKS
（空隙固體）

FLUID FLOW（液體流向）

FLUID PRESSURE: P_1
（液體壓）

h

FLUID PRESSURE: P_2
（液體壓）

FLUID FLOW（液體流向）

CARTILAGE
（軟骨）

$$P_1 > P_2 \quad \triangle P = P_1 - P_2 \quad P = (P_1 + P_2)/2$$

FLOW OF FLUID THROUGH CARTILAGE
DUE TO FLUID PRESSURE GARDIENT

（流體壓力差導致液體流經軟骨）

(A)

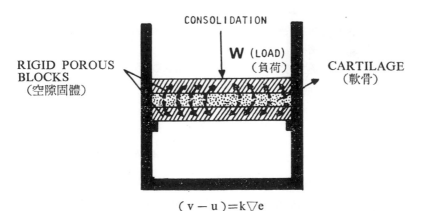

CONSOLIDATION

W (LOAD)
（負荷）

RIGID POROUS BLOCKS
（空隙固體）

CARTILAGE
（軟骨）

$$(v - u) = k \nabla e$$

FLUID FLOW THROUGH CARTILAGE
DUE TO DEFORMATION

（軟骨的變形導致液體流經軟骨）

(B)

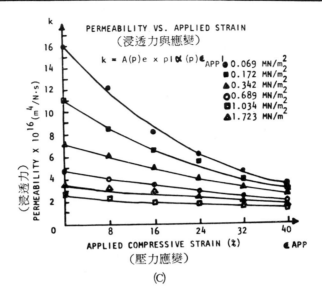

圖 5-42　(A)壓力差$(P_1-P_2)/h$ 加在軟骨時，浸透係數 k(Permeability
　　　　　Coefficient) ＝ 容積流動率／〔浸透面積 x (P_1-P_2) h〕
　　　　　(Mow 和 Torzilli 1975 年)。
　　　　(B)負荷加於軟骨時，軟骨內固體質產生壓縮變形，液體由軟
　　　　　骨擠出。
　　　　(C)浸透力乃壓縮變形，壓力差的涵數圖，壓縮變形及壓力差
　　　　　增加時，浸透力減少。
　　　　　　k ＝A(P)exp〔x(P)εAPP〕
　　　　　　ε ＝所加的壓力應變

　　1.壓力差 (pressure gradient)：如圖 5-42A，當液體壓力 P_1 大
於 P_2 時，則液體由 P_1 浸透至 P_2。

　　2.壓縮變形 (compression deformation)：當軟骨內蛋白醣分子
的液體減少時，將使局部壓力增加而導致軟骨內的液體被擠出（圖5-
42 B）。

　　Mansour 和 Mow (1976 年) 發現當正常軟骨的壓力和變形增加

時，其浸透力將顯著的減少（圖5-42C），這是一種對機械力負荷的反饋控制作用（feedback control），可防止軟骨內的組織枯竭，此一生物力學特性，對軟骨的負荷能力、營養、潤滑及磨損等都扮演著很重要的角色。在退化性關節炎時，軟骨的膠原纖維排列變異，同時蛋白醣的巨大分子減少，因此浸透力比正常軟骨大。

　　由於軟骨的浸透力低，對液體的流動阻力高，因此軟骨的負荷反應和負荷速度有關；當負荷速度快時（例如跳躍運動），軟骨產生瞬間反應（彈性變形），而負荷速度緩慢或負荷持續時（例如持久站立），其組織的應變亦持續進行，但如去除負荷後，只要有足夠的液體應變也可隨著時間而逐漸恢復，這種性質也就是第三節中介紹過的黏彈性質。

　　軟骨的應力應變性質，隨試驗標本取得的方向而異。將沿著關節面平行方向的圓柱形標本施以張力負荷時，其應力應變曲線如圖5-43，為避免黏彈性質的影響，所以利用較慢的拉長速度（0.5cm/min）。圖 5-43 的起始部分為膠原應付負荷而排列成負荷方向，至於斜坡增

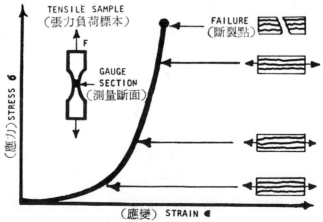

圖 5-43　軟骨在張力負荷下的應力應變圖，軟骨的強度視負荷方向而不同。

加部分（也就是靱性增加部分），則表示膠原開始負擔負荷及膠原本身的靱性。

軟骨的潤滑作用（lubrication）

在第四節中雖已介紹過潤滑作用的基本知識，但由於人體軟骨的潤滑作用相當複雜，因此在這節中也將簡單的提供一些最新的知識。

人體的關節承受著相當複雜的負荷，以髖關節爲例，其負荷型態卽有：

1.快速而中等的負荷狀態：例如跑步或走路時的擺動期（Paul 1966 及 1967 年）。

2.短暫的衝擊：例如跳高時足著地的瞬間，這時的負荷可說相當的大（Wright 和 Dowson 1976 年）。

3.長時間的固定負荷：例如持久站立的姿勢。

日常生活的種種活動中，這些負荷的複雜性並非第四節中介紹的單一作用機轉卽可應付，綜合學者研究的結果，我們可歸納如下：

1.彈性流體潤滑作用（elastohydrodynamic lubrication）可能扮演著最重要的角色，這種機轉會同時發生於平行負荷及垂直負荷狀態下，在走路擺動期，關節面會形成液體層，而後跟著地時，由於壓力增加，液體層壓搾潤滑作用，（squeeze film lubrication），將使液體層逐漸變薄後負荷減少，關節面又形成一液體層，因此在足尖離地前髖關節負荷達到最高時，此形成的液體層又可藉彈性流體潤滑作用而使關節潤滑。

2.在緩慢平行運動高負荷時，液體層將逐漸變薄，此時軟骨被擠出的關節液擔負潤滑作用（圖 5-44）。

3.在持久負荷情況（例如站立很久時），由於關節液的流動減少而使固體的接觸增加，因此這時關節面就可能藉邊緣潤滑作用來加以

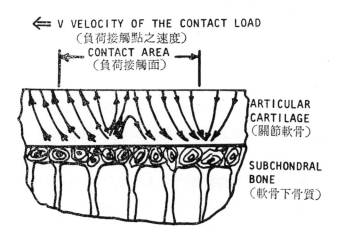

圖 5-44 關節面滑行運動時，軟骨內受負荷部分的液體擠出，而負荷
去除的部分則吸取關節液，同時軟骨內的液體也隨著負荷而
移動 (Mansour 和 Mow 1977 年)。

保護。

　　由於軟骨本身具有許多小孔且充滿液體，因此當關節面受壓時，
受壓部分的水分會被擠出，而在壓力去除後，該部分又開始吸取水
分，雖然被擠出的液體不多，但 10 micron 厚的液體便足以潤滑關節
面 (圖5-44)，這一機轉可能是軟骨細胞吸取營養的主要途徑 (Man-
sour 和 Mow 1977 年)。

　　軟骨在人體內作工之所以能維持長久的時間而不致磨損，表示軟
骨面可能根本沒有接觸，軟骨一旦缺損或損傷便不會再生，且軟骨內
的液體會很容易就被擠出而增加固體接觸的機會，如此將使關節面繼
續傷害的可能性增加。軟骨面受重覆負荷時，開始時也許會使軟骨產
生些微的傷害，但時間一久，則將會導致疲勞磨損。

　　由於關節面的軟骨沒有再生能力，因此軟骨一旦損傷就不僅會產

生應力集中效應，且可導致負荷增加趨勢。臨床上如先天性股關節脫臼、關節骨折及半月狀軟骨切除後等情形，都會使脛骨關節面軟骨的負荷增加 (Lutfi 1975 年)，而十字靱帶斷裂使膝關節不穩時，也會使負荷增加。

關節負荷的大小及頻率與軟骨的退化有極大的關係，這也就是爲什麼職業會影響關節退化的原因；例如美式足球員的膝關節，巴蕾（Ballet）舞者的踝關節及礦工的脊椎骨和膝關節等，都很容易產生退化性關節炎。至於類風濕性關節炎病人的軟骨，則由於其膠原、蛋白醣破壞，因此輕度的負荷卽可造成軟骨的磨損。

參考文獻

1. Kuei, S. C., Mow, V. C., Lai, W. M., and Ancona, M. G.: Biphasic creep behavior of articular cartilage. Transactions of the 24th Annual Meeting, Orthopaedic Research Society, 3: 10, 1978.

2. Mansour, J. M., and Mow, V. C.: The permeability of articular cartilage under compressive strain and at high pressures. J. Bone Joint Surg., 58A: 509, 1976.

3. Mow, V. C., and Torzilli, P. A.: Fundamental fluid transport mechanisms through articular catiklage. Ann. Rheum. Dis., Suppl. 34: 82, 1975.

4. Mow, V. C., Kuei, S. C., Lai, W. M., and Armstrong, C. G.: Biphasic creep and stress relaxation of articular cartilage in compression: Theory and experiments. Submitted to J. Biomech. Engng, 1980.

5. Paul, J. P.: Forces transmitted by joints in the human body.

Proceedings of the Institution of Mechanical Engineers, 181, Part 3J: 8, 1966-67.

6. Redler, I., and Zimny, M.: Scanning electron microscopy of normal and abnormal articular cartilage and synovium. J. Bone Joint Surg., 52A: 1395, 1970.

7. Wright, V., and Dowson, D.: Lubrication and cartilage. J. Anat., 121: 107, 1976.

VIII. 膠原組織之力學

(Biomechanics of the collagenous tissue)

　　膠原組織在骨骼肌肉系統的重要部分有靱帶（包括關節囊）、肌腱和皮膚，至於膠原纖維則包括膠性纖維 (collagen fiber)、彈性纖維 (elastic fiber) 及網狀纖維 (reticulin fiber) 三種；膠性纖維增加強度，彈性纖維增加彈性(伸縮性)，網狀纖維則提供組織的架樑。另外還有一個組織為基質 (ground substance)，這是一種膠質，其作用在減少纖維間的磨擦。肌腱和靱帶的主要作用為抵抗張力，因此，本節所要討論的卽為肌腱和靱帶的生物力學現象。

　　膠原組織在負荷狀態下受下列三因素的影響:

　　1.纖維的構造。

　　2.膠性纖維及彈性纖維的性質。

　　3.膠性纖維及彈性纖維的比例。

　　圖 5-45A 表示人體靱帶的膠性纖維承受張力的應力應變圖，圖 5-45B 則表示人體肌肉內的彈性纖維受張力時的應力應變圖。膠性纖維在張力負荷下，開始時會稍微伸展，但其靱性 (stiffness) 很快的便增加，而由彈性至塑性逐漸變形，最後斷裂，其斷裂的變形約為 6% 至 8%。至於彈性纖維則在很低的負荷下卽開始變形（約達100%），

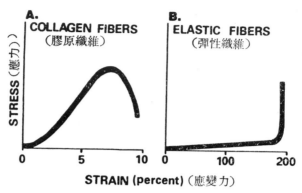

圖 5-45　膠原纖維及彈性纖維在張力負荷下的應力應變圖。

　　　　(A)膠原纖維在負荷開始時，纖維逐漸伸直，俟一旦伸直纖維
　　　　　　即開始承受應力，直到塑性變形而斷裂 (Abrahams 1967
　　　　　　年)。

　　　　(B)彈性纖維在張力負荷下一直變形至將近 200％時才忽然承
　　　　　　受應力，且在幾乎不再變形時承受應力以致斷裂，因此彈
　　　　　　性纖維為一脆弱物質 (Carton 等 1962 年)。

但當變形至一程度時，會忽然停止變形而斷裂（圖5-45 B）。如果我們比較一下骨骼和纖維的強度，便可大略的瞭解膠性纖維和彈性纖維的強度；膠性纖維的張力強度約為骨皮質強度的一半，而彈性纖維則只及骨皮質的十分之一，可見膠性纖維比彈性纖維強得多。

　　肌腱的主要功用為將肌肉的力量傳達到骨骼，因其成分大部分為膠性纖維，故可用來代表膠性纖維。至於靭帶及關節囊的主要功用則為固定關節，並避免關節活動超過人體所需的活動範圍，靭帶的主要成分也是膠性纖維，但在脊椎處有兩條靭帶其成分的三分之二卻是彈性纖維，因此表現出來的幾乎都是彈性纖維的行為，這兩條靭帶就是黃靭帶(ligamentum flavum)和頸靭帶(ligamentum nuchae)(Fielding 等 1976 年，Nachemson 和 Evaus 1968 年)，其作用在保護脊椎

神經及椎間板並使脊椎穩定。

靱帶 (ligament)

靱帶、關節囊的主要作用除了穩定關節並導引關節的活動外，同時還可限制關節過度的活動。靱帶的力量和其大小、形狀及橫斷面積有關，它和骨骼一樣強度 (strength) 和靱性 (stiffness) 隨負荷速度的加快而增快。

靱帶斷裂時將使關節產生多餘的活動，而這種不穩現象可能會使其他靱帶或關節囊也受到傷害，Noyes (1977 年) 曾利用屍體試驗臨床上常使用的膝關節「前移位檢查」(anterior drawer test) 直到靱帶

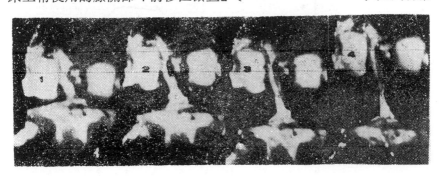

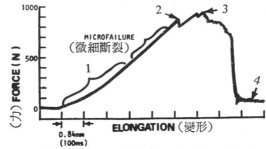

圖 5-46 屍體的膝關節在臨床應變速度下承受張力（拉力）時，關節距離逐漸分開及靱帶崩潰的對照關係。前十字靱帶變形（拉長）8 公厘時才完全崩潰，但外觀上靱帶仍保持連貫（Noyes 1977 年）。

斷裂，圖 5-46 示前十字靱帶斷裂時其負荷變形曲線和膝關節分離的
對照，當膝關節分離 8mm 時，靱帶卽完全失去負荷能力，但外表上
前十字靱帶卻仍保持連貫性，此一實驗在靱帶力學及對運動傷害的瞭
解上深具意義，將圖 5-46 分爲三部分時，第一部分相當於臨床上檢
查膝關節時靱帶的負荷變形範圍，第二部分爲日常生活或正常運動時
前十字靱帶所受的力量及變形範圍，第三部分則爲靱帶傷害（sprain）
時的力學表現（圖 5-47）。

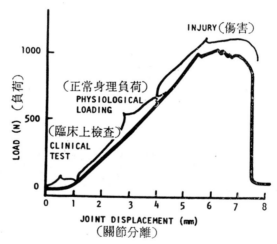

圖 5-47　圖 5-46 的應力應變圖，區分爲三部分時：
　　　　1.前十字靱帶受前拉檢查時的負荷變形部分。
　　　　2.日常生活的正常運動範圍部分。
　　　　3.靱帶受傷直到完全崩潰部分。

　　臨床上靱帶的傷害可分爲三個程度，第一度傷害時靱帶只有部分
的纖維斷裂，病人雖感到輕度的疼痛，但關節完整且無不穩現象，第
二度傷害時病人感覺劇痛，同時檢查時可發現關節有輕度的不穩現象，
靱帶的強度約減少50％，第三度傷害時關節除了有不穩現象外，還會

有不正常的運動範圍，靱帶也許仍保持連貫性，但已完全失去負荷能力，雖然在手術時有些醫師會因爲十字靱帶並未斷裂分開而誤認爲正常，但實際上它已完全失去功能了。

靱帶具備典型的蠕變行爲（creep），當靱帶受一定值負荷時，變形會慢慢的發生，但這些變形大部分是在開始負荷後六至八小時內發生，超過此段時間後雖也會蠕變但卻非常有限，這種情形稱蠕變現象 (creep phenomena)（圖5-48A），同樣的，當靱帶受一定值變形時，其應力也會隨時間而逐漸減少，在六至八小時後應力會達到一定值，這種情形稱應力鬆弛現象（stress relaxation）（圖 5-48 B）。臨床上常利用上述原理來治療某些疾病；例如先天性內翻足(congenital club foot) 用包石膏逐漸矯正的方法，就是對攣縮的靱帶組織施以定值變形，而膝關節彎曲攣縮利用牽引治療，則是根據定值負荷方法，至於對各種肌肉攣縮引起的關節運動障礙等疾病，如欲利用矯正或復健方法來治療時，則必須具備組織的機械性質及基本蠕變的原理等知識，否則可能會因治療方法選擇的錯誤，而致徒勞無功或延誤治療，有時

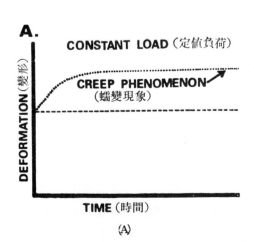

(A)

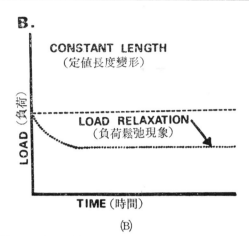

圖 5-48　(A)靭帶受一定值負荷一段時間，其蠕變在 6 至 8 小時內最大，然後就緩慢變形。

　　　　　(B)靭帶受一定值變形一段時間，其應力鬆弛在 6 至 8 小時內最大，然後才緩慢鬆弛。

甚至會造成病情的惡化。

　　Noyes 和 Grood（1976 年）利用猴子的前十字靭帶做張力試驗，提供了極有價值的資料，他們在比較快速應變（0.6 秒）及慢速應變（60秒）對十字靭帶吸收能力的影響時發現，在快速負荷時（大部分的運動傷害為快速負荷），三分之二的斷裂發生在十字靭帶本身，而在慢速負荷時，大部分的崩潰則發生於脛骨或股骨與靭帶的接合處，同時斷裂負荷值減少約20％，至於斷裂的能量則減少約30％。此實驗告訴我們，在負荷速度增加時，骨骼或骨骼與靭帶接合處強度的增加，比靭帶本身強度的增加為快。

　　靭帶和骨骼一樣，也會對應力產生適應作用，這表示運動可使靭帶的強度增加，反之，如不活動則將使靭帶的強度減弱。Noyes（1977年）的動物實驗告訴我們，膝關節前十字靭帶經過八星期的固定（不

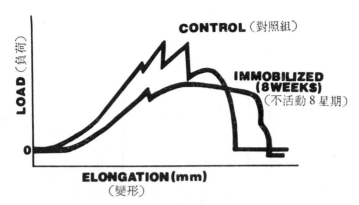

圖 5-49　猴子前十字靱帶的張力負荷。在固定八星期後，剛性減少，
延長率增加，表示此對照組弱。

活動）後，其張力最大負荷值減少40％，同時吸收能量（眞正強度）
的能力也顯著的減少（圖5-49）。當靱帶的靱性（stiffness）減少時，
延長率（elongation）就會增加，這表示靱帶變軟。上述經過固定後的
動物，在接受五個月的再訓練後，其強度只能恢復到正常的 78％ 左
右，可見靱帶受傷經手術後，如要恢復到正常程度，再訓練的時間可
能需要一年左右（圖5-50）。

肌腱（tendon）

談到肌腱時，必須將肌肉──肌腱──骨骼視爲一整體構造來加
以討論，它在骨骼附著處的結構也和靱帶一樣，同時還分成四個階段
以減少應力集中效應。肌腱的負荷決定於肌肉產生的力量，而肌肉力
量的大小則和肌肉橫斷面積的大小成正比。由於肌腱的強度約爲肌肉
強度的兩倍，因此一般而言，肌肉發生斷裂的機會當比肌腱爲多。
Kean 和 Smith（1975 年）的動物實驗指出，日常生活對肌腱所產生
的應力，大約只有其最大應力的四分之一。

Woo 等曾將接受過一年激烈訓練的天鵝，拿來和未曾接受過訓

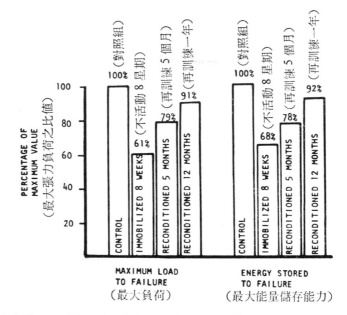

圖 5-50　亦爲猴子前十字靱帶的張力負荷。對照組、不活動八星期、
　　　　再訓練五個月及再訓練一年等的四組猴子的十字靱帶，其最
　　　　大負荷及吸收能量能力的比較。再訓練一年後，其強度的恢
　　　　復只能達正常的90％（Noyes 1977 年）。

練的天鵝比較，結果發現前者的肌腱強度及剛性，比後者有顯著增加
的跡象，因此我們可知，肌腱對外力的刺激因有適應的機能（Wolff
定律），故可使其肥厚（Viidik 1967 年，Woo 等 1979 年）。

　　肌腱斷裂後，常會由於肌肉的收縮而導致斷端遠離，因此大部分
的肌腱斷裂，皆需依靠外科手術來加以接合，在臨床上這是一個相當
重要的領域。肌腱經手術吻合後的 3 至 14 天內最脆弱，因爲在這段
時間內，吻合處的膠性纖維軟化，因此抵抗縫線的剪應力最低（Ma-
son 和 Allen 1941 年）。Urbanik 等（1975 年）在利用狗的肌腱做
張力試驗時發現，吻合處的肌腱其張力強度在第五天最低，然後逐漸

恢復,直到三星期左右才可達到幾近正常的程度,因此臨床上在施行肌腱斷裂的吻合手術後,通常都應固定三星期,但如超過三星期,有時反而會使肌腱和腱鞘周圍的組織黏著,且指關節也可能會有強直的傾向。至於肌腱本身的機械強度,則需40至50個星期左右才能恢復正常。

參考文獻

1. Abrahams, M., Mechanical behavior of tendon in vitro. A preliminary report. Med. Biol. Engng., 5:433, 1967.

2. Carton, R.W., Dainauskas, J., and Clark, J.W., Elastic properties of single elastic fibers. J. Appl. Physiol., 17:547, 1962.

3. Fielding, J.W., Burstein, A.H., and Frankel. V.H., The nuchal ligament. Spine, 1:3, 1976.

4. Kennedy, J.C., Hawkins, R.J., Willis, R.B., and Danylchuk, K.D.:Tension Studies of human knee ligaments. Yield point, ultimate failure, and disruption of the cruciate and tibial collateral ligaments. J. Bone Joint Surg., 58A:350, 1976.

5. Nachemson, A.L., and Evans, J.H.: Some mechanical properties of the third uman lumbar interlaminar ligament(ligamentum flavum). J. Biomech., 1:211, 1968.

6. Noyes, F.R., Functional properties of knee ligaments and alterations induced by immobilization. Clin. Orthop., 123: 210, 1977.

7. Noyes, F.R., and Grood, E.S., The strength of the anterior cruciate ligament in humans and Rhesus monkeys. Age-related and species-related changes. J. Bone Joint Surg., 58A:1074,

1976.

8. Viidik, A., The effect of training on the tensile strength of isolated rabbit tendons. Scand. J. Plast. Reconstr. Surg., 1:141, 1967.

第二節　全髖關節換裝手術

劉堂桂

1. 歷史

　　許久以來，髖關節手術的目標卽是疼痛的消除與運動功能的恢復，而由髖關節具有球凹形狀的構造卻擁有多方向運動功能的這件事實，令人不禁期想：如果我們將一類似球凹形狀的替代品換置上去是否可得到一效能良好的人工關節？許多外科醫師在所謂髖關節的"中間挿入關節成形術"（interposition arthroplasty)的發展上扮演了先驅的角色。在較早年代，1827 到 1938，關節成形術的目的乃利用截骨術或骨表面的再塑術來使僵直的開節能够活動。而用來防止關節僵直的材料有許多種。1895 年，Robert Jones 利用金箔片 (gold foll) 當作中間挿入的物質，在 1908 年他報告做成了一個運動功能相當滿意的髖部僞關節 (pseudoarthrosis)。此一觀念的重大突破則是 Smith-peterson 對所謂模型關節成形術 (mold arthroplasty) 的發展，他使用過許許多多不同的中間挿入物質，但發現其中效果最好的是用 Vital-lium 所做的杯狀物 (cup)，他第一篇有關杯狀關節成形術的論文，發表在 1938 年。這種杯狀物最少在初期的效果是相當穩定的，大約有80％的病人不論在休息或支撐重量的時候會有患肢疼痛的減輕或運動功能的增進。但是到了最後，許多杯狀物會黏住，卡在磨損的股骨

頸下緣，病人又開始疼痛，需要另外一次的手術。

最早有全髖人工關節成形術觀念的發展，可歸功於 Wiles、Haboush、Moore 和 Judet 兄弟等人。在 1938 年 Wiles 卽裝入人工髖關節兩側的替代品，一年之後，Haboush 又基於科學精密的方法基礎上，開始全髖人工關節的發展，他的最大貢獻在其對生物力學的研究，這一部分到今天已證明在全髖人工關節成形術上是相當重要而且成功的。1940 年，Austin Moore 成功的在一因惡性腫瘤而切除股骨上端的病患裝入一 12 英吋長的不銹鋼替代品，此後在 1951 年，他報告一種自卡 (self-locking) 形式的長柄替代物 (long stem prosthesis) 受到廣泛的歡迎。Judet 則在 1950 年報告 300 個病例使用壓克力製成的短柄替代物，引起全世界的興趣。有人說第一個全髖人工關節是由 Gluck 於 1890 年在德國所做的，他利用類似骨泥的物質做成「象牙球凹人工關節」(ivory-ball and socket)。

全髖關節人工關節在臨床使用與研究上的成功，以及我們對它的認識，可以說都是英國的 John Charnley 和其他一些先進如 Mckee, Müller 以及 Ring 等人的功勞爲最大。1950 年，Charnley 發展出一種由鉻鈷合金 (chrome-cobalt alloy) 所做成的人工髖關節，它的髖臼杯帽是由密質聚乙烯 (high density polyethylene) 所做成，而由壓克力骨泥固定到髖臼上去，Charnley 稱其爲「低磨擦關節成形術」。1958年，他第一次發表人體全髖人工關節置換術的臨床經驗，由此一應用原則引導出後來「金屬對塑膠軸承關節」和自凝壓克力骨泥的使用；將杯凹空深使旋轉中心向內側移動而改變人工關節的力學，使用小尺寸 (22mm) 的人工關節頭，和外展力量的轉移等等。1951 年，Mckee-Farrar 根據 Austin-Moore 股骨頭部人工關節的修正，介紹一種完全由金屬（鈷鉻合金）所做成的全髖人工關節，而他們也採用

Charnley 的方法用骨泥來固定，可是後來發生運動後的杯凹磨損的現象，小碎片在關節周圍刺激引起厲害的發炎反應。於是大家認爲兩部分都使用硬金屬來製造是不好的，鬆動比率的增加和金屬碎片的產生都是這類金屬對金屬人工關節設計的缺點。也由於人工關節的鬆動，卡住不能動或疼痛變爲厲害，病人紛紛回去找醫師再次手術。

　　在今天，用金屬對塑膠的形式來重建成人的髖關節，已成爲世界上大家公認的手術，無疑的，全髖人工關節置換術可說是骨科史上一劃時代的創舉。不僅數以千萬計的髖關節患者得到拯救，連全身其他所有的動關節病變，都可使用某種形式的人工關節來治療。雖然如此，全人工關節置換術仍存有許多有待發現與解決的問題，譬如材料和手術技巧的改進等等。

　　Charnley 指出壓克力骨水泥是一種理想的固定材料，它在不甚牢固的人工關節周圍當作一種填充的水泥漿，而不是在一密切接合的界面充當一黏著劑。他理由的依據乃是他發現在牢固接合的病例中，人工關節與骨質直接接觸的點，也正就是日後骨質吸收而使人工關節鬆動的地方。儘管如此，還是有許多研究者相信，壓克力骨水泥是某些人工關節鬆動的原因。最近大家注意到Ｘ光片上人工關節周圍變化的現象（圖 5-51），而研究統計指出，這種所謂「放射線學上的失敗」的比例幾達25％，而臨床上失敗病人再度接受手術的比例爲 1 — 4 ％。文獻清楚地指出：骨水泥乃整個人工關節組合裏最脆弱的一環，骨水泥與骨質交界處的變化乃日後臨床失敗的先兆（圖5-52），因而大家努力設法加強骨水泥，並設計植入骨水泥時能咬合得更牢固的人工關節。

　　自從 1958 年以來，大家對改善髖關節成形術的努力不僅針對技術與材料，另外對併發症如晚期感染，人工關節的鬆動，股骨柄的折

斷等的預防也很注重。其中免用骨水泥的人工關節設計已受到廣大的歡迎。而材料方面也引進陶質人工關節的使用（圖5-53），初期的報告顯示陶質製品在體內的適應相當良好（圖5-54, 55, 56），而且表面也比金屬製品平滑，磨擦係數相當的低，不易磨損（圖 5-57），然

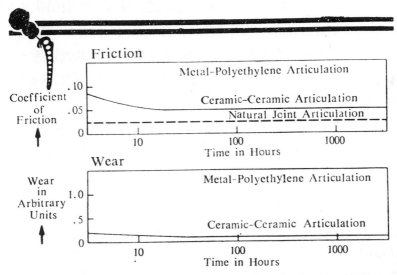

圖 5-57　陶質人工關節磨擦係數最低（係採自 Mittelmeier 報告）。

而，陶質人工關節的脆性較大，承受張力的特性較差。股骨部分乃用陶質頭套在金屬柄上，而金屬柄的部分又加上細洞表面處理，讓纖維或骨組織能長入細洞之內來加強人工關節的固定效果。其結果如何，目前尚未有定論。

目前仍有許多研究正在進行，例如：壓力與磨損的測試可能會導致更耐用的人工關節的發明；壓克力骨水泥加上碳纖維(carbon fiber)的花邊可能會使固定更牢固而鬆動減少；而人工關節表面加上陶質或金屬網的處理，使組織長入會比使用骨水泥固定得更牢固，這是屬於

生物學性的固定。使用與免使用骨水泥人工關節的區別，主要在其表面的設計與性質不同。

　　免用骨水泥的人工關節杯帽部分形狀差別很大，圓柱形、方形、圓錐形、橢圓形都有，而其中有的有螺紋有的無螺紋。在等彈性全髖人工關節所選用的杯帽，其形狀是半圓形的，與原來的髖臼頓骨下骨面的形狀是相當類似的，因而不會妨礙自然髖關節的形狀與功能，也不會增加不想要的壓力凝聚。免用骨泥固定的杯帽，其固定的方式乃使用螺絲、椿釘、螺絲釘或利用骨質組織長入表面的小洞。（圖5-58, 59, 60, 61）

　　除了少數特殊的形式，柄部的構造大都採用自卡的原理，所有的人工關節都具有增加表面積的性質，如突起、翼、皺絞或裝邊等（圖5-53, 58, 59, 60, 61）。在歐洲，漸有增加使用免骨水泥人工關節的趨勢。這種無骨泥的人工關節較具生物學性，尤其對年輕而活動力強的病人，如果此一人工關節能在盆骨與股骨間形成生物力學上的整合的話，也就是在骨頭與人工關節之間達成一生物學和力學的平衡，那麼它將有希望具備永久的功能。

II. 適應症

　　全髖人工關節置換術的適應症有下列諸項：

　　1.任何年紀的多發性關節炎、類風濕性關節炎或強直性脊椎炎。

　　2.50歲以上的嚴重退化性關節炎，不論自發性或受傷後次發性所引起者。（圖 5-64, 65）

　　3.先天性髖關節形成不良。

　　4.股骨頭部缺血性壞死病。（圖 5-62, 63）

　　5.髖臼突出症。

　　6.局部良性腫瘤。

7.以前做過人工關節置換、杯帽關節成形術、截骨術或股骨頭部切除術，術後失敗而需要再度矯正手術者。

事實上，最主要的適應症乃是走路甚至休息時劇烈的疼痛，除了疼痛的強度之外，此類的疼痛對於一些止痛藥或非類固醇性抗發炎藥物無效也是其特徵之一。其他如因疾病引起的行走困難、關節運動範圍受限；或髖關節僵直引起的功能位置不良等，也都屬手術適應症不內。今天，全髖人工關節置換的臨床經驗告訴我們：只要在成年人發現同時影響到髖臼與股骨頭部的髖關節疾病，我們都可以考慮行全髖人工關節置換術。而在最近，由於免用骨水泥人工關節的發明及設計的改良，年齡本身已不再是此類手術的禁忌了。

90％以上接受全髖人工關節置換術的病人都獲有良好的結果，其中改善最多的就是疼痛的解除，絕大多數的病人在手術之後疼痛都消失了，而在運動功能、肌肉力量及行走狀況方面也大都有顯著的改善。

儘管全髖人工關節一般的概念與手術的方式已爲大家所知悉，然而眞正手術的步驟是需要術前詳細的計畫與高度的技巧的。想要得到一長期良好的結果，其最佳的時機即在第一次手術的時候。對骨質的處理、骨水泥的調置和人工關節的安放一定要非常地小心。如果不這樣，而導致關節成形術的機械性失敗，其結果是相當不好的。

III. 併發症

1.感染

雖然早期的經驗覺得全髖人工關節置換術的細菌性感染機會似乎特別地高，但是眞正統計的結果其機會大約在 0.5〜1 ％ 之間。由於每年換全髖人工關節的病人相當多，所以患有細菌性感染人工關節的病人數目也就不少。深部傷口感染的病人有三分之一是在三個月內診

斷出來，另外三分之一介乎術後三個月與一年之間發現，剩下的三分之一則在一年或數年之後才診斷出來。一但感染發生，最好用手術方法來處理，其中包括：⑴不拿掉人工關節的清創術；⑵清創術，拿掉原有人工關節，改放另一人工關節，同時加上強力的抗生素治療；⑶將人工關節和骨水泥完全拿掉，使髖關節形成一 Girdlestone 的僞關節（圖 5-66）。

2.關節脫位

關節脫位的發生率從 0.5% 到 5%，一般平均約爲 2～3% 左右。Charnley 在做十年的追踪檢查後報告，早期的關節脫位發生率爲1.6%而晚期爲1.6%。關節脫位的基本原因常與人工關節本身的設計或排列不良有關，而手術時人工關節，尤其是杯帽部分的裝置位置不好也有關係；其他如因關節囊切除不恰當或下肢長度調整不理想而引起的關節囊及肌肉張力的不平均，或股骨大轉子切骨處的分離及肌肉再縫合的鬆開等等，亦都是造成關節脫位的重要因素。細心與精密的手術技巧，應該可以預防這個問題。

3.股骨轉子癒合不良

做全髖人工關節置換術時，採用股骨轉子切骨術的好處是可以使得手術部位的展現較爲清楚，而理論上講，將轉子向外側及遠端移動對髖關節的力學效用也是有好處的。但是一個明顯的併發症就是轉子癒合不良。根據 Charnley 十年經驗的報告，其發生率爲 2.7%，而其他人的報告爲 1.8～7%。其實全髖人工關節的手術未必要做股骨轉子切骨術不可，如果不做，可縮短手術時間、術後復健時間及減少手術當中的失血量。我們從很早以前即不太使用轉子切骨術，直到現在，只有在特別困難或者再次接受重建人工關節手術的病例才使用轉子切骨術。

4.鬆動

全髖人工關節術後一個最大的問題就是非感染性的鬆動，其發生率，在杯帽部分，10 至 15 年後爲 11—30%；而股骨柄狀部分，10 年之後，Coventry 與 Salvati 的報告是30%，別人的報告也是從21%（Morelana）到 50%（Beckenbaugh）不等。依據 Mayo Clinic 的報告，在 5 到 10 年之間，柄狀部分的鬆動率是穩定的，5 年時爲24%而10年爲 29.9%；但是杯帽部分則成線性增加，5 年時爲 0.5%而10年爲10%。儘管有些研究者指出：X 光片上可見的透明帶在25%的病例上都有，但是眞正因爲非感染性鬆動而再度接受手術者僅有 1～4%（圖 5-67, 68）。許多年來大家不斷在檢討全髖人工關節失敗的因素到底何在？其中包括手術技巧的問題：如骨泥調配或人工關節位置安放的不理想；人工關節本身設計的問題；以及病人選擇的問題：如體重、年齡和日常生活活動性大小等。

人工關節裝置的手術技巧在過去的 10 年當中有著顯著的進步，例如股骨骨髓腔塡充術、骨水泥鎗的使用（加壓充塡骨水泥）和骨水泥的離心術等使得骨水泥的分佈更均勻,骨水泥與骨質交界面更強靱，而骨水泥內的分屬現象、氣泡和缺陷等大幅減少。

人工髖關節的新設計，包括採用更強靱的金屬(超合金)來製造，金屬背撑杯帽（metal-backing）的使用；人工關節成品表面的預敷處理；粗大的、具有頸部設計和橫切面爲平滑四邊形的柄狀部分的出現等等。這一切都說明了一個能夠改進過去使用骨水泥全髖人工關節的壽命的新的紀元已經呈現在我們的眼前。

㈣免骨水泥的全髖人工關節

骨質—骨水泥—人工關節交界面間的失敗，是過去全髖人工關節置換術裏所遭遇到的一個棘手的問題，在經過一段時間之後，人工關

節會發生鬆動的現象而病人必得面臨接受再度手術的命運。基於這個道理，大家才熱衷於研究，希望能發展出不必使用骨水泥的固定方法。其中一種目前引起大家注意而臨床上也已使用的方法是在人工關節的表面加以細洞處理，使得周圍組織能够長入裏面而達到一種所謂「生物學性固定」的效果。而大部分的歐洲學者則喜歡在人工關節表面做成不規則的形狀，使得骨質長入，在骨頭和人工關節之間造成大的互卡 (macrointerlocking) 關係來固定人工關節；Mittelmeier 和 Lord 所設計者，就是此類人工關節的最佳例子。（圖 5-53, 59, 61）

　　相反的，細微互卡作用 (microinterlocking) 的原則乃基於表面細洞處理，使得骨質長入而產生固定效果。而這種表面細洞處理是在表面上加一種化學性質穩定，大於 $20\mu m$ 而能讓骨質長進裏面的細洞。研究指出，細洞大小為 $400\mu m$，而細洞體積所佔比率為40％到80％的物質，最有利於骨質的長入。（圖 5-59, 60, 61）

　　要在生物適合性、抗腐蝕性、強度、抗疲之性等各方面達到一種合諧的平衡關係，其原則不論在使用骨水泥或免用骨水泥的全髖人工關節中都是一樣的。全髖人工關節裏滑動物質和頸部直徑的選擇必須符合 Charnley 所提出來「低磨擦」的原則，這一方面，鐵對塑膠，磁器對塑膠或磁器對磁器都是令人滿意的組合。

　　總之，到目前為止，對於全髖人工關節的設計、形狀、質料和表面細孔處理等等各方面，仍存在著許許多多的爭論，在未來的數年當中，我們當可看見在這一方面更進一步的發展。

四、手術技巧

　　(1)人工關節的選擇：

　　並非每一種人工關節均適用於每一位病人，人工關節股骨柄（stem）愈靠近末端要愈薄才行，柄的邊緣如尖銳要避免使用，有弧度

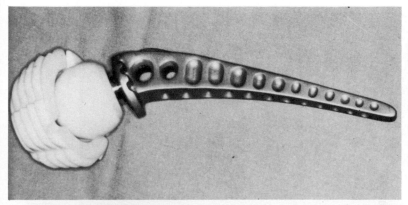

圖 5-53　陶質人工關節

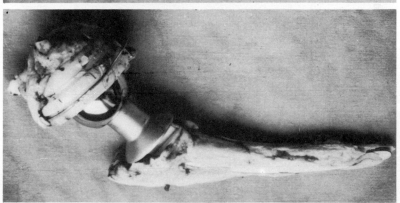

圖 5-52　鬆脫的人工關節取出後的
圖，表示杯帽 (Cup) 和幹
柄 (Stem) 骨水泥部分脫
落及骨泥與骨質交界處脆
弱，以致表面不牢固的固定。

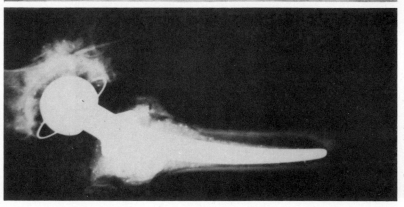

圖 5-51　幹柄與骨泥交界面的透明
層已超過 2mm 以上（從幹
板近端延伸至遠端）表示
股骨側人工關節已鬆開。

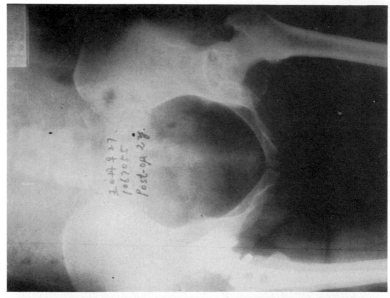

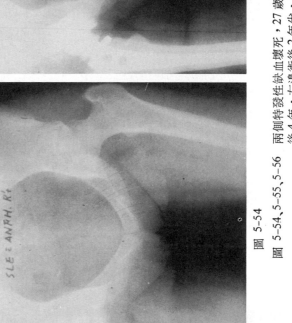

圖 5-54

圖 5-55

圖 5-54、5-55、5-56 兩側特發性缺血壞死，27 歲女性病人。右邊術
後 4 年，左邊術後 2 年半，結果極佳。

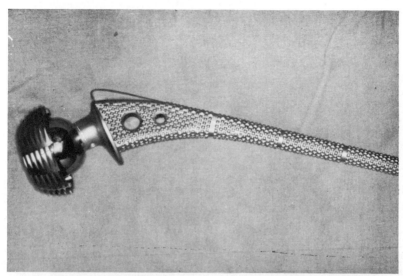

圖 5-58　杯帽使用螺紋固定，柄部突起
　　　　　（Mecron）

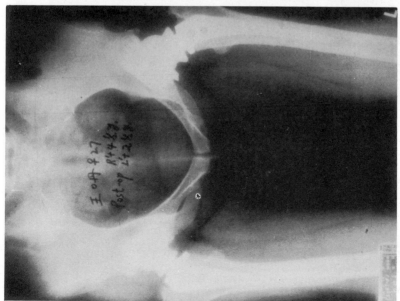

圖 5-56

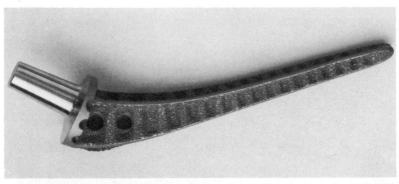

圖 5-61　柄部加上多細洞表面處理 (Mittelmeier)

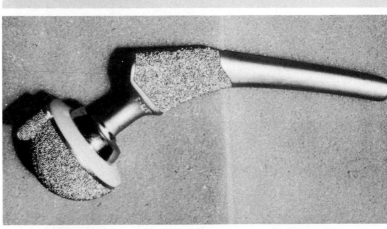

圖 5-60　杯帽圓錐形以二支粗大的椿釘固定。柄部表面以多細洞處理過的形狀 (Porous Coating-PCA type)

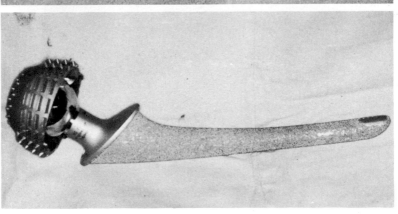

圖 5-59　杯帽圓錐形以螺紋椿釘固定，柄部皺紋表面細洞處理 (Roy Camille type)

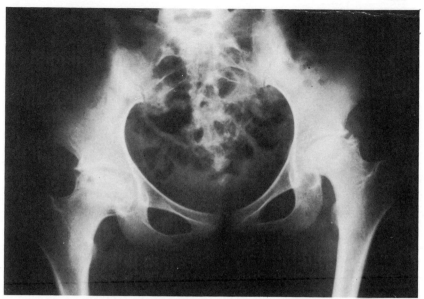

圖 5–62　兩側特發性缺血性壞死症，25歲女性。

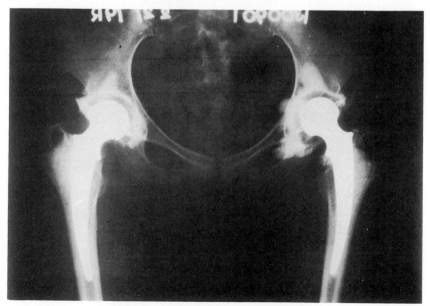

圖 5–63　經兩側置換手術後結果極佳

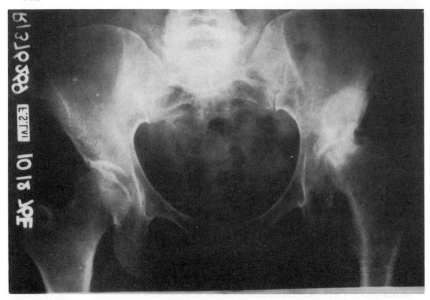

圖 5-64　左側退化性關節炎，50歲女性。

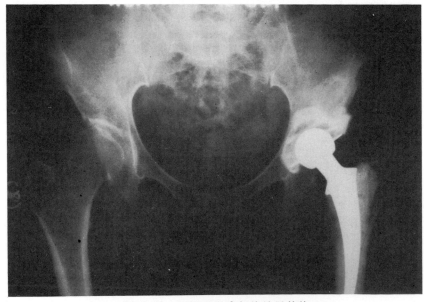

圖 5-65　置換手術 3 年後結果甚佳

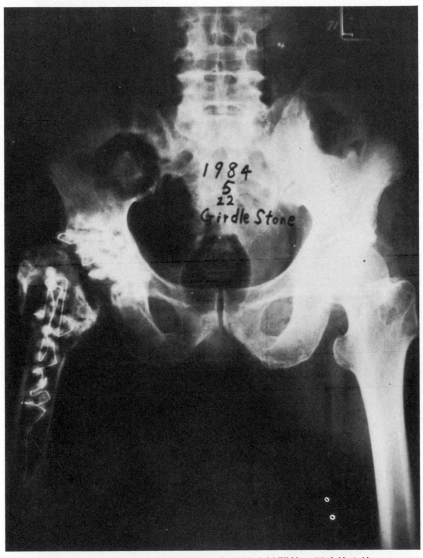

圖 5-66　右側人工關節感染經拿掉形成僞關節，同時放入抗
　　　　生素鏈 (Septopal chain)。

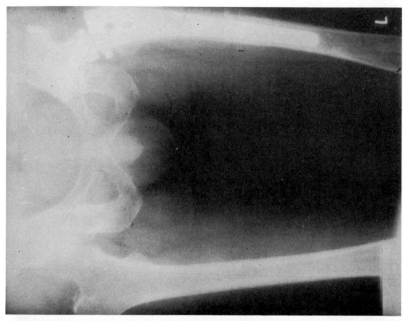

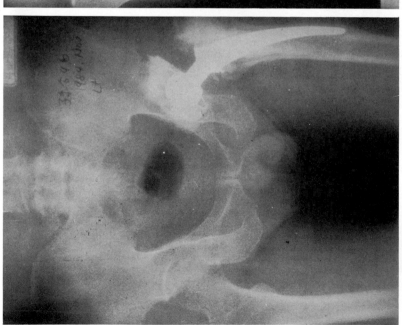

圖 5-67　左側人工關節股骨柄部發生鬆動（施行 Charnley-Miller type 5 年後）46歲，男性病人。

圖 5-68　鬆動的柄部（stem）取出，換上 Mittelmeier 型的金屬柄（無骨泥固定）。

的菱形 (diamond shape)，股骨柄最好不要使用，因極易鬆開。而直的股骨柄較易放在中央位置，如此對髖臼而言，最厚聚乙烯的部位剛好在磨損的方向，Exeler 及 Charnley 等人發展出來的人工關節，在各方面考慮較為周到。

常用的「collarless femoral prosthesis」有下列幾個優點：

①可避免禽距 (calar) 部位的破壞和再吸收。

②可在禽距及人工關節股骨柄 (stem) 之間，灌進充足的骨泥，日後對關節的支撐性較佳。

③股骨頸部的角度，沒有那麼尖銳。

④人工關節股骨柄可沈入股骨中，有自我緊縛的作用。

(2)麻醉：

到目前為止，沒有任何證據顯示，有那些獨特的麻醉技巧，對進行人工關節置換術的病人有任何好處。但是低血壓可令骨科醫師清楚地看到手術部位，縮短手術時間，並減少血液的流失。

(3)手術時對病人的姿勢：

病人在手術時一般採側臥或仰臥。側臥的姿勢容許手術由後面、前面、或側面來進行。仰臥的姿勢可讓醫師正確地判斷腳的長度是否正確，而且進行兩側人工關節置換時，並不需要改變病人的姿勢。每一位骨科醫師必須熟習各種常用的手術法： Watson-Jones 常採前側位，Charnley 喜採側位，而由後面進行叫「Southern」式的手術方法，但並非每一種手術技巧均能正確而適當地使用於每一個病人，例如先天性髖關節脫臼導致次發性骨性關節炎，在手術時需將髖臼及股骨顯露出來，就需採側位進行手術，至於因股骨疾病而需手術的病患，由後面手術較恰當。

(4)髖關節的脫位術 (dislocation of hip joint)

如作充分的滑囊切開術，髖關節的脫位是很容易做到的，對那些關節固定且變形，或患有類風濕性關節炎的病人，通常需作充分的滑囊切開。但切記不要把腳當槓桿，否則極易造成股骨骨折。分離關節必須靠牽引及把股骨頭舉起，有時髖臼邊緣需修剪一番，才能使關節脫位。

(5)髖臼的處理 (preparation of the acetabulum)：

①骨骼的去除必需完全，包括髖臼底層內側的骨贅(osteophyte)、軟骨脂肪及其他軟組織。

②固定骨泥的鑲齒 (anchorage) 必須是鐘罩形 (bell shaped)，而髖臼其他部分必須儘可能粗糙，且海棉骨要暴露出來。

③髖臼盃必須放在適當的位置，且有骨骼作充分的支撐，不能留在突出的位置。

④髖臼底層可用 wire mesh 或取自股骨頭部的骨頭，增加它的支撐性。

⑤骨泥必須靠壓力灌入，且髖臼盃要儘可能置入，以減少骨泥達不到的邊緣。

⑥需使用實驗性的髖臼盃，以便選用大小合適的尺寸。

⑦為降低脫位的發生率，髖臼盃的位置非常重要，它的開口必須在矢狀面 (sagittal) 往前 10°～15° 橫截面，向上 45° 的位置。

⑧去除髖臼盃周圍多餘的骨泥及骨頭，尤其是下緣。

(6)股骨的處理 (preparation of femur)

①股骨頸截斷的位置和方向，必須取決於選用何種人工關節而定，例如 exeter 人工關節，截斷的方向較無所謂，因它不靠 collar 支撐。

②軟的海綿骨必須儘可能移除，把靠近內皮質的硬海綿骨暴露出來，尤其是靠近禽距 (calçar) 的部位。

③有些人工關節必須在大轉子（greater trochanter）後緣切割一條長形的縫。

④骨髓腔的處理最好用尖銳的 curette，而不用 rasp。

⑤不需插入硬的 plug，因它會防止日後人工關節下沈至另一穩定點。

⑥避免放入鬆散的骨泥在股骨頸的切面，來增加關節的張力。

⑦在禽距的內緣及人工關節股骨柄之間至少有 1cm 厚的骨泥。

⑧插置人工關節時需有 10°～15° 的前傾股骨柄需置於中央，且要避免內翻。

⑨置入人工關節時切忌使用骨鎚（hammer）。

⑩人工關節用骨泥固定之前，必須先試試整復情況，以使關節保持最適當的張力狀態。

(7)固定骨泥的技術，必須注意下列數點：

①用低粘度的骨泥，高壓灌入。

②在灌注骨泥之前，一定要保持骨頭表面清潔、乾燥。

③避免骨泥成薄片狀，而要結成一整塊再灌入。

④必須確定骨泥有骨頭做良好的支撐。

⑤骨泥在混合後儘快灌入。

⑥在骨泥鑲嵌過程，人工關節應避免移動。

⑦使用填泥槍（cement-gun）可避免因骨泥重疊或血液空隙的包入，而減弱骨泥的力量。

由三組研究人員針對全髖關節置換術前後人體髖臼壓力分佈之分析，結果顯示使用高密度聚乙烯以固定髖臼，會造成壓力分佈的干擾。在作完全髖關節置換術後，主要壓力在於骨泥、小梁骨質，及髖臼的內壁。降低此三部位壓力最有效的方法是用金屬支撐的髖臼。

股骨部鬆開每年的發生率幾乎是恆定的，骨泥技術已作了不少改良。但很少人注意到不同股骨部的構造對骨泥壓力的影響。Bourne 研究顯示：使用大的股骨幹、圓的長方形的橫截面，可能較理想，因為其適合股骨溝及周圍骨泥的固封。

在過去二十年間，儘管關節置換手術有長足可觀的進步，但這些手術還是一直不斷地在研究發展之中，例如設計、手術技巧、使用材料等。由關節置換術所得到的經驗是置換部位愈符合人體解剖學的功能，則長時間的成功率愈大。其次人工關節的置入，使骨頭結構重新引起變化，如不能保有穩定而平衡的情況，植入物體最終仍會鬆開。因此理想的人工關節對自然髖關節及骨盆的生理壓力干擾愈少愈好。如在正常關節解剖學及功能上有更進一步的了解，則在人工髖關節的設計上能不斷改進且亦有較長的使用壽命。

在歐洲，使用氧化鋁的陶質（ceramic）髖關節置換術早已開始。這種材料有低磨擦力，而且身體有極佳的忍受力，是另一種手術的選擇。臺大醫院實施 162 例陶質無骨泥全人工關節置換術，發現早期結果較不安定，但長期結果仍然看好；髖關節手術最近的發展已廣為人們所熟悉，必須經過審慎而長期的評估，方能決定無骨泥人工髖關節置換術是否比目前的方法要來得更好。

總之，全人工髖關節置換會引起嚴重的機械性問題，如骨泥粘合不足，髖臼側或股骨側人工關節位置不當，而導致裝置關節的失敗。今天世界上很多骨科醫生及生物工程師仍致力於確認人工關節固有的問題及改進現有的手術方法。我們建議要有較純熟的手術，及骨泥粘合技巧，才可補救人工關節設計上的缺失，並防止人工關節的過度磨損。

在全髖關節置換術面世15年後所有的問題已漸趨明朗，與本來預

期正好相反的是，耗損並不太嚴重，可能的情況是對不銹鋼及高密度
聚乙烯、及鈦所作的髖關節在體內將可使用達 30 年或更久。目前我
們所使用的人工關節都是由歐美各國所設計開發的，價錢偏高，並不
盡符合國人體質及生活習慣，如未來能由國內自行設計出適合國人體
質的全人工關節，那將是病患最大的福祉。隨著生物材料的進步，本
國工業之漸進獨立，有一天將可自產高分子量塑膠及特殊的合金，如
此不僅可以提高國內的醫學水準，也可爲國家節省很多的外滙，這將
是全民所樂於共睹的事實了。

第三節　脊柱側彎症（Scoliosis）

尤耿雄

前　言

自從人類進化到直立行走的原始時代開始，脊柱側彎症旣已經存
在，而且一直是難以治療的病症之一。脊柱側彎症一辭是希波格拉底
（Hippocrates）　所開始使用，並且開始以原始的方式來治療。以後的
Galen 使用機械性的原理，用直接壓迫及牽引的方法來治療脊柱的畸
形。到 A. D. 625-690, Paul of Aegina 做了當時的椎板切除手術
（laminectomy），以至 1575 年，Ambrose Paré 敍述了脊柱畸形與
下肢麻痺的病理關係，並且使用鐵做胸片來矯正脊柱畸形，均爲矯正
脊柱畸形的先驅者。而他們所使用的原理及方法，仍爲現代骨科醫師
所應用。

本世紀初 1911 年 Hibbs 開始的脊椎固定手術，以及後來 1946
年 Blount 及 Schmidt 等對於非手術性治療的 Milwaukee Brace（
米爾瓦基背架）的使用，以至 Harrington 氏的 posterior spinal in-

strumentation(脊椎後固定術)，最近的 Dwyer 氏的 anterior spinal
instrumentation(脊柱前固定術)，還有術前牽引矯正用的方法 (halo-
pelvic traction)，頭骨股盆牽引術的應用，對於脊柱側彎症的矯正，
現在已經有長足的進步。但是很遺憾的，對於佔大多數的特發性 （
idiopathic) 病因的脊柱側彎症（圖5-73），其病因及預防方法，到現
在仍未十分明瞭，仍然有待專家學者的進一步求解。

定義 (Definition):

　　脊柱上一個或一個以上的脊椎骨因向側面回旋彎曲 (lateral-ro-
tatory curvatures)而造成的畸型卽稱爲脊柱側彎症。此種畸型除了造
成身體外觀不雅外，如果畸型嚴重，可能因心肺內臟器官之壓迫，引
起心肺功能衰竭而短壽。（圖 5-74)

分類 (Etiological Classification of Scoliosis):

　　脊柱側彎症可分成兩大類，卽㈠非結構性側彎症或稱機能性側彎
症 (nonstructural or functional scoliosis)。㈡結構性側彎症 (struc-
tural scoliosis)。

　　所謂非結構性側彎症，仍是脊柱本身沒有回旋 (retation) 可以自
行回復直立位的側彎。它具有兩個特性(1)可逆性 (reversible)，(2)自
主性 (voluntarily) 矯正。它可能由於姿態不良引起，或者因爲短
腳、股盆傾斜或臀部肌肉攣縮引起髖關節之內旋、外展及屈曲攣縮，
再引起代償性之股盆傾斜而造成側彎。其他坐骨神經痛性側彎(sciatic
scoliosis) 因脊髓神經之病灶引起肌肉疼痛痙攣所致。又如腹部病灶
如盲腸炎、腎周圍膿瘍等炎性反應，以及歇斯底理性 (hysterical
scoliosis) 等均能引起非結構性側彎症。（圖 5-75, 76)

　　非結構性側彎症其脊柱上沒有內在的病變，亦卽其脊柱部位沒有
骨骼、神經或肌肉的不正常病變。因此在X光檢查上，脊椎沒有如同

結構性側彎所見的契形變化或其他結構變化。對於非結構性側彎症本身，不需要治療。而非結構性側彎症的脊柱彎曲爲Ｃ型，在其上下端沒有代償性弧度出現。

　　結構性側彎症：它有脊柱內在的變化；可能骨骼、神經或肌肉病變，或者幾種因素同時存在。結構性側彎症因爲有脊椎的回旋變形，因此它是非可逆性（irreversible），也就是病人本身無法志願的矯正及維持脊柱在直立部位。

　　結構性側彎症仍是本文所主要討論之對象。造成結構性側彎症之原因很多，但是大部分（約70％）是原因不明的所謂「特發性」。關於結構性側彎症病因分類，在此以 Cobb's 分類以及脊柱側彎研究學會分類爲主，給諸位參考。如表 5-3, 5-4。

表 5-3　　結構性側彎症（Cobb's 分類）

Ⅰ骨骼性病變 (osteopathic)。
　A先天性 (congenital)。
　B胸廓性 (thoracogenic)：膿胸、胸廓成形術後。
　C放射線照射後 (postirradiation)。
　D其他骨骼病變 (other osteopathic)。
Ⅱ神經性病變 (neuropathic)。
　A先天性。
　B小兒痲痺後遺症。
　C神經纖維瘤、脊髓空洞症等。
Ⅲ肌肉性病變 (myopathic)。
　A先天性。
　B肌營養性退化 (muscular dystrophy)。
　C其他肌肉性病變。
Ⅳ特發性 (idiopathic)。

表 5-4 結構性側彎症分類 (側彎症研究學會分類)

I 特發性側彎: 佔 70%。

A) 乳兒期—— 3 歲以下。

　　1 消退型 (resolving)。

　　2 進行型 (progressive)。

B) 幼年期—— 3 歲至10歲。

C) 青年期——10歲以上至成年止。

II 神經肌肉性側彎。

A) 神經病學的。

　　1. 上位運動神經單位 (upper motor neuron)。

　　　　a. 腦性麻痺。b. 脊髓空洞症。c. 其他 (如脊髓腫瘤)。

　　2. 下位運動神經單位 (lower motor neuron)。

　　　　a. 小兒麻痺性。b. 脊髓脊膜疝氣。c. 其他 (如脊髓外傷)。

B) 肌肉病學的:

　　1. 進行性: 如肌營養性退化。

　　2. 停止性: 如先天性筋無緊張症。

　　3. 其他: 如 Friedreich 失調, 一側性無肢症。

III 神經纖維腫瘤症: (Von Recklinghausen 氏病)。

IV 先天性側彎。

A) 脊椎性:

　　1) 開放性——脊椎後方欠損。

　　　　a) 神經學的欠損 (如脊髓髓膜瘤)。

　　　　b) 無神經學的欠損 (如潛在性脊椎披裂)。

　　2) 閉鎖症——無脊椎後方欠損。

　　　　a) 合併神經學的欠損 (如分裂脊髓症)。

　　　　b) 無神經學的欠損 (如半椎體及一側性非分離性 bar)。

B）脊椎外性（如先天性肋骨癒合）。

V 間葉性障害:

A）先天性: （如 marfan 症候羣、morquio 病、先天性多發性關節拘縮症，其他各種侏儒等）。

B）後天性: （如類風濕性關節炎、Still 氏病）。

C）其他: （如 Scheuermann 氏病、骨形成不全症）。

VI 外傷:

A）脊椎（如骨折、放射能、外科的處置等）。

B）脊椎外（如火傷、胸腔原性）。

VII 刺激現象引發: （如脊髓腫瘍）。

VIII 其他: （如代謝性、營養性、內分泌性）。

表 5-5　非結構性側彎症分類

I 姿勢側彎: 通常 7 — 9 歲小孩較多，彎曲程度較輕，而且在臥床時，彎曲會消失。

II 代償性側彎: 通常兩下肢長短不一，骨盤向較短的下肢傾斜。

III 坐骨神經痛性側彎: 非眞正的側彎，因爲椎間板脫出，壓迫神經根引起的刺激性側彎。

IV 歇斯底理性側彎: 少見，需接受精神科治療。

V 炎症性側彎: 腎周圍膿瘍或類似感染性引起。

流行病學:

　　側彎症之流行病學調查，可分二種方式；一種經由肺部 X 光片檢查中發現。另一種方式卽由學童的體檢來找出側彎症之發病率。Shands 及 Eiseberg（1955）在二十萬張胸部 X 光片中，發現側彎症之發病率爲千分之十九。其中千分之十四，側彎症弧度在二十度以下。只有千

分之二其弧度超過三十度。Puhaime, Archambault 及 Poitras 等人在 14,886 人的胸部迷你X光片中，發現側彎症爲 1.1%。1973 年，臺北市立仁愛醫院骨科對臺北市學童 15,915 人，做胸部X光片攝影檢查，發現側彎症學童 84 人約（0.5%）。Wynne-Davies (1973)在英國愛丁堡體檢 10,000 學童，發現八歲以下側彎症佔1.3/1000，而其中男女比例相同。八歲以上 1.8/1000 男童爲 0.2/1000， 女童4.6/1000。Lezberg 在美國 Massachusetts 州 Falmouth 地方體檢6,000 學童，側彎症爲1.2%。Golomb 及 Taylor(Sydney, Australia)爲 2.5%。Segil（南非，約翰尼斯堡）發現白人學童爲 2.5%，非洲學童爲 0.03%。

　　臺北市立仁愛醫院骨科於1979年 5 月及 6 月，利用視診及 Moire Topography 檢診方式，對於臺北市國中一年級，國小五、六年級之男女學童，合計 6,387 名做側彎症調查，結果側彎症之發生率爲 204名（3.2%）。其中 24 名學童（0.38%）其弧度超過 20 度以上，需接受治療。而性別比例，女生爲男生的 2.5 倍，此檢診結果和外國資料相比，並無差異。（圖 5-77, 78, 79, 80）

　　側彎症之病理變化:

　　側彎症之病理變化，因側彎弧度之大小而略有程度上的差異。在彎曲的凹側，所有的組織構造受到壓擠或短縮，然而反之在凸側可能尚保持正常或變延長。弧度的中心椎體 (apical vertebra) 變化最大，成契狀形及回旋最多。中心椎體上下的脊椎，有相同的變化但程度則愈離中心愈遠，程度愈緩和。椎間板在凹側是被壓擠的，但在對側則膨脹，所以髓核 (nucleus pulposus) 移向凸側。椎前縱靱帶在凹側變厚，在凸側變薄，隨著椎體畸型的變大，因有骨骼增生，因此隨後，發生靱帶的骨化。同時因椎體變形，椎體間的關節亦生變化及變形，

表 5-6　Moiré Topography　檢查之結果

接受X光檢查	X 光 畸 形 度 數			
	20度以上		10～19度	
學　童 428 人	男	女	男	女
國小五六年級	3/1407 (0.21%)	3/1249 (0.24%)	33/1407 (2.34%)	39/1249 (3.12%)
國中一年級	1/691 (0.14%)	7/690 (1.0%)	18/691 (2.6%)	41/690 5.94%
計	4	10	51	80
計	14		131	
計	145(3.6%)			

表 5-7　視診檢查 2,350 名學生之結果

接受X光檢查	X 光 畸 形 度 數			
	20度以上		10～10度	
學　童 182 人	男	女	男	女
國小五六年級	3/726 (0.4%)	3/788 (0.4%)	15/726 (2.1%)	10/788 (1.3%)
國中一年級	2/409 (0.5%)	2/427 (0.5%)	6/409 (1.5%)	18/427 (4.2%)
計	5	5	21	28
計	10		49	
總　　　計	59(2.51%)			

表 5-8 6,387 名學童之檢查結果

國中一年級:	男 生	27/1100(2.45%)
	女 生	68/1117(6.09%)
國小五六年級:	男 生	54/2133(2.53%)
	女 生	55/2037(2.70%)
合 計:		204/6387(3.20%)
需 治 療 者:		24/6387(0.38%)

表 5-9 各國側彎症之發現率

報　　告　　者	年代	調查數	發　　　現　　　率
日本旭川醫大	1977	9572	1.22%（小學） 2.72%（中學）
日本千葉大學	1977	1212	1.60%（小學高年級） 3.40%（中學）
日本愛媛醫大	1977	3430	1.7%（中、小學）
美國可羅拉多州	1976	2578	3.4%（中、小學男女）
美國米尼蘇達州	1976	80144	男: 6.5% 女: 9.1%（中學）
臺北仁愛醫院	1980	6387	男: 2.45%（中學）2.53%（小學） 女: 6.09%（中學）2.70%（小學）

因此慢慢發生退化性關節炎。 由於椎體變形回旋， 關節面的變形退化，有時因變形程度進行得太厲害，以至於二、三個椎體可能癒合在一起。

結構性側彎，一定有脊椎的回旋，而中心椎體回旋最大。椎體總

是回旋向凸側，而棘突起旋向凹側。隨著脊椎的回旋，肋骨亦隨著變形，胸廓亦跟隨變化。因此在胸椎，隨著椎體的回旋，肋骨及胸廓亦旋向凸側的背後，造成隆起的駝背。相反的在凹側，胸廓及肋骨反而向前隆起。在凸側，肋間距變寬。在凸側，肋間距縮短，使得肋骨有時擠在一起。肋間肌也在凹側攣縮，在凸側延長。椎體的回旋同時造成椎弓及脊椎管的變形。胸廓的變形，造成凸側肺活量的減少。有時因側彎程度太大，而使胸廓靠緊骨盤，而壓迫到胸、腹內臟器。因為此種胸腔的變形，而使得心肺衰竭成為側彎症的死因。一般而言，彎曲度在55度以內，心肺功能尚無大碍。55度以上，肺功能卽漸減少，而在 100 度以上，病人卽明顯的出現衰竭症狀而引起心、肺的合併症。此外，側彎症亦常引起頑固的腰痛、背痛。同時造成精神方面的壞影響。 （圖 5-81, 82, 83, 84, 85, 86）

特發性側彎症:

　　特發性側彎症是最常見的側彎症，約佔所有病例的70％，其眞正病因不明。青年期的側彎症主要發生在女性(85％)，女性約為男性八倍。同時有明顯的家族性發病率(25％)。女孩子如發育快、早熟，比較易得此症。最近的研究顯示特發性側彎症受遺傳因素影響，是一種不全表現率的染色體性優性遺傳。(autosomal dominant with incomplete penetrance)。

　　由特發性側彎症的發病時期，可分以下三型:

　　⑴乳兒期 (infantîle): 在生下後至三歲間發生，約在一歲左右發見。在英國常見。男孩佔多數。主要為左側胸椎部彎曲。可分為二個類型⑴消退型: 大部分屬於此型，彎曲在 20 度左右，不需治療而自然治癒。可能因在子宮內時的姿態不良引起。⑵進行型: 少數繼續惡化成為重度硬直的彎曲，預後不良。⑵幼年期: 在四至十歲間，平常

在六歲左右出現。爲右側胸椎彎曲。男女無性別差異。主要以非手術方法治療及密切觀察追踪。如有必要，可做有限度的脊椎融合手術以阻止彎曲的惡化。⑶青年期：在十歲以後至骨成熟止。主要爲右胸椎及胸腰椎部型彎曲。很多病例在十歲前已有彎曲存在，但在青年期生長速度加快時，才發現。此期85％爲少女。結構性側彎症在青年期生長加速時，常會進行惡化。一般來說，結構性側彎出現越早的小孩，其預後越不好。

特發性側彎症其脊柱彎曲可分爲五種彎曲型。

1.右側胸椎彎曲(right thoracic curve)：此種彎曲型最常見，其上限終端椎體（upper and vetebra）在 $T_{4,5}$ 或 T_6，下限終端椎體在 $T_{11,12}$ 或 L_1。此型通常爲高度結構型（因不可能由脊柱的側屈來矯正）。由於脊椎回旋程度重大，凸側肋骨厲害的變形，70度以上的彎曲造成外觀上的欠陷以及心肺機能的障害。此型彎曲進行很快，爲了良好的外觀及機能的改善，必須愈早治療愈好。右側凸的胸椎彎曲爲大彎曲（major curve）。通常在胸椎彎曲的上或下反對向，會出現小彎曲(minor curve)。此種小彎爲二曲次性的（Secondary curve）或代償性的（compensatory curve）。大彎曲亦稱爲主彎曲（primary curve）。通常是結構性的。小彎曲通常是機能性的及非結構性的，但是長時間的存在，此小彎曲轉成結構性而必須治療。

2.胸腰椎彎曲（Thoracolumbar curve）：此型亦常見，爲長彎曲而向右側凸出，其上限終端在 $T_{4,5,6}$ 而下限終端在 $L_{2,3,4}$。如同右側胸椎彎曲一樣，會出現胸椎上部的左側小彎曲及腰椎下部的左側小彎曲等代償性平衡性的彎曲。通常胸腰椎彎曲比胸椎彎曲造成外觀畸型較少，但是因椎體回旋的關係，引起肋骨及肋腹部的重度歪曲。此型彎曲亦以女性較多，通常在 14 歲左右出現。

3.二重大彎曲 (double major curve): 此型爲二大結構性彎曲同時存在，亦稱爲二重主彎曲 (double primary curve)。彎曲通常爲右胸椎彎曲及左腰椎彎曲，二者彎曲的程度相等。二重大彎曲有下列幾種型式:

(1)右側胸椎，左側腰椎彎曲（爲最常見的組合）。

(2)右側胸椎，左側胸腰椎彎曲。

(3)左側胸腰椎，右側下部腰椎彎曲。

(4)右側胸椎，左側胸椎彎曲（二重胸椎彎曲，最初由 Dr. J, Moe 首先指出）。

典型的二重大彎曲爲右側胸椎彎曲由 T_5 至 T_{11} 或 T_{12}。左側腰椎彎曲由 T_{11} 或 T_{12} 至 L_4 或 L_5。因爲此型彎曲是對稱性的，維持平衡的，所以比單一彎曲畸形較少。但是重度時亦引起嚴重合倂症。

4.腰椎部大彎曲 (lumbar major curves): 此型亦普遍，通常由 T_{11} 或 T_{12} 至 L_5。65%凸向左側。 其上方胸椎爲非結構性的代償彎曲。此型少畸型，但脊柱常完全硬直引起分娩時及晚年的重度關節痛。

5.頸胸椎彎曲 (cervico thoracic curve): 此型較少見，通常左凸側， 由 C_5 至 T_4 或 T_5。少伴有疼痛，但引起肩線歪曲，爲美觀上較有問題。 （圖 5-87）

臨床診斷及評價 (Clinical Diagnosis and Evaluation):

由於特發性側彎症是緩慢漸進的，病人無痛苦感覺，因此在早期的彎曲發展中，病人本身自己無法知悉。而且因爲衣物遮蔽的關係，其父母親亦無法察覺。等到某天，其雙親、學校老師或公共衞生護士發現小孩的肩膀一邊較高，一側肩胛較爲突出，或者一側臀部較爲顯突，甚至於一邊的褲腳著地，才帶來找骨科醫師，此時其脊柱彎曲常

常已在 30 度左右。有時病童會感覺疲勞、腰痛，隨著彎曲的增加，腰痛愈烈。有些因肺活量減少的關係，呼吸短促。或者因腹部壓迫而有消化道不適。但在輕度的彎曲是常無症狀的，直到中年以後才會產生症狀。

對於側彎症病人的檢查及評價，所有的資料必須記錄在特殊病歷表上，以便做有系統的分析。包括(1)既往歷: 既往歷的完全調查中，患者的實際年齡，側彎症發現的年齡、彎曲的進行中雙親的印象，第二性徵的開始，女性初潮的注意，患者發育程度等等均需包括。另外是否有其他疾病、手術、外傷等，家族歷是否有相同變化等遺傳因素均需注意。（圖 5-88）

(2)理學檢查: 必須做全身檢查，二次性徵的發現，兄弟之身長比較可以推測患者將來的發育形態。檢查皮膚是否有「cafe-au-lait」斑，注意全身神經肌肉發達情形，注意有否色芽斑 (pigmented areas) 或毛髮斑 (patches of hair)。毛髮斑在脊椎披裂，分裂脊髓症合併脊髓空洞症時出現。心肺狀態及胸部擴張檢查，在先天性側彎症及 Marfan 氏症候羣時會合併先天性心臟病。水晶體及眼底檢查、泌尿生殖器檢查是否有失天性障害等。（圖 5-89, 90, 91）

全身檢查後接著做有關脊柱側彎之特殊檢查。使病人直立站著，由背後診視之，最明顯的現象是脊柱的彎曲 (圖5-92)，使骨盤平衡時可見二側脇腹溝的不對稱。在凸側可見肩胛及肩膀突出。在特發性側彎的胸椎彎曲型，可見右凸。在腰椎型可見左凸。診視腰部，因為脊椎回旋之故，在凸側可見椎旁肌肉特別突出而胸廓回旋，使得肩胛上舉，形成肋骨隆起 (rib hump)。在輕度彎曲，讓病人前彎，可見此肋骨隆起(rib hump)更形明顯。如讓病人立正，由 C_7 的棘突起用鉛錘下墜，直垂直線應經過臀溝。如果此垂線偏向一側，則表示此側彎沒有

代償平衡 (uncompensated)。在此情形下，垂線是偏向大彎曲。卽表示小彎曲尚未足够的代償作用來使頭部保持在骨盤上方的正中央。再者使病人分別向兩方側曲，或暫時扶住病人下頷及後頭部，觀察脊柱彎曲是否會減小，可看出此彎曲是否尚有柔軟性 (flexibility)。其他神經學檢查亦爲必要步驟，最後爲了病歷完整，每位病人必須照相。

　　3.實驗室檢查: 實驗室檢查包括一般的血液學、肝功能、心電圖等正常檢查外，最重要需做肺生理學檢查。胸廓變形引起肺活量的減少及制限性 (restrictive) 肺欠損，更進而引起心臟衰竭。所以治療前，中及治療後均需做肺功能檢查。（圖 5-93）

　　4.X光線攝影檢查: 側彎症的病理變化，可由X光片上反映出來。X光片不但在診斷側彎症上很重要，而且對於側彎症的進行變化的追踪亦很重要。前文已經提過的數種類型的分析。一個大彎曲或主彎曲通常是最大最僵硬的，一般合併有小彎曲或代償性彎曲在其上、下方。小彎曲是較有柔軟性及較少結構變化。有時二個大彎曲形成二重大側彎。至於彎曲的類型及位置又與側彎症的預後有關，胸椎及頸椎部位側彎是最僵硬的，變形亦最大，所以預後最差。在X光片上來測量彎曲的弧度有一定的標準量法。（圖 5-94）一般使用兩種方法，一個 Cobb 氏測定法，另一爲 Fergnson 氏測定法，而以 Cobb 氏法使用最廣。（圖 5-94）。

　　a．Cobb 氏法: 由上限終端椎體的上沿劃一水平線，在下限終端椎體的下沿劃另一水平線，由此二條水平線各作一條垂直線，此二條垂直線形成的交角卽爲此彎曲的角度。

　　b．Fergnson 氏法: 在上限終端椎體、下限終端椎體及中心椎體各取其中心點，此三點亦成一交角卽爲 Fergnson 氏彎曲角度。

　　側彎症研究學會根據側彎角度的大小，分成 7 羣。

彎曲的測定

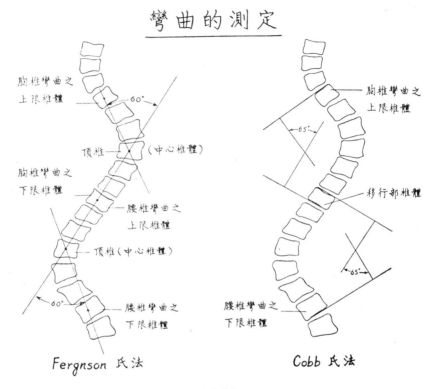

胸椎彎曲之上限椎體

60°

頂椎 （中心椎體）

胸椎彎曲之下限椎體

腰椎彎曲之上限椎體

頂椎（中心椎體）

腰椎彎曲之下限椎體

60°

胸椎彎曲之上限椎體

65°

移行部椎體

65°

腰椎彎曲之下限椎體

Fergnson 氏法

Cobb 氏法

圖 5-94

1羣	0°～20°	4羣	51°～75°	7羣	126°以上
2羣	21°～30°	5羣	76°～100°		
3羣	31°～50°	6羣	101°～125°		

　　X光片攝影，一般是讓病人站立及仰臥各照一張全身脊柱的前後像，仍後量角度。如果讓病人仰臥，仍後向左、右二側儘量側屈，照出來的前後像，可判定側彎的柔軟性。再者脊柱的側位像，可看出是否有後彎或前彎 (lordosisor kyphosis)。亦可見是否有合併椎體易位 (spondylolithesis)。

治療:

　　側彎症病人必須由骨科醫師來決定是否需要矯正，同時必須定期做追踪診察。治療的目的在於預防輕度的側彎惡化，和對重度側彎的矯正及保持矯正的效果。是否需要治療以及治療方法需有經驗的骨科醫師來判斷。

　　1.非手術性療法： 對於側彎症病患， 開始的療法以非手術法爲宜。一般採用的非手術法有二種。第一種爲運動及觀察法。此法用在20度以下的輕度有柔軟性的側彎，或者雖然彎曲稍大但已接近成熟期的病患。 運動對結構性側彎症無矯正效果， 但它可維持脊柱的柔軟性。定期每 3 ～ 6 月做X光片檢查的追踪觀察；特別對成長加速期的病患是很重要的。如果在觀察中發現彎曲有進行惡化現象，必須卽刻採取更進一步的措施。

　　第二種非手術法爲背架的使用，其中以 Milwaukee，或 Blount背架最有效。此種背架固定在骨盤及頭部，可調節具有上下開張牽引作用，再加上後側方可調節性的壓迫在胸廓突起上，所以具有矯正效用。而且病人穿上此背架，可以走路、起坐、躺臥及做一些運動。每日病人穿此背架 23 小時，可以取下 1 小時做洗澡、皮膚保養及其他運動。對於早期而有柔軟性彎曲的小孩，Milwankee背架可用來矯正及維持變形的矯正。但是超過 50 度以上則無效果。此背架必須繼續穿到骨骼發育成熟爲止。骨骼發育成熟可由椎體及腸骨稜的成熟度來判定。 （圖 5-95, 96, 97, 98）

　　2.手術治療法: 對於無法用非手術法來矯正及維持的側彎，必須考慮手術治療法來矯正及維持矯正效果。在許多側彎矯正中心，幾乎所有的小兒痲痺性側彎，或快速惡化的特發性側彎等均用手術矯正。

　　一般來說，手術治療法適用於以下幾種條件:

　ａ）進行性的彎曲。

　ｂ）軀幹畸型重大（無論脊柱成熟與否）。

　ｃ）嚴重的疼痛（特別在年齡較大病患）。

　ｄ）心肺功能減退。

　ｅ）遺傳性的重度彎曲。

　手術前治療法：先使凹側軟部組織鬆弛以便達到較好的矯正及維持矯正。綜合有下列數種方式：

（1）鬆動術：

　ａ．運動

　　①對稱性

　　②非對稱性，加強凸側肌肉力量。

　ｂ．伸張

　　①縱向牽引：頭部及骨盤、頭圈股骨牽引等。

　　②側向牽引：壓迫彎曲中心。

　　③手足懸掛（在凸側）。

（2）Milwankee 背架：矯正及維持中度柔軟性彎曲。

（3）強力矯正：

　ａ．Risser 氏 turnbukle hinge 石膏衣。

　ｂ．Localizer cast.（圖 5-99, 100, 101, 102）

　ｃ．「E-D-F」cast..Cotrel 氏 elongation（伸長），derotation（反回旋），及 flexion（屈曲）作用的石膏衣。

　ｄ．halo-pelvic Traction：頭顱股盤牽引法。

　ｅ．halo-femoral traction：頭顱股骨牽引法。5-103, 104, 105

手術方法：

　脊椎後方固定法：1911 年 Hibbs 用來做側彎症的治療是最有效

的矯正方法。在彎曲的矯正先用背架，石膏矯正或各種牽引法矯正至
最大限度後，分一次或多次做脊椎後方固定手術，可以用來維持矯正
的效果。脊椎固定用 Hibbs 法外可另加腸骨移植，使固定更達到脊柱
融合的目的。　對於重度的彎曲，　可用　Harrington　氏金屬桿做內固
定合併　Hibbs　氏手術法來達到更好的矯正目的。

　　側彎症做脊椎融合手術固定後，需穿上石膏底或　Milwaukee　背
架，並臥床 3 ～ 6 月，使移植骨與脊椎硬化。然後再換上可行動的石
膏底或堅固背架 6 個月以上。直到 X 光片顯示脊柱硬化已經够強可以
維持矯正的效果。以後病人在數年內需定期檢查，如果發現彎曲有增
加的趨勢，表示固定不牢，形成假關節（pseudoarthrosis），或脊椎固
定範圍不够，　必須再次手術，　修補假關節或延長固定範圍。（圖 5-
106, 107）

　　脊椎前方固定法：有一部分的病患，其用後方固定法不太理想，
如脊椎後方有欠損者或痲痺性側彎，或神經筋性側彎等。如合併用脊
椎前方固定法（Dwyer氏內固定法）可以達到更強的固定目的。以及
更好的矯正。（圖 5-108）

Congenital Scoliosis（先天性脊椎側彎症）

　　在脊椎共有三個骨化中心（ossification center），兩個在椎弓，
一個在椎體。它們於胎生期之第八週出現。若母胎或胎兒環境有了變
化，則這些骨化中心之融合不正常，因而造成脊骨左右側的天生不均
等，而形成側彎症。依照 Mac Ewen 的分類可分成下列幾種類型：
（如圖 5-109）

一、椎骨形成不全型（failure of formation）：

　　㈠部分形成不全型：又稱先天性楔狀椎（wedge vertebra）。

　　㈡完全形成不全型：又稱半椎（hemivertebra），此類型最多。

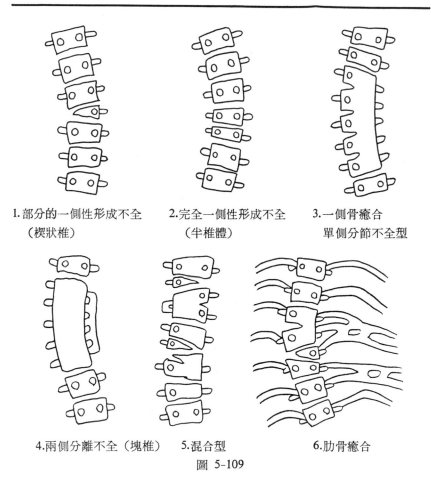

1.部分的一側性形成不全　　　2.完全一側性形成不全　　　3.一側骨癒合
　（楔狀椎）　　　　　　　　　　（半椎體）　　　　　　　　　單側分節不全型

4.兩側分離不全（塊椎）　　5.混合型　　　　　　6.肋骨癒合

圖 5-109

二、椎骨分節不全型 (failure of segmentation)：

　　㈠兩側分節不全型：又稱塊椎 (block vertebra)。

　　㈢單側分節不全型。

三、混合型：

　　正常脊椎的生長是左右平均的, 但若一側是生長停止的單側分節,
而另一側是有生長機能, 則在發育期間, 畸形的惡化是可以想像得到

的。但若同時有幾個椎體有畸形，可是不在同一側，有時候也可以保持脊椎左右的平衡，並不造成嚴重的側彎症。

楔椎的定義是在正面X光上，可以看到左右兩側的椎高不同稱之。它可以是兩側骨化不對稱而引起，或是受到相鄰的半椎的壓迫而引起。

一般的先天性脊椎側彎症病人，常合併其他的先天性畸形，最嚴重的脊椎合併症是犯及神經部分的，例如脊髓二分症，其他脊椎融合不全症、脊椎瘤，也常可見到，有時肋骨融合也可以見到。

治療方法:

裝具並不能使畸形的進行停頓，一定要幾個月照一次X光，看看變化有沒有在進行，因為融合的肋骨會使同側的脊椎的發育更受限制，有時要把肋骨切開，尤其是在發育期，更是要注意畸形的進展，若急速惡化被發現時，脊椎固定手術要立刻進行。

神經纖維瘤症 (neurofibomatosis)

神經纖維瘤症 (neurofibromatosis): 又稱 Von Recklinghausen's disease ，　為一種遺傳性家族性發生的多發性腫瘍性畸形，　遺傳形式為常染色體性優性遺傳，皮膚上可以見到神經纖維瘤及大小不一的色素斑 (cafe-au-lait spot)，除了可以在聽神經、三叉神經、脊髓神經上見到神經纖維瘤外，常合併脊椎側彎症，此種側彎症的特徵是急銳的彎曲而造成駝背及側彎的變化。它和先天性側彎症不同處是在高度變形側彎脊椎的中心點在牽引時可動。這種側彎症是急速進行性的，不早期治療會發生神經麻痺。不依特發性脊椎側彎症的治療原則，而和先天性進行性側彎症同樣地，10歲以下的病例，若進行迅速，也行手術治療。不過此種病例，高度畸形易發生，且手術後易發生骨癒合不全 (non-union)，　除了後方固定術手術外，　前方固定術合併實行者，較佳。

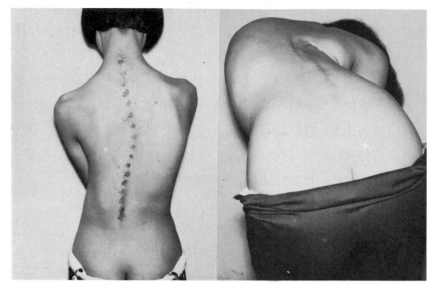

圖 5-73　特發性側彎症

圖 5-74　胸椎部側彎，病患可見
　　　　肋骨隆起，凸側肋骨向
　　　　後方成膨隆。

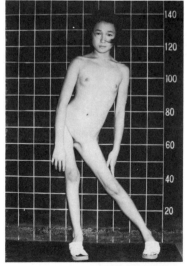

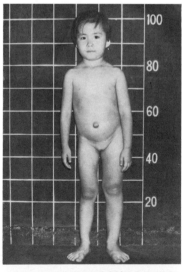

圖 5-75　因長短腳，引起骨盤傾
　　　　斜，及非結構性側彎症

圖 5-76　非結構性側彎症因臀肌
　　　　攣縮引起

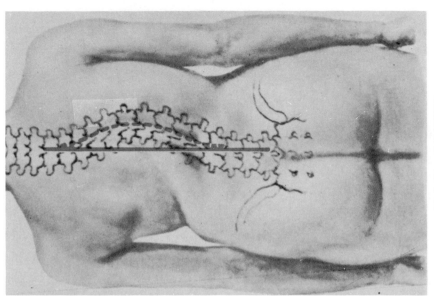

圖 5-78 脊柱側彎症

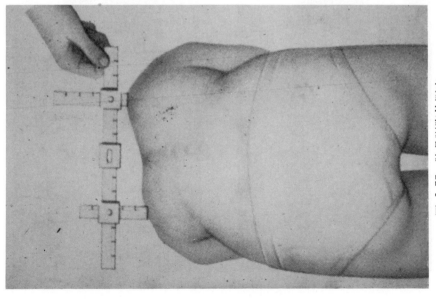

圖 5-77 肋骨膨隆的測定

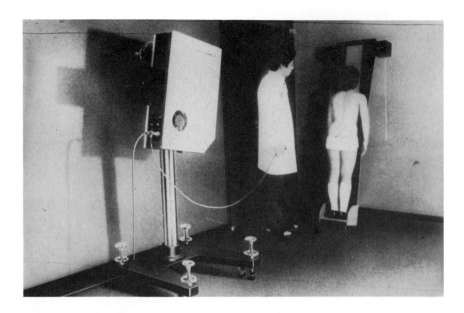

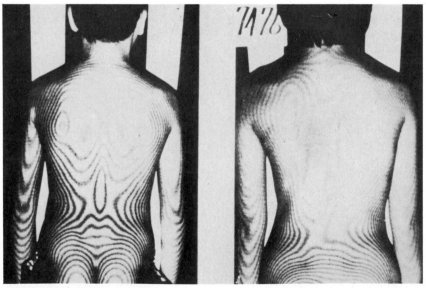

圖 5-79　Moire Topography 檢診

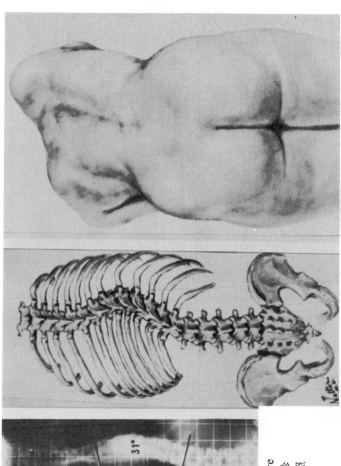

圖 5-82　胸椎部側彎患者的特徵：
　　　　肋骨膨隆向凸側後方。

圖 5-81　彎曲的凹側肋骨的間
　　　　隔狹小，凸側間隔寬
　　　　大，肋骨成畸形發展
　　　　。棘突起及椎弓根部
　　　　向凹側回旋。

圖 5-80　脊柱側彎症 Moire
　　　　Topography　檢診
　　　　結果及 X 光片對照
　　　　圖。

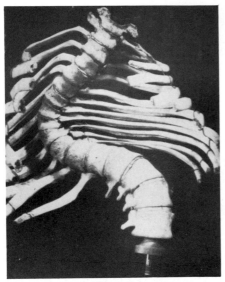

圖 5-83 側彎症脊椎及肋骨的
回旋畸形。

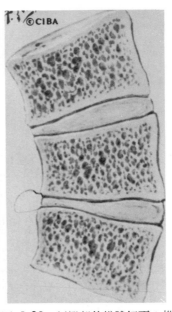

圖 5-85 側彎部的椎體切面：椎
體的高度及椎間板厚度
向凹側遞減。

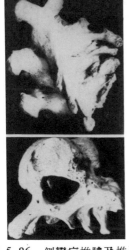

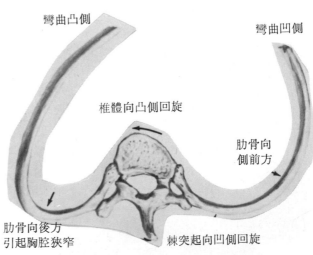

彎曲凸側

彎曲凹側

椎體向凸側回旋

肋骨向
側前方

肋骨向後方
引起胸腔狹窄

棘突起向凹側回旋

圖 5-86 側彎症椎體及椎弓、
脊椎管的彎形。

圖 5-84

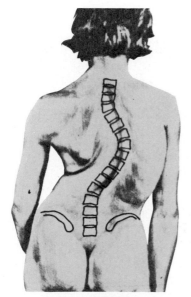

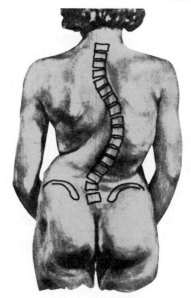

A. 70° 右側胸椎彎曲　　　　B. 70° 右側胸腰椎彎曲

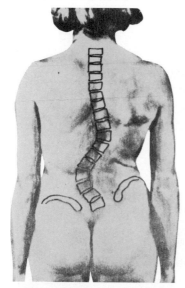

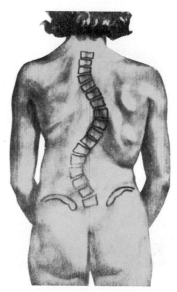

C. 70° 左側腰椎彎曲合併骨盤傾斜　D. 70° 二重大彎曲（右胸椎左腰椎）

圖 5-87　側彎的彎曲型

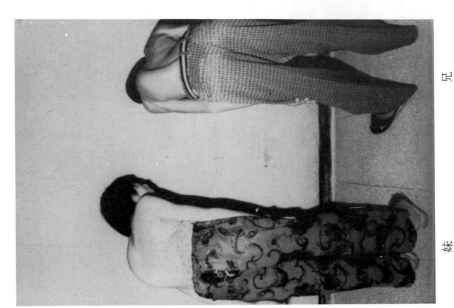

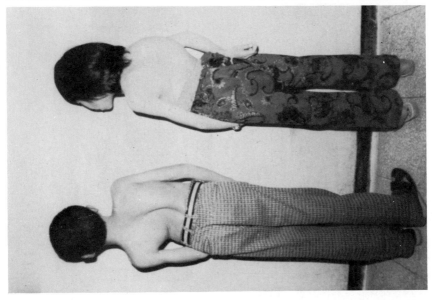

兄　　　　　　妹　　　　　圖 5-88　脊柱側彎症，有血緣關係之例。　　　　妹　　　　　兄

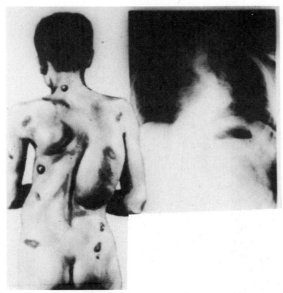

圖
5
│
90

Marfan 氏症候羣合併側彎症

1. 水晶體的轉移。
2. 大動脈瘤。
3. 鳩胸。
4. 長管骨及指骨的延長。

圖 5-89　神經纖維瘤症合併側彎症。皮膚可
　　　　見腫瘍及 Cafe-au-lait 斑

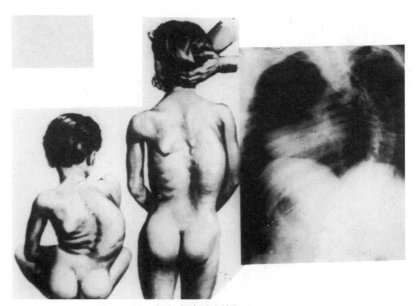

圖 5-91　小兒麻痺性側彎：
　　　　由頭部扶舉向上，脊柱能延伸。

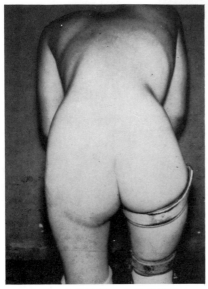

圖 5-92 患者前彎，由背後視診，
　　　　可見肋骨隆起更明顯。

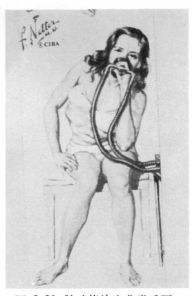

圖 5-93 肺功能檢查非常重要。

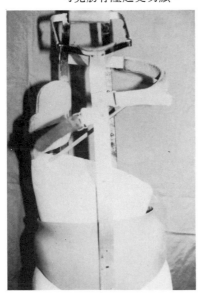

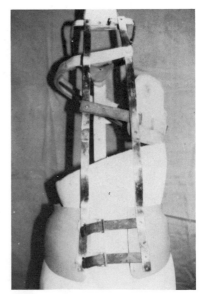

圖 5-95 市立仁愛醫院所採用之 Milwankee 背架

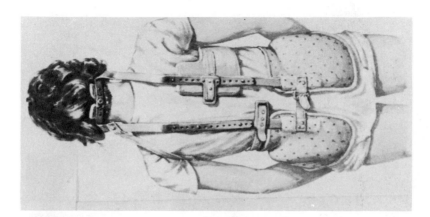

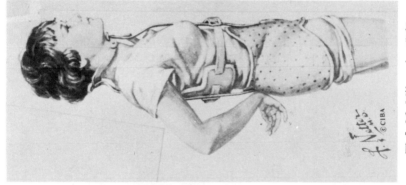

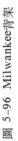

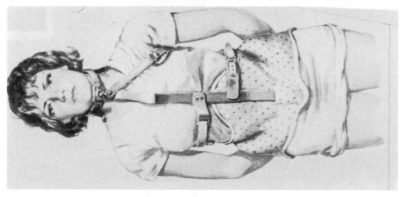

圖 5-96 Milwankee背架

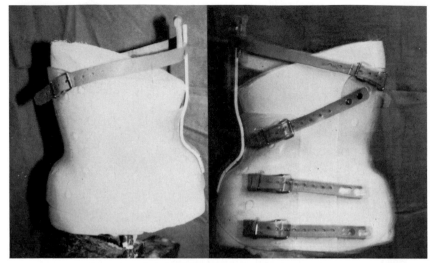

圖 5-97 市立仁愛醫院所用另一種 O. M. C 背架

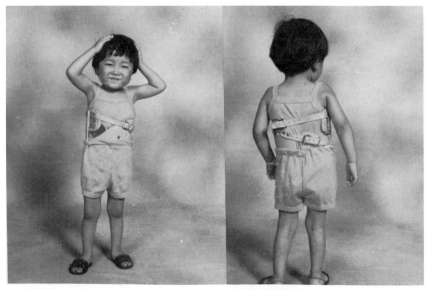

圖 5-98 患者穿 O. M. C 背架矯正

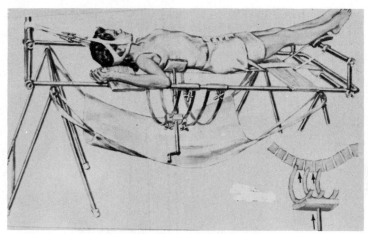

圖 5-99 Risser Localizer Cast

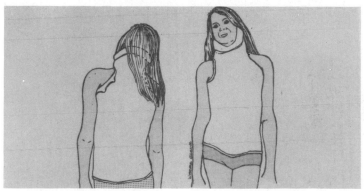

圖 5-100 Rɪsser Localizer Cast 完成後

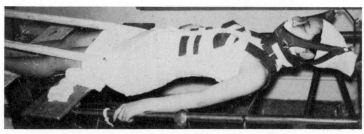

圖 5-101 Risser Localizer Cast 包紮中

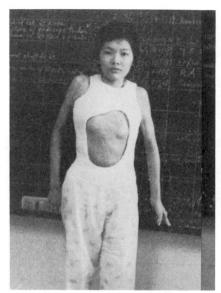
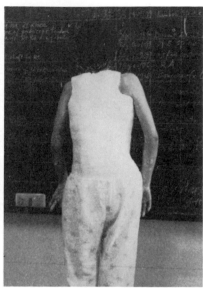

圖 5-102　Risser Localizer Cast 包好後之圖

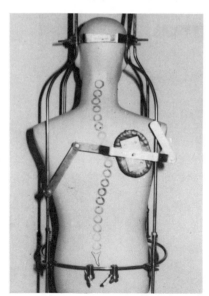
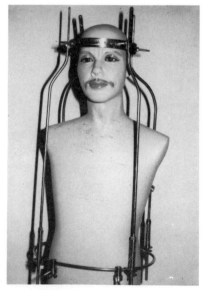

圖 5-103　市立仁愛醫院設計之頭顱股盤牽引器
(Halo-pelvic Apparatus)

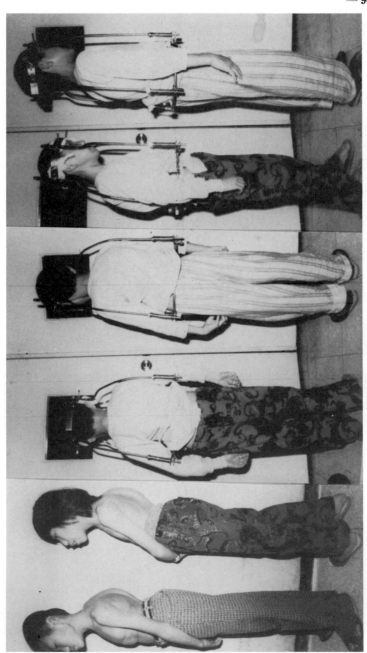

圖 5-104 病患使用 Halo-pelvic 牽引器之情形

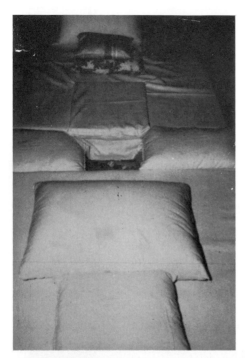

圖
5
－
105

使用頭顱股盤牽引器之病患專用病床（市立仁愛醫院使用）。

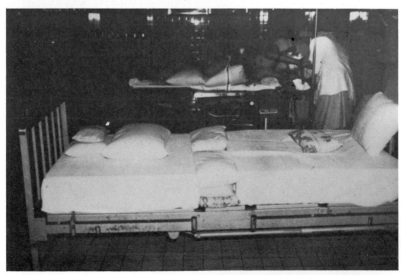

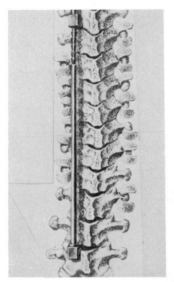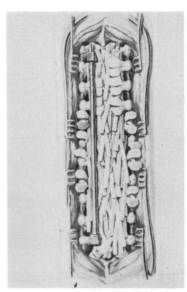

圖 5-106　Harrington Instrumentation.

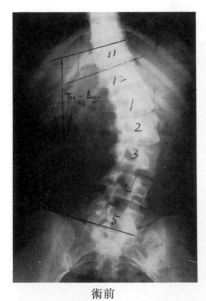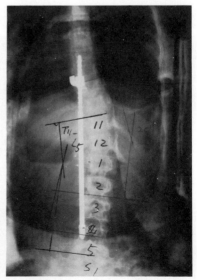

術前　　　　　　　　　術後

圖 5-107　Harrington Instrumentation 及脊椎後固定術

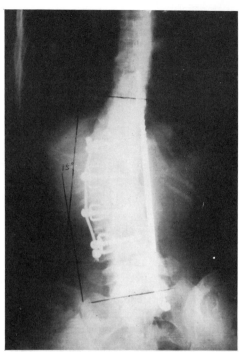

圖
5
—
108

Dwyer Instrumentation 及
Harrington Instrumentation.
合併使用。

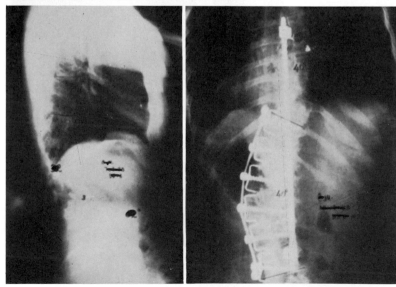

第四節　麻痺性脊椎側彎曲之治療

趙　尚　良

前　言

　　麻痺性脊椎側彎曲的病人佔整個脊椎側彎曲病人中之較少數部分，因神經或肌肉病變後所產生，一般公認是由於脊椎兩側肌肉之張力不平衡所引起。原發性神經及肌肉病變之種類頗多，簡單的分述如下：

　　1.神經性病變所引起的代表如：

　　　(1)上神經元病變，有腦性麻痺症等。

　　　(2)下神經元病變，有小兒麻痺症等。

　　　(3)其他類，有脊髓腔室病變等。

　　2.肌肉性病變所引起的代表如：

　　　(1)各類肌肉萎縮症。

　　　(2)無張力性的肌肉病症。

　　　(3)單側性肢體缺損及畸形。

　　　(4)其他類。

　　臺灣省患小兒麻痺症的兒童眾多，據教育部於民國六十三年之殘障兒童調查統計，小兒麻痺症患者佔全省肢體殘障患者中之大部，而肢體殘障者又佔全省殘障兒童中之第二位，可見小兒麻痺症患者數字之龐大及可怕。因小兒麻痺後遺症而伴發麻痺性脊椎側彎曲之發生率相當的高，有關此類麻痺性脊椎側彎曲的症狀及其治療，也代表了整個麻痺性脊椎側彎曲的通性。本文將以小兒麻痺後遺症所伴發的脊椎側彎曲為主，分門別類，來討論與其治療有關之各個項目，以供讀者

參考。

症　狀

　　痲痺性脊椎側彎曲的症狀，簡單的可分爲兩大類：

　　1.因脊椎側彎曲本身所引起的症狀，此類症狀並不常見，僅有少數患者，有腰酸、腰痛等症狀。嚴重的痲痺性脊椎側彎曲，可因其胸廓畸形而影響到心肺功能的衰退，因此稍有勞累，卽可產生心跳加快、呼吸急促及行動困難等症狀。

　　2.因原發性病變所引起的症狀，致使神經及肌肉痲痺的病因頗多，因各種不同的病因產生各種不同的症狀，此等症狀的敍述得根據原發性神經及肌肉病變分類爲基準。

診　斷

　　對嚴重較晚期的痲痺性脊椎側彎曲，症狀明顯，診斷應該沒有困難，所困難的是如何認識各種原發性病因及其症狀。值得注意的，早期確立診斷，極早預防，極早治療，將會直接影響到療效的好壞。至於診斷的方法，原則上可以根據下列數點來討論：

　　1.如同一般臨床診斷的方法施行，如詳細的病史、完整的身體各部分檢查及放射線攝影術等，尤以放射線攝影檢查，在診斷上佔相當重要的地位，常規脊椎攝影術，包括正面、側面兩種，必要時還得行左右兩側屈曲攝影術，以幫助判斷眞實的側彎曲弧度。

　　測量弧度的方法有二：Ferguson 氏法、Cobb 氏法。

　　臨床上以 Cobb 氏之測量方法較爲普遍應用，此種測量方法已爲西曆一九六九年美國脊椎側彎曲硏究學會之命名委員會所採納。

　　2.原發性神經及肌肉病因之診斷，吾人知道凡能引起神經或肌肉痲痺的病因，均有引起痲痺性脊椎側彎曲之可能，但是要診斷早期的原發性病變並不容易，這必需具備完整的實驗室檢查、遺傳因素的鑑

定及先天性發育異常的判斷。

　　3.由患者家人或父母覺察者不在少數，尤其在氣候溫暖衣著單薄之季更易識別。如發見兩側肩胛部有不對稱，背面脊椎之不平坦及臀部骨盆之傾斜，應急行求醫診治，並作放射線攝影檢查以證實之。

治　療

　　1.非手術療法：

　　咸認爲手術治療，有損於骨骼之發育生長，使產生術後之合併症，故常以非手術療法代之卽其理也。

　　一般來說非手術療法適於年輕患者，而其彎曲弧度又不甚厲害，便於觀察其今後發展之趨勢，爲一種有限度的治療，可預防或抑制脊椎側彎曲之進行。茲就常用的幾種方法，討論如下：

　　物理治療。企圖以運動治療的方法來疏鬆脊椎一側緊縮的肌肉羣，使脊椎彎曲弧度不因肌肉之收縮而繼續進行惡化，甚至改善。如係部分肌肉麻痺引起平衡失調之脊椎側彎曲，運動治療可改進肌肉之平衡失調，而糾正其部分彎曲度，但效果不甚明顯。（圖 5-110）

　　背架治療。以各種不同形式的背架來固定脊椎主要彎曲部分，使抑制其彎曲度之進行，事實上頗有困難，按目前我國一般廠家及醫院支架工廠承製之背架，絕對無法固定或限制其脊椎之活動度，當然背架之種類繁多，有金屬型、皮革型、樹膠多孔型等，但其原則相同，對側彎曲惡化神速之患童，根本無法控制。（如圖 5-111, 112, 113）。

　　所有背架皆質硬量重，穿著不易，也不方便，每當炎熱之季，患者汗流夾背，濕氣之通風及蒸發均不容易，身體感到極不舒服。臺灣省位亞熱帶區域，氣溫及濕度一般說來較高，雖有某些背架具部分改善情形，但是困難還是眾多，此卽背架不受患童歡迎之理。

　　其他有 Risser 氏石膏固定法，原則與背架大同小異，並沒有什

麼特別的地方。米瓦基背架係一種特別設計的背架，始於頸部，終止骨盆，其牽引力之所至及矯治範圍，可從頸椎至骨盆，但對麻痺性脊椎側彎曲的患者來說，往往其骨盆有極度傾斜，下肢麻痺行走不便，在使用上有比較困難的地方。

2.手術前之牽引

手術前施行骨骼牽引之目的，俾使增加手術之矯正弧度，大多用於彎曲弧度較大而其脊椎又富於伸縮性者用之，平均牽引時間，約兩週左右，牽引過久，顱骨及股骨末端，因骨釘刺激過久，而導至傳染，但也可因臥床過久，而產骨質疏鬆症，引起手術時在技術上的困難。臨床上常用的牽引方法可分爲下列數種：

(1)顱骨骨盆牽引

施行此種牽引時，在技術上會比較其他數種，稍爲困難，適於能行走及骨盆傾斜不太厲害的患者，可任意調整其牽引力，其意也卽可任意矯正其脊椎側彎曲之彎曲弧度，張力愈大，矯正愈多，其合併症所產生的機會也愈多，吾人得隨時注意之。因麻痺患者行動不便，如施行顱骨骨盆間之術前牽引，則日常生活之適應受其影響。用顱骨骨盆牽引作爲麻痺性脊椎側彎曲之術前牽引已日見減少。

(2)顱骨股骨牽引

施行的方法簡易，術後病人在日常生活方面的適應也比較容易，合併症的發生率極低，相反的其效果也不亞於顱骨骨盆牽引，所以目前此種方法，已廣泛的使用於麻痺性脊椎側彎曲患者。

(3)重力牽引

利用身體重力，固定顱骨作相對牽引，（如圖 5-114）。此種牽引可施行於患者在坐姿或臥姿均可，極爲方便，也較舒適，術後之日常生活也不受影響。可任意調整其牽引力的大小以矯正其彎曲弧度。惜

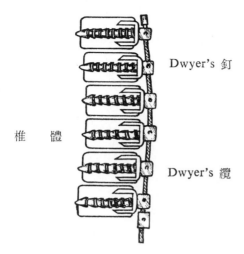

圖 5-115　Dwyer　氏矯正術圖解

乎此種牽引方法效果不佳，不適於嚴重的痲痺性脊椎側彎曲患者。

　3.手術療法

　手術療法的目的:

　(1)矯正脊椎側彎曲的畸形，使其有所改善，並藉以改進因脊椎側彎曲嚴重畸形所引起的不正常生理現象。

　(2)維持脊椎有高度的穩固性，既經矯正的弧度，使其在術後不再進行惡化，且有利於日常生活的處理。

　常見的手術療法如下:

　(1)單純性脊椎後固定手術。

　係早年治療脊椎側彎曲之方法之一，術後約兩週施行骨盆牽引，徒手操作,矯正其部分之脊椎側彎曲弧度,而後用 Risser 氏 Localizer 石膏固定術固定之。

　此法適用於輕度之痲痺性脊椎側彎曲患者,抑或是因為其他因素,

患者無法施行金屬儀器矯治者。

(2)Dwyer 氏金屬儀器矯正及脊椎前椎間固定術。（如圖5-115）

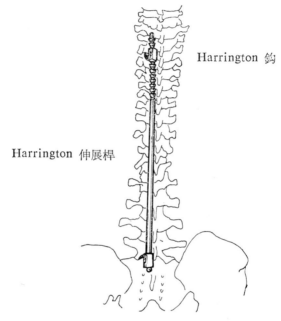

Harrington 鈎

Harrington 伸展桿

圖 5-116　Harrington　氏矯正術圖解

適用於矯正腰椎及胸椎末端之脊椎側彎曲，並可改善骨盆之傾斜度。對痺痳性脊椎側彎曲之治療上，尤其是較嚴重者，貢獻頗大，常與 Harrington　氏金屬儀器矯正及脊椎後固定術合併分期施行，俾得到術後脊椎有良好的穩固性。術後因生長不全而產生偽關節的機會並不高。石膏固定約四至五個月左右，卽可得到良好的癒合。

(3)Harrington 氏金屬儀器矯正及脊椎後固定術。如圖 5-116。

Harrington 氏金屬儀器矯正可分兩部分來講：

利用 Harrington　氏金屬桿之張力來矯正部分之脊椎側彎曲。

　　利用 Harrington 氏金屬鏈之壓力壓迫脊椎之側突部分，使矯正其側彎曲。

　　兩者都以金屬器械的力量使產生效力，但以金屬桿之張力使用於麻痺性脊椎側彎曲者較眾。單純性 Harrington 氏矯正及脊椎後固定術，適用於彎曲弧度較輕微的患者，但也與 Dwyer 氏儀器矯正及脊椎前椎間固定術合併分期施行，俾得到良好的脊椎穩固性。術後之石膏固定約十個月左右，因生長不全而產生偽關節的發生率，在單純性 Harrington 氏金屬儀器矯正及脊椎後固定術之後，發生率相當的高。

　　(4)Zielker 氏金屬儀器矯正及脊椎前椎間固定術。(如圖5-117)。

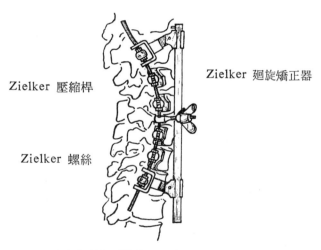

Zielker 壓縮桿

Zielker 廻旋矯正器

Zielker 螺絲

圖 5-117　Zielker 氏矯正術圖解

　　Zielker 氏金屬儀器矯正係由西德醫師 Zielker 氏首先創施。其設計及原理，略同於 Dwyer 氏金屬儀器矯正。具有較堅固之金屬鏈及較佳之金屬螺絲釘鎖住系統，目前本國尚無廣泛應用，僅於臺北振興復健醫學中心試用數例而已，故其效果無法定論。手術後石膏之固

定時期，約同於 Dwyer 氏矯正術。

(5)Harrington 氏金屬儀器矯正及脊椎後固定術與 Dwyer 氏金屬儀器矯正及脊椎前椎間固定合併分期施行，其目的同前。（如圖 5-118, 119, 120)

　5.討論

　麻痺性脊椎側彎曲之治療，與其他患者略有迥異，如能在手術以前考慮周詳，則術後療效卓著。其通性為：

　(1)麻痺性脊椎側彎曲患者其脊柱柔順而富於伸縮性，其彎曲弧度易為外力所影響。故其彎曲弧度容易矯正，但也不易維持其穩固性。

　(2)彎曲弧度之進行惡化與年齡同時並進，受骨骼生長發育之影響，並不明顯。

　(3)以腰椎側彎曲為最常見的彎曲位置。

　基於上述之基本特性，吾人在治療時應具有下列之基本原則：

　(1)因脊柱富伸縮性，故適於術前骨骼牽引，以增加其矯正程度。並以 Dwyer 氏及 Harrington 氏兩種手術分期舉行，術後脊椎之穩固性較為可靠。

　(2)手術治療，不受骨骼之生長發育受影響，雖年齡稍大，如其彎曲弧度仍繼續進行惡化，手術考慮，仍有必要。

　(3) Dwyer 氏金屬儀器矯正及脊椎前椎椎間固定適於腰椎側彎曲之矯治。

　據臺北市振興復健醫學中心的統計，脊柱主彎曲部分以腰椎為最多佔 73.45%，胸腰椎其次佔 16.39%，胸椎佔9.37%，如表 5-8。至於療效的探討，無法一概而論，應根據多方面的觀察如矯正彎曲弧度的多少？脊柱穩固性的是否良好？手術技巧當然直接影響療效，但也必需考慮到其他因素的存在。如彎曲度的主要位置，引起的病因，

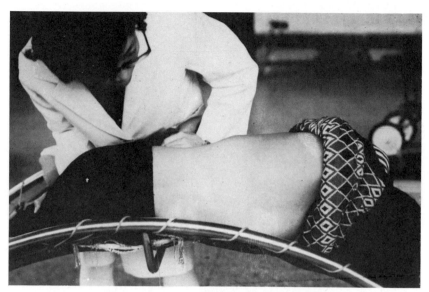

圖 5-110　物理治療方法矯正脊椎側彎曲

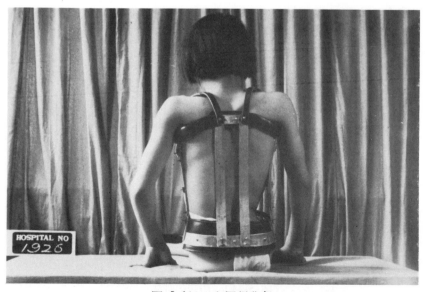

圖 5-111　金屬型背架

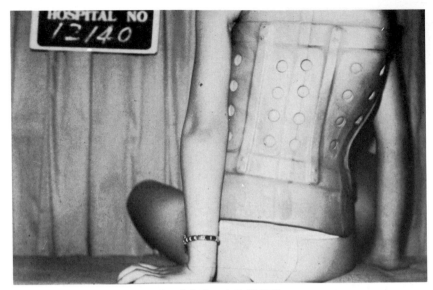

圖 5-112 皮革型背架

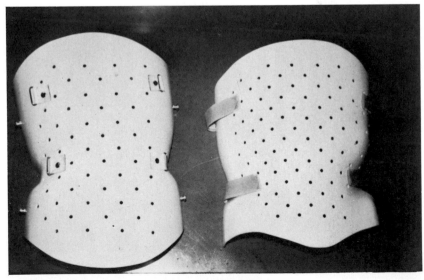

圖 5-113 樹膠型背架

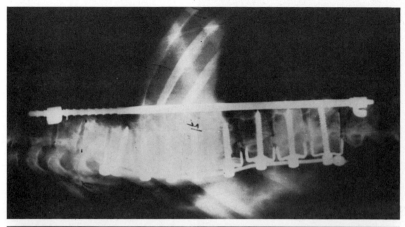

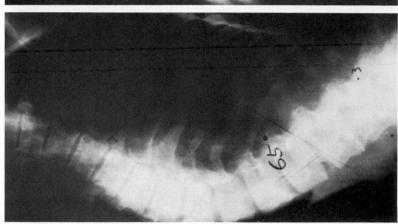

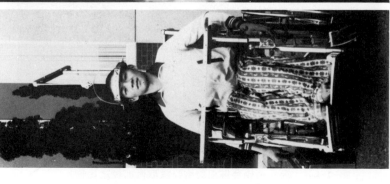

圖 5-114　重力牽引法　　　圖 5-118　手術前脊椎側彎曲　　　圖 5-119　施行 Dwyer 及 Harrington
手術矯正之術後

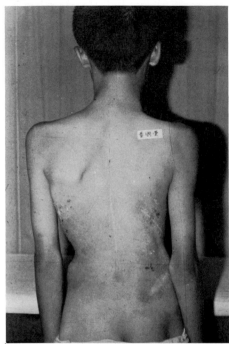

圖
5
-
120
術後之背面觀

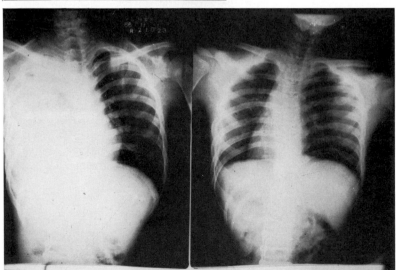

圖 5-121 經手術後合併血胸胸腔吸取術前後之比較

表 5-8　麻痺性脊椎側彎曲主彎曲弧度分佈表

	腰　椎	胸腰椎	胸　椎	雙重彎曲
右　　側	32.81	10.93	7.03	
左　　側	40.62	5.46	2.34	
小　　計	73.43	16.39	9.37	0.78

臺北振興復健醫學中心提供

彎曲弧度的嚴重與否，及年齡的大小等。

　　手術後僞關節的形成率，在麻痺性脊椎側彎曲中，佔相當高的百分率，尤以僅行單次脊椎固定術者爲甚。

　　1.合併症的探討

　　(1)下肢麻痺症：見於 Harrington 氏金屬儀器矯正術後，可能由於脊椎受張力過甚，刺激支配脊髓神經營養血管，使血管收縮，管腔減小，脊髓神經組織因血管循環系統受阻而產生運動功能障礙，致使下肢麻痺，大小便失禁，造成術後極難處理的合併症。

　　得此類合併症者，如仔細觀察，患者下肢在術後有難以忍受的酸痛感覺，如仔細檢查肛門及會陰部周圍，發見該部分感覺消失，下肢有運動障碍現象。值得注意的，是此種合併症的發生，並不是絕對不可避免，如吾人能提高警覺，一旦症狀出現，診斷確實，卽刻於手術當日取出 Harrington 氏金屬桿，減輕脊柱所受張力，也許可避免此類合併症的發生。

　　(2)深部傷口傳染：由於外科技術的進步及抗生素的適當應用，深部傷口的傳染並不多見。 如一旦發生， 其必局部症狀明顯， 如紅、腫、熱、痛等症，見於術後數天。

處理方法, 必需清理局部傷口的傳染, 除去經有傳染性的 Harring-ton 氏金屬桿而以無菌者代之。如以嚴重的瘡口傳染且面積廣泛, 可縫合傷口, 長期施行稀淡之抗生素液沖洗及引流, 至傳染控制始告停止。

深部傷口傳染, 也可待手術後一年以上始告發生症狀, 患者有難以形容的腰部酸痛, 檢查時並有局部壓痛。此類病人之應施脊椎探查術, 常可發見有少量膿液積存於 Harrington 氏金屬桿附近, 細菌培養多係葡萄球菌。處理此類傳染, 其方法同前。

⑶金屬矯正器械之折斷: 以 Harrington 氏金屬桿及 Dwyer 氏金屬鍊、帽釘之折斷現象較常見, 因此而引起術後矯正弧度之繼續惡化, 此係痳痺性脊椎側彎曲伸展度過大, 體內金屬器械無法忍受其過度的張力所致。要減少此類合併症的產生, 唯有減少脊柱所受的過度張力, 務必適度矯正脊椎畸形, 切勿因求功心切而過於計較矯正的效果。同時分期施行脊椎前後固定術, 增加脊椎之穩固性, 也為一良好之對策來減少這種合併症的產生。

⑷血胸: 見於 Dwyer 氏金屬儀器矯正及脊椎前椎間固定術之後, 可發生於手術後數日甚至於數週。患者主訴患側胸痛, 胸腔有壓迫感及輕微之呼吸困難等症狀。聽診時發現胸胸腔積水, 放射線攝影檢查可證實診斷確實。此係止血不全, 胸椎之分枝動脈流血所致, 大部分患者, 對於此等流血會自行停止, 不必假外來因素來抑止。

至於血胸之處理, 應該在絕對無菌的準備下, 行多次胸腔血水抽取術, 穿刺所得多係血水或陳舊性澄黃色溶血性液體, 需多次抽取, 直至胸腔積水減少, 肺之擴張良好, 如圖 5-121, 而後病狀即行消失。如抽取不夠澈底, 胸腔仍有淤血, 則以後必導致纖維性血胸, 直接影響肺臟功能。

⑸第六對腦神經臨時性痳痺: 發生於術前牽引以後, 以顱骨骨盆

牽引後較多見，牽引停止，症狀卽行消失。

按顱骨骨盆間牽引，其張力之調整及術後之照顧，均極困難，目前以使用顱骨與股骨間之牽引較眾，方法簡便，效果也相等於前者。

(6)偽關節之形成：其發生率高於其他類之脊椎側彎曲，尤以單次性 Harrington 氏矯正及脊椎後固定術後較多見。

至於腰部之酸痛症狀，可有可無，放射線攝影檢查，可見矯正弧度喪失，如不修補偽關節，其喪失弧度繼續增加，並發現有癒合不全之偽關節形成。

處理偽關節之形成，先應確定診斷，而後以外科手術修補。

結　論

麻痺性脊椎側彎曲僅佔整個脊椎側彎曲中之較小部分，臺灣省因小兒麻痺後遺症所引起之脊椎側彎曲為數不少，此因臺灣省曾經有過小兒麻痺的流行，而脊椎側彎曲在小兒麻痺的發生率中又佔相當的高位。

根據一般檢查，如有明顯的症狀者，診斷並不困難。要注意的是如何認識神經、肌肉麻痺所引起的原發性病變。

非手術療法並不澈底，實際上是一種預防性治療。輕度患者，施行單次性 Harrington 氏儀器矯治及脊椎後固定卽可；嚴重者應施術前骨骼牽引，並施行脊椎前後固定術較為穩定，術後偽關節的發生率也較為低。

第五節　手部外傷之重建　　　劉　堂　桂

緒　言

手外傷很少危及性命，但卻影響個人的生活品質。手嚴重受傷後

的醫護是一項特殊的考驗。任何手外傷的重建目的不僅祇在恢復手的
形狀，回復其功能才是最重要。手外傷初次的處理以修復或維持適當
的血液供應爲最重要。同時重整剩下的骨骼並覆以足夠的皮膚。當多
種組織有嚴重損傷時，由於機能喪失，常使手無法回復其原來解剖上
的機能。手外傷後的最初治療往往就決定了日後重建的可能性，外科
醫生應該憑著感染，傷口癒合，骨科學原理，肌肉和神經的病理生理
學，表皮覆蓋的技巧以及手的動態機能，治療之先後次序等各方面的
知識來判斷手傷之處理。傷手之保留與重建需視病人的實際需要和經
濟條件來定，而這又受手傷程度，病人職業和求醫之動機的影響。

在檢查手傷時，應將手傷程度加以歸類；所有健全組織應加以保
留來縫合或貯存以爲日後的重建材料。組織修復的重要性依次爲：①
血液循環，②皮膚覆蓋，③骨骼的排列，④神經⑤關節的活動，⑥肌
腱的滑動。必須注意到修復到最少疤痕的初期傷口癒合的基本原則，
以期日後所需重建手術時有最佳的組織環境，疤痕的形成決定最後功
能上的結果。

皮膚及軟部組織

處理急性手外傷第一件要做的事是縫合傷口。首次檢查時，要檢
視皮膚喪失多少。尤其要注意喪失的區域，皮膚所呈的生存度及暴露
出的構造是什麼性質。接著是小心的擴創除去壞死的組織及異物，細
心的縫合傷口，必要時要做皮膚移植。擴創必須徹底，但是要保守，
意即還活著的組織要儘量保留。這種立即縫合，一次治癒的觀念是急
性手外傷中最重要的觀念。手的皮膚是特殊的，且有變化，故局部的
皮膚（無論是延伸或轉向的方法總總），要儘量利用。

事實上，醫師常常會遇到一種情形，即組織所呈現的生存度在受
傷後即並不明顯。一般而言，部分撕離的膚片，其斷端還會出血的

話，即可安心地縫補回去，而放開止血帶能看到活躍的充血，則更能確定。但是要估計受傷組織血行的完整與否仍然是一個難題。傷口不能一次治癒，或一次治癒延遲，會使受傷的部分易遭細菌感染，使深部活的構造暴露有壞死。最後，無可避免的，造成瘢痕而使手僵硬。

　　基本上有兩種遮蓋皮膚的方法，那就是：游離性皮膚移植片及莖性皮膚移植片。

游離性皮膚移植片

　　這種移植片可以是部分厚度或全厚度。當皮膚缺損用簡單縫合無法予以封閉時，應該用部分厚度移植片予以封閉，這種游離性皮膚移植片乃由表皮及不同厚度的真皮所構成的。移植片的真皮的厚膠原

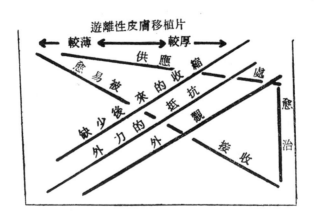

圖 5-122

(collagen) 在接受移植的部位上引起一陣強烈反應，於是游離性移植片就黏著在接受部位。游離性移植法不用於滑動平面的重建。游離移植片會收縮，故要選擇那一移植片：薄的？中等的？或全厚度的？仍基於這個事實，（圖 5-122）示薄、厚移植的長處與短處。移植片愈薄愈易活，愈易被接收的部位接受而且供皮部位愈易治療。但是，後

來它也收縮得更厲害，而且外面更醜，遭到外力時更易損壞。

在急性手外傷時，部分厚度移植片常適用於傷口暫時性的遮蓋，而全厚度移植片一般用於特別手術上。因為全厚度移植片的移植到創口部位不易成功之故。游離性移植片特別適用於手指及手指背，因為屈曲時的拉力正好可以防止移植片的收縮（圖 5-123, 124）。

供皮處有下列地方：可從前臂取小移植片；從上臂內側取較大移植片；從大腿的三面取大移植片。

莖性皮膚移植片

莖性移植片適用於局部組織的損失過大無法適當的遮蓋骨，腱，關節的場合。而且適用於連下去的重建手術需要皮下脂肪的場合。接受莖性移植片的接受面一定要是活的，而且無碎片髒物，止血安全。

莖性移植片由表皮、真皮及皮下脂肪所構成。在移植時，其原來血行仍然完整。莖性移植片的皮下脂肪只引起接受移植部位極少的瘢痕形成。稠密的瘢痕主要集中在移植片的邊緣。

在計畫莖性移植片時，有些原則必須注意：

1.皮膚瓣的基部一定要位於近心端。

2.皮膚瓣的長度要等於寬度，或寬度的 1.5 倍以內。

3.設計皮膚瓣時，要使血管進入基部並且貫穿長軸。

4.設計皮膚瓣時，要設計大一點，縫上接受部位時才不會有任何張力。

在大多數的情況下，皮膚瓣的基部可以是在上方或在下方，其血行並無任何相差。只要依接受部位及縫合時各部位的相互關係而定，通常基部位於上方的皮膚瓣是用於修復手的掌面和橈骨面及前臂。其部位於下方的，用於修復手的背面。依皮膚缺損的形狀做成皮膚瓣之後，就把手帶到供皮處，為了要得到足夠大的皮膚瓣，估計皮膚缺損

時要高佔些。供皮處固然可直接縫合封閉，但一般是用游離皮膚移植片封閉。莖性皮膚移植片若無意外，一般在 21 天卽可安全地切離。但在接受部位有高度血管及幾乎全部移植片都與接受部位相接觸的情況下，可縮短爲 14 天。「無傷害」技術，正確的設計，安全的止血及開刀後富於經驗的護理是成功的必要設計。

　　莖性皮膚移植片有三種：1.局部的皮膚瓣，2.直接的皮膚瓣，3.管狀的皮膚瓣。

　　1.用於手的局部皮膚瓣有：(1)轉位(2)徒前(3)旋轉(4)交互手指(5)拇指基部五種。

　　(1)轉位皮膚瓣：幾乎全用於封閉手的傷口及改正攣縮(圖5-125)。

　　皮瓣可從手背或掌面移出蓋到斷肢的截斷傷口上。而手背或掌面的傷口用游離移植片封閉。從手背的轉位皮膚瓣亦可用來蓋手指的掌部。如此，皮膚之感覺與原來手指的掌面的感覺相類似。

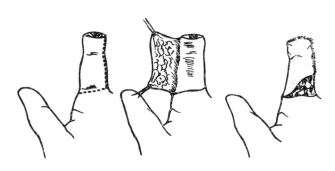

圖 5-125

　　(2)徒前皮瓣：「鷄冠帽」及 Gillies 氏的「Thumbstall」是典型的例子，用於延長拇指。拇指背部的皮膚切開後，以掌面作基部把離心端切離，一塊骨移植片到指骨的末端，把皮瓣蓋到骨移植片上，就會在刀口的基部留下一個皮膚缺損。此可用皮膚移植片封閉。

　　1947 年，Kutler 發表 V-Y 徒前術，卽 V-形刀口在傷指的兩旁，軟部組織潛行剝離足够把不規則的皮瓣從兩邊往中央會合而縫在一起爲止。 V-形刀口封閉後， 卽成Y形。 此法應用絕大多數的斷指上。其變法是掌面三角皮瓣。 （圖 5-126, 127)

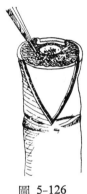
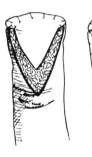
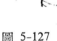

圖 5-126　　　　　　　　　　圖 5-127

　　⑶旋轉皮瓣： 是另外一種皮瓣卽三角形的缺損從底部延長八倍之後，把刀口依徒前縫合封閉。圓形缺損則先改爲三角形之後，再應用此法，但無法只用在平坦之面如手背。

　　⑷交互手指皮瓣從鄰近手指背部翻起的皮瓣可轉過來蓋在手指掌面露出屈肌腱的傷口。手指背面的傷口可從前臂的前方取出來的部分厚度游離皮膚移植片來掩蓋。皮瓣的基部在第 14 天切斷。皮瓣一定要縫在手指中側方。否則縱形瘢痕攣縮往後會出現。 （圖5-128, 129, 130, 131)

　　⑸拇指基部皮瓣： 是從手掌翻起的皮瓣縫在手指髓部，而手掌的皮膚缺損則用游離皮膚移植片封閉。 手指固定在急峻的屈曲位置 14 天，而後莖部切離。故若應用於壓軋性外傷創口，手指常會僵直。 （圖 5-132)

2.直接皮瓣:

這些是用在: (1)需多數皮瓣時, (2)皮膚缺損太大局部皮瓣無法全部掩蓋時, (3)大塊皮膚缺損時。 (圖 5-132, 133, 134, 135)

胸及腹部皮瓣可用來掩蓋手指外傷, 不論外傷是在背面或掌面。這些皮瓣設計時要注意二點:

(1)長度不可大於寬度。

(2)但務使手舒服地固定到皮瓣上。

3.管狀皮瓣: 用來掩著手指式撕脫傷的手指或與骨移植片合用來延長一個截短的手指。一根手指的周圍有 3 英吋, 所以莖部應有 4 英吋寬才安全。 (圖 5-136, 137, 138, 139, 140)

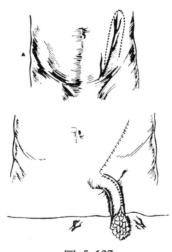

圖 5-137

骨及關節

骨折之後, 把骨重新「重整」是極為重要的事。「整位」意指避免縮短, 異位旋轉, 歪角, 及關節熔合。全部的骨折要好好的恢復原來位置, 並保持不動直到治癒是很理想的, 但是不要固定太久, 致使

關節僵直。

　　適當的復位包括生理上的排成直線及保持正確的旋轉方向。假如像掌骨、指骨等等小骨頭並未好好的排成直線及正確的旋轉，屈曲時手指會彎向一邊或重疊在一起（圖 5-141），但經適當的「整位」後全部手指都會指向舟狀骨粗隆（圖 5-142）。在成人手指的關節若固

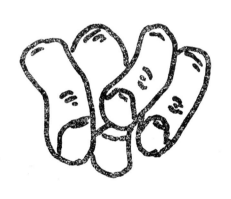

圖 5-141

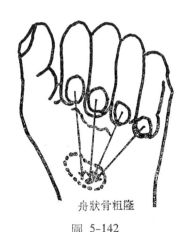

舟狀骨粗隆

圖 5-142

定三星期以上易變爲僵直。所以在骨折不再會轉位以前穩固的固定是必要的，但是一到安全時期就要鼓勵努力做關節運動。

　　絕大多數的指骨及掌骨折能，而且必須用徒手整復及外固定治療。因爲移動手指的幾條肌肉，其肌腱都通過手腕，所以固定手腕（通常是稍微往手背方向屈曲）在保持指骨、掌骨於復位位置的步驟上極爲重要。除非有特殊理由，掌指關節及近位指間關節都必須固定在半屈位置，而非在伸張或急屈位置。

　　在需夾板固定的情況，鋁板是很合適的。這種夾板固定需時 3 週。而內固定的適應情形計有：⑴指骨骨幹部骨折用徒手整復失敗

時。⑵在關節近或裂入關節的骨折有移位時⑶在嚴重的手外傷的某些病例爲了要加強穩定性也給予內固定。例如在開放性骨折常給予穩固內固定。因爲開放性骨折之後，手指易變僵直，所以施行穩固的內固定是期望早期運動能消除僵直。（圖 5-143, 144）

血　管

把安全或部分切斷的手或手指重建接補回去，並恢復血行，對病人和外科醫生而言都是一種極好的報酬。一般而言，縫好一條指動脈及兩條靜脈就足夠維持流暢的血流。

神經外傷

到底要在受傷後，立卽修復神經外傷？還是要等到第二次手術時再摻復？仍有爭論。無論如何，第一次就可行修復的條件如下：

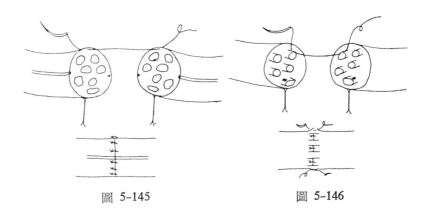

圖 5-145　　　　　　　圖 5-146

1.乾淨銳利的切傷。

2.被截斷的神經端不需要擴大傷口，就能容易找到並移出。神經縫合的方法有二種。第一種是古典的神經外膜縫合亦就是通常的修補（圖 5-145）。第二種是利用顯微鏡做神經束膜的修補（圖5-146）。

3.在受傷後的「黃金」時內。

　　4.指神經的裂傷。

　　5.足够的設備。

　　然而，許多專家仍然接受「延遲的一次修復」這種觀念。當第一次修復並不適當，或並未在受傷之後施行的時候，神經斷端應該用「燈炮狀縫合」對在一起，以免縮退。這樣，第二次開刀的時候，不需再移動神經，加速縫合且接合斷不緊張。更使得關節能放在適當的位置，避免僵直。

腱外傷

　　恢復腱肌機能意恢復腱的滑動。修補肌腱只要恢復它的連續而已。用生物學的方法使腱修補處的瘢痕有所改變是恢復腱滑動的必要條件。所以外科的努力是想獲得一種環境，在這種環境下能產生「有助瘢痕」，也就是一種能黏著而且在外力下又能進行生物學上的變化使肌腱能自由滑動的瘢痕。若肌腱能在疏鬆的結締組織或脂肪的床地上進行的吻合是極為理想的。相反的，肌腱不能在掌筋膜裂傷處，纖維一骨的「穴道」，骨膜或骨折等附近施行吻合，因為這些結構的稠密的纖維組織漸漸癒合的時候，就會把腱吻合處掩埋到頑固的瘢痕中。

　　伸肌腱的裂傷能一次縫合，因為它們的運動幅度小而且除了在手腕外，沒有纖維——「骨穴道」（卽滑車）的構造。伸肌腱修復後，固定的期間比屈肌肌腱修復後的長。屈肌肌腱的外傷多年一直被認為是外科的難題。因為修復後結果不良。很顯然地除非有一位經過特別訓練的手外科醫生在場，否則屈肌肌腱的任何部分的外傷還是不一次修復為妙（圖 5-147）。這種態度「無人地帶」的腱外傷尤為正確。基本信條是這樣：先把皮膚傷口封閉，數週之後，再做屈腱移植。這樣做是無人會批評的。在 1971 年，Hunter 引入表面用達克龍加強的矽——橡膠人工腱 (silicon-rubber reinforced with dacron)（圖5-148）。

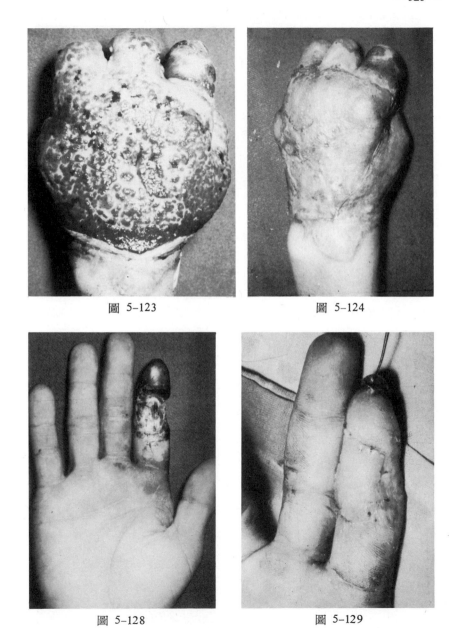

圖 5-123　　　　　圖 5-124

圖 5-128　　　　　圖 5-129

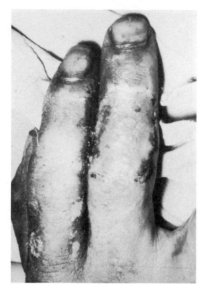

圖 5-130

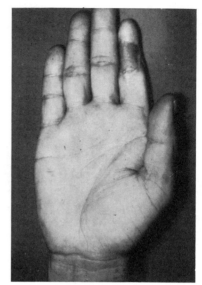

圖 5-131

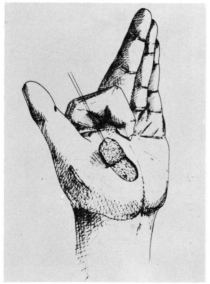

圖 5-132

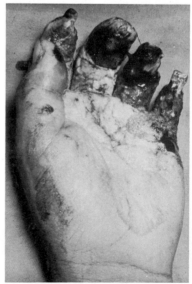

圖 5-133

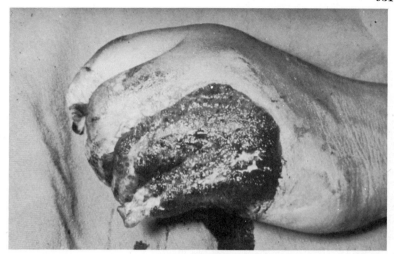

圖 5-134

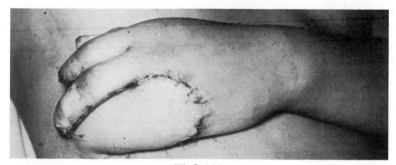

圖 5-135

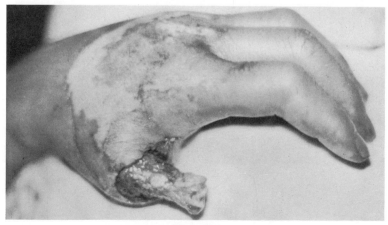

圖 5-136

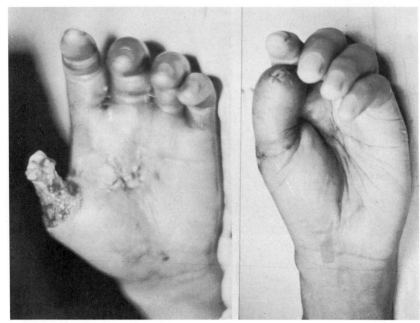

圖 5-138　　　　　　　　　圖 5-140

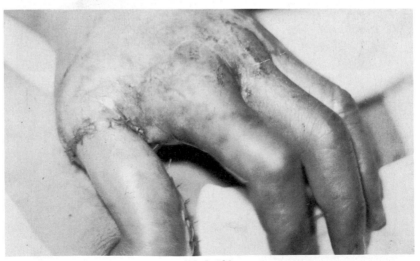

圖 5-139

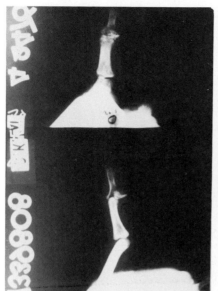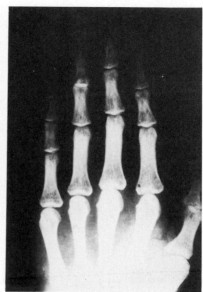

圖 5–143

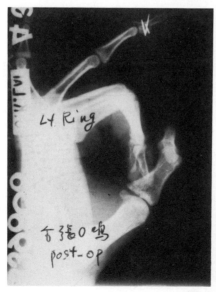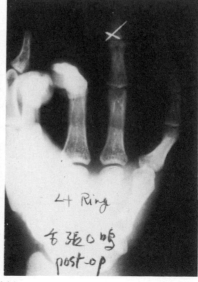

圖 5–144

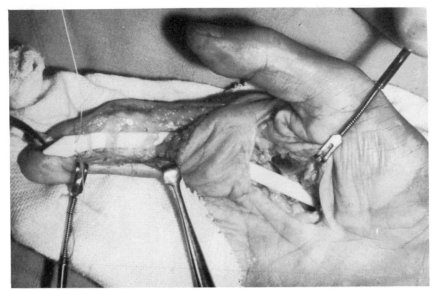

圖 5-148

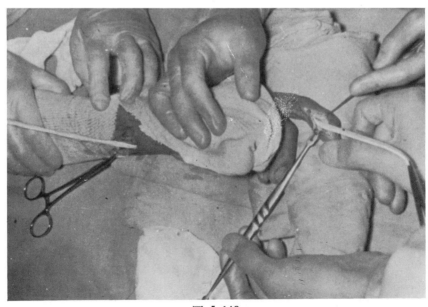

圖 5-149

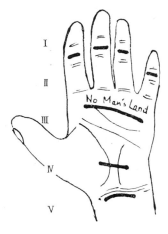

屈肌腱受傷地區

圖 5-147

它介紹一種方法洗挿入能滑動的人工肌腱到手上，誘導出新腱鞘（第一階段），然後加上腱移植片（第二階段），這種方法只留在術前狀況不佳的病人（卽所謂第 2，3，4， 5 度）才實施。只在第一階段，下列步驟可以實施：(1)除去瘢痕組織(2)解除攣縮(3)保留及重建滑車(4)指神經修補，然後，把人工肌腱挿入以誘導新的潤滑的腱床之再生。2 至 4 個月後，用肌腱移植片代替人工肌腱。以上的手術法的最大優點是造成一個新的腱穴道。在第二次手術時，除了遠位、近位二端之外，此穴道並不再進入（圖 5-149）。在手術前情況不佳的病人，這種手術的結果比一開始就用「游離性腱移植片」的好得多。

尾肌肌腱在前臂、腕，或遠位指節外切斷時，若傷口是乾淨的切傷，可以施行一次修復。

第六節　肢體重接術（Replantation）

侯　勝　茂

　　肢體重接術(replantation)是顯微手術發達之後運用最多的手術，當 1965 年 7 月，日本奈良大學 Susumu Tamai 醫師，首次把一位28歲男性工人的大拇指重接回去，就開始了顯微外科的時代。在此有些定義要搞清楚，肢體重接術 (replantation) 指一部分的肢體完全脫落經顯微手術再接回人體；血管重接術 (revasculization) 指重新接回一部分肢體的血管，以避免壞死，兩者均要使用顯微鏡作微小血管及神經的縫合。

　　肢體重接術可粗分為大肢體重接術(major limb replantation)及指頭重接術 (digit replantation)，其差別主要在於含肌肉量的多少，人體斷下的肢體組織中，肌肉對缺氧的抵抗力最差，所以在上肢的掌中線以上或下肢的腳踝以上遭截斷時，斷肢所含的肌肉量較多，均稱謂大肢體重接術，肌肉含量較多時，斷肢代謝作用也較旺盛。所以大肢體重接術所能允許的時間較短，一般公認為12小時（冷凍肢體），而指頭重接則可以達到 24 小時，仍可獲得成功。

　　斷肢的保存及運送有兩種方法，一為用 ringer lactate 潤濕過的紗布包好，放入塑膠袋內再放於冰上；一為用塑膠袋直接裝肢體，再放入冰水中。Urbaniak et al 已證明上述兩種方法對存活並無影響，但應避免斷肢直接接觸到冰，以免凍傷。

　　肢體重接術的手術方法現已大致標準化，以指頭為例，首先為爭取時間，醫師先把斷肢帶至手術房，經適當的沖洗及消毒後（同時麻醉醫師為病人進行準備及麻醉），在指頭的雙側切開後，找出血管及

神經，擴創術 (debridement) 必須徹底而乾淨，切短骨尖，先以小鐵釘固定斷肢，待病人的手清洗乾淨，擴創術也完成，骨頭切至能平接時，再把斷肢接回並固定。現在大家一致同意儘量 primary repair，亦卽儘可能把所有解剖上斷肢的構造縫回去。包括骨膜、伸腱、屈腱，再縫合雙側動脈及神經，此時可打開血管夾使動脈血流入斷肢，一方面可減少肢體缺氧時間，一方面較易辨認背面的血管。皮膚縫合不要勉強，但血管神經均要有皮膚覆蓋，倘若有皮膚缺損，可使用不能重接的斷指之皮膚或手腕內側的皮膚移植。值得在此強調的是，充份利用手臂內側的靜脈移植。當動脈或靜脈縫合上有 tension 時，應毫不遲疑，取靜脈作移植。兩次輕鬆的血管吻合術之成功率遠大於一次困難的血管吻合術。骨頭的固定在指頭時可用交叉小釘、骨間鐵絲等簡單方法，在大肢體時可用骨外固定，或骨板固定。至於接合組織之次序，原則上爲愈深層之組織愈先縫合，以全部均接回去較妥。

　　手術後，手可按一般包紮方法包紮，但不可有壓迫血管的現象。手術後，患肢應予提高，以指頭的溫度作成功的標準 (monitoring)，成功的再接肢體，因無交感神經之影響，溫度應比鄰近的指頭溫度高，若溫度下降至 32°C 以下，應小心觀察；若溫度下降至 30°C 以下，或與鄰近指頭溫度相差 3°C 以上，則代表血流不通，應緊急打開探查。同時觀看指甲末端，若爲紫色且 capillary refilling 很快，則爲靜脈栓塞。若指甲變白，那是動脈不通。普通病人可以等 7 天至 10 天後再換敷料。術後爲防止血管栓塞，可使用 Heparin 1000μ/qhr（一般認爲若血管吻合有把握，可免此項，以防 Heparin 併發症），Low Molecular Dextran 500cc/qd. I.V.，Persantin 50mg/bid, Aspirin 600mg/bid, Chlorpromazine 25mg/tid, 病人應避免抽煙及咖啡等刺激物，同時房間要保持溫暖，尤其患側，不但要抬高，而且

要好好保溫，以免變冷導致血管痙攣之產生。

　　世界上的各個指頭重接中心，成功率均在70～90％之間，一般依病人指頭受傷的程度而定。第一位成功重接術的奈良大學 1965 年 7 月至 1984 年 6 月有 298 例指頭重接，總成功率爲85％。美國 Duke 大學 1972～1983 年有 826 例指頭再接，成功率爲 replantation 80％，revascularization 90％，臺大醫院侯勝茂等報告85％成功率(圖5-150, 151, 152)。指頭重接術失敗的原因最多爲患指遭受的傷害太大了。根據統計，極乾淨整齊的斷指，重接成功率應在90％以上，而遭壓碎傷的斷指，重接成功率僅60～80％。

　　對斷指再接的適應症（表 5-9），當然一方面得看所截斷的指頭受傷程度大小來決定是否可以接回去，此外也有其他因素要考慮，例如，醫師的能力，以及遭截斷的是那一指而定。Duke 大學的研究指出，若是大拇指斷掉，應嘗試任何方法接回去，因爲大拇指佔手功能的50％，至於其餘四指，若斷在 FDS insertion 以下，卽中指中段以下，因爲接肌腱的效果很好，應要嘗試。在 FDS insertion 以前，亦卽 Bunnel 所言之 "no man's land" 接後之功能很不好，病人常常不用那一指，尤其以食指爲甚，所以倒不如行 ray amputation，對病人手的功能較有幫忙。但也要考慮病人的社會需要，如未婚小姐極需無名指來戴婚戒，小孩子的斷指，都應儘量接回去。同時小孩子長大後，尙可對重接指作矯正手術。我們做過 10 年追踪調查發現，斷指重接有81％正常的成長。

　　大肢體重接術（major limb replantation）在技術上雖有血管較大的優點，所以血管神經縫合較簡單，但因含大量肌肉，所以給臨床醫師的缺氧時間較短。現今對斷肢是否先予灌流（perfusion）的意見因人而異，反對者包括 Buncke 等認爲灌流的肢體往往造成細胞間水

表 5-9　肢體重接術之適應症（上肢）

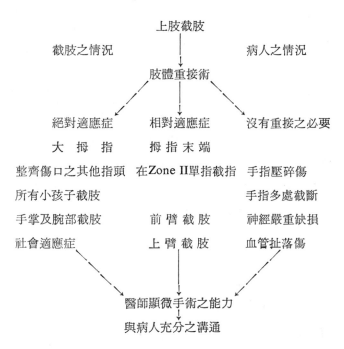

腫，使斷肢腫脹（swelling），血管內膜也會受傷造成栓塞。Harashina 與 Buncke 在 1975 年論文證實以 C-3 solution 灌流的老鼠後肢之存活率遠不如不灌流的肢體，但是其他學者認為用 Ringer lactate 或 Colin's solution 灌流有以下的好處：　1.利用冰水很快可以降低肢體內部的溫度 （core cooling）， 2.可以洗出部分有毒的代謝物， 3.可以利用灌流，視肌肉的回流來判定肌肉的好壞，沒有回流的肌肉代表屬害的 contussion， 應以擴創術切除之。 所以現今世界各大中心， 如 Duke, Louisville， 對肢體斷肢，若肢體不大，缺氧時間很短， 則不灌流；若大肢體，如肘上之上臂，及缺氧時間較長，則一方面清洗傷口，一方面灌流，同時施行擴創術，一併完成手術前的處理。

　　對大肢體重接術另有兩件重要的技術問題值得一提，第一為此類病人的傷害很大才會導致斷手斷腳，所以病人的一般情況及其他器官應詳加檢查，以及補充失血，才可進行大肢體重接。依據 Chen 之 1105 major limb replantation 報告，平均輸血量在手腕為 2100cc，在上臂為 5000cc，在大腿為 7500cc。所以假使沒好好準備，會導致手術成功而病人死亡之情形。第二為大肢體重接術中，當一條動脈及數條靜脈完成吻合後，醫師為減少缺氧時間，就打開血管夾，使血流入斷肢中，此時病人常常突然血壓降低，休克，甚至心律不整。其原因有 3：1.斷肢恢復血液循環，使血液容量突增，以大腿斷肢為例，血液再度流至斷肢時，變成 130％血液容積之增加，若原先血液就補充不足，此時便很危險。2.此時尚有許多的靜脈、微血管未處理，就像病人再度被砍斷肢體一般，大量血液流失。更嚴重的是 3.許多無氧呼吸的代謝物蓄積在斷肢內，一下子回到大肢體循環，結果造成了嚴重的酸中毒。筆者曾實驗，以狗雙下肢動脈結紮 6 小時，結果鬆了結紮，狗很快死於酸中毒。所以在很大的肢體重接術中，在打開血管夾前，應通知麻醉醫師，準備好供血，再打開動脈，使血液流入斷肢，而血液可洗出缺氧代謝物，同時處理原先未發現流血之靜脈後，約 2～5 分鐘，再打開靜脈血管夾，使血液回流，防止血流太多。如此才可避免酸中毒現象。

　　在前臂或大腿的斷肢，為避免肌肉之腫脹，必須至少吻合一條深部靜脈 (deep vein)，使肌肉之靜脈回流順利，否則肌肉很容易因過度充血而壞死。同時有必要時，要做筋膜切開術 (fasciotomy) 來避免 Volkmann contracture，同時不要介意有部分皮膚缺損，只要血管神經、肌腱有皮膚遮蓋即可，其餘肌肉可幾日後再行皮膚移植。

　　肢體重接術之成功不應以肢體能够生存為依據，而是以功能之恢

復爲目標（圖5-153, 154, 155, 156），據臺大醫院侯勝茂之報告，在指頭重接術中，2 point discrimination，在大人有50％能小於10ｍｍ，而小孩能達 5ｍｍ 以下。所以小孩之恢復通常較快，大肢體重接術之功能恢復與神經斷裂的地方有關，愈高位神經截斷，則功能恢復愈差。所以一斷肢再加臂神經叢剝離（brachial plexus avulsion）是沒有必要接回去的。由此，吾人應知，單是學會顯微手術，並不是代表就做好肢體重接術，因爲有50％的肢體重接術需第二次外科重接術，有60％的病人有「對冷不能忍受」（cold intolerance）的抱怨，此現象通常在 2 ～ 3 年內才會消失。肢體重接術的費用約爲重建手術（截肢術）的 5 ～ 6 倍，所以讀者爲對此深入研究的話，應熟知基本手外科技巧及解剖、缺氧組織的病理才行。

雖然上述爲肢體重接術的一般原則，但近20年來累積的經驗使我們有了可以增快手術方法的一些特殊技巧。

Ⅰ. 拇指的重接術:

拇指之功能佔手功能的50％，應儘可能的重接回去 （圖 5-157, 158, 159），但拇指的血管支配及神經分佈與其他指尖大爲不同。橈動脈在掌面繞過腕骨到背面鑽入 snuff box 分支成主拇指動脈（princeps pollicis a.）及深部掌動脈 （deep palmar arch），由於主拇指動脈之起源在手的最深處，然後必須穿過拇指球肌到達拇指（圖 5-160），所以當拇指在掌指關節或以上的部分被截斷時，此動脈縮入肌肉內，同時又位於手的最深部，無論從掌面或背面均很難作血管的縫合，故以往報告在拇指斷指重接成功率偏低。Duke 大學鑒於此困難，現在遇到拇指斷掉在掌指關節以上時，或拇指血管有「扯落」（avulsion）時，有兩種解決辦法：A、如圖 5-161 所示，直接在 snuff box 內探查 radial artery，亦卽是手腕背面、長拇指伸肌（EPL）與短拇指伸

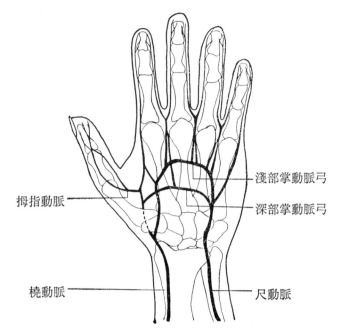

淺部掌動脈弓

拇指動脈

深部掌動脈弓

橈動脈

尺動脈

圖 5-160　手的動脈分佈圖。拇指的血流供應是靠深部掌動脈弓來
　　　　　的拇指動脈支配，它的位置在拇指基部，相當的深。

肌（EPB）之間，先找到 radial artery，接上靜脈移植在手背面上行
血管吻合，再把手翻過來將此靜脈移植再接於拇指動脈，則兩個血管
吻合均可在很輕鬆的情況下完成。但是若同時伴有拇指神經扯落缺損
時則利用 B 法：直接分離其他指頭的神經血管束，轉移至拇指，如圖
5-162，此項吻合亦可在手掌面輕鬆完成。 如此一來， 我們覺得拇指
重接術不再是一件困難的事，同時我們不應忘記拇指背面有橈神經支
配，要接回去以避免神經瘤（neuroma）（圖 5-163, 164, 165）。

II. 回流靜脈缺損：

　　顯微手術醫師在指頭重接術中最常遇到的困擾的問題之一便是找

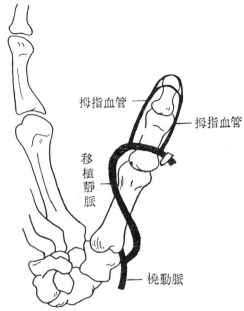

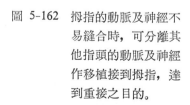

圖 5-161 利用移植靜脈銜接橈動脈與截斷的拇指動脈，是解決拇指重接困難的方法之一。

圖 5-162 拇指的動脈及神經不易縫合時，可分離其他指頭的動脈及神經作移植接到拇指，達到重接之目的。

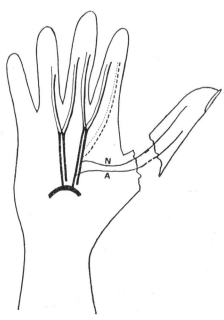

不到好的回流靜脈，尤其指頭背面又有皮膚缺損時，或重接的指頭很小沒有靜脈可尋，但有如下之解決辦法：⑴把皮膚切開變大，儘量向遠處找，把靜脈作適當的分離，這樣就可得到長度適中的回流靜脈。⑵若斷指無靜脈可接，或僅有一條靜脈時，可把斷指之一側動脈接於近端之靜脈，此時末端之動脈可以引流很好的靜脈回流。⑶若 B 亦無法實行（通常代表此斷指很小）時，可以把指甲剪一三角形下來，放一塊含 heparin 之紗布上去，可以經由此處使血液流至體外，等 7 天或 10 天後新的微血管長成了就安全了。筆者曾在臺大用此方法於 7 歲小女孩之末指關節截指。欲獲得成功，唯一要注意的便是要時時注意血液引流量，以及補充適量的血液。⑷法國天才型的顯微外科醫師 Alain Gilbert 使用水蛭 (leech) 於靜脈回流不良的指頭上，利用水蛭吸血之特性作靜脈引流。

III. 指頭皮膚整圈扯落 (Ring avulsion injury):

　　在工業或車禍傷害中很容易碰到的情況就是指頭皮膚整圈扯落。Duke 大學的 Urbaniak 等人的分類最爲大家採用，他分：⑴血液循環良好者。⑵血液循環受損，但顯微手術可以恢復血流及功能者。⑶脫手套式之傷害 (degloving injury) 者。在 Duke 之經驗中，對 degloving injury 施行顯微手術之效果不好，應要截肢或皮瓣遮蓋。美國其他顯微手術中心報告，ring avulsion injury 之再接術也有成績良好的，這是因爲病人的選擇較嚴，同時對扯落的皮膚圈必須詳細解剖至完整的血管處。我們的經驗發現，若在 degloving injury 之斷指可見 string sign，亦卽一點一點紅色的皮下出血時，代表該處的血管已經受損，必須再接至更遠端的血管。實驗結果顯示，若動脈被扯斷了，則不僅動脈在扯斷處受傷，甚至在近端的內膜也會遭波及而受傷，所以成功之首件乃是探查到一條良好的動脈。

IV. 下肢的肢體重接術:

人體下肢之主要功能為支持體重及行動，對功能的複雜性之要求遠比上肢為低，而且下肢截斷時，往往代表下肢之傷害很大，所以肢體重接術在下肢比上肢少得多。一般認為，較整齊的傷口，或較末端之斷肢，以及年輕之病人則要接回去。美國紐約大學醫學中心 William Shaw 的報告約有 1/3 的下肢斷肢值得接回去，受傷的部位以膝以下、脛骨之上 1/3 處為最多，因為那裏恰好是汽車前面的擋泥板 (bumper) 碰人的位置。下肢之肢體重接術與上肢之大肢體重接術相似，原則也是行良好的擴創術後，盡可能把所有解剖上斷裂的構造接回去。但有兩點值得強調: 1.下肢截肢是很大的傷害，必須有良好準備才行。2.若肢體重接術不能施行的話，盡可能把斷腿留長一點，尤其膝蓋關節在義肢之行動中可以替病人省下許多力氣，此時可利用腓腸肌遮蓋脛骨，或甚至於在斷下的肢體中取皮瓣做緊急皮瓣移植 (emergent flap transfer)，以盡可能保留膝蓋關節，使將來的義肢裝置效果好一點。

V. 肢體重接手術多久可以斷定手術成功?

在一般意識中斷掉的肢體像死去一般，肢體重接術是「起死回生」的華陀醫術，但是接回的血管也可能發生栓塞，使血液循環再度中斷，又死去一次。據肯塔基大學的報告，動靜脈的栓塞70％在手術後的前 3 天內發生，而在一星期後有90％把握斷指會成功，到第 10 天則近 100％ 斷指再接手術是成功的，因為此時已有再生血管可以負起營養及氧分供應的責任。所以據 Duke 大學的經驗，病人肢體重接後一般住院 7 天～10天，服用抗凝藥物也是 7 ～10天，因為疼痛或刺激血管會使體內產生腎上腺素(epinephrine)，致使動脈攣縮(spasm)，所以盡量兩星期內不必換敷料，以免影響動靜脈的栓塞。此外，由於

栓塞是在手術後 3 天內最易發生，我們習慣上在手腕處放置一塑膠軟
管 (polyethylene tube)， 接上 marcaine 0.5%，每六小時注射 3～
5cc 以麻痺正中神經及尺神經， 則病人一方面沒有手術後的疼痛，一
方面把交感神經麻醉後，使末梢血流更好。所以肢體重接手術至少要
觀察 7 天才能斷定存活。

VI. 將來的展望:

肢體重接術是近代骨科最大的成就之一， 由於對缺氧組織病理之
研究，以及顯微解剖的瞭解，肢體重接術已經是標準化的手術了。由
此作基礎，我們也成功了許多腳趾移植至手指的病例，間接地也促進
其他自由組織之移植。近代免疫學之進步，在老鼠異體下肢的移植也
有成功之報告，將來的趨勢是進一步的人類指頭移植，讓我們拭目以
待吧!

參考文獻

1. Harashima T. 1975 "Study of wash-out solutions for micro-vascular replantation and transplantation". Plas Reconstructive Surg, 56: 542.

2. Jones J.M., 1982 "Digital replantation and amputation-comparision of function", J. of Hand Surgery, Vol. 7, No. 2: 183.

3. Kaufman H.H., 1980 "Limb preservation for reimplantation", J. of Microsurgery, 2: 36.

4. Lobay G.W. et al: 1981 "Primary neurovascular bundle transfer in the management of avulsed thumbs", J. of Hand Surgery, Vol. 6, No. 1: 31.

5. Russell R.C., 1984 "The late functional results of upper limb revascularization and replantation", J. of Hand Surgery,

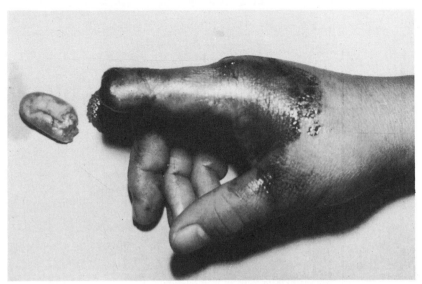

圖 5-150　一位 22 歲女性病人，右手食指末位骨截指。

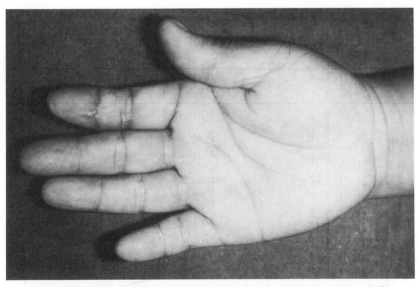

圖 5-151　圖 5-150 的病人經顯微重接手術後，美觀上及機能上都得
　　　　　到很好的恢復。

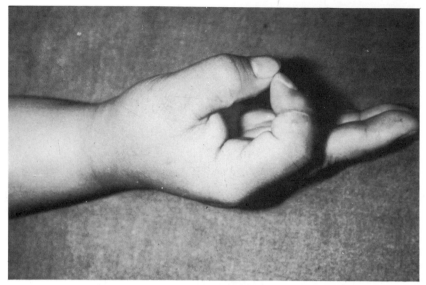

圖 5-152　圖 5-150 的病人經顯微重接手術後，病人對手術之結果很滿意。感覺的恢復是分辨兩點的距離爲 7 mm。

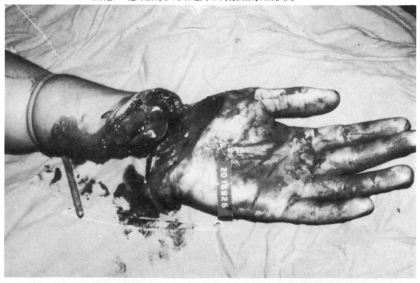

圖 5-153：一位 17 歲的少年人左腕遭人完全砍斷，被送進醫院後馬上進行顯微肢體重接術，一共縫合了 3 條神經，2 條動脈，3 條靜脈及所有的肌腱。

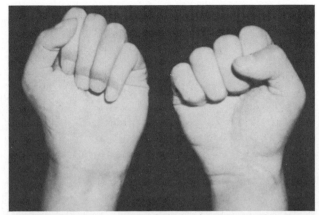

圖5—154

圖5—153的病人經顯微手術重接一年後，病人的手指可以作完全的彎曲。

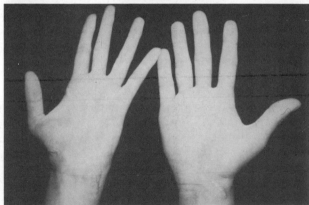

圖5—155

圖5—153的病人術後一年，手指可以完全伸直。

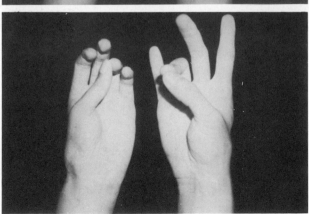

圖5—156

圖5—153的病人術後一年，拇指球肌的功能完全恢復，功能的恢復極佳。

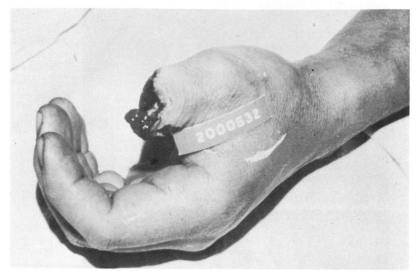

圖 5-157　一位30歲男性工人左手拇指被沖床壓斷，病人就診時
　　　　　並未帶截指來，只好再叫人回去把斷指拿來重接。

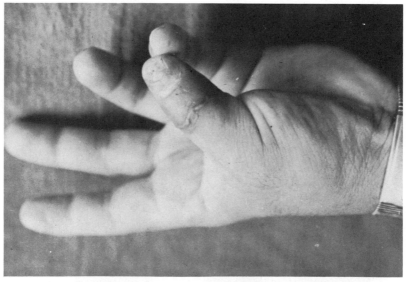

圖 5-158　圖 5-157 的病人拇指重接 3 個月後，指甲重生，病人
　　　　　對美觀上甚為滿意。

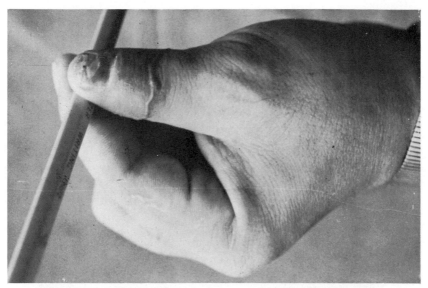

圖 5-159　圖 5-157 的病人拇指重接 3 個月後，拇指的功能得到很好之恢復。

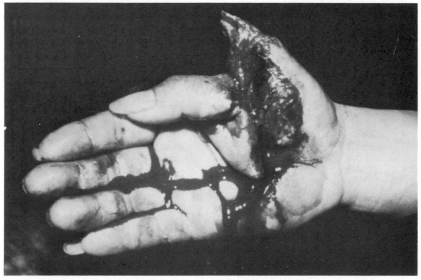

圖 5-163　一位18歲工人，右手拇指遭機器壓碎，只剩下一部分的皮膚相連。

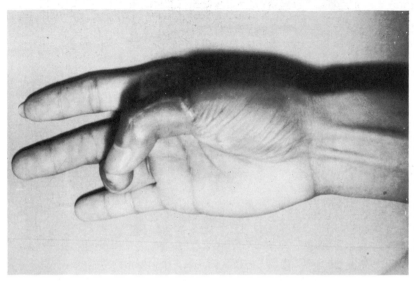

圖 5-164　圖 5-163 的病人行顯微手術後 3 個月，拇指已可張開。

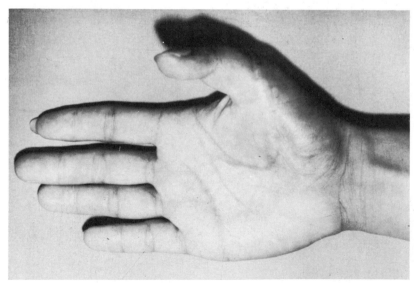

圖 5-165　圖 5-163 的病人行顯微手術後 3 個月，拇指的美觀上及功能上均有很大的恢復。

Vol. 9A, No. 5: 623.

6. Pho WH et al: 1979 Rerouting vessels and nerves from the other digits in replantation an avulsed and degloved thumb", Plast and Reconst Surg, Vol. 64, No. 3: 330.

7. Schlenker et al 1980 "Method and results of replantation following traumatic amputation of the thumb in sixty-four patients", J. of Hand Surgery, Vol. 5, No. 1: 63.

8. Urbaniak J.R., 1979 "Hyperthermic Preservation Prior to replantation", AAOS symposium-Microsurgery in reconstruction of the upper and lower extremities. W.B., Saunders.

9. Urbaniak JR: 1978 "Temperature monitoring in digital replantation", J. of Hand Surgery, Vol. 3, No. 4: 342.

10. Urbaniak JR et al: 1981 "Microvascular management of ring avulsion injuries", J. of Hand Surgery, Vol. c No. 1: 25.

11. Yamauchi S: 1982 "Recovery of sensation in replanted digits", J. of Microsurgery, 3: 206.

第七節 截 肢 術 陳 漢 廷

I. 緒 論

截肢是所有手術過程中最古老的,截去一隻手或腳當做一種懲罰,這在很多我們所謂的文明社會當中很普遍地實行過; 在今天一些較原始社會中也有所實施,早期的戰爭造成了很多截肢,證據顯示甚至在史前也有一些截肢者,這包括生出來就有骨骼缺陷和刼後餘生的肢體失落者。

早期的外科截肢是很殘酷的,這種方法使肢體從一個根本沒有被

麻醉者的身上切下來，爲了止血，截肢後的開放殘肢被壓過或浸在沸騰的油中，顯而易見地，這些截後的殘肢非常不適合於配上義肢，卽使是有用而不受限制。在十六世紀前葉，截肢外科被 Ambroise Pare（一個法國軍醫）改進了很多，他設計了較有功能的殘肢，首先使用綁線來控制流血，他同時設計了相對比較老練的義肢，在十七世紀 Morel 藉著止血帶的引進，使截肢外科大大地進步了。由於麻醉及無菌技術的發展，截肢在不被感染的情形下，理所當然的癒合傷口。第一次世界大戰使美國醫師對截肢外科興趣大增，但很快的就冷淡下來，第二次世界大戰後，這種興趣又提高了，且爲了那些戰後截肢者，新的外科技術出籠，陸續有人設計了較好的義肢。

實際上傷害到不能修補或疾病肢體本身的截肢，是使病人能恢復正常且在社會上能够生產的第一步。糟糕的是截肢的工作經常由知識淺薄或在截肢後的復元工作方面缺乏興趣的人來作；因此這種開刀應該有計畫且要講完整形及重建手術中的護理及技巧，由專家來監督實行才對，最近術後立卽裝置義肢的發展造成截肢外科相當的進步，更牽涉到生理方面的研究，應用到基本的生物及生機功能方面，或許更重要的是外科醫生對於殘肢手術後立卽做裝復調配態度的衝突，使得他們變得愈來愈注意到自己手術後對病人立卽照顧及復元工作方面的職責，如同 R. G. Thompson 所說「拆線完以後並不意謂著一個外科醫生照顧工作的轉移」一樣。

截肢手手術主要爲了四大理由，卽缺血、先天性畸形的校正、外傷、腫瘤的切除。失去肢體的任何部分，使個體殘廢及造成變異的程度，依據肢體失去的範圍，病人的年齡，外科處置和開刀後的處理而定。百分之七十五以上的截肢是爲了下肢血管的疾病。因爲這種截肢通常發生在年紀大的人，常伴隨慢性全身性疾患、體質衰弱、視力障

礙、平衡欠佳、神經病變，和對側肢體缺血，如想獲得預期的目標，是比因其他理由而做截肢更加困難。這些目標包括：組織痊癒迅速再現，保存殘留部分適當的長度，獲得殘留肢最大的功能和整個個體的復健。缺血性下肢及其他傳統類型的截肢術必須藉著以下幾個原則來實現：

　　1.穩固的包紮：

　　一種穩固的開刀後的包紮，會產生適當的壓力和固定，可以避免水腫，並有益於傷口的癒合，使殘肢定形及穩固化。石膏包紮可在手術後立即固定，同時成暫時的整復。適當而穩固的包紮對殘肢部分周圍的血液循環，需要有經驗和密切的觀察，過度的直接壓迫和緊縮近端可能引起殘肢末端的壞死。要早期查知包紮底下的感染是不可能的，在無經驗者可改用彈性壓迫的包紮，如此可以定時拆開包紮，觀察傷口。

　　2.術後立即裝置義肢：

　　這種暫時整復可使早期兩腿直立的位置及步態保有自體感覺，以便避免僅存一腿的感覺。行動和負重的大小，在早期傷口癒合時期必須依據種種因素而考慮個別的差異。

　　3.開刀的技術和截肢的高度：

　　由於現在全接觸性義肢的發展，任何高度的截肢皆可固定。雖然如此，但截肢的高度首先取決於組織的癒合和保留適當的長度，其次要能適應義肢。術後立即裝置義肢在缺血性下肢必須注意下列幾個原則：

　　(1)保留膝部。

　　(2)建立一個動力殘肢 (dynamic stump)。

　　(3)皮膚整形技術。

(4)穩定切開的肌肉。

(5)神經切斷後的處置。

　4.手術後的處置:

　　肌肉力量的加強、肌肉攣縮的預防和步態的訓練是物理治療的主要項目，在開刀之前卽應開始。

II. 截肢的適應症

　　不管其它的狀況如何，一種疾病或受傷的肢體造成的血液供給喪失是絕對需要開刀。當營養的供給遭受到破壞而不能保存部分肢體時，那麼它就會變得不但無用且因組織壞死造成的毒素傳佈到整個身體而威脅整個生命。一個肢體如不能保有它的功能時；截肢就有其必要。有時截肢在於拯救一個無法控制感染的肢體以免危及生命。顯然地，在很多惡性腫瘤由于截肢而得到良好的治療。截肢也經常應用在一個先天就肢體部分或全部不正常的人。在這裏，截肢的一般適應症將詳細的考慮。

　　1.周邊血管疾病

　　目前最通常的截肢適應症是周邊血管疾病，不論它是血管硬化或是合併糖尿病，或某些類型的疾病。在老年人這種適應症比較多，因爲老年人在糖尿病及血管硬化患者較多。

　　由血管硬化產生的肢體壞疽通常比較困難治療，特別是合併糖尿病。因爲糖尿病患者的組織癒合力差且易受感染。此外，糖尿病性神經病變，卽使沒有臨床症狀，也會造成癒合的延遲。這時感覺的低落往往會重複造成無法注意到的傷害。動脈硬化和糖尿病都是全身性的疾病。需要截肢時就要事先考慮這個事實。在手術前事先要考慮心臟腎臟及腦循環的狀態，且要先積極治療全身性的疾病。

　　過去多年來，一再重複顯示的一個事實是，因周邊血管而截斷下

肢，不論他有否糖尿病。卽使是膝下截肢，如在開刀前小心地控制而未發生任何感染的話，殘肢也將癒合。如果開刀的技術一絲不苟，開刀後的處置適當，開刀後立卽實施義肢配對，在周邊血管患者是有其極端價值的。他們使其局部組織蒙受其利且較老的病人在他手術完成後很快活動，因爲很多病人虛弱，平衡力差，及對側下肢有毛病，保護膝關節在復元工作方面是非常的重要。

　2.受傷

　　第二普遍的適應症是受傷，在五十歲以下的成年人，受傷可能是主要的適應症，因傷害而需要截肢，在男人比較多，下肢則比上肢多，一個急性傷害當血液供給遭受破壞，或嚴重得無法合理復元的話，那麼截肢就是必需的，這是顯而易見的事。但在另外一些傷害中，受傷的程度無法在幾天內就決定下來，必需先行淸創術而延期截肢，一直到傷害能精確地估計且重建後能保留它的功能，這時不可有草率而忽促的決定。開放性的截肢經常適應於急性傷害。

　　燒傷或凍傷能充分地破壞組織，需要開刀，在這些例子，截肢屬於開放型。一般的原則，燒傷應用保守療法治療直到受傷程度能够精確的估計，而在良好癒合相配合的情形之下，在肢體遠心端實施截斷術。少數例外，凍傷也應採保守療法直到壞疽區域穩定且界限淸晰。

　　嚴重的電傷經常須要截肢，在這類的傷害，截肢位置的高低也許極難決定，因軟組織壞死。因此截肢的高度或許需要較原先預期的來得近心一點。在因燒傷而實行截肢時，壞死的肌肉及肌肉羣應切掉，而皮膚及很明顯能活的肌肉應保留下來。

　3.感染

　　不論是急性或慢性，如對內科或其他外科方法無效時，或許就需要截肢，在須要截肢的感染當中，爆發型的氣性壞疽是最危險，且要

立即做近心端截肢。當可能截經正常的組織時，傷口最好開放，在這種疾病，截肢經常是拯救生命的一種方法，然而最近的報告指出了高壓氧氣治療，有時免除了截肢的需要。對截肢的適應症而言，慢性感染通常比急性感染來得較不清楚。就整體而論，慢性疾病在身體所產生的影響，往往需要截肢，比較多見的是骨髓炎或被感染而無法癒合的骨折。截肢後以義肢調適將能改進他的功能及讓他做更多正常的活動。

4.腫瘤

良性的腫瘤很少需要截肢，但往往因為腫瘤過大或局部切除將造成一根無用的肢體時，那麼就需截肢。比較普遍的適應症是有惡性腫瘤而沒轉移，在這些例子，截肢是為了移去它轉移前的惡性病兆，但截肢甚至也用在轉移後，這也許能減低他的痛苦。當一個腫瘤成潰瘍而感染或造成病理性骨折時，截肢的高度儘量靠近心端以預防復發。

5.神經損傷

截肢在神經受傷後的適應症，往往是麻痺肢體的萎縮性潰瘍。一種萎縮性潰瘍在腳上或手上經常會得到感染而造成更多組織的破壞，變成無用，此時截斷然後裝上適當的義肢是有其明顯的需要。在下身麻痺及四肢麻痺的人，截肢很少需要。甚至在他下肢完全無法站立或走路時，肢體能夠幫他坐在輪椅上，保持平衡而使支持身體的力量分佈到較多區域，這樣就能避免褥瘡。

6.先天性缺陷

當先天性肢體畸型肢體明顯的沒有功能，而截斷後能使裝配義肢更容易，就整體而言能增加其功能即可考慮截肢。當截肢適應症有問題時，就要延期截肢的決定。在畸形的上肢，廢用的指頭或許有助於活動。多餘的指（趾）頭必須極端小心地切掉。一根具有功能的指（

趾）頭不可僅因外在理由而切除。在下肢兩側的畸形，往往建議保留畸型的一部分而在四周裝上義肢，這種方式病人比沒帶義肢時來得更能活動。在單側畸型方面，必須個別詳加考慮。切除多餘的指（趾）頭通常是爲了穿鞋子更容易。

III. 截肢手術的原則

截肢手術的基本原則和其他手術一樣重要且必須事先遵守、極端注意、及柔和處理組織，使產生良好癒合及具有高度功能的殘肢是非常重要。像其他專門的外科手術，某些基本原則在截肢外科就顯得特別，在這裏我們討論其重要性：

1.乾淨的手術區域

手術之前皮膚無菌的處理是必要的，新鮮的傷口要洗淨並行清創術，要等現出如櫻桃紅般的肉芽組織面。

2.止血帶

除了在缺血的肢體外，止血帶的應用有其相當的需要，且能使截肢變得較容易。在止血帶被脹大前通常應該用一條繃帶包裹使成無血。然而在感染或惡性腫瘤而行截肢時，以這種方式來擠出血液並不受人歡迎。在這種例子，止血帶充血前五分鐘就要抬高肢體。

3.截肢的高度

過去截肢須要經過某一特定的高度以便適合義肢的裝配，然而應用現代整個接觸的 socket，截肢的高度已變得不重要。更妙的是，任何癒合良好，不痛而適當的重建殘肢能夠藉著彌補物而使得裝配更令人滿意，所以截肢的高度主要基於外科方面的考慮，截肢應通過能較好癒合的組織而在某高度下袪除疾病或其他不正常的部分。主要的規則是儘量由良好的外科判斷去保留其長度。

4.皮瓣

　　不論截肢的高度如何，用良好的皮膚蓋住殘肢是非常重要的，在殘肢末端的皮膚該可移動及有正常的感覺才對。過去的經驗告訴我們什麼是每種高度截肢最好的皮瓣，但必須指出的是非典型的皮瓣總是在較好的截肢受人歡迎。用現在整個接觸的 socket 結疤位置的重要性就顯得較少了，但結疤不可黏住底下的骨頭，因為這樣會使義肢的調適發生困難且這樣會在長期使用義肢後，破壞了充分的軟組織。大的狗耳 (dog-ear) 同樣能在義肢調適時造成問題，且抑住了良好的重建殘肢發揮它最大的功能。

　　5.皮瓣長度

　　依據截肢部位來決定

　　(1)上肢：腕上部——前後皮瓣等長；腕下部——前長後短皮瓣，卽利用掌側皮膚，掩蓋殘肢末端。

　　(2)髖部：Racquet 氏切開法，使斑痕在前側和外側，離開糞便接觸感染和超越坐骨粗隆壓迫區。

　　(3)大腿部：等長皮瓣，使斑痕正落於骨頭後，或前面皮瓣較長，使斑痕遠在骨頭末端之上。

　　(4)股骨遠端的殘肢末端：前面皮瓣較長，後面皮瓣較短。

　　(5)膝下部：倘若血液循環適當，前面後面可留相等皮瓣，而傷痕可橫留在脛骨之後。在缺血性四肢，血液供應較佳的後皮瓣要留得較長，使傷痕形成在骨頭末端的前面，避免傷痕在殘肢末端邊緣。

　　(6)Syme 氏截肢法：後面長前面短皮瓣，後面皮瓣的基部宜靠後內側，會有較好的血液供應。

　　6.肌肉

　　在傳統的截肢術，肌肉分開到想要切斷骨頭的遠心端以便那些尾端肌肉能回縮到同樣高度，但在肌肉成形術（myoplasty）或那些用到

有緊張度的肌肉固定術（myodesis）時，肌肉就要分開到離切骨遠端兩英寸，然後縫到骨頭上或在適當緊張度下使肌肉對立。同時，也可減低幻覺和因站立或步態所引起的肌肉收縮疼痛。但肌肉固定法在末稍血管疾病是禁止的。龐大的肌肉塊，不可隨便置於骨頭末端，要先切成斜角，使成爲適當的圓柱形末端。

7.神經

在截肢外科中，神經的治療被爭論著，時下大部分的外科醫生同意，當隔離時，神經能受到最好的治療。輕巧遠遠地把它推入傷口裏面，以尖刀清晰地分開，以便切端能收縮到切骨的近心端，然而這種方法當中應避免對神經造成強的緊張力。因爲另一方面，這殘肢也許會感到痛甚至傷口癒合後還是如此。大的諸如坐骨神經包含了比較大的動脈及那些在分開前就應綁起來的動脈，以局部麻醉劑注入神經並不需要，而且把它埋入骨頭或肌肉中的特別技巧也無法防止神經瘤的痛覺。

8.血管

大的血管必須隔開且個別地予以鉻猫腸線綁起來或在分開前用不被吸收的線縫合，較大條的血管應該雙倍綁結。但對較小的單綁就夠了，在殘肢關閉前，止血帶要鬆開，且所有出血點要夾住或綁緊或電燒，因詳盡的止血非常重要。

9.骨頭

過度的骨膜剝除是禁忌的，且能造成環狀死骨的形成，沒有被良好組織墊住的骨粗隆應該切掉且剩下的骨頭應磨成圓滑的形狀。在下膝蓋截肢，脛骨的前面及手腕的關節截斷中，橈骨的莖突就顯得特別重要。 Hampton 已指出在膝上截肢時， 讓股骨的外面成斜度以便在兩骨頭及復補的 socket 中間有較好的力量分布。在脛骨與腓骨間予

以接合，以防止殘肢的骨頭，在走路時的轉移。

10.引流管

如上所述，詳盡的止血在殘肢合閉前就應做完，除此以外，一些形式的引流應該利用。軟木橡皮做的 penrose 引流管或抽吸用的整型管非常理想，這些引流管在開刀後 2 — 3 天就應拔除。

11.壓迫性包紮

若傷口需要經常觀察，可用彈性壓迫性繃帶。若須做手術後立卽整復時，要用穩固的石膏包紮。這種壓迫性包紮，可使水腫減至最小程度，排除死腔和塑造良好的殘肢末端。

12.絕對的臥床休息和抬高肢體：在缺血性截肢，將肢體抬高，可促進遠端血管循環和組織的癒合。

13.攣縮：攣縮要避免，例如膝部給於石膏夾板可避免屈攣縮。

13.癒縫線：10 至 14 天拆線。

15.運動：術後可開始運動。

16.彈性繃帶：在傳統的截肢上可使用彈性繃帶至引起 最 大 皺 縮 shrinkage。

17.義肢裝置：傳統的義肢要在術後至少 8 至 12 星期裝置。

IV. 手術前的準備

雖然截肢有時是爲了解救生命，但通常不必匆忙進行手術。病人必須在健康的最佳情況下，來抵抗這種手術傷害。手術前要先著手控制糖尿、脫水、貧血、休克、感染和心臟機能不全；在等候手術時倘若有肢體壞疽或感染可用部分冷凍來減少吸收產生的毒素和改進病況。這種局部溫度的降低有極好的反應；卽發燒很快的消失，微弱的病患幾乎立卽感到前所未有的舒適。但太冷的溫度將破壞小口徑的血管壁；當移走局部冷凍時，會引起血漿外滲，和血管周圍的水腫，血

液濃縮和血管內阻塞，會造成組織供血減少和癒合欠佳，所以局部冷凍要在遠離預期截肢的部位。這種局部冷凍在阻止壞疽和感染的擴散方面是超越其他任何方法的。同時此法可改善全身狀況，減輕疼痛並使手術休克減至最小程度。

它可使用很長的時間，但通常在手術前 24 小時著手。局部冷凍法的反對者認爲，使用在缺血性肢體是一種禁忌，因爲它或許可殺死近端的組織，使截肢要切得更高。於手術前三天可開始用 hexachlorophene 清潔皮膚，至於預防性抗生素的使用尚在爭議中。如果計畫術後的立卽整復，則有關的材料要統統聚集以便消毒。

V. 開放性截肢

開放性截肢，望文生義，就是一種截後殘肢末端不縫合的方法。開放性截肢後，接著是作第二次縫合，再截肢、校正或整形修補。其目的乃是爲了防止或剔除感染以便最後的殘肢能在傷口不被破壞的情形之下縫合。因此開放性截肢適用於有感染，嚴重的創傷且廣泛的破壞組織和外物所引起的肉眼卽能看見的污染，適當的抗生素要用到最後殘肢癒合。

開放性截肢使殘留部展開以便引流，常用於確定感染或可能感染時。手術能迅速完成，使休克減至最小程度。開放性截肢如爲了早期閉合預留皮瓣，叫開放性皮瓣截肢 (open flap amputation)；若沒留皮瓣叫開放性環狀截肢 (open circular amputation)。

開放性環狀截肢的技術

這是最安全的方法，可產生輕微的凹陷面，使皮膚稍比淺層肌肉長，深部肌肉稍比覆於其上的肌肉短。作環狀切口橫過皮膚，皮膚卽回縮，在皮膚回縮的高度，肌膜也作環狀切開。同樣切開淺層肌肉、深層肌肉及骨膜。神經輕輕拉下切斷，使回縮至肌膜面，過分的牽引、

壓碎或酒精注射易形成神經瘤，貫穿 (transfix) 大神經並結紮之以防流血，大血管也要同樣處理。

在開放性感染性骨折，截肢的位置常在骨折處，其他情形的截肢也是儘量在可見的遠端來作。

手術後立卽連續作皮膚牽引，首先殘留部與皮膚黏連被其掩蓋，鬆緊帶(stockinette) 平滑的使用，使遠端接上牽引的重量。鬆緊帶每天重新包紮，終使皮膚拉下，使骨頭覆蓋於肉芽組織之下，且因瘢痕攣縮皮膚邊緣閉合。若無皮膚牽引皮膚肌肉退縮，則再次較高位的截肢需重作。通常在 6 至 8 星期後可作開放性截肢的閉合。瘢痕組織可從骨頭末端切除，可見肌肉和肌膜穩固在骨頭末端，皮膚先分離 10 公分後縫合。手術後牽引可減輕皮膚縫合處的緊張，同時腓骨比脛骨要切除得短些。

VI. 截肢的位置 （圖 5-166）

由於手術技術及義肢的日新月異，任何高度的截肢皆可接受，然而某些部位的截肢仍爲外科醫生所偏愛。這是取決於義肢的類型、肢體的功能、肌肉的平衡和適當的血液循環等。

在血管功能不全時，依然下列幾點來決定截肢的高度：

⑴臨床的發現──組織外觀、皮膚溫度、抬高有無水腫、毛髮生長、感覺的高度和敏銳度、脈搏的出現。

⑵實驗室的發現──示波計指示數 (oscillometric reading)，動脈搏的出現，動脈攝影，體積抽記 (plethysmography)，溫度紀錄和經皮膚的 (dopper) 記錄 (transcutaneous doppler recodings)。

⑶手術的發現──足夠的流血，組織的生存能力。

1.經由足部：

要考慮的主要因素是好的、厚的皮膚掩蓋來抵抗外傷和保留肌肉，

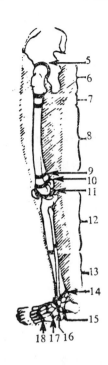

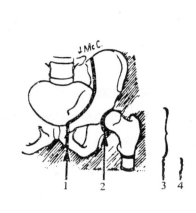

1.半邊骨盆截除

2.髖關節離斷（解剖學上）

3.髖關節離斷（義肢學上）

4.不適宜的截肢高度

5.髖關節離斷（解剖學上）

6.髖關節離斷（義肢學上）

7.不適宜的截肢高度

8.膝上截肢長度儘量保留

9.膝關節上三吋截肢適合理想的
　suction socket

10.踝上股骨截肢適合老年人

11.膝關節離斷有很多適應症

12.膝下截肢儘保留長度，腓骨要截短$1\frac{1}{2}$
　吋，理想截肢長度為 7 吋

13.此段截肢較不理想

14.syme 截肢——高度適中，殘肢理想

15.pirogoff 不適宜的截肢

16.chopart ⎫不理想的截肢、 易生馬蹄
17.lisfranc ⎭
　足畸形 (equinous deformity)

18.中蹠骨截肢——理想，尤其特別適應
　症可使用

圖 5-166　截肢的高度: 適應症與禁忌

因爲不平衡將致使殘廢畸形。

(1)大踇趾截肢並不影響走路姿勢，但在作敏捷步態時顯然有點影響。

(2)第二趾截肢致使踇趾外翻（hallux valgus）。

(3)第五趾截肢沒什麼妨礙， 常爲了腳趾的重疊畸形（overriding deformity of the toe）作這種手術。

(4)所有腳趾截肢當緩慢走路時，引起少許障礙，可用一種海棉橡膠（sponge rubber）插入鞋子的腳趾，且用彈性的銅絲縱形連接在腳底， 使成爲良好的支持和槓桿支點以便利離地行走。

(5)足蹠骨結合處截肢是一種非常圓滿又不留下畸形的手術。

(6)跗蹠骨結合處截肢（lisfranc's amputation），已不被接受。會產生內翻馬蹄足（inversion-equinus deformity）。

(7)跗骨近端到前脛骨止端截肢（chopart's amputation）， 會引起嚴重的外翻馬蹄足畸型（equinovalgus deformity），但能够借跟腱加強來矯正。

(8)Syme 截肢（圖 5-167）： 經由踝部，把腳跟皮瓣遮蓋於脛骨末端之下。這種末端殘肢有較好的功能， 皮膚掩蓋於末端慣於用來承受重量，然而由於很大的殘肢末端，需要一個大的義肢，包括塑造皮革（socket）及支持用的鋼筋固定於義肢足部的兩邊。這種截肢可使病人不需要義肢也走得好，但美觀上，不適於女性來穿如此的義肢。腳跟皮瓣血液的供應起源於後脛動脈到踝部內側分枝，所以踝關節離斷必須翻轉來作，移開跟骨，以減少皮膚壞死的危險。開刀後皮瓣易轉移至內側，所以要黏著固定幾週加以預防。

　2.經由腿部：

保留 5 到 7 吋的脛骨最爲理想（圖 5-168）依個體的高度而有所

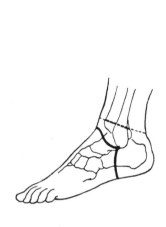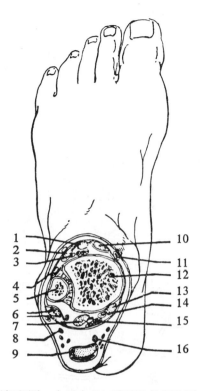

左為踝關節以上截斷的橫切面解剖圖，右為皮膚切開線及骨頭截斷高度，為使殘肢可承受重量，應保留足夠的後足跟皮瓣以覆蓋殘肢。

1.伸長肌	9.跟腱
2.伸趾長肌	10.脛骨前肌
3.內側足背皮神經	11.大隱靜脈
4.腓骨深部神經	12.脛骨
5.腓骨	13.脛骨後肌
6.屈䟪長肌	14.屈趾長肌
7.小隱靜脈	15.脛骨後血管
8.	16.蹠肌

圖 5-167 Syme 截肢

差異，過長的殘肢裝置義肢不易，且不充分的血液循環易導致遠端疼痛或潰瘍。較短的殘肢，可移動義肢的膝部，當上下樓梯時易於控制肢體。但是，較短義肢裝置較不容易，橫切腿筋（hamstrings）和腓骨頭切除可使裝置較爲容易。

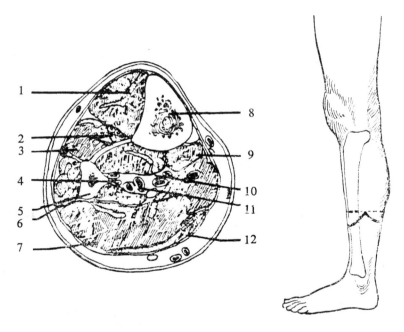

左爲橫切面解剖圖，右爲皮膚切開線及骨頭截斷的高度，前皮瓣要略長於後皮瓣，使縫合線落在骨頭端的後面。

1.脛骨前肌	7.腓腸深肌（比目魚肌）
2.脛骨前血管及神經	8.脛骨
3.伸趾及伸踇長肌	9.屈趾長肌
4.腓骨血管	10.脛骨後肌
5.腓骨	11.脛骨後血管及神經
6.腓骨肌	12.腓腸肌

圖 5-168　下腿中間三分之一處截肢術

3.膝關節離斷

有良好的殘肢末端，仍保留有強壯的肌肉，現今比膝上截肢法要爲人喜愛。除去股骨髁內側、外側、後側的隆凸，以便減少龐大的殘肢部，更有利於義肢的裝置。

4.經由大腿:

髁 (suprucondylar area) 上部是理想位置（圖5-169），易產生

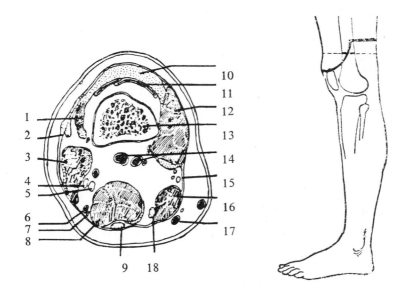

左爲橫切面解剖圖，右爲皮膚切開線，前皮瓣要略長於後皮瓣，骨端最好由股四頭肌腱膜來覆蓋，（Kirk 氏腱成形術的截肢法），前皮瓣切深使其包含股四頭肌腱。

1.股外側肌	7.股後皮神經	13.股骨
2.髂脛管道 ilio-tibial tract	8.半膜肌	14.膕動脈及靜脈
3.股二頭肌	9.半腱肌	15.隱神經
4.腓總神經	10.股四頭肌	16.縫匠肌
5.脛神經	11.髕上陷凹	17.大隱靜脈
6.小隱靜脈	12.股內側肌	18.股薄肌腱

圖 5-169　一肢端承重經由大腿下三分之一的截肢

圓錐或圓柱形殘肢末端。假使計畫使用 suction socket prothesis, 理想高度是在膝上 3 吋處。各種技術如下：

⑴腱 (tendoplasty) 成形術——卽臏骨切除且股四頭肌腱掩蓋股骨末端。

⑵肌成形或固定形 (myoplasty or myodesis)——肌肉附着骨頭末端，產生強的動力殘肢部。且殘肢部是圓柱形，適於現代的全接觸義肢 (total contact prothesis)。

⑶骨頭僅被皮膚及皮下組織掩蓋——把冗贅的肌肉聚在背後，因它將變成無血管的斑痕，滑在骨頭末端，變成水腫且造成義肢裝置的困難，當血液循環欠佳時，更高位置的截肢是需要的。一般中間（圖5-170）及下三分之一的聯合部是理想截肢的位置。從膝關節上至少四或五吋需切除，以便裝置人工關節，但殘肢太短，往往使肌肉平衡欠佳。

5.髖部

關節離斷可用加拿大式髖關節離斷後義肢 (canadian hip disarti-culation prosthesis),當有小段殘肢骨頭留下時，socket 必須具四分之一半球的形狀和特殊的外形以作爲緊握用。

6.後四分之一截肢 (hindquarter amputation)

這完全是下肢截除，同時骨盤也切一半（半骨盤切除術）(hemi-pelvetomy)，這是非常驚人的手術，只有惡性腫瘤且希望根除時才作。

7.手指部

手指儘可能的保留，尖端需用一厚墊覆蓋（全層皮膚移植或需要皮瓣移植）以抵抗繼起的外傷，拇指是最重要的，可用於抓和揑 (grasp and pinch)。食指和中指次之，是強力穩定單位與拇指一齊工

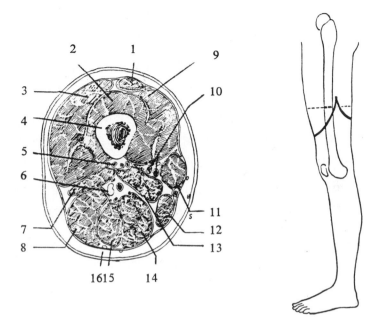

左為橫切面解剖圖，右為皮膚切開線及骨頭截斷高度。應用長前皮
瓣和後短皮瓣覆蓋，此型殘肢可裝坐骨承重式 (ischial bearing) 或吸
引套座式 (suction socket) 的義肢。

1.股直肌	9.股內側肌
2.股中間肌	10.股動脈及靜脈
3.股外側肌	11.縫匠肌 sartorius
4.股骨	12.股薄肌 gracilis
5.股骨深動脈及靜脈	13.內收大肌
6.坐骨神經	14.半膜肌
7.股二頭肌（短頭）	15.半腱肌
8.股二頭肌（長頭）	16.股骨後皮神經

圖 5-170 大腿中間截肢

作。第四指和小指較不重要，假使指骨頭大部分破壞可行指關間離斷
(interphalangeal disarticulation)。

⑴食指: 當揑和抓取東西時食指是重要的，近指間關節上截除會失去揑的助能。所以在基部截除或手掌、指骨關節間截除以使殘肢不妨礙中指揑的動作。假使截肢需要在更高位，所有掌骨除基部外必須除掉，因爲留下不穩定的掌骨是抓取動作的障礙。

⑵食指和中指: 食指和中指經由掌骨基部切除掉，使剩餘兩指和拇指之間形成指蹼（web），指蹼用鋸齒形方法縫合以防攣縮形成。

⑶食指、中指、無名指: 要形成指蹼空間,從第五指到手掌拇掌指骨頭(metatarsal head)漸成一弧形,在這弧形內凸出的骨頭必須切除掉。

⑷小指: 掌骨盡可能保留，手掌的穩定藉以維持且保全附著內部的肌肉羣。

⑸拇指: 這是最重要的指頭，長度盡量保全，需要的話可藉骨科重建。假如拇指較短，可加深介於食指和拇之間的指蹼，以改進抓取動作。如失去拇指可移植一個指頭成爲新拇指 （拇指化作用 pollicization）， 移植過程的成功依賴神經血管束的保全，假使是先天性缺陷，指頭動脈神經的解剖或許是不正常的。

⑹切除所有的指頭和拇指: 這將造成「拳擊手」"mitten hand"，可藉切除第二和第三掌骨和頭狀骨（capitate）使形成分叉的殘肢以便有挾揑的動作。

　8.腕部

在這高度的關節離斷是有益的，因爲裝置義肢並不需要肘上袖口（cuff）且容易使用；外轉（supination）和內轉（pronations）的動作也被保留。這種手術需要足夠的掌側皮膚來遮蓋末端，沒有骨頭的過分突出，橈尺關節的完整，血管無缺損以及殘肢的感覺完好。如果截肢術可以做在腕中心區（midearpal area）（經腕骨截肢術之 transcarpal amputation）橈腕部關節的屈曲與伸展就可以保留， 因而可使義肢得

到最佳的腕關節機能。腕部屈伸的肌腱都可固定於剩餘的腕骨上。

　9.前臂

　　前臂遠側三分之一因血流供應不佳，所以此處不適合作截肢術。而且由於組織內肌腱過多，表皮亦太薄，所以殘肢將變得冷而發紺。理想的位置是在中三分之一與下三分之一的交接處（圖 5-171）

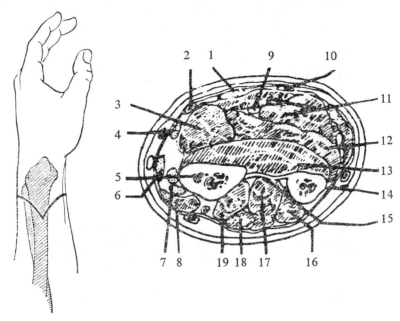

左為切開的高度，右為橫切面解剖圖。

1.橈側屈腕肌腱	8.橈側伸腕長肌和短肌腱	15.骨間膜
2.橈動脈	9.正中神經	16.尺側伸腕肌
3.屈拇肌	10.掌長肌	17.固有伸食指肌
4.肱橈肌腱	11.屈指淺肌	18.伸指總肌
5.橈骨	12.屈指深肌	19.伸拇長肌
6.外展拇長肌	13.旋前方肌	
7.伸拇短肌	14.尺骨	

圖 5-171　前臂遠側三分之一處的截肢

因殘肢向下平穩的變細，瘢痕也小，旋轉（rotation）機能亦可保留，所以保留運動機能的成形術可以進行。爲了肘部的運動最好保留儘多的長度。如果殘肢較短，將二頭肌肌腱遠側一英寸切除將有利於義肢的裝置。臂肌（brachialis）仍可屈曲肘部。前臂義肢——這是由一個可套在前臂的成形殼組成的，它的雙邊由向上經過肘關節而固定於上臂袖口（cuff）的鐵條支撐著。而鐵條的遠側端則接在人工手所安置的socket 上。人工手的活動是由接到對側肩膀的繩子（cable）控制。

10.肘部

肘部的關節離斷術目前被認爲有利的截肢部位，肱骨的突出緊緊

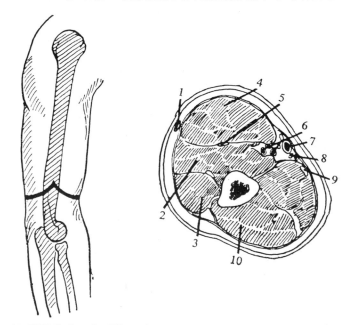

左爲切開的高度，右爲橫切面。

1.頭靜脈	4.肱二頭肌	7.肱內底靜脈	10.肱三頭肌
2.肱肌	5.肱前外側皮神經	8.肱前內側皮神經	
3.肱橈肌	6.肱動脈及靜脈	9.尺神經	

圖 5-172　經由踝上的前臂截肢

包在新型的 socket 上，所以肱部的旋轉可傳至義肢前臂部分。

11.上臂

上髁區是理想的部位（圖 5-172），儘可保留長度，因爲保留愈長力量愈大。同時，二吋以下的殘肢是毫無功能可言的，但仍應保留以維持肩膀的外形與保持義肢裝置的穩定。

12.肩部關節離斷術

去除肱骨頭部是唯一的適應症。

13.前四分之一的截肢術 (forequarter amputation)

這是爲惡性腫瘤而做的手術，整條肢體包括肩胛帶肌、肩胛骨與鎖骨（肩胛胸間截肢術 interscapulothoracic amputation）。

VII. 截肢術中殘肢的病理變化

1.手術後卽刻出血

這種傷口下的出血，可能是逐漸滲出或是突發性的大量出血。若結紮鬆掉則厲害的出血可造成突發陣痛及腫脹。若出血量很少，可用吸出法及壓迫繃帶止血。大量出血表示有血管的明顯流血，手術傷口應該打開，將血管結紮並將傷口再度縫合。血塊聚集應加以防止並移除以免造成瘢痕及感染。一個結瘢而無彈力 (nonresilent) 的殘肢，因缺乏對義肢壓力的抵抗，將造成明顯的疼痛潰瘍，在關閉殘肢前，詳盡的止血及應用 penrose 引流管或整型管抽吸引流將可減少併發症的發生，一個血腫能延遲傷口的癒合及當作培養細菌的溫床，任何血腫要吸掉而在截肢的影響區域上，堅固的壓迫著。

2.感染

在因周邊血管疾病而行截肢的患者，這種併發症是經常發生，特別在合併糖尿病患者；另外，截肢後的感染並不比其他開刀來得多，任何膿水必須正確的引流出來無論要移去多少的縫線，分泌物要作培

養而確切的使用抗生素。嚴重的感染會造成傷口的破裂甚至或許在更近心端的高度截肢。表面感染可用熱敷，殘肢提高化學療法及抗生素治療。 局部化膿必須切開引流， 然後加以修補。 若縫合之傷口有張力， 易在棉或絲質處發生針眼膿腫， 所以棉線或絲線的縫合須避免，慢性的引流竇絕大多數是因為異物附著或無法吸收的縫線形成，必須將引流竇打開至異物處，用熱敷法。並將產生的肉芽完全切除到正常組織處，最後用成形術修補。如有骨頭感染發生時，將傷口打開作死骨切除及施行第二次修補。厭氧菌感染 （anaerobic infection） 是很少的， 它的特徵是皮下擦音 （crepitation）， 血漿性滲出物，特殊的臭味及厲害的全身性毒血症。此時須將此處徹底打開，並在更高的位置做一次開放性的截肢術。

3.壞死

少部分的皮膚邊緣壞死只要保守療法治療但也許會延遲癒合，然而嚴重的壞死意味截肢高度處循環不足 。 因此， 于近心端處行截肢術， 不可延遲。

4.潰瘍

手術瘢痕可能造成頑性潰瘍。原因包括表皮縫合不良、感染、出血、太久的引流、太緊的縫合引起的血流不良，殘肢的水腫和包紮的過量壓力。殘肢與 socket 的摩擦會造成組織的瘢痕化及破壞。治療可用提昇、休息及熱敷法直到感染被控制並且周圍皮膚正常化，然後再將瘢痕徹底切除至正常出血組織。如有骨頭切除在較高的高度，傷口的封閉就不會有太大的張力。

5.殘肢的長度

這是很重要的，一個短的肢體不足以成為移動義肢有效的槓桿，並常常掉出 socket 外。也容易造成近處關節攣縮。要裝置這種短的

殘肢較爲困難，但還是可以裝置義肢。小孩的殘肢應該留長一點，因爲截肢的生長會較遲緩，骨頭的長度可依能保護骨頭的多寡而定，要取得有效槓桿長度來活動手臂並使適用於義肢的裝置。理想的殘肢是圓筒狀，但可逐漸平滑的細向一端。如有突出的骨，過於大塊的肌肉或皮膚，會使得裝置困難而失敗，並造成疼痛。必須記得：小孩骨頭的成長速率大於軟組織，腓骨長於脛骨。所以截肢時必須將腓骨切除一段，否則會造成過長而突出的腓骨，如果截肢術做得不夠恰當，肌肉過分內縮，則骨頭變得過分突出，則這塊過長的骨頭必須切除或是在更高的位置再度施行截肢術，但肌肉只須要生長的足以墊住骨頭的兩邊就行了。而表皮只需足以蓋住殘肢末端，如果肌肉或是表皮太多，義肢裝置將發生困難。會造成組織水腫及崩解。殘肢末端如有"狗耳 dog ears"可用壓縮繃帶而逐漸變平。在某些截肢手術，肌肉被拉過骨端縫合在抗拮肌肉上使殘肢更易於控制。反對此法的認爲這樣會造成水腫及皮膚的溼疹樣變化而最後會產生潰瘍。而且在肌肉與骨頭中甚至會產生液囊（bursa）。一旦發生，這些軟組織必須切除，並且在液囊內注入腎上腺素。

6.殘肢的攣縮

特別在屈曲位置，攣縮會造成義肢裝置困難，但在大多數情況下是可避免的。一旦殘肢若容許留在不正常位置，將會被固定於該位置。在義肢裝置前，努力於自我身體理療(self-physiotherapy)是很重要的。運動可加強抗拮肌，使得屈曲攣縮拉開，而再次成爲正常的姿勢。必要的話，楔形石膏(wedged cast)可應用。外科手術亦可校正頑固的屈曲畸形包括肌肉剝離及骨切開術(stripping of the muscles and osteotomy)。在膝蓋、膝後腱切斷術 (hamstring tenotomies) 亦有效。在膝上的短殘肢，外展屈曲攣縮(abduction flexion contracture)

易於發生，防止屈曲外展外旋 (flexion-abduction-external rotation)
姿勢將可預防之。此外病人可俯臥並積極的外展及伸展殘肢。術後立
即裝置義肢可減少攣縮的發生。膝下的僵直用石膏亦可預防之。

7.不隨意的殘肢陣攣性收縮

原因不明、 突發性， 不論輕或重， 特別易發生在神精過敏的病
人，發作通常在拿下義肢期間，尤其在夜晚，病人馬上就會學到緊握
住殘肢的方法來控制這種反射運動。

8.殘肢內循環不良

這可導致組織的崩解及感染。不足的血液循環在殘肢內將不足以
抵抗義肢的摩擦與壓力。組織因而崩解，發生在膝下的殘肢最多，如
因凍瘡 (frostbite) 引起的小血管阻塞會造成廣泛的纖維化，則截肢
術需在離患區够遠的地方實施。

9.神經瘤

神經瘤經常在被切斷的神經末端形成，任何神經瘤產生的痛覺乃
由於它被周圍縛住的疤痕所牽引。休息時通常神經痛不發生而在壓力
或經常運動的殘肢則會。會痛的神經瘤能够在近心端處的高度把它分
得清楚， 使其能退縮到殘肢的近心端以便歸位到正常的軟組織加以防
止發生，有時避免義肢 (socket) 處的壓力及牽引而可防止疼痛，當
保守療法失敗時，神經瘤就要切除而在近心端的高度處把神經分開。

10.殘肢疼痛

截肢涉及神經叢往往造成疼痛。在實施截肢術時，神經應小心的
拉下來， 徹底清潔並使它收回軟組織內。 用力拉或注射到神經將使
它發生疼痛。 如果有神經瘤的話， 切除之。 瘢痕組織內的神經箝閉
(incarceration) 必須放開、切斷，並使它可以內收。

11.虛痛感 (phantom pain)

　　在幾乎所有的截肢者，病人總注意到其有截掉部分仍在的感覺，這感覺也許會擾亂其心寧，但很少會痛；通常這感覺會消失，特別是穿慣義肢以後，很少會有。虛痛是痛得厲害而對任何治療無效，已經有幾個醫生報告可經由殘肢的肌肉成形校正術成功的治好這虛痛；也有用嗎啡治療的。其它雖有許多治療方法，如切除神經瘤，交感神經切除 procaine block，後叢切除術，脊髓束切斷術（chordotomy）等這種情況還是有再發的可能。

12.殘肢的感覺過敏

　　這是另一個難應付的問題，如果症狀發生的話，可在較高部位才再作截肢術。

13.殘肢水腫

　　某些病人當殘肢萎縮或病人體重減輕而造成裝置不良的 socket 會有殘肢水腫發生。同時會發生鬱滯溼疹並導致慢性的疣狀增生（ver-rucose hyperplasia）。治療方法可改換 socket。彈性綳帶可在術後用來減少水腫及義肢裝置前用來使殘肢收縮適型。不良的綳帶將會使皮膚皺摺，產生褥瘡，綳帶側端厲害的水腫以及難以裝置的殘肢。綳帶應以平均壓力包紮，並小心防止過度壓力及綳帶匝輪（constricting turns）的發生，假如用穩固的石膏敷裹，殘肢水腫極少發生。

14.痔瘡所引起的水泡腫脹及疼痛

　　這種因義肢裝置不良引起的問題是可避免的，人工義肢的正常應用需要外科醫生及製造商的謹慎觀察與合作。socket 的內面須平滑並防止突出物；任何妨礙靜脈血流或突出邊緣壓迫膕窩腔（popliteal space）的因素，均應去除。socket 的後緣有時會壓迫膕窩血管，在膝上 socket 前緣則會壓迫股三角區（femoral triangle）的血管。suction socket limb 是因 socket 的負壓而固定於殘肢上的，如果負

壓太大，特別在殘肢內循環不良時，使組織產生腫脹及崩解。如逐步使殘肢與義肢適合，將可防止此種困擾，軟組織會逐漸粗硬來抵抗負壓，痕瘢，特別是在骨突出處，可用適當的 socket 內壁陷凹及厚棉殘肢襪來避免。

15.骨頭過度增加

在小孩使用義肢時， 股骨及脛骨末端， 會因生長太快而突出皮膚。這是因骨頭不正常的贅生(accretion)，而不是骨骺端的骨生長。因此須用切除來處理突出的骨頭，使骨骺生長停頓的方法不應採用。截肢時留下的骨膜端可能是殘肢末端骨刺（bone spur）生成的原因，手術時，骨膜必須在正確的高度小心切開。近端骨膜不應剝離，因可能造成環狀死骨（ring sequestrum）及隨後產生的排液竇 （draining sinus）。

17.晚期的問題（late problems）

殘肢癒合成熟後持續維護及視診對預防併發性是極重要的。

(1)義肢的吻合（prosthetic fit）：殘肢成熟後，軟組織逐漸減少，最後造成骨突增加。 義肢鬆弛， 而不正常的壓力與摩擦將在殘肢與 socket 內發生，而造成對位不良（malalignment）及疼痛。尤其在現代，義肢使用的第一年內特別容易發生，像可擴性 syme's socket, 膝下臏骨腱 socket（below-knee petallar tendon-bearing "PTB"）或臏骨腱上髁 socket（patella-tendon supra condylar "PTS"）或膝上吸附式（socket suction aboveknee） socket 等要特別注意。起初這些適應不良可增加殘肢襪的數目來處理，但最後還是須改用新的 socket。殘肢遠端梗塞造成的充血會發生色素沈積及表面崩解。這種情況在老式的 open ended socket 發生的特別多，因壓力集中在近端邊緣而發生，當變成慢性時殘肢端變得似皮革般硬，粗色素沈積更深而且收縮

原因是缺少全面接觸，可改用全面接觸及平均壓力的 socket 來治療。

(2)皮膚炎及皮膚問題：接觸性皮膚炎可因皮膚對於 socket 構成化學物的過敏而產生（如塑膠、樹脂、橡皮及皮革）亦可因外用於殘肢的軟骨或油膏等藥劑而生成。油脂性皮膚炎是全身性皮膚病，可造成可觀的義肢吻合問題，所以需要皮膚科醫生的會診。毛囊炎是因皮膚毛囊被葡萄球菌感染所致，會造成膿疱。如果侵犯的太深，膿瘍會發生。通常是因殘肢衛生不良造成，而且在潮溼多毛的區域較常發現。治療可用熱溼的外敷皮膚以去垢劑及防腐劑洗淨。膿瘍則須開刀引流及熱溼外敷和抗生素。膝上截肢常會在 socket 邊緣的內收區壓力而產生疼痛的結狀囊（nodular cyst），這是因小毛囊的角質塊塞住油脂腺而致。有時會導致續發性感染並需要引流。治療包括結狀囊的切除及義肢的修補或換新。

VIII. 缺血下肢的截肢術

在周邊血管疾病並沒有一定的準則可用來決定截肢的高度。在較老缺血的病人常有虛弱、視覺不良、失卻平衡及慢性心肺症時保存膝部，以便以後的復健是極重要的，尤其在有導致雙側膝下截肢的可能時更要加強膝部的保留。如果遵守以下規則，膝下截肢的良好癒合可獲得很高的百分比。大血管的侵犯通常是絮狀的（patchy），這些血管逐漸被阻塞，血管側支流（collateral circulation）即發生，因此下肢大血管缺少可觸摸的脈搏時並不能證實有嚴重的缺血。雖然動脈造像可證實完全阻塞，但膝下截肢的保守療法仍可使多數病例癒合。在統計上有或沒有膕窩脈搏的膝下截肢的癒合成功率是相等的。

1.高度的決定

首先細心的身體檢查是最重要的，組織外觀、皮膚溫度、肢體提高後水腫有無毛髮的生長、感覺的敏銳度及脈搏的觸診都很重要。實

驗診斷包括動脈造影術、體積描記法、溫度記描法及多種皮膚繪描法
（如動脈內螢光素、放射能氙氣 133 及經由皮下的 Doppler 記錄
法）。除非膝上截肢是毫無問題的，否則外科醫生應作膝上及膝下二
種截肢術準備，可先作爲膝下截肢前準備開刀，進入皮膚及肌肉先斷
定流血狀況及組織的活性，在更高的地方如果決定截肢則手術時間需
要短時間內完成。

2.膝下截肢的禁忌症

當動脈急性阻塞而側支循環的發展還不夠時，最好還是用膝上截
肢術。病人休息時有嚴重疼痛時，也不宜做膝下截肢術。血管再造術
的失敗也是一個禁忌，膝下截肢常造成向近端延伸的壞疽及更高度的
截肢。必須記住血管移植（vascular graft）造成永久通道會使殘肢的
感染迅速向上延伸，所以血管再造術前，須先衡量一下膝下截肢所可
能造成的危險。

3.肌肉的穩定（muscule stablization）

假如一條肌肉在適當的長度張力（length-tension）下使之穩定，
它將可繼續收縮於殘肢末端，並可適應現代全面性義肢所需要的圓筒
狀外型。而且有人說足夠的肌肉活動可加強肌肉及皮膚的循環，也可
減少虛痛及步行時產生的攣縮疼痛。肌肉穩定的禁忌症包括殘肢的感
染及嚴重的肌肉缺血。肌肉可以縫合在骨頭末端的錐孔上肌肉固定（
myodesis）在周邊血管疾病的膝下截肢要作在肌肉起始端的短距離內
（四又二分之一時）因回縮不會發生，故肌肉羣可直接互相縫合在骨
的末端（myoplasty）。循環後皮瓣較佳，因此一個長的後肌肉皮瓣常
被採用，把縫合的地方延至極前端，腓腸肌被接在後瓣上，因此腓腸
肌與皮瓣間不必施行切開術。癒合可能比較慢，但一旦癒合，則極少
再崩解。

　4.外科手術的原則

　　在貧血肢體欲得到膝下截肢癒合及功能良好的殘肢最主要是要有正確的手術步驟。手術前，感染須用開放引流及抗生素來治療。Burgess 相信冷凍法應避免，因會使近端組織失去活性。手術前幾天可用 hexachlorophene 肥皂作皮膚清潔。 物理治療在手術前開始，並針對加強背、膝、臀部的力量。手術後，可以自行移動步行的地步，關節運動須加強到最大範圍。膝上截肢的髖關節屈曲及內收攣縮及膝下截肢髖與膝的曲屈攣縮的預防是極為重要的。

　5.手術的技術

　　在上股部安置一個空氣止血帶，但除非血行充分供應否則不可充氣使之膨脹， 4 — 7 英寸長的脛骨殘肢是理想而適用的， 如病人血液供應將減少則祇好留得較短， 長的後部肌皮瓣可帶來更好的血液供應， 前面之皮膚切開要橫切且要在理想高度之遠端， 切至深肌膜， 且向後伸展至三分之二的距離， 在小腿的兩邊同時做， 所以前面的切開佔整個小腿周長的三分之二。在前面切開的高度超出小腿前後直徑的距離， 直向遠處且稍向前大約 5 英吋又向後切開且內側及外側之切開連接， 切開至肌膜處而完成了較長的後皮肌瓣， 但必記住過長之皮膚常能再剪裁， 但太短時則需要更高的骨頭切除了。用止血鉗和用最小而適合的鉻腸線止血。前面的脛骨肌肉及腓骨肌肉在皮膚切開的同高度橫切， 此切開要向下至骨間膜， 在此可見神經血管束。血管要用鉻腸線個別結紮， 前脛神經及表腓神經要夾住而予適當之牽引再儘可能離近心處環繞結紮橫切。

　　骨膜要敏銳地切開且輕輕地向近心處提起約半英吋。要注意保留骨膜肌膜層之完整，因為這種強韌的組織可作後部肌羣固定用。然後提起後脛骨骨膜把骨膜起子(periosteal elevator)直接置於脛骨後面。

　　然後用電鋸或線鋸在前部皮膚切開之近側向下橫切。且骨頭邊緣要用骨刮（rasp）小心地修圓滑， 把骨修圓滑優於簡單的修成斜面。腓骨之骨膜向近心提起且脛骨要多切四分之一到二分之一英寸。

　　比起以前的截肢術， 腓骨留得較長， 因爲近代的全接觸 socket 依靠更圓柱形，更寬的殘肢末端而可做穩定的扭轉。此時後部肌肉可小心的由其附著的脛骨向遠心分離然後用大刀片把後部肌塊分開，要小心保留皮膚，要避免在肌肉與皮膚之間剖開分離。在後部肌塊的最深部分爲脛後肌， 曲趾長肌及曲拇長肌這些深層肌肉在脛骨末端之遠心側被橫切且使其回縮。在脛骨末端之遠心處 1 英吋的地方小心把血管夾住綁緊而橫切之。

　　深層神經要溫和的牽引，儘可能的向近心處作環繞結紮，並加以銳切如此不會形成手術後疼痛之神經瘤。把後部之肌肉瓣前帶，以決定其是否足夠用來閉合殘肢末端，用銳利刀片由近心至遠心，由中間向兩側，把肌瓣逐漸削尖，殘肢末端的巨形肌肉而使理想的閉合（圖5-173）。當肌固定好後在皮膚縫合之前，外科醫生需毫不猶疑地切除傷害過多的肌肉。如此，止血帶則於縫合肌膜瓣（myofacial flaps）前要先放鬆並且仔細止血。在有週圍血管疾患之病人其肌肉之穩定是由肌成形術（myoplasty）來完成，無血管肌（avascular muscle）要切除。後部肌瓣向近心逐漸削尖，僅留下一層薄的肌瓣，用來與前面之脛肌膜及脛骨和腓骨膜用斷續性鉻腸線縫合在一起。把皮膚及表層肌膜與後部之肌瓣分開約 1/2 英吋，以便於皮膚的縫合，於縫合時要儘量減少組織的傷害，不可用燒灼器械，作褥縫術（mattress suture）要縫最小的限度以儘量保全血液的供應。殘肢內血液供應良好的病人，可合併肌固定術（myodesis）及肌形成術（myoplasty）而使肌肉穩定。在脛骨末端之近心處， 於前側面及後部皮質（cortex）作7/64吋之洞（

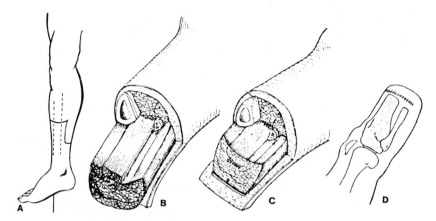

A為皮膚切開線，前皮瓣包括皮膚、深肌膜和骨膜掀開成一單層，
B為未整形前的後肌肉膜皮瓣，從後面皮膚切開橫線的遠端，沿脛腓骨
的後緣，分離軟組織，C為整形後的後肌肉肌膜皮瓣，將之移向前端，
縫於深肌膜和骨膜的前緣，D為皮膚縫合後和脛腓骨的相關位置。

圖 5-173　缺血性下肢做膝下截肢的手術方法

或更小一點）。在髓穴內用一孔而作兩度縫合，把縫線與骨頭綁在一
起，但要用大圓針把肌肉固定在骨頭上，如此完成了肌肉固定，然後
再做肌成形術，修薄後部肌皮瓣，與前部之肌膜縫合在一起，可用間
斷的單股不可吸收的縫線縫合，在沒有張力下縫合皮膚手術後並用穩
固的石膏包紮以支持皮膚。

　　皮膚縫合後，在肌瓣及皮膚間，置放一個 penrose 引流管穿出皮
膚切開的一端，注意維持引流管能自由移動，而在手術後 48 小時能
由石膏的小洞輕易的移出。如果病人血液循環不好，或縫合的傷口乾
乾的可以不用引流管。膝以下的截肢可以選用 penrose，可以不用引
流管，因為微血管的活動在穩固的壓迫性的包紮下比吸引管加敷料包
紮（suction tubing dressing）更有效。縫合的皮膚必須注意有沒有對
好及有無過度的張力。血液供應常能使傷口癒合，但易造成不當的肉

芽組織生長及次發性上皮化形成(secondary epithelialization)。有末稍血管病變的人傷口的癒合較慢或者縫合不正確留有細縫而完全不會癒合。在此特別強調正確和細心的外科技巧。皮膚儘量不要去摸，只能用手指或鉤形牽開器 (plastic hook retractor) 張開而不能用鑷子去夾皮膚。用絲線或尼龍線縫合傷口，再用少量的鬆紗布置於截肢端，然後用無菌的 orlon lycra 截肢襪捲繞上去。而且要小心避免傷害到縫合處，如果立卽術後義肢裝上就開始由義肢專家負責。

　　6.術後義肢立卽裝置 (immediate postsurgical prosthetic fitting)

　　術後立卽使用石膏於殘肢上，可以促進傷口癒合及殘肢的成熟。石膏形成一腔可以裝上暫時的義肢 pylon 和踝足裝置 (ankle-foot assembly)。 因此可以承當輕微的重量步行，而永久的全接觸義肢，可在幾週內裝上。Burgess 爲末梢血管病人提供成功的膝下截肢的外科技術及使用後面肌皮瓣而且立刻使用石膏和義肢以促進傷口癒合。

　　石膏要小心裹上，以致使肢端能平均地承受壓力而避免近側端收縮。術後義肢立卽裝置可以趁早使兩腿站立及走路而且續有本體感受 (proprioception)。最初幾天所能承受的重量依個人而不同，視個別因素而定。一般來說在第一次換石膏之前只能做觸地的負重動作，而且不能超過 15 磅。物理治療師要負責預防過度的重量負擔。在最初幾週任何可疑的過度壓力都要避免，除非有感染、石膏鬆掉或者劇痛等併發症發生，在拆線前石膏通常要完整的留下，一般術後約二至二週半左右。拆石膏時，不用麻醉，檢查傷口，然後拆線，再弄上新的石膏，到這時候病人通常可用拐杖走路。血液循環不足成過度的壓迫常會導致皮瓣的壞死，如果截肢的高度判斷錯誤，以致血液循環不夠維持膝以下的截肢，在第一次換石膏時就可看見失敗的結果，約有10％的病人須要再一次更高位置的截肢手術。

穩固包紮的優點有：

①促進傷口癒合及殘肢的成熟。

②防止水腫。

③減少疼痛，包括虛痛 (phantom pain)。

④提早走路，可以減少老年人的心肺及栓塞病變的發生。

⑤縮短住院時間。

⑥有益心理健康。

⑦較爲經濟。

(1)術後義肢立卽裝置後的處理

手術後，義肢技師及治療師要依照外科醫生的指示監督病人，最初承受重量的一段時間，起先用義肢站立時著地的重量限制到最小，不超過 5～10 磅。手術後第一或第二天，病人在秤上站立約 1 至 5 分鐘，如果病人不能站立，則要叫病人在床上活動。假如害怕過度的重量加在義肢上特別是虛弱的人，可暫是不要直接著地，40磅以上的壓力施於截肢端會影響傷口癒合。病人通常在手術後兩週，石膏換新之後開始用拐杖走路，但要到固定義肢裝好後才可完全承受重量。則開始走路時會有一些不舒適和偶爾有虛痛，但不該常發生尖銳的和局部的疼痛，因此要小心注意。如果石膏鬆了要立刻換新，否則水腫會很快發生，假如石膏突然裂開，要立刻用彈性繃帶包好。如病人暫時不能走路，石膏仍然有益，在護士或治療師的監視下可以模仿承受重量。這樣可以促進傷口癒合及止痛。當站立有問題時，使病人睡在斜板上或圓床上，利用斜板傾斜的程度，可以控制病人承受和重量。

①手術當天：打開石膏允許病人在床上自由移動，腿不用抬高，疼痛是因爲截肢端周圍的環狀緊縮 (circumferrential constriction) 可用鎮痛劑止痛，當疼痛很嚴重而且限於局部，可能是因爲骨突出部分

受壓迫，將石膏鋸開，或者重新換上新石膏，然後義肢技師重新裝上可以調節義肢組件。

②手術後第一天：如果截肢端肌肉痙攣造成困擾，可以輕輕的壓迫截肢端的石膏來緩解痙攣，病人可起床坐在椅上而腿可用東西支持著，回去床上時可以拆下假腿（pylon）。

③手術後第二天：從石膏切開的窗口上拿下 penrose 引流管，再用石膏封起來，每人開始每天二次到物理治療部做站立及上肢加強運動。

④手術後第 3 到第14天：檢查石膏是否鬆弛，吊帶是否舒適，在第 14 天要拆石膏及拆線。義肢技師繼續檢查組件的位置以及換石膏，病人開始在平行桿上走路及施行步態訓練，負重限制在 20 磅以下，平衡很好的話可以不用拐杖，這時通常是在第一次換石膏時。當固定義肢做好後，可以漸漸完全承受重量。

⑤第三到第四週：重量只能限制在 20 到 30 磅內。如果傷口經不起過度的重量，鬆的石膏必須立即換上新的，新的石膏換上後（通常在第一次換石膏後 10 到 14 天）連續 5 至 6 天要追蹤衡量石膏及義肢，這時傷口如果癒合得好，石膏要短些，膝蓋才能移動。

⑥第一年：當固定義肢拆下來時，必須用彈性繃帶來預防水腫，老年病人晚上常常忘記而傷害到殘肢，此時可以用一種可拆可換的「夜晚石膏」（night cast）。 手術最初六個月如果殘肢有痿縮變化，可以調整 prosthetic socket，下半年有時要更換新的。

(2)治療修改（modification of treatment）

對於嚴重的動脈硬化及糖尿病，常有廣泛的小血管疾病需要深入探討，依個別情況來修改治療。外科技術必須精巧且正確，此外，還得非常謹慎才能有滿意的殘肢及傷口的癒合，截肢要較近側，要儘量

避免傷害，例如不必做肌形成術（myoplasty）以減少額外的傷害以免延緩傷口的癒合。在糖尿病的截肢病人，因有神經缺損，當加上重量壓力或者不適當的石膏壓迫往往感覺不出來，故糖尿病的病人最好不要做這樣的立卽術後義肢裝置。除了年輕人及少年之外，膝上截肢後的立卽術後義肢裝置必須限制，老年人及血管功能不好的病人，手術後立卽使用義肢認爲是不可能的，以後不可能恢復，最好使用彈性繃帶及訓練病人用拐杖走路或自己移動，稍後截肢成熟時，病人一般情況改善，暫時的義肢可以用來估計走路的潛能。

　7.缺血下肢（腳及踝）之截肢

　　遠端的截肢必須小心，在糖尿病及動脈阻塞疾病之病人，失敗的機會很大，進一步說，截肢失敗，特別由於感染會影響下一次更高位的截肢，少做經蹠（trans metatasal）及 Syme 截肢，如病人有良好的末梢脈搏，特別是完整的後脛動脈搏動，則可施行。換句話說血管功能不良的病人，仍可進行遠側截肢，在成功的趾或小腿截除，小腿的脈搏並不是絕對必要的，但小腿須要溫溫的或者要有血管反應如局部充血或者好的微血管充血（capillary filling）。局部足趾壞疽但基部仍有皮膚存在，則可施行單獨足趾截除，假如截除的範圍不包括感染或壞死組織，截除最好在近側足趾骨（proximal phalanx）進行而且使用外側皮瓣（lateral flaps）。在蹠趾關節處（metatarso phalan-geal joint）截肢會留下較大的死腔及較大的外科傷口。當感染及壞死侵犯第五蹠趾關節處或只犯單獨一個蹠骨，則可以切除第五趾，從外側切除而留下蹠骨之基部。切除二趾以上或單獨切除第一趾較會影響將來的功能，不如穿過骨幹1/3的經蹠切除法較好，在前脛肌腱的止端外切除，使剩下的肌肉仍可保持平衡的功能，可用長的蹠皮瓣蓋在截肢。如果懷疑感染，則皮瓣不要縫合，用食鹽水浸濕，抗生素可使

用 10 天到 14 天，再做二次縫合。如果二次縫合仍然不能進行，應做更高位置的切除術。病人有慢性血管阻塞疾病且趾末端壞疽則不能做 Syme 切除術，後脛動脈跳動消失也不能施行 Syme 截肢術。因為要用更長的後皮瓣，在糖尿病的人雖小腿有感染或壞疽，但後脛動脈可摸到脈搏，這種手術可以採用。

IX. 小孩之截肢

小孩是一不成熟之個體，因於先天及後天肢體之缺乏，因為骨頭尚能生長，應儘可能保存骨骺（epiphysis）。於先天性疾病，有時候需做其它外科切除，以使肢體更適合裝戴義肢。

後天性截肢約75％是創傷，其餘是因受傷或疾病而行外科手術。創傷性的截肢和那些傷害而須要截肢的小孩經常在 2-4 歲左右而在上肢較多，其餘基于病理而須要開刀大都在下肢，大部分的截肢術，在大人方面所描述的亦同樣適用於小孩。要考慮截肢的高度，如果可能的話，關節離斷術要比骺上（supra epiphyseal）截肢術來得好，關節截斷術能保留遠心端的骨骺，因此殘肢繼續以正常的速度生長。此外關節離斷術能防止骨頭末端過度的生長，在 5 歲小孩，他中間大腿的截肢可能在 14 歲時造成極端短的殘肢，因為由遠心端而來的骨骺生長已經削弱的緣故。相對地，膝下截肢在 5 歲時殘肢可能很短，但到14歲時因近心端的脛骨骨骺繼續生長，所以其長度會有滿意的結果。一根切過的長骨，其末端過度的生長，是由於新骨的添附而和近心端骨骺的生長並無關係。在小孩截肢所發生的併發症往往需要一個或多個殘肢校正。骺端固定術（epiphysiodesis）已被用來嘗試防止末端過度生長，但並不成功，現已被禁用。這種併發症通常發生在腓骨，依次發生在脛骨、肱骨、橈骨。唯一有效的治療是校正截斷的肢體，這種併發症在先天性截肢很少發生，在關節截斷術永遠不會發生。因為

生長因素及身體新陳代謝的增加，小孩往往能忍受截肢的過程，在大人就無法忍受，如皮膚移植的應用，更有力的皮膚牽引及在緊張下皮瓣的合閉，此外，手術後的併發症在小孩比較不嚴重，虛痛並不會發生，而神經瘤很少會造成問題以致要開刀，卽使是廣泛的疤也能忍受得很好。一個或多個骨刺經常在骨頭末端發展，但與末端過度發展比較幾乎永遠不需要切除，在 13 歲以前，切除後精神問題的發生比較少，有了精神問題時也許需要治療。

小孩之義肢: 小孩可像大人一樣接受義肢，嬰兒運動之學習，於第一年內先會翻身再會抬頭而後學坐，而扶著會站起來，最後學會步行。正常的小孩，於九個月大時先會用手掌握物，至二歲時等立體之視覺及肩、肘、腕部控制成熟才會開始控制放開的動作 (controlled release)。

裝義肢之年齡,於下肢來說先會用一隻腳站立是步行的先決條件 ' 於四、五歲才會，當小孩開始會站立，缺損的肢體能承受力量，就可裝置義肢，關節之運動，則可較慢進行。

上肢主要的功能是握物，握物之義肢需要肩、肘、腕部關節運動協調，才能進行，故於四、五歲才能裝置。由於生長的關係，小孩裝置義肢後要緊密追蹤及經常改變 socket 和適合的新的義肢。

義肢的訓練，以下肢來說兩邊膝下義肢及長的膝上義肢應要訓練至能獨力行走，不需要外來的支持。兩邊高位膝上義肢需要步行時則需要用一隻手杖 (cane)，兩邊股關節離斷需要兩根腋杖 crutch 才能步行。上肢訓練之目標，希望能使其順著年齡，學習各種動作。

在先天性缺陷肢體的義肢，某些先天性肢體疾病可以視做與手術肢體切除相同，裝戴義肢方法亦同，但很多先天性肢體缺陷由於肢體長度不等，旋轉不良(malrotation) 及關節不穩,而無法裝戴義肢,所以需

要手術。切除到最遠端穩定的關節下,且要有一個結實的截肢端以裝配義肢,在手術以前需要考慮,切除端能否接受義肢的裝置。大約只有10％的病人,需要加上手術矯正。且在下肢疾病中一半以上都需要手術。

X. 截肢病人的復健

假如一根強壯而具有功能的截後殘肢,由復健能夠達到最高效用時,那麼從截肢後開始一直到復健這段期間的治療就極端重要。手術以後,當以一種藝術的態度去治療殘肢,使用無菌的裹料,所有的骨粗隆物被墊住,任何彈性繃帶要小心翼翼的包敷,以防壓縮殘肢的近端而造成遠端的缺血。

在截肢病人能夠恢復正常生活及自我照顧以前,必須加以訓練,包括增強肌肉,保持平衡,以及姿勢的適應,不斷地練習及養成新的習慣,同時要骨科醫生、義肢專家、及物理治療師之指導下,才能收到良好的效果。

1.人體運動的生機學 (biomechanics of human locomotion)

當下肢切除時,要想了解殘肢及義肢或截肢後的復健,卽是對人體正常運動的基本原理必須研究的,只有此法才能決定及設計切除的功能位置及了解義肢的裝置,並廣用於截肢後的復健。

當站立時,人的重心,所有的重量集中在一想像點上,此點位於第二薦骨的正前方。身體在空間移動重心的路徑,反應出能量的利用情形。空間中身體最有效的移動是重心,在一直線上沒有偏斜,就像輪子的中心一樣 (圖 5-174A)。

人類無論如何重心都是上下或左右移動,這樣的偏斜要消耗能量,愈偏則消耗的能量愈多。正常時由於肌肉間作用及下肢關節的複雜運動,重心像波浪一樣擺動,但上下和左右都不超過2英吋 (圖 5-174B),實際上正常人的運動是很有效率的,因為重心偏差很少,故消

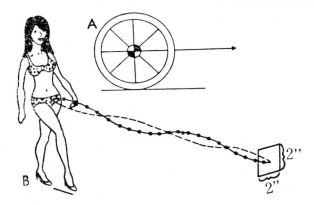

圖 5-174　A圖表示車輪重心，向前行時不偏離直線時是最有效率，
　　　　　B圖表示正常人體的行動也是十分有效率的，不論水平或
　　　　　垂直方向，其重心都不會偏離 2 吋以上。

耗很少的能源。

　　人的步態可分為二相，站立相 (stance　phase) 及前進相 (swing
phase)（圖 5-175）站立相包括身體的重量由下肢承受的期間，站立
相由足跟接觸到地上的瞬間 (heel strike)，緊跟著是足蹺屈曲而腳掌

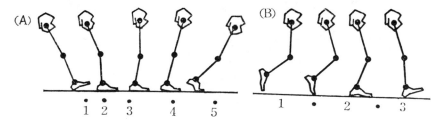

A站立相
　　1.足跟接地　2.足掌平貼　3.中站立相　4.足跟離地　5.足趾離地
B前進相
　　1.加速相　2.中前進相　3.減速相

圖 5-175　人體的步相及細節

完全在地上 (foot flat)，此時腳不動，重心向前移，直到重心在踝關節上 (mid stance)。身體繼續向前，腳跟離地 (heel off) 最後腳完全離開地板 (toe off)。然後進入前進相，前進相開始時，髖關節屈曲腳向前移動，此時稱為加速期，一旦腳開始移動，滑過地板，在中間時就不動，然後腿後肌收縮；前進的速度減慢，站立相及前進相重覆循環。正常走路速度，站立相大約占60％，前進相約40％，一腿之腳跟和另一腿之拇趾同時接觸地面，形成二點支持，此時重心最低。在 mid stance 時垂直方向的運動重心最高，水平方向時，最大的水平偏差也在 mid stance。走路時某些機轉限制重心的移動，而能保留能量。最重要的是在 mid stance 時限制重心的昇高，故正常情況下

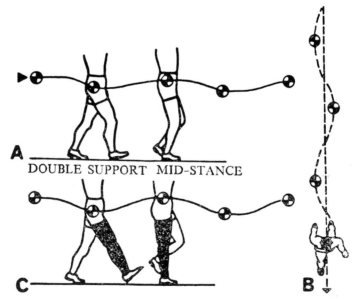

圖 5-176　A圖為重心垂直移動，B圖為重心水平移動，C圖為由於
　　　　　缺乏在中站立相時膝彎曲的動作，使用膝上義肢行動時，
　　　　　重心的垂直移動會增加。

膝關節都做 20° 的彎曲。膝上截肢的人用義肢走路，在站立時必須將膝關節完全伸直，他的重心在膝軸的前面，使膝關節不會彎曲，這樣增加重心的垂直運動，消耗更多的能量（圖 5-176）。在水平方向；正常時由於髖關節外展，重心向水平方向偏差，所以身體重量的支點在立相的 mid stance 上。在 mid stance 時外展肌收縮來穩定骨盆，膝上截肢的人爲了對抗義肢 socket 的外側壓力所以股骨外展，以致減少一些穩定骨盆的效率，因此軀幹向外側移（往義肢側）才能平衡（圖 5-177）。

2.測驗正常姿勢之程度差異

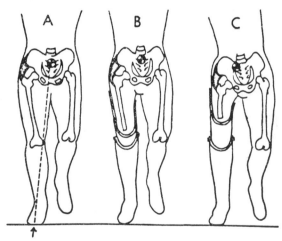

圖 5-177　A圖表示，在站立相時，髖部外展肌使股骨頭頂得穩，使重心不會向外側偏離，B圖表示，髖部外展肌對於使用長的膝上殘肢行動時，也相同的作用，使股骨用力頂於其義肢的側壁上，通常會使重心稍向外側偏離，C圖爲當膝上殘肢太短時，髖部外展肌失去其作用效率，使重心明顯的偏到義肢上，增加能量的消耗。寬步態通常也需要重心向外側偏離。

⑴正常姿勢是利用鉛錘線來測定，從天花板上吊下來，以測定身體前後及側方之中線。

⑵前後之測定，鉛錘線經過外踝之前方，膝蓋骨之後方，髖關節，中腹部之側方，肩關節及耳垂。

⑶側方之測定，鉛錘線經過內踝尾骨、薦骨、棘狀突起之 spinous process 中間。

良好的姿勢對平衡之步伐，有極大的關係，任何偏差都可引起傷害，例如股部收縮肌的過度收縮，可引起膝關節前屈，骨盤前傾，脊椎前凸(lordosis)，以致肩膀及頭部皆向前傾，自前面看可發現左右不平衡，這是因為兩腳受力不相同所致，改善法為運動及適當的指導，以改良平衡及減少走路，所引起之疲乏。

3.檢查法

⑴一般性之屈性，可叫病人坐於桌上，兩腳完全伸張，雙方去摸腳趾，正常人可以容易地做到，如果此動作有受到限制的話，很可能為大腿後部肌肉張力過高，下背部成小腿後部肌肉過緊，對於這些部分之治療，可以加以改善。

⑵一般性的伸張能力，要病人平躺，兩腳伸張，骨盤的後移，以使脊椎伸直，正常人在此姿勢，雙方可摸到頭部之治療臺桌面。此動作，受到抑制，是表示大胸肌肉成股肌肉或大腿後部之肌肉張力過高。

4.肌肉加強訓練 (muscle-strengthening program)

每天物理治療師給予病人之截肢及另外正常的肢體都加以熱敷及按摩，然後輔助病人運動，慢慢進展至病人自己運動甚至達到重力運動，過度收縮的關節及肌肉儘量使其伸展，正常之關節也須加以運動以防止收縮，此種訓練最好在開刀後儘快開始，持續至裝戴義肢為

止，有很多辦法可以促進截肢之血液循環。例如 Buerger 氏運動法，血管擴張劑及每天飲少量威士忌酒。

5.包紮繃帶 (bandaging)

應該敎病人如何使用彈性繃帶，做正確之包紮，近端不可太緊，很多物理上之方法可以幫助截肢之收縮，以使截肢結實以便承受義肢。

6.義肢之裝配 (fitting of the prosthesis)

截肢必需癒合，皮膚有足够之厚度及硬度，循環充足，疤痕遠離受力點有充分肌肉能力及有足够之長度，然後才能請義肢專家，在骨科醫生之配合下，設計義肢，開始時，戴義肢時間不需太長，然後逐漸增加，直到完全習慣爲止。在頭一年，每次脫下時，都需要把截肢包紮，以防水腫。

病人應於鏡前做平衡訓練，以使肌肉協調，儘量維持良好姿勢，以得到最佳平衡，做蹲下來而後再站立，重覆之練習，特別需注意臀部肌肉以得到最佳站立姿勢，下一步之訓練，應用義肢單獨站立，好的一腳做前後左右運動。然後在 2 呎寬平衡桿中間，練習走路，最後卽可正式開始走路，一般來說，兩腳是愈靠近愈好，但是兩腿皆裝有義肢者，則愈寬愈好以保持穩定，正常速度約每分60步，而後繼續訓練一些其它日常動作。例如爬樓梯轉彎、坐下起立、彎腰拾物、上下車等。

第八節　關節鏡學 (Arthroscopy)　周　正　義

關節鏡已經被全世界認爲對於膝關節的各種疾病在診斷及治療上重要的工具。在沒有關節鏡前，膝關節各種疾病的診斷只能由病人的主訴，臨床上的檢查及X光的幫忙，可是診斷的正確率卻不高，依據

統計 [1,32,33,34,35]，單靠臨床表徵及有經驗醫師的檢查之下，正確率只有百分之五十至百分之六十，加上Ｘ光的幫忙，包括關節造影術（arthrography)正確率也只有百分之七十至百分之八十，所以在診斷上偶而可見到病情誤判或手術進入的方位錯誤，而對手術者及病人造成很大的困擾。自 1959 年渡邊式 21 號關節鏡使用之後，發現很多以前所未發現的膝關節疾病如棚障礙 (shelf disorder)，滑膜斜索的病變 (chordae obliqua synovialis) 等等，診斷率在有經驗醫師使用下也能够達到95％以上。今天的關節鏡學發展相當快速，不僅是診斷價值，在器械上的改良及各方面努力研究，其應用已經邁入鏡視下手術的境界。關節鏡視下手術的優點是不需要切開關節而以很小的切口就可以實施手術，關節組織的受傷最小，病人痛苦最少之下完成正確的手術，病人術後可以很快下床恢復活動力，住院期間能够縮短，費用減低，併發症減少，今後可預期關節鏡視下手術會漸漸取代傳統的膝關節切開進行手術。

關節鏡發展的歷史:

　　關節鏡使用比其他內視鏡要遲，主要是因爲關節腔比胃或膀胱要小及複雜。關節腔內都是硬壁，關節鏡容易受損，而且關節鏡使用技術也比較困難。

　　最早利用內視鏡來研究膝關節的是 1918 年日本的高木憲次博士(Kenji Takagi)，1921 年瑞典的 Eugen Bircher，1925 年美國的 Philip H. Kreuscher 及 1931 年 Michael S. Burman。高木先生首先使用膀胱鏡在屍體上探視膝關節腔，同時在 1920 年創造出第一號關節鏡，鏡子的口徑是 7.3mm，當時是第一個用生理鹽水爲灌注液來探視膝關節結核病。第一篇關節鏡論文報告是由 Bircher 於 1921年提出。以後歐美研究相繼中斷只剩下日本的高木先生一組人員繼續

從事解剖學、生理學及病理學上的研究，渡邊先生 (Masaki Watanabe) 繼高木先生之後從事關節鏡的改良及臨床使用之研究工作。 真正臨床上應用是在 1959 年口徑為 4.9mm 的 21 型渡邊式關節鏡的開發成功，確認 4-5mm 間之口徑對於探視關節腔為最適合且視野最佳，從此大力推展，渡邊先生也被推崇為關節鏡的鼻祖。1957 年第一本用手畫的圖譜出刊，1969年彩色實圖的第二版圖譜書出版。歐美方面真正的發展始於 1970 年，1968 年，加拿大的 Jackson 至日本學習關節鏡之後，發現種種技術上的困難，再請現任會長阿部先生至加拿大指導，從此關節鏡逐漸在北美及歐洲推廣。1973 至 1974 年第一次 Intructional course 在 Pennsylvania 大學舉行，4.9mm 渡邊式關節鏡從此在歐美流行。1974年第一次國際關節鏡學會成立於美國費城，此時美國已有很多關節鏡專家如 O'connor, Joyce, Casscells, 歐美的 Storz 及 Wolf 公司也陸續開發生產關節鏡。1975 年哥本哈根舉行第二次國際關節鏡學會，會上有 TV system 及鏡視下手術的論文發表，以後每隔 3 年舉行國際關節鏡學會。

　　第一個鏡視下手術的病例是 1954 年渡邊先生首先在鏡視下摘除游離體，半月板鏡視下切除的第一例亦是渡邊先生於 1962 年首先嘗試取出斷裂片。1970 年池內先生 (Ikeuchi) 首先實施盤板狀 (discoid meniscus) 切除術。1975 年美國 O'conner 率先在北美大力推展鏡視下手術，鏡視下手術的進步與世界普及，O'conner 的功績很大。

　　國內關節鏡學起步稍晚，在此要特別感謝在國際間享有盛名並對關節鏡學貢獻良多的中國人，一為在日本的陳永振先生（現任國際關節鏡學會理事），一為旅美的黃登亮先生，由於他們大力推展及不辭辛勞訓練新手，國內真正使用關節鏡於 1979 年始，並於三年內邁入鏡視下手術的領域。

關節鏡的儀器設備

關節鏡儀器的發展歷史是由高木先生創始口徑爲 7.3mm 的第一號鏡子(Takagi No 1)，經過多次的改良從 7.3mm 到 2.7mm (Takagi No 7, 10, 11)，至渡邊先生 1957 年的 21 型關節鏡口徑爲 4.9mm，才定型爲臨床上最實用口徑的關節鏡，並以它爲藍本推展出各種牌子的關節鏡如 Storz, Wolf。由於近代光學的進步，目前關節鏡已由光纖維纜系統取代過去所普遍使用小燈泡照明式21型關節鏡，當然解析度，清楚度也較舊式21型爲佳。鏡子本身光學系統也大大改進，大多數新型關節鏡都使用厚棒型透鏡系統 (rod-lens system)，影像相當清楚，比薄透鏡系統(then-lens system)爲佳。

爲了要探視小關節，需要更小口徑的鏡子，由於 3 mm 以下影像解析度很差，需要更好的光學材料使折射散光較少，1968年由日本發展出自動焦距桿（是雷射光傳遞物質），使光到達周邊能完全穩定一致的反射到中心軸上，光能在傳遞上不損失而直接反射到目鏡上，這就是 24 型渡邊氏關節鏡，美國 Dyonics 公司的 Needle Scope 也是這種系統 (grade refactory index system)（如圖 5-178）。

由於任務需要關節鏡視向角有 0°, 30°, 70°, 及 120° 的設計。視野 (field of vision) 21 型渡邊氏關節鏡直視鏡斜角都能在一百度左右，而 24 型關節鏡口徑 1.7mm，視野只有 50°（直角）至 70°（斜角），口徑愈大視野愈好。

關節鏡在探視關節腔物體時，鏡子愈近影像會放大，鏡子愈遠物體影像會縮小，2 公分距離影像與實物是同樣大小。我們經常需要使用有刻度的探針在關節腔內量實物大小。

關節腔的灌注系統。如何使關節腔膨脹是關節鏡良好視野的要件之一，所以自 1918 年高木先生及 Bircher 先生就一直在研究何種灌

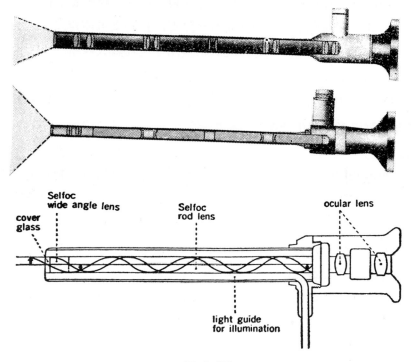

圖 5-178

注物最適合關節腔內使用。 目前最普遍使用的是生理鹽水， 因刺激少，最符合生理，同時有灌注的功能，可以將腔內碎片及雜沈物沖洗乾淨，減少絨毛膜刺激及減少炎性反應。但部分醫師尤其是歐洲地區認爲氣體如二氧化碳對於探視關節腔也有它的好處。1921年Bircher先生的第一篇全世界報告就是使用氧氣與氮氣的混合氣體來沖塡關節腔，以後就很少有人使用氣體作灌注物。至 1974 年 Hench 先生開始又普遍使用氣體作灌注物。氣體灌注物在實施關節鏡檢查時在某小部分較液體爲佳，如能够壓開滑膜絨毛使檢查更清楚，更容易分辨出軟骨破壞的程度，游離體或剪下來的半月板不會浮動而掉入後關節腔，

半月板能夠浮起較易看到半月板下的撕裂，氣體的視野較液體大，血流會沿著關節囊向脛骨方向流而不會混濁，且將來可使用二氧化碳鐳射來做鏡視下的手術。但是以二氧化碳作灌注物對人體所造成的傷害卻不容忽視，如對關節腔的刺激，因二氧化碳很容易溶解於水形成H_2CO_3成酸性，二氧化碳會造成血管擴大及皮下氣腫，所以絕大多數關節鏡學者認為生理鹽水是較簡單且安全同時具有治療效果的灌注物。

光源及照像設備。由於現在儀器都是使用光纖維纜，對於光源機無太大的要求。任何光源只要亮度夠探視關節腔即可。光源是鎢絲黃光，其亮度只夠作探視及手術用，底片只能用 Kodak ET 或 EPT。光源必需是強的冷白光才可作攝錄影，底片也必需用 Kodak ED。照像效果的好壞要視關節腔亮度清楚而定，鎢絲黃光用 Kodak ASA160，1/4～1/8 秒即可，如有加強閃光裝置，則要用 Kodak ED 底片。

儀器附件只要探棒，整形用小剪刀，組織剪刀及腦下底鉗（pit-aitary forceps）即可作檢查及手術。當然也有手術用儀器如 retro-grade knife, guillotine, basket cutting forceps, hook scissors 等相當便利，因個人使用習慣不同而各有所好，手術的成功，手術器械當然重要但猶在其次，最重要是術者本身的經驗。探棒的使用是相當重要，因半月板的撕裂有時單靠目視而不用探棒去勾開撕裂線，則半月板的撕裂是不易發現的。（如圖 5-179）

實施關節鏡的手技

　1.儀器的消毒

關節鏡及附件包括光源線都要無菌消毒。照像機也可用氣消消毒法消毒。目前使用的消毒法可分三種 a. cidex 漬潤法：將關節鏡洗淨後放入 2% cidex 浸 20 分鐘即可，使用前用生理鹽水沖洗乾淨。

據報告及筆者個人經驗，此法尚無感染發生，是相當安全的消毒方法之一，且可同一天連續做多次的關節鏡檢查。b. 氧化乙基 ethylene oxide 氣消法：用二氧化碳88％， 氧化乙基12％在華氏 120° 之下 4 小時，卽可達到無菌，使用之前要放在空氣中 8 小時才可使用，消毒一次只能使用一次， 較不方便。c. 福馬林蒸氣室消毒法： 將關節鏡及附件放入福馬林蒸氣室（可自己設計，在玻璃盒內，對角存放福馬林，讓福馬林氣充滿盒子卽可達到消毒能力），24小時後取出，洗淨後卽可使用。日本非常偏愛此法。關節鏡及光源線絕對不能用高壓消毒，因鏡子最高的承受溫度爲攝氏134°。關節鏡是非常精細的儀器，使用時及使用後應小心保護。

2.麻醉

最常用的爲局部麻醉、腰椎麻醉及全身麻醉。最好還是使用腰椎麻醉或全身麻醉。

關節鏡不僅是使用於診斷，還需要替病人解決問題，單純的診斷及小手術當然可以用局部麻醉，但是在診斷未明朗之前，用全身或腰椎麻醉較可靠。否則局部麻醉發現問題時，無法作進一步治療。當然我們的目標是能用最簡單的麻醉方法及病人最輕鬆的狀況下完成關節鏡檢查及手術，所以我們不要忽略局部麻醉方法的研究及改良。依據目前所知及筆者個人經驗用 1 ％ xylocaine 每公斤體重 1 cc（最多不要超過 50cc），注入膝關節腔，少量注入皮膚及皮下，10 分鐘後，卽可達到腔內組織麻醉效果。腰椎或全身麻醉的好處在於能完全膝關節麻醉，肌肉完全鬆弛，可以上止血帶，對靱帶損傷可以做各項物理檢查。[1,2,3,7,30] 每一病人在檢查前止血帶一定要安置妥當， 在術中如有出血現象導致視野模糊，可以立刻用上，以利作業。但在非必要情況下，最好不用止血帶，尤其是檢查之初，探視滑膜絨毛，更最好

不用，否則絨毛的病變無法作正確的判斷，手術時，也會因血管閉鎖，使腔內顏色對比差，手術會漸困難。

　　3.進入法（如圖 5-180）

　　關節鏡可由下列徑道進入關節腔：

　　⑴臏骨下內側進入法，

　　⑵臏骨下外側進入法，

　　⑶臏骨上外側進入法，

　　⑷臏骨上內側進入法，

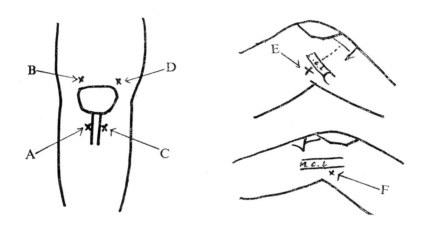

A: Intrapatellar lateral approach
B: Suprapatellar lateral approach
C: Intrapatellar Medial approach
D: Suprapatellar Medial approach
E: Posterior lateral approach
F: Posterior Medial approach
L. C. L.: Lateral collateral ligament
M. C. L.: Medial collateral ligament

圖 5-180　關節鏡的進入途徑

(5)內後側進入法，

(6)外後側進入法。

依使用需要最常用的進入法還是以臏骨下內外進入法及臏骨上外側進入法最常用。其他依病情需要可作以上所提之各種進入法。

4.進入步驟:

(1)18號長針頭刺入臏骨上袋，抽出關節液。

(2)70cc 至 100cc 室溫生理鹽水注入關節腔使關節腔膨脹，由肉眼及觸摸，如達到腔內關節鼓起飽滿卽可。

(3)膝關節彎曲 45° 至 90°，用大拇指觸摸定出正確位置，依慣例由臏骨下外側進入，用尖刀在膝關節前外側關節腔隙正中點緊沿著臏骨靱帶刺入 6 至 8 mm 切口，當進入皮下時，尖刀翻轉由下往上，成 45° 向內切入關節腔。

(4)obturator（套入 sheath），由切口刺入腔內，膝關節由彎曲變成伸直狀，放入臏骨股骨關節腔。取出 obturator，裝上沖洗瓶及管子沖洗腔內雜物。瓶高應高出關節腔 120 公分以上。

(5)套入鏡子，接上光源卽可實施。

5.檢查順序

首先應先探視臏骨上袋包括滑膜絨毛，臏骨上褶襞(suprapatellar plica) 臏骨股骨關節，臏骨內側滑膜褶襞 (shelf)，接著關節鏡順著膝慢慢的彎曲而進入前內側關節腔，腳板置於手術者大腿上，向內壓迫關節卽可探視關節面與半月板。接著鏡子向外側移，可見前後十字靱帶。最後把腳再置放在手術臺上，膝彎曲 60° 至 90° 成膝內翻狀，外側半月板卽可看見。關節鏡檢查，一定要按照次序詳細檢查，才不會遺漏病情。術後切口各縫合 1 針，及使用彈性繃帶。

6.追踪檢查

關節鏡檢可在門診或開刀房實施，麻醉醒後卽可出院。但鏡視下手術的病人，以住院觀察 3 至 5 天爲宜。如有腔內出血現象可用空針抽出，或用生理鹽水灌注清洗關節腔。

7.併發症

關節鏡檢最常見的併發症依次序爲血腫，軟骨面挫傷，關節切口微疼，股四頭肌壓抑及感染發炎。通常關節內少許出血會自動停止，鏡檢的沖洗也會達到止血效果。如有血腫應視量多少再決定抽出。手術醫生如經良好訓練及小心操作，軟骨挫傷及上述血腫現象之機會會顯著降低，通常切口疼痛輕微，12至24小時漸漸消失。股四頭肌的壓抑很少見。根據報告及筆者個人經驗，發炎機會甚低，關節鏡是相當簡單及安全的工具。

適應症

沒有一種診斷工具及方法比關節鏡用來診斷及治療更可靠簡單，其適用範圍相當廣，可分爲下列幾種適應症。

1.膝關節內的障礙 (internal derangement of knee)，William Hey 1784 年對無法確立診斷的疾病通稱爲膝內障。 任何打破膝關節的正常功能及平衡而造成的疼痛都可包括膝內障的範圍，如軟骨的病變， 半月板的病變， 十字靱帶的病變， 骨軟骨的骨折， 關節囊的撕裂，受傷後不明原因的疼痛，骨軟骨軟化症，滑膜褶襞的病變，關節先天穩合不正常造成的問題等等。亦卽關節腔各種的病變都可用關節鏡來診斷治療，或作爲其他手術前的參考評估。

2.關節炎

利用關節鏡可對關節炎作直視診斷，如加上鏡視下摘除絨毛、切片檢查，則診斷的範圍更大。

3.治療功用

關節鏡不僅作診斷評估，其灌流沖洗也可以使炎性反應降低達到治療效果，而鏡視下手術也已漸漸取代傳統的關節切開手術。

禁忌症

關節鏡的禁忌症相當少，在膝關節鏡進入口區有發炎情況或皮膚撕裂合併傷口感染是不能實施檢查的，要等到全部治癒後才能實施。急性化膿性關節炎，不是禁忌症，關節鏡的沖洗加上抗生素的應用，可達到完全治療。膝關節強直，不一定是禁忌症，但操作上相當困難。

關節鏡視下疾病的診斷及手術的應用

1.滑膜絨毛 (synovial villi: [1]):

在實施關節鏡檢查，首先要觀看絨毛的狀況。因絨毛在生理鹽水浸潤下，或止血帶作用下都會失去原有的外觀。正常的絨毛在鏡視下為細長薄透明且有微血管在其中經過。fatty villi 存在於脂肪墊 fad pad 或股骨髁間窩為一柔頓淺黃色的絨毛，為一正常組織。 opaque villi 混濁的絨毛見不到血管成一片灰白色主要是因為關節炎，炎性細胞浸潤及絨毛壞死而形成。纖維化絨毛 (fibrous villi) 為一白色無光澤，觸摸很硬的纖維化組織。水腫性絨毛 (edematous villi) 為一膨脹性水腫稍不透明的絨毛，在關節炎早期可發現此現象，在關節鏡檢一段時間後亦可發現此現象，所以在關節鏡一開始就必需先作絨毛的檢查。棕黃色絨毛(brown villi) 在 pigmented villonodnlar synovitis 疾病可發現，有時腔內出血也會使絨毛成棕黃色。紅棕黃色斑(reddish brown spot) 絨毛在 siderosis 病可見到。滑膜上的腫瘤很容易看到，切片檢查可確定診斷。 關節炎的絨毛變化有時千變萬化， 不容易細分，鏡視下摘除切片 (punch biosy) 比盲目摘除 (blind biosy) 更容易取得病變的絨毛使診斷更確立。在組織學上骨性關節炎中性細胞會增加，而類風濕性關節炎淋巴球細胞或 plasma cell 會增加， 有時更

可見到 fibrinoid necrosis。結核滑膜絨毛組織上可見到結核及 lang-
hans giant cells。

2.滑膜褶襞症狀羣 (plica syndrom)[1,2,7,8,9,10,11,12,13]。

膝關節腔內因先天未退化完成而遺留下來的褶襞 (plica) 有臏骨
上褶襞 (suprapatellar plica)、臏骨下褶襞 (infrapatellar plica)，臏
骨內側褶襞 (mediopatellar plica or shelf) 在胎兒早期，膝關節腔內
由薄膜間隔成三個室爲內室、外室及臏骨上室 (medial, lateral and
suprapatellar compartment)。在胎兒晚期薄膜應該退化完成爲單一個
關節腔，而未退化完成的薄膜就遺留下來成爲膝關節腔內滑膜褶襞，
它的功能可能像眼簾樣爲幫助營養及滑潤關節軟骨面。(如圖5-181)

(1)臏骨上褶襞 (suprapatellar plica, plica synovizlis suprapa-

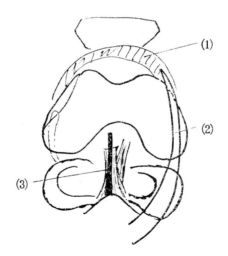

(1) Supra-patellar plica.

(2) Medio-patellar plica, shelf.

(3) Intra-patellar plica.

圖 5-181　滑膜襞褶解剖位置

tellis)：

是一不完全的間隔（septum）它剛好隔開囊（bursa）與臏骨上隱窩（recessus suprapatellaris），它對於關節鏡檢而言是一個很好的指標，對正常人而言它不會造成問題，但如果它受過外來的挫傷或屢次小刺激而炎性反應纖維化也會造成病人在運動時，跳躍時或半蹲時臏骨上部位的疼痛，此種病變較少見，治療方法是由關節鏡下剪刀由臏骨上進入作鬆弛術就能痊癒（如圖 5-182）。

(2)棚障礙：

臨床上最常見的褶襞症狀是 mediopatellar plica， 又稱之爲棚 (shelf)或 plica synovialis mediopatellaris 的病變（如圖 5-183）。遠在 1919 年日本前田先生首先在屍體解剖上發現它的存在，他稱之爲 chorda cavi articularis genu class I。1939 年飯野先生在關節鏡下及屍體解剖上，發現它有15％的出現率。他稱之爲 band。1948 年水町先生對於外傷性關節炎關節鏡檢查39例報告中有10例可見到此物，比例爲25％，其中 3 例形狀很大成扇形， 3 例中有 1 例接受手術結果疼痛消失，此後日本大部分關節鏡專家以棚（shelf）爲它的名稱，而日本也陸續有

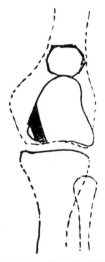

圖 5-183　棚的解剖位置

報告證實棚會引起膝內障，渡邊先生又稱之爲 plica synovialis mediopatellaris。此時西方國家的醫師全然不知有棚之存在，他們懷疑東西方人種膝關節的結構是否相同，是否只有日本人才有棚存在於膝關節內。自 1970 年西方國家再度對關節鏡引起興趣後，才漸知道它的

存在，可是大部分骨科醫師仍在懷疑它會造成膝內障。至 1978 年第
三次國際關節鏡學會，北美的 Jackson，日本的藤沢及澳洲的報告，
三國統計棚的出現率高達59.7%，可見西方國家棚的存在並不低。至
目前東西方論文的報告都認爲棚的出現率有60%左右，在能見到的棚
內有約20%的棚會造成膝關節的病變而需用關節鏡解決。據筆者個人
統計國內棚的出現率高達 65% 而 27% 左右的棚會造成病變。由以上
知，對於前內側關節疼的病人，於診斷時不要忽略有棚障礙存在之可
能。

棚的解剖位置，從 fad pad 向上沿著臏骨股骨關節內緣延伸到
臏骨上隱窩而與（或不與）臏骨上褶襞相連。依它的形狀榊原先生將
其分爲四類（如圖 5-184）：

① Type A: 只是線狀痕跡。

② Type B: 棚較大靠近股骨內髁。

③ Type C: 比 B 類更大，跨在股骨內髁上。

④ Type D: 爲變異體，如成二條狀或棚中間有空洞等。

好發年齡: 任何年齡都可發生，以 20 至 45 歲最常見，筆者最
年輕的病人爲 10 歲。

致病轉機: 正常人膝關節內的棚爲一彈性柔韌的組織，它可以在
膝活動時很柔韌滑順的掃過股骨內髁，並不會造成症狀。可是當它受
到外來的原因，炎性反應，水腫變厚，失去它的彈性及柔韌度就會造
成疼痛。疼痛的原因一爲滑膜受到牽折，二爲軟骨受磨擦造成 secon-
dary arthritis, debris 掉入腔內也會刺激滑膜而成炎性反應而疼痛
（如圖 5-185）。假如在此階段沒有充分休息，降低活動力，炎性反
應最終會變成纖維化，刺激軟骨面更厲害。

致病原因: ①直接撞擊，挫傷。②間接的是由於其他膝內障疾病

如半月板破裂，　游離體骨軟骨炎合離症 (osteochondritis dissecans)
而引起棚過度的刺激所引起。③持續劇烈運動或屢次小的刺激。

　　症狀及表徵：最常見的就是在膝內側前關節會疼痛。大部分的人
抱怨當運動時，走長路或上下樓梯時會感到更痛，有時會有 click 或
snapping 聲出來，或膝關節咬住現象，很容易讓醫師誤解爲半月板
的問題。在臨床檢查上，可發現在前內側關節腔隙有壓痛點及可觸摸
到索物狀。McMurrary　test 有的病人會呈陽性反應。

　　關節鏡下的治療：

　　棚通常不會造成症狀。在關節鏡視下正常棚爲半透明而有血管走
在其間，用探棒觸摸可感覺到很柔順且有彈性。不正常的棚失去彈
性，外觀上呈灰白色索狀物沒有血管在其中經過。術前臨床的檢查及
主訴，加上詳細的膝內關節鏡檢查，確認棚已變性，則鏡視下的切除
手術是必需的。如病人無棚障礙現象，而鏡檢發現棚爲扇形變大，尚
無變性如 B Type 或 C Type，是否要作切除手術，見仁見智。筆
者以爲過大的棚，在臏骨股骨關節面刺激的機會增大，將來仍有造成
疼痛症狀之可能，所以把它順便切除爲佳。

　　手術的方法：鏡子由臏骨下外側進入，依順序檢查確認棚的病變
後，鏡子應再由臏骨上外側進入，經由臏骨股骨關節腔探視，剪刀由
臏骨下外側切口進入，緊貼著關節腔壁從脂肪墊切除至臏骨上褶襞附
近。注意基部應留 1 mm，以防止滑膜受傷，否則將來基部會形成纖
維化，造成再疼痛。術後可立卽下床活動。（圖 5–186）

　　3.半月板的問題 (meniscal lesion)[1,2,7,14,15,16,17,18,19,20]

　　關節鏡在半月板的撕裂問題上貢獻最大，爲診斷半月板問題正確
率最高（95％以上）的工具。自 1957 年以後，半月板的問題已經可
以在鏡視下做各種切除術代替傳統的關節打開術(Arthrotomy)，半月

板的切除不再是讓醫生頭痛及困擾的手術，而變爲簡單方便與安全的
鏡視下手術。內側半月板的撕裂多於外側半月板的撕裂，半月板撕裂
鏡視下的型態分爲縱裂(vertical or longitudinal tear)，橫裂 (trans-
verse tear)，斜裂(oblique tear) (或稱爲鸚鵡鳥嘴形裂 parrot beak

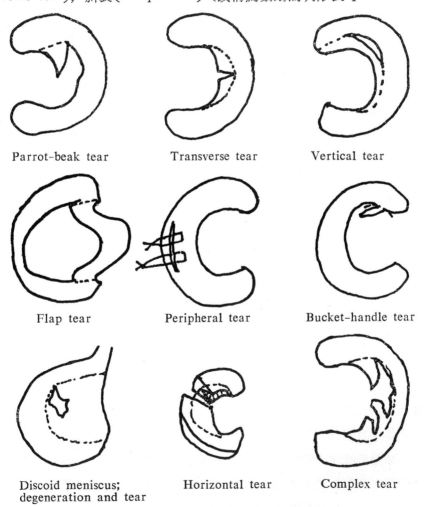

| Parrot-beak tear | Transverse tear | Vertical tear |

| Flap tear | Peripheral tear | Bucket-handle tear |

| Discoid meniscus; degeneration and tear | Horizontal tear | Complex tear |

圖 5-187　Types of Meniscal tears(Broken lines indicate resection incision) tear)，飄垂裂(flap tear)，水平裂(horizontal tear)，邊緣裂(peri-pheral tear)，複雜混合型(complex tear), L型裂(L sharped tear)，及把手撕裂（buckle-handle tear）（如圖 5-187）。半月板的撕裂以縱裂形最常見。鏡視下探棒的使用可以正確的分辨撕裂的情況及形態，進而設計鏡視下手術切除的方法。（如圖 5-187）。對於邊緣裂的病人，由於半月板外 1/3 有血管分布，可實施半月板修補術 (me-niscal repair)，使半月板的撕裂再癒合。

手技：

因個人習慣及經驗不同，手術技巧也不盡相同。鏡視下半月板的切除可以由 2 點法（2 個進入口）或 3 點法（3 個進入口）來達到目的（如圖 5-188）。2 點法手術器械在膝關節內活動範圍大但半月板

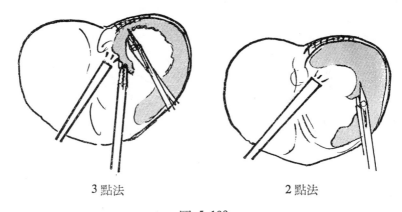

3 點法　　　　　　　　　　2 點法

圖 5-188

比較不易剪，剪下來的半月板撕裂片易飄出視野成活動遊離體；3 點法手術器械在關節內互相牽制活動範圍較小，但可以固定撕裂片，較易切除及摘出。

在關節鏡詳細檢查後，我們應設計適當的切除，儘量保存半月

板。全切除半月板容易造成股骨脛骨關節面的骨性關節炎(osteoarth-
ritis)。　內側半月板的問題，　鏡子應由臍骨下外側進入探視，手術器
械可由二點法或三點法經臍骨下內側進入實施部分切除術。外側半月
板的問題，　鏡子及手術器械的進入剛好與上述進入法相反。　（如圖
5-189）切除的撕裂片注意不要讓它飄出術者的視野，　否則很難再找
到摘出，尤其是把手形撕裂(buckle hand tear), 如果是撕裂片前腳先

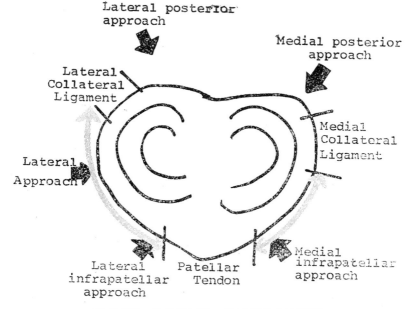

圖 5-189　半月板切除，器械能進入的範圍。

切除，撕裂片很容易翻入後關節腔，造成手術上困難。（如圖5-190,
191）。盤狀月板 Discoid Meniscus 的手術是相當複雜及困難度較高
的手術，盤狀月板以外側板最常見，手術的設計以部分切除再造半月
形板爲最理想。手術的方法，外側盤狀板鏡子應先置於臍骨下外側進
入口探視，手術器械（剪刀）由臍骨下內側進入先切除盤狀板前段，

再對換鏡子與手術器械的進入，手術器械由臏骨下外側進入切除中後段。邊緣裂 (peripheral tear)，可用大圓針或雙針帶線經由皮膚刺入關節腔在鏡視控制下固定撕裂的半月板再穿出皮膚線固定於皮膚外，石膏固定 3 至 4 週，避免持重負荷 6～8 週即可達到癒合（如圖 5-192）。

　　術後第二日應換藥檢查關節腔是否有腔內出血現象。腔內出血血腫應立即用空針抽出，病人可以開始下肢舉上訓練。剛開始可用拐杖行部分持重負荷慢慢的改變爲全體重負荷。必要時可加膝補助外裝備如護膝加以保護。通常術後 7～14天可完全恢復正常的活動力。

　　4.臏骨的問題 (patellar problems) [1,2,7,21,22,23,24,25,26,27,28]

　　研究臏骨的問題，關節鏡最好是由臏骨上外側途徑進入才能完全看到它的外觀及與股骨關節面的關係位置。臏骨尖 (apex) 應在股骨髁間正中位置。

　　⑴臏骨軟骨軟化症 (chondromalacia of the patella)：

　　在膝關節疼痛中，臏骨軟骨軟化症是相當多及重要的疾病之一。近幾年來軟骨軟化症幾乎是與臏骨骨關節痛 (patello femoral pain) 相通用。以往由於診斷上困難，治療上也並不確定。由於關節鏡的發展，對此病有較深入的研究，治療上也有進一步的發展，主要好發於年輕人 (teenage)，眞正的致病機轉尚不是很清楚。主要的症狀在上下樓梯成膝彎受力及爬坡時膝蓋前會疼痛。有時候可感到磨擦聲。它主要的病變早期在軟骨面中層 (zone II) 基質 (groond substance) 發生變化失去其原來光澤，軟骨細胞爲了修補而增生，最後向表面層 (zone I) 侵犯，破壞表面層的纖維形成粗糙不平的裂縫 (fissune)。早期的疼痛可能就是因爲不正常的壓力加諸於有神經纖維的 subchondral bone 而引起的痛。依骨動力學研究臏骨軟骨軟化症與骨性關節

炎 (O. A)，基質的變化很相同，可以說軟骨軟化症是骨性關節炎的前身。依 outer bridge 的分類：第一級爲軟骨面有頓化及水腫現象，第二級爲軟骨有碎片及裂縫，面積小於 0.5 英吋者，第三級爲軟骨有碎片及裂縫，面積大於 0.5 英吋，第四級爲磨耗腐蝕者 (erosion)，意卽病變侵蝕至骨質者。第一級單純頓化現象，以保守療法，限制運動量及關節負荷量，由於再生修補能力就能達到回復正常的關節面。第Ⅱ、Ⅲ、Ⅳ級依病情嚴重可做 shaving 的手術使不穩定的關節面成爲穩定的關節面減少刺激滑膜絨毛進而刺漸再生軟骨面。 shaving 的治療效果第一、二級會較第三、四級爲佳。

(2)臏骨的位置不正 (patellar malalignment)[1,7,21,23,28]

由於臏骨位置的不正而造成的膝關節問題亦非常顯著。主要的症狀還是膝蓋前的疼痛。臏骨有外傾斜趨勢或脫位就會造成臏骨外側關節面及骹骨外髁的壓力增加，進而造成股骨外髁關節面凹下現象或軟骨磨損。 如果保守療法經過一段時期無效 (Mcginty 認爲 3 個月，Shneider 認爲 2 個月)，疼痛持續，關節鏡視下外側網狀束縛帶鬆弛術 (lateral retinacular release) 可以減輕它的壓力，加以股內側股的訓練，效果更好。依據文獻上的報告80％的病人術後都有很好的結果。

手技：

鏡子由臏骨下及臏骨上外側進入詳細檢查後，止血帶打上氣，鏡子應從臏骨下內側進入探視及控制手術，剪刀由臏骨下外側進入沿著臏骨股骨關節先把皮膚與網狀束縛帶分開至臏骨上進入口，最後剪刀在鏡視下從臏骨下外側進入口進入，剪離網狀束縛帶及滑膜至臏骨上外側進入口附近，股外側股及股直肌交界處。術後在止血帶未鬆氣之前，應用原海綿及彈性繃帶壓迫手術的地方。原海綿及彈性繃帶要壓迫 48 小時才能去除。術後第二天開始下肢上舉訓練，拐杖支持做部

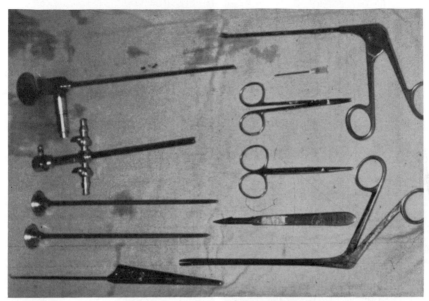

圖 5-179

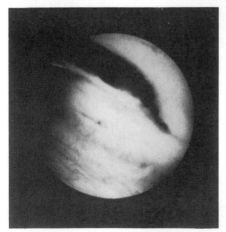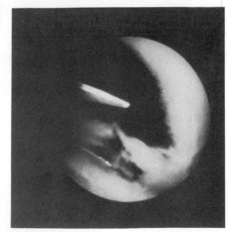

圖 5-182 臏骨上褶襞纖維化及手術切除

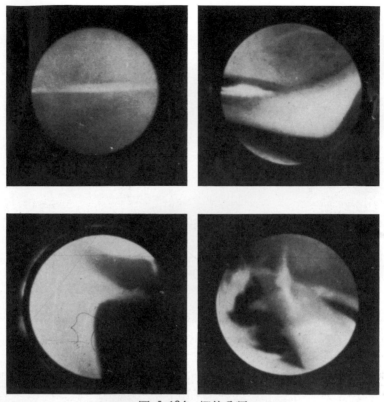

圖 5-184　棚的分類

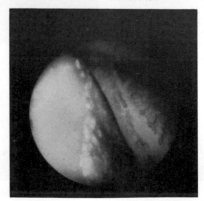

圖 5-185　Trpe C shelf, 成纖維索狀變性並造成
軟骨磨損 Debris 掉入關節腔刺激滑膜

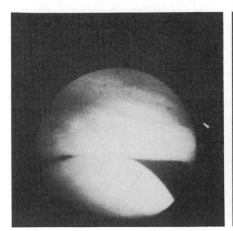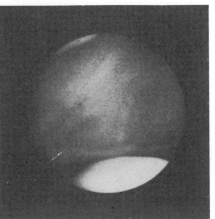

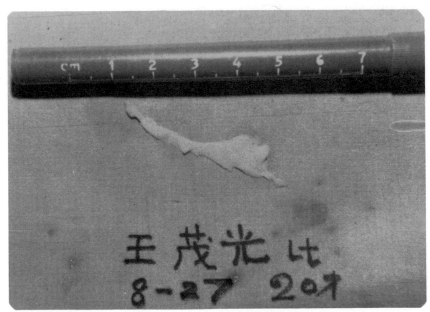

圖 5-186　Shelf 鏡視下的切除術

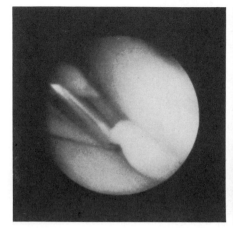
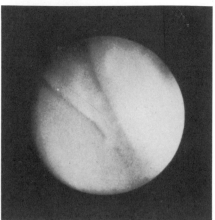

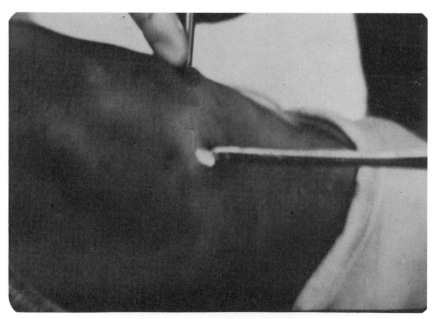

圖 5-190　半月板的切除，懸垂裂㈠

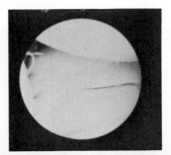

未使用探棒，無法知道半月板的撕裂

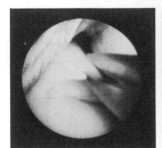 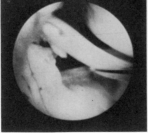

使用探棒後，完全了解半月板的撕裂形態

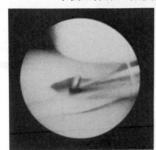 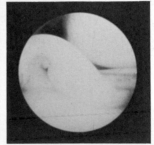 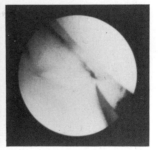

先剪後角　　　　　　　　　　　再剪前角

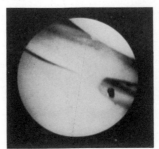

術後半月板
成為穩定性
半月板

圖 5-191　半月板的切除，把手型撕裂

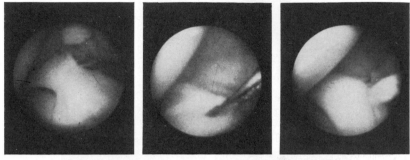

圖 5-192　邊緣性半月板撕裂，鏡視下半月板修補術

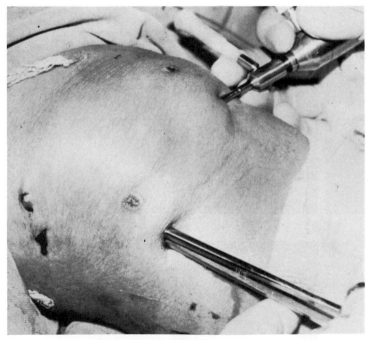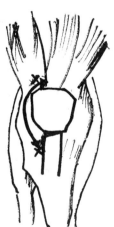

圖 5-193　外側網狀束縛帶鬆弛術

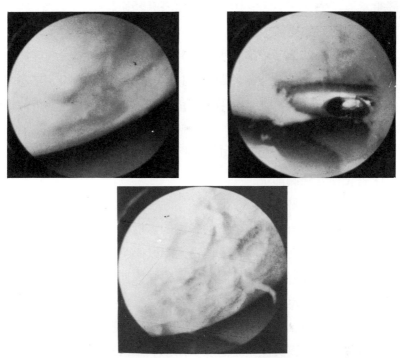

圖 5-194　股骨內髁關節炎實施刮除術

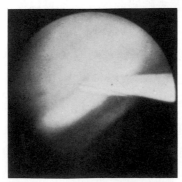

圖 5-196　滑膜斜索的病變，手術切離

分體重承擔，通常需要 7～10天（如圖 5-193）。

(3)膝關節面的受傷：[7,21]

小片的臏骨關節面受傷骨折成碎片掉入關節腔而造成的疼痛經常在X光之下無法知悉，關節鏡視下可以很容易診斷及摘除。不穩定的關節面缺損，可經由鏡視下整形術變成穩定關節面而有機會由纖維軟骨充滿而修補癒合。

5.股骨髁疾病（condylar disease）[1,2,7,22,23,29,30]

(1)退化性骨性關節炎：

關節軟骨的病變在X光片上無法知悉程度及大小。關節鏡可以有很好的診斷及給予治療上或手術前很大的幫忙與指標。它的病變由輕至重可分五級：0級正常，1級軟骨光澤減低及纖維變性發生，2級糜爛及小而淺的潰瘍，3級小而深的潰瘍或大而淺的潰瘍，4級大而深的潰瘍。第1級輕度的變化可以保守療法或 shaving 來治療。軟骨如已經糜爛或潰瘍，就表示軟骨關節面已經不穩定，會繼續軟骨碎片掉入腔內刺激滑膜炎性反應造成積水或刺激滑膜造成疼痛。關節鏡的關節沖洗，刮除不穩定性關節面使之變成穩定性關節面，去除游離體，部分滑膜切除術及去除關節內骨刺都可以使疼痛降低或消除，使膝關節活動範圍增加。對於目前國外新的方法，據Johnson報告abrasion arthroplasty，用電動高速磨擦芒刺機（high speed bur motorized）來造成微小血管的出血，形成纖維組織（fibrous tissue）再分化成纖維軟骨（fibrous cartilage）。Pridie 報告 multiple pinning 到 sub-chondral plate 使再生纖維組織或纖維軟骨。以上報告證實關節軟骨為一新陳代謝相當活動的地方。確實能夠由外面的幫忙增加它的修補能力。雖然有人持不同的意見，認為再生纖維組織太少，不足以完全覆蓋關節面的病變缺損，或者再生組織並不具任何意義及治療效果，

但上述報告已經啟開一條路讓我們研究範圍再增大。我們認爲除了 multiple pining 或 abrasion arthroplasty 的刺激方法外，對於膝關節因膝角度變形 (angular deformity) 的病人（大多數爲膝內翻）(genu rarum)，加上膝角度的改正如高位脛骨切骨術 (high tibial osteotomy)，治療的效果會更加完美。對於合併有半月板退化性病變及撕裂，關節鏡的診斷及部分切除術能够使半月板由不穩定變成穩定性半月板，使病人的半月板不穩定的疼痛完全消除。（如圖 5-194）。

(2)**分離性骨軟骨炎** (osteochondritis dissecans)[1,2,7,22,23,30]

分離性骨軟骨炎可分爲五級：0 級正常，1 級病灶仍未剝離，2 級病灶呈現早期剝離，3 級病灶呈現部分剝離，4 級呈火山口狀及關節內游離體產生。關節鏡學上的治療原則是穩定性尚未分離者可以保守療法，石膏固定，限制活動力；如果是不穩定性或已分離者則必要去除快要分離或已分離的游離體，軟骨缺損部分則要做刮除，鑽洞術刺激缺損部分再產纖維軟骨。

(3)**骨軟骨骨折** (osteochordral fracture)[1,2,7,22,23,30]

骨軟骨的骨折依碎片的大小，位置是否重要及移位的程度而作不同的治療。碎片小而位置在不重要處（不在關節面承受重力的地方），單純的碎片摘除術就能使疼痛消失。如碎片位置在很重要的地方，解剖上正確復位是需要的。可以用 Kirschner wire 在關節鏡視下經皮膚來固定碎片，K wire 經股骨髁穿出於皮膚。6 至 8 週後反方向由大腿股骨髁外拔除。

6.**靱帶的損傷:**

(1)**前十字靱帶的損傷:**

是較常見的一種靱帶損傷。急性受傷的病人經常合併關節內積血及疼痛使初期的膝關節臨床上檢查相當困難。單純的前十字靱帶損傷

比例較少，經常合併有關節囊靱帶(caspsular ligament)，半月板及骨軟骨的損傷。關節鏡在急性膝受傷合併關節腔內積血的病人，診斷及治療上功能相當大，可以評估十字靱帶受傷的程度位置，是否爲附着地骨撕裂性骨折，半月板的情況，關節囊及副靱帶的損傷情況，進而提供醫師治療前的參考，也可以當時立即做鏡視下前十字靱帶的修補，半月板的切除術等等。關節鏡下對於前十字靱帶的修補現尚在研究發展，爭論很多。但是我們知道對於因十字靱帶而骨撕裂性骨折，在關節鏡視下確實可以復位再用 K wire 來固定達到治療效果。

⑵後十字靱帶的損傷

最好用口徑較小如 2 mm or 3 mm 口徑的小關節徑由內後方途徑進入關節後腔來探視後十字靱帶的損傷，由前方途徑進入不容易看到全貌。部分纖維斷裂，不妨用石膏固定，限制活動來治療。關節鏡對於後十字靱帶的問題尚待研究。

7.其他：

⑴滑膜斜索病變引起的膝內障： [31]

滑膜斜索 (chordae obliqua synovialis) (圖 5-195)，1951 年首先由渡邊先生報告爲滑膜的特殊構造。由於斜索特殊的纖維病變造成疼痛的存在故被認爲造成膝內障的原因之一。此病並不常見,文獻上的報告亦少。關節鏡視下診斷相當困難，原因是關節腔在操作關節鏡時被生理鹽水灌滿，伸展了關節囊，同時滑膜斜索亦被伸展而影響鏡視下的確認。術前的物理治療，在解剖位置上斜索的觸摸壓痛，加上關節鏡視下斜索如有纖維化不易被生理鹽水伸展，可以確立診斷。可以在鏡視下做切離 (release) 或部分切除術即可症狀消失。（如圖5-196）。

⑵何法氏疾病 (Hoffa's disease)： [1,7]

臏骨下脂肪壁太大侵入臏骨股骨關節，有時造成膝關節的疼痛。

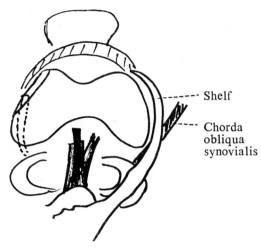

- - - Shelf

- - - Chorda
obliqua
synovialis

圖 5-195　滑膜斜索的解剖位置及與棚的關節位置

關節鏡由臏骨上外側途徑可看到全貌，可經由鏡視下做部分切除。

關節鏡在其他關節的使用

　　關節鏡除了在膝關節使用以外已經被推展到身體上其他的關節，但是其他關節的使用及診斷治療價值還是沒有膝關節使用來的廣及實用。在其他關節上，肩關節是第二個最常使用關節鏡的地方，因爲關節腔較大，進入比其他關節容易，最常診斷的對象是骨折，關節盂緣（glenoid labrum）的撕裂及游離體，滑膜炎，旋轉袖的撕裂（rotaotry cuff tears）。鏡視下的手術包括游離體的摘除，滑膜切除術，範圍很少。第三個常使用關節鏡的關節是腳踝關節，主要在診斷骨軟骨骨折，關節炎，靱帶的損傷或者是做滑膜摘除切片。其他像肘關節、臂關節、顎關節、腕關節、指關節都有文獻上做嚐試報告，可惜僅及於開發階段。

關節鏡的未來發展

關節鏡已經讓所有骨科醫師戲劇性的改變對於關節的 診 斷 及 治療。 尤其在鏡視下手術方面， 更有突破性的進步。 由於各方面的努力，相信將來膝關節的疾病都能在關節鏡的協助下迎刄而解。

目前關節鏡探討及未來發展的重點是⑴儀器及手術器械的改良，使術者更方便，病人更輕鬆，如使用鐳射來切除半月板。⑵手術方法的改良與標準化。⑶膝關節軟骨生化，組織及骨動力學的研究，促使基本的疾病致病機轉能完全了解。我們希望除了會使用關節鏡外，更要投入研究的領域內，造福病者，貢獻人類。

Arthroscopy

1. Watanabe M. Takeda S. Ikeuchi H: Atlas of arthroscopy, 1978.

2. Johnson LL: Diagnostic and surgical arthroscopy, 1981.

3. Nakamura etal: Analysis of the anesthesia records for knee arthroscopy. Arthroscopy Vol 3. No 1, 17-20, 1978.

4. Hoshikawa etal: Outpatient arthroscopy under local anesthesia-classification of ACL insufficency. Vol 7. No 1, 33-38, 1982.

5. Rosenberg T. D. etal: Arthroscopic knee surgery in a free-standing outpatient surgery center. Orthop. clin. North Am. 13: 2, 277-292, 1982.

6. James F. Guhl etal: Operative arthroscopy. Am J. Sports Med. Vol. 7, 328-335, 1979.

7. Werner Glinz: Diagnostic and operative arthroscopy of the knee joint, 1980.

8. Y-C, Cheng: Arthroscopic shelf resection. Arthroscopy Vol

6. No 1, 55-60, 1981.

9. Hardaker W. T. etal: Diagnosis and treatment of the plica syndrome of the knee, JBJS. 62-A: 221-225, 1980.

10. Mital, M. A. etal: Pain in the knee in children. The Medical plica syndrome. Orthop. Clinic North Am: 10: 713-722, 1979.

11. Jackson R. W., The plthologic medial shelf. Orthop. Clin. North Am. 13: 2, 307-312, 1982.

12. Patel. D: Arthroscopy of the plica. Am. J. Sports Med. 6: 612-225, 1978.

13. Pipkin. G. Leision of the suprapatellar plica. JBJS, 32A: 363-369, 1950.

14. Y-C, Chen: Arthroscopic menicectomy. Arthroscopy. Vol 5, 101-108, 1980.

15. DeHaven. K E: Principles of triangulation for arthroscopic surgery orthop. Clin. North Am. 13: 2, 329-348, 1982.

16. Sprague N. F., The backet handle meniscal tear. Orthop. Clin. North. Am. 13: 2, 337-348, 1982.

17. Patel D. Superior Lat-Medical Approach to arthroscopic Meniscectomy. North. Am. 13: 2, 299-305, 1982.

18. McGint Y. J. B., Partial or total meniscectomy. JBJS 59A: 763-766, 1977.

19. Smillie, I. S., Injuries of the knee joint, 1978.

20. Y-C Chen: A. study on the minicectomy of the knee under arthroscopy. Arthroscopy Vol. 4, 52-59, 1979.

21. David Shneider: Arthroscopy and artheoscopic surgery in patellar problems. Orthop. Clin. North. Am. 13: 2 407-413, 1982.

22. Bertram Zarins: Arthroscopic surgery in a sports medicine practice. Orthop. Clin. North Am. 13: 2 415-421, 1982.

23. J. C., Kennedy: The injured adolescent knee, The Williams & Wilkins company, 1976.

24. Chuhei Munehiro etal: Arthroscopic shaving for chondromalacia patellae. Arthroscopy Vol 7: 65-70, 1982.

25. Bentley. G., The surgical treatment of chondromalacia patellae. JBJS 60-B: 74-81, 1978.

26. Bentley G.: Chondromalacia patellae: JBJS 52-A: 221-231, 1979.

27. Outerbridge, R. E.: The etiology of chondromalacia patellae. JBJS 43-B: 752-757, 1961.

28. Ficat, R. P., Pisorder of the P-F joint. The Williams & Wilkins Co. 1977.

29. SIM. F. H.: Articular cartilage: Healing potential and Abrasion arthroplasty. Post-concongress symposium, Clinical biomechanics and It's application to orthopedic surgery, traumatology and sports medicine 31st semi-annual scientific meeting of Southeast Asia, 75-77, 1983.

30. Casscells S. W., Arthroscopy, Diagnosis and surgical practice, 1984.

31. C-Y Chen: Internal derangement of the knee caused by the chordae obliqua synovialis tibialis. Arthroscopy, Vol 6: 47-50, 1987.

32. DeHaven, K-E: Diagnosis of Internal Derangement of the Knee JBJS, 57A: 802-810, 1975.

33. Huang, T. L.: Correlation of Arthroscopy with other Diagnostic modalities Orthop Clin North Am. 10: 3, 523-534, 1979.

34. Korn MW: Correlation of Arthrography with Artheoscopy. Orthop Clin. North Am. 10: 3 535-543, 1979.

35. Gillies H: Precision in the Diagnosis of Meniscal leision: A Comparision of Clinical Evaluation, Arthrography, and Arthroscopy. JBJS. Vol 61-A 343-346, 1979.

骨科學／鄧述微主編. ‐‐初版. ‐‐臺北市：
　臺灣商務，民77
　　面；　公分. ‐‐(中華現代外科學全書；
9)
　　ISBN 957-05-0654-7 (精裝)

　1. 骨科‐論文，講詞等

416.2507　　　　　　　　　　81006455

中華現代外科學全書⑨

骨 科 學

基本定價二十五元

總　主　編	林　天　祐
本　册　主　編	鄧　述　微
校　對　者	陳淑英　吳瑞華
發　行　人	張　連　生
出　版　者 印　刷　所	臺灣商務印書館股份有限公司

臺北市 10036 重慶南路 1 段 37 號
電話：(02)3116118・3115538
傳眞：(02)3710274
郵政劃撥：0000165‐1 號
出版事業：局版臺業字第 0836 號
登　記　證

• 中華民國七十七年七月初版第一次印刷
• 中華民國八十二年二月初版第二次印刷

版權所有・翻印必究

ISBN　957-05-0654-7（精裝）　　　　72702

ISBN 957-05-0654-7 (416.250)

01125

9 789570 506549

《中華現代外科學全書》

林天祐總主編

精裝十二種